Klaus Michael Meyer-Abich

Was es bedeutet, gesund zu sein

Philosophie der Medizin

Carl Hanser Verlag

1 2 3 4 5   14 13 12 11 10

ISBN 978-3-446-23413-0
Alle Rechte vorbehalten
© Carl Hanser Verlag München 2010
Satz: Greiner & Reichel, Köln
Druck und Bindung: CPI – Ebner & Spiegel, Ulm
Printed in Germany

Der Erinnerung an
Zeyde-Margreth Erdmann (1922–2001),
meine Schwester, deren »Praktische Psychosomatik«
für dieses Buch ein Leitbild gewesen ist.

# Inhalt

Einführung
Was richtig gemacht wird, ist nicht immer das Richtige 13
Was die Medizin von der Philosophie unterscheidet 17

Kapitel I
Medizin im Dualismus von Körper und Geist 21

(1) Geist sein und einen Körper haben?
Der Cartesianismus der heutigen Medizin 25
*Somatisierung der Medizin* 26 – *Technisierung der Medizin* 33 – *Individualismus und Körpereigentum* 35 – *Krankheiten als äußere Feinde oder als Strafe Gottes* 39 – Die Ausblendung der Gesundheit im Krankheitswesen der herrschenden Medizin 47

(2) Von Descartes zur Genmedizin: Entwicklungsperspektiven der naturwissenschaftlichen Medizin 51
Organerneuerungen 54 – *Sozialverträglichkeit* 61 – Genetisch fundierte Medizin 62 – *Sozialverträglichkeit* 67 – *Was gilt als Krankheit?* 69 – *Wozu sind Krankheiten gut?* 72

(3) Grenzen der Medizin 74
Wissenschaftlichkeit 75 – *Wirtschaftliche Grenzüberschreitungen* 84 – *Der Gegensatz von Krankenversicherung und Marktwirtschaft* 85 – *Markterweiterungen* 91 – Geburt und Tod – Individualethische Grenzfragen 96

(4) Medizin als Wissenschaft 104
Wie aus Ärzten Mediziner geworden sind 105 – Medizin als Mit-Wissenschaft 113 – *Goethe und die Naturwissenschaft* 115 – *Der Umgang von Arzt und Patient* 117 – *Das therapeutische Gespräch* 121

(5) Leiblichkeit im natürlichen Mitsein –
Zur Geschichte des Cartesianismus 127
Sündenfall und Körperbewußtsein 127 – Die zwei Arten von Mühelosigkeit 131 – Das leibliche Werden der Natur für den Menschen 134


Kapitel II
Gesundheit und Krankheit im psychosomatischen Mitsein 141

(1) Psychiatrie zwischen Biochemotherapie
und Psychotherapie 143
Vom Dualismus zum Holismus: Die ursprüngliche Teilhaftigkeit des Individuums am Ganzen, bereits im mütterlichen Ei 152 – *Die Seele oder das Leben* 157 – Psychosomatik und Psychonoetik 160

(2) Psychosomatische Krankheiten 161
Exemplarische Erfahrungen 161 – Gleichgewichte und Ungleichgewichte 168 – Typische Krankheitsbilder 172 – Der Wille zur Krankheit 180

(3) Die Begründer der Psychosomatik 184
Sigmund Freud 185 – Georg Groddeck 188 – Viktor von Weizsäcker 199 – Thure von Uexküll 206

(4) Naturwissenschaftliche Psychosomatik und
ihre spirituellen Dimensionen 213
Psychoneuroimmunologie 214 – Placebos 220 – Die Atmosphäre der Behandlung 229

(5) Ahnenkult und Nocebos 235


Kapitel III
Gesundheit und Krankheit im gesellschaftlichen Mitsein 243

(1) Bin ich krank oder gesund, oder sind wir es? 243
Zugehörigkeit und gesellschaftlicher Zusammenhalt 244 – Gesellschaftlich bedingte Pathogenität für den Einzelnen 251 – Gesundheit und Krankheit des Einzelnen und der Gesellschaft 255 – *Autofahren und Ernährung in öffentlicher Verantwortung* 261

(2) Politische Grenzen der Medizin durch
das nichtmedizinische Gesundheitswesen 265
Politische Medizin: Virchows Entdeckung und ihre Wiederentdeckung als Public Health 266 – Opportunitätskosten der Medizin 270 – Fazit 274

(3) Soziale Ungleichheiten der allgemeinen Gesundheit 275
Gegenwärtige Arbeitsverhältnisse 283 – Lebensgeschichtliche Voraussetzungen 287

(4) Pathogene Hierarchien in Natur und Gesellschaft 292
Anerkennung und Selbstbestimmung – Zwei Erklärungen 293 – Das äffische Beamtenland – Warum Menschen sich gern für etwas Besseres als Andere halten 298 – Das Wiener Modell und die Bundesangestelltentarifordnung 303

(5) Humanität in der Arbeit 309
Der Sinn der Arbeit und die real existierende Arbeit 310 – Auflockerung der Hierarchien durch Anerkennung und kreative Individualität 315


Kapitel IV: Gesundheit und Krankheit
im natürlichen Mitsein 323

(1) Der menschliche Lebensraum im Ganzen 323

(2) Gesundheit im Horizont der Natur 332
Licht, Bäume und Tiere – Heilung und Erholung in der Wahrnehmung der natürlichen Mitwelt 336

(3) Von der Steigerung des Mitseins in der Naturgeschichte 344
Mitsein im recht verstandenen Darwinismus 355

(4) Biophilie – die Erbanlage zum natürlichen Mitsein 361
Abneigungen und Neigungen 363 – Erholung und Heimat 365 – Kreativität und Freiheit 369

(5) Gesundheitswissenschaft von der sinnvollen Zugehörigkeit
des Menschen 375
Gesundheit ist kein Selbstzweck 376 – Es gibt nichts Gesünderes als ein sinnvolles Leben 379 – Krankengeschichten 382 – Zugehörigkeit oder Kohärenz und Selbstvertrauen als Bedingungen der Gesundheit 386 – Wie eine neue Gesundheitswissenschaft zum Vorbild der Naturwissenschaft werden könnte 388

(6) Einstimmungen und Verstimmungen
im Naturzusammenhang des Ganzen 393
Erde, Mond und Sonne 395 – Herzkrankheiten durch pathogene Zeitverhältnisse 402 – *Krebskrankheiten in der Begrenzungskrise des menschlichen Naturverhältnisses* 409

(7) Heil und Heilung 411
Psychoneuroimmunologie – Von Apolls Pfeilen und der gestohlenen Bundeslade 416 – Spiritualität in der naturgeschichtlichen Landschaft 419 – Gesundheit und Rechtsgefühl 421

(8) Religiöse und kulturelle Bedingungen
von Gesundheit und Krankheit 427
Die Verdammung der Magie und die Entseelung der Natur. Umweltkrankheiten 436


Kapitel V
Wie möchten wir in Zukunft leben?
Gesundheit durch erfüllte Bedürfnisse 443

(1) Die Freiheit der Bedürfnisse 444
Extrinsische und intrinsische Motivationen 454 – *Sicherheit* 460 – *Selbstachtung* 462 – *Mitmenschliche Beziehungen* 464 – *Zwischenresümee* 464 – *Authentizität, etwas intrinsisch motiviert um seiner selbst willen zu tun* 465 – *Fazit* 470

(2) Konsum und Steigerung 471
Wege aus der Konsumgesellschaft 474 – *Bewegungsbedürfnisse* 480 – *Schlankheitsbedürfnis und Fettsucht* 483 – *Ent-Täuschungen* 487 – *Zunehmendes Interesse an immateriellen und Gemeinschaftsgütern* 488

(3) Gesundheit und Krankheit in Raum und Zeit 490
Heimatliche Wahrnehmung des Raums 491 – Wahrnehmung der Zeit 498 – *Die Zeitgestalt des Lebens* 500 – *Monochrone und polychrone Menschen, Synchronizitäten und die Zeitkultur der Mayas* 503 – *Die Zeit des Ursprungs und die der rhythmischen Wiederholung* 507 – *Gesundes Innehalten: Zeitwohlstand und die Steigerung der Zeit* 512

(4) Arbeit und prozessuale Gesundheit 518
Gesundbleiben durch sinnvolle Arbeit 530 – Das prekäre Gleichgewicht der Gesundheit 536

(5) Wie aus Medizinern wieder Ärzte werden könnten – Plädoyer für eine ärztlich erweiterte Medizin 543
Ärztliche Hilfe für Kranke: Fünf Regeln 544 – Gesundheitsberatung – Ärztliche Hilfe für Gesunde 554 – Gesundheitsberater und Public-Health-Manager 558

Epilog
Politische Medizin 563
Solidarisch finanziert und unsolidarisch beansprucht – Die Grenzen des bisherigen Gesundheitswesens 565 – Ein privatwirtschaftlich gemeinnütziges Gesundheitswesen 569 – Sozialstaatliche Bewertung des Vorschlags 573 – Alternative: Der Gesundheitsstaat 576 – Bewußtseinswandel 578

Persönliches Nachwort 583

Literaturverzeichnis 587

Register 628

# Einführung
# Was richtig gemacht wird, ist nicht immer das Richtige

> *Sogar der Körper ist nur von der Natur des*
> *Ganzen her angemessen zu begreifen.*
> Platon, Phaidros 270c

Arzt zu sein war einmal ein schöner Beruf. Zufriedene Ärzte gibt es auch heute noch, aber sie sind selten geworden. Ihre medizinische Kompetenz ist größer denn je, und doch müssen sie sich immer häufiger Kritik gefallen lassen. Diese bezieht sich sowohl auf die steigenden Kosten des medizinischen Handelns als auch auf eine wachsende Diskrepanz zwischen den Erwartungen, welche die Medizin erfüllt, und denen, die sie enttäuscht.

Lange schon war es eine ärztliche Erfahrung, daß etwa der Hälfte der Patienten in einer allgemeinmedizinischen Praxis nichts medizinisch Faßbares fehlt. Auch nach neueren Untersuchungen leiden die meisten Menschen mehr oder weniger unter Muskelschmerzen, Müdigkeit oder Erschöpfung, Kopfschmerzen, Schlafstörungen, Konzentrationsschwächen und andern »funktionellen Beschwerden«, denen medizinisch kaum abzuhelfen ist. Diese sind gleichwohl »the most frequent reason for encounter and for repeated visits in general practice« (Eriksen/Ursin 2004, 445; vgl. Eriksen u.a. 1998). Allein 22 Prozent der Patienten zeigen eine bestimmte Art von Somatisierungen (Escobar u.a. 1998). Die alten Hausärzte – im Englischen die Doctores Dyet, Quiet und Merryman – halfen vielen von ihnen mit Ruhe, Wärme und Diät, manchmal außerdem mit »ein wenig Taube und Franzbrot«, wie Doktor Grabow in den *Buddenbrooks*.

Gute Hausärzte findet man immer noch, aber der Anteil der bloßen Mediziner ist wesentlich größer geworden. Außerdem hat es jedoch nicht nur in der Medizin Fortschritte gegeben, sondern gleichermaßen in der Psychosomatik und Soziopsychosomatik bzw. Sozialmedizin. Wir wissen dadurch wesentlich genauer, was den Patienten eigentlich fehlt, mit denen medizinisch nichts Rechtes anzufangen ist. Insbesondere deutet die Verschränkung unserer körperlichen Verfassung mit dem Bewußtsein, die in der Psychoneuroimmunologie erforscht wird, darauf hin, daß alle Krankheiten sowohl psychisch als auch somatisch wirklich sind, so daß jede allgemeinärztliche Behandlung psychosomatisch sein sollte und alles bloß Medizinische in der Regel allenfalls teilweise richtig sein kann. Neu ist, daß dies nun auch naturwissenschaftlich zu belegen ist, denn gute Ärzte haben auch früher schon gewußt:

> »Mit den körperlichen und seelischen Erscheinungen sind uns zwei Zugänge zu dem einen Lebenslauf gegeben, welcher von beiden für uns vordringlich ist, hängt nicht nur davon ab, welches Bild der Kranke uns darstellt, sondern auch davon, wie wir uns dieses Bild darstellen und deuten. ... Psychotherapie ... vermag ... auch zum Ausgleich organischer Schäden beizutragen« (Siebeck 1945, 34/40).

Man sollte also grundsätzlich unterscheiden, ob etwas medizinisch *richtig gemacht* wird und wieweit eine medizinische Behandlung in dem betreffenden Fall überhaupt *das Richtige* ist. Ob etwas fachlich richtig gemacht wird, ist eine Frage der betreffenden *Rationalität*. Das Richtige getan wird damit aber nur, wenn dieses Handeln auch einen *vernünftigen* Sinn hat. *Die medizinische Rationalität ist teilweise unvernünftig geworden.* Sie hat dies mit andern technischen Rationalitäten in vielen Bereichen gemein. Ein einfaches Beispiel sind die viel zu vielen Blinddarmoperationen junger Mädchen, von denen ich im folgenden berichte. Sie werden medizinisch wohl meistens richtig, d.h. fachgerecht gemacht, sind aber nicht das Richtige, sollten also besser unterbleiben, denn eigentlich handelt es sich um psychische Probleme der Mütter. In einem umfassenderen Sinn ist eine medizinische Therapie auch dort nicht das Richtige, wo Krankheiten nur ein Symptom politischer oder persönlicher Fehlentwicklungen sind. Die durch betriebliche Sozialstrukturen, insbesondere durch den Mangel an Anerkennung bedingte Morbidität, die im dritten Kapitel geschildert wird, ist ein solcher Fall. Hier wäre es besser, die Arbeitsverhältnisse so zu ändern, daß sie nicht mehr pathogen sind, statt die Betroffenen erst einmal daran erkranken zu lassen und dann medizinisch zu behandeln.

In der ärztlichen Frage »Was fehlt Ihnen?« liegt also eine verborgene Weisheit. Die heutigen Patienten antworten darauf in der Regel mit somatischen Symptomen, weil sie ja wissen, daß ein Mediziner sich gerade darauf versteht, und nicht wissen (oder wahrhaben wollen), daß Krankheiten häufig aus Verlusten oder drohenden Verlusten erwachsen, die medizinisch nicht erkennbar sind. Was dem Patienten eigentlich »fehlt«, wenn jemand gestorben ist oder eine Auseinandersetzung verlorenzugehen droht, ist nichts Somatisches, sondern der nötige Lebensmut, so daß die körperliche durch eine seelische Schwäche bedingt ist. Und im Fall der Arbeitsverhältnisse ist es nicht der Infarkt, der ihn schließlich umwirft, sondern der Mangel an Anerkennung, der diesen somatischen Ausdruck findet.

Wenn jemand um ärztliche Hilfe bittet, weil ihm etwas fehlt, medizinisch aber kein Befund auszumachen ist, sollte man ihn also auch nicht ersatzweise medizinisch behandeln, sondern annehmen, daß es Gründe gibt, deretwegen er wirklich krank werden *könnte*, es aber noch nicht ist. Die beste Behandlung wäre dann diejenige, die dazu führt, daß er gar nicht erst krank wird. Eine medizinische Therapie wäre allenfalls dann die richtige, wenn diese Chance nicht mehr besteht. Auch dann aber bleibt zu bedenken, wieweit die somatische Krankheit als eine zweitbeste Möglichkeit über das eigentlich vermißte »ungelebte Leben« (Weizsäcker) hinweghilft und ob der Patient, wenn er somatisch geheilt ist, in dieselben pathogenen Verhältnisse zurückkehrt, aus denen er gekommen ist.

Was einem Menschen in den verschiedenen ganzheitlichen Horizonten seines Daseins *fehlen* kann, so daß er schließlich krank wird, ist die Leitfrage, welcher dieses Buch von Anfang bis zu Ende folgt. Die Antwort ist, daß Gesundheit und Krankheit Charaktere zunächst des psychosomatischen, sodann des gesellschaftlichen oder schließlich des natürlichen Mitseins sind. Der Gesichtskreis des Therapeuten wird in diesen drei Schritten vom Teil auf das Ganze erweitert. Menschen leben nicht nur *in* dem so gestuften Mitsein, sondern sie leben auch *aus* diesem Mitsein. Es fehlt also – wenn jemandem etwas fehlt, dessen Mangel zu einer Krankheit führen kann – immer am Mitsein im Horizont einer Ganzheit. Gesundheit und Ganzheit erweisen sich dabei als gleichbedeutend, denn es fehlt immer an irgendeiner Art von Ganzheit in der Vollständigkeit des Daseins. Diese Erinnerung an das Ganze ist nicht nur für die Medizin, sondern auch für die Grenzen des wirtschaftlichen Wachstums in der Natur der einzige Ausweg aus der Begrenzungskrise, in die wir geraten sind.

Daß es an Ganzheit fehlt, wenn jemand krank wird, ist ein Hippokratischer Gedanke. Wenn es jemand an den Augen fehlt, so lautete die Regel, soll man sie nicht behandeln ohne den ganzen Kopf und diesen nicht ohne den ganzen Leib. Darüber hinaus gilt aber, daß auch der Leib nicht ohne die Seele zu behandeln ist, daß also alle Krankheiten in der Regel psychosomatisch sind und daß Gesundheit und Krankheit sogar von der Zugehörigkeit des Einzelnen zu seiner Gesellschaft und zum Ganzen der Natur abhängen. Der im folgenden vorgelegte Entwurf erweitert das Hippokratische Denken nach dem heutigen Stand der wissenschaftlichen Erkenntnis.

So *richtig* oder fachgerecht eine medizinische Behandlung erfolgen mag, ist sie danach in vielen oder sogar in den meisten Fällen, in denen einem Menschen etwas fehlt, nicht *das Richtige*. Die Patienten wissen das im allgemeinen so wenig wie die Mediziner und laufen, wenn ihnen etwas fehlt und der allgemeinmedizinische Befund nichts ergibt, von Facharzt zu Facharzt, bis schließlich einer etwas findet, wo eine medizinische Behandlung ansetzen kann. Genausogut würde sich bei jedem Gesunden irgend etwas finden lassen.

Zwar können auch leibliche Krankheiten ein Weg sein, die anderweitig verlorene Ganzheit zu restituieren, aber dies ist nicht der Normalfall. Viel zu oft ist die Krankheit nur »ein plumper Versuch, zur Gesundheit zu kommen« (Nietzsche 1882–84, X 218). Trotzdem verstehen sich Ärzte als Mediziner lediglich auf Krankheiten, denn sowie die Patienten gesund sind, besteht von seiten unseres sogenannten Gesundheitswesens kein Interesse mehr an ihnen. Sollte es dann nicht besser ein *Krankheitswesen* heißen? Der Gesundheit dienen würde die Prävention von Krankheiten, aber selbst die Früherkennung, um die man sich zunehmend bemüht, ist davon weit entfernt, denn sie dient nur der Feststellung, ob schon irgendeine Krankheit im Anzug ist oder nicht. Wenn ja, schlagen sofort alle zu, wenn nein, ist der Klient für den Mediziner uninteressant und wird wieder nach Hause geschickt.

Ist aber das heutige Gesundheitswesen eigentlich nur ein Krankheitswesen, so fragt es sich: Und ist das auch gut so? Meine Antwort darauf lautet: *Nein, das ist nicht gut so. Denn es ist besser, gar nicht erst krank zu werden, als Krankheiten zu heilen.* Dies ist die eigentliche Bestimmung eines wirklichen Gesundheitswesens, das seinen Namen verdient. Im handlungsleitenden Denken oder in der Philosophie der Medizin die Wahrnehmung der Gesundheit zu erneuern, welche das jetzige Krankheitswesen aus den Augen verloren hat, ist das Ziel und der Gegenstand dieses Buchs.

Zum Vorbild nehmen sollten wir uns Rudolf Virchow, nachdem er 1848 im Auftrag der Preußischen Regierung Oberschlesien bereist hatte, wo eine Typhusepidemie ausgebrochen war, und dort feststellte: Diese Epidemie ist kein medizinisches, sondern ein politisches Problem, nämlich eine Folge zivilisatorischer Verwahrlosung. Hier bedurfte es der *Politischen Medizin*, nicht der bloßen Medizin. Auf höherem Niveau gilt dieses Fazit meines Erachtens auch für unsere jetzige Situation. *Wo die Medizin zu spät kommt, wird eine Politische Medizin gebraucht.*

## Was die Philosophie von der Medizin unterscheidet

Die Gegenstände der Medizin zeigen sich im erkenntnis- und handlungsleitenden Licht des medizinischen Wissens. Als eine Bedingung und Voraussetzung der Medizin ist dieses besondere Licht selbst kein Thema der dadurch ermöglichten Wissenschaft, wohl aber eines der Philosophie der Medizin, denn die Mediziner haben es immer nur im Rücken. Richtet man die Aufmerksamkeit aber auf dieses Licht, so zeigt sich, daß es Gesundheit und Krankheit nur in einem bestimmten Sinn sichtbar macht, nämlich als Ordnung oder als Betriebsstörung der somatischen Verhältnisse. Die philosophische Reflexion richtet also den Blick auf die nicht selbstverständlichen Voraussetzungen der medizinischen Wissenschaft heutiger Art, d.h. auf ihre inneren Grenzen. Sowie man aber diese Grenzen sieht, blickt man auch über sie hinaus auf andere und umfassendere Möglichkeiten des Verständnisses von Gesundheit und Krankheit, denen andere Arten der Heilkunst gewidmet sein könnten. Die Philosophie der Medizin ist also nicht auf die derzeit herrschende Wissenschaft und Praxis beschränkt, sondern richtet sich auf das Gesund- und Kranksein im weitesten Sinn. Man sieht auch, warum die Mediziner – und dasselbe gilt für alle Fachwissenschaften – normalerweise nicht philosophisch denken. Denn ihr erfolgreicher Umgang mit den Gegenständen – heute also den Störungen der einzelnen Organe und Funktionen – setzt geradezu voraus, daß sie bei ihrer Sache bleiben und sich dabei nicht ins Nachdenken über die besondere Gegenständlichkeit dieser Gegenstände verlieren. Die Stärke der Philosophie wiederum liegt darin, dort weiter zu fragen und zu denken, wo die Fachwissenschaften aus guten Gründen aufhören, dies zu tun. Gelegentlich ist das aber doch nötig – manchmal sogar aus politischen Gründen.

Ein solcher Fall ist jetzt eingetreten. Aus politischen Gründen nämlich – erstens wegen der tendenziellen Unbezahlbarkeit der heutigen medizinischen Versorgung und zweitens wegen der Diskrepanz zwischen den Erwartungen, welche diese Versorgung erfüllt, und denen, die sie nicht erfüllt – ist es in unserer Zeit geboten, philosophisch über die Medizin hinaus oder hinter sie zurück zu denken. Dabei mag es manchen Leser überraschen, daß die philosophische Reflexion auf Gesundheit und Krankheit bisweilen zu Konsequenzen kommt, die der Lebenspraxis besser gerecht werden als die Medizin. In kritischen Situationen gibt es eben sozusagen nichts Praktischeres als eine gute Theorie. Dies so klar bestätigt zu finden hat sogar mich selbst überrascht. Philosophie kann also, wenn es darauf ankommt, für die Allgemeinheit dasein.

Die Bedeutung der politisch-philosophischen Frage zeigt sich auch im Vergleich zu einer anderen Weise, über die Medizin nachzudenken, die seit den 1990er Jahren um sich gegriffen hat. Ich meine das Leitbild der Evidence Based Medicine (EBM), unter dem beispielsweise geprüft wird, wodurch bestimmte Therapien sehr unterschiedliche Erfolgsquoten haben oder bei etwa gleicher Bevölkerungsstruktur an manchen Orten zwei- bis dreimal so oft stattfinden wie an andern. Die hier geübte Kontrolle gilt dem Erfolg des medizinischen Handelns, gemessen an dem jeweils getriebenen Aufwand. Dabei erweist sich in vielen Fällen, daß der Erfolg den Aufwand nicht rechtfertigt, daß also Patienten medizinisch-wirtschaftlich nicht richtig behandelt werden. Dies ist eine Selbstkontrolle innerhalb des bestehenden Gesundheits- bzw. Krankheitswesens, die vielen Medizinern unbequem ist und deren grundsätzliche Berechtigung sich gleichwohl kaum bestreiten läßt. Die medizinische Selbstkontrolle aber ist der Frage gewidmet, ob etwas nach dem Stand der Wissenschaft richtig gemacht wird, und ist insoweit eine ganz andere als die, ob damit überhaupt das Richtige geschieht. Ob etwas richtig gemacht wird, läßt sich fachwissenschaftlich beurteilen, soweit der Stand des Wissens dies zuläßt. Demgegenüber ist die *philosophische* Frage, ob durch eine medizinische Behandlung von Fall zu Fall überhaupt das Richtige geschieht, nicht kraft medizinischer Kompetenz zu beantworten. Natürlich sollten sich die Mediziner an der Erörterung dieser Frage – welche die Tätigkeit, der sie ihr Leben widmen, zutiefst betrifft – beteiligen, tun dies dann aber nicht als Fachleute, sondern indem sie sich auf ein Denken einlassen, das sie normalerweise nicht geübt haben. Medizinern kann das philosophische Nachdenken darüber, wieweit ihr professionelles Handeln unter den verschiedenen Umständen überhaupt das Richtige ist, sogar besonders schwer fallen, weil sie in dieser Hinsicht voreingenommen sind. Denn wohl die meisten von ihnen sind schon von Berufs wegen davon überzeugt, daß sie ihren Patienten etwas Gutes tun, wenn sie sie medizinisch behandeln.

Nach den folgenden Überlegungen kommt nun zwar keineswegs heraus, daß medizinische Behandlungen unabhängig davon, ob sie richtig gemacht werden, im allgemeinen nicht das Richtige sind. Es zeigt sich aber, daß es in der Regel nur das zweitbeste ist, einem Menschen medizinisch zu helfen. Denn besser wäre es gewesen, ihn gar nicht erst krank werden zu lassen. Sehr viele, wahrscheinlich sogar die meisten Krankheiten sind entweder durch das persönliche Verhalten oder durch die Verhältnisse bedingt, unter denen man sich konsequenterweise pathogen verhält, wären also durch eine hinreichend überzeugende Beratung oder durch politische Aktivitäten zu verhindern gewesen. In allen diesen Fällen ist es zwar richtig, den Kranken medizinisch – oder komplementärmedizinisch – zu helfen, wenn es nun schon einmal so weit gekommen ist. Das galt aber auch für die Typhuskranken in Oberschlesien, von denen Virchow berichtete, und doch war die medizinische Behandlung hier eigentlich nicht das Richtige, sondern nur das Zweitbeste, nachdem das Beste zuvor nicht geschehen war.

In Virchows Fall lag das politisch-medizinische Urteil ohne weitere Begründungen auf der Hand. Unter den heutigen Lebensumständen bedarf es philosophischer Überlegungen, wer der Mensch ist und wie zu leben sei, um gesund zu bleiben. Dabei zeigt sich, daß der Cartesianismus, die philosophische Grundlage der herrschenden Medizin, falsch ist (Kapitel I), daß Gesundheit und Krankheit vielmehr Charaktere des Mitseins in den verschiedenen Horizonten der menschlichen Ganzheit sind (Kapitel II–IV) und schließlich daß die Bedürfnisse, die wir von Natur in uns angelegt finden können, die Bedingungen eines gesunden Lebens bilden (Kapitel V). Virchow brauchte keinen philosophischen Umweg zu gehen, aber auch dieser führt zu einer politischen Medizin, die der seinen in ihrer Tragweite für das gesundheitspolitische Handeln nicht nachsteht.

# Kapitel I
# Medizin im Dualismus von Körper und Geist

> *Eine Krankheit sagt nichts, und sie verbirgt nichts, sondern sie bedeutet etwas.*
> Nach Heraklit, Diels 1951, B 93

Der Materie geht es in unserer Welt nicht so gut, wie es in einem materialistisch gesinnten Zeitalter zu erwarten wäre. Denn wir schätzen die körperlichen Dinge im allgemeinen nur, solange und insoweit sie funktionieren, und erklären sie zum Abfall, wenn sie diesen – eigentlich immateriellen – Wert nicht mehr haben. Insbesondere ist es nicht systemkonform, ein Gebrauchsding auch dann noch reparieren zu lassen, wenn es billiger wäre, ein neues zu kaufen. Nur selten wird einem etwas so lieb, daß man sich davon auch dann nicht trennen mag, wenn es alt wird und beschwerlich im Gebrauch. Am besten haben es in dieser Hinsicht noch die Haustiere, aber selbst hier dauert es nach dem Tod oft nicht lange, bis ein »Neues« beschafft wird.

Mit unserm leiblichen Dasein halten wir es insoweit etwas besser, als wir nur eines haben und kein neues kaufen können, wenn das eine verbraucht ist. Die Stammzellkontroverse und die übrige Ersatzteilmedizin beweisen aber, daß es als medizinischer Fortschritt gelten würde, wenn sich der eine Körper immer weitergehend erneuern ließe. In Würde alt zu werden und dann einen gesunden Tod zu sterben ist also wohl auch für die eigene Leiblichkeit unsere Sache nicht. Natürlich wissen wir unsern Körper zu schätzen, solange er funktioniert. Wie man wirklich zu etwas steht, zeigt sich aber immer erst dann, wenn sich Beschwernisse oder Konflikte ergeben, wenn man sich seiner also nicht mehr ohne weiteres bedienen kann, sondern entweder die teilweise Unverfügbarkeit hinnehmen oder für eine Erneuerung sorgen muß. Die meisten Menschen tun das letztere, wenn sie sich im Krankheitsfall wieder *gesund machen lassen* möchten und darunter verstehen, dann wieder nur möglichst wenig Rücksicht auf ihren Körper nehmen zu brauchen. Dieser Umgang mit dem eigenen Leib unterscheidet sich nicht von dem mit irgendeinem Gebrauchsding, das zur Reparatur oder Wartung gegeben wird, damit es wieder funktioniert.

Andererseits aber wird in unserer Zeit ein Körperkult getrieben, den es in der Vergangenheit so nicht gegeben hat und der auf eine besondere Wertschätzung des körperlichen Daseins hindeutet. Man braucht nur an die allgemeine Körperpflege und Kosmetik, die um sich greifende Schönheitschirurgie, die Fitneß-Salons und vieles andere bis hin zu den Vielfältigkeiten des Wellneß-Markts zu denken, um diesen Einwand nicht leichthin abzutun. Bei genauerem Hinsehen zeigt sich aber, daß alle diese Zuwendungen nicht unserer Leiblichkeit schlechthin, sondern dem Erhalt ihrer Annehmlichkeiten und ihrer Leistungsfähigkeit bzw. der Verzögerung des Altwerdens und dem ordentlichen Aussehen vor den Mitmenschen gelten. Die mit dem Alter einhergehenden Bürden auf sich zu nehmen und mit den abnehmenden Kräften so auszukommen, daß sich auf den Tod hin eine andere Lebensqualität als die der früheren Jahre ergibt, ist hier nicht gemeint. Der scheinbare Körperkult ist also eher ein Jugendkult und ähnelt insoweit wieder dem Umgang mit den Gebrauchsdingen, die man ja auch gern möglichst neu und funktionstüchtig erhalten möchte.

Warum will man das Altern hinausschieben? Wenn Menschen sich in früheren Zeiten mit dem Altwerden leichter abgefunden haben als heute, spielte dabei die stärkere Religiosität eine Rolle. Wer daran glaubt, daß das eigene Leben mit dem Tod nicht einfach zu Ende ist, sondern in der unsichtbaren Welt auf eine andere Weise weitergeht, lebt hienieden etwas entspannter, als wenn es mit diesem Leben sein Bewenden hätte. Denn falls mit dem Tod schlechterdings alles aus ist, erweist sich die irdische Lebensspanne ja sozusagen als die letzte Gelegenheit, mit dem Leben etwas anzufangen und sich dabei möglichst nichts entgehen zu lassen. Marianne Gronemeyer hat dem Nutzungsdruck, der dadurch entsteht, daß man keinen weiteren Gelegenheiten im Jenseits entgegensieht, ein schönes Buch gewidmet (1993).

Ich komme im vierten und fünften Kapitel auf die mit unserer Zeitkultur zusammenhängenden Krankheitsbilder zurück und erinnere hier nur an den erstaunlichen Markterfolg der Mobiltelephone. Besonders in Wartezeiten – vor einem Schalter, einer Kasse oder einem Automaten, in Restaurants etc. – kann man sich durch ein solches Gerät jederzeit mit etwas beschäftigen, was nützlicher zu sein scheint als das Warten. Ob das immer zutrifft, ist zu bezweifeln. Denn auch Wartezeiten brauchen nicht langweilig zu sein, wenn man beispielsweise beobachtet, was andere Leute kaufen, wer vorübergeht, wer sonst noch im Restaurant ist, wie draußen die Sonne scheint oder der Wind die Blätter vor sich hertreibt. Wer also statt dessen telephoniert, möchte nicht da sein, wo er ist, oder möchte jedenfalls zugleich auch noch woanders sein.

Allgegenwärtig zu sein ist eine Eigenschaft, die in der herkömmlichen Theologie Gott vorbehalten war, genauso wie die Allwissenheit, die wir tendenziell in den Wissenschaften, oder die Allmacht, die wir in der Natur suchen. Der so vorgestellte Schöpfer galt als der Geist, der über den Dingen schwebte und die körperliche Welt gemacht hat, ohne selbst dazuzugehören. Denn nur ein Geist kann allwissend, allgegenwärtig und vielleicht sogar allmächtig sein. Diesem Geist möchten wir uns wohl anverwandeln. Ein körperliches Ding aber ist zumindest immer irgendwo.

Nun wird man durch ein Mobiltelephon noch lange nicht allgegenwärtig, kann aber doch in rascher Folge an vielen andern Orten sein, ohne den eigenen Körper mitzunehmen. Man stelle sich nur vor, wie beschwerlich es wäre, die vielen Besuche, die sich telephonisch mühelos machen lassen, auch leiblich zu vollziehen. In der Telekommunikation also liegt ein bedeutender Fortschritt über das Auto und das Flugzeug hinaus, mit denen sich zwar auch schon relativ rasch der Ort wechseln läßt, aber doch niemals ohne den Körper dabeizuhaben. Gerade in der Abfolge dieser drei für die moderne Welt so prägenden Erfindungen zeigt sich also eine – vielleicht zunehmende – Tendenz, unser eigentliches Dasein in Gestalt des Geistes oder Bewußtseins zu erleben, das den Körper zwar bewohnt, gelegentlich aber doch gern außer Hauses ist.

Ebendies zeigt sich, wenn Menschen telephonieren, während sie irgendwohin gehen. Eigentlich legen sie durch die Be*weg*ung ja einen Weg zurück, diesem aber entziehen sie sich, indem sie ihren Körper sozusagen wissen lassen: *Ich* habe gerade noch mal etwas zu besprechen, geh' du nur schon voraus bis zu dem Café an der Ecke, da gönnen wir uns dann etwas, woran wir beide Freude haben – und auf diesem Weg eigentlich bei dem Gesprächspartner sind, d. h., den Weg selber gar nicht gehen, sondern nur vermöge des Körpers die Entfernung überwinden. Je nachdem, wie interessant das Gespräch ist, lassen sich zwischendurch allenfalls auch noch ein paar schöne Schaufenster bewundern. Zu einem ortsfesten Telephon mußte man sich statt dessen immerhin leibhaftig hinbegeben, konnte also nicht den Körper derweil bereits irgendwo anders hinschicken. Daß sich in den reichen Ländern schon nach wenigen Jahren die meisten Menschen ein solches Telephon gekauft haben, deutet also wohl auf eine ungeheure Sehnsucht hin, nicht leiblich da zu sein, wo man körperlich ist. Wer sich in der Sinnenwelt einsam fühlt, kann das Mitsein nur noch im Mitmenschlichen finden.

Sich in dieser Weise geistig abzusetzen wird dadurch möglich, daß die Körperlichkeit und das Bewußtsein zwei unterschiedliche Attribute des menschlichen Daseins sind, die verschieden stark gelebt werden können. Bei Kindern kommt man kaum darauf, überhaupt die Unterscheidung zu treffen, bei den Erwachsenen aber können sich Körper und Geist sehr verschieden verschränken oder separieren. In den heutigen Berufen, die ja kaum noch körperliche Tätigkeiten kennen, leben vor allem viele Männer – trotz unterschiedlicher Begabungen – stark vom Bewußtsein her, während den meisten Frauen ihr Leibsein nicht so leicht auszutreiben ist. Für ein möglichst wenig leibhaftes Dasein ist der mobile Fernsprecher eine geradezu ideale Erfindung: Man läßt den Leib als Körper durch die Welt gehen, will damit selber aber nicht mehr als unbedingt nötig zu tun haben. Dabei soll es mir hier nur auf die Dichotomie von Körper und Geist ankommen, so daß ich nicht auf die Gesprächsbedürfnisse einzugehen brauche, welche alle Telephone sowieso erfüllen.

Lassen wir uns also durch den vermeintlichen Körperkult unserer Gesellschaft nicht darüber hinwegtäuschen, daß dies die Pflege eines Guts ist, das wir nur gern haben, solange es funktioniert, d. h., durch die dem Körper eigene Sinnlichkeit Annehmlichkeiten hervorbringt. Diese Wertschätzung geht aber nicht so weit, daß wir uns mit unserm Körper identifizieren würden. Wir *haben* ihn, sagen aber nicht *Ich* zu ihm, wie wir es als Geist oder Bewußtsein tun.

## (1) Geist sein und einen Körper haben?
## Der Cartesianismus der heutigen Medizin

»Was haben Sie gegen den Körper?« unterbrach Hans Castorp Herrn Settembrini, als dieser ihn verdächtigte, den Schwächen seines kranken Körpers in dem Sanatorium auf Thomas Manns *Zauberberg* nur allzu bereitwillig nachzugeben. »Sie sind doch Humanist?« fuhr er fort, also kein Asket und Verächter fleischlicher Freuden (1924, III 347 f.). Sein Gesprächspartner, ein schöngeistig und fortschrittlich gesinnter Intellektueller, bestätigte dies, entgegnete jedoch, es sei kein Rückfall »in christliche Duckmäuserei«, wenn er im Körper eben doch das dem Geist »widersacherische Prinzip« erblicke.

»Man muß ihn [den Körper] ehren und verteidigen, wenn es sich um seine Emanzipation und Schönheit handelt, um die Freiheit der Sinne, um Glück, um Lust«, d. h. gegen die »christliche« – gemeint war: körperfeindliche – »Duckmäuserei«, aber: »Man muß ihn verachten, sofern er als Prinzip der Schwere und der Trägheit sich der Bewegung zum Lichte entgegensetzt, ihn verabscheuen, sofern er gar das Prinzip der Krankheit und des Todes vertritt« (350).

Dies ist eine ambivalente Beurteilung unseres körperlichen Daseins. Wenn man an ihm seine Freude haben kann: in der Freiheit der Sinne, in Glück und Lust, dann ist der Körper eine gute Sache. In seiner Erdenschwere aber und wenn er krank wird oder gar auf den Tod zugeht, dann ist er ein Ärgernis.

Wie geht es uns damit? Haben auch wir geradezu etwas »gegen den Körper«? Hans Castorp hatte dieses Grundgefühl bei Herrn Settembrini mit Recht herausgehört, denn dieser empfand seinen Körper in erster Linie tatsächlich als den Widersacher, der ihn daran hinderte, die Lebensaufgabe zu erfüllen, die er sich gesetzt hatte. Daß er ihn außerdem für die Annehmlichkeiten lobte, die er denn doch auch zu bieten hatte, war demgegenüber leicht gesagt. Ich werde im folgenden zeigen, daß sich auch das heutige Bewußtsein tendenziell gegen den Körper richtet, wenn er krank wird, denn Krankheiten gelten uns in der Regel als Feinde.

Solange sie gesund sind, haben die meisten Menschen wohl nichts gegen ihren Körper, aber sie mögen ihn nicht als den Leib, der sie selber sind, sondern nur insoweit sie mit ihm etwas anfangen können. Und damit haben sie bereits das Entscheidende mit Herrn Settembrini gemein. Denn auch er spricht von seinem Körper wie von etwas, das er *hat*, das er aber nicht *ist*, wie es heute beinahe allgemein üblich ist. Als eine Habe bietet dieser Körper ihm mancherlei Glück und Freude, aber ist er es nicht selber, der *sich* freut, wenn es dazu einen Anlaß gibt? Und ist es nur sein Körper, der sich »der Bewegung zum Licht entgegensetzt«, oder ist es nicht eigentlich Herr Settembrini selbst, der hier nicht mitkommt, nicht nur eine Krankheit *hat*, sondern selbst krank *ist*?

Selber krank zu sein läßt sich als eine *Leib*erfahrung von der Zuschreibung der Krankheiten, die man *hat*, an den eigenen *Körper* unterscheiden. »Leib und Körper fallen, obwohl sie keine material von einander trennbaren Systeme ausmachen, sondern Ein und Dasselbe, nicht zusammen« (Plessner 1928, 294 f.). Der Unterschied ist nicht leicht auszudrücken. Nach meinem Verständnis sieht der Körper so und so aus, der Leib hingegen sieht mich an. Ich beschreibe im folgenden zunächst die Charaktere der herrschenden Medizin im Umgang mit dem Körper und den Krankheiten, die er hat.

*Somatisierung der Medizin*

Auch im heutigen Bewußtsein neigt man dazu, die Krankheit dem Körper zuzuschreiben und sich selbst herauszuhalten. Wer zum Arzt geht, legt meistens sogar Wert darauf, daß dieser sich auf sein körperliches Befinden beschränkt und nicht anfängt zu »psychologisieren«, was die jeweiligen Beschwerden mit seinem persönlichen Leben zu tun haben könnten. Sich zur Untersuchung bedenkenlos zu entkleiden, soweit es jeweils nötig ist, hängt ebenfalls mit der impliziten Voraussetzung zusammen, daß alle Beteiligten wissen: Es geht ja nur um den Körper, mich selbst entkleide ich nicht. Psychotherapeuten haben es in dieser Hinsicht viel schwerer als Ärzte. Man selber *sein* zu können, indem man den eigenen Körper nur *hat*, ist also wohl das Grundgefühl, indem wir sagen: Mein Arm tut mir weh, und nicht: Ich tue mir (im Arm) weh.

Klingt es nicht sogar ein bißchen materialistisch, wenn einer meint: »Ich bin dieser Leib«? Zum Arzt geht man zwar normalerweise nur, wenn es im leiblichen Dasein irgendwelche Beschwerden gibt, aber selbst dann würden viele von uns doch allenfalls so weit gehen mögen, daß sie *auch* dieser Leib sind, jedoch nicht dieser Leib schlechthin. Hinter diesem Auch steckt eine geistige Tradition, die – wie fast alles, worüber man normalerweise nicht weiter nachdenkt – religiöse Wurzeln hat und nur in der Philosophie ausdrücklich zum Thema wird. In diesem Fall ist es die Sonderstellung des Menschen in der Natur, die uns im Alten Testament zugesprochen wird. Sie besteht darin, daß unter allen Lebewesen nur wir dem Schöpfer nachgebildet sein sollen – nicht die Bäume und die Blumen und nicht die Schwalben oder die Bienen, sondern nur wir Menschen, ausgerechnet wir. Und da der Schöpfer im Alten Testament als ein außerweltliches Wesen gedacht wird, haben wir vermöge unserer Gottebenbildlichkeit an diesem außerirdischen Dasein teil. »Der Mensch ist mit seinem Leib ein Teil der Natur. Mit seiner Seele ... hat er Teil an der Übernatur« (Raffalt 1955, 249), dem Geist. In diesem Verständnis gehören wir zwar auch zur Natur, aber doch nicht nur. Und derjenige Teil von uns, mit dem wir dazugehören, ist nun mal der Körper, so daß von einem naturwissenschaftlich gebildeten Arzt Hilfe zu erwarten ist, wenn wir körperliche Beschwerden haben.

Im Alten Testament wurde der Mensch als ein beseelter Leib verstanden, und dies war nicht so gedacht, daß die Seele des Menschen eigentlich Geist und der Körper nur eine hienieden gehabte Wohnstatt sei, die wir nur haben, aber nicht sind. Das abendländische Bewußtsein jedoch entwickelte sich in die von Settembrini vertretene Richtung. Dies gilt für das Alltagsbewußtsein, für die Wissenschaften und auch für die Medizin.

Pointiert auf den Begriff gebracht wurde das Geist-Sein gegenüber dem Körper-Haben durch René Descartes (1596–1650). Dieses Körper- und Menschenbild wird deshalb nach ihm benannt, obwohl der Cartesianismus sich bereits seit Augustinus (354–430) entwickelt hat. Der Dualismus von Körper und Geist ist von Descartes in seinen *Meditationen* (1641) so beschrieben worden, daß der Mensch aus einem denkenden, empfindenden und fühlenden Bewußtsein (res cogitans) und einem materiellen Körper (res extensa) »zusammengesetzt« sei. Wir bewohnen diesen Körper wie ein Steuermann oder Kapitän sein Schiff. In diesem Verständnis stirbt der Mensch nicht dadurch, daß die Seele den Körper verläßt, sondern sie tut es, weil er nicht mehr funktioniert. Nicht die Seele ist oder war also in diesem Verständnis sein Leben, sondern er lebt bzw. funktioniert aus eigener Kraft, so daß die cartesianischen Ärzte meinen können, sich der Seele nicht annehmen zu müssen. Der Körper ist für sie ein autonomes System und insoweit eine seelenfreie Zone.

Geistesgeschichtlich kann man weiter zurückfragen, was Descartes sich bei der Ausgliederung des materiellen Teils unseres Daseins gedacht hat. Ich möchte hier nur andeuten, daß dieser Gedanke in einer mythischen Tradition steht, in der das Materielle – und Weibliche – oder die Natur selbst vermöge der Sexualität immer schon als etwas Dunkles und Unheimliches gegolten hat. Descartes sah sozusagen die Chance, dieses unterweltlich Beunruhigende in einer naturwissenschaftlichen Gesetzlichkeit und Ordnung zu bannen, es dadurch zu unterwerfen und zugleich den Menschen selbst als Geist aus dem Bann herauszuhalten. Charakteristisch für diese Tendenz ist – mehr als ein Jahrtausend vor Descartes – Augustins Bericht über den Presbyter Restitutus aus Calama, der sich, wenn es ihm gefiel, aus seinem Körper löste und wie ein Toter dalag, wobei »man wie bei einem Verstorbenen keinen Atem feststellen konnte«. Was Augustin damit zeigen wollte, war nämlich, daß der Körper ganz dem Willen zu unterwerfen war, also auch die menschlichen »Zeugungsglieder ... [nur] durch den Willen bewegt, nicht durch Lust erregt« zu werden brauchen (Civ. XIV 24). Nach dem Vorbild des Restitutus sollte man sich durch den Rückzug ins Geistige der Sexualität entziehen können.

Das cartesianische Denken ist der Ausgangspunkt der gesamten neueren Philosophie. Immanuel Kant (1724–1804) empfand die Identifikation des Menschen mit seinem körperlichen Dasein geradezu als demütigend, denn der Ausspruch ›du bist Erde und sollst zu Erde werden‹ sei der »demütigendste ..., der über ein vernünftiges Wesen nur gefällt werden kann« (1798, A 170). Er hat auf Johann Gottfried Herders (1744–1803) Proklamation der Leiblichkeit der Vernunft deshalb sehr gereizt reagiert. Und in Johann Gottlieb Fichtes (1762–1814) »Bestimmung des Menschen« hieß es beispielsweise, körperliche Krankheiten träfen ja »nur die Natur, mit der ich auf eine wunderbare Weise zusammenhänge, nicht Mich selbst, das über alle Natur erhabene Wesen« (1800, III 411). Überwunden wurde dieses dualistische Denken vor Kant und Fichte bereits durch Baruch Spinoza (1632–1677) sowie später wieder durch Georg Wilhelm Friedrich Hegel (1770–1831) und Friedrich Wilhelm Schelling (1775–1854).

Der Cartesianismus ist im heutigen Leben dort am stärksten, wo man ihn für so selbstverständlich hält, daß über diese Voraussetzung gar nicht mehr nachgedacht wird. Ein allgegenwärtiges Beispiel ist das heutige Arbeitsleben, weil die Menschen daran fast nur noch als res cogitans, d. h. vermöge ihres Bewußtseins teilhaben. Naturgeschichtlich sind wir aber für das verkopfte Beschäftigungssystem, in dem besonders in den letzten Jahrzehnten fast alle körperliche Arbeit von Energiemaschinen übernommen worden ist, nicht geschaffen, denn auch unser leibliches Dasein will gelebt sein. Die Diskrepanz der heutigen Lebensverhältnisse zu unserm naturgeschichtlich leiblichen Entwicklungsstand spiegelt sich darin, daß einerseits unsere somatischen Krankheiten zum größten Teil auf Bewegungsmangel beruhen bzw. durch regelmäßige Bewegung vermieden werden könnten, andererseits die psychischen Krankheiten seit langem zunehmen. Dabei gibt es den interessanten Unterschied, daß die psychischen Erkrankungen bei den Frauen wesentlich häufiger sind als bei den Männern (13,1 Prozent gegenüber 8,7 % der ausgefallenen Arbeitstage; nach DAK 2009, 30). Den Männern also bekommt die jetzige Arbeit in erster Linie körperlich nicht, denn sie brauchen viel mehr Bewegung, wohingegen die Frauen sich noch etwas mehr bewegen und vor allem psychisch unter den Arbeiten leiden, welche die Männer sich ausgedacht haben.

Ein etwas subtileres, aber gleichermaßen alltägliches Beispiel des herrschenden Cartesianismus ist, daß wir in der Regel nicht mehr laut lesen, d. h., das Gelesene gleichzeitig aussprechen, wie es noch bis lange in die Neuzeit hinein üblich war. Wir beteiligen uns also nicht mehr mit körperlichen Bewegungen (der Muskeln und Gelenke) am Denken, sondern überlassen dieses ganz den nicht leiblich gefühlten elektronischen Prozessen im Gehirn. Natürlich wäre es unter den heutigen Lebens- und Arbeitsverhältnissen sehr unpraktisch, wenn alle Menschen laut lesen würden – man stelle sich das nur einmal in einem Büro oder beim morgendlichen Zeitunglesen in der U-Bahn vor. Daß wir eine Lesegesellschaft geworden sind und – worauf ich später zurückkomme – ungesunderweise kaum noch körperlich arbeiten, ist aber nur ein umfassender Ausdruck desselben Cartesianismus, in dem wir unsere körperlichen Bewegungen – außer beim Wandern und Spazierengehen – nicht mehr am Denken teilhaben lassen.

Die bloße Unpraktikabilität spricht nicht dagegen, daß es eigentlich doch besser wäre, laut zu lesen. Wenn ich einen Text lese, dessen Autor ich persönlich gut kenne oder gekannt habe, erlebe ich dabei häufig das Gefühl, das Gelesene in seiner Stimme gesagt zu bekommen und es dann besonders eingängig zu verstehen. Ich wäre froh, diese Erfahrung beim Lesen von Platon, Nikolaus von Kues oder Goethe haben zu können, denn man denkt so, wie man ist, und man spricht auch so. Eine ähnliche Erfahrung ist, daß etwas Vorgetragenes leichter zu behalten ist, wenn man sich dabei Notizen macht, es sich also durch die Handbewegung auch leiblich einprägt, und zwar selbst dann, wenn man die Notizen nie wieder ansieht.

Auch in den Wissenschaften wird cartesianisch gedacht, ohne sich darüber klar zu sein, wie wenig selbstverständlich diese Voraussetzung ist. Beispielsweise halten viele Neurobiologen die Annahme der menschlichen Willensfreiheit dadurch für widerlegt, daß der Körper sich nach ihren Beobachtungen und in ihrem Verständnis etwas früher entscheidet als der Geist. Verfolgt man nämlich, wie sich eine mutmaßlich freie Entscheidung neuronal im Gehirn darstellt, so sieht der Beobachter die Entscheidung immer schon etwas eher fallen, als die Versuchsperson selber »sich« ihrer Entscheidung bewußt wird und dem Beobachter das Ergebnis mitteilt. Daß eigentlich der Körper entscheidet und das Bewußtsein lediglich hinterher kundtut, was der Körper entschieden hat, sich dabei jedoch einbildet, selbst entschieden zu haben, bedeutet dieser Befund aber nur dann, wenn man ihn cartesianisch interpretiert. Ein drastisches Bild dafür ist, daß das Bewußtsein wie ein Affe auf einem Tiger reitet und sich unablässig ausdenkt, warum der Tiger immer gerade das tut, was der Affe will. Der Affe kann sich darüber ja eigentlich nur wundern, denn: »Wie weiß *mein* Körper/was *ich* tu?« bzw. will und denke (Gernhardt 1987, 224).

Wer sich mit seinem Körper leiblich identifiziert und das cartesianische Menschenbild nicht teilt, wird die Willensfreiheit durch den neurobiologischen Befund jedoch nicht widerlegt finden, sondern kann dazu nur sagen: »Meine« Entscheidung war diejenige, die der Beobachter als die körperliche festgestellt hat, denn in meinem irdischen Dasein bin ich dieser Leib. Daß das Ergebnis meiner Entscheidung in meinem Selbstbewußtsein erst registriert und mitteilbar wird, nachdem sie gefallen ist, braucht niemanden zu wundern. Wenn die Neurobiologen vermöge einer philosophisch strittigen Annahme die Willensfreiheit für widerlegt halten, ist dies also kein wissenschaftliches Ergebnis. Ob es die Willensfreiheit tatsächlich gibt und was darunter zu verstehen sein soll, ist eine andere Frage. Insbesondere wird oft angenommen, eine Entscheidung könne nicht frei sein, wenn sie vorhersagbar ist. Auch dies aber kann nicht zutreffen, denn die meisten vernünftigen Entscheidungen sind nach der Natur dessen, der sie trifft, leicht vorauszusagen. Man wird ja wohl nicht nur die unvernünftigen bzw. der eigenen Natur widerstrebenden Entscheidungen als frei gelten lassen wollen.

Ich möchte durch dieses Beispiel und durch die vorangegangene Unterscheidung des Körpers vom Leib deutlich machen, wie entscheidend unser Denken und Verhalten von philosophischen Voraussetzungen abhängt. Wer cartesianisch-dualistisch denkt, wird den eigenen Körper als ein – mehr oder weniger angenehmes – Habitat zu haben meinen, ihn gelegentlich medizinisch warten oder wieder instand setzen lassen und dabei Krankheiten auf äußere Ursachen oder eigene Fehler im Umgang mit dieser Wohnstatt zurückführen, die Willensfreiheit aber durch das geschilderte Experiment für widerlegt halten. Wer sich hingegen mit dem eigenen Leib identifiziert, wird jede Krankheit auf sich beziehen und sich daraufhin (unabhängig vom jeweiligen Verschulden) fragen, ob im eigenen Leben etwas nicht stimmt, zugleich aber das Bewußtsein als einen leiblichen Zustand verstehen und die Willensfreiheit, so wie sie im Handeln zu erleben ist, durch das neurologische Experiment für naturwissenschaftlich dargestellt halten. Daß diese entgegengesetzten Konsequenzen von philosophischen

Voraussetzungen abhängen, meine ich allerdings nicht so, daß alle Menschen darüber zuvor philosophisch, d.h. ausdrücklich nachgedacht hätten und sich dann dementsprechend verhielten. Im Gegenteil: Es handelt sich um implizite Voraussetzungen, über die die meisten Menschen gerade nicht nachgedacht haben, die aber gleichwohl erkenntnis- und handlungsleitend sind.

Philosophische Voraussetzungen sind dies in dem Sinn, daß es eine Aufgabe der Philosophie ist, sie bewußtzumachen und darüber ausdrücklich nachzudenken. Anders gesagt: Der Gegenstand der Philosophie sind die Annahmen, die wir normalerweise für so selbstverständlich halten, daß wir über sie nicht weiter nachdenken. Lassen wir uns dann aber die Frage gefallen, was wir uns eigentlich (unausdrücklich) dabei denken, wenn wir unsern Körper wie ein Fahrzeug warten bzw. reparieren lassen oder ein neurologisches Experiment so oder so interpretieren, dann kommt heraus, daß wir philosophische Voraussetzungen gemacht haben, die sich nicht von selbst verstehen.

Die in der heutigen Medizin erkenntnis- und handlungsleitende Annahme ist der Dualismus von Körper und Geist oder Bewußtsein – den einen zu haben, das andere zu sein –, also ihr Cartesianismus. Ob eine Medizin, die sich von diesem Dualismus leiten läßt, das Richtige tut, ist in unserer Zeit die Eingangsfrage einer Philosophie der Medizin. Ich habe bisher nur diese Frage deutlich machen wollen und bin von einer Antwort noch weit entfernt. So wie durch die vorangegangenen Überlegungen der Grundgedanke des Dualismus deutlich geworden sein dürfte, gehe ich im folgenden zunächst den damit verbundenen Konsequenzen weiter nach. Im Verlauf dieses Buchs wird sich zeigen, daß die cartesianische Medizin für einen Kranken nicht das Richtige ist, weil sie einem unangemessenen Menschenbild folgt und durch eine grundsätzlich psychosomatische Medizin ersetzt werden müßte (Kapitel II). Wenn man erst einmal soweit ist, zeigen sich jedoch zwei noch umfassendere Horizonte von Gesundheit und Krankheit (Kapitel III und IV), welche auch die psychosomatische Medizin insoweit relativieren, als es zu den meisten Krankheiten überhaupt gar nicht erst zu kommen bräuchte.

*Technisierung der Medizin*

Die ambivalente Bewertung unseres körperlichen Daseins, die ich zuvor geschildert habe, legt den Gedanken nahe, das Gleichgewicht zwischen den Annehmlichkeiten – Glück und Lust in der Freiheit der Sinne – und der Erdenschwere in Krankheit und Tod nach der angenehmen Seite hin zu verschieben. Dies war wohl immer ein Ziel der Lebenskunst. *Technische* Vorstellungen dazu sind mir aus der Historiographie der Antike und des Mittelalters vor der Jahrtausendwende nicht erinnerlich. Zu Beginn des zweiten Jahrtausends kam jedoch der Gedanke auf, die irdische Strafkolonie, in die wir nach dem biblischen Bericht durch den Sündenfall und die Verstoßung aus dem Paradies geraten sind, der verlorenen Heimat doch noch etwas anzugleichen. In diesem gedanklichen Umkreis liegen die Ursprünge der modernen Technik, sei es durch praktische Erfindungen wie z. B. in der Energietechnik oder durch Leitbilder wie das der Lebensverlängerung oder sogar der Unsterblichkeit. Francis Bacon (1564–1626) hat das Programm, uns durch Wissenschaft und Technik einen Schleichweg zurück ins Paradies zu bahnen, im 17. Jahrhundert ausdrücklich auch auf dieses Ziel bezogen. Lange zuvor aber war die Vorstellung des Jungbrunnens, wie wir sie etwa durch das schöne Bild von Lucas Cranach dem Älteren (1546) kennen, bereits genau so gemeint.

Die Vorstellung des Jungbrunnens geht auf das orientalische Bild vom Wasser des Lebens zurück (Patrzek 1961). In der Apokalypse Johannis steht der paradiesische Baum des Lebens am Wasser des Lebens. Wir sprechen vom Strom des Lebens, dem ein Kranker sich wieder öffnen muß, um mit frischer Kraft aufzuleben. Relativ zu dieser ursprünglichen Bedeutung war das Jungbrunnen-Motiv in der spätmittelalterlichen Dichtung und auf dem Bild von Cranach bereits eine bemerkenswerte Trivialisierung, die aber dem Geist der neuzeitlichen Technik entsprach.

In einen Jungbrunnen zu steigen und daraus wieder jung und schön und unverbraucht hervorzugehen war insoweit eine *technische* Vorstellung, als man dafür nichts zu tun brauchte. Normalerweise wird es einem ja nicht einfach geschenkt, beispielsweise bis ins Alter eine relativ jugendliche Figur, Vitalität und geistige Kraft zu behalten, vielmehr muß man dafür etwas tun, wohingegen der Jungbrunnen auch den dicksten Speckbauch und jede Verwahrlosung des Geistes einfach ungeschehen machen sollte. Sogar in der Jugend sind körperliche Qualitäten und Reize immer nur teilweise angeboren und insoweit geschenkt, müssen darüber hinaus aber durch Übung gebildet werden. Beispielsweise mag ein junger Mensch begabt fürs Geigespielen oder irgendeine Sportart sein, doch die Begabung allein tut's nicht. Wenn man auch bei einem guten Musiker oder Sportler seine »Technik« lobt, ist eigentlich sein eingeübtes Können oder seine Kunst(-fertigkeit) gemeint, dies aber gerade im Gegensatz zu einer »ungekonnten« und insoweit unfairen Leistungssteigerung durch irgendeine Droge. Ich beschränke den Ausdruck »Technik« wegen dieser Mißverständlichkeit im folgenden auf den äußerlich vermittelten und dadurch mühelosen Umgang mit dem Körper als einer Habe. Wer Geige spielen kann oder in anderer Weise geübt ist, hat sich selbst als beseelten Leib dazu gebildet, aber wer medizinisch behandelt wird, läßt sich manipulieren, ist also nur passiv dabei und arbeitet nicht an *sich*. Arzt und Patient verhalten sich in diesem Sinn technisch – wer eine Kunst leiblich einübt, tut dies nicht.

In den medizinischen Bemühungen zur Verlängerung des Lebens – gegenwärtig vor allem durch die Erneuerung nicht mehr funktionierender Organe – ist die Jungbrunnen-Vision unverändert erkenntnis- und handlungsleitend, allerdings in einer weniger radikalen Form als im Spätmittelalter. Eine interessante Zwischenstufe war um die Wende zum 20. Jahrhundert die Vorstellung, man könne den Schlaf überwinden – »Käme man damit doch in die Lage, die Leistungsfähigkeit des Individuums wesentlich zu erhöhen« (Weichardt 1910, 20). Die Protagonisten der ewigen Frische dachten dabei wohl insbesondere an wirtschaftliche und militärische Vorteile durch nimmermüde Arbeiter und Soldaten. Dahinter steckte wissenschaftlich die Hypothese, daß jegliches Müdewerden eine Folge der Bildung von »Ermüdungssubstanzen« sei, die »nach gewissen Richtungen Aehnlichkeiten haben mit den von den Mikroorganismen ausgeschiedenen Toxinen« (12). Im Idealfall sollte man sich danach geradezu gegen Ermüdung impfen lassen können. Bei Mäusen glaubte der Autor bereits nachgewiesen zu haben, daß sie »*nach einer gewissen Zeit leistungs-*

*fähiger als vor der Injektion* [sind], *sie befinden sich im Zustand aktiver Immunität«* gegen die mutmaßlichen Ermüdungsgifte (23). Dies alles wurde mit zahlreichen experimentellen Befunden und Literaturhinweisen belegt, erwies sich dann freilich doch als ein Irrtum. Gescheiterte Hypothesen sind für den Geist einer Wissenschaft aber manchmal interessanter als erfolgreiche, weil die erkenntnisleitenden Ideale hier offen zutage liegen und sich nicht hinter den Ergebnissen verbergen. Vom Impfen zur Leistungssteigerung ist man inzwischen abgekommen, aber entsprechende Effekte werden mittlerweile chemisch und in Zukunft vielleicht gentechnisch zustande gebracht. Am Ziel hat sich also nichts geändert. Ich komme im vierten Kapitel auf den wirklichen Sinn von Erholungsbedürfnissen zurück.

Der Cartesianismus liegt auch hier auf der Hand, denn *sich selber* würde man wohl weder die regelmäßigen Erholungsphasen noch die Grenzüberschreitung zum Unbewußten im Schlaf nehmen lassen wollen, die ja sozusagen das Schöne an der Müdigkeit sind. Was aber spricht gegen die Steigerung der Verfügbarkeit und Leistungsfähigkeit einer Wohnstatt, als die der Körper hier gilt? Berücksichtigt man noch, daß die meisten Menschen nicht mehr an ein Jenseits glauben, so kommt es ja wirklich darauf an, dem Leben hienieden möglichst viel abzugewinnen, und damit steigen natürlich die Anforderungen an unsere körperliche Verfassung. Wenn der Körper nicht mehr so leicht ermüdet, könnte man doch wohl viel mehr vom Leben haben.

*Individualismus und Körpereigentum*

Eine Folge der cartesianischen Beschränkung auf das körperliche Dasein des Patienten ist, daß der Arzt es immer nur mit einzelnen Individuen zu tun hat bzw. zu tun zu haben glaubt. Dies ist keineswegs selbstverständlich, denn die meisten Ärzte reden noch mit ihren Patienten, nehmen sie also auch geistig wahr, und der Geist ist ein Medium, an dem alle Menschen mehr oder weniger teilhaben. Die geistige Individualisierung geht also keineswegs so weit wie die körperliche. Dementsprechend erweisen sich Gesundheit und Krankheit, wenn der ganze Mensch gesund oder krank ist, immer auch als Charaktere des gesellschaftlichen oder des naturalen Mitseins, d.h. beispielsweise als ein Ausdruck von Arbeitsbeziehungen oder Naturverhältnissen.

Gesellschaftlich bedingte Krankheiten sind der Gegenstand des dritten Kapitels. Sie nur individuell und somatisch zu behandeln ist ein Kurieren am Symptom und sogar schädlich, wenn der Einzelne in pathogene Verhältnisse zurückgeschickt wird. Solche Ergebnisse der Sozialmedizin werden aber in der Medizin kaum zur Kenntnis genommen, weil der Geist der Zeit immer noch ganz individualistisch ist, also meint, man könne für sich allein gesund oder krank sein. Wie die Ökonomen glauben deshalb auch die meisten Mediziner, die Gesellschaft sei aus Individuen zusammengesetzt, und beschränken sich unbekümmert auf deren Behandlung. Dies hängt mit der wirtschaftlichen Verfassung unserer Gesellschaft zusammen.

Als es im aufkommenden Liberalismus darum ging, den Einzelnen vor staatlichen Zugriffen und Bevormundungen zu schützen, wurde das persönliche Eigentum als der Schutzwall oder das Bollwerk definiert, hinter dem sich das bürgerliche Individuum vor dem Staat und den Mitmenschen sicher fühlen darf. Dieser Eigentums-Individualismus wurde von John Locke (1632–1704) so begründet, daß jeder Mensch ein sozusagen angestammtes Eigentum habe, nämlich »an seiner eigenen *Person*«. Zum Eigentum werde dann aber auch das, was man sich durch die »*Arbeit* seines Körpers und das *Werk* seiner Hände« (1690, 30 = Kap. 5, § 27) erarbeite. Dementsprechend fiel der Schutz des Eigentums dem liberalen Rechtsstaat als Hauptaufgabe zu. Es galt dann als »*Erweiterung des leiblichen Daseins der Individuen*« (Bluntschli 1852, 288), als »Stoff für die *Offenbarung der Individualität* des Menschen« (Stahl 1833, 351) oder in seiner Vielfalt als das Ensemble der »Außenwerke der Persönlichkeit« (Dahlmann 1815, 46). In allen drei Bestimmungen wird das Eigentum vom Menschen – seinem Eigentümer – etwa ebenso unterschieden wie der eigentliche Mensch im dualistischen Verständnis von seinem Körper. Dabei gilt der Körper geradeso als seine Existenzgrundlage, wie es das Eigentum in der bürgerlichen Gesellschaft sein sollte.

Konsequenterweise kann der Körper als die allerwichtigste Existenzgrundlage, die nicht verlorengehen darf, weil sie das unmittelbarste Außenwerk des Bewußtseins ist, gleich mit zu dem übrigen Eigentum gerechnet werden. Dessen Begründung durch Locke hat dadurch auch den menschlichen Körper selbst erfaßt. Diese Ökonomisierung des menschlichen Körpers hat in der französischen Revolution die zugunsten der Armen gutgemeinte Vorstellung begründet, wer sonst kein Eigentum habe, dem bleibe als solches doch wenigstens der eigene Körper, so daß der Staat für den körperlichen bzw. gesundheitlichen Schutz der Armen ebenso zu sorgen habe wie für den des weitergehenden Eigentums der Reichen. Jeder Mensch ist »unumschränkter Herr, vollkommner Eigentümer seines Körpers«, hieß es bei Constantin de Volney (1793, 50). Der deutsche Armenarzt Salomon Neumann hat diesen Gedanken in der Märzrevolution 1848 wieder aufgenommen.

Darauf beruht die Somatisierung der Medizin. Denn in seinem Gebrauchswert unterscheidet sich der bloße Körper nicht grundsätzlich von vielen andern Dingen, auf die wir auch nicht verzichten möchten. Wirklich ausgezeichnet ist er nur durch seine Einmaligkeit, aber selbst hier werden durch organische Ersatzteile bereits Grenzen überschritten. Immerhin: Man kann nicht aus dem eigenen Körper in einen andern umziehen, aber auch ein fester Wohnsitz ist doch nur ein Wohnsitz. Der Körper ist nun sozusagen die innerste Zone der Umwelt, in der ein Mensch sich einrichtet. Weiter nach außen hin folgen die Kleider, die er anzieht, die Wohnung, in der er zu Hause ist, und der übrige Besitz. Auch der Körper selbst ist im cartesianischen Verständnis eine Art Besitz oder Eigentum. Man hält ihn sauber wie die Wohnung oder die Kleider und schickt ihn der Gesundheit wegen gelegentlich zum Joggen oder in einen Fitneß-Salon sowie zur medizinischen Wartung, rechnet ihn im Grunde aber doch zu der persönlichen Habe, die ein zivilisiertes Leben auszeichnet. Etwas bequemer wäre es noch, ihn zur Pflege irgendwo abgeben zu können und nicht immer selbst dabeisein zu müssen, aber soweit sind wir noch nicht. Das Handy ist auch dazu freilich schon ein erster Schritt.

Aus dem von Descartes pointierten Dualismus von Körper und Bewußtsein hat sich unter dem Einfluß des aufkommenden Liberalismus also eine Art Wirtschafts-Cartesianismus gebildet. Als das Mindesteigentum aller Menschen, das auch den Ärmsten nicht genommen werden darf, ist der gesunde Körper zum Wirtschaftsgut geworden. Es hat eine Weile gedauert, bis dieses Gut den ihm im liberalen Rechtsstaat zustehenden Rechtsschutz einigermaßen erhalten hat, und bis heute ist der Produktionsfaktor Arbeit erheblich weniger geschützt als der Faktor Kapital. Deshalb wird mittlerweile auch wieder nach Auswegen aus der Ökonomisierung des Körpers bzw. seiner Wirtschaftsleistung, der Arbeit, gesucht (Scherhorn 2007), diese aber sind nicht leicht zu finden.

Der Ökonomisierung des gesunden Körpers tritt im marktwirtschaftlichen Gesundheitswesen die des kranken an die Seite. Vermöge des technisch-wirtschaftlichen Handelns, das in der Medizin auf dem Cartesianismus beruht, ist daraus inzwischen ein Wirtschaftsbereich geworden, dessen Bedeutung der des militärisch-wirtschaftlichen Komplexes oder der des Staatsapparats vergleichbar ist. Die Maxime des großen griechisch-römischen Arztes Claudius Galenus (129–216), das Ziel des ärztlichen Handelns sei der Nutzen der Menschheit und nicht der Gelderwerb, hat sich dabei nur sehr begrenzt aufrechterhalten lassen. Hier andere Wege zu gehen, ist nicht zuletzt deshalb so schwer, weil die Ökonomisierung des menschlichen Körpers in der Medizin der der außermenschlichen Natur in der gesamten industriellen Wirtschaft entspricht. Es geht uns damit nicht besser als den Tieren, Pflanzen und Landschaften in der übrigen Natur. Andererseits macht es in der Selbsterfahrung doch einen wesentlichen Unterschied, ob man den Dualismus am eigenen Leib selbst erlebt oder allein unsere natürliche Mitwelt so behandelt, ohne davon selbst betroffen zu sein. Im Gesundheitswesen wieder andere Wege zu gehen könnte umgekehrt auch dem Frieden mit der Natur insgesamt zugute kommen. Dazu bedarf es jedoch einer weitreichenden Revision des individualistischen Menschenbilds.

Der neuzeitliche Individualismus steht in der Tradition des Leitwerts der personalen Individualität, der seit der Renaissance bis in den politischen Liberalismus des mündigen Bürgers ein Paradigma des abendländischen Bewußtseins gewesen war, ist aber doch eine spezifische Engführung dieses Leitbilds. Während nämlich der mündige Bürger (citoyen) sich auf den verschiedenen politischen Ebenen eines Gemeinwesens persönlich mitverantwortlich für das Ganze in allen seinen Teilen fühlt, achtet der Individualist (bourgeois) nur auf sein autonomes Privatinteresse, und dessen Kernbereich ist das Eigentum. Selbstverwirklichung durch Eigentum wurde zum Leitbild eines wirtschaftsliberalen Zeitalters. Sich hinter der Verfügung über ein Privateigentum zu verbarrikadieren war ein besonders pointierter Ausdruck der neuzeitlichen Verkürzung des Leitbilds der personalen *Individualität* auf den bloßen *Individualismus* der vielen kleinen Egoisten, der bis heute das Menschenbild der Wirtschaftswissenschaften abgibt. In der Unbeschränktheit und Willkür der autonomen Verfügung über das Privateigentum taucht der im großen verschwundene politische Absolutismus als Alleinherrschaft für jedermann, d.h. sozusagen als der Absolutismus des kleinen Mannes wieder auf.

Wer an die individualistische Autonomie oder an den Absolutismus des kleinen Mannes glaubt, kann auch die prekärsten Zwangslagen noch in dieser Weise glorifizieren.

»Wenn etwa ein indischer Familienvater nach reiflichem Überlegen eine Niere verkauft, um auf diesem einzigen Weg, der ihm dafür offensteht, die Ausbildung seiner Kinder finanzieren zu können, so ist seine Entscheidung nach allen vernünftigen Kriterien autonom zu nennen« (Schöne-Seifert 2007, 151).

Das Welt- und Menschenbild der Medizin kommt also mit dem der Wirtschaftswissenschaften erstaunlich gut überein. Der vermeintlichen Autonomie entspricht dort die Konsumentensouveränität, die jedermann und jederfrau in jeder Lebenslage einfach angeboren sein soll. Der hier wie dort ohne weiteres für selbstverständlich gehaltene Individualismus fordert wiederum die philosophische Frage heraus, was man sich dabei denkt, dies einfach vorauszusetzen.

## Krankheiten als äußere Feinde oder als Strafe Gottes

Daß der Körper im cartesianischen Menschenbild der Medizin als eine Art Außenwerk der Persönlichkeit dem eigentlichen Menschen nur vorgelagert ist, hat zur Folge, daß dieser sich Krankheiten in ihrer körperlichen Erscheinung nicht selber zurechnet. Man ist nicht krank, sondern hat nur eine Krankheit. Daß dies bei seelischen Krankheiten nicht möglich ist, erhöht die Hemmschwelle ihrer Anerkennung. Der Dualismus erlaubt, sowohl die Pflege der

Gesundheit als auch die Heilung von Krankheiten als technische Aufgaben zu veräußerlichen und in dieser Weise von sich fernzuhalten. Man hat damit im wörtlichen Sinn »nichts zu tun«.

Zum Geist der Zeit paßt überdies, daß der technische Umgang mit dem menschlichen Körper nur individualisiert erfolgen kann. Krankheiten erscheinen in diesem Rahmen als Funktionsstörungen im körperlichen Außenwerk. Man brauchte sich über ihr Vorkommen eigentlich nicht weiter zu wundern, weil die Ergebnisse der Naturgeschichte niemals absolut vollkommen sind, sondern immer nur vollkommener als andere Lebensformen, die sie verdrängt haben. Damit sind wir aber anscheinend nicht zufrieden, denn Krankheiten werden auch im dualistischen Weltbild als Feinde empfunden. Wozu dieser emotionale Aufwand?

Man könnte meinen, das Feindbild gelte den äußeren Krankheitserregern, also den Bakterien oder Viren, auf diese aber ist es nicht beschränkt. So hieß es auf der Hannoveraner Weltausstellung 2000 in den Hallen »Mensch« bzw. »Gesundheit« plakativ nicht nur: »Chemie führt den Kampf gegen Krankheitserreger«, sondern auch: »Diabetes, der unsichtbare Feind«. Das Feindbild war hier also auch auf die Stoffwechselstörung Diabetes übertragen, und das sollte sinngemäß wohl gleichermaßen für andere chronische Erkrankungen gelten. Eine ähnliche Beobachtung ist, daß in einer Serie von Zeitungsartikeln über den Stand verschiedener Entwicklungen zur Jahrtausendwende ein Bericht über die Krebsforschung unter dem Titel erschien: »Einfache Siege gibt es nicht – Krebs wird ein komplizierter Feind bleiben« (Krammer 1999). So stand es auch im Text, der dazu weiter erklärte, das »ungebremste, bösartige Wachstum einer Krebszelle« sei schwer zu durchschauen, letztlich aber wohl auf »defekte Gene« zurückzuführen. Wenn es gelänge, in diese Zellen sozusagen »trojanische Pferde« einzuschleusen, die in ihnen ein »Selbstmordprogramm« auslösten, werde wohl »bald eine gentherapeutische Reparatur durch eine Keimbahntherapie prinzipiell möglich sein«. »Einfache Siege« seien allerdings nicht zu erwarten. Dabei wurden die Krebszellen – obwohl im eigenen Leib gebildet – als wie von außen eingedrungene Feinde angesehen, hinter denen aber wiederum die eigenen »defekten Gene« als innere Schwachstellen standen. Wir sind hier offenbar schon nahe daran, den potentiellen Feind

im eigenen Körper zu sehen, so wie Hans Castorp es bei Herrn Settembrini ganz richtig herausgehört hatte.
Im allgemeinen Bewußtsein aber sind es zunächst doch noch die Krankheitserreger, die als Feinde wahrgenommen werden. Hätten die Chinesen im 19. oder 20. Jahrhundert Europa entdeckt, so könnte ein ethnologischer Forschungsreisender in seinem Tagebuch vermerkt haben:

»Die Eingeborenen glauben, daß Krankheiten gleich feindlichen Armeen in das Terrain des Körpers eindringen und ihn erobern und zerstören, falls sie nicht mit Arzneien zurückschießen und die eindringende feindliche Armee unter Kontrolle bringen. Krankheiten sind eigenständige Wesen, die auch unabhängig vom und außerhalb des Körper(s) existieren können. Wenn ein Körperteil im Kampf gegen die eindringenden Feinde unterliegt, schneiden die Eingeborenen diesen vollständig ab ...« (Pfleiderer u.a. 1995, 171).

Die Autoren dieser Einführung in die Ethnomedizin fügen hinzu, daß derselbe Reisende ein paar hundert Jahre zuvor große Ähnlichkeiten zwischen der chinesischen und der europäischen Medizin festgestellt haben könnte.
Woher kommt dieses Feindbild der Krankheit? Es handelt sich hier im wesentlichen immer noch um einen Nachhall der 1880er Jahre, in denen die Entdeckung der mikrobiellen Krankheitserreger geradezu als eine Vollendung der Medizin gefeiert wurde. Denn nun schien man dem Wesen der Krankheiten endlich auf die Spur gekommen zu sein, und zwar tatsächlich in Gestalt äußerer Feinde. Weit zurückreichende Entwicklungen wurden damit verständlich. Zurückverfolgen lassen sich die Infektionskrankheiten aus der Sicht der neuen Bakteriologie bis zur neolithischen Revolution, d.h. bis zu der Zeit, als einige Menschen im Vorderen Orient sich anschickten, seßhaft zu werden. Denn das Mitsein mit den Haustieren an einer gemeinsamen Wohnstatt führte zunächst einmal dazu, daß vielerlei Bakterien und Viren von den Tieren auf die Menschen übergingen und Krankheiten hervorriefen, z.B. Tuberkulose, Windpocken, Milzbrand, Grippe und Erkältungen oder Masern. Durch tierische Fäkalien im Wasser verbreite-

ten sich außerdem Cholera, Kinderlähmung, Typhus, Hepatitis, Keuchhusten und Diphtherie. »Many of the worst human diseases were created by proximity to animals« (Porter 1997, 18). Daß die Bevölkerungszahl seit der neolithischen Revolution trotzdem stark zugenommen hat, lag nach einer umfassenden Studie von Mark Nathan Cohen (1989) nicht an verbesserten Lebensbedingungen gegenüber denen der Jäger und Sammler, sondern an größerer Fertilität. Wenn wir in unserer Zeit das »natürliche Mitsein« mit der außermenschlichen Natur in neuer Weise pflegen sollten, weil es uns verlorenzugehen droht (Meyer-Abich 1984, 19 f.), gilt es auch zu erinnern, daß schwere Krisen überstanden worden sind, bis eine Kultur dieses Mitseins gebildet war. Die Krisen bestanden immer wieder darin, daß wesentliche Teile der jeweils betroffenen Bevölkerung den durch Tiere übertragenen Krankheiten erlegen sind, bis die Überlebenden immun gegen den betreffenden Infekt geworden waren.

In nachhaltiger Erinnerung sind uns Westeuropäern die Pestepidemien seit der Mitte des 14. Jahrhunderts. Alessandro Manzonis historischer Roman *Die Brautleute* (*I Promessi Sposi*, 1827) ist ein klassisches Zeugnis des gesellschaftlichen und politischen Umgangs mit dieser Krankheit. Wer die Berichte nicht sehr sorgfältig studiert, hat allerdings leicht den Eindruck, daß überall dort, wo die Pest ausgebrochen war, die meisten Menschen daran gestorben seien. Dies trifft jedoch nicht zu, sondern neben den Toten gab es immer auch die beiden andern Gruppen derer, die erkrankt und wieder genesen oder gar nicht erst krank geworden sind, darunter insbesondere die Besternährten und Widerstandsfähigsten.

Die höchste Sterblichkeit gab es in den ersten Pestwellen 1347–1352 und 1380–1383, als dies noch eine neue Krankheit war, auch hier aber scheinen sogar in den Städten höchstens 50–60 % der Bevölkerung gestorben zu sein (Zinn 1989, 185). Später stieg der Anteil der Überlebenden. Wenn man annimmt, daß die drei Gruppen der nicht Erkrankten, der von der Krankheit Genesenen und der daran Gestorbenen von Fall zu Fall um jeweils etwa ein Drittel der Bevölkerung geschwankt haben, kommt man den historischen Verhältnissen wohl relativ nahe. Sogar an der Pest also ist durchschnittlich nur etwa jeder dritte gestorben.

Ausgebreitet haben die Epidemien sich, wenn es einmal einen

Ausgangspunkt gab, durch den internationalen oder interkontinentalen Verkehr, im Spätmittelalter und in der frühen Neuzeit also vor allem durch den Fernhandel und durch das Militär. Die spanischen Conquistadores beispielsweise kamen so viel herum, daß die atlantischen und mediterranen Seehäfen »served as clearing-houses for swarms of diseases converging from Africa, Asia, and the Americas«. Diejenigen, welche diesen Ansturm überlebt hatten, waren »immunological supermen« (Porter 1997, 26) und hatten dadurch eine fatale Überlegenheit insbesondere gegenüber den in Amerika zuvor relativ abgeschlossen lebenden Völkern. Tatsächlich sind die Azteken wie die Inkas und später auch die nordamerikanischen Indianer in erster Linie den Krankheitserregern erlegen, welche die Kolonisatoren mitbrachten, und nicht deren (geringer) militärischer Macht.

Die neueren Fortschritte in der Bekämpfung der Infektionskrankheiten begannen mit der Entdeckung der Pockenimpfung als dem wohl größten medizinischen Fortschritt im 18. Jahrhundert. Ein Vorbild war dabei die türkische Volksmedizin, in der das Impfen – wie in der ayurvedischen Medizin – ein alter Brauch war. Nach der Entdeckung der meisten Krankheitserreger seit der zweiten Hälfte des 19. Jahrhunderts trat die chemotherapeutische Abwehr neben die Immunisierung durch Impfstoffe bzw. durch das Blut bereits immunisierter Lebewesen. Im 20. Jahrhundert kamen die Antibiotika und vielerlei Arzneien gegen intrazelluläre Parasiten (Viren) hinzu.

Durchgesetzt hat sich die neue Bakteriologie mit der Entdeckung des Milzbranderregers (1876), des Tuberkelbazillus (1882) und des Cholerabazillus (1884) durch Robert Koch (1843–1910). In der Folge identifizierte man auch die Krankheitserreger u.a. für Diphtherie, Typhus, Lungenentzündung, Gonorrhöe, Meningitis, Maltafieber, Lepra, Pest, Tetanus, Syphilis, Keuchhusten und Scharlach. Bis dahin waren Ansteckungen entweder auf eine Verunreinigung (gr. míasma) der Umwelt, insbesondere der Luft, oder auf die Berührung (lat. contagio) durch bereits infizierte Mitmenschen zurückgeführt worden. »Miasmatiker« und »Contagionisten« bekamen durch die Bakteriologie eigentlich beide recht oder nur insoweit unrecht, als sie die jeweils andere Theorie für falsch gehalten hatten, denn es gab beiderlei Ausbreitungsformen.

Der »Bazillentöter« Koch ist als diejenige Lichtgestalt in die westliche Bewußtseinsgeschichte eingegangen, die das Unreinlich-Krankheitsträchtige jenseits der Zivilisation und insbesondere in der »Natur« demaskiert hat, so daß wir es als das, was nicht wir sind, erkennen und von uns fernhalten können. Relativiert wird die Heroisierung der Bakteriologie nun aber durch viererlei Einsichten:

(1) Der eingetretene Rückgang der Infektionskrankheiten war im wesentlichen kein therapeutischer Erfolg, sondern vor allem gesünderen Lebensverhältnissen und einer größeren Widerstandskraft der Individuen zu verdanken.
(2) Soweit Bakterien erfolgreich bekämpft worden sind, war dies ein Pyrrhussieg, denn der Kampf hat dazu geführt, daß resistente Bakterienstämme gezüchtet wurden und sich statt der andern durchgesetzt haben (Malhotra-Kumar u. a. 2007). Aus der Sicht des Medizinhistorikers scheint sich die Epoche der Wirksamkeit von Antibiotika als »an anomalous, if fortunate, exception to medicine's sisyphean strife« zu erweisen (Porter 1997, 461).
(3) Aus heutiger Sicht gehört das natürliche Mitsein mit Mikroorganismen zum gesunden menschlichen Leben. Krankheiten entstehen daraus in der Regel nur dann, wenn Mikroorganismen selbst von Bakteriophagen bedroht sind und deshalb Toxine ausschütten. Auch an diesen erkranken wir aber im wesentlichen dadurch, daß wir uns durch eine übertriebene Abwehrreaktion selbst schaden. Aus dieser Sicht gibt es mit den Mikroorganismen, mit denen wir normalerweise friedlich und gesund zusammenleben, nur in Ausnahmefällen »infektiöse« Probleme, aber in dem hier mißratenen Mitsein sind nicht nur die Bakterien die Krankheitserreger und wir die unschuldigen Opfer, denn die Krankheit ist auch eine Folge unserer überdimensionierten Verteidigung (Thomas 1979, 98 ff.).
(4) In der bakteriologischen Erklärung der Krankheiten, daß sie durch äußere Erreger verursacht seien, ist viel zuviel Gewicht auf die Ursachen eingetretener Krankheiten gelegt worden. Viel interessanter als die Verursachung einer Infektionskrankheit durch einen Bazillus ist aber doch die Frage, warum in

derselben Situation einige Menschen daran erkranken und andere nicht, auch ohne Impfung. Louis Pasteur soll auf seinem Totenbett gesagt haben: Der Keim ist nichts, der Boden ist alles (Ornish 1998, 42).

Wieweit die Identifikation der Krankheitserreger und die spätere Abwehr der Infektionskrankheiten unserer Gesundheit gedient haben, ist also eine ziemlich offene Frage. Gleichwohl ist diese Abwehr weiterhin ein Paradigma der medizinischen Praxis. »Der Gedanke, daß es überall um uns Keime gibt, die auf uns losgehen, uns auffressen und vernichten wollen, ist fest im modernen Bewußtsein verankert« (Thomas 1979, 104 f.). Ein schönes Beispiel ist die Bazillenphobie von Amos Oz' Großmutter in *Eine Geschichte von Liebe und Finsternis* (2002).

Wie wir mit den Viren umgehen sollten, ist eine andere Frage. Eine neuere Untersuchung deutet aber darauf hin, daß beispielsweise die Tödlichkeit der Spanische-Grippe-Epidemie 1918–1920 ebenfalls im wesentlichen auf einer Überreaktion des Immunsystems der infizierten Personen beruhte, die darin bestand, daß die körpereigene Abwehr das Lungengewebe zerstörte (Kobasa 2007). Etwa ein Drittel der Weltbevölkerung von knapp 2 Milliarden Menschen war damals infiziert und mehr als 25 Millionen sind gestorben.

Noch nicht einmal die Infektionskrankheiten also können einfach äußeren Feinden zur Last gelegt werden, und für die mittlerweile weit überwiegenden chronischen Krankheiten kann davon sowieso nicht die Rede sein. Was also haben sich die eingangs genannten Autoren dabei gedacht, das Feindbild der Krankheit so unbekümmert aufrechtzuerhalten? Es handelt sich dabei zwar nur um Stichproben, die aber sind doch wohl charakteristisch für das herrschende Bewußtsein.

Blickt man im medizinischen Denken geschichtlich weiter zurück, so zeigt sich überraschenderweise, daß das Feindbild der Krankheit in Wahrheit viel älter ist als die Bakteriologie des 19. Jahrhunderts. Als erster hat meines Wissens Paracelsus (1493–1541), der sich auch hier als ein Vordenker der naturwissenschaftlichen Medizin erweist, vehement darauf bestanden: »... also sol der arzt sein, das er die krankheit, zu gleicher weise wie ein bauer mit einer axt einen baum umbhacket, also die krankheit auch umbfelle« (1530, VIII 60). Vor der Renaissance habe ich keine Belege dieser Art gefunden, und aus der Antike kann die Feindvorstellung definitiv nicht stammen. Ich nehme deshalb an, daß sie mit der Renaissance, also im Übergang vom Mittelalter zur Neuzeit, aufgekommen ist. Was kann der Grund gewesen sein?

In religiöseren Zeiten galten Krankheiten als eine Heimsuchung oder gar als eine Strafe Gottes. Diejenigen, denen die Religion abhanden gekommen ist, verstehen dies gewöhnlich autoritär, also in dem Sinn, daß Gott Gebote gibt, die wir nicht aus eigener Einsicht befolgen und deshalb gelegentlich übertreten, was die göttliche Autorität uns aber nicht durchgehen läßt. Die Folge sei irgendeine Sanktion, z.B. eine Krankheit. Dies ist aber nur das Zerrbild eines religiösen Bewußtseins, vielleicht auch eine Art Phantomschmerz des verlorenen Glaubens. Denn im Christentum fehlt uns die »Gesundheit als die Kraft des Menschseins« (Moltmann 1985, 276), wenn wir eigensüchtig werden, aber in der Sehnsucht nach der religio bleibt Gott in uns trotzdem gegenwärtig. In der »Heimsuchung« *suchen wir selber*, auf unsern Weg heimzufinden, denn Gott ist der Inbegriff des Wegs, den der Mensch selber gehen möchte, weil er sich ihm als der Weg des Lebens zeigt, nicht weil er ihm autoritär verordnet wird. »Ich bin der Weg, die Wahrheit und das Leben« (Joh 14,6) ist Christi Gegenwart für diejenigen, die ihm folgen. Wer in diesem Bewußtsein erkrankt, wird sich fragen: Wie paßt dieses Ergehen zu meinem Tun? Wie habe *ich* mir diese Krankheit zugezogen? Zugezogen aber nicht als Strafe für eine Gebotsübertretung, sondern als sichtbare und sich selbst zuzurechnende Folge eines vorangegangenen Handelns. Dabei gilt es dann, im Blick auf die Verantwortlichkeit zu unterscheiden, wieweit die Krankheit nur durch das eigene persönliche Verhalten und wieweit sie durch die Verhältnisse bedingt ist, unter denen man lebt, so daß es politischer Lösungen bedarf.

Wenn der Glaube erstarrt und schwindet, kann von dem religiösen Bewußtsein aber die autoritäre Vorstellung zurückbleiben, Gott sei derjenige, der die Menschen straft, wenn sie seine Gebote übertreten. Könnte das Feindbild der Krankheit nicht der allerletzte Rest des religiösen Verständnisses sein, der zurückbleibt, wenn auch diese Schwundstufe noch vergeht? Die Somatisierung der Krankheit, die ja ebenfalls schon bei Paracelsus angefangen hat, hinge dann doch sehr eng mit dem Feindbild zusammen. Zuerst schiebt man die Krankheit von sich weg und einem bloß noch autoritären, also toten Gott zu, der die veräußerlichte Krankheit als Strafe über uns verhängt hat. Danach wird die Strafe zum Inbegriff eines feindlichen Akts, die Krankheit also zum Feind. Und schließlich bleibt davon ein unbestimmtes Außen zurück, in dem immer andere an allem schuld sind, was man für sich selbst nicht wahrhaben möchte. Cartesianisch aber konkretisiert sich dieses Außen zum menschlichen Körper, der dem Geist in seiner Materialität ja immer schon nicht ganz geheuer war, so wie es auch Herr Settembrini empfunden hatte.

## Die Ausblendung der Gesundheit im Krankheitswesen der herrschenden Medizin

Nach dem cartesianischen Menschenbild der heutigen Medizin wird der Körper durch den Geist gelenkt, technisch manipuliert, bewirtschaftet wie ein Eigentum und gegen Krankheiten verteidigt, wenn diese als äußere Feinde ihm zusetzen, wobei immer ein Verdacht besteht, der Körper sei mit ihnen im Bunde. In diesen verschiedenen Dimensionen erweist sich der Cartesianismus als eine Herrschaftsform des Geistes über den Körper, so daß die »herrschende« Medizin auch von daher ihren Namen verdient. Medizinisch beherrscht aber wird der Körper nur im Hinblick auf Krankheiten. Denn die Engführung auf das Körperliche, Technische, Individuelle und Feindliche schließt ein auch nur einigermaßen hinreichend umfassendes Verständnis von Gesundheit geradezu aus. Statt eines Gesundheitswesens kann dabei tatsächlich nur ein Krankheitswesen herauskommen.

*Somatisierung*: Der menschliche Körper ist medizinisch gesund, wenn seine Einsatzfähigkeit für alle Bedürfnisse, soweit er zu ihrer Erfüllung gebraucht wird, gewährleistet ist. Viktor von Weizsäcker hat diese Bedingung sehr treffend als »leidlose Tüchtigkeit (Arbeits- und Genußfähigkeit)« (1929, V 227) charakterisiert. Für die wirkliche Gesundheit aber ist das Wozu oder der Sinn der Einsatzfähigkeit viel entscheidender als diese selbst. Durch die Medikalisierung der »leidlosen Tüchtigkeit«, also beispielsweise

> durch »die Einnahme von Tabletten zur Senkung des Cholesterinspiegels[,] verpassen die Patienten die Gelegenheit, ihr Leben so zu verändern, dass es mehr Freude macht und mehr Sinn erhält, da die psychologischen, emotionalen und spirituellen Aspekte von Gesundheit und Heilen nicht angesprochen werden« (Ornish 1998, 18).

Die Somatisierung der Krankheiten hält die Menschen regelrecht davon ab, gesund zu leben. Was uns in der Krankheit »fehlt«, ist in der Regel ein freudig und als sinnvoll erlebtes Leben, also ein Wozu, für das wir auch im leiblichen Selbstsein gut sind. Die Intellektualisierung der meisten Tätigkeiten macht es immer schwerer, körperlich sinnvoll zu leben, weil die leibliche Sensibilität abnimmt. Die medizinische Zurichtung des Körpers auf ein ungesundes Leben ist eine Anpassung an Fehlentwicklungen, verlegt also auch den Weg der Gesundheit als den zu sich selbst und verstößt damit sogar gegen den Hippokratischen Eid.

*Technisierung*: Die technische Ausrichtung der Medizin setzt die Somatisierung voraus und verstärkt sie. In seiner seelischen Wirklichkeit ist einem Menschen nicht technisch zu begegnen, denn die technische Distanz schließt die persönliche Nähe aus. Sogar die zusätzliche persönliche Zuwendung, wie sie beim Stethoskop immerhin noch möglich ist, indem der Arzt die zweite Hand dem Patienten auf die Schulter legt (Kathan 2002, 128f.), wird durch die Technisierung verdrängt, weil diese expansiv ist und die menschliche Nähe gern vermieden wird. Die Expansivität der Technik beruht auf dem damit verbundenen wirtschaftlichen Interesse. Denn Ärzte sind – jedenfalls hierzulande und in vielen andern Ländern – direkt oder indirekt auch Unternehmer, und jede leidlich aufwendige Technik bringt einen merklich größeren Umsatz als ein noch so langes Gespräch über gesündere Lebensweisen des Patienten. Zwar werden medizinische Techniken in der Regel nicht um des Profits willen eingesetzt; wer aber ohnehin technisch orientiert ist, wird nicht gegen das eigene Urteil und emotional Bedürfnis auch noch auf finanzielle Erträge verzichten. Das Ergebnis ist jedoch nicht gutzuheißen.

*Individualisierung*: Die Individualisierung der medizinischen Behandlung verhindert die Wahrnehmung gesunder oder pathogener Konstellationen im menschlichen Mitsein. Beispielsweise haben die Whitehall-Studien von Michael Marmot und anderen (1978/2004) gezeigt, daß die Krankheitshäufigkeiten in einer Verwaltungshierarchie von oben nach unten stark zunehmen. Einen an dieser betrieblichen Struktur erkrankten Beamten oder Angestellten individuell zu behandeln und dann wieder an seinen pathogenen Arbeitsplatz zu entlassen verletzt erneut den Hippokratischen Eid. Für das Gesundbleiben des Patienten fühlen sich die Mediziner aber nicht zuständig, sondern beschränken sich auf die jeweilige Krankheit. Dasselbe gilt natürlich für die pathogenen Lebensstile unserer Gesellschaft. Wieweit aber ist es zu verantworten, Rückenleiden, fettleibige Kinder, Depressionen, Aufmerksamkeitsstörungen und dergleichen bloß individuell – und obendrein nur somatisch – zu behandeln?

*Das Feindbild der Krankheiten*: Krankheiten als Feinde wahrzunehmen bestärkt in einem doppelten Sinn die Krankheitsorientierung der Medizin. Einerseits kann man auf diese Weise davon absehen, wieweit die pathogenen Konstellationen im eigenen Leben und in den gesellschaftlichen Verhältnissen liegen, erspart sich also unbequeme Einsichten und politische Konsequenzen. Andererseits wird überall zunehmend Wert auf die Früherkennung von Krankheiten gelegt. Dies dient teilweise der Kosteneinschränkung, teilweise der Markterweiterung der Medizin durch aufwendige Vorsorgeuntersuchungen, die aber nur auf die Abwehr von Krankheiten gerichtet sind und nicht dazu beitragen, so zu leben, daß man gar nicht erst krank wird. Ich komme darauf im folgenden zurück. Ermöglicht wird auch diese Verkehrung des Gesundheitswesens zu einem Krankheitswesen dadurch, daß hier lediglich an die Abwehr äußerer Feinde gedacht wird, nicht aber an das eigene gesunde Leben im leiblichen Selbstsein.

Somatisierung, Technisierung, Individualisierung und das Feindbild der Krankheiten sorgen also dafür, daß das sogenannte Gesundheitswesen seinen Namen nicht (mehr) verdient, denn es ist nur noch ein Krankheitswesen. Institutionelle Bezeichnungen wie *Kranken*kassen und *Kranken*häuser bringen dies bereits korrekt zum Ausdruck. Demgegenüber wird durch die Bezeichnung »Gesundheitsministerium« noch der falsche Eindruck erweckt, ein solches Ministerium sei mehr als das Arbeits- oder Bildungsministerium für die Gesundheit verantwortlich, was nicht zutrifft, wie ich im folgenden zeigen werde.

Unter der Gesundheit nur die Abwesenheit von Krankheiten zu verstehen ist sinngemäß dieselbe Verwechslung wie die der Abwesenheit von Schießkriegen mit dem eigentlichen Frieden. Zwischen Gesundheit und Frieden besteht sogar ein enger Zusammenhang. Ich verteidige damit die vielgeschmähte Definition der Weltgesundheitsorganisation (World Health Organization, WHO):

»Gesundheit – ... Ein Zustand vollständigen physischen, psychischen und sozialen Wohlbefindens und nicht nur das Fehlen von Krankheit oder Gebrechen« (1999, 258).

Unbestreitbar richtig ist zunächst die Erweiterung des Verständnisses von Gesundheit über den körperlichen Zustand hinaus auf den Gemütszustand und die gesellschaftlichen Verhältnisse. Die Mediziner haben bisher kaum damit angefangen, die psychosomatische Wirklichkeit von Gesundheit und Krankheit anzuerkennen, und sind noch weit davon entfernt, die Ergebnisse der Sozialmedizin zur Kenntnis zu nehmen. Um so richtiger ist die WHO-Definition – trotz des etwas übertriebenen »vollständigen Wohlbefindens« – gegenüber der medizinischen Praxis und abgesehen davon, daß sie mittlerweile auch auf die Bedeutung des natürlichen Mitseins für die menschliche Gesundheit erweitert werden sollte. Die Abfolge der Kapitel dieses Buchs entspricht der WHO-Definition mit dieser Erweiterung.

Das erweiterte Gesundheitsverständnis der WHO hat politische Konsequenzen, die äußerlich schon daran zu erkennen sind, daß der Bericht *Gesundheit 21 – Gesundheit für alle im 21. Jahrhundert* (1999) sich nur zu etwa einem Viertel auf den Umgang mit Krankheiten bezieht, im übrigen aber auf die Bedingungen der Wahrung der Gesundheit. Die für eine umfassende Gesundheitspolitik notwendige Kompetenz geht weit über das medizinisch »eigentliche Gesundheitswesen« (177), das eigentlich keins ist, hinaus.

»Menschen bleiben gesund, wenn sie zuversichtlich sind, daß sie mit ihrem Leben zurechtkommen und daß ihr Leben einen Sinn hat, und wenn sie über entsprechende (geistige, körperliche, seelische, soziale und materielle) Mittel verfügen, um alle an sie gestellten Anforderungen zu erfüllen. Von Kindheit an muß sich ein Gefühl des Zusammenhalts und der Zugehörigkeit entwickeln« (34).

Viele Mediziner werden über diese Feststellung nicht überrascht sein, jedoch meinen: Dies alles ist doch nicht unser Problem, sondern eine Aufgabe der Politik. Soweit das zutrifft und es dabei bleiben soll, läge dann aber auch ein Gesundheitswesen, das seinen Namen verdient, in weitem Umfang jenseits medizinischer Kompetenzen. So weit möchte ich nicht gehen, sondern sehe durchaus ärztliche Aufgaben für die Wahrnehmung der Gesundheit.

## (2) Von Descartes zur Genmedizin: Entwicklungsperspektiven der naturwissenschaftlichen Medizin

Der Philosoph René Descartes hat nicht nur das Menschenbild der heutigen Medizin formuliert, das im vorangegangenen Abschnitt geschildert ist, sondern er hat ihr auch wissenschaftlich den Weg gewiesen, auf dem ihre bisherigen Erfolge eingetreten sind. Sein Grundgedanke war, die Medizin könne schon viel weiter sein, wenn sie »der Seele nicht die Funktionen zugeschrieben hätte, die nur von ... (dem Körper) und der Verfassung seiner Organe abhängen« (1648, 139). Das heißt, modern gesprochen: Zum Verständnis des Körpers braucht man nur naturwissenschaftliche Funktionen anzunehmen – die Seele spielt dabei keine Rolle. Dieses Erkenntnisideal lautet in seinen Worten, daß die »Regeln der Mechanik ... dieselben sind wie die der Natur« (1637, 45 = V 14). Dabei war unter der Mechanik der damalige Stand der Technik zu verstehen, so daß der Satz in unserer Sprache bedeutet: Der menschliche Körper funktioniert wie ein technischer Apparat. Daß ihm obendrein eine Seele innewohnt, hat Descartes nicht bestritten, aber zum Verständnis des Körpergeschehens sollte man darauf keine Rücksicht zu nehmen brauchen. So denken bis heute die meisten Mediziner.

Während der cartesianische Dualismus sich aus seinen religiösen Ursprüngen jahrtausendelang entwickelt hatte und von Descartes nur auf den Begriff gebracht wurde, ist das mechanistische Erkenntnisideal für die Medizin und die Naturwissenschaften sein eigener Entwurf, wobei er sich – wohl ohne dies zu wissen – auf den Spuren von Paracelsus bewegte. Descartes glaubte auch selber – für einen Philosophen etwas gewagt – medizinisch manches besser zu wissen als die Ärzte seiner Zeit. Ich nehme an, daß er die Medizin aus einem Sicherheits- und dadurch motivierten Herrschaftsbedürfnis gegenüber dem Leib als Körper auf den naturwissenschaftlichen Weg bringen wollte. Eine umfassende Geschichte des Körpers, welche auch die Motive dieser Art berücksichtigt, ist noch nicht geschrieben, ebensowenig die der Seele.

Daß die Entwicklung zu einer angewandten Naturwissenschaft der richtige Weg für die Medizin sein würde, wenn der menschliche Körper unabhängig von der ihn innehabenden Seele funktionierte, lag auf der Hand. Solange die Naturwissenschaft im wesentlichen Mechanik war, kam man auf diesem Weg allerdings nicht viel weiter, obwohl die Nachbildungen von Lebewesen durch Automaten im 18. Jahrhundert das Leitbild tendenziell bestätigten. Dies änderte sich, als im 19. Jahrhundert die naturwissenschaftliche »Physiologie« des menschlichen Körpers als die große Chance der Medizin erkannt wurde. Zumindest die Pioniere dieser neuen Wissenschaft haben auch ihren dualistischen Geist von Anfang an erkannt und bejaht. So leitete Carl Ludwig den zweiten Band seines Lehrbuchs der Physiologie des Menschen mit dem zusammenfassend programmatischen Satz ein, es sei das Ziel »des Arztes, den Gang des leiblichen Lebens nach dem Belieben der menschlichen Vernunft zu lenken« (1856, II.iii). Descartes hätte dies genauso gesagt haben können.

Die naturwissenschaftliche, damals noch im Projektstadium befindliche Physiologie sollte nunmehr als Leitwissenschaft der Medizin die Herrschaft der Vernunft über den Körper vollenden. Populärmedizinisch war dies so gemeint, daß man gut daran tut, bei gedeihlicher und maßvoller Ernährung im bestimmungsgemäßen Betrieb der Organe die Widerstandskraft des Körpers gegen die Natureinflüsse zu stärken. »Nur dann erst ist die Cultur eine volle und harmonische, ... wenn der Mensch dadurch auch auf körperlicher Seite sich freier macht von den niederen Naturbanden. Je roher ein Volk, ein Mensch, desto grösser seine Abhängigkeit vom Naturzwange« (Schreber 1859, 119). Die Medizin soll also dafür sorgen, daß der Mensch in seinen kulturellen, wirtschaftlichen, militärischen und sonstigen Bestimmungen durch körperliche Rücksichten möglichst wenig behindert ist. Weizsäckers »Arbeits- und Genußfähigkeit« ist eine gute Formulierung dieses Ziels.

Seit dem projektiven Stadium zu Ludwigs Zeit hat die naturwissenschaftliche Medizin beträchtliche Fortschritte gemacht. Die enorme Komplexität der menschlichen Physiologie bringt allerdings mit sich, »daß man so gut wie nie von ›der‹ Ursache eines Krankheitszustandes sprechen kann, weil man es nämlich immer mit vielgliedrigen Ursachenketten und Ursachenbündeln zu tun hat« (Wieland 1975, 143). Man sollte in bezug auf Krankheiten wohl überhaupt davon absehen, einfache Ursachen und Wirkungen namhaft machen zu wollen. Dies setzt der Anwendung der Naturwissenschaften eine wesentliche Grenze. Zu erkennen sind normalerweise nur Konstellationen oder Bedingungen, unter denen bestimmte Krankheiten wahrscheinlich sind. Zusätzlich zu den Charakteren des Cartesianismus, sich somatisch, technisch, individuell und feindlich auf Krankheiten zu konzentrieren, hat es die naturwissenschaftliche Medizin auch mit diesen also zunächst nur als Symptomen in unübersichtlichen Zusammenhängen zu tun. Sich auf der Systemebene den Konstellationen selbst zuzuwenden, unter denen Krankheiten lokal hervortreten, wird in manchen komplementär-medizinischen Therapien versucht, überschreitet aber einstweilen den Horizont der naturwissenschaftlichen Medizin. Darüber hinaus hat auch die fachärztliche Spezialisierung die Medizin noch weiter von der Wahrnehmung der Zusammenhänge entfernt.

Trotz dieser Beschränkungen ist die Krankheitsmedizin erstaunlich erfolgreich. Denn mit vielen Krankheiten kann man somatisch gut leben, ohne über das Kurieren an Symptomen hinauszugehen, bei Diabetes z.B. durch die Zufuhr von Insulin, ohne die Stoffwechselstörung zu verstehen oder gar zu beheben. Auch die medizinische Technik bietet Möglichkeiten, die über das »körperkünstlerisch« durch Übung Erreichbare teilweise weit hinausgehen, beispielsweise durch die Endoskopie und die entsprechenden chirurgischen Eingriffe. Man könnte sich mit dem Stand der heutigen Medizin also durchaus zufriedengeben. Daß dies geschehen wird, ist freilich nicht zu erwarten.

Tatsächlich sieht es so aus, daß in der Krankheitsmedizin als angewandter Naturwissenschaft über den bisherigen Stand hinaus noch beträchtliche Fortschritte möglich wären, die den Krankheitskonstellationen – natürlich wiederum nur somatisch – weiter auf den Grund gehen könnten, als dies bisher möglich ist. Was sich abzeichnet, sind vor allem Organerneuerungen, genetisch individualisierte Behandlungen und eine Vision der Abschaffung der Krankheiten überhaupt. Ob die Medizin aber »das Richtige täte«, wenn sie sich auf diese Fortschritte einließe, ist eine philosophische und politische Frage, die möglichst nicht erst im nachhinein gestellt werden sollte. Ich schildere kurz die absehbaren Entwicklungen und bewerte sie im Hinblick darauf, ob die dadurch neu entstehenden Probleme größer oder kleiner wären als diejenigen, die durch die jeweiligen Fortschritte gelöst würden.

Organerneuerungen

Die medizinische Transplantationstechnik ist das Ergebnis einer Entwicklung, für die es gute Gründe gegeben hat, die es zunächst einmal zu verstehen gilt. Am Anfang stand die Einrichtung von Intensivstationen in Krankenhäusern, um Patienten nach Unfällen, schweren Operationen oder in anderen kritischen Situationen über die Krise hinwegzuhelfen oder sogar künstlich am Leben zu erhalten. Dagegen war und ist im allgemeinen schwerlich etwas einzuwenden. Eine Folge war aber, daß der Tod des Patienten, wenn er trotzdem eintrat, aus der Erscheinungswelt verdrängt wurde und gar nicht mehr bemerkt werden konnte, also kein besonderes Ereignis mehr war. Während nämlich normalerweise der Tod eines Menschen am Stillstand des Herzens und am Aufhören des Atems zu erkennen ist, als deren Folge dann das Bewußtsein erlischt, werden der Herzschlag und die Atmung durch die intensivmedizinische Behandlung nun ja gerade künstlich aufrechterhalten. Der Tod kann als »dissoziierter« – weil nicht mehr mit dem Herz- und Atemstillstand assoziierter – Hirntod unbemerkt aber trotzdem eingetreten sein. Zu vermuten ist dies, nachdem der Pupillen-Lichtreflex und ein bestimmter Hustenreflex ausgefallen sind, aber man mußte den Tod nun erst neu definieren. »Weil der dissoziierte Hirntod immer nur unter laufender maschineller Beatmung eintritt, finden Untersuchungen zur Feststellung des Hirntodes immer auf Intensivstationen statt« (Spittler 2003, 15).

Der »Hirntod« war also ursprünglich eine medizinisch pragmatische Antwort auf die Frage, wann man auf einer Intensivstation die Maschinen abstellen darf, weil der Patient bereits tot ist, die Krise also trotz der maschinellen Unterstützung nicht überlebt hat. Die Feststellung des Tods geht aber weit darüber hinaus. Merkwürdig an der neu eingetretenen Situation ist einmal, daß der Tod ins Medizinische verdrängt ist, im Prozeß des Sterbens also wohl weder durch den Sterbenden selbst noch durch die anwesenden Mitmenschen als ein besonderes Ereignis zu erleben ist; zum andern,

> daß der »im dissoziierten Hirntod noch überlebende Körper ... rosig, warm und beim Berühren weich ist. Der Brustkorb hebt und senkt sich unter der Beatmung und der gesamte Körper bebt im Rhythmus des Herzschlages ... Damit gleicht der dissoziiert hirntote Körper vollständig dem eines nur bewusstlosen oder narkotisierten, vielleicht ohne weiteres erholungsfähigen Patienten. Das Wissen um die Unmöglichkeit der äußerlichen Unterscheidung eines noch erholungsfähigen von einem schon hirntoten beatmeten Körper irritiert nicht nur Angehörige, sondern auch Pflegekräfte und Ärzte. Nur unser vernünftiges Überlegen und unser sorgfältiges Untersuchen nach festgelegten Richtlinien gibt uns die Möglichkeit und die Sicherheit, beide Zustände zu unterscheiden« (13).

Besonders irritierend ist das gelegentlich vorkommende »Lazarus-Phänomen«, daß der Tote oder Sterbende sich nach dem Abstellen der Maschine noch einmal aufbäumt und dann zurücksinkt, bevor der Blutkreislauf aufhört und die Leichenblässe eintritt.

Man hat sich den »Hirntod« somit nicht – wie es manchmal heißt – ausgedacht, um einen Menschen sozusagen guten Gewissens schlachten zu können, nachdem er ja doch schon irreversibel tot ist, seine Organe wegen des maschinell aufrechterhaltenen Blutkreislaufs aber noch nicht abgestorben, also sozusagen noch verwertbar sind. Es ist trotzdem für alle Beteiligten und sogar für die medizinischen Akteure nicht leicht, sich diesem Eindruck zu entziehen, wenn einem Menschen, dem sein Gestorbensein in keiner Weise anzumerken ist, sozusagen gebrauchte Ersatzteile entnommen werden, um damit einem andern zu helfen.

Was die Vernunft angeht, auf die der Mediziner Johann Friedrich Spittler sich berufen hat, um die elementare Reaktion auch der Pflegekräfte und der Ärzte zu unterlaufen, so sollte nicht außer acht bleiben, daß es erkenntnisleitende Gefühle gibt und daß Rationalitäten unvernünftig werden können. Das bekannteste Beispiel sind militärische Operationen, die ja in der Regel höchst rational durchgeführt werden und doch – wie Kriege überhaupt – grundsätzlich unvernünftig sind. Ob die Transplantationsmedizin die Vernunft auf ihrer Seite hat, hängt also von weiterreichenden Voraussetzungen ab. Auch die Rationalität, einem Toten zu entnehmen, was noch brauchbar ist, für ihn aber seinen Lebenszweck nicht mehr erfüllen kann, hat emotionale oder religiöse Voraussetzungen, die man nicht zu teilen braucht.

Aus buddhistischer Sicht steht hinter der Transplantationsmedizin »die begriffliche Konstruktion einer kosmischen und fast manichäischen Schlacht zwischen einer Macht des Lebens, die als absolut positiv gesehen wird, und ihrem Gegensatz, einer ganz negativen Macht, die den Namen ›Tod‹ trägt« (LaFleur 2003, 337). Sogar von Kannibalismus war in der japanischen Diskussion, welche die Transplantationsmedizin im wesentlichen verurteilt hat, die Rede (Steineck 2007). Uns muß diese Bewertung zu denken geben. Wieweit Transplantationen allenfalls dem Leben, nicht aber dem Tod und dem Sterben und insoweit auch nicht dem Leben gerecht werden, ist eine legitime Frage. Beantworten sollten wir sie freilich innerhalb unserer eigenen kulturellen Tradition.

Hier zeigt sich zunächst philosophisch, daß die Transplantationsmedizin von reduktionistischen Voraussetzungen ausgeht, die aus ganzheitlicher Sicht nicht zutreffen. Denn sie verfährt so, als sei der

Mensch aus Organen zusammengesetzt. Diese Annahme ist falsch, denn der Mensch ist – sogar bei lebendigem Leib – zwar begrenzt in Teile zu zerlegen, jedoch nicht aus ihnen zusammengesetzt, sondern vielmehr so gewachsen, daß sich einzelne Körperteile *unterscheiden lassen*. Ob etwas aus Teilen zusammengesetzt ist oder ob Teile an ihm zu unterscheiden sind, ist keineswegs derselbe Sachverhalt. Auch Worte sind nicht aus Buchstaben oder Lauten zusammengesetzt, wohl aber in diese zerlegbar. Der Unterschied zeigt sich beim Organismus darin, daß jedes Organ nicht nur es selber, sondern in seiner je besonderen Weise der ganze Mensch ist. Beispielsweise sehen im Auge auch Fuß und Hand, wohin sie gehen oder greifen (Kinästhesie), d.h., im Auge sind Fuß und Hand sozusagen selbst Auge, andernfalls würde man ständig stolpern oder danebengreifen. Wenn ein Organ transplantiert wird, lebt in ihm also eigentlich der ganze Mensch, dem es entnommen wurde, in Gestalt des betreffenden Organs. Empirisch werden dadurch die psychischen Befangenheiten, die nach Transplantationen erlebt werden (Wiebel-Fanderl 2003), verständlich und gewinnen eine beunruhigende Aktualität.

Der buddhistische Einwand, daß wir in der Transplantationsmedizin medizinisch dem Leben zu Lasten des Tods und des Sterbens gerecht zu werden suchen, die doch auch zum Leben gehören, geht jedoch über die ganzheitlich-philosophische Kritik hinaus. Da wir den Umgang vergangener Kulturen mit Verstorbenen zu den größten Kulturleistungen der Menschheit zu rechnen pflegen, erhebt sich nämlich die religiöse Frage, was wir in dieser Hinsicht von unserer eigenen Kultur zu halten haben.

Die Unsterblichkeit der Seele ist ein Gedanke, der das abendländische Denken von Anfang an begleitet hat. Eine Antwort auf die Frage, wie man es damit halten will, ist hinsichtlich der Transplantationsmedizin unproblematisch, wenn anzunehmen ist, daß die Seele weder unsterblich ist noch das leibliche »Verwesen« – eine Verlaufsform des Seins – zumindest auf mittlere Sicht begleitet, sondern im Tod erlischt, oder die Seele zwar den Tod – auf die Dauer oder auf begrenzte Zeit – überlebt, den Leib jedoch im Augenblick des Tods verläßt. Beide Annahmen sind keineswegs selbstverständlich. Ich halte sie sogar für falsch, die letztere wegen des dabei vorauszusetzenden Cartesianismus.

Hinsichtlich der ersten Annahme, des Überlebens der Seele nach dem Tod, halte ich zwar die individualistische Variante, daß zum Jüngsten Tag noch zig Milliarden Einzelseelen zu unterscheiden sein werden, obwohl der Sinn ihrer Vereinzelung sich längst erfüllt hat, für abwegig. Ich nehme vielmehr an, daß jede Einzelseele oder jedes Einzelleben allmählich wieder in die Weltseele oder das Leben überhaupt eingeht, kann mir dabei aber nicht vorstellen, daß die jeweilige Individualität oder Vereinzelung bereits mit dem Tod auf einmal zu Ende sein soll. Die Natur macht keine Sprünge. Das Ver-»wesen« des Leibs ist auch ein allmähliches Sterben. Ich nehme deshalb an, daß das Sterben wesentlich länger dauert als der Tod. Auch dann, wenn mit dem Hirntod der Tod irreversibel eingetreten ist, was zu bezweifeln ich keinen Grund sehe, folgt daraus jedenfalls nicht ohne zusätzliche Annahmen, daß der Sterbeprozeß damit bereits abgeschlossen ist. Dies aber muß vorausgesetzt werden, wenn man sich für berechtigt hält, dem Toten Organe zu entnehmen. Denn sonst würde man mit dem Sterbeprozeß interferieren, was mit der Menschenwürde schwerlich vereinbar wäre.

Das transplantationsmedizinische »vernünftige Überlegen« (Spittler 2003, 13), vermöge dessen man sich berechtigt fühlt, einem Toten Organe wegzunehmen, setzt ohne weiteres voraus, daß mit dem Tod auch der Sterbeprozeß bereits zum Abschluß gekommen ist. Diese Voraussetzung müßte begründet werden. Eine solche Begründung gibt es nicht. Ich halte sie deshalb für falsch und folge damit dem Naturphilosophen Anaximander, dessen Grundgedanken ich im vierten Kapitel eingehender erläutern werde. Ein Wissen über den erst allmählichen Auszug der Seele aus dem Leib, nachdem der Tod eingetreten ist, wird uns auch in den Totenbüchern nichtcartesianischer Kulturen überliefert, insbesondere in dem der Tibeter. Mich überzeugen diese Gedanken vor allem deshalb, weil die Gegenwart der Toten – durch die Liebe, in der sie mit uns sind – meiner persönlichen Erfahrung entspricht. Die Toten, denen ich mein Leben schulde, sind in der unsichtbaren Welt um mich, ich lebe mit ihnen. Durch die mittelalterlichen »Totenbünde« wurde die Wahrnehmung der Gegenwart der Toten auch im Christentum gepflegt (Fried 2008, 131 ff.).

Natürlich wird mir jeder Cartesianer entgegenhalten, daß ich zwar an die Verstorbenen denken kann, mir ihre Gegenwart aber allenfalls einbilde. Ich kann darauf nur so reagieren, wie Bernard Shaws heilige Johanna, als sie dem Hauptmann erklärt hatte, sie habe von Gott die Weisung erhalten, Frankreich zu retten, und dafür brauche sie von ihm Soldaten. Der Hauptmann antwortete milde lächelnd, das bilde sie sich doch bloß ein. Ja, natürlich bilde ich mir das ein, entgegnete sie – wie anders könnte ich Gottes Weisung sonst vernehmen? So ist es auch mit der Gegenwart der Toten. Sie bilden sich uns ein.

Ich wollte diesen persönlichen Beweggrund, den man auch religiös nennen kann, weil er sich auf die unsichtbare Welt bezieht, nicht verschweigen, aber für Argumentationszwecke genügt natürlich bereits der Hinweis auf die völlig unbegründete und der kulturellen Überlieferung entgegenstehende Gleichsetzung des Tods mit dem Sterben. Wegen dieser Ungewißheit laufen die Transplantationsmediziner zumindest Gefahr, mit dem Sterbeprozeß zu interferieren und dadurch die Menschenwürde zu verletzen, wenn sie einem Toten, jedoch noch Sterbenden Organe entnehmen. Dies ist ein Risiko, das in der Transplantationsmedizin unterschätzt wird. Natürlich sind die Mediziner formal berechtigt, so zu verfahren, wenn der Tote dies zuvor selbst so bestimmt hatte. Ich glaube aber nicht, daß er gewußt hat, worauf er sich mit seiner Verfügung einließ. Daß man heute »großen Wert darauf legt, den Spender-Leichnam pietätvoll zu behandeln, nach der Organentnahme ästhetisch wieder herzurichten und den Angehörigen zu einem ruhigen Abschiednehmen zugänglich zu machen« (Schöne-Seifert 2007, 139 f.), halte ich relativ zu dem geschilderten Risiko für reine Augenwischerei.

Wie wenig das utilitaristische Denken der ganzheitlichen Verfassung des menschlichen Leibs gerecht wird, zeigt sich empirisch an der Unvollkommenheit des Verfahrens, daß das Immunsystem des Patienten lebenslang geschwächt werden muß, um Abstoßungsreaktionen zu unterdrücken. Dies gelingt wohl am ehesten dann, wenn der Patient bewußt wie im körperlichen Unbewußten den Willen hat, das neue Organ zu dem seinen werden zu lassen, und dadurch dem Immunsystem hilft, die Grenze von Selbst und Nichtselbst zu verschieben (vgl. SZ 25./26.07.2009). Nicht nachvollziehen kann ich, wieso es als ein medizinischer Erfolg gelten soll, einem Patienten innerhalb von 15 Jahren schon die vierte

Lunge transplantiert zu haben (Pressemitteilung der Medizinischen Hochschule Hannover, 20. Februar 2007). Ein gesundes Warnsignal immer wieder zu unterdrücken kann doch wohl nicht vernünftig sein.

Es gibt Einzelfälle, in denen es der lebenslänglichen Unterdrückung des Immunsystems nicht bedarf. Ein Beispiel ist die Heilung einer Leukämie durch die Transplantation von Blutstammzellen, weil hier sozusagen ein neues Immunsystem mittransplantiert wird. Dieses muß sich allerdings mit dem übrigen Körper vertragen, was unter besonderen Umständen der Fall ist. Da es sich hier um einen Übergang zwischen zwei Lebenden handelt, die sich darüber verständigen können, brauchen die zuvor erhobenen Einwände für diese Therapie nicht geltend gemacht werden.

Ein Fortschritt ist auch, daß Blutgefäße inzwischen sogar aus Kulturen von Hautzellen des Patienten selbst erneuert werden können. Durch Gewebezüchtung sozusagen körpereigen passende Ersatzteile herzustellen wird wohl noch in andern Fällen möglich sein. Wesentlich einfacher und gleichermaßen psychisch unbedenklich ist der Ersatz von Körperteilen durch Artefakte, so wie es bei Zähnen, Augenlinsen oder Hüftgelenken mittlerweile routinemäßig und sehr erfolgreich geschieht.

Der Jungbrunnen ist allerdings ein sehr hartnäckiges Phantasma, dem – jeweils organbezogen – auch noch auf andere Weise nachgegangen wird. Beispielsweise sucht man die Erneuerung schadhafter Organe dadurch zu vervollkommnen, daß in gentechnisch entsprechend vorbereiteten Schweinen oder Schafen menschliche Organe gezüchtet oder bestimmte Zellen (z. B. des Herzmuskels) außerhalb des Organismus kultiviert und diesem zugeführt werden (Xenotransplantation). Ob sich die Kruditäten der jetzigen Transplantationsmedizin auf diese Weise überwinden lassen, ist wegen des Abstoßungsrisikos, wegen Infektionen und wegen mangelhafter Organfunktion allerdings äußerst zweifelhaft. Ich nehme an, daß die elegantesten Lösungen auf dem Einsatz von Stammzellen beruhen werden, soweit diese aus dem erwachsenen Organismus zu gewinnen sind. Die Verwertung embryonaler Stammzellen kann nur für gerechtfertigt halten, wer an den Individualismus bzw. den Absolutismus des kleinen Mannes glaubt (Meyer-Abich 2002).

*Sozialverträglichkeit*

Wie bei fast allen technischen Fortschritten wird auch bei den medizinischen vor allem daran gedacht, welche Erleichterungen durch die jeweiligen Errungenschaften möglich würden, nicht aber daran, welche neuen Probleme damit erst entstünden. Dies zu tun ist der Sinn der Sozialverträglichkeitsprüfung in der Technikentwicklung. Dabei sollte man die Vorstellung nicht scheuen, daß die Technik der Erneuerung von Organen einmal so erfolgreich werden könnte wie beispielsweise die Automobiltechnik nach dem Zweiten Weltkrieg. Die allgemeine Automobilisierung hat die Lebensverhältnisse in den westdeutschen Städten innerhalb weniger Jahrzehnte so total verändert, daß viele Stadtbilder zerstört worden oder jedenfalls kaum noch wiederzuerkennen sind. Hier sehen wir nun, daß zwar jeder einzelne sein Auto gewollt hat, daß aber nie darüber nachgedacht worden ist, ob wir *alle* auch *alle* die vielen Autos gewollt haben würden. Wir sollten es deshalb nicht von vornherein für unmöglich halten, daß der Linsenboom sich auch für andere Körperteile wiederholen könnte. Was würde das bedeuten?

Sollte es durch Organerneuerungen tatsächlich gelingen, die mittlere Lebensdauer der Menschen wesentlich zu verlängern, wäre dies vor allem für die Sicherung der Altersrenten eine noch nie dagewesene Herausforderung. Bekanntlich ist bereits die Belastung der Rentenkassen durch die starken Jahrgänge im mittleren Drittel des 20. Jahrhunderts in Deutschland ein politisch kaum lösbares Problem. Sollten darüber hinaus Organerneuerungen relativ rasch wirklich zur Routine werden und das Leben verlängern, ließe sich die bisherige Altersversorgung schwerlich aufrechterhalten.

Im übrigen muß man damit rechnen, daß Organerneuerungen bei Sportverletzungen sehr gefragt sein werden, wobei auch an Leistungssteigerungen zu denken ist. Von der *New York Times* wurde bereits die Empfehlung weitergegeben, bei der Geburt eines Kindes Stammzellen aus dem Blut der Nabelschnur aufzuheben oder sportbegabten Kindern im Alter von fünf bis sechs Jahren Stammzellen für spätere Bedarfsfälle zu entnehmen. Anscheinend gibt es kommerzielle Einrichtungen, die gegen entsprechende Gebühren sachgemäße Lagerung versprechen (SZ/NYT 16.04.2007). Wieweit durch derartige Techniken ungerechtfertigte Vor- und Nachteile zwischen Individuen entstehen, ist bisher nicht bedacht worden. Ob es wirklich wünschenswert ist, Organerneuerungen in der sich abzeichnenden Weise zu vervollkommnen, ist keineswegs ausgemacht. Wir sollten uns ein Bild von der Sozialverträglichkeit der laufenden Entwicklungen machen, ehe diese von den Marktkräften erfaßt werden und dann nicht mehr aufzuhalten sind.

## Genetisch fundierte Medizin

Die Erneuerung von Organen geht insoweit über das medizinische Kurieren an Symptomen hinaus, als die Krankheit zwar nicht selbst behandelt oder gar geheilt, aber doch die Schwachstelle beseitigt wird, an der sie nach außen gedrungen ist. Wesentlich gründlichere Diagnosen und Therapien könnten demgegenüber dadurch möglich werden, daß man Krankheiten von ihren genetischen Dispositionen her versteht und behandelt. Zwar ist das Genom keineswegs eine übergeordnete Steuerungsinstanz für die Entwicklung des individuellen Organismus, sondern diese folgt vor allem den durch das weibliche Ei im Mitsein mit der Mutter und der übrigen Welt gesetzten Impulsen (Nüsslein-Volhard 1991). Im Feld der Bedingungen oder Konstellationen, zu dessen Charakteren Gesundheit und Krankheit gehören, ist das Erbgut aber immerhin eine wesentliche Signatur. Soweit Krankheiten somatisch wahrzunehmen sind, d.h. in den Grenzen der naturwissenschaftlichen Medizin, wären genetisch fundierte Therapien ein bedeutender Fortschritt gegenüber dem bisher erreichten Stand der Medizin.

Der genetisch fundierten Medizin sind durch die gentechnische Herstellung von Medikamenten, insbesondere von körpereigenen Wirkstoffen wie z.B. Insulin, bereits unbestreitbare Erfolge gelungen. Darüber hinaus hofft man, den Einsatz von Medikamenten auf das individuelle Genom eines Kranken abstimmen zu können, um die Wirksamkeit zu steigern und Nebenwirkungen zu vermindern, und individuelle Krankheitsdispositionen erkennen sowie diese Risiken eindämmen zu können, wenn die Funktion des Erbguts für die Ausprägung und Erhaltung körperlicher Strukturen dermaleinst einigermaßen verstanden sein würde. Beiderlei Individualisierungen wären, wenn man es humangenetisch so weit brächte, in der cartesianischen Medizin wiederum diagnostisch und therapeutisch unbestreitbare Fortschritte über die bisherige Praxis hinaus. Denn die individuellen Unterschiede im Genom scheinen erstaunlich groß zu sein.

Natürlich hofft man auch, durch Veränderungen des Erbguts Krankheiten heilen, lindern oder verhindern zu können. Dabei geht es keineswegs nur um die sogenannten Erbkrankheiten, sondern um jegliche Krankheiten überhaupt. Denn niemand bekommt eine Krankheit, zu der er (oder sie) nicht genetisch veranlagt ist. Was wirklich wird, muß auch möglich gewesen sein. Das Erbgut ist als eine Art Wahrscheinlichkeits-Landschaft der Inbegriff aller Möglichkeiten, was aus einem Individuum nach verschiedenen Lebensweisen werden kann. Soweit es sich bei den angeborenen Anlagen um Krankheitsdispositionen handelt, sind diese für verschiedene Menschen und verschiedene Krankheiten grundsätzlich verschieden. Jeder Mensch aber ist genetisch unter bestimmten Lebensverhältnissen (x) a priori mit einer Wahrscheinlichkeit $a(x)$ für die Krankheit A, mit einer Wahrscheinlichkeit $b(x)$ für die Krankheit B, mit einer Wahrscheinlichkeit $c(x)$ für die Krankheit C usw. veranlagt. Auch die Anfälligkeit für Krankheitserreger hat eine genetische Komponente. Das genetische Wahrscheinlichkeitsspektrum eines bestimmten Individuums für die verschiedenen Krankheiten wird vielleicht in absehbarer Zeit der Analyse seines Genoms zu entnehmen sein. Nicht alle Krankheiten aber, zu denen ein Mensch genetisch mit der und der Wahrscheinlichkeit disponiert ist, wird er im Lauf des Lebens auch wirklich bekommen.

(1) Nur sehr wenige Krankheiten – die schweren Erbkrankheiten – treten unausweichlich schon in jungen Jahren ein.

(2) Bei anderen Dispositionen wie z.B. der für Diabetes 2 (»Altersdiabetes«) ist die Krankheit letztlich wohl kaum zu vermeiden, der Zeitpunkt ihres Eintritts aber kann sich je nach den Lebensumständen eines Menschen um Jahrzehnte verschieben.

(3) In vielen andern Fällen hängt es sogar nur von den Lebensumständen ab, ob eine Krankheit überhaupt jemals eintritt.

Ob eine genetisch bedingte Krankheitswahrscheinlichkeit (Disposition) von 0,3 oder 0,5 gegen 1,0 geht, liegt also weitgehend an der Lebensweise eines Menschen; aber auch wenn die genetische Disposition bei 0,8 oder 0,9 lag, ist es immer noch eine Frage der Lebensumstände, wann die Wahrscheinlichkeit auf 1 steigt und mit welcher Schwere die Krankheit ausbricht. Diese einfache Überlegung zeigt, daß fast keine Krankheit schlechterdings genetisch bedingt ist, daß aber selbstverständlich alle Krankheiten genetisch mitbedingt sind, denn sonst könnten sie gar nicht auftreten. Es ist also grundsätzlich denkbar, Krankheiten dadurch zuvorzukommen, daß man die genetische Disposition eliminiert, die sie begünstigt.

Für die genetische Therapie sind Eingriffe in Körperzellen, die auf das betreffende Individuum beschränkt bleiben, grundsätzlich von denen in Keimzellen zu unterscheiden, die gegebenenfalls auf Nachkommen vererbt werden. Die erstgenannte »somatische« Gentherapie befindet sich in der Frühphase ihrer Entwicklung. Außer Erfolgen hat es auch schwerwiegende Mißerfolge gegeben, jedoch scheinen die Erfolge zuzunehmen. Demgegenüber befindet sich die Keimbahntherapie noch ganz am Anfang ihrer Entwicklung, d.h. im Stadium der »Hypothetizität«.

Sie wird einstweilen medizinpolitisch tabuisiert. Man will von ihr nichts wissen, weil sie offensichtlich problematisch ist, fürchtet aber die Diskussion, weil diese Therapie konsequenterweise der nächste Schritt auf dem Weg der Gentherapie wäre. Statt hier an einem fadenscheinigen Tabu festzuhalten, sollten wir uns unter der Perspektive der Keimbahntherapie also lieber fragen, ob die genetisch fundierte Medizin überhaupt ein gesellschaftlich wünschenswerter Fortschritt wäre. Ich zeige zunächst, was für die Keimbahntherapie spricht, wenn man bei den cartesianischen Zielen bleibt, und frage dann vom Endpunkt – der denkbaren Abschaffung der Krankheiten – her, ob dieser Geist nicht doch lieber in der Flasche bleiben sollte, soweit wir hier nicht bereits zu weit gegangen sind.

Ein aus England 2008 bekannt gewordener Fall betraf eine Familie, in der häufig Brustkrebs vorgekommen war. Ein Paar wollte verhindern, daß sein Kind diese Veranlagung erbte, ließ elf Eier künstlich befruchten und diejenigen Embryonen töten, welche die genetische Disposition für den betreffenden Brustkrebs hatten. Zwei der andern wurden implantiert. Ein ähnlicher Fall wurde 2009 aus Spanien berichtet (SZ 17.03.2009). Diese Art der Eugenik wird also bereits zur medizinischen Routine. Hinsichtlich der getöteten Embryonen stellt sich aber die Frage: »Darf ein Kind allein deshalb schon nicht mehr leben, weil es eine Wahrscheinlichkeit in sich trägt, krank zu werden?« (SZ 22.12.2008). Bei einer wirklichen Keimbahntherapie würde es der Vorauswahl nicht bedürfen. Die Präimplantationsdiagnostik (PID) ist in Deutschland verboten.

Verglichen mit der um sich greifenden Praxis, vermöge der pränatalen Diagnostik Wahrscheinlichkeiten von Krankheiten oder Behinderungen sozusagen rechtzeitig festzustellen und das Kind wegen dieser möglichen Mängel dann gar nicht erst zur Welt kommen zu lassen, fällt es schwer, selbst die PID und jedenfalls die eigentliche Keimbahntherapie für eine noch schlechtere Lösung zu halten. Dasselbe gilt aber relativ zur somatischen Therapie. Denn wenn nichts dagegen spricht, anstelle irgendeiner Symptomkorrektur lieber gleich das Genom zu korrigieren, soweit es für die Krankheit mitverantwortlich ist und dies im Rahmen der auch sonst akzeptierten Risiken möglich wäre, ist doch nicht einzusehen, warum dieselbe Korrektur von Generation zu Generation immer wieder neu vorgenommen werden sollte. Wenn es – wiederum unter keinen größeren als den üblichen Risiken – möglich wäre, eine erbliche Krankheit durch eine Keimbahntherapie ein für allemal zu heilen, wäre dann dieser Therapie nicht der Vorzug vor der generationsweise zu wiederholenden somatischen Therapie zu geben? Und wenn dies für schwere und unvermeidlich ausbrechende Erbkrankheiten gilt, sollte es dann nicht auch bereits für die gleichermaßen erblichen Dispositionen zu Volkskrankheiten wie Diabetes gelten?

Sofern in der herrschenden Medizin »das Richtige« getan wird, indem Krankheiten als möglichst zu vermeidende Störungen im ordnungsgemäßen Betrieb des menschlichen Körpers angesehen und behandelt werden, spricht nichts dagegen, von den gängigen Korrekturen der Symptome zu denen der Strukturen überzugehen, soweit sie ein wesentlicher Teil der für Krankheit und Gesundheit verantwortlichen Konstellationen sind. Auf dem einmal eingeschlagenen Weg wäre es sogar inkonsequent, dies nicht zu tun.

Das ist auch politisch längst so gesehen worden. Die EG-Kommission hat 1988 ein Forschungsprogramm *Prädiktive Medizin* zur Therapie und Verhütung von »Erbkrankheiten« entwickelt, das vom Deutschen Bundestag (als Drucksache 11/3555) erörtert worden ist. Dort heißt es, »viele Krankheiten« hätten eine »genetische Komponente«, nämlich nicht nur die genetischen Krankheiten im eigentlichen Sinn, sondern genetisch bedingt seien auch erhöhte Risiken für so verbreitete Krankheiten wie Herzkrankheiten, Diabetes, Arthritis, Krebs, Autoimmunkrankheiten und Psychosen. Nicht klar gesagt wird, daß *alle* Krankheiten genetisch (mit)bedingt sind. Obwohl das eigentliche Interesse des Forschungsprogramms – um der Kostenersparnis im Gesundheitswesen willen – nur den relativ zum Durchschnitt erhöhten Risiken galt, ging es also de facto um jegliche Krankheitsdisposition in menschlichen Genomen.

Das Ziel der Prädiktiven Medizin sollte nun sein, »diese Prädispositionen zu erkennen mit der Aussicht, sie sowohl zu verhüten und früh zu diagnostizieren als auch eine bessere Prognose zu stellen und schließlich sie zu behandeln« (4). Daß hier die *Prädispositionen verhütet* bzw. diagnostiziert und behandelt werden sollen und nicht die Krankheiten, zu denen Menschen prädisponiert sind, könnte man zuerst für schlechtes Deutsch oder eine ungenaue Übersetzung halten. Kurz darauf aber heißt es noch einmal ausdrücklich, die Prädiktive Medizin habe das Ziel, »Personen vor Krankheiten zu schützen, für die sie von der genetischen Struktur her äußerst anfällig sind *und gegebenenfalls die Weitergabe der genetischen Disponiertheit an die folgende Generation zu verhindern*« (5; Hervorhebung hinzugefügt). Wenn demgegenüber an anderer Stelle betont wird, man wolle keinesfalls auf die Keimbahntherapie, d.h. die Verhinderung der Weitergabe, hinaus, so liegt der Widerspruch auf der Hand. Wirklich sinnvoll aber wäre die Prädiktive Medizin tatsächlich erst als Keimbahntherapie, was jedoch möglichst verschwiegen wird, solange diese politisch tabuisiert ist.

Die Mehrheit des Bundestagsausschusses hat sich dieser Widersprüchlichkeit angepaßt, indem sie zwar das Programm akzeptierte, seine Begründung aber »entschieden« zurückwies. Nur die Vertreter der »Grünen« sprachen offen aus, »das Programm der

Kommission bleibe eugenisch orientiert, auch wenn diese Orientierung verbal zurückgewiesen werde. ... Pläne, nun den ›umweltverträglichen‹ Menschen züchten zu können, [seien] ethisch nicht zu vertreten« (22 f.).

Was ist von der humanmedizinischen Gentechnik zu halten, wenn man sich darüber ohne politische Tabuisierungen ein Urteil zu bilden sucht, ob die Medizin hier auf dem richtigen Weg ist? Für die Genmedizin spricht erstens, daß es viel sinnvoller ist, Insulin und andere Medikamente gentechnisch herzustellen, als dies z.B. Schweinen für uns zuzumuten; zweitens, daß schwere Krankheiten vielleicht durch somatische Gentherapien verhindert oder geheilt werden können, wenn man soweit kommt; und drittens, daß gentherapeutische Eingriffe wesentlich eleganter und effektiver sein können als das herkömmliche Kurieren am Symptom. Zudem ist die humanmedizinische Gentechnik ein konsequenter Fortschritt auf dem bisher gegangenen cartesianischen Weg. Zur Beurteilung der Fortschrittlichkeit dieses Fortschritts gilt es nun aber auch zu bedenken, ob es Alternativen gibt und mit welchen neuen Problemen zu rechnen wäre, wenn die bisherigen in dieser Weise gelöst würden.

*Sozialverträglichkeit*

Was zunächst die Alternativen angeht, so wären durch gesündere Lebensweisen im privaten wie im beruflichen Leben viel mehr Krankheiten zu verhüten, als sich gentechnisch heilen ließen. Man könnte also mit demselben Erbgut sehr gut und gesund leben, wenn nicht das Genom den jetzigen Lebensformen, sondern diese dem vorhandenen Genom angepaßt würden. Beispielsweise wurden bei einer Gruppe von Personen mit einem erhöhten Prostatakrebsrisiko bereits nach einer dreimonatigen Umstellung auf eine gesündere Ernährung und einen andern Lebensstil markante Veränderungen in der Aktivität von über 500 Genen im Prostatagewebe festgestellt (Ornish u. a. 2008).

Ich will es damit aber nicht bewenden lassen, weil dieser Einwand bereits für das gesamte bisherige Gesundheits- bzw. Krankheitswesen gilt. Denn die Medizin dient schon lange im wesentlichen der Anpassung an Fehlentwicklungen.

»Die Evolution hat eben nicht vorgesehen, dass der Mensch die meiste Zeit vor dem Computer, dem Fernsehen oder im Auto sitzt, industriell verarbeitete zu fette Nahrung isst statt Gemüse und unter psychischem Dauerstress steht. ... Durch eine gesunde Lebensweise und eine gesundheitsfördernde Lebenswelt könnten mehr Krankheiten verhütet werden als durch Genmedizin« (Riedel 2001).

Wenn in dem Votum des Bundestagsausschusses auf die Züchtung des umweltverträglichen Menschen angespielt wurde, war dies ja eigentlich eine kuriose Verkehrung. Denn umweltverträglich wäre derjenige Mensch, der die natürliche Mitwelt bewahrt und kultiviert, indem er sich naturverträglich verhält. Statt dessen sollte durch die Prädiktive Genmedizin der Mensch so an seine ungesunden Lebensformen – unter denen er gesundheitlich wie die natürliche Mitwelt leidet – angepaßt werden, daß er daran nicht einmal mehr erkrankt. Die Frage ist also zunächst nur, ob die Medizin dort, wo sie auch unter den jetzigen Bedingungen gebraucht würde, durch die Gentechnik besser werden könnte als bisher. Dies wäre dann der Fall, wenn durch den hypothetisch anzunehmenden Fortschritt keine gravierenderen Probleme entstünden, als durch ihn gelöst würden.

Welche Fortschritte verspricht die Genmedizin? Gar nicht mehr krank werden zu wollen, das Kernprojekt der Prädiktiven Medizin und eigentlich der Genmedizin überhaupt, mag vielen Menschen zunächst wie eine Entlastung einleuchten, gegen die gar nichts zu sagen ist, denn wer ist schon gerne krank? In einer Zeitungsannonce, in der für die damals noch nicht abgeschlossene Analyse des menschlichen Genoms geworben wurde, hieß es denn auch schon:

»*Am Ende der Leiter: eine Welt ohne Krankheiten.* Die meisten Krankheiten haben genetische Auslöser. Je eher Wissenschaftler die DNS entschlüsseln, desto früher können sie Krankheitsursachen bestimmen und Behandlungsmethoden entwickeln« (SZ 11.11.1999).

Wer etwas dagegen hätte, müßte den Krankheiten irgendeinen Sinn geben, der also verlorenginge, wenn es sie nicht mehr gäbe.

Was aber könnte der Sinn der Krankheiten sein? In der medizinischen Praxis ist davon nie die Rede. Ich will dem Projekt deshalb zwei Fragen entgegenhalten.

*Was gilt als Krankheit?*

Die erste Frage ist, was eigentlich als Krankheit gelten soll. Wie steht es beispielsweise mit Behinderungen? Wir sind eine Gesellschaft der Leistungsfähigen und haben diejenigen, die dem nicht entsprechen, bisher möglichst ausgegrenzt, indem wir sie in Heimen leben bzw. durch offene oder stille Euthanasie zu Tode kommen ließen. Noch immer gilt,

»daß die Heime und Heimträger etwa 100000 chronisch psychisch Kranke und geistig Behinderte festhalten, obwohl sie in kurzer Zeit in bloß ambulanter Betreuung in eigene Wohnungen und auf eigene Arbeitsplätze entlassen werden könnten, so daß ihnen wesentliche bürgerliche Freiheitsrechte vorenthalten werden« (Dörner 1999).

Nun gibt es aber zwei Alternativen. Die eine ist die gesellschaftliche Integration, für die Klaus Dörner eintritt, aber gibt es dazu einen politischen Willen der Allgemeinheit? Ein Kinderarzt erzählte von einem Elternpaar, das von ihm verlangte, den Beatmungsapparat ihres behinderten Kindes abzuschalten, weil es »nicht in unseren Lebensentwurf paßt«. Die offene Euthanasie ist noch tabuisiert, aber die stille ist durch die Möglichkeiten der Pränataldiagnostik praktisch zugelassen und entspricht sowohl den Interessen vieler Eltern als auch denen der Krankenkassen. Dies war es, was die Frau, die auf einem hessischen Spielplatz mit einem normal leistungsfähigen Kind neben einer Frau mit einem mongoloiden Kind saß, sagen wollte: »Sie, so ein Kind brauchen Sie aber heute nicht mehr zu bekommen« (Seidler 1996). Ich nehme an, daß die öffentliche Meinung für die möglichst unauffällige Abschaffung aller Behinderungen votieren würde, wenn man dies zur Wahl stellte. Kann es aber gut für eine Gesellschaft sein, nur die mehr oder weniger Leistungsfähigen zu dulden? Nach meinem Eindruck können Behinderte so viel Liebe unter die Menschen bringen, die ihnen und von ihnen erwiesene, daß die Welt wesentlich ärmer würde, wenn es sie nicht mehr gäbe.

Als eine Art Krankheit oder Behinderung wird oft auch die unerwünschte Kinderlosigkeit empfunden. Hier scheint eine glückliche Zweisamkeit z. B. in einem Urlaub in der Regel wirksamer zu sein als die medizinische Befruchtung. Wie aber steht es in den verbleibenden Fällen? Man kann nicht alles haben im Leben – warum also ausgerechnet Kinder? Falls die Kinderlosigkeit hier doch eine besondere Rolle spielt, wäre dann eine genetische Behandlung den Torturen der künstlichen Befruchtung nicht doch vorzuziehen?

Wahrscheinlich würden auch Lernschwächen als Krankheit gelten, falls es gelingen sollte, daran gentechnisch etwas ändern zu können. Wäre es aber nicht ein ziemlich dummer Gedanke, nur noch Kluge in unserer Gesellschaft dulden zu wollen? Ist eine kluge Zunge nicht auch dazu da, mit den Müden und weniger Klugen zu rechter Zeit und in der rechten Weise zu reden?

Andere Wettbewerbsnachteile ließen sich ebenfalls leicht zu Krankheiten stilisieren. Dem Altern droht dies schon heute. Wie zuvor geschildert, galt sogar die Ermüdung durch Arbeit denen, die nach Impfstoffen dagegen suchten, als eine Art Behinderung. Die neuerdings gelungene Züchtung von Hochleistungsmäusen mit dreißigfacher Ausdauer zeigt, daß die damaligen Ziele unverändert verfolgt werden. Und sind nicht auch belastende Erlebnisse eigentlich so etwas wie Krankheiten? In der Entwicklung sind Wirkstoffe, die traumatisierte Menschen von der Erinnerung an solche Erlebnisse befreien könnten (SZ 16.03.2007). Dazu kommt es bereits mit der Markterweiterung der Medizin im Horizont der Medikalisierung der Gesellschaft. Die Krankheiten abschaffen zu wollen würde also wohl den Leistungsdruck beträchtlich steigern, dem Leben als »letzter Gelegenheit« noch immer mehr abzugewinnen.

Mit dieser Entwicklung könnten sich natürlich totalitäre Tendenzen verbinden, denn in jeder Gesellschaft gibt es Unangepaßte, die das für die Mehrheit Selbstverständliche in Frage stellen. Man braucht nur an den einen Wilden in Huxleys *Schöne[r] neue[r] Welt* oder an Juli Zehs Gesundheitsstaat zu denken, auf den ich im Epilog zurückkomme, um ähnliche Anfechtungen auch heute wahrzunehmen. Die Cartesianer unterscheiden ja nicht zwischen

Krankheit, Behinderung und bloß mangelnder Normalität, so daß der Abschaffung der Krankheiten auch mancherlei individuelle Eigenheiten zum Opfer fallen könnten, die vielleicht sogar Schwächen sind, auf denen aber doch eine individuelle Kreativität beruhen kann. Wird man dermaleinst dafür zu sorgen haben, daß die Individualitäten nicht wegtherapiert werden?

Die gesellschaftlichen Folgen könnten aber noch viel weiter gehen. Zu bedenken ist nämlich auch, daß ein Stand der Gentechnik, auf dem gezielte Eingriffe in komplexe Krankheitsdispositionen möglich wären, viele weitere, aus heutiger Sicht gleichermaßen unwahrscheinliche Eingriffe erlauben dürfte. Menschliche Fähigkeiten relativ zu genmanipulierten Leistungssteigerungen als defizitär und insoweit als Krankheiten oder Behinderungen zu bewerten ist bereits in den erwähnten Fällen im wesentlichen nur ein Vorwand, um die technische Vervollkommnung des Menschen zu rechtfertigen. Es wäre also fahrlässig, diese verborgene Motivation nicht ernst zu nehmen. Berücksichtigt man insbesondere, welche persönlichen Eigenschaften wohlmeinende Eltern ihren Kindern gern mitgeben würden, wenn dies gentechnisch und für Geld zu machen wäre, und welche Charaktere in unserer Gesellschaft einen erfolgreichen Lebenslauf versprechen (Stellenausschreibungen sind eine Fundgrube für solche Auswahlkriterien), so stünde zu erwarten, daß unter Bedingungen der Konkurrenzgesellschaft eine ziemlich unausgewogene Verteilung von Persönlichkeitsprofilen herauskäme.

Welchen gesellschaftlichen Kräften gentechnische Möglichkeiten zur persönlichen Leistungssteigerung ausgesetzt wären, wenn sie erst einmal verfügbar sein würden, zeigt das bereits erfolgende Doping am Arbeitsplatz durch Psycho- und Neuropharmaka (DAK 2009, 37–90). Das Ziel ist die berufliche Leistungssteigerung, insbesondere der Konzentration und Merkfähigkeit sowie eine höhere Belastbarkeit, durch die Einnahme von Stimulanzien, Antidementiva und Antidepressiva ohne medizinische Indikation. Derzeit helfen sich etwa fünf Prozent aller Beschäftigten, davon 1–2 Prozent häufig bis regelmäßig, auf diese Weise gegen Überforderungen am Arbeitsplatz. Eine Umfrage unter Wissenschaftlern kam sogar auf 20 Prozent, wobei allerdings die sporadischen Nutzungen mitgerechnet wurden (Maher 2008). Wenn keine Nebenwirkungen mehr zu befürchten wären und die Arbeitsverhältnisse noch repressiver würden, könnte auch die gentechnische Steigerung der menschlichen Fähigkeiten um sich greifen.

Man denke nur an das Schicksal der Wölfe, aus denen nach menschlichem Maß die heutigen Hunderassen geworden sind. Die ganze Gesellschaft könnte durch eugenisch gutgemeinte Praktiken souveräner Konsumenten in eine lebensgefährliche Engführung geraten, weil die Vulnerabilität erhöht bzw. die in Krisenzeiten notwendige Flexibilität eingeschränkt würde. Ob dies nicht doch ein viel zu hoher Preis für die Heilbarkeit schwerer Erbkrankheiten wäre, müßte erst einmal öffentlich diskutiert werden. Es könnte sogar sein, daß einer derart veränderten Gesellschaft die Heilung jener Krankheiten den Aufwand gar nicht wert wäre.

*Wozu sind Krankheiten gut?*

Meine zweite Frage zur Abschaffung der Krankheiten setzt im Vorgriff auf das zweite Kapitel die Beobachtung voraus, daß die Konstellationen, unter denen Krankheiten auftreten, in der Regel psychische *und* somatische Modi oder Bestimmungen des Menschen umfassen, also nicht nur die einen oder die andern. Es kann also einem Patienten schaden, die psychisch und somatisch verschränkte Krankheit einseitig zu unterdrücken. Wenn Patienten flugs in eine zweite Krankheit fallen, nachdem ihnen die erste genommen ist, und dann in eine dritte usw., kann dies also eine sehr gesunde Reaktion sein, denn die vermeintlichen Folgekrankheiten sind eigentlich immer noch die erste, die sich neue Symptome sucht, nachdem die anfänglichen kuriert worden sind. Vor lauter Medizin vergißt der Patient manchmal auch, was ihm eigentlich fehlt. Ein sehr schönes Beispiel dafür gibt Weizsäckers »Krankengeschichte« (1928, V 48 f.).

Die psychische Seite der Krankheit ist oft auch nur ein Ruhe- oder Entlastungsbedürfnis, in einer tiefen Erschöpfung einmal ganz loszulassen. Krankheiten sind häufig Konkretionen von Vermeidungsbedürfnissen. Denn die Lebensform Krankheit erlaubt den Rückzug aus mancherlei Mißlichkeiten in eine einfachere Welt – z.B. im Eheleben, aus der Überwältigung durch die Mutter (Eßstörungen von Kindern), nach Demütigungen (z.B. Hitler, der schwer krank wurde, nachdem er zum zweiten Mal den Mittelschulabschluß nicht geschafft hatte; Matussek u.a. 2000, 110), vor unangenehmen Begegnungen oder aus einer allgemeinen Überforderung. Die temporäre Regression auf infantile Abhängigkeiten kann dazu führen, daß man mit dem Erwachsensein später wieder besser zurechtkommt. Und schließlich gibt es sekundäre Krankheitsgewinne, die von der besonderen Beachtung, welche man als Kranker gewinnt, bis zur vorübergehenden oder gar dauernden Freistellung vom Beruf reichen. Eigentlich käme es darauf an, Medizinern eine psychosomatische Grundausbildung zu geben.

Leider wird auch in der Krise der Medizin kaum bedacht, warum Menschen überhaupt krank werden (Moyers/Ornish 1993, 117), geschweige denn, warum ihnen dies sogar guttun kann. Soweit der medizinische Fortschritt auf die Abschaffung der Krankheiten gerichtet ist, sind damit jedenfalls nur die somatischen Modi gemeint. Da es unverändert pathogene Lebenssituationen geben wird, kann dies nur dazu führen, daß die Krankheiten ins Seelische verdrängt werden. Vielleicht würden wir alle mehr oder weniger verrückt, wenn wir nicht einmal mehr körperlich krank werden dürften. Es gibt eben nicht nur Krankheitssymptome, sondern Krankheiten sind selbst Symptome – Ausdruck eines pathogenen Geschehens, das manchmal nur in dieser Form zu ertragen ist.

Außer dem persönlichen besteht wohl auch eine Art gesellschaftliches Bedürfnis nach Krankheit. Blickt man nämlich auf den Wandel der Krankheitsbilder von den infektionsbedingten zu den chronischen Krankheiten, so haben sich zwar die Formen und Qualitäten verändert, d.h. die *Krankheiten als Symptome*, nicht aber das Kranksein überhaupt. Die bisherige Entwicklung der Medizin deutet darauf hin, daß Krankheiten eine Form des Umgangs mit persönlichen und gesellschaftlichen Verwerfungen sind, die nicht dadurch abgeschafft würden, daß wir uns der jeweils aktuellen dieser Umgangsformen berauben. Denn wenn Krankheiten heilbar wurden, sind immer wieder andere an ihre Stelle getreten. Vielleicht haben Condorcet (1743–1794) und andere Sozialrevolutionäre ja doch recht gehabt, wenn sie Krankheiten als Ausdruck geistiger, sittlicher oder gesellschaftlicher Verwerfungen verstanden. Man braucht nicht zu glauben, daß es damit einmal ein Ende haben könnte.

Wenn wir nur gesünder lebten, um weniger krank zu werden, bliebe uns diese Möglichkeit immerhin erhalten. Medizinisch aber wäre die Abschaffung der Krankheiten die absolute Vollendung des cartesianischen Projekts. Es könnte dann allerdings passieren, daß sich unsere Nachfahren die Unvollkommenheiten und Symptomkuren der heutigen Medizin zurückwünschen würden, weil die künftige Medizin durch den Fortschritt so totalitär geworden wäre, daß man sich vor der unerbittlichen »Arbeits- und Genußfähigkeit« nicht einmal mehr durch eine Krankheit vorübergehend Ruhe verschaffen könnte. Wir stehen hier vor Nietzsches »grosse[r] Frage …, ob nicht der alleinige Wille zur Gesundheit ein Vorurtheil, eine Feigheit und vielleicht ein Stück feinster Barbarei und Rückständigkeit sei« (1882/87, III 477). Statt die Medizin in ihrer Einseitigkeit zu totalisieren, wäre es also wohl doch besser, diese Einseitigkeit selbst zu überwinden. Tatsächlich ist die Medizin schon jetzt an ihre Grenzen gekommen und hat sie teilweise sogar bereits überschritten.

## (3) Grenzen der Medizin

Die Fortschrittsversprechen der Medizin sind letztlich an den Bedürfnissen zu messen, denen sie dienen sollen. Nur bedingt positiv aber wird der Nutzen der cartesianischen Medizin bereits im Rahmen ihrer jetzigen Ziele bewertet. Die Grenzen der Medizin liegen vor allem in ihrer eingeschränkten Wissenschaftlichkeit und in ihren wirtschaftlichen Verschränkungen sowie in den Risiken, zu denen sich Technikgläubigkeit und Wirtschaftsinteressen verbinden.

Ich nenne vorab ein warnendes Beispiel dafür, wie ein allzu technisches Denken die Subtilität der Organisation des menschlichen Leibs unterschätzen kann. Die Empfängnisverhütungspille ist meinem Eindruck nach – relativ zu den üblichen Kriterien – nicht unvorsichtig eingeführt worden. Trotzdem scheint sich nach jahrzehntelangem Gebrauch eine Nebenwirkung herausgestellt zu haben, die ich für sehr bedenklich halte.

»Frauen, die die Pille nicht nahmen, fanden eher Männer attraktiv, die sich genetisch stärker von ihnen unterschieden. Die übrigen bevorzugten ähnlichere Männer. ... Genetisch ähnliche Partner zu wählen, bleibt aber nicht ohne Folgen. Die Wahrscheinlichkeit von Fehlgeburten kann zunehmen und der Mangel an genetischem Austausch kann dazu führen, daß das Immunsystem der Kinder geschwächt wird« (SZ 13.08.2008; vgl. Roberts u. a. 2008).

Ausgerechnet das Immunsystem ist das vielleicht kritischste Organ für unsere weitere gesundheitliche Entwicklung. Das mechanistische Denken, zu dessen typischen Früchten die Empfängnisverhütungspille gehört, könnte einen allzu hohen Preis haben, wenn öfter mit derart subtilen Spätfolgen zu rechnen wäre.

Hatte vielleicht der gern zitierte Arzt Oliver Wendell Holmes doch recht, als er meinte, wenn man die ganze materia medica außer Opium, Wein und ein paar Spezifika, die keine medizinischen Entdeckungen gewesen sind, auf den Grund des Meeres versenkte, so wäre dies »all the better for mankind, – and all the worse for the fishes« (1860, 203)? So weit brauchen wir einstweilen nicht zu gehen. Mir scheint aber doch, daß wir nicht erst durch die Kostenexplosion an den Grenzen der Medizin angekommen sind und sie teilweise bereits überschritten haben. Den meisten Medizinern fehlt dazu ein hinreichend kritisches Bewußtsein.

Wissenschaftlichkeit

Die moderne Medizin versteht sich selbst als angewandte Naturwissenschaft, und auf diese Wissenschaftlichkeit gründet sich auch ihr Sozialprestige. Beispielsweise war es – neben dem persönlichen Einsatz – vor allem das wissenschaftliche Ethos, durch das der junge Arzt in Archibald Joseph Cronins Roman *Die Zitadelle* (1937) seinen älteren Kollegen überlegen war, die den Leuten ohne wissenschaftliche Qualifikation nur durch Hokuspokus das Geld aus der Tasche zogen. Wieweit allerdings der Anspruch der Wissenschaftlichkeit wirklich trägt, ist in neuerer Zeit vor allem durch einige Medikamente und Diagnosetechniken, die sich als schädlich oder nutzlos erwiesen haben, fragwürdig geworden.

Tatsächlich ist der Stand der medizinischen Erkenntnis bereits rein naturwissenschaftlich, also unabhängig von wirtschaftlichen Verflechtungen, alles andere als befriedigend. Der große Entwurf des 19. Jahrhunderts war eine physiologische Beherrschung des menschlichen Körpers, und gemessen daran ist es doch nur ein Kurieren am Symptom, beispielsweise

– entzündete Mandeln operativ zu entfernen, was dem Immunsystem schadet, statt sie zu heilen;
– zu hohe Blutdrucke zu senken, ohne ihre Gründe zu kennen und zu behandeln;
– Krebsgeschwüre operativ zu entfernen oder chemisch bzw. radiologisch zu zerstören, ohne die Selbstheilungskräfte des Körpers gegen die Wiederkehr der Krankheit zu stärken;
– Zellen, die nicht genügend Insulin einlassen, durch Erhöhung der äußeren Insulinkonzentration zu nötigen, es doch zu tun, ohne die Stoffwechselstörung zu kennen und zu behandeln;
– Gefäßverengungen zu beseitigen, Cholesterinwerte zu senken etc., obwohl die physiologischen Gründe auch hier im wesentlichen ungeklärt sind, so daß man Ursachen und Wirkungen nicht zuverlässig unterscheiden kann.

Wieweit die behandelnden Mediziner mit diesen Therapien zufrieden sind, ist eine andere Frage, aber dies ist nun einmal der Stand der naturwissenschaftlichen Medizin. Vor allem »for the chronic diseases, clinical success is marked more by relief of symptoms and postponement of fatal outcomes than by their cure« (Rose 1992, 100).

Die Medizin geht den Krankheiten also naturwissenschaftlich bei weitem nicht auf den Grund. Sie ist noch lange keine Naturwissenschaft vom Menschen, sondern kuriert im wesentlichen an den Symptomen herum. In vielen Fällen ist sie damit allerdings erfolgreicher, als es bei dieser Bewertung zu erwarten wäre. Denn die Medizin heilt zwar nicht die Krankheiten, mit denen sie es zu tun hat, aber sie erleichtert das Leben jedenfalls mit vielen von ihnen in einem so hohen Maß, daß man damit sogar relativ zufrieden sein kann. Dies gilt vor allem für die chronischen Krankheiten. Ein Musterfall ist die Behandlung des Diabetes, aber auch mit Krankheiten wie Asthma und Arthritis lebt es sich in medizinischer Betreuung wesentlich besser, als wenn gar nichts getan würde. Bewährt ist außerdem die medizinische Behandlung von Herzinfarkten, Unfällen und sogar von manchen Krebskrankheiten. Andere akute Krankheiten würden auch von alleine wieder ausheilen, können durch medizinische Hilfe aber doch oft schneller und leichter überwunden werden. Hier also liegen die »great achievements of medical care and its recent advances in the shortening of acute illnesses and in a most welcome relief of disability and suffering« (99 f.), und auch diese sind nicht zu unterschätzen. Hinzu kommen große Erfolge im Austausch von Augenlinsen, Zähnen und Hüftgelenken.

Sehr überschätzt werden demgegenüber die Erfolge der herrschenden Medizin hinsichtlich der Steigerung der Lebenserwartung. Hier muß man unterscheiden zwischen der der Gesamtbevölkerung und derjenigen einzelner Patienten durch einen medizinischen Eingriff.

Was die *Allgemeinheit* angeht, so haben die Untersuchungen vom McKeown (1979) ergeben, daß beispielsweise die Abnahme der Sterblichkeit an Herzinfarkten im wesentlichen eine Folge veränderter Lebensweisen gewesen ist und längst im Gang war, als die neuen Operationstechniken hinzukamen. Durch gesündere Lebensbedingungen hatte auch der Rückgang der Infektionskrankheiten schon lange vor der Entdeckung der Antibiotika eingesetzt. Außerdem hat die Semmelweissche Kindbetthygiene zur Steigerung der Lebenserwartung viel mehr beigetragen als jegliche medizinische Versorgung. Erst für die zweite Hälfte des 20. Jahrhunderts ergibt sich ein etwas verändertes Bild. Auch hier aber ist die medizinisch bedingte Zunahme der Lebenserwartung nur etwa so groß wie das in dieser Hinsicht bestehende Sozialgefälle, das ich im dritten Kapitel beschreibe. Im Gesamtergebnis bleibt es dabei, daß die medizinische Versorgung nur geringfügig zu der beträchtlichen Zunahme der Lebenserwartung im 19. und 20. Jahrhundert – in den reichen Ländern – beigetragen hat.

*Einzelne Patienten* können durch medizinische Eingriffe – mittlerweile auch durch Krebsoperationen – etliche Lebensjahre und manchmal sogar Jahrzehnte gewinnen. Die Lebensqualität der gewonnenen Jahre liegt allerdings oft weit unter der der vorangegangenen. Um zu unterscheiden, wieweit nicht nur dem Leben Jahre, sondern auch den Jahren Leben gegeben wird, rechnet man als wirkliche Verlängerung deshalb möglichst nur die »Quality Adjusted Life Years« (QALY). Für größere Patientengruppen steigern manche Eingriffe die durchschnittliche Lebenserwartung zwischen einem Monat und einem Jahr (Wright/Weinstein 1998). Diese Erfolge haben auch ihren Wert, sind aber bei weitem nicht so groß, wie sie der medizinischen Versorgung oft zugute gehalten werden.

Die medizinischen Erfolge bei den schweren akuten oder chronischen Krankheiten relativieren sich außerdem dadurch, daß gegen Alltagskrankheiten oder Beschwerden wie Erkältungen, Rückenschmerzen, Kopfweh oder Schlafstörungen meistens nur sehr wenig getan werden kann. Eugen Bleulers »Udenotherapie« (gr. oudén = nichts), einfach nur *die Natur machen zu lassen* (1919, 16), ist hier oft genug die beste Lösung. Beispielsweise hat eine Cochrane-Untersuchung kürzlich die alte Regel bestätigt, daß eine Erkältung mit Medizin 14 Tage und ohne Medizin zwei Wochen dauert (Del Mar u.a. 2007). Dies ist freilich immer noch besser, als daß Kinder, wie aus den USA berichtet wird, durch Erkältungsmittel sogar schwere Gesundheitsschäden erleiden (SZ 13./14.10.2007).

Anlaß zur Kritik an der Wissenschaftlichkeit der Medizin ergeben außerdem große und unerklärte Unterschiede im ärztlichen Handeln, die nicht den Bedürfnissen der Patienten zuzurechnen sein können. Zwar unterscheiden sich Länder, die medizinisch gleichermaßen fortgeschritten sind, durch kulturelle Besonderheiten, also auch in ihrem Krankheitsspektrum. Zudem gibt es oft verschiedene Wege zum selben Ziel. Erklärungsbedürftig ist es aber doch, wenn beispielsweise

- in Kanada doppelt so viele Herz-Bypassoperationen wie in Großbritannien stattfinden und in den USA noch viel mehr als in Kanada. Innerhalb Kanadas wiederum gibt es noch einen Faktor zwei zwischen den zwölf großen Ballungsräumen (Roos/Roos 1994, 238 f.);
- die Zahl der Prostata-Operationen in den USA regional um einen Faktor 4–7 variiert und die der Gebärmutterentfernungen um einen Faktor 3–4;

- in Deutschland mehr Herzkatheter als überall sonst in Europa gelegt werden, ohne daß dies einen erkennbaren Effekt auf die Gesundheit hätte;
- Blinddarmoperationen am meisten in Deutschland und hier vor allem bei Frauen oder Mädchen erfolgen, wohingegen Blinddarmentzündungen tatsächlich zu zwei Dritteln bei Männern auftreten. Dafür betrug die Fehldiagnoserate in Deutschland bei den Frauen oder Mädchen 70 %, sonst nur etwa 20 % (Hontschik 2006, 54 f.);
- in Frankreich viel mehr Antibiotika als in Deutschland verschrieben werden und im Saarland etwa doppelt so viel wie in Brandenburg, was an der kulturellen Nähe zu Frankreich liegen könnte, aber schwerlich medizinisch indiziert ist.

Sogar unter der Randbedingung, daß Kostengesichtspunkte keine Rolle spielen sollten, hielten britische Ärzte 35 %, US-amerikanische Ärzte 13 % einer bestimmten Menge von Herz-Bypassoperationen für überflüssig bzw. »inappropriate«. Und selbst nach tagelanger Diskussion konnten sich die Mitglieder eines Komitees zur Beurteilung derartiger Operationen nur in 40 % der Fälle einigen (Roos/Roos 1994, 247/233).

Zumindest hinsichtlich dieser Diskrepanzen wird man der zusammenfassenden Beurteilung von Robert G. Evans und Gregory L. Stoddart also schwerlich widersprechen können, daß es mit der Wissenschaftlichkeit der Medizin noch immer nicht weit her ist. Etwas feiner gesagt:

» ... the more rigorous evaluation of the health care system itself has demonstrated that its practices are much more loosely connected with scientific or any other form of knowledge than the official rhetoric would suggest« (1994, 30).

Diesem Mangel nun doch noch abzuhelfen ist das Ziel der selbstkritischen Bewegung, die das ärztliche Handeln unter dem Wegweiser »Evidence Based Medicine« (EBM) grundsätzlich auf wissenschaftliche Belege (evidence) zu stützen anstrebt (Sackett u.a. 1997/Porzsolt u.a. 2003). Mit Rücksicht auf die naturwissenschaftlich sehr begrenzte Kenntnis der menschlichen Physiologie handelt es sich dabei weitgehend um epidemiologische, also statistische Belege. Die Wirksamkeitsprüfungen der EBM sind also nicht auf die naturwissenschaftliche Medizin beschränkt. Die Grundforderung, daß Ärzte und Mediziner sich besser als bisher Rechenschaft darüber geben sollten, was sie wissen und was nicht, wird innerhalb der Zünfte gleichwohl oft nur ungern gehört, weil man nicht zugeben mag, bisher immer noch ziemlich unwissenschaftlich gearbeitet zu haben.

Beispielsweise scheint es keinerlei Belege für die vielfach mit medizinischer Autorität erteilten Ratschläge zu geben, bei Bluthochdruck salzarm zu essen (Resch 2007, 184 f.), bei Senkfüßen Schuhe mit Einlagen zu tragen oder Säuglinge auf dem Bauch schlafen zu lassen. Nach einer Cochrane-Studie soll dieser Rat, der vor einigen Jahrzehnten unter Kinderärzten gang und gäbe war, Zehntausende von Säuglingen das Leben gekostet haben (SZ 16.10.2008). Überraschend war auch das Ergebnis, daß endoskopische Operationen gegen arthritische Kniebeschwerden nicht wirksamer sind als Krankengymnastik und Medikamente (Kirkley u. a. 2008) oder sogar als Placebo-Operationen (Moseley u. a. 2002). Eine andere Untersuchung ergab, daß in Deutschland viel zu viele Operationen wegen einer verengten Schlagader erfolgen, um das Schlaganfallrisiko zu mindern (SZ 30.09.2008).

Weil das medizinische Handeln in sehr vielen Fällen nicht oder nur teilweise wissenschaftlich gerechtfertigt ist, geschieht viel Nutzloses und oft auch Schädliches. Dabei gehen Regelverstöße und das falsche Handeln aus Unwissenheit ineinander über. Das *American Journal of Medicine* hat den medizinischen Behandlungsfehlern ein Supplement gewidmet, wonach anscheinend etwa jede siebte Diagnose falsch ist (2008; SZ 10.–12.05.2008). In Deutschland kommen jährlich nach Angaben des Sachverständigenrats für das Gesundheitswesen mehrere hunderttausend Menschen wegen schädigender Arzneimittel-Wirkungen ins Krankenhaus (2007, 114). Auch dort aber ist man keineswegs sicher. Das Risiko, in einem Krankenhaus zu Tode zu kommen – und zwar nicht durch die Krankheit, deretwegen man es aufgesucht hat –, ist hoch. Nach einer Auswertung des Sachverständigenrats stirbt etwa ein Promille aller Krankenhauspatienten an vermeidbaren Fehlern (107). Die Wahrscheinlichkeit, sich im Krankenhaus eine

Krankheit zuzuziehen, die man sonst nicht bekommen hätte, ist etwa zehnmal so groß. In den deutschen Krankenhäusern kommt es jährlich zu 500 000–800 000 Infektionen (Robert-Koch-Institut 2002, 10).

Bei knapp 20 Millionen Behandlungen pro Jahr in Deutschland ist die Zahl der vermeidbaren Todesfälle im Krankenhaus also noch wesentlich größer als die der Verkehrstoten. In der Luftfahrt-Risikoforschung hat man durch die Anonymisierung von Unfallberichten die Sicherheit auf 1:10 000 000 steigern können, allerdings von einem viel niedrigeren Ausgangsniveau. Dabei hat sich herausgestellt, daß die meisten Gefährdungen oder Unfälle eine Folge menschlicher Unstimmigkeiten waren (Müller 2003, 111 ff.). Das Betriebsklima in vielen Krankenhäusern ist durch autoritäre Strukturen und Mißgunst in Konkurrenzverhältnissen so schlecht, daß derselbe Grund dort noch um so mehr gelten dürfte. Untersuchungen von Krankenhausrisiken nach dem Vorbild der Luftfahrt-Risikoforschung sind mir nicht bekannt.

Nicht nur Behandlungsfehler stellen das Vertrauen in die Wissenschaftlichkeit der medizinischen Praxis in Frage, sondern auch diagnostische Fehler. In den USA kommen dadurch jährlich etwa 40 000–80 000 Menschen zu Tode, und es gibt doppelt so viele Schadenersatzklagen wie gegen falsche Behandlungen (Newman-Toker/Pronovost 2009). Dabei spielt wohl eine Rolle, daß schwere Krankheiten wie z.B. Schlaganfälle sich oft nur durch geringfügige Beschwerden ankündigen, aber es zeigt sich auch, daß die apparativen Diagnosen den ärztlichen Blick nicht ersetzen können.

Wie falsch medizinische Diagnosen selbst bei eindeutigen Symptomen schwerer Krankheiten oft ausfallen, wird von vielen Patienten gar nicht bemerkt und richtet wohl in den meisten Fällen auch keinen Schaden an, weil nach einigem Herumtappen schließlich doch die richtige Diagnose gestellt wird. Beunruhigend ist trotzdem, daß die jeweils Verantwortlichen in der Regel keine Rückmeldung bekommen, welche Fehler sie gemacht haben, und daß auch falsche Behandlungen uneingeschränkt bezahlt werden. Man erfährt davon manchmal nur im persönlichen Umkreis. Ich denke an eine Frau Anfang Vierzig, deren Leukämie nicht bemerkt, der statt dessen aber die Gebärmutter entfernt wurde, und an die Leukämie eines Kinds, die mehreren Ärzten und Fachärzten trotz eindeutiger Symptome nicht aufgefallen ist. Beide Patientinnen sind schließlich doch richtig behandelt worden. Hätten die Fehldiagnosen aber nicht wenigstens eine Einladung zu Fortbildungen nach sich ziehen sollen? Die Bundesärztekammer hat zwar dafür gesorgt, daß Fehler oder Beinahe-Fehler sanktionsfrei gemeldet werden können, aber was hilft das in Fällen wie den beiden genannten? Dabei möchte ich nicht unerwähnt lassen, daß eine Heilpraktikerin durch Augendiagnostik bei dem Kind sofort auf dem richtigen Weg gewesen ist.

An Wissenschaftlichkeit mangelt es der Medizin aber nicht nur deshalb, weil Erkenntnisse fehlen oder unzulänglich umgesetzt werden, sondern auch dadurch, daß Daten aus finanziellem Interesse manipuliert werden. Dies betrifft einen großen Teil der medizinischen Forschung und hat dazu geführt, daß man sich auf wissenschaftliche Bewertungen von Medikamenten nur sehr begrenzt verlassen kann. Der Grund ist, daß Wirksamkeitsuntersuchungen meistens vom Hersteller (mit-)finanziert und in der Regel nur dann veröffentlicht werden, wenn sie positiv für das betreffende Medikament ausgehen (SZ 24.01.2008). Von Pharmafirmen bezahlte Mitautoren – häufig ausgerechnet die Statistiker – werden meistens verschwiegen (Gøtzsche u. a. 2007), ebenso in vielen Fällen die häufig bestehenden Interessenkonflikte von Autoren und Gutachtern (Cooper u. a. 2006). Die Herkunft der Mittel moduliert aber natürlich die Ergebnisse einer Studie. Die medizinische Forschung müßte dringend von wirtschaftlichen Interessen gelöst, also gemeinnützig finanziert werden. Auch dies garantiert noch nicht, daß Wissenschaftler persönlich oder für ihr Institut nicht doch Abhängigkeiten eingehen, aber dann würde wenigstens zur Ausnahme, was jetzt die Regel ist.

Der Einfluß der pharmazeutischen Industrie auf die herrschende Medizin wäre vielleicht teilweise entschuldbar, wenn sie ihre Marktmacht nutzen würde, um wissenschaftlich innovativ zu arbeiten. Davon kann aber kaum die Rede sein:

»Bis vor kurzem haben die Krankenkassen ja auch alles erstattet, was verschrieben wurde. Angesichts dieses Mangels an Anreizen muss es uns heute nicht wundern, wenn wir keine wirklich innovativen Medikamente von der Großindustrie erwarten können« (Holsboer 2009, 240).

Obendrein entwickeln marktwirtschaftlich arbeitende Unternehmen nur diejenigen Medikamente, für die es eine zahlungskräftige Klientel gibt, so daß für die Wohlhabenden unverhältnismäßig viel mehr getan wird als für die Armen, insbesondere in der Dritten Welt.

Die Herausgeber von zehn führenden medizinischen Zeitschriften der englischsprachigen Länder sowie Dänemarks und der Niederlande haben durch die Abhängigkeit der medizinischen Wissenschaft von der pharmazeutischen Industrie zu Recht die Objektivität der Forschung gefährdet gesehen. Den starken Worten folgte allerdings nur die relativ schwache Konsequenz, von den Autoren eine Erklärung zu verlangen, »that he or she accepts full responsibility for the conduct of the trial, had access to the data, and controlled the decision to publish« (Davidoff u. a. 2001, 1232f.).

Selbst dazu waren nur »viele« und keineswegs alle Unterzeichner bereit. Wenn in einem Wirtschaftsbereich Hunderte von Milliarden Euro umgesetzt werden, können sich offenbar auch die besten Zeitschriften nicht dem damit verbundenen Sog entziehen. Glücklicherweise bieten wenigstens die *Cochrane Reviews* seit einigen Jahren von den Wirtschaftsinteressen unabhängige Bewertungen, was tatsächlich als wissenschaftlich bewiesen gelten kann.

Im übrigen überlassen die Ärzte ihre medizinische Fortbildung ohnehin weitgehend der Pharmaindustrie, sei es durch Tagungseinladungen oder durch Besuche ihrer Vertreter. Ein Arzt empfängt durchschnittlich etwa sechs Pharmareferenten pro Woche. Karl Lauterbach hält es deswegen für dringend notwendig, in der Medizin eine wirksame Fortbildungspflicht einzuführen, und verspricht sich davon hinsichtlich der Pharmaindustrie: »Die bisherige Förderung von Desinformation oder die versteckte Werbung für die eigenen Produkte bis hin zur subtilen Bestechung von Ärzten hätte dann ein Ende« (2009, 110/192). Auch der »Sachverständigenrat für die Konzertierte Aktion im Gesundheitswesen« hält eine wirtschaftlich neutrale Fortbildung in der Medizin für dringend erforderlich (2000/2001, Ziffern 82/85).

Wirtschaftliche Grenzüberschreitungen

Wissenschaftliche Grenzen in der Medizin hängen auch in der Praxis damit zusammen, daß sich wirtschaftliche Interessen mit der medizinischen Versorgung verbinden. Dadurch ergeben sich wirtschaftliche Grenzüberschreitungen. Ich nenne nur drei Beispiele:

– Nicht einmal die Contergan-Katastrophe hat verhindert, daß in jüngerer Zeit viele Menschen durch umsatzstarke Schmerzmittel gefährdet worden sind.
– Die Hormonbehandlung von Frauen in und nach den Wechseljahren hat sich als gemeingefährlich erwiesen.
– Cholesterinsenker mußten zum Teil als gesundheitsschädlich wieder zurückgezogen werden, überhaupt ist ihr Nutzen sehr zweifelhaft.

Hier werden Grenzen überschritten, und es liegt wiederum auf der Hand, warum. Wie fast überall, wo es sozusagen nicht mit rechten Dingen zugeht, sind durch Milliardenumsätze einschlägige Wirtschaftsinteressen im Spiel. »In keinem Bereich«, bemerkte ein erfahrener Gesundheitspolitiker, »fällt es so schwer, die richtige Politik durchzusetzen, wie im Gesundheitswesen. Zu viele profitieren von den Kranken und sogar von der falschen Behandlung« (Lauterbach 2009, 159).

Die wirtschaftlichen Interessen sind im Gesundheits- bzw. Krankheitswesen in der Tat gigantisch, denn der jährliche Gesamtumsatz beträgt in Deutschland zur Zeit 263 Milliarden Euro (2008) durch mehr als vier Millionen Beschäftigte, davon knapp 400000 Ärzte und Zahnärzte. Etwa je eines von drei Vierteln des Umsatzes entfällt auf ärztliche Leistungen, pflegerische und therapeutische Leistungen und Waren (Arzneimittel, Hilfsmittel, Zahnersatz etc.). Viel Geld aber wird auch in andern Wirtschaftsbereichen umgesetzt, wo es weniger unvorsichtig zugeht. Dies könnte sogar für den militärisch-industriellen Komplex gelten, wenn man ihn mit dem medizinisch-industriellen vergleicht. Allein daran kann es also wohl nicht liegen.

Michael Berger (1944–2002) – nicht nur ein bedeutender Arzt und Diabetologe, sondern auch ein kritisches Gewissen der medizinischen Zunft, vor allem hinsichtlich ihrer wirtschaftlichen Verführbarkeit – hat die Rolle der Gesundheit in unserer Gesellschaft mit der des Goldenen Kalbs im Alten Testament verglichen (2002). Ich halte dies für eine sehr passende Parallele, denn Gesundheit ist heute ein quasi religiöses Gut geworden (Lütz 2004), und das Volk Israel stand dem unseren gerade in dieser Hinsicht an Desorientierung wohl nicht nach, als es all seinen Schmuck und sein sonstiges Gold zusammenraffte, um es zu einem tierhaften Gottesbild zu verschmelzen (2. Mose 32). Dieses war ihrem Gott Jahwe ein Greuel, aber die Hebräer fühlten sich von ihm verlassen, nachdem Moses sich für längere Zeit in die Einsamkeit zurückgezogen hatte, um die Zehn Gebote mit ihm zu beraten, und besannen sich nun auf ihre ägyptischen Vorbilder.

Im Kapitalismus ist ein solches Goldenes Kalb – für das man um des Heils willen alles hergibt – natürlich nicht systemkonform. Insoweit aber die körperliche Gesundheit die Religion ersetzt, erhält das medizinische Gesundheits- bzw. Krankheitswesen eine Bedeutung, die sich mit den wirtschaftlichen Machtverhältnissen nicht verträgt.

*Der Gegensatz von Krankenversicherung und Marktwirtschaft*

Die heutige Wirtschaftsverfassung der medizinischen Praxis widerspricht aber nicht erst ihrer quasi religiösen Fetischisierung, sondern ist bereits in sich selbst inkonsistent. Der Widerspruch betrifft nicht den auf der Marktwirtschaft schwimmenden Kapitalismus (Braudel 1985, 99 f.), sondern diese selbst. Der Hauptvorteil, den jede marktwirtschaftliche Organisation bieten kann, ist nämlich das Kostenbewußtsein der Verbraucher, sich allenfalls für dasjenige Angebot zu entscheiden, das seinen Preis am ehesten wert ist. Die Aufmerksamkeit der Käufer auf das Preis-Leistungs-Verhältnis stimuliert ja auf der Angebotsseite die Bemühungen, möglichst gute Waren und Dienstleistungen relativ preisgünstig hervorzubringen. Auf einem funktionierenden Markt also kontrolliert der Wettbewerb das Kapital. Gerade dieser Vorteil aber wird durch das Krankenversicherungswesen im wesentlichen außer Kraft gesetzt. Denn die Kosten der Gesundheitsleistungen sind für den Verbraucher – selbst wenn er sie zur Kenntnis nimmt – uninteressant, solange sie von der Krankenkasse bezahlt werden und mögliche Einsparungen ihm nicht individuell zugute kommen. Die Produktivität der Marktwirtschaft beruht nun einmal auf ihrem Risiko, und sie ist dahin, wenn man dieses Risiko abschafft.

Zwar wird von seiten der Krankenkassen ein Kostendruck auf die medizinische Krankenversorgung ausgeübt. Eigentlich aber haben die Kassen ein Interesse daran, daß die Versicherten möglichst gesund bleiben, also gar nicht erst krank werden. Und dieses Interesse ist den Medizinern durch den Kostendruck nicht zu vermitteln, denn ihr Metier ist die Behandlung von Krankheiten. Der Druck der Kassen wirkt deshalb nicht auf das Gesundbleiben, sondern nur auf die Behandlungskosten der Krankheiten, die aber durch den technischen Fortschritt offenbar unausweichlich steigen. Eine Alternative, die den Interessengegensatz von Krankenversicherung und Krankenversorgung aufhebt, werde ich im Epilog beschreiben.

Wie unwirksam der vermeintliche Markt zwischen den verschiedenen medizinischen Versorgungsangeboten ist, zeigt sich daran, daß er nicht »über Transparenz und hohe Haftungsrisiken die schlechtesten aus dem Angebot drängt, ... [so] dass es riesige Unterschiede in der Qualität gibt«. Es sieht so aus, »dass nicht einmal die Hälfte aller Patienten in deutschen Praxen nach neuesten wissenschaftlichen Standards behandelt wird« und daß auch viele Krankenhäuser aus mangelnder Erfahrung – d.h., weil sie sich nicht genügend spezialisiert haben – nur eine schlechte Behandlung bieten (Lauterbach 2009, 24/117/128). Wer diese Mängel als ein Marktversagen beklagt, sollte aber auch zugeben, daß ihr gemeinsamer Angelpunkt das fehlende Kostenbewußtsein der Patienten bzw. Klienten, also letztlich das heutige Versicherungswesen ist.

Während die Vorteile der Marktwirtschaft in der medizinischen Praxis durch das Versicherungswesen aufgehoben werden, bleiben seine Nachteile uneingeschränkt erhalten. Diese aber stehen in einer fast unüberwindlichen Spannung zur ärztlichen Standesethik. Der Gegensatz konnte überspielt werden, solange die Kosten der ärztlichen Versorgung relativ unauffällig blieben, aber damit hat es nun ein Ende. Als ein Wirtschaftsunternehmen müssen zwar zunächst nur die niedergelassenen Ärzte ihre Praxen erleben, aber auch die Krankenhäuser werden politisch unter Druck gesetzt, sich marktwirtschaftlich zu verhalten, d.h., Heilung zu einer Ware werden zu lassen. Wo es eigentlich um ärztliche Hilfe geht, stehen nun auf einmal lauter Preisschilder:

»Price tags are being applied to every aspect of a doctor's day ... In our view, this cultural shift risks destroying some essential aspects of the medical profession that contribute to high-quality health care, including pride in profession, sense of duty, altruism, and collegiality« (Hartzband/Groopman 2009).

Die extrinsische Orientierung auf den Gelderwerb untergräbt die intrinsische Motivation des ärztlichen Handelns. Ein Grundproblem der industriellen Wirtschaft, auf dem nach den bedürfnistheoretischen Überlegungen des fünften Kapitels die heutigen Krankheitsbilder weitgehend beruhen, schlägt hier auf die medizinische Profession selbst zurück.

Hartzband und Groopman stützen ihr hartes Urteil einmal auf psychologische Untersuchungen, wonach Menschen, die in ihrem Bewußtsein auf den Gelderwerb ausgerichtet sind, sich anders verhalten als andere. Verglichen wurden beispielsweise die Teilnehmer längerer Monopoly-Spiele oder anderweitig auf Reichtum, Habe und Gewinn konditionierte Versuchspersonen mit einer Kontrollgruppe, in deren vorangegangenen Aktivitäten Geld keine Rolle gespielt hatte. Es zeigte sich erstens, daß die aufs Geld Eingestimmten wesentlich später Hilfe in Anspruch nahmen als die andern, wenn sie mit einer ihnen gestellten Aufgabe nicht weiterkamen. Damit verband sich aber zweitens, daß sie auch ihrerseits erheblich weniger *hilfsbereit* waren, wenn Andere Hilfe brauchten. Um dies festzustellen, inszenierten die Versuchsleiter beispielsweise eine Situation, in der einer Praktikantin gerade in dem Augenblick ein Stapel Papiere und eine offene Schachtel mit 27 Bleistiften aus der Hand rutschten, als sie an dem Arbeitsplatz der – mit irgendeiner Aufgabe beschäftigten – Versuchsperson vorbeikam. Die Geldorientierten beteiligten sich zwar auch daran, die Papiere und die Bleistifte wieder aufzusammeln, leisteten dabei aber quantitativ nur eine viel geringere Hilfe als die Mitglieder der Kontrollgruppe. Ihre eingeschränktere Empathie bzw. ihr distanzierteres Verhältnis zu den Mitmenschen zeigte sich in einem andern Versuch ebenso daran, daß sie, als ihnen die Aufgabe gestellt wurde, mit einem Unbekannten ins Gespräch zu kommen, ihren Stuhl in deutlich größerer Entfernung von dem des Gesprächspartners plazierten als die nicht auf die Mehrung ihrer Habe Eingestimmten (Vohs u. a. 2006).

Zum andern hat sich gezeigt, daß bezahlte Hilfeleistungen zwar mit der Höhe der Bezahlung zunehmen, jedoch nur etwa so weit, wie sie ohne Geld und aus bloßer Hilfsbereitschaft erfolgt wären, wenn die Gegenleistung in dem bloßen Dank für eine gute Tat bestanden hätte. Anders als durch Dank und mitmenschliche Anerkennung wird also die intrinsische Motivation zur Hilfeleistung durch die extrinsische Orientierung auf den finanziellen Lohn unterminiert (Heyman/Ariely 2004). Man muß eben geschäftliche Beziehungen, in denen zu jeder Gabe eine angemessene Gegengabe erwartet wird, von persönlichen Beziehungen unterscheiden, in denen als Gegengabe die Erwartung genügt, im Bedarfsfall und unter geeigneten Umständen ebenfalls zu einer Gabe bzw. Hilfeleistung bereit zu sein. Eine persönliche Beziehung wird gestört, wenn man sie für eine geschäftliche hält und dementsprechend irgendein Entgegenkommen bezahlen will, wohingegen eine geschäftliche Beziehung gestört wird, wenn man etwas nicht bezahlt, weil man sie für eine persönliche Beziehung hält (Clark/Mills 1979).

Wie quantitative Bewertungen das Bewußtsein verändern, hat sich auch in einem Tierexperiment gezeigt. Zwei junge Schimpansenfrauen waren daran gewöhnt, daß von zwei verschieden großen Futterportionen immer die eine von ihnen die bekam, auf welche die andere deutete. Die Verteilung ging normalerweise so aus, daß diejenige, die jeweils auf die Portion der andern zu deuten hatte, dieser die größere Portion zukommen ließ. Das war auch so gemeint, denn Schimpansen sind kluge Tiere. Als dann aber statt des Futters nur Zahlen – eine größere und eine kleinere – zur Wahl gestellt wurden, deutete die Schimpansin, welche die Wahl hatte, jeweils auf die kleinere Zahl (für die andere), um sich selbst die größere Portion zu sichern. Egoistisch wurden diese Tiere, die uns Menschen ja sehr ähnlich sind, somit gerade dadurch, daß quantitative Bewertungen eingeführt, die Futterportionen also zur Ware wurden (Hauser 2000, 84 f.). So ergeht es uns anscheinend auch mit der monetären Bewertung des Heilens.

Im ärztlichen Bewußtsein geht es dabei um den Unterschied der extrinsischen von den intrinsisch motivierten Bedürfnissen. Einem Kranken zu helfen ist eine intrinsische Motivation, dies *um seiner selbst willen* zu tun, und zwar sowohl um des Kranken selbst willen als auch um des Arztes selbst willen, der hier nämlich – wenn er ein guter Arzt ist – seiner inneren Bestimmung folgt. Um des Einkommens, d.h. um einer Belohung willen zu helfen, ist demgegenüber eine extrinsische Motivation. Das Unglück ist nun, daß die intrinsischen Motivationen (deretwegen jemand ein guter Arzt wird) nach einer Untersuchung von Edward L. Deci (1971/1995) allmählich austrocknen, wenn das Verhalten immer mehr durch die extrinsischen Motivationen bestimmt wird.

Es sieht so aus, daß viele Mediziner in den letzten Jahrzehnten ihren Beruf vor allem um des zu erwartenden Einkommens gewählt haben (Colwill 1992). Hilfe zu leisten aber ist das A und O des ärztlichen Handelns. Um diese Motivation zu wahren, käme es also darauf an, es so weit von Wirtschaftsinteressen zu entlasten, daß die intrinsische Motivation zu helfen nicht von der extrinsischen Motivation des Geldverdienens überwogen wird. Die Ärzte könnten sich dann wieder an Galens Postulat orientieren, das Ziel des ärztlichen Handelns sei der Nutzen der Menschheit und nicht der Gelderwerb. Dies ist auch marktwirtschaftlich möglich, wie sich im folgenden zeigt.

Unser Gesundheits- bzw. Krankheitswesen bekennt sich nicht zu Galen, sondern zu Adam Smith, der meinte, er verlasse sich lieber auf den Eigennutz eines Menschen als auf dessen Bedürfnis, seine Sache gut zu machen (1776, 17). Was die Mediziner sich gefallen lassen, indem ihr Tun zur Ware wird, ist für einen richtigen Arzt eine völlig inakzeptable, geradezu unanständige und seiner inneren Bestimmung zuwiderlaufende Maxime. Ich würde sie aber nicht einmal für einen Bäcker – Smiths Beispiel – gelten lassen. Wenn dann obendrein die Gesundheit noch zum Goldenen Kalb avanciert, werden zumindest die frei praktizierenden Mediziner in unserer Gesellschaft wirtschaftlichen Erwartungen ausgesetzt, die sich mit ihrer Standesethik nicht vereinbaren lassen. Ärzte werden »durch finanzielle Anreize verführt. ... Ein profitorientiertes

Gesundheitswesen ist ein Oxymoron, ein Widerspruch in sich« (Lown 1996, xf.).
Jeder ordentliche Klempner oder Tischler denkt zuerst daran, seine Sache gut zu machen, und erst danach an die Rechnung, die er schreiben wird. Sollte dies für die Mediziner nicht mehr gelten? Tatsächlich steht im *Handbuch der Wirtschaftsethik*, durch das Profitdenken werde

>»die Orientierung an den Präferenzen der Patienten beeinträchtigt, denn die Leistungsanbieter werden, wenn sie zumindest in gewissem Maße der Annahme rational eigeninteressiert handelnder Individuen entsprechen, ihren Interessen vielfach größeres Gewicht beimessen als denen der Patienten – wie auch denen der Versichertengemeinschaft« (Henke/Hesse 1999, 253).

Anders gesagt:

»Unser Honorierungssystem fördert nicht die Heilung, sondern die Behandlung, und zwar jede einzelne Behandlungsleistung«, wobei »nicht nur die medizinischen Indikationen, sondern primär auch die ökonomischen Anreize handlungsleitend sind« (Rebscher 1992, 41).

Hier muß also wohl die wirtschaftliche Verfassung unseres Gesundheits- bzw. Krankheitswesens insgesamt in Frage gestellt werden.

»Bestimmte Güter ... dürften nicht der Käuflichkeit unterstellt werden. ... Es besteht ... offenbar das natürliche Bedürfnis, Gesundheit nicht zur Ware werden zu lassen. Auf der anderen Seite sollen sich die beruflich mit ihr Befassten wie Marktteilnehmer verhalten ... Die Medizin wird dabei zwischen Markt und Heilungsauftrag zerrieben ... Die Gesellschaft kann sich nicht entscheiden, welche Funktion der Arzt haben soll, Priester oder Unternehmer, doch sie muss es. Beides zugleich geht nicht, und solange dieser Konflikt nicht gelöst oder wenigstens bewusst einbezogen wird, bleiben alle Reformbemühungen im Gesundheitswesen zum Scheitern verurteilt« (SZ 23.10.2006).

Die *Süddeutsche Zeitung* bezog sich dabei auf Arbeiten des Ethnologen Georg Elwert, wonach eine Marktwirtschaft nur dem allgemeinen Wohl dienen kann, solange es marktfreie Bereiche gibt, weil diese die Bedingung der Möglichkeit von Märkten sind. Die christliche Kirche habe diese Grenze durch den Ablaßhandel überschritten und dadurch den Keim zur Spaltung gelegt. Wie medizinische Leistungen zur Ware werden, zeigt sich in reiner Form auf den erweiterten Tätigkeitsfeldern.

*Markterweiterungen*

Vergleichsweise unspektakulär vollzieht sich die immer weitergehende Verwandlung menschlicher Bedürfnisse in Waren (Kommodifikation) im kleinen. Hier kommt es zu einer Medikalisierung unserer Gesellschaft, die großenteils nicht einmal mehr zur medizinischen Versorgung gerechnet zu werden verdient. Begonnen hat diese Entwicklung wohl mit den massenhaften Mandelentfernungen zu Lasten des Immunsystems (Bakwin 1945). Zu einem Hauptfaktor der Medikalisierung hat sich in neuerer Zeit ausgerechnet eine Praxis entwickelt, die auf den ersten Blick sogar wie eine Öffnung des bisherigen Krankheitswesens zu einem Gesundheitswesen im eigentlichen Verständnis aussieht und fälschlich als Prävention ausgegeben wird. Denn hier werden nicht etwa einerseits gesundheitliche Belastungen vermindert, andererseits die Gesundheit gestärkt, damit die Menschen gar nicht erst krank werden, sondern es geht wiederum nur um die Früherkennung von Krankheiten. Die Mediziner kontrollieren also ihre Klienten darauf hin, ob sich schon Anzeichen einer Krankheit zeigen, und schicken sie wieder nach Hause, wenn es noch nicht soweit ist. Mit Prävention hat das nichts zu tun.

Nun gibt es viele Vorsorgeuntersuchungen, die medizinisch eine beträchtliche Markterweiterung erlauben und wirtschaftlich mit stattlichen Umsätzen verbunden sein können. Charakteristisch dafür ist die Annonce eines großen Unternehmens in einer medizinischen Zeitschrift, die dem Leser versprach: Wir bringen auch die Gesunden in Ihre Praxis! Es ging um Aufnahmegeräte für die Magnetresonanztomographie, also um aufwendige Untersuchungen, die ja manchmal auch sinnvoll sind.

Natürlich sind nicht alle Früherkennungsuntersuchungen im wesentlichen bloße Markterweiterungen zur Medikalisierung der Gesellschaft, vielmehr gibt es hier ein breites Spektrum, das von der allgemeinen Mammographie und Prostatauntersuchungen auf der einen Seite bis zu Darmspiegelungen – die ja gelegentlich sinnvoll sein mögen – und Netzhautkontrollen bei Diabetikern auf der anderen Seite nicht einheitlich und je nach besonderen Indikationen differenziert zu beurteilen ist. Sinnvoll sind auch viele Vorsorgeuntersuchungen bei Kindern. Unbestreitbar ist aber wohl, daß erstens der sogenannte jährliche Check-up allenfalls in allgemein ärztlicher Form sinnvoll ist und sonst eine falsche Sicherheit erzeugt; zweitens besteht unter den Medizinern eine Tendenz, die Unbedenklichkeitswerte für die Leitindikatoren Blutdruck und Blut-Cholesterin so weit abzusenken, daß immer mehr Menschen einer ständigen Behandlung zugeführt werden; und drittens sind vielerlei Untersuchungen wie beispielsweise die ständigen Kontrolluntersuchungen während der Schwangerschaft im Normalfall ganz und gar überflüssig oder sogar schädlich. Man kann also Marmor, Barer und Evans nur recht geben, wenn sie – in der irreführenden Begrifflichkeit von Früherkennung als Prävention – abschließend bewerten: »Prevention became not a substitute for cure, but a basis for further expanding the range of services offered by medical care professionals« (1994, 225). Selbst wenn man unter den gegebenen Umständen hinnimmt, daß die heutigen Mediziner statt der eigentlichen nur eine uneigentliche Prävention zu bieten verstehen, wäre dabei wenigstens der Grundsatz der Evidence Based Medicine einzuhalten:

»Von einer erfolgreichen Prävention eines drohenden Problems sollte nur gesprochen werden, wenn man anhand verlässlicher Daten zeigen kann, wie häufig das Problem ohne und mit Durchführung der Präventivmaßnahme eintritt« (Porzsolt 2003, 28).

Davon kann derzeit meistens keine Rede sein.
Der Markterweiterung des Mediziners dient im übrigen eine Fülle von »Individuellen Gesundheitsleistungen« (IGL), die von den Krankenkassen nicht mehr bezahlt, den Patienten aber suggestiv und anscheinend zunehmend systematisch angeboten werden.

Diese wiederum betrachten es oft als Beitrag zu ihrer Sicherheit, noch irgendeine dieser Zusatzleistungen in Anspruch zu nehmen, so wie sie sich ja auch wegen leichten Kopfwehs, Schlafstörungen, unerwünschter Kinderlosigkeit, Aufmerksamkeitsstörungen im Alter und bei Kindern, leichteren Ängsten und Depressionen, Burnout oder nachlassender Leistung und zur Regie des Sterbens vertrauensvoll an die Agenten des Goldenen Kalbs wenden, statt ihr eigenes Leben in ihren Beschwerden gespiegelt zu sehen. Michael Berger hat davor gewarnt, dieses Vertrauen weiterhin unbeschränkt in Anspruch zu nehmen, um die Leute nicht zu verunsichern. Seine Gegenempfehlung war, es bedürfe geradezu der Verunsicherung der Patienten durch eine gesundheitsbezogene Bildung, damit das Goldene Kalb nicht noch größer wird. Auch damit hatte er recht.

Ein besonderes Problem ist, daß die Sehnsüchte der Menschen die Seriosität der Mediziner und der Pharmaindustrie manchmal regelrecht überfordern. Beispielsweise gibt es eine »American Academy of Anti-Aging Medicine«, die der Obsession des Nicht-alt-werden-Wollens durch eine »anti-aging regenerative medicine« entgegenkommt, von der wiederum eine Anti-aging-Industrie mit Umsätzen von ca. 50 Milliarden US-Dollar pro Jahr lebt (SZ/NYT 23.04.2007). Die dafür gelieferten Medikamente sind bestenfalls nutzlos, jedenfalls aber mit völlig unbekannten Risiken behaftet, unter anderem durch die Selbstmedikation von Hormonen (Resch 2007, 186).

Daß »die Medikalisierung der Gesellschaft ein unvertretbares Ausmaß erreicht hat«, ist auch unter den Medizinern keine Einzelbewertung.

> »Dies zeigt sich in weit überhöhten Ärztezahlen und überflüssigen Krankenhausbetten ebenso wie daran, dass mehr als 50 Prozent der Patienten in allgemeinärztlichen und internistischen Praxen unter offensichtlichen, körperlich nicht fassbaren Befindensstörungen leiden, aber dennoch ohne ausreichende Begründung einer folgenlosen, oftmals kostspieligen und risikoreichen medizinischen Diagnostik ausgesetzt werden. Jedoch in einer Zeit, in der das medizinisch Machbare systemsprengende Kräfte entfaltet, in der jede Störung des körperlichen und seelischen Be-

findens, wie zum Beispiel Angst, Deprimiertheit, Schlaflosigkeit, Kopfschmerzen, Beziehungskonflikte und Essstörungen letztlich in die Zuständigkeit einer Medizin fallen, die zunehmend mit quasi religiösen Erlösungserwartungen überfrachtet wird, die zu erfüllen sie nicht ungern akzeptiert, muss die Frage nach den genuinen Zielen und Aufgaben der Medizin neu gestellt werden« (Ridder/Dissmann 2000).

Das *British Medical Journal* hat der Markterweiterung der Medizin durch die Übermedikalisierung der Gesellschaft vor einigen Jahren eine eigene Serie von Artikeln gewidmet. Die Beispiele völlig gesunder Menschen, die angeblich medizinische Hilfe benötigen, reichten von der Kahlköpfigkeit und dem Reizmagen, der sozialen Phobie, Potenzstörungen, Schwangerschaftsuntersuchungen und Geburtshilfe-Praktiken bis zum Hyperaktivitätssyndrom und dem posttraumatischen Streß. Die sogenannte soziale Phobie, eine Art Kontaktunlust, ist in den USA sogar zu einer der häufigsten psychischen Störungen stilisiert worden, um den Verkauf von Antidepressiva zu fördern. Ähnlich steht es mit der kindlichen Zappelei, deren Zunahme wohl nicht zu leugnen ist, die aber rein soziale Ursachen hat.

Die pharmazeutische Lösung durch Ritalin und ähnliche Psychopharmaka soll diese Diskrepanz beseitigen, aber vielleicht reagieren die Kinder ganz richtig, wenn sie in einem unguten Leben anfangen zu zappeln wie ein Fisch, dem die Luft ausgeht. Eine weitere Welle der Medikalisierung könnte von der Genomanalyse ausgelöst werden, wenn Krankheitsdispositionen statt in ein vorbeugendes Verhalten in die Einnahme von Medikamenten umgesetzt werden (BMJ 2002/FAZ 30.04.2002).

Markterweiterungen können an die Grenzen der Kriminalität gehen oder diese überschreiten. Zusätzliche Einnahmen versprechen ja auch die Verwendung bzw. Aufarbeitung »all der nützlichen Überreste …, die sich einem Leichnam entnehmen lassen«. Dazu gehören Herzklappen, die Aorta, die Hornhäute der Augen, Knochenteile, Leberstücke, Zellen der Bauchspeicheldrüse, die Zirbeldrüse und sogar zerschreddertes Gewebe. Dabei sind »viele Firmen, die mit Gewebe Umsatz machen wollen, eng mit jenen Ärzten verbunden, die an der Quelle sitzen« und sich manchmal bereits »am OP-Tisch wortgewaltig darüber [streiten], wer die Herzklappen behalten dürfe« (SZ 11.08.2006). Natürlich gibt es mittlerweile auch internationale Ringe von Organhändlern, die beispielsweise indischen Wanderarbeitern für wenig Geld eine Niere abkaufen (SZ 06.02.2008; 09./10.02.2008), so wie ja Organverkäufe »in zahlreichen ärmeren Ländern zugunsten wohlhabenderer und vor allem ausländischer Empfänger längst an der Tagesordnung sind« (Schöne-Seifert 2007, 151). Auch von Arzneimitteltests an Menschen in Slums wird berichtet (Shah 2006, 145 ff.), aber solche Tests sind in Indien oder Südamerika ohnehin etwa um einen Faktor zehn billiger als in den USA oder Westeuropa und werden außerdem weniger durch Regularien »behindert« (Glickman u. a. 2009).

Sogar staatliche Gesundheitsdienste können in die medizinische Kriminalität hineingezogen werden. Aus Osteuropa wird berichtet, daß schlecht bezahlte Mediziner der Notfall-Ambulanzen die Todkranken sterben ließen, statt ihnen zu helfen, um dann sofort ein Bestattungsunternehmen zu benachrichtigen, das ihnen im Erfolgsfall eine Provision zahlte (SZ 22.09.2006).

Dies sind Schauergeschichten aus dem wirklichen Leben in andern Ländern, die sich der unregulierten Marktwirtschaft geöffnet haben und durch Reichtum – im Fall des Organhandels durch den unseren – korrumpiert werden. Es fällt mir jedoch schwer, die Nachricht »300 Gramm leichtes Frühgeborenes überlebt« (SZ 22./23.09.2007) aus einem deutschen Krankenhaus emotional anders zu bewerten als die Menschenversuche und den – legalen oder kriminellen – Organhandel. Dieses Kind wurde in der 25. Woche der Schwangerschaft geboren. Ein paar Monate zuvor war es US-amerikanischen Ärzten gelungen, ein noch kleineres, bereits in der 22. Woche Geborenes am Leben zu halten. Allein in Deutschland werden Jahr für Jahr an die zehntausend ganz unausgetragene Kinder auf besonderen Intensivstationen einer mutterlosen Reifung ausgesetzt. Daß die meisten von ihnen ihr Leben lang körperliche oder geistige Behinderungen haben werden, ist bekannt (Marlow u. a. 2005). Die Krankenhäuser aber bekommen für die extrem frühen Geburten nicht nur besonders hohe Behandlungspauschalen, sondern diese nehmen mit abnehmendem Geburtsgewicht auch noch erheblich zu.

*Dies alles geht zu weit.* Ich komme im vierten Kapitel auf das Zu-weit-Gehen – die Übertretung des Delphischen »Nichts zuviel« – als einen oder den Grundcharakter unserer Lebensweise zurück. Hier brauche ich einstweilen nur festzuhalten, daß das nach meiner Bewertung zu weit gehende medizinische Handeln cartesianisch natürlich nicht zu weit geht und sogar ziemlich konsequent ist. Denn der eigentliche Mensch hat im cartesianischen Verständnis mit dem Körper – der nicht sein »Leib« ist – ja im wesentlichen nichts zu tun. Es geht immer – bei den Frühgeborenen wie bei den organischen Ersatzteilen – nur darum, einem Bewußtsein sein körperliches Vehikel zu erhalten oder es wieder instand zu setzen. Dabei hatte Descartes ebensowenig ein Verhältnis zum Tod wie die heutige Medizin, soweit sie Kranke und Sterbende nicht unterscheiden kann. Nach seiner Auffassung verläßt die Seele den Körper, wenn er nicht mehr funktioniert, aber gestorben wird eigentlich gar nicht. Das körperliche Vehikel soll nur möglichst lange erhalten bleiben – in unserer Zeit wohl auch besonders deswegen, weil man sich der Unsterblichkeit der Seele nicht mehr so sicher ist. Anscheinend hat der cartesianische Geist überdies eine besondere Affinität zum Kapitalismus.

### Geburt und Tod – Individualethische Grenzfragen

Wie die heutige Medizin an ihre Grenzen kommt, sieht man außer in ihrem – teils uneingelösten, teils für die Zukunft totalisierten – Anspruch der Wissenschaftlichkeit und in ihren wirtschaftlichen Verfälschungen auch in der medizinischen Individualethik. Denn hier stellen sich Grenzfragen, die zwar cartesianisch zu beantworten sind, jedoch nur mit dem Mut zu Konsequenzen, welche an der Grenze der Humanität liegen oder diese überschreiten.

Die Ethik ist derjenige Teil der Praktischen, d. h. das menschliche Handeln betrachtenden Philosophie, der sich mit der Moral oder Sittlichkeit dessen beschäftigt, was die Individuen im wechselseitigen Umgang miteinander für geboten, erlaubt oder unerlaubt bzw. unanständig halten. Die *medizinische Ethik* bewertet dementsprechend das medizinisch Mögliche darauf hin, was man darf, soll oder nicht soll, insbesondere die Fortpflanzungsmedizin (Abtreibung und künstliche Befruchtung, Leihmutterschaften, pränatale

Diagnostik und Präimplantationsdiagnostik), Organtransplantationen, die Prädiktive Medizin, medikamentös induzierte Leistungssteigerungen bei Gesunden, wissenschaftliche Experimente mit Menschen, Intensivtherapien und ihre Verweigerung sowie die aktive oder passive Sterbehilfe. In allen diesen Fällen erweisen sich die Anwendung oder Verweigerung des medizinisch Möglichen als gleichermaßen kontrovers. Ein Gegenstand der medizinischen Ethik sind außerdem die Wahrhaftigkeit des Arztes gegenüber dem Patienten oder die Frage, ob die medizinische Ethik es nur mit »Personen« zu tun hat bzw. wieweit sie auch für Embryonen, Komapatienten und andere Grenzfälle gilt. Da die Mediziner die Verantwortbarkeit ihres Handelns zunehmend von den Medizinethikern legitimieren zu lassen versuchen, haben diese sich darauf eingerichtet, trotz gegensätzlicher Grundauffassungen auf einer Art mittleren Argumentationsebene zu gemeinsamen Empfehlungen in konkreten Fällen zu kommen. Die dabei berücksichtigten Gesichtspunkte sind wie herkömmlich die Schadensvermeidung, die Fürsorge für den Patienten und die Gerechtigkeit in der Gesellschaft sowie – als typisch neuzeitliches Kriterium – die »Autonomie« des jeweils Betroffenen (Beauchamp/Childress 2001).

Durch die Bereitschaft zum sozusagen pragmatischen Kompromiß beweisen die Medizinethiker ihre professionelle Kompetenz gegenüber den Medizinern. Denn wenn sie die wirklichen Kontroversen ausdiskutieren würden, kämen sie in den seltensten Fällen zu einem das medizinische Handeln legitimierenden Ergebnis, und dies würde dazu führen, daß man gar nicht mehr an ihrem Urteil interessiert wäre. Ein typischer Beleg ist die folgende Feststellung in einem medizinethischen Lehrbuch, das die Kontroverse ansonsten relativ offen darstellt:

»In den Anfangszeiten der Transplantationsmedizin wurden häufig Fragen nach der grundsätzlichen Zulässigkeit von Organ-Implantationen, von postmortalen Organspenden und später von Lebend-Organspenden vor dem Hintergrund unseres anthropologischen Selbstverständnisses diskutiert. Inzwischen stehen längst ethische Fragen des Umgangs mit dem notorisch bestehenden Mangel an erwünschten Organen im Vordergrund« (Schöne-Seifert 2007, 137).

Bedenken von der Art, wie ich sie zuvor geltend gemacht habe, sind dem Sog der medizinischen Technik also auch im Denken der medizinethischen Experten zum Opfer gefallen.

Ich veranschauliche meine Gesamtbeurteilung, daß man falsche Fragen nicht richtig beantworten kann, im folgenden exemplarisch am medizinischen Umgang mit Geburt und Tod, dem Anfang und dem Ende unseres irdisch individualisierten Lebens. Obwohl unsere Gesellschaft vom Tod möglichst nichts wissen will, hat die medizinische Unfähigkeit, das Sterben und den Tod als einen Teil des Lebens zu begreifen und zu behandeln, mittlerweile sogar eine öffentliche Aufmerksamkeit gefunden. Die nächstliegende Unterscheidung von Medizinern und Ärzten ist aus dieser Sicht: *Mediziner sind diejenigen, die das Sterben und den Tod um jeden Preis zu verhindern suchen; Ärzte hingegen können unterscheiden, ob der Tod zu Häupten oder zu Füßen eines Menschen steht, ob dieser also nur krank ist oder im Sterben liegt.* Mediziner in diesem Verständnis rechtfertigen ihren Kampf *um jeden Preis* gern mit dem Hippokratischen Eid, dies aber ist ein Irrtum. Denn dieser Eid ist die Verpflichtung, dem Patienten nicht zu schaden. Wer einen Sterbenden nicht in Frieden sterben läßt, verstößt sogar gegen die Menschenwürde, ganz gewiß also auch gegen das Gebot, ihm nicht zu schaden. Wer dafür kein Gefühl hat, gehört nicht an das Bett eines Sterbenden.

»In großer Klarheit hat sie ihrem Leben den Tod abgerungen«, las ich in der Todesanzeige einer an Krebs gestorbenen Frau. Krankheiten haben ihre Zeit, und der Tod hat auch seine Zeit. Ein Arzt muß beides unterscheiden können. Franz von Assisi (1181–1226) hat den Bruder Tod sogar begrüßt. Filippo Neri (1515–1595) hat einen gerade Verstorbenen auf Wunsch der Angehörigen wieder ins Bewußtsein zurückgeholt, ihn dann aber doch sterben lassen, weil der Sterbende es so wollte (Türks 1995, 146f.). Das Pflegepersonal ist den Medizinern in der Wahrnehmung des Tods oft überlegen. Daß man sich gegen die Entwürdigung des Sterbens durch entsprechende Verfügungen schon vorsorglich wehren muß, ist ein schlechtes Zeugnis für die menschliche Qualität der medizinischen Ausbildung. Auch die Angehörigen haben meistens kaum Gelegenheit, von dem Toten in einer einigermaßen würdigen Umgebung Abschied zu nehmen, solange er noch in der Klinik ist.

Medizinisch konsequent ist es, einem Kranken jede erdenkliche technische Aufmerksamkeit zu erweisen, solange die Gehirnströme noch fließen, und ihn in einen Abstellraum zu schieben, sowie mit ihm nichts mehr zu machen ist. Technisch differenzierter werden diejenigen behandelt, bei denen Organe auszuschlachten sind, denn hier muß das Herz so lange in Gang gehalten werden, bis dies geschehen ist. Das ist für den Verstorbenen meines Erachtens noch vielfach schrecklicher als der Abstellraum, aber nach dem Menschenbild der herrschenden Medizin ist gegen Transplantationen nichts einzuwenden. Dasselbe gilt dann auch für die medizinische Ethik, denn jede Ethik ist Teil einer Philosophie, und die medizinische Ethik kann nur ein Teil derjenigen Philosophie sein, der das medizinische Handeln unausdrücklich folgt. Im Zeitalter des Individualismus gehört dazu auch, daß eine cartesianische Ethik keinen Paternalismus zulassen darf, indem ein autonomes Individuum – der Mediziner – einem andern autonomen Individuum – dem Patienten – ohne weiteres zumutet, was es für richtig hält. Im Zentrum der medizinischen Ethik steht deshalb die Forderung, daß der Patient alles, was mit ihm passiert, zuvor verstanden und als selbst gewollt gutgeheißen haben soll (informed consent). Freiheit als bloße Selbstbestimmung auszulegen ist zwar meines Erachtens falsch, politisch aber eine verständliche Reaktion auf die medizinischen Menschenversuche in der Zeit des Nationalsozialismus.

Nach dem dualistischen Menschenbild darf man tatsächlich voraussetzen, daß ein Kranker sich als Gesprächspartner von einem Gesunden nicht unterscheidet, denn als krank gilt hier nur der Körper. Zwischen dem Patienten und dem ihn behandelnden Mediziner »in der Situation der Beratung *eine gemeinsame Gesprächskompetenz* zu unterstellen« (Gethmann-Siefert 2005, 164) ist danach ganz berechtigt. Tatsächlich aber ist man als Kranker im allgemeinen mit seinen Gedanken woanders. Je weiter sich der Patient

> »auf dem Kontinuum zwischen Gesundheit und Krankheit in Richtung Krankheit oder Pflegebedürftigkeit bewegt, desto eher tritt die Fähigkeit zu rationalen Entscheidungen in den Hintergrund und wird überlagert durch Unsicherheit, Ängste so-

wie dem Wunsche und Bedarf nach Hilfe, Fürsorge und Betreuung« (Sachverständigenrat 2000/2001, Ziffer 52).

Kranken soll man helfen, also nur so weit mit ihnen diskutieren, wie ihnen dies hilft. Mit Klaus Dörner halte ich deshalb die individualistisch-souveräne Selbstbestimmung des Patienten und die patriarchalische Bevormundung für entgegengesetzt gleich falsch (2001, 23f./53 f.).

Nach aller Erfahrung ist auch das Bewußtsein an der Krankheit, die ja im wesentlichen selbst der Prozeß des Gesundwerdens ist, beteiligt, und jedes Gespräch ist ein therapeutischer Akt. Dem Patienten zuviel zu sagen kann ihm genauso schaden wie zu wenig – das ist der Unterschied zur gemeinsamen Gesprächskompetenz. Vor allem soll man ihm Mut machen, wieder gesund werden zu *wollen*. Auch Platon hat das Gespräch, das der Arzt mit dem Kranken – und mit seinen Freunden oder Angehörigen! – führen soll, ganz gewiß nicht auf gleicher Augenhöhe wie mit einem Gesunden, sondern therapeutisch verstanden (*Gesetze* 720f.).

Hinzu kommt natürlich, daß die Selbstbestimmung des Patienten eine ideologische Augenwischerei ist, denn der Arzt weiß immer viel besser, was er dem Patienten zur Wahl stellt, als dieser seine Wahl trifft. In diesem Zusammenhang ist es eine bemerkenswerte Tatsache, daß die Mediziner selbst und ihre Frauen offenbar erheblich weniger Vertrauen in die Ratsamkeit ihres beruflichen Handelns setzen als die Allgemeinheit. Beispielsweise beträgt die Rate der Gebärmutterentfernungen bei den Frauen in der Schweiz durchschnittlich 16 Prozent, bei Medizinerinnen aber nur 10 Prozent und bei Anwältinnen bzw. Anwaltsfrauen sogar nur 8 Prozent. Bei Gallenblasenentfernungen ergaben sich ähnliche Verhältnisse (Mediziner und Anwälte knapp 3 Prozent, Allgemeinbevölkerung 5 Prozent; Domenighetti u.a. 1993). Die vermeintliche Selbstbestimmung des Patienten bejaht also wohl entschieden mehr, was der unternehmerische Mediziner wünscht, als was dieser bei sich selbst für richtig hält. Wieso Anwältinnen bzw. Anwaltsfrauen noch mißtrauischer sind als die Medizinerinnen selbst, ist eine interessante Frage, die ich nicht beantworten kann.

Besonders abwegig ist das Prinzip der Selbstbestimmung, wenn ein Mensch im Sterben liegt. Soweit im medizinischen Umgang mit dem Sterben und mit dem Tod Grenzen überschritten werden, ergeben sich in der Medizinethik teilweise cartesianisch konsistente, jedoch abwegige oder inhumane und teilweise gar keine Antworten. Letzteres gilt beispielsweise für die Frage, wann die Maschinen abgestellt werden dürfen, die den Patienten am Leben halten bzw. am Sterben hindern, nachdem man sie entweder fälschlich eingeschaltet oder nicht rechtzeitig abgeschaltet hat. Stirbt ein Mensch noch seinen eigenen Tod, wenn dieser dadurch eingeleitet wird, daß man die Maschinen abgestellt hat?

An ethische Grenzen kommt die Selbstbestimmungs-Ideologie auch in der Frage der Sterbehilfe. Da die herrschende Medizin das Leben des Patienten soweit wie möglich in Regie nimmt, wäre es – abgesehen von Grenzen der Sozialverträglichkeit – nur konsequent, dies auch für den Tod zu tun, ihm also nach dem Prinzip der Selbstbestimmung im »informed consent« den Tod zu geben, wenn er es wünscht. Dagegen aber muß man halten, daß die Selbstbestimmung nur *im* Leben gelten kann, jedoch nicht *über* das Leben, denn wir haben unser Leben nicht von uns.

Nicht besser als den Sterbenden geht es denen, die zur Welt kommen. Nur noch weniger als ein Zehntel aller Geburten findet ohne medizinische Interventionen statt, obwohl diese – Öffnung der Fruchtblase, Anästhesie, Einlauf zur Entleerung des Darms, Dammschnitt – ebenso wie der permanente Wehenschreiber normalerweise nicht nötig sind (SZ 25.10.2007). Hinzu kommen die viel zu vielen, medizinisch jedoch lukrativen Kaiserschnitte, in Deutschland bei bis zu jeder dritten Geburt. Die Folge ist, daß die Kinder *nicht zu ihrer Zeit* zur Welt gebracht werden, sondern nach den Dienstplänen der Klinik. Ich habe mir für Hamburg einmal die Geburtenstatistik nach Wochentagen angesehen und festgestellt, daß im Jahr 2007 an Werktagen durchschnittlich 50 Kinder pro Tag geboren wurden, an den Wochenenden und an Feiertagen hingegen nur 38. Für den Cartesianer ist dies kein Problem, denn er entnimmt der Mutter das Kind wie der Bäcker dem Backofen das Brot. Aber gibt es wichtigere Ereignisse im Leben des Menschen als die Geburt und den Tod?

Etwa neun Monate leben wir in und aus der Mutter. Für den sich langsam bildenden Menschen, der durch sie zur Welt kommt, ist ihre Gebärmutter die innere Oberfläche des Kosmos. Allmählich entsteht ein Selbstsein des Kindes im nährenden und kommunikativen Mitsein mit der Mutter, dann aber ist es schließlich so weit, daß die Trennung sein muß, weil der Mensch geboren werden soll. Und diesen großen, schmerzhaften, wunderbaren Akt zerstört irgendein Fremder, indem er – oder sie – nicht in Ruhe kommen läßt, was kommen will, und dabei allenfalls etwas mithilft, sondern das Geschehen in die Regie der Klinik nimmt und den wichtigsten Moment des Lebens verdirbt! Natürlich ist es gut, wenn ein Arzt die Geburt begleitend betreut, um notfalls eingreifen zu können, aber er soll sich doch möglichst heraushalten.

Ist schon einmal einer der Selbstbestimmungsfreunde für das Recht auf eine natürliche Geburt eingetreten? Glücklicherweise haben wenigstens die Neuropsychologen inzwischen festgestellt, daß Mütter in den ersten Wochen nach der Geburt empfindsamer auf die Stimmen ihrer Säuglinge reagieren, wenn diese nicht durch einen Kaiserschnitt, sondern auf natürlichem Weg – wenn auch unter klinischer Einmischung – geboren worden sind (Swain u. a. 2008). Entsprechende Unterschiede werden sich wohl auch noch zwischen einer wirklich normalen und einer klinisch fremdbestimmten Geburt nachweisen lassen. Glücklicherweise ist zur Überwindung des mechanistischen Denkens immer noch wesentlich mehr Verlaß auf die avancierteren Naturwissenschaften als auf das Bewußtsein derer, die sich zwar auf die Wahrnehmung der Kultur verstehen, dies jedoch nicht dem kultivierten Umgang mit den Dingen und Lebewesen der Natur zugute kommen lassen.

In der Philosophie ist vor allem Hegels »Verständnis des – bereits bei höheren Tieren anzunehmenden – beseelten Körpers ... dem Cartesianismus, wie er auch noch viele Strömungen der modernen ›mind-body‹-Diskussionen beherrscht, strikt entgegengesetzt« (Siep 2011). Unter den neueren Philosophen ist Gernot Böhme frühzeitig für eine natürliche Geburt eingetreten (1968).

Die Grenzen des kultivierten Umgangs mit unserm leiblichen Dasein werden im Umkreis der Geburt meines Erachtens auch sonst überschritten. Für sehr fragwürdig halte ich insbesondere, wieweit die künstliche Befruchtung mit der Menschenwürde verträglich ist. Wie steht es mit Eispenden bzw. -verkäufen oder Leihmüttern, woraus ja in den USA bereits ein Gewerbe gemacht wird (Mundy 2007)? Ebenso problematisch ist, ob es zulässig sein kann, vermöge der pränatalen Diagnostik ein Kind mit unerwünschten Eigenschaften sozusagen wieder zurückgehen zu lassen. Diese und viele andere Beispiele beweisen doch wohl, daß eine Praxis, durch die man vor derartige Entscheidungen gestellt wird, keine richtige Praxis sein kann. Es gibt keine richtigen Antworten auf falsche Fragen, sondern es »zeigt sich, daß man das Problem einer Ethik in der Medizin nicht adäquat diskutieren kann, solange man die Verantwortung der Ärzte für die Theorien, Konzepte und Modelle der Medizin ignoriert« (Uexküll/Wesiack 1988, x). In diesen Zusammenhang gehören außer der Prädiktiven Medizin und den medizinisch induzierten Leistungssteigerungen, auf die ich bereits eingegangen bin, auch die Fragen:

- Nach welchen Kriterien können medizinische Therapien rationiert werden, wenn sie zu teuer sind, um allen Bedürftigen zugute zu kommen?
- Wem soll eine Organtransplantation zuteil werden, wenn es dafür mehr Interessenten als Spender gibt?
- Inwieweit dürfen Menschen und andere Lebewesen zum Gegenstand der experimentellen Forschung gemacht werden? Die medizinische Forschung würde sich sehr verändern, wenn sie sich Kurt Goldsteins Kriterium der Natürlichkeit oder Viktor von Weizsäckers Grundsatz: »um Lebendes zu erforschen, muß man sich am Leben beteiligen« (1939, IV 83), zu eigen machte.

Dem Kontingentierungsproblem hat Bernard Shaw bereits sein *Doctor's Dilemma* gewidmet. Alle diese Grenzfragen stellen sich in der medizinischen Individualethik und werden dort gemeinsam mit andern moralischen Konflikten, in welche die Mediziner geraten können, vielfach erörtert (Siep 2004/Birnbacher 2006). Die viel weiter gehenden Fragen der Sozialverträglichkeit, auf die ich bereits eingegangen bin, werden dabei noch gar nicht berücksichtigt. Ich nehme aber an, daß der Bedarf an medizinethischer Legitimation sehr zurückginge, wenn die medizinische Versorgung im Gesundheitswesen auf das *unvermeidliche* Krankheitswesen reduziert würde. Soweit es nämlich durch sozialkulturelle und Bildungsmaßnahmen dazu käme, daß Menschen möglichst gar nicht erst krank würden, ergäben sich auch keine unlösbaren medizinethischen Probleme. Wo die angedeuteten Dilemmata im Rahmen des verbleibenden Krankheitswesens weiterhin entstehen, könnte vielleicht der Grundsatz helfen, sich gar nicht erst in Situationen zu begeben, die als moralische Sackgassen keinen akzeptablen Ausweg mehr bieten würden.

## (4) Medizin als Wissenschaft

Trotz wachsender Zweifel, wieweit in der Medizin das Richtige geschieht, teilen sich die Mediziner mit den Professoren unverändert Spitzenplätze der gesellschaftlichen Wertschätzung der verschiedenen Berufe. Es hat in der Neuzeit aber ziemlich lange gedauert, bis das Ansehen der Ärzte dieses Niveau erreicht hatte. Insbesondere war das medizinische Bewußtsein durch große Denker wie Paracelsus (1493–1541), Andreas Vesalius (1514–1564) und William Harvey (1578–1657) der ärztlichen Praxis lange weit voraus, so daß Francis Bacon, der große Vordenker des neuzeitlichen Fortschritts, noch zu Beginn des 17. Jahrhunderts feststellte: »Medicine is a science which hath been ... more professed than laboured, and yet more laboured than advanced« (1605, III 373). Im folgenden Jahrhundert mokierte sich Molière darüber, daß die Ärzte sich allenfalls darauf verstanden, die Klagen ihrer Patienten auf Lateinisch zu wiederholen, und Voltaire soll resümiert haben: »Ärzte verordnen Arzneien, von denen sie kaum etwas wissen, gegen Krankheiten, von denen sie noch weniger wissen, um Menschen zu heilen, von denen sie gar nichts wissen« (nach Porter 1997, 256).

Ob die Ärzte damals wirklich so besonders schlecht waren, weiß ich nicht. Allerdings dürfte ihr Ansehen darunter gelitten haben, daß seit dem 17. Jahrhundert die Naturwissenschaft einen Aufschwung nahm, der den in der griechischen Antike noch übertraf und zum Vorbild dafür wurde, wie man etwas wirklich wissen und wissend können kann. Dieser Aufschwung strahlte durch die Verbindung von Wissenschaft und Handwerk in die mechanische und chemische sowie in die Wärmetechnik aus, in der ärztlichen Praxis aber war davon lange kaum etwas zu merken. Die Heilkunst fiel sozusagen hinter den Geist der Zeit zurück. Noch zu Anfang des 19. Jahrhunderts ließ Goethe zwar von den Bauern Fausts Vater als einen guten Arzt loben, diesen selbst aber kommentieren, eigentlich habe jener »weit schlimmer als die Pest getobt« (Vers 1052), nämlich durch seine Kuren vielleicht mehr Menschen vergiftet als geheilt.

Was dann die Wende brachte, war die Neukonstituierung der Medizin als angewandter Naturwissenschaft, zunächst in Gestalt der Physiologie und dann durch die Entdeckung der Krankheitserreger. Arzt zu werden galt zwar in den höheren Gesellschaftsschichten noch bis weit ins 20. Jahrhundert hinein als unfein, so daß George Eliot eine ihrer Romanfiguren sagen lassen konnte: »For my own part, I like a medical man more on a footing with the servants«, allerdings mit der Selbstironie, daß die – somit den niederen Ständen zugehörigen – Ärzte die klügeren seien (1872, 89 = I 10). Die aufstrebenden Mittelschichten aber sahen hier eine Chance und gewannen als Ärzte Sozialprestige.

### Wie aus Ärzten Mediziner geworden sind

Allerdings dauerte es immer noch eine ganze Weile, bis die Verwissenschaftlichung der Medizin in die ärztliche Praxis durchgedrungen war. Jedenfalls ließ Bernard Shaw in *The Doctor's Dilemma* (1906) noch keine wirkliche Professionalität des Ärztestandes gelten: »We're not a profession: we're a conspiracy« (107), und Cronins junger Arzt Andrew Manson kämpfte noch in den 1920er Jahren für

> »eine neue Auslegung des hippokratischen Eides, eine restlose Hingabe an den wissenschaftlichen Gedanken, keine Empirie, keine Routine, keine Medikamentenmischerei, keine Honorarjagd, keine Gewinnsucht, keine Schmarotzerei bei Hypochondern« (1937, 384).

Übrigens plädierte Cronin schon damals für die Bündelung verschiedener ärztlicher Fachkompetenzen in Gemeinschaftspraxen, wie sie neuerdings zunehmend eingerichtet werden, um der fachärztlich multiplen Einäugigkeit entgegenzuwirken.

Zumindest die zweite Hälfte des 20. Jahrhunderts könnte im Rückblick aber schon das Goldene Zeitalter der medizinischen Profession gewesen sein. Denn die Ärzte, die nun immer mehr zu Medizinern wurden, konnten ihr Sozialprestige und ihre steigenden Einkommen auf ihre Naturwissenschaftlichkeit gründen, ohne diesen Anspruch wirklich einlösen zu müssen, und die durch die mit dieser Art von Wissenschaftlichkeit einhergehenden Kosten des technischen Fortschritts waren noch nicht so gestiegen, daß der medizinischen Praxis finanzielle Grenzen gesetzt werden mußten. Beides ist nun vorbei. Die jetzt und in Zukunft praktizierenden Mediziner und Ärzte sind dadurch unter einen (auch administrativen) Rechtfertigungsdruck geraten, den eigentlich ihre Vorgänger verdient gehabt hätten. Die Folge ist, daß viele die Freude an ihrem Beruf verlieren oder gar nicht erst finden. Ein Ausweg ist die Arbeit in den Laborbetrieben, die den ärztlichen Praxen zuarbeiten, ein anderer der mehr oder weniger hemmungslose Einstieg in die Markterweiterung durch die zuvor bereits beschriebene Medikalisierung des Lebens. Besonders schlecht geht es den Krankenhausärzten.

Es gibt etwa knapp 400 000 Mediziner in Deutschland, und rund elfmal so viele Menschen arbeiten im Gesundheitssektor insgesamt. Nachdem ihre Vorgänger im Bund mit den Patienten und im Zug des naturwissenschaftlich-technischen Fortschritts so aus dem vollen gewirtschaftet haben, daß die Grenzen der Medizin auch finanziell erreicht sind, haben die heutigen Mediziner nun darunter zu leiden. Sie sind aber längst nicht mehr überwiegend Ärzte im traditionellen Verständnis. Soweit eigentlich Ärzte gewünscht worden sind, war es keine kluge Idee, nur die im schulischen Sinn Klügsten zum Medizinstudium zuzulassen, denn den Schulklugen fehlen oft die emotionalen und empathischen Qualitäten, welche die guten Ärzte in der Vergangenheit, die selten gute Schüler waren, ausgezeichnet haben. Da aber die Medizin ihr Renommee de facto auf ihre Naturwissenschaftlichkeit stützte, entsprachen die Auswahlkriterien jedenfalls dieser sozialen Tatsache.

Die Naturwissenschaftlichkeit hat der Medizin also einerseits ihren sozialen Aufstieg gebracht, sie durch den technischen Fortschritt aber andererseits in eine Sackgasse geführt, in der sie so wie bisher nicht mehr weiterkommt. Die Menschen, die sich jetzt in dieser Lage finden, sind jedoch nicht erst seit den Numerus-clausus-Kriterien von anderer Art als ihre Vorläufer im 19. Jahrhundert, denn mit der Technisierung und dem Fortschrittsglauben hat sich auch die ärztliche Mentalität auf den allein medizinischen Blick reduziert. Dieser Umschwung vollzog sich zuerst im Geist der führenden Mediziner des 19. Jahrhunderts. In einem Vortrag, den der Karlsruher Arzt Robert Wilhelm Volz (1806–1882), der ein angesehener Vertreter seines Standes war, bereits im Jahr 1870 gehalten hat, wird der Gegensatz zwischen den alten Ärzten und den modernen Medizinern bereits so deutlich beschrieben, wie man es heute kaum besser machen könnte:

»Der alte Arzt kam seinen Kranken näher; um die Ursachen zu erforschen, mußte er Psychologe sein, und Menschen und Verhältnisse beurtheilen, um mit Rücksicht darauf den Heilplan zu entwerfen; er mußte und durfte in Haus und Familie sich eindrängen, er sollte und wollte zum Hausarzte Hausfreund sein. Seine Aufgabe war vielleicht schwieriger als jetzt, – er hatte es nicht mit dem Objekte einer Krankheit, sondern mehr mit der Person des Kranken zu thun. Was ihm an möglicher Erkennung der Krankheit abging, was seine Mittel nicht leisten konnten, mußte er durch eine auf die Person berechnete vertrauenerweckende Sicherheit und Menschenkenntniß ausführen. Deshalb hatte damals jede Stadt ihren alten allverehrten Arzt, ... Jetzt ist es anders. Die Medizin ist thatsächlich, ist objektiv geworden. Es ist gleichgiltig, wer am Bett steht, aber er muß verstehen, zu untersuchen, zu erkennen. Er tritt vor ein Objekt, welches er ausforscht, ausklopft, aushorcht, ausspäht, und die rechts und links liegenden Familienverhältnisse ändern daran gar nichts: der Kranke wird zum Gegenstand. Da dies Jeder verstehen muß, so verschwinden die Hippokrates, die sonst jede Stadt aufwies. ... Damit ... lockern sich die persönlichen Beziehungen, denn man wechselt den Arzt und wählt ihn je nach der Krankheit. Dadurch verlieren sich auch beim Arzte gewisse Rücksichten, welche der intimere Umgang gebot, sie verlieren sich ebenso beim Publikum, und es bedarf nicht viel, so verrückt der Beruf seinen Schwerpunkt und legt ihn auf den Erwerb« (33 f.).

Erstaunlich, mit welcher Klarheit hier vorausgesehen wurde, wie aus Ärzten Mediziner werden würden, als die naturwissenschaftliche Medizin erst ein Projekt war! Es hat noch mehr als ein Jahrhundert gedauert, bis dieser Wandel tatsächlich allgemein vollzogen war, aber in seinem geistigen Kern hatte er damals bereits stattgefunden. *Der Arzt kommt dem Kranken nicht mehr nahe – der Kranke wird zum Gegenstand – es ist gleichgültig, wer am Bett steht – und letztlich ist dies ein Erwerb wie jeder andere!* Wenn ich hier lese, wie der Kranke ausgeforscht, ausgeklopft, ausgehorcht und ausgespäht wird, kommt mir Georg Groddecks Erklärung in den Sinn, der Arzt habe seinem Wesen nach einen »Hang zur Grausamkeit, der gerade so weit verdrängt ist, daß er nützlich wird, und dessen Zuchtmeister die Angst ist, weh zu tun« (Groddeck 1923/2004, 2).

Noch erstaunlicher als die klare Voraussicht des mit der Verwissenschaftlichung der Medizin eintretenden Wandels finde ich, daß Volz diesen Wandel offenbar aus vollem Herzen bejaht hat. Jedenfalls sind dem Vortrag auch an anderer Stelle weder ein Bedauern über den Verlust der persönlichen Beziehung noch Zweifel zu entnehmen, ob in der Medizin tatsächlich derart eindeutige Befunde an die Stelle der persönlichen Intuition der alten Ärzte treten würden. So wissenschaftsgläubig war man im 19. Jahrhundert.

Die naturwissenschaftlich orientierten Ärzte haben damals also wohl wirklich geglaubt, mit der Verwissenschaftlichung und Technisierung ihrer Kunst auf einem guten Weg zu sein. Das dadurch gewonnene Sozialprestige war eine sicherlich gern akzeptierte Zutat für die Ärzteschaft, hat im Denken der Protagonisten aber schwerlich die entscheidende Rolle gespielt. Welche Wünsche und welche Erfahrungen waren es, die den hemmungslosen Glauben genährt haben, daß es gut sei, wenn der Kranke zum *Gegenstand* wird?

Zu einem Symbol für den Wandel in der ärztlichen Mentalität ist die Erfindung des Stethoskops – des »Brustspähers« – geworden (1816). Kein Mediziner würde heute noch das eigene Ohr an die Brust eines vielleicht ungewaschenen, schwitzenden und kreatürlich stinkenden Kranken legen, wie es die Ärzte früher getan haben, denn diese intime Nähe läßt sich durch das Stethoskop vermeiden. Allerdings hört man damit nicht mehr die Fülle der Geräusche im menschlichen Körper, sondern nur noch einen Ausschnitt. Einen ähnlichen Dienst leistet das Fieberthermometer, denn man braucht dem Kranken nun nicht mehr die Hand auf die Stirn zu legen oder ihm in die Augen zu sehen. Eine Fülle von Daten (Blutdruck, Blutwerte) und Beobachtungen (Röntgenbilder, Ultraschall, Magnetresonanztomographie) kommt hinzu, die ebenfalls erhoben werden können, ohne in irgendeinen leiblichen Kontakt mit dem Patienten zu treten, nicht einmal gesprächsweise. Häufig hat das Gespräch mit dem Patienten überhaupt nur noch den Sinn, diesem Verhaltensanweisungen zu geben – für die Diagnose wird es kaum noch gebraucht. Fast jeder Komplementärmediziner bietet seinen Patienten mehr persönliche Zuwendung als ein durchschnittlicher Mediziner der herrschenden Zunft.

Stellt man also, wie es die Psychotherapeuten tun, hinsichtlich der medizinischen Praxis die Frage: Was wird hier vermieden?, so liegt die Antwort offen zutage: Vermieden wird jegliche leibliche und überhaupt persönliche Nähe – der Kranke wird zum Gegenstand. Dies soll sich sogar noch verstärken. Beispielsweise wollte die Medizinerin Elizabeth G. Armstrong nur schildern, wieweit wir es in Kürze bringen würden, als sie in einem medizinischen Ausblick auf das 21. Jahrhundert erklärte:

»Unsere jungen Ärzte erhalten ihr Wissen über ihre Patienten unmittelbar durch elektronische Daten. Genetische Informationen übermittelt ihnen eine einfache Blutprobe, die auf einen programmierten Silikonchip übertragen wurde. Dieser Chip zeigt die Krankheitsanfälligkeit des Patienten ebenso an wie genaue Details der genetischen Struktur seiner Krankheiten. ... Patienten verfügen zu Hause über ein preisgünstiges, etwa 100 Euro teures Kommunikationsterminal. Dieses Gerät verbindet Patienten und Praxen und sorgt für einen täglichen Austausch von Daten« (1999).

Besonders erstaunlich finde ich die Wortwahl, hier von einem täglichen »Austausch« und einem »unmittelbaren« Wissen zu sprechen, wo doch gerade gar kein Austausch mehr stattfindet und jede Unmittelbarkeit vermieden wird. So aber muß man denken, um lieber Mediziner als Arzt sein zu wollen.

Der Wandel von der Heilkunst zur Medizin scheint in Frankreich begonnen zu haben, als man nach der Revolution den Kirchen die Krankenhäuser – ursprünglich Armenhäuser – wegnahm und sie wissenschaftsorientierten jungen Ärzten anvertraute. Michel Foucault hat der *Geburt der Klinik* (1963) ein bedeutendes Buch gewidmet. Für die neue Medizin waren Krankenhäuser eine ideale Einrichtung, denn »die rechts und links liegenden Familienverhältnisse« (Volz 1870, 34) waren hier schon institutionell eliminiert, so daß das Interesse der Ärzte sich ziemlich unbehindert von den aus ihrem mitmenschlichen Kontakt gelösten und zum medizinischen Gegenstand geschrumpften Kranken auf die Krankheiten richten konnte. In den Krankenhäusern als wissenschaftlichen Anstalten wurden die Patienten zu Krankenmaterial, wodurch dem Geist der Zeit entsprechend das Krankenhaus einer Fabrik zu ähneln begann (Porter 1997, 316/347).

Es hat nach der Verwissenschaftlichung der Krankenhäuser noch ziemlich lange gedauert, bis auch die ambulante ärztliche Tätigkeit aus dem Kontext des Lebens gelöst und in die Praxen verlagert wurde. Das Prinzip aber ist dasselbe: Der Kranke wird nicht mehr unter den »rechts und links liegenden« Umständen wahrgenommen, in und mit denen er lebt, sondern er soll sich als Objekt in einen medizinisch-wissenschaftlichen Kontext einfügen. Was da nicht hineinpaßt, ist medizinisch gar nicht vorhanden, wohingegen die alten Hausärzte alle Krankheiten im Gefüge der häuslichen Lebensverhältnisse der Kranken wahrnahmen. Wo gute Ärzte tätig sind, gibt es natürlich auch heute noch Hausbesuche. Beispielsweise hörte ich aus einer ostfriesischen Landarzt-Praxisgemeinschaft nach dem Croninschen Ideal, daß die dortigen Ärzte etwa 30 % ihrer Zeit den Hausbesuchen widmen. Das aber ist selten geworden.

Dies alles könnte auch anders sein. »Bis weit in das achtzehnte Jahrhundert hinein hat der Arzt weniger untersucht als zugehört« (Kathan 2002, 202). Neuere Studien zeigen, daß zumindest Frauen in der medizinischen Behandlung vor allem das Gespräch mit dem Arzt über ihre persönliche Situation vermissen (z.B. Himmel 1999), wohingegen die behandelnden Mediziner ihre Rezepte auch deshalb ausstellen, weil sie die Patienten dadurch am schnellsten wieder loswerden. Dies aber scheint nicht nur am

Zeitmangel zu liegen, sondern mindestens ebensosehr an der Gesprächsunfähigkeit im Umgang mit denen, die doch oft vor allem gerade eines guten Wortes bedürfen (Langewitz 2006). Aus der Lebenserfahrung eines guten Arztes hat Bernard Lown der Kunst des Gesprächs, des Zuhörens und des sensiblen Fragens ein schönes Buch gewidmet (1996).

Die durch die Abstandhalter veränderte Wirklichkeit des Mediziners paßt in die allgemeine Entwicklung unserer Zeit. Sogar bei den Gärtnern läßt sich ähnliches beobachten. Wo früher Blätter geharkt oder mit einer Heckenschere der Expansion von Büschen und Bäumen Grenzen gesetzt wurden, benutzen sie heute Maschinen, mit denen alles viel schneller geht. Dafür spüren sie keinen Widerstand mehr und müssen sich obendrein die Ohren zuhalten, weil die Maschinen einen unerträglichen Lärm machen. Vielleicht kommt es einmal soweit, daß kein Gärtner mehr eine Pflanze mit seinen Händen berührt.

Es gäbe das Distanzierungsbedürfnis – bzw. die Unfähigkeit zur Nähe – wohl weder bei den Medizinern noch bei den Gärtnern, wenn dahinter nicht eine spezifische Angst unserer Zeit steckte. Mit dem Mut zur absurden Konsequenz, wie er besonders manche Philosophen auszeichnet, ist Joseph Fletcher dafür eingetreten, sogar dem werdenden Menschen nicht mehr die »darkness and obscurity« des Mutterleibs zuzumuten und ihn »clare et distincte« (wie Descartes auch hier gesagt haben könnte) auf Distanz zu vergegenständlichen, ihn also sozusagen »im Freien« (in einer Nährlösung) heranwachsen zu lassen. Denn »we realize that the womb is a dark and dangerous place, a hazardous environment« (1974, 103). Unter den vielen Gefährdungen, denen man in der heutigen Welt ausgesetzt ist, ausgerechnet den Mutterleib für einen besonders gefährlichen Ort zu halten ist ein erstaunlicher Gedanke, der natürlich – wie viele technische Motive – eine psychoanalytische Vertiefung verdiente.

Oder ist es vielleicht doch ganz gut, wenn die Medizin sich ein objektives, also gegenständliches Bild davon macht, was einem Kranken fehlt? Dies war ja wohl das Gefühl, das Volz bewegte, der verlorengehenden persönlichen Beziehung zwischen dem Arzt und dem Patienten gar nicht nachzutrauern. Die Frage ist aber, welches Wissen objektiv ist. In der Grundbedeutung meint man damit ein

Wissen, das nicht durch subjektive Vorurteile, Stimmungen oder Interessen des Arztes getrübt ist, sondern dem Patienten in seiner Krankheit gerecht wird, also persönlich sachgemäß ist. In diesem Verständnis von Objektivität sollten verschiedene Ärzte zu dem gleichen Urteil kommen können, soweit die Medizin ihrer Sache gerecht wird, nämlich etwas von Gesundheit und Krankheit versteht.

Das Verständnis von Objektivität kann aber auch dahingehend verengt werden, daß nur dasjenige Wissen als objektiv gilt, in dem der Gegenstand zu einem Objekt der Naturwissenschaft bestimmt wird. Objektivität in diesem engeren Verständnis bedeutet ein Wissen von materiellen Objekten, medizinisch also ein Wissen vom Menschen in seinen körperlichen Modi, d.h. ein rein somatisches Wissen. Wer der Medizin diese Art von Objektivität abverlangt, macht dabei die Voraussetzung, daß ein somatisch-naturwissenschaftliches Wissen zum Verständnis von Gesundheit und Krankheit ausreichend und sachgemäß ist, dies aber ist nicht selbstverständlich. Wenn man Michael Balint folgt, ist die Annahme sogar falsch, weil Gesundheit und Krankheit immer psychosomatische Konstellationen sind, so daß ein Herumkurieren an den somatischen Erscheinungen die psychische Wirklichkeit der Krankheit gar nicht berührt und diese entweder unterdrückt oder in neuer Weise somatisiert wird. Ich werde im dritten und vierten Kapitel dieses Buchs zeigen, daß man auch über das psychosomatische Verständnis noch weit hinausgehen muß.

Die philosophische Frage, auf die es hier ankommt, ist die nach den Tatsachen, an denen Gesundheit und Krankheit zu erkennen sind. Welche Wahrnehmung von Gesundheit und Krankheit ist für einen Arzt sachgemäß? Für einen Mediziner sind es die rein somatischen Wahrnehmungen, aber genügt das? Der Neurologe und Holist Kurt Goldstein läßt sie »nicht so ohne weiteres als Vorgänge des Organismus« gelten.

»Sie haben sich erst in ihrer ›Bedeutung‹ für das Geschehen im Organismus zu erweisen. Sie sind zwar das Material, von dem wir ausgehen müssen, sie erfahren aber ihre Bewertung erst durch das Bild des Organismus selbst. Damit verlieren sie den anscheinend so gesicherten *Charakter der Tatsache*. Das, wovon die Biologie im allgemeinen glaubt ausgehen zu müssen, wird damit das *Problematischste*« (1934, 241).

Was als Tatsache gelten darf, hängt also vom Verständnis des Ganzen, d.h. vom Menschenbild, ab. Der Philosoph Hilary Putnam hat den mit der Festlegung auf einen bestimmten Typ von Tatsachen immer schon verbundenen Wertsetzungen eine kritische Studie gewidmet (2002). Wenn Krankheiten durch somatische Tatsachen hinreichend beschrieben werden könnten, wäre die Medizin auf dem richtigen Weg. Sind es aber psychosomatische, soziopsychosomatische und sogar Tatsachen des menschlichen Naturverhältnisses, in denen Gesundheit und Krankheit zu verstehen sind, so sind die bloß somatischen Modi eine einseitig verkürzte Darstellung. Es ist so, als ob man die Erdoberfläche aus großer Höhe und in einem Licht von oben sieht, so daß Höhen und Tiefen nicht zu unterscheiden sind. Rein somatisch gesehen wäre der Mensch eine Art Flachwelt, wie die Erdoberfläche auf einer Landkarte ohne Höhenunterscheidungen nach Farben, wohingegen sich in den Horizonten des Ganzen die Tiefenstrukturen zeigen.

### Medizin als Mit-Wissenschaft

»Die Medizin wird eine Wissenschaft sein, oder sie wird nicht sein«, ist ein gern zitierter Satz von Bernhard Naunyn (1839–1925), den auch er selbst verschiedentlich wiederholt hat (z.B. 1905, II 1348). Zuerst formuliert wurde er wohl in den 1890er Jahren, also zu einer Zeit großer naturwissenschaftlicher Fortschritte in der Medizin. Naunyn empfand sie als schicksalhaft für die Entwicklung der Heilkunst, was für die damalige Bakteriologie und Physiologie leicht nachvollziehbar ist, wollte mit dem zitierten Satz aber sagen, daß die Medizin daran teilhaben, keineswegs aber selbst zu einer Art Naturwissenschaft werden solle. Anders als der heutige Leser wohl erwarten wird, fügte er nämlich hinzu:

»... eine Naturwissenschaft ... wird sie ... schwerlich jemals werden. Denn jede Wissenschaft steckt sich ihre Grenzen nach ihrem Können! und dahin kann es die Medizin nicht bringen, – dazu sitzt ihr die *Humanität* zu tief im Blute« (1900, II 1280).

Hier mag ein leichtes Bedauern durchklingen, aber die der Medizin attestierte Humanität kann Naunyn ja doch wohl nicht als einen wirklichen Makel empfunden haben. Wie mag er sich dann die Medizin als eine Wissenschaft vorgestellt haben, in der sich Naturwissenschaftlichkeit und Humanität verbinden?

Naunyn hat sich dazu, soviel ich weiß, nicht genauer geäußert, aber eine Antwort, die er gemeint haben könnte, ist von Wolfgang Wieland gegeben worden, der die herkömmlichen Natur- oder Geisteswissenschaften als theoretische Wissenschaften von der Medizin als einer praktischen unterschied:

»Praktisches Wissen ... gehört ... zu jedem bewußten menschlichen Leben als eine seiner Voraussetzungen. Die praktischen Wissenschaften ... unternehmen es, die Formen dieses Wissens zu entwickeln, zu differenzieren und ... begründungsfähig zu werden« (1986, 33 f.).

Wieland beruft sich hier auf eine sonst eher in Vergessenheit geratene Arbeit von Richard Koch, wonach man in der Medizin »keinen Anspruch auf Bewertung nach Wahrheit oder Unwahrheit, sondern nur nach Nützlichkeit oder Unnützlichkeit« im Sinn von Galens Definition: »Das Ziel der Heilkunde ist die Gesundheit« (1920, 130/148) stelle. Tatsächlich *bewerten* alle medizinischen Aussagen einen Sachverhalt im Hinblick auf Gesundheit und Krankheit. Durch ihren normativen Charakter aber ist die Medizin keine Naturwissenschaft im heutigen Verständnis (Hoppe 2008, 193).

Weder Wielands Unterscheidung des praktischen vom theoretischen Wissen noch Kochs Trennung von Wahrheit und Nützlichkeit sind ganz befriedigend, weil sich auch die Wahrheit der »theoretisch« gemeinten naturwissenschaftlichen Erkenntnis tatsächlich an ihrer Handlungsförmigkeit und Nützlichkeit erweist. Denn Naturgesetze sind die Handlungsformen, derer sich tunlichst bedienen sollte, wer es auf Veränderungen in der Sinnenwelt anlegt. Der von Wieland wie von Koch gemeinte Unterschied wird aber klarer, wenn in ihrer beider Sinn die Medizin als *Kunst* verstanden wird, wobei sie nicht an die bildende, sondern an die Staats- und Kriegskunst gedacht haben (Koch 1920, 66/Wieland

1975, 85). Denn in der Kunst geht es letztlich um den Einzelfall unter bestimmten Umständen, und dies unterscheidet auch den Arzt, der es immer mit einem bestimmten *Kranken* zu tun hat, von der naturwissenschaftlichen Medizin, in der es um *Krankheiten* geht.

## Goethe und die Naturwissenschaft

Denken wir uns also die Wissenschaft, welche die Medizin im Sinn Naunyns sein soll, als Kunst, so ist sie keine Naturwissenschaft im herkömmlichen Sinn. Zu tun haben aber soll sie es gleichwohl mit der Natur, weil wir dazugehören. Was ist das dann für eine Heilkunst? Wie man sich Wissenschaft als Kunst denken kann, hat niemand klarer gesehen und besser verstanden als Goethe, überdies nicht in einem Gegensatz zur Kunst im ästhetischen Sinn. Goethe hat die Auseinandersetzung mit der klassischen oder Newtonschen Physik keineswegs verloren, wie man oft hört, sondern dieser Streit ist nach wie vor unentschieden (Meyer-Abich 1997[b], 77 ff.). Kontrovers ist dabei nicht, ob insbesondere die Newtonsche Optik richtig oder falsch ist, sondern ob sie als das Richtige, d.h. die richtige Optik gelten darf, also eine angemessene Erkenntnis des Lichts ist, und dies ist immer noch eine offene Frage. Newton hat seine Sache zwar richtig gemacht, aber es war wohl doch nicht die richtige oder zumindest nicht die einzig richtige Sache. Goethes Entwurf einer Naturwissenschaft als Kunst ist die vielversprechendste Alternative zur herrschenden Naturwissenschaft, nicht nur in der Optik. Für die Medizin ist dies von besonderer Bedeutung, weil »die Humanität« ihr wohl doch nicht so tief im Blut gesteckt hat, wie Naunyn noch annahm, sondern ihr durch die bisherige Art der Verwissenschaftlichung abhanden zu kommen droht.

Wie also kann man sich die Medizin *naturwissenschaftlich als Kunst* denken? Goethes These war:

> »Wem die Natur ihr offenbares Geheimnis zu enthüllen anfängt, der empfindet eine unwiderstehliche Sehnsucht nach ihrer würdigsten Auslegerin, der Kunst« (HA XII 467).

Warum – was haben die Künste den Wissenschaften voraus? Goethes Antwort ist: Sie ahmen »der Natur« nach, nicht »die Natur«, nämlich »nicht das …, was man mit Augen siehet, sondern« indem sie »auf jenes Vernünftige zurückgehen, aus welchem die Natur bestehet und wornach sie handelt« (1829, HA VIII 463). Die hier getroffene Unterscheidung ist nicht ohne weiteres zu verstehen, sondern bedarf der Erklärung. Das, »was man mit Augen siehet«, sind die *Dinge der Natur*: Tier und Blume, Baum und Stein. Demgegenüber ist das, »wornach sie handelt« die schöpferische Kraft, welche diese Dinge hervorbringt, also sozusagen die *Natur der Dinge*. »Die Natur« nachzuahmen heißt dann, die Dinge der Natur nachzuahmen, also z. B. Tiere und Blumen abzumalen. »Der Natur« aber ahmt nach, wer selbst Natürliches hervorbringt. Und dies ist dadurch möglich, wie Goethe an anderer Stelle erklärt hat, daß »wir uns, durch das Anschauen einer immer schaffenden Natur, zur geistigen Teilnahme an ihren Produktionen würdig machten« (1820, HA XIII 30 f.). Die schöpferische Teilnahme an der Produktivität der Natur aber ist die Kunst, denn in ihr ahmen wir »der Natur« nach.

Medizin als Kunst würde danach ebenfalls ›der Natur‹ nachahmen oder es ihr nachtun, indem sie sich ihre schöpferische Kraft zum Vorbild nimmt und daran teilhat. Dies ist eigentlich das Hippokratische Ideal, daß die Gesundheit ein Naturzustand ist, den es zu erhalten oder wiederzufinden gilt, wenn man aus ihm herausgeraten ist. Für die Heil-Kunst ist Goethes Gedanke insoweit unmittelbar einleuchtend. Wieweit auch die dichterische oder bildende Kunst nach Art der Natur produktiv ist, bedarf hier keiner weiteren Erörterung, ist aber jedenfalls nicht so gemeint, daß die wahre Kunst nur die Dinge der Natur nachahmt, die sowieso schon da sind, sondern so, daß sie auch Neues in die Welt bringt, das gleichermaßen »natürlich« ist, also beispielsweise ungegenständliche Bilder.

»Den Kunstwerken obliegt es, des Allgemeinen im Besonderen innezuwerden, das den Zusammenhang des Seienden diktiert und vom Seienden verdeckt wird« (Adorno 1970, 130).

Die Gemeinsamkeit von Heilkunst und bildender oder dichterischer Kunst deutet darauf hin, warum die künstlerische Kreativität, wenn sie mit Joseph Beuys im weitesten Sinn verstanden wird, immer auch ein Weg zur Gesundheit ist. Ich komme darauf hinsichtlich der narrativen Heilkunst zurück.

Die herrschende Naturwissenschaft läßt nicht nur das als wissenswert und wirklich gelten, was »der Natur« nachahmt, also auch natürlicherweise experimentell vorkommen könnte. In einer kleinen Arbeit von Goethe über *Einfache Nachahmung der Natur, Manier, Stil* (1789, HA XII 30–34) entspricht sie der zweiten Stufe, der Manier oder Stilisierung, die Kunst hingegen der dritten. Stil ist demgegenüber das Wesensmerkmal der zur Kunst gewordenen und dadurch ganzheitlichen Wissenschaft. Ganzheit aber bedeutet in Goethes Sinn, sich »jedesmal ganz in jedem einzelnen Behandelten [zu] erweisen« (1810, HA XIV 41). Ob die Behandlung eines Kranken durch seinen Arzt Stil hat oder nur eine Stilisierung ist, zeigt sich also daran, ob er nur eine Krankheit oder wirklich einen Kranken behandelt. Was folgt daraus für das Verhältnis des Arztes zum Patienten? Diese Frage betrifft nun die Medizin direkt, nicht grundsätzlich die Wissenschaft als Kunst, und ist nur noch teilweise mit Goethe zu beantworten.

*Der Umgang von Arzt und Patient*

Der Einzelfall ist die Begegnung des Arztes mit dem Kranken. Von den Hippokratikern wurden Kranke im wesentlichen biographisch, also lebensgeschichtlich behandelt. Der Kranke ist nicht in dem Zustand, in den er seiner Natur nach gehört. Er ist insoweit außer sich oder außer seiner Natur, und das ist ein Bruch in seinem Leben, der nur in dessen Kontext zu verstehen ist. Auch in der neueren Psychotherapie ging man grundsätzlich von der jeweiligen Persönlichkeit in ihrer Lebensgeschichte aus. Demgegenüber verschwand diese in der cartesianischen, naturwissenschaftlichen Medizin, sondern hier gab es nur noch Einzelfälle bestimmter Typen von Krankheiten. Gerade darauf war Volz so stolz, aber diese Medizin beschränkte sich auf das Körperliche. Soll nun die Heilkunst sich in jedem Miteinander von Arzt und Patient ganz erweisen, so wird dieses selbst ein Element der Medizin als Wissenschaft. Im Umgang mit dem Kranken soll der Arzt im Sinn Groddecks und Weizsäckers nicht heilen – in einem objektivierten Gegenstandsbezug »gesund machen« –, sondern helfen, d.h. im

Wortsinn von »therapéuein« dienend Sorge tragen für die Gesundheit, aber er tut es als ganzer Arzt im Umgang mit einem ganzen Patienten. Demgegenüber bezieht sich der naturwissenschaftliche Mediziner nur als ein möglichst unkörperliches bzw. körperlich distanziertes *Arzt-Bewußtsein* auf einen möglichst unbewußten (am besten schweigenden) *Patientenkörper*.

In einem ganzheitlichen Miteinander von Arzt und Patient verbinden sich die unmittelbare und die mittelbare Wahrnehmung des Krankseins durch beide Beteiligte. Die *unmittelbare* leibliche Wahrnehmung des Kranken ist sein Schmerz oder seine Mattigkeit, sein Gefühl, krank zu sein. Der Arzt hat nicht dieselbe unmittelbare Wahrnehmung, aber er sieht, daß dem Patienten etwas fehlt. Er sieht es an dem Eindruck, den dieser auf ihn macht: wie er aus den Augen blickt, wie er spricht und was er sagt, an seinem Ausdruck und an der Tönung der Haut. Ein guter Arzt hat es – wie früher die Seher oder die Astrologen – eigentlich immer mit Zeichen zu tun, die etwas bedeuten, d. h., auf etwas anderes hindeuten (Burkert 1996, 189ff./194).

Was aber bedeuten die Zeichen? Sie bedeuten, daß dem Kranken etwas an seinem Leben fehlt, d. h. an seiner Seele, die das Mitsein der verschiedenen Organe und Funktionen im Ganzen des menschlichen Leibs ist. Ihm fehlt im Ganzen, daß seine Teile – wie Platon einmal sagte – sozusagen keine Freude mehr aneinander haben. Wenn im Mitsein mehrerer Menschen etwas nicht stimmt, gibt es dafür ähnliche Anzeichen wie die der Krankheit: Gesichtsausdrücke, Tonfälle, Zurückhaltungen, Mißmutigkeiten, Einsilbigkeiten, überhaupt die ganze Atmosphäre. So ist es auch, wenn das seelische Mitsein der Teile im Ganzen des Körpers gestört ist. Das spürt der Arzt in der persönlichen Zuwendung zum Kranken, und er sieht es aus den Anzeichen des Krankseins.

Die *mittelbare* Wahrnehmung des Krankseins durch den Kranken ist – wenn er sein Krank*sein* nicht zum *Haben* einer Krankheit veräußerlicht – das Bewußtsein: Dies ist *meine* Krankheit; *ich* bin es, der krank geworden ist; dafür mag es äußere Anlässe gegeben haben, warum aber gerade für mich? Dieses Bewußtsein ist bei einer schweren Krankheit anfänglich nur schwach, kann aber später entweder zunehmen oder verdrängt werden. Die mittelbare Wahrnehmung des Krankseins durch den Arzt wiederum ist die des Heilkundigen – oder Genesungs-Hilfskundigen –, daß hier jemand krank oder nicht ganz bei sich ist, dem vielleicht so oder so zu helfen wäre, damit er wieder zu sich kommt. Entscheidend ist nun, was *kommunikativ* – also gegenseitig – auf den beiden Ebenen passiert, der mittelbar-kognitiven und der unmittelbaren des Selbst- oder Mitgefühls vermöge der Zeichen.«*Therapie* wäre danach weniger ein *Machen*, sondern auch auf somatischer Ebene viel eher ein *Dialogisieren* mit den Lebensäußerungen des Organismus« (Matthießen 1988, 9).

Im Sinn des von Niels Bohr (1885–1962) in die Wissenschaftsphilosophie eingeführten Begriffs haben sowohl der Arzt als auch der Kranke jeweils komplementäre Wahrnehmungen der Krankheit. Komplementär ist die unmittelbare Erfahrung eines Gegenstands zur Miterfahrung der Weise seiner Vergegenständlichung (Meyer-Abich 1997[b], 135). Für den Kranken besteht diese Beziehung zwischen seiner unmittelbaren Erfahrung des Krankseins und dem reflexiven Bezug darauf, selber krank zu sein und nicht nur eine Krankheit zu haben. Im Arzt spiegelt sich die Komplementarität als das Verhältnis seiner empathischen Wahrnehmung der Zeichen-Bedeutungen zu seinem heilkundigen Bewußtsein der Krankheit, welche die Zeichen bedeuten. In ihrem einerseits patientenförmigen, andererseits arztförmigen Bestehen ist die Komplementarität also dem Arzt und dem Patienten gemeinsam, d.h., sie konstituiert ein Mitsein zwischen Beiden. Dieses Mitsein ist freilich ein anderes als das gestörte der Körperteile des Patienten, aber das menschliche Mitsein von Arzt und Patient richtet sich wahrnehmend auf das seelische Mitsein der Organe und Funktionen des Kranken.

Wie kann es in dieser Konstellation einer gespiegelten oder geteilten Komplementarität dazu kommen, daß der Arzt dem Patienten hilft? Die unmittelbare und die mittelbare Wahrnehmung der Krankheit gehören für den Kranken noch nicht zusammen. Komplementär aber ist nur, was sich ergänzt, d.h. zusammengehört. Der Arzt nun ist es, der diese Brücke stellvertretend für den Kranken schlagen kann, indem er im Kranken unbewußte Kräfte freisetzt (Groddeck). Wenn der Kranke sich im Arzt gespiegelt sieht, findet er in ihm eine Brücke, über die er wieder zu sich kommen, d.h. die Krankheit von sich aus zur Sprache bringen kann.

Der Kranke also fragt sich sozusagen: Wie komme ich wieder zu mir, d.h. in den Zustand, in den ich meiner Natur nach gehöre? Und der Arzt bietet ihm an: Komm zu mir, ich komm' zu dir, d.h. mit dir wieder zu dir. So kommt der Patient über den Arzt wieder zu sich und ist sich selbst zurückgegeben. Im Mitsein der Seele des Arztes mit der Seele des Kranken stützt die erstere die letztere, bis diese nicht mehr gestützt zu werden braucht.

Eine wichtige Voraussetzung dafür, daß der Kranke über den Arzt wieder zu sich findet, ist die Zeitkultur des letzteren. Dabei kommt es weniger auf die Zeitspanne an, die beide miteinander verbringen, als auf die »Haltungszeit« des Arztes (Dörner 2001, 60). Wenn dieser sich so in aller Ruhe auf den Patienten einläßt, als hätten sie stundenlang Zeit miteinander, und damit auch der Krankheit ihre Zeit läßt, dann kann er vielleicht schon nach fünf oder zehn Minuten wieder gehen. Ich komme im folgenden auf die grundsätzliche Bedeutung der Zeitkultur für die Gesundheit zurück.

So wie Viktor von Weizsäcker für die biologischen Wissenschaften gefordert hat, um Lebendes zu erforschen, müsse man sich am Leben beteiligen, könnte es für das Verhältnis von Arzt und Patient entsprechend heißen: Um Lebendem zu *helfen*, muß man sich an seinem Leben beteiligen. Diese Beteiligung ließe, wenn der Patient aus einer schweren Krankheit über den Arzt wieder zu sich kommt, auch diesen nicht unberührt. Weizsäcker hat den Ablösungsprozeß in einem sehr schönen Bild so beschrieben, daß Arzt *und* Patient nach der Behandlung andere sind als vorher (1927, V 188/1926, V 113 f.), d.h. sogar der Arzt. Aber auch der Patient ist nicht nur wieder gesund geworden, sondern aus einer Krise genesen und dadurch nicht mehr derselbe.

Im übrigen hat Weizsäcker das Mitsein von Arzt und Patient durch das Bild des Gestaltkreises beschrieben, das dem von mir vorgezogenen der Komplementarität ähnlich ist (1927, V 184; 1939, IV 77 ff.; vgl. C.F. von Weizsäcker 1956). Goethe wiederum hat statt der Komplementarität von Ganzheit gesprochen, sich dabei aber ebenfalls auf die Zusammengehörigkeit des unmittelbaren mit dem mittelbaren oder reflektierten Wissen bezogen.

Wie die Medizin eine Wissenschaft sein kann, indem sie als Kunst im Einzelfall auf die Gesundheit oder den Naturzustand des

Menschen bezogen ist, kann insoweit als erklärt gelten. Da aber die Heil-Kunst sich erstens im Miteinander von Arzt und Patient, zweitens auf das Mitsein der Organe und Funktionen des Kranken richtet, möchte ich sie auch als eine *Mit-Wissenschaft* von den andern Wissenschaften unterscheiden (Meyer-Abich 1997[b]). *In einer Mitwissenschaft ist nur das wissenswert, was sich im Mitsein zeigt.* Soweit sich diese Wissenschaft in bezug auf unser eigenes Natursein bewährt, dürfen wir annehmen, damit auch einen angemessenen Zugang zur außermenschlichen Natur finden zu können. Dadurch erhielte das Hippokratische Postulat: »über die Natur läßt sich eine sichere Erkenntnis aus nichts anderm gewinnen als aus der Heilkunst« (*Über die alte Medizin* § 20.2) für unsere Zeit eine neue Bedeutung. Denn es wäre nun nicht mehr – wie in der Antike – an die Naturphilosophen gerichtet, sondern an die modernen Naturwissenschaftler, deren Erkenntnis der Natur in der Umweltkrise fragwürdig geworden ist. Danach sollte sich in Zukunft die Naturwissenschaft die (mit-wissenschaftliche) Medizin zum Vorbild nehmen und nicht mehr die Medizin die monologische Naturwissenschaft, wie es seit dem 19. Jahrhundert der Fall war.

*Das therapeutische Gespräch*

Die mitwissenschaftliche Medizin unterscheidet sich in der ärztlichen Praxis von einer »gesund machenden« Behandlung, in der sich nur das distanzierte Arztbewußtsein auf den möglichst schweigenden Körper des Patienten richtet, vor allem durch das therapeutische Gespräch. Platon hat dieses als eine Besonderheit der Hippokratischen Medizin beschrieben. Es handelt sich um eine Passage aus den *Gesetzen* (gr. Nomoi), einem unter den damaligen politischen Verhältnissen realistischen Staatsentwurf, in dem also Freie Bürger und Sklaven zu unterscheiden waren. Dabei taugen die Sklavenärzte – anders als die Freien Ärzte – nicht zum Vorbild für den Gesetzgeber, denn keiner von ihnen

> »pflegt auch nur irgendeine Begründung für die jeweilige Krankheit eines Sklaven zu geben oder sich geben zu lassen, sondern er verordnet ihm das, was ihm aufgrund seiner Erfahrung gut

scheint, als wüßte er genau Bescheid, eigenmächtig wie ein Tyrann. Dann springt er auf und begibt sich zu einem andern erkrankten Sklaven ... Der Freie Arzt dagegen behandelt meist die Krankheiten der Freien und beobachtet sie; und indem er sie von ihrem Ursprung an und ihrer Natur nach erforscht, wobei er sich mit dem Kranken selbst und mit dessen Freunden bespricht, lernt er teils selbst manches von den Kranken, teils belehrt er auch, soweit er es vermag, den Patienten und verordnet ihm nicht eher etwas, bis er ihn irgendwie davon überzeugt hat; dann erst versucht er, indem er den Kranken immer wieder dadurch beschwichtigt, daß er ihn von etwas überzeugt, ihn zur Gesundheit zu führen« (*Gesetze* 720cd).

Man könnte meinen, die Unterscheidung zwischen Sklavenärzten und Freien Ärzten sei für uns obsolet, weil es hierzulande keine Sklaven mehr gibt. Um so überraschender ist, daß in unserer freien Gesellschaft die meisten Ärzte immer noch ihre Therapien »verordnen« und die meisten Patienten auch gerade so behandelt werden, nämlich *gesagt bekommen wollen, was sie tun sollen*. Die Verordnungen sind im Ton moderater, als Platon sie beschreibt, indem ein solcher Arzt heutzutage in der Regel den Patienten erklärt, was er ihnen verordnet, aber dies geschieht der Sache nach unverändert autoritär, nämlich durch Belehrung und nicht durch Überzeugung, denn diese bildet sich nur aus eigener Einsicht. Dazu würde gehören, wie Platon es von den Freien Ärzten schildert, mit dem Patienten und denen, die ihm nahestehen, in ein Gespräch darüber einzutreten, was ihm selber eigentlich »fehlt«, so daß er krank geworden ist.

Worüber hätten die Freien Ärzte in unserer Zeit mit ihren Patienten zu reden, wenn auch diese sich nicht nur etwas verordnen lassen wollten, um wieder gesund gemacht zu werden? An Platons Beschreibung fällt zunächst auf, daß der Arzt keineswegs nur mit dem Patienten spricht, sondern auch mit dessen Freunden oder seiner Familie, d.h., er sucht die Krankheit im Horizont des sozialen Umfelds des Patienten zu verstehen. Der moderne Mediziner beschränkt sich demgegenüber auf das Individuelle und betrachtet auch dies nur im Modus der Körperlichkeit. Was interessiert statt dessen den Platonisch-Hippokratischen Arzt?

Heraklit hat durch den Satz, den ich diesem Kapitel als Motto vorangestellt habe, für Apollon als den Gott der Heilkunst bezeugt, daß die Krankheit niemals ausdrücklich sagt, warum sie da ist, dies aber auch nicht verbirgt, sondern sich in der Weise des Bedeutens oder als Gebärde zeigt. Das Bedeuten hat auch diesem Buch seinen Titel gegeben. Im Sinn des von Goethe gern gebrauchten und von philosophischen Medizinern wie Goldstein oder Weizsäcker wieder aufgenommenen Begriffs möchte der Arzt zunächst wissen, auf welche Krankheit die Zeichen des Krankseins hindeuten, dann aber auch, was die Krankheit selbst »bedeutet«, genauer gesagt: was dieses Kranksein, dessentwegen er gerufen worden ist, für den Kranken zu dieser Zeit bedeutet. Dabei ist unter der Bedeutung einer Tatsache immer etwas zu verstehen, worauf sie hindeutet oder was sich dem Kundigen in ihr zeigt, was ihr aber nicht ohne weiteres anzusehen ist. Mit dem Klangbild eines Worts beispielsweise ist dessen Bedeutung nur dann zu verbinden, wenn man die betreffende Sprache versteht. In diesem Sinn ist die Grundbedeutung einer Krankheit zunächst einmal, daß der Kranke im Gang seines gewöhnlichen Lebens innehält oder stockt, denn dieser Gang ist jetzt unterbrochen. Anzunehmen ist aber auch, daß der Kranke diese Unterbrechung braucht, daß sie also etwas mit seinem Leben zu tun hat, denn sonst wäre er doch wohl nicht krank geworden.

Zwar gibt es in der Regel auch äußere Gründe, z.B. einen gerade grassierenden Infekt oder eine Stufe, über die er gestolpert ist, weil – mit Nikolaus von Kues gesprochen – in seinen Augen nicht auch seine Füße Augen waren. Andere aber sind demselben Infekt ausgesetzt und erkranken nicht oder gehen über dieselbe Stufe, ohne zu stolpern. Irgend etwas muß also wohl außerdem an dem Kranken selbst gelegen haben, sonst hätten er oder etwas in ihm – im Zweifelsfall sein Unbewußtes – nicht ja zu dieser Krankheit gesagt. Natürlich gibt es auch Unfälle, zu denen der Kranke – anders als bei der Stufe, über die er vielleicht unbewußt stolpern wollte – schlechterdings nichts beigetragen haben kann, z.B. einen völlig unverschuldeten Verkehrsunfall. Sogar in solchen Fällen aber lohnt es sich zu bedenken, ob nicht selbst dieser Zufall irgendwie in das Leben des Kranken paßt. Beispielsweise gibt es Menschen, denen immer dann etwas passiert, wenn sie gerade –

nach großen Fährnissen – eine Krise überstanden zu haben meinen (Gfäller 2010). Wie die Menschenschicksale verwoben sind, kann die größte dichterische Phantasie übertreffen.

Der Arzt also interessiert sich für das Leben des Kranken sowie – nachdem er ihn vielleicht schon länger kennt – für die besondere Situation, in der er gerade steht. Gibt es für ihn gegenwärtig einen besonderen Grund, im Fortgang des gesunden Lebens innezuhalten und ihn durch eine Krankheit zu unterbrechen? Braucht er nur die Entspannung, wie man sie in einer leichten Krankheit findet, oder soll er vielleicht etwas, was er nicht will oder nicht kann oder wozu er sich nicht traut? Oder will er etwas, was er nicht darf oder nicht soll (Weizsäcker 1956, X 96)? Jeder Mensch hat eine Vorstellung davon, was zu seinem Leben gehört bzw. paßt und was nicht – sonst könnte keiner einen bestimmten Weg einschlagen und einen andern nicht. Mit einem vielleicht etwas zu groß geratenen Wort kann man diese innere Orientierung auch seine »Bestimmung« nennen, provoziert damit allerdings die Frage, wer hier etwas zu bestimmen gehabt habe. Um diese autoritäre Auslegung zu vermeiden, spreche ich lieber davon, wofür ein Mensch von sich aus gut ist oder worin sich sein Leben, wenn es gutgeht, in einem persönlichen Sinn erfüllen könnte. In diesem Verständnis kann man dann auch wieder sagen, ein Mensch lebe, wenn er gesund ist und sein Leben als sinnvoll erlebt, im Einklang mit den Bedürfnissen, in denen er seine Bestimmung zu sehen meint. Was aber hat es dann zu »bedeuten«, wenn er krank wird?

»Krankheit entsteht als Abirrung von diesem Wege, und sie ist eine Abwegigkeit von seiner Bestimmung. Er wird nicht abgelenkt, weil er krank ist, sondern er wird krank, weil er abgelenkt ist« (Weizsäcker 1934, VIII 146).

Die meisten Menschen entschuldigen sich umgekehrt damit, sie hätten eine bestimmte Aufgabe nicht erfüllen können, weil sie krank geworden seien.

Wartet der Patient darauf, daß der Arzt ihn über seinen Irrtum aufklärt? Er tut dies normalerweise nicht und würde wohl eher abwehrend reagieren. Der Arzt sollte ihm deshalb die Chance lassen, seine Krankheit selbst zu verstehen. In diesem Sinn berichtet

Klaus Dörner (2001, 44) von einer Frau, die nicht gern davon sprach, was ihr fehlt, weil sie fürchtete, der Arzt könne ihr helfen wollen. Sie wünschte sich statt dessen, daß er ihr so lange zuhörte, bis sie selber darauf kam. Die Einsicht bleibt dieselbe, aber wenn der Patient sie von sich aus hat, ist die Krankheit im wesentlichen schon überwunden.

»Ein gesunder Mensch wird nicht krank«, ist eine alte Weisheit der Naturheilkundigen (Ullmann 2006, 34). Wer in Bewegung ist, bleibt eben nicht ohne weiteres stehen. Die Krankheit ist als ein Stocken oder Stehenbleiben ein Symptom dafür, daß sich dem Gang etwas in den Weg gestellt hat, und dies ist ihre Bedeutung. Was hier im Weg steht, kann aber geradesogut außen wie innen sein, es ist eine Unstimmigkeit oder eine Verstimmung zwischen einem Menschen auf seinem Lebensweg und dem Gang der Welt, so wie der Mensch ihn in seiner unmittelbaren Umwelt erfährt. Die Krankheit zeigt, daß man nicht mehr in der Wahrheit des Lebens, d.h. mit sich im unreinen ist. Damit ist aber nicht gesagt, daß der Einzelne gesundet, wenn er sich an die bestehende Umwelt anpaßt, also etwa an seine Arbeitsverhältnisse, denn diese können pathogen sein. Die Bedeutung der Krankheit wäre dann, daß der Kranke aufgerufen ist, daran etwas zu ändern, und gesund wird, wenn er sich dazu entschließt. Natürlich ist aber auch der Fall möglich, daß der Einzelne sich verrannt hat, z.B. – wie in Weizsäckers »Krankengeschichte« – unsinnige oder aussichtslose Rechtsprozesse führt, und durch seine Krankheit einsehen könnte, sich nicht durch Rechthabereien zu verkämpfen. So oder so erweist sich die Krankheit als eine Chance, vorübergehend die Selbstverborgenheit zu entschleiern, in der man gewöhnlich lebt. Nikolaus von Kues hat den Spiegel der Wahrheit so beschrieben, daß man nicht als der, der man wirklich ist, davor steht und im Spiegel nur das eigene Bild sieht, sondern umgekehrt: Im Spiegel sieht man, wer man wirklich ist, und davor steht man nur als ein Bild seiner selbst (1453, III 161). Krankheiten können ein Spiegel der Wahrheit sein.

In diesen Spiegel sucht der Arzt zu blicken, wenn er sich mit dem Kranken selbst und den ihm Nahestehenden unterhält, um zu verstehen, was die Krankheit für jenen bedeuten könnte. Denn er sollte nicht aufs Geratewohl genesen – geschweige denn einfach unbedacht gesund gemacht werden – sondern die Verstimmung überwinden, deren Symptom der somatische Modus der Krankheit ist. Es bedarf im ärztlichen Handeln also vor allem größter Vorsicht, um die Krankheit nicht zu unterdrücken, denn der Leib ist das Unbewußte, dessen Sprache die Krankheit ist und dessen Selbstheilungskräfte das Signal nur dann freiwillig löschen, wenn es nicht mehr gebraucht wird. Dementsprechend darf im Umgang mit der Krankheit nur geschehen, was der Kranke im Unbewußten bejaht hat.

Der geschilderte Platonisch-Hippokratische Umgang des Freien Arztes mit einem Freien Kranken unterscheidet sich darin von dem der naturwissenschaftlichen Medizin, daß nicht nur die Krankheitssymptome *erklärt*, sondern die Krankheit in ihrer Bedeutung *verstanden* werden soll. Erklärt ist etwas, wenn man damit in einem bereits vorgegebenen Sinnhorizont etwas anfangen kann. Für den Mediziner ist dies der Horizont des medizinischen Wissens. Dies ist aber nicht der Sinnhorizont der Krankheit, auf den sich das Verstehen richtet. Was naturwissenschaftlich erklärt wird, ist damit also noch lange nicht verstanden, denn das Verstehen gilt immer einer geschichtlichen Wirklichkeit.

»Geschichtlich ... nennen wir einen Zusammenhang, in dem ein Zustand aus dem, welcher ihm vorherging, nicht kausal abgeleitet werden kann« (Weizsäcker 1934, VIII 146). Allerdings braucht die Frage nach der Bedeutung einer Krankheit nicht immer so umfassend gestellt zu werden, wie ich es hier skizziert habe. Es gibt kleine und große Krankheiten, und das Maximalprogramm des therapeutischen Gesprächs ist im Regelfall nicht nötig. Die meisten Krankheiten bedürfen ja nicht einmal eines Arztes, sondern können einfach den unbewußten Selbstheilungskräften der Natur des Kranken überlassen bleiben.

Daß in der Medizin als Mitwissenschaft nur das im Mitsein Erfahrene wissenswert sei, hat sich bereits im Hinblick auf das Mitsein der Organe und Funktionen sowie auf das Verhältnis von Arzt und Patient ergeben. Wenn nun aber die Krankheiten als lebensgeschichtliche Verstimmungen zwischen dem Teil und dem Ganzen letztlich das Mitsein mit der ganzen Welt – mit den Freunden, mit den gesellschaftlichen Verhältnissen und mit der natürlichen Mitwelt – betreffen, erweist sich die Medizin noch in einem viel umfassenderen Sinn als Mitwissenschaft. Die drei folgenden Kapitel dieses Buchs handeln von Gesundheit und Krankheit als Charakteren des Mitseins.

## (5) Leiblichkeit im natürlichen Mitsein – Zur Geschichte des Cartesianismus

Den Körper in möglichst leidloser Tüchtigkeit als ein wichtiges, wohl sogar höchstes Gebrauchsgut zu schätzen, die eigentliche Menschlichkeit aber doch im Bewußtsein – oder allenfalls noch im Unbewußten – anzusiedeln ist nicht nur in der Medizin eine Grundhaltung unserer Zeit. Um sich selbst ein Urteil zu bilden, ob der Cartesianismus – wie ich meine – falsch ist, sollte man die Ursprünge und die Entwicklung dieses Menschenbilds zumindest in großen Zügen vor Augen haben.

### Sündenfall und Körperbewußtsein

Geist zu sein und einen Körper zu haben – woher kommt dieser Gedanke? Viele meinen, er sei platonisch, so wie man Platon ja auch mit der bloß »platonischen« Liebe eine vermeintlich typische Leibfeindlichkeit angehängt hat. Für ein Grundverhältnis von Körper und Seele, in dem die Seele sogar froh ist, aus den Banden des Körpers befreit zu werden, kann man sich tatsächlich auf einen Dialog Platons, den *Phaidon*, berufen. Dieser aber spielt am letzten Lebenstag des Sokrates, und daß Platon seinen großen und geliebten Lehrer in diesen Stunden nicht gerade das Glück der Leiblichkeit, sondern den Vorblick auf die unsichtbare Welt bezeugen läßt, braucht niemand zu wundern. Das wirklich Merkwürdige ist also, daß unter allen Dialogen Platons – in denen unser Leibsein sonst viel besser wegkommt – ausgerechnet der *Phaidon* den nachhaltigsten Eindruck auf das abendländische Bewußtsein gemacht zu haben scheint. Hier gab es demnach wohl bereits eine latente Bereitschaft, etwas »gegen den Körper« zu haben.

Sucht man weiter nach den Ursprüngen dieser Bereitschaft, so gibt es keine Schrift, die für die geistige Entwicklung des Abendlands in den letzten zwei Jahrtausenden prägender gewesen ist als die Bibel. Weniger textbezogen kann man auch sagen, daß es diejenigen Haltungen waren, welche die meistgelesenen Teile der Bibel zum Ausdruck gebracht haben, die aber dann auch wieder biblisch legitimiert worden sind. Beispielsweise ist die Unterordnung der Frau unter den Mann seit Paulus und Augustinus (354–430), dem »Vater der Erbsünde« (Flasch 2004, 38), bis in die neueste Zeit hinein durch ihre vermeintliche Schuld am sogenannten Sündenfall kanonisiert worden, zuletzt freilich nur noch latent unter Berufung auf den biblischen Mythos. In demselben Zusammenhang aber ist nun auch der menschliche Körper als derjenige Modus unseres Daseins bestimmt worden, dem die Strafe für den Sündenfall zuteil wird – der Frau durch den Schmerz des Gebärens und dem Mann durch die Plackerei mit den Dornen und Disteln in der Landwirtschaft. Hätte es nicht auch etwas Psychosomatisches oder überhaupt nur eine seelische Bestrafung sein können, z.B. ein immer wiederkehrender Alptraum oder irgendeine Neurose?

In andern Religionen werden die Grundhaltungen des Menschseins durch andere Mythen legitimiert, aber die biblischen sind nun einmal die unsern. Soviel ich sehe, ist die alttestamentliche Geschichte vom Sündenfall der Angelpunkt der Entwicklung des abendländischen Körperbewußtseins bis in unsere Zeit. Dabei gehören zum Körper als dem Gegenstand der Strafe natürlich auch die vorangegangene Lust und das Gewahrwerden der Leiblichkeit, »daß sie nackt waren« (Gen 3,7). Allerdings gab es bereits im Neuen Testament auch die dem Sündenfall entgegengesetzte und ihn aufhebende Tendenz, daß Gott »Fleisch geworden« ist (Joh 1,14), aber der christliche Pantheismus hat sich nicht durchgesetzt. Statt dessen blieb die paulinische Leibfeindlichkeit – Settembrinis »Duckmäuserei« – über Augustin auch im Christentum die herrschende Einstellung. In der paulinischen Theologie sollte Christus sogar die Folgen des Sündenfalls wiedergutmachen, was in den Evangelien aber nirgends bezeugt ist.

Eine Alternative wäre gewesen, die vermeintliche Vertreibung aus dem Paradies rückblickend als einen Aufbruch zu interpretieren, zu dem uns die Stimme der Natur durch das klügste Tier – die Schlange – und unsere eigene Geschlechtlichkeit inspiriert hat. Wir hätten den vermeintlichen Sündenfall dann als eine Emanzipation aus dem kindlichen Urzustand durch die Geburt des Bewußtseins und insoweit mit Schiller als »die glücklichste und größte Begebenheit in der Menschengeschichte« (1790, IV 769) preisen können. »Gleicht die Abtrennung vom Paradies nicht dem natürlichen Akt einer Geburt?« (Erdmann 1997, 373). Im kirchlich verfaßten Christentum aber ist es bei dem autoritären Verständnis geblieben.

Die Geschichte ist hier also nicht den Weg gegangen, die Verdammung des Körpers aufzuheben und dafür einem Menschenbild des beseelten Leibseins Raum zu geben, wie es vom johanneischen Christentum her nahegelegen hätte (Meyer-Abich 2008). Denn dort heißt es: In Christus ist die Welt geschaffen, und in ihm wohnt die Fülle der Gottheit *leibhaftig* (Kol 1,16/2,9). Wie es danach hätte weitergehen können, war ein Gegenstand des mittelalterlichen Bilderstreits. Hier bestand die oströmische bzw. byzantinische Kirche darauf, daß das Göttliche in Heiligenbildern oder Skulpturen selbst gegenwärtig sei, wohingegen man die Bilder im Westen nur als Abbildungen zu pädagogischen Zwecken – als biblia pauperum für die Analphabeten – gelten lassen wollte. Letztlich durchgesetzt hat sich die westliche Auffassung und damit die Unsinnlichkeit des Geistes in Verbindung mit einer Entseelung der Dinge. Dadurch ist es bei der Abwertung der körperlichen Modi des menschlichen Daseins geblieben.

Schlau wie wir sind, aber haben wir es uns mit der Strafe etwas leichter zu machen versucht, den Dornen und Disteln, die uns körperlich stets an die Missetat unserer Voreltern erinnern sollten. Darüber hinaus ist auch die körperliche Genußfähigkeit mittlerweile freigegeben worden, dies aber immer noch nicht im Sinn eines in ausgeglichener Weise beseelten Leibseins. Wie war das möglich? Ich skizziere die Entwicklung hier nur kursorisch. Ein erster Schritt war Augustins Verwunderung, daß es uns Menschen in dieser irdischen Strafkolonie, die wir nach dem Sündenfall nur allzusehr verdient hätten, eigentlich überraschend gut gehe, insbesondere vermöge der handwerklichen Künste. Als diese während des Mittelalters immer weiter vervollkommnet wurden, bildete sich zu Anfang des zweiten Jahrtausends sogar das Projekt, unseren irdischen Lebensraum dem verlorenen Paradies technisch noch erheblich weiter anzugleichen, als es bisher schon der Fall sei. Eine Hauptrolle spielten dabei die energietechnischen Erfindungen im damaligen Handwerk, denn durch den Einsatz von Energie wird der Mensch körperlich entlastet, und der wesentliche Unterschied zwischen dem paradiesischen und dem strafversetzten Leben sollte ja gerade darin bestehen, daß im Paradies nicht gearbeitet wurde, unter den Dornen und Disteln hingegen wohl. Die Energietechnik war also das entscheidende Mittel, um die Strafsanktionen zu unterlaufen, mit denen wir – in erster Linie allerdings die Männer – des Paradieses verwiesen worden waren. Tatsächlich sind – bis auf die Atomkernenergie – alle energietechnischen Erfindungen, welche die Neuzeit prägen, bereits während des Mittelalters im ersten Drittel des zweiten Jahrtausends gemacht worden. Diese Entwicklung hat dazu geführt, daß in unserer Zeit kaum noch körperlich gearbeitet wird, was uns gesundheitlich sehr zu schaffen macht. Ich komme darauf im fünften Kapitel zurück.

Die Handwerker oder Techniker, welche diese Erfindungen machten, wußten damals kaum etwas von den Gelehrten, welche die Lebensverhältnisse hienieden spekulativ auf die paradiesischen projizierten. Umgekehrt interessierten sich die Gelehrten kaum für die Handwerker. Daß sich das religiöse Bewußtsein und der Stand der Technik historisch gleichwohl parallel zueinander in derselben Richtung entwickelt haben, war also sozusagen ein Zufall, besser gesagt: ein Beispiel dafür, daß nicht nur einzelne Menschen, sondern auch Gesellschaften oder Völker ihr Schicksal haben, wir also nicht das wirkliche Subjekt unserer Geschichte sind (Meyer-Abich/Eusterschulte 2001). Dementsprechend bildeten sich technische Visionen auch im Alltagsbewußtsein, wovon zahlreiche Wundergeschichten zeugen. Beispielsweise soll Marias Haus, als das Heilige Land nach dem Scheitern der Kreuzzüge nicht mehr zu retten war, von Engeln in die italienischen Marken nach Loreto geflogen worden sein, wo sich diese Überführung noch heute auf Bildern dargestellt findet.

Zur Entwicklung der modernen Naturwissenschaft und Technik kam es schließlich dadurch, daß die beiden mittelalterlichen Traditionen – die handwerkliche und die der Gelehrten – sich durch die Künstler-Ingenieure der Renaissance einander annäherten. Im Zug dieser Konvergenz wurde der theologische Grundgedanke, die irdischen Lebensverhältnisse denen des Paradieses systematisch weiter anzugleichen, durch Francis Bacon nun tatsächlich erkenntnisleitend für die Entwicklung der modernen Naturwissenschaft und Technik (ca. 1603, III 222). Der dadurch eingeschlagene Schleichweg zurück ins Paradies hat uns bis in die Konsumparadiese, den Konsum medizinischer Leistungen und die Leibfremdheit der heutigen Arbeitsverhältnisse geführt.

### Die zwei Arten von Mühelosigkeit

Ist das nun nicht einfach gut so, oder wünscht sich jemand zurück unter die Dornen und Disteln? Wenn dies die Alternative wäre, spräche sicherlich manches für die Bequemlichkeiten, welche die moderne Technik mit sich gebracht hat, und wer sich körperlich nicht ausgelastet fühlt, geht vielleicht doch lieber zum Joggen oder treibt einen Sport, als sich wieder mit den Dornen und Disteln zu plagen, soweit diese nicht mittlerweile unter Naturschutz stehen. Ich glaube aber nicht, daß dies die Alternative ist, denn es gibt – wie ich hinsichtlich der Rolle der Technik in der Medizin bereits angedeutet habe – zwei Arten von Mühelosigkeit.

Die eine Mühelosigkeit ist die, an die wir uns durch die Technik unserer Zeit gewöhnt haben. Sie hat die Grundform: *Wir tun (fast) nichts und bekommen doch etwas*, z.B.

– man drückt auf einen Knopf und es ertönt vollendete Musik;
– man sucht einen Mediziner auf und wird gesund gemacht;
– man nimmt eine Pille und fühlt sich glücklich.

Dies ist die Mühelosigkeit, von der die Kantsche Taube träumte, als sie sich vorstellte: Wie schnell könnte ich fliegen, wenn es den Luftwiderstand nicht gäbe (1781, A 5). Der Gedanke ist leicht nachvollziehbar, denn je schneller sie fliegt, desto mehr Luftwiderstand muß sie überwinden. Gleichwohl handelt es sich um einen Irrtum, denn die Luft ist das Medium, das sie trägt, und im Vakuum könnte sie gar nicht fliegen.

Ich halte den Traum der Taube dennoch für einen sehr klugen oder jedenfalls lehrreichen Irrtum, zumindest für ebenso klug wie den menschlichen: Wie angenehm wäre das Leben, wenn wir uns nicht mehr anzustrengen brauchten! Dieser Vorstellung ist die technische Entwicklung gefolgt, wenn wir nun in der Regel arbeiten, reisen und unsere sonstigen Bedürfnisse erfüllen können, fast ohne dafür körperlich etwas zu tun. Daß wir uns kaum noch körperlich anstrengen müssen, hat dazu geführt, das Leibgefühl auf Sinneswahrnehmungen zu reduzieren.

Bei der zweiten Art von Mühelosigkeit ist das anders. Ich meine die Mühelosigkeit der Musen, wenn Menschen sich beispielsweise im Singen so lange geübt haben, daß auch von ihnen gesagt werden kann: »ohne Ermüden entströmt Gesang ihrem Munde« (Hesiod, *Theogonie*, Vers 39). Wer sehr gut singen oder eine andere Art Musik hervorbringen kann, wird dieses Ziel zumindest beinahe erreicht haben, jedoch nicht dadurch, daß der Körper derweil irgendwo abgelegt wird, denn es ist ja der Leib, der singt oder mit einem Instrument musiziert. Das Schöne daran ist, daß wir die Materie trotz aller Erdenschwere, die ihr anhaftet, zum Klingen bringen können, nachdem sie in einer sehr langen Naturgeschichte zu Organismen und schließlich unter vielen andern Lebewesen zum Menschen aufgelebt ist.

Im Zen-Buddhismus ist die Kunst des Bogenschießens der Idealfall eines derart konzentriert leibhaftigen Daseins (Herrigel 1951). In manchen Sportarten kann – mit einiger Mühe – ebenfalls eine Leichtigkeit und Mühelosigkeit erreicht werden, welche die körperliche Welt in einer vergleichbaren Freude zum Klingen bringt. Dies gibt es auch beim Joggen, wenn man sich nicht hetzt, und allemal in der sprichwörtlichen Lust am Wandern oder Pfadfinden. Beim Segeln ist es ebenso, denn hier wird der Unruhe, welche der Wind vermöge der Sonnenkraft auf dem Wasser erregt, durch die Kunst des Bootsbauers und die des Steuermanns, aber auch dadurch, daß dieser durch das Ruder hindurch sozusagen mit dem Geist des Windes auf den Wassern ist, eine mühelose Ordnung abgewonnen, der Lauf des dahinziehenden Schiffs, über die man nur staunen kann.

Die künstlerische oder jedenfalls gekonnte Mühelosigkeit aber, mit der hier überall das in allen körperlichen Dingen schlafende Lied zum Klingen gebracht wird, ist eine völlig andere als die konsumtive Mühelosigkeit durch technische Energiesysteme. Solange man noch *lernt* zu singen, zu musizieren oder einen Sport zu treiben, ist es anstrengend. Je besser man es aber kann, desto näher kommt man den Hesiodischen Musen, deren Mund der Gesang ohne Mühe entströmt. Wenn dann unser leibliches Können so gesteigert ist, daß wir die materielle Welt zum Klingen bringen, dann jauchzt in unserer Freude auch das Weltall auf, wie Goethe einmal sagte (1805, HA XII 98).

Mit bloßer Energie kommt das alles nicht zustande. Oder fängt die Welt auch an zu singen, wenn jemand, statt zu musizieren, auf irgendeinen Knopf drückt, statt zu wandern, mit einem Auto fährt oder, statt zu segeln, durch Kraftstoffe ein Motorschiff durch die Wellen treibt? Mühelos ist dies nicht durch leibliche Kunst, sondern durch bloße Gewalt. So ist es auch in den Sportarten, zu denen der Körper nur als Kraftmaschine perfektioniert wird. Ein schönes Bild für den Unterschied ist das Ergebnis eines Experiments, in dem einige Kätzchen ein Labyrinth dadurch erkundeten, daß sie selber darin herumliefen, wohingegen andere es gezeigt bekamen, indem sie hindurchgetragen wurden. Die erste Gruppe fand sich schnell zurecht, die zweite hatte durch das Herumgetragenwerden keinerlei Orientierung gewonnen.

Die technische Mühelosigkeit ist körperlich, die gekonnte ist leiblich. Im neuzeitlich-cartesianischen Denken hat man »versucht ..., ein vom Leibbegriff gereinigtes Selbstverständnis des Menschen darzustellen« (Grätzel 1989, 115), denn nur unter Bedingungen der technischen Mühelosigkeit kann man mit Descartes darauf kommen, daß es die körperlichen Dinge vielleicht gar nicht wirklich gibt, sondern wir sie uns kraft eines bösen Geistes nur virtuell einbilden. Friedrich Nietzsche hat sich im Rückblick »gefragt, ob nicht, im Grossen gerechnet, Philosophie bisher überhaupt nur eine Auslegung des Leibes und ein *Missverständniss des Leibes* gewesen ist« (1882/87, III 348). Wie dieser Gedanke auch wieder zu überwinden ist, zeigt sich sehr schön bei Immanuel Kant, der in den Jahren seiner Kritischen Philosophie ein ziemlich leibfremder Geisteswissenschaftler gewesen ist, dann aber entdeckte, eine wie große »Gunst der Natur« (1790, A 300) es ist, daß wir in ihrer Schönheit unsere eigene Naturzugehörigkeit wahrnehmen und die Dinge der Natur als Kunst verstehen können.

## Das leibliche Werden der Natur für den Menschen

Es war vielleicht die weitreichendste Einsicht von Karl Marx (1818–1883), daß das »Werden der Natur für d[en] Menschen« in der Weltgeschichte zugleich »die Erzeugung des Menschen durch die menschliche Arbeit« ist (1844, I.2 398). Gemeint ist natürlich nicht nur die geistige, sondern gleichermaßen die körperliche, d. h. insgesamt die Arbeit des beseelten Leibs. Behauptet wird also, daß der Mensch zu sich kommt, indem er es mit der außermenschlichen Natur *zu tun hat* und dadurch im weitesten Sinn zur Welt kommt. Wie ein Mensch zu sich kommt und wer er dann also ist, hängt demnach davon ab, in welcher Weise er körperlich und geistig arbeitend zur Welt kommt. Der Mensch *bildet sich* körperlich und geistig durch die körperliche und geistige Arbeit in der Natur, zu der wir gehören. Die Arbeit also »hat den Menschen selbst geschaffen«, kann man dann auch mit Friedrich Engels (1820–1895) zusammenfassen (1895/96, I 26, 540).

Die Marxsche These ist – in Hegels Spuren – dadurch so weitreichend, daß sie als ein anthropologischer, vor allem leibphilosophischer Kernsatz zugleich die stärkste Kritik der kapitalistischen Wirtschaft ist. Denn die hier mißbrauchte Arbeit schafft ihre Produkte nicht mehr »nach dem Bildungsprinzip des sich erarbeitenden Wesens«, d. h., in dieser Arbeit kommt der Mensch weder zu sich noch zur Welt. Was das eigentliche Leben sein sollte, wird zur »leeren Tätigkeit« (Grätzel 1989, 106), das Leben zum bloßen Lebens-Mittel. In unserer Zeit ist bisher nicht hinreichend bedacht worden, wieweit Marx' Kritik die leibfremde Arbeit unserer Zeit genauso trifft wie die körperlich ausgebeutete und dadurch in anderer Weise entfremdete Arbeit, die er zu seiner Zeit meinte. Ich komme im dritten und fünften Kapitel ausführlich darauf zurück, daß sinnhafte Arbeitsverhältnisse für die allgemeine Gesundheit wohl kaum von geringerer Bedeutung sind als die gesamte medizinische Versorgung.

Die Bildung des Menschen dadurch, daß er es leiblich mit den Dingen »zu tun hat«, gilt für das Individuum wie für die Gattung. An unseren Schulen steht die kognitive Bildung dermaßen im Vordergrund, daß ein paar Sport- und Kunststunden für die »Höherbildung des ganzen *Leibes* und nicht nur des Gehirns«

(Nietzsche 1882–84, X 506) viel zuwenig sind. Hinzukommen sollte eine möglichst weitreichende künstlerische oder – wie etwa in den Hermann-Lietz-Schulen – handwerkliche Bildung. Ein besonderes Desiderat ist die Geschmacksbildung in der Ernährung. Wer gar nicht merkt, ob man auch bei geschlossenen Augen den Geschmack einer Tomate von dem einer Gurke unterscheiden kann, oder sich geschmacklich durch »junk food« betrügen läßt, ist leiblich noch nicht richtig zur Welt gekommen. Hinzukommen sollte eine thematisch gesundheitliche Bildung, um auch Körperkenntnisse zu vermitteln, aber das Leibgefühl, das für das Gesundbleiben die Hauptsache ist, kann meines Erachtens am besten durch die umfassendere künstlerisch-handwerkliche Bildung entwickelt werden. Hilfreich sind natürlich auch Yoga-Übungen oder Bewegungsschulungen. Entscheidend für die Gesundheit ist eine sozusagen glückliche Leibhaftigkeit in dem Gefühlsbewußtsein, daß dieses Glück nicht konsumartig ein- oder auszuschalten, sondern nur leiblich selbst zu bilden und zu wahren ist.

Leben heißt, im Leib sich selbst zu finden. Unserer Selbsterfahrung entspricht dies am ehesten im *Gefühlsleben*. Johann Gottfried Herder (1744–1803) hat deshalb Descartes' »Cogito ergo sum« (1644, § I.7) schon in jungen Jahren als seine eigene Selbsterfahrung entgegengesetzt: »*Ich fühle mich! Ich bin!*« (1769, II 244), wobei die Andersartigkeit der Aussage es mit sich bringt, daß Herder kein »ergo« brauchte. Beiderlei Selbstverständnissen entsprechen ganz verschiedene Identifikationen, in welcher Gemeinschaft man sich als sich selbst erfährt. Descartes' Denken sucht der Leiblichkeit zu entgehen, aber Herders Selbstgefühl ist dezidiert leiblich. Der Mensch »empfindet nur im *beständigen Horizont* seines Körpers« (1774, II 564) bzw. Leibs, also unserer Verwandtschaft mit der natürlichen Mitwelt im Ganzen der Natur. Soweit wir durch dieses Selbstgefühl in uns die Andern und das Andere wahrnehmen, so weit reicht der Horizont unseres verwandtschaftlichen Mitgefühls.

Mir scheint, Herders »Ich fühle mich! Ich bin!« erfüllt sich am intensivsten im »Ich freue mich! Ich bin!« Freude ist für den Menschen das Vollgefühl seiner selbst. Dies ist gewiß ein leibliches Gefühl, ein Aufstrahlen, das im Herzen beginnt, bis in die Zehenspitzen reicht und durch den Kopf aus den Augen blickt. Das

Schönste an der Freude ist aber vielleicht, daß sie nicht nur die Tür zum Selbstgefühl der eigenen Leibhaftigkeit aufstoßen kann, sondern das Mitsein mit Anderen und Anderem in uns aufleben läßt. Freude ist sowohl die Fülle des eigenen Selbstgefühls als auch das eigene Wohl am Glück des Andern um seiner selbst willen. In der Freude wird der künftige, am Ende der Geschichte vielleicht wiedereinkehrende Frieden mit der Natur noch am ehesten hier und jetzt gegenwärtig. Ich meine damit nicht nur unsere Freude, sondern eine kosmische Freude der Natur im Ganzen, an der wir Menschen teilhaben und zu der wir beitragen können.

Das Selbstgefühl der Freude ist ein Leibgefühl und kommt aus dem Unbewußten. Hier erleben wir am unmittelbarsten, daß der Cartesianismus falsch ist. Das Bewußtsein ist selbst ein unbewußter Akt, und das Unbewußte ist eigentlich der ganze Leib. Demgegenüber wirkt die psychoanalytische Beschäftigung mit dem Unbewußten meistens seltsam leiblos und dualistisch. Tatsächlich scheint der Leib, soweit er nicht – wie u.a. im Gehirn – bewußt ist, ja sozusagen unbewußt zu sein, also das Unbewußte darzustellen wie das Gehirn das Bewußtsein. Der Leib wäre dann der Raum des Unbewußten, dem der Analytiker sich zuwendet, und auch die somatisch medizinische Behandlung heutiger Art wäre unbewußt auf das Unbewußte des Patienten gerichtet.

Der Zugang zum (persönlichen und kollektiven) Unbewußten wird gewöhnlich über Träume gefunden, in denen wir uns dieser Welt unbewußt öffnen. Außerdem aber versucht man, worauf wohl zuerst Carl Gustav Carus (1789–1869) aufmerksam gemacht hat, auch in der zuvor beschriebenen leiblichen Bildung durch die Einübung künstlerischer oder handwerklicher Fähigkeiten bzw. Sensibilitäten etwas aus dem Bewußten im Unbewußten zu verwurzeln und zu festigen (1860, 18 f.). Man kann also auch vermöge der leiblichen Bildung ins Unbewußte eintauchen.

Den Körper stillegen oder sich seiner entledigen zu wollen klingt abwegig, ist aber genaugenommen geradeso cartesianisch wie die somatische Medizin. Denn die »leidlose Tüchtigkeit (Arbeits- und Genußfähigkeit)« (Weizsäcker 1929, V 227) des Körpers, die man sich heutzutage wünscht und von der Medizin erwartet, heißt doch nur: Er soll so reibungslos funktionieren, als wenn er gar nicht da wäre. Am weitesten fortgeschritten ist dieses Projekt in der bisherigen Praxis bei den Transplantationen, auf deren Schwächen und mögliche Aussichten ich bereits eingegangen bin. Worauf aber die leidlose Tüchtigkeit letztlich hinauslaufen könnte, wenn auch die gentechnischen Möglichkeiten so weit entwickelt wären, wie es das Ziel der Forschung ist, hat Robert Shapiro in einem bemerkenswerten Buch (1991) geschildert. Sein Argument lautet, etwas pointiert zusammengefaßt:

> Wir Menschen sind in eine Welt hineingeboren, die unseren Bedürfnissen trotz jahrtausendelanger Bemühungen immer noch bei weitem nicht hinreichend entspricht. Wir sind außerdem in einen Körper hineingeboren, dessen Schwäche und Krankheitsanfälligkeit unsern Bedürfnissen ebenfalls bei weitem nicht hinreichend entspricht. Dank der Gentechnik besteht nun endlich eine Chance, beiderlei Unvollkommenheiten abzuhelfen. Deshalb sind wir mit dieser Technik auf einem guten Weg.

Natürlich ist Shapiro ein eingefleischter Cartesianer, aber die meisten Mediziner sind es in einer weniger durchdachten und bekennenden Form auch, und ein so konsequentes Denken zeigt wenigstens, worum es eigentlich geht.

Walter Burkert hat von der naturgeschichtlichen »Landschaft« gesprochen (1996, 33/221), in welche die Menschheit hineingewachsen ist. Shapiros Vision ist, uns aus dieser Landschaft sozusagen zu emanzipieren und einen neuen Menschen in einer neuen Landschaft zu schaffen. Daß wir die einzigen Lebewesen seien, die nicht schon so geboren werden, wie sie dann leben, sondern selbst bestimmen dürften, wer wir sein wollen, war seit Pico della Mirandola (1463–1494) das freiheitliche Leitbild der europäischen Neuzeit.

»Du wirst«, ließ Pico den Schöpfer zum Menschen sagen, »von allen Einschränkungen frei nach deinem eigenen freien Willen, dem ich dich überlassen habe, dir selbst deine Natur bestimmen« (1486/87, 9).

Bis an die Schwelle der modernen Gentechnik ist dieses Selbstverständnis aber doch immer so gemeint gewesen, daß wir sind, was wir geworden sind, so wie Herder von sich sagte: »was ich bin, bin ich geworden« (1778, II 692). In uns lebt, was nicht von uns ist, sondern von Natur – das Leben ist kein Experiment von uns. Diese Grenze wollen Shapiro und seine Gesinnungsgenossen überschreiten.

Sie tun dies aber nicht von ungefähr, denn in der industriellen Wirtschaft sind wir längst auf demselben Weg. Wir würdigen das, was schon da ist, ja nicht in seiner Gewordenheit, sondern benutzen die außermenschliche Natur wie einen Haufen von »Ressourcen« (wie die Ökonomen sagen), die keinen Eigenwert haben, sondern nichts als für uns da sind – zur Deckung unserer Bedürfnisse oder was wir dafür halten. Was wir nicht oder nicht mehr brauchen können, bleibt als sogenannter Abfall zurück, und hier zeigt sich der Unterschied unseres Verhaltens von dem Leben nach den Ordnungen der Natur.

Den menschlichen Körper und die ganze Welt so zuzurichten, wie wir es nach unsern Bedürfnissen einstweilen für richtig halten, ist eine Vision, an deren Bewertung sich entscheidet, wieweit wir mit der Medizin und der industriellen Bewirtschaftung der Natur auf dem jetzigen Weg noch gehen wollen. Auf das Projekt der Abschaffung der Krankheiten bin ich zuvor bereits eingegangen. Ich plädiere für eine Neuorientierung und habe gegen die bisherige Art des Fortschritts in diesem Abschnitt zunächst das glückhafte Leibsein aufgeboten, in dem die Welt so zum Klingen kommt, wie es weder eine konsumtive Glückspille noch irgendeine wirtschaftliche Habe vermitteln kann.

Das Glück, nach einer leibhaftigen Bergbesteigung von einem Gipfel in die Welt zu blicken, ist nun einmal nicht durch eine Gondelfahrt zu haben. Die Vorstellung, mancherlei Ziele per Knopfdruck erreichen zu können, ohne auch nur im mindesten zu ahnen, wie schön es ist, dies leibhaftig zu vermögen, kann im eigentlichen Sinn sogar als Dünkel bezeichnet werden. In diesem Verständnis plädiere ich um des gesunden Lebens willen für die Mühelosigkeit des Könnens, die man sich erarbeiten muß, statt des Konsumdünkels, dieser Anstrengung nicht zu bedürfen.

Wer dies nicht nachempfinden kann, wird durch noch so kluge philosophische Gedanken nicht davon überzeugt werden, daß wir mit der somatotechnischen Konsummedizin auf keinem guten

Weg sind. Andererseits aber ist es mit den das Gemüt bewegenden Empfindungen, sowenig diese fehlen dürfen, doch auch noch lange nicht getan. Gedanken ohne Gefühle sind leer, aber die Gefühle allein sind zunächst einmal blind. Sie öffnen der Vernunft die Augen, aber man muß diese dann auch gebrauchen. Das geschieht im weiteren Verlauf dieses Buchs.

# Kapitel II
# Gesundheit und Krankheit im psychosomatischen Mitsein

> ... *das Unbewußte in der Psychologie und die Beseelung in der Physiologie scheinen einander zu entsprechen.*
> Viktor von Weizsäcker 1947, VI 124

Daß das, was einem Menschen »fehlt«, wenn er krank ist, etwas mit Ganzheit oder einem verlorenen Ganzsein zu tun hat, konnte in der naturwissenschaftlichen Medizin zwar eine Zeitlang verdrängt werden, blieb aber den Ärzten wie ihren Patienten zumindest sprachgeschichtlich immer gegenwärtig. Allerdings gibt es die schöne Frage, was einem Kranken »fehlt«, fast nur im Deutschen, aber das »Holon« (gr. das Ganze), nach dem der philosophische Holismus benannt ist, steckt im deutschen Heilen wie im englischen »whole« oder »healing« und hat auf deutsch auch nie den latenten Bezug zum religiösen Heil verloren. Darüber hinaus hat von der ärztlichen Praxis her, in der man es ja eigentlich jederzeit mit lebendigen Menschen und nicht nur mit ihren Körpern zu tun gehabt hat, immer schon der Verdacht auf der Hand gelegen, daß, um der menschlichen Ganzheit besser gerecht zu werden, außer dem Körper auch das Bewußtsein und ihr beiderseitiges Aufgehobensein in der Seele zu berücksichtigen seien. Die Medizin hat der Erinnerung an die Beseeltheit ihrer Patienten allerdings nur zögernd Raum gegeben, und die Leibfremdheit der meisten Patienten macht es der Psychosomatik noch besonders schwer. »Die Entfremdung von Körper und Seele geht heute sehr weit« (Weizsäcker 1949, VI 462).

Ein Beispiel für den Widerstand der Mediziner bietet der Jahresbericht des Präsidenten der Rockefeller Foundation, Raymond B. Fosdick, für das Jahr 1937. Sigmund Freud ist knapp zwei Jahre später gestorben, sein Lebenswerk hatte sich im Lauf des vorangegangenen halben Jahrhunderts entwickelt und die Welt verändert. Durch Georg Groddeck (seit 1917) und Viktor von Weizsäcker (seit 1923), der Groddecks Anstoß zuerst aufgenommen hat, war im Anschluß an Freud damals auch die Psychosomatik bereits begründet. Zur Zeit dieses Jahresberichts war also eigentlich seit 20 Jahren bekannt, wenn auch vielleicht noch nicht bis in die USA durchgedrungen, daß Krankheiten sowohl eine psychische als auch eine somatische Wirklichkeit haben, allerdings von Fall zu Fall in unterschiedlichem Grad. Fosdick, der ja auf seiten der Geldgeber stand und somit nicht zu befürchten brauchte, durch unbequeme Äußerungen ins Abseits zu geraten, tat gleichwohl nur einen ziemlich kleinen Schritt. Er empfahl nämlich den Medizinern, sich in ihrer Praxis »dem ganzen Menschen« zuzuwenden, was oft genug nicht geschehe. Das klingt sehr schön, aber was war damit gemeint? Nicht mehr, als daß lediglich die Psychiatrie ein Teil der Medizin werden solle.

»Just so far as medicine fails to encompass the whole man, it will fail to understand him. Medicine runs the risk of letting synthesis wait too long upon analysis, of ignoring the whole in the knowledge of some parts. With all its wisdom, if medicine neglects what integrates and harmonizes the functions and organs, its picture will be out of focus and its comprehension incomplete. Psychiatry is a headland of medicine and not an island of speculation« (Fosdick 1937, 27).

Im Textzusammenhang kommt die Erwähnung der Psychiatrie nicht ganz so unvermittelt wie in diesem Zitat. Aus heutiger Sicht ist die Psychiatrie aber natürlich viel zuwenig, um für die Wahrnehmung der psychosomatischen Ganzheit zu sorgen, zumal den vielen Fachärzten damit nur noch ein weiterer hinzugefügt wird. Vielleicht dürfen wir annehmen, daß sich mit ihrer Einbeziehung in den Fächerkanon der Medizin ursprünglich größere Hoffnungen verbunden haben, als später erfüllt worden sind.

## (1) Psychiatrie zwischen Biochemotherapie und Psychotherapie

Einen Rückblick auf die psychiatrische Forschung im 20. Jahrhundert hat vor einigen Jahren Paul Matussek gegeben. Danach sind schließlich zwar auch psychische Erkrankungen ärztlich behandelt worden, jedoch nur medizinisch, z. B. operativ durch die Trennung von Verbindungen im Gehirn oder später durch Psychopharmaka.

»Das Grundaxiom blieb das gleiche: Seelische Störungen sind Folge körperlicher Krankheiten« (1997, 3). Eine endogen depressive Patientin beispielsweise wurde jahrzehntelang mit immer höheren Dosen verschiedener Medikamente behandelt, »ohne daß die Ärzte sich über eventuelle lebensgeschichtliche Hintergründe der depressiven Phasen im klaren waren«. Dabei paarte sich eine »einseitige, hochentwickelte Kenntnis auf dem Gebiet der Medikamententherapie ... mit der Unfähigkeit, seelische Probleme in ihrer Wirkung auf die Erkrankung abzuschätzen« (5).

Sogar dann, wenn Patienten ihren »Seelenarzt« (gr. psychiatrós) ausdrücklich baten, den Lebenskontext zu berücksichtigen, in dem sie krank geworden waren, bekamen sie sinngemäß zur Antwort:

»Ihre Erkrankung hat nichts mit irgendwelchen Lebensproblemen zu tun. Diese hat jeder Mensch. Ihre Erkrankung ist ein Teil Ihres Erbes, das Sie zu tragen haben. Die Medikamente können Ihnen dabei aber helfen.« Dementsprechend »beginnt die seriöse Theorienbildung in der Psychotherapie ... mit Freud und seinen Schülern, von denen Jung und Adler die bekanntesten und einflußreichsten waren« (8),

ohne daß die medizinische Psychiatrie dazu nennenswert beigetragen hätte. Gleichermaßen mit Freud gerieten diese Seelenärzte freilich bald in die entgegengesetzte Gefahr, psychische Krankheiten gar nicht mehr leiblich wahrzunehmen und sie nur noch seelisch zu behandeln. Dementsprechend gibt es in unserer Gesellschaft erstens Mediziner, die sich nur für den körperlichen Modus des menschlichen Daseins interessieren und diejenigen Krankheiten behandeln, die sie als Betriebsschäden im Körper zu erkennen glauben, und zweitens Psychotherapeuten, die – teilweise genauso mechanistisch – den Ausfällen der menschlichen Seele abzuhelfen suchen. Ich halte beides für entgegengesetzt gleich falsch, denn die Psychotherapeuten interessieren sich in der Regel ebensowenig für den Leib wie die Mediziner für die Seele. Im Ergebnis haben also die somatischen Mediziner ihre Praxis um ein Fachgebiet erweitert, und die Psychotherapeuten haben sich daneben – ebenso cartesianisch – auf einen zweiten Stuhl gesetzt. Wie so oft, findet man auch hier zwischen den Stühlen am ehesten einen angemessenen Bodenkontakt.

Tatsächlich wird das Arrangement zwischen den Medizinern und den Psychotherapeuten weder der ärztlichen Aufgabe noch den Bedürfnissen der Patienten gerecht. Ich zeige dies für das Beispiel der Depressionen, weil sie sich offenbar zu einer typischen Zeitkrankheit entwickelt haben. Hier sieht die Arbeitsteilung so aus, daß man versucht hat, die Patienten

> »in zwei Gruppen einzuteilen: diejenigen mit endogener Depression, der eine durch Veranlagung bedingte ›innere‹ Ursache zugrunde liegen sollte, und diejenigen mit neurotischer Depression, worunter man eine Depression verstand, die auf lebensgeschichtliche Belastungen und deren ungeeignete Bearbeitung zurückzuführen sei.«

Die körperliche Art der Depression sollte chemotherapeutisch, die lebensgeschichtlich bedingte psychotherapeutisch behandelt werden.

> »Wo immer ein neuroanatomisches Substrat, etwas Greifbares, Körperliches, und nicht etwas ›Psychisches‹ als Ursache festgestellt wird, wird die betreffende Erkrankung der Neurologie zugerechnet« (Holsboer 2009, 141/64),

andernfalls sind nach der bestehenden Arbeitsteilung die Psychologen zuständig.

Dies sind typisch cartesianische Vorstellungen, aber die Unterscheidung psychogener und organischer Erkrankungen entspricht auch den beiderseitigen Standesinteressen. Mit Recht hält Holsboer seine Mitarbeiter demgegenüber dazu an, bei der Diagnose psychischer Erkrankungen »doch bitte Formulierungen wie ›organisch hat der Patient nichts‹ zu vermeiden« (49). Wie auch sollte ein leibliches Wesen *seelisch* fühlen, denken, etwas wollen, schöpferisch sein oder Depressionen haben können, wenn es damit nicht gleichermaßen *körperlich* bzw. biochemisch seine Ordnung hätte? Tendenziell – allerdings nur in Gestalt der damit verbundenen Energieumsätze – lassen sich die Bewegungen der Seele durch die bildgebenden Verfahren der Neurologen mittlerweile sogar körperlich sichtbar machen. Selbst der Gedanke, seelische Vorgänge fänden in einer Art Ideenhimmel statt und seien nicht gleichermaßen körperhaft wirklich, könnte gar nicht gedacht werden, wenn er sich nicht sowohl biochemisch als auch geistig vollzöge. Insoweit kann ich Holsboer nur recht geben, wenn er die Unterscheidung somatischer und psychischer Depressionen für abwegig hält. Selbstverständlich hat jeder Patient auch »organisch« oder funktionell etwas, wenn ihm psychisch etwas fehlt. Warum dies kein »Materialismus« ist, erläutere ich im vierten Kapitel durch Humboldts »Naturkunde des Geistes«.

Holsboer berichtet aus Japan, man sei dort vor wenigen Jahren noch überrascht gewesen, »dass bei Depression im Blut Veränderungen vorliegen, die mit objektiven Laboranalysen erkennbar sind; denn dadurch wäre der Nachweis erbracht, dass es sich um eine richtige Krankheit und nicht um eine persönliche Schwäche handelt« (295).

Ungeachtet ihrer eigenen religiösen und im weiteren Sinn kulturellen Tradition haben sich demnach sogar die Japaner, soweit sie sich an der westlichen Medizin orientieren, in den Dualismus gerettet, die Seele vom Körper und diesen von der Seele freihalten zu wollen. Denn nur wer so denkt, kann auf die Idee kommen, seelisch wahrnehmbare Krankheiten seien bloß persönliche Schwächen und keine »richtigen« (somatischen) Krankheiten.
Die Frage ist nun aber, was aus der Abwegigkeit dieser cartesianischen Vorstellungen folgt. Ein wesentlicher Teil von Holsboers

Buch handelt davon, wie viele prominente Personen – von Newton bis Nixon oder von Kaiserin Sisi bis Prinzessin Diana – Depressionen gehabt hätten, so daß man sich ihrer wirklich nicht zu schämen brauche. Sogar Hiob wird erwähnt. Holsboer will damit dann aber sagen, Depressionen seien eben doch »richtige«, d.h. medizinisch zu behandelnde Krankheiten, und wendet sich damit gegen die psychoanalytisch orientierten Psychiater, welche meinen, »dass depressive Symptome »psychogen« verursacht seien« (70). Dagegen setzt er eine »biologische« Erklärung der Depression. Wenn er dafür eintritt, die Unterscheidung von psychischen und organischen Depressionen aufzugeben und die Diagnose »zu vereinheitlichen« (50), denkt er also nicht an eine Verschränkung von Chemotherapie und Psychotherapie, sondern an eine einheitliche Chemo- bzw. Biochemotherapie. So war es dann auch gemeint, als er den an seiner Hochschule freigewordenen Lehrstuhl für Psychotherapie in die Psychiatrie »integrieren« wollte.

Für die »Ursache« bestimmter Depressionen hält Holsboer eine dauerhafte Erhöhung des wichtigsten Streßhormons im menschlichen Gehirn (CRH) aufgrund einer Störung eines spezifischen Regulationsmechanismus. Für diese »Stress-Hypothese der Depression« (223) spricht im Tierexperiment, daß Ratten ängstlicher werden, wenn man sie mit CRH behandelt, so wie umgekehrt die Züchtung einer angstfreien Maus dadurch gelungen ist, daß ihr durch eine Genmanipulation der notwendige Rezeptor für CRH genommen wurde. Statt der Genmanipulation kann man den CRH-Rezeptor auch pharmakologisch blockieren. Bei Menschen erwies sich dieser CRH-Blocker ebenfalls als ein (gut verträgliches) Antidepressivum. Allerdings können ganz unterschiedliche biochemische Prozesse im menschlichen Gehirn zu Depressionen führen, so daß erst einmal durch einen Gentest festgestellt werden muß, welche besondere Chemotherapie für einen bestimmten Patienten in Frage kommt.

Es trifft sich so, daß Holsboer in der Max-Planck-Gesellschaft einer der Amtsnachfolger von Paul Matussek ist, der ein psychoanalytisch orientierter Psychiater war. Matussek hätte die geschilderten Vorstellungen vermutlich für einen Rückfall in die Chemotherapie und für ein unzureichendes Verständnis von Depressionen gehalten. Tatsächlich ist Holsboer ein bekennender Chemiker nach Herkunft und Gesinnung. Was aber ist dagegen einzuwenden? Wenn Holsboer beispielsweise Mäusekinder gleich nach der Geburt von ihrer Mutter trennt, so daß sie besonders ängstlich werden, und dann den »Mechanismus« erforscht, welcher die Veränderung des Verhaltens bewirkt, so erlaubt diese Erkenntnis doch tatsächlich »ein therapeutisches Einschreiten« (252). Kann man dann nicht auch beim Menschen posttraumatische Streßerkrankungen – z. B. nach Vergewaltigungen oder Terrorerfahrungen – auf ähnliche Weise kurieren, indem das jeweilige Trauma chemotherapeutisch gelöscht wird? Holsboer meint, Freud wäre darüber begeistert gewesen – was vielleicht sogar zutrifft, denn in Freud steckte immer noch der naturwissenschaftliche Neurologe.

Nach meinem Verständnis, in dem ich Groddeck, Weizsäcker und Erdmann folge, hat alles, was im persönlichen Leben eines Menschen passiert, sowohl eine psychische als auch eine somatische Wirklichkeit, kann also auch immer in diesen beiden verschiedenen Modi wahrgenommen werden. Dabei ist der eine von ihnen oft der nächstliegende und dominierende, aber auch der andere fehlt niemals. Ein Beinbruch beispielsweise ist zwar vor allem ein körperlicher, zugleich aber auch ein psychischer Sachverhalt, denn man tut gut daran zu überlegen, warum einem in der betreffenden Situation dieser Unfall passiert ist. Die Vermutung, etwas nicht gewollt zu haben, was durch den Beinbruch tatsächlich verhindert worden ist, sollte immer ernstgenommen werden. Es kann aber auch etwas ganz anderes dahinterstecken. Im Gegensatz zu dem Beinbruch ist ein Traum in erster Linie ein psychisches Phänomen, selbstverständlich aber sind Träume auch körperliche Prozesse, mit denen es biochemisch seine Ordnung hat, und man kann sie aus beiderlei Perspektiven betrachten.

Soweit es sich um Krankheiten handelt und ein Eingriff erfolgen soll, ist dies grundsätzlich ebenfalls immer von beiden Seiten aus möglich. Bei dem Beinbruch käme man aber mit einer Psychotherapie nicht weit, die therapeutische Aufgabe fällt vielmehr im wesentlichen dem Unfallchirurgen zu, und man kann sich die Psychotherapie in der Regel sogar sparen. Wäre es dann nicht auch denkbar, eine psychische Störung wie z. B. eine Depression ebenfalls in erster Linie somatisch behandeln zu können? Der Chemiker Holsboer möchte genau darauf hinaus, eröffnet sein Buch aber merkwürdigerweise mit einem Beispiel, für das die Frage – ohne daß er dies zu merken scheint – eindeutig verneint werden muß. Es handelt sich um einen Fußballspieler, der »vom Verletzungspech verfolgt« war und dem es »psychisch sehr schlecht« ging. Holsboer behandelte ihn acht Wochen lang stationär, danach konnte er die Trainingsarbeit wieder aufnehmen:

> »Nach einigen sehr guten Spielen [aber] zog er sich im Training erneut eine schwere Verletzung zu. ... Als er wiederhergestellt war und einige gute Spiele geliefert hatte, kam es wieder zu einem schweren Trainingsunfall. Von da an begann er, an seinem Körper zu zweifeln, glaubte, nach sieben schweren Verletzungen im Profifußball nicht mehr bestehen zu können – zumindest nicht auf dem Niveau, das er für sich beanspruchte. Zur großen Enttäuschung des Vereins und seiner Fans entschied er sich, den Fußballsport für immer aufzugeben« (13–15).

Das Merkwürdige an dieser Geschichte ist, daß der Autor, der sie erzählt, sie offenbar gar nicht verstanden hat. Denn jeder, der auch nur wenige Seiten von Freud gelesen oder sonst ein Mindestmaß an psychotherapeutischer (Selbst-)Erfahrung hat, merkt sofort, was es mit dem »Verletzungspech« dieses Fußballspielers auf sich hatte, daß er nämlich unbewußt *nicht mehr Fußball spielen wollte*. Eine Psychotherapie hätte ihm dies bewußtmachen und wohl auch klären können, warum er nicht mehr wollte, so daß sein Unbewußtes vielleicht umgestimmt worden wäre und er doch wieder gewollt hätte. Man hätte ihn also darauf bringen sollen, an seinem Körper nicht nur zu »zweifeln«, sondern sich unter Anleitung eines (nicht chemisch gesinnten) Psychotherapeuten zu fragen, was dieser damit sagen will, daß er sich (!) immer wieder verletzt. Depressionen sind oft genug ein Zeichen der Unfähigkeit, einen Konflikt auszutragen. Dieser Konflikt also hätte psychotherapeutisch aus seiner Vermiedenheit herausgeholt werden müssen.

Holsboer hat statt dessen nur an den Symptomen herumkuriert und das psychische Problem, das sich in dem »Verletzungspech« zeigte, ignoriert. Tatsächlich besagt seine Streßhypothese ja auch nur, daß »die bei Depressiven beobachtete andauernde Erhöhung der Stresshormone ... das Ergebnis der Störung eines spezifischen

Regulationsmechanismus« (223) ist. Der Grund dieser Störung bleibt also auch dann bestehen, wenn man ihre Folgen oder gar sie selber beseitigt. Wie aber kann man der Störung wirklich auf den Grund gehen? Der Fall des Fußballspielers legt die Vermutung nahe, daß dies oft genug am besten durch eine geeignete Psychotherapie gelingen könnte.

Die Gegenüberstellung von »Chemie« und Psychotherapie ist aber eigentlich irreführend, denn selbstverständlich werden auch durch die Psychotherapie biochemische Prozesse und Korrekturen ausgelöst, jedoch in der Regie der durch die Therapie angeregten Selbstheilungskräfte der eigenen Natur. Die Frage ist also, genaugenommen, nicht, ob ein Patient chemotherapeutisch oder psychotherapeutisch behandelt werden sollte, sondern mit welcher der beiden Arten von »Chemie« sich die besseren Heilungschancen verbinden. Ein schönes Zeugnis für die über das Bewußtsein und das Unbewußte ausgelöste »Chemie des Geistes« berichtet Inge Jens in ihren *Erinnerungen*. Ihr Mann, der sein Leben lang geistig hochaktiv war und jetzt an einer schweren Demenz erkrankt ist, war für die Dauer eines Konzerts, in dem auch seine Texte rezitiert wurden, wieder ganz bei sich und hatte alle Angst und Unruhe abgelegt (2009, 307 f.). Hätte dies mit einem Medikament genausogut gelingen können?

Könnten aber nicht auch die Biochemiker über das bloße Kurieren am Symptom hinaus ihr Ziel doch noch erreichen? Dies ist nicht auszuschließen. Ob das gut wäre, ist jedoch eine andere Frage, denn es geht ja darum, ob Schicksale von außen manipuliert oder gelöscht werden dürfen. Bei den Mäusekindern wird man vielleicht sagen, daß nur die Folgen einer vorangegangenen Manipulation – der Trennung von der Mutter – gleichermaßen manipulativ gelöscht würden. Für Menschen aber ist die Bewertung nicht so einfach. Zum persönlichen Schicksal des erwähnten Fußballspielers gehörte ja wohl, daß es zu seinem Leben irgendwie nicht paßte, das Spiel zu seinem Beruf gemacht zu haben. Denn sonst hätte sein leiblich Unbewußtes nicht immer wieder dagegen aufbegehrt. Kann es richtig sein, daß ein Dritter durch einen ganz äußerlichen Eingriff diesen Konflikt einfach aufhebt, damit das Publikum sich an den dadurch ohne »Verletzungspech« wieder möglichen Spielen umso besser delektieren kann und der eigentliche Akteur weiterhin vor sich selbst davonläuft? Hätte sich nicht alsbald ein anderes Hindernis gefunden? Selbst bei Vergewaltigungen ist nicht ohne weiteres klar, ob manipulativ alles getan werden sollte, um sie möglichst ungeschehen zu machen, oder ob es nicht doch besser ist, ein solches Schicksal – nachdem es einmal soweit gekommen ist – vermöge der Chemie der Selbstheilungskräfte selbst zu verarbeiten. So wie dazu in der Regel die Hilfe eines Psychotherapeuten gehört, würde ich auch eine ergänzende, die natürliche Verdrängung palliativ unterstützende Biochemotherapie nicht ausschließen wollen, von Fall zu Fall vielleicht sogar in größerem Umfang. Dies wäre dann eine angemessene Verbindung von Psycho- und Biochemotherapie und keine »Vereinheitlichung« nach dieser oder jener Seite.

Sich der biochemotherapeutischen Manipulation des eigenen Schicksals zu entziehen wäre aber nicht nur individuell gerechtfertigt, denn jedes persönliche Schicksal hat teil an einem allgemeinen, das es mitzutragen gilt. Alain Ehrenberg (1998) ist der Geschichte der Depression in den modernen Gesellschaften westlicher Art nachgegangen und hat gute Gründe dafür namhaft gemacht, daß dies die typische »Krankheit einer Gesellschaft [ist], deren Verhaltensnorm nicht mehr auf Schuld und Disziplin gründet, sondern auf Verantwortung und Initiative« (20), die damit aber überfordert ist. Man möchte sich heutzutage ja im allgemeinen nicht mehr durch Ge- und Verbote disziplinieren lassen und Abweichungen von dieser Disziplin gegebenenfalls als Schuld anerkennen, sondern möglichst nur das tun, was man von sich aus – nach eigener Initiative – möchte, und dafür dann auch selbst verantwortlich sein. Nach dieser individuellen Freiheit in persönlicher Verantwortung zu leben ist aber ein ziemlich hoher Anspruch, und die meisten Menschen sind manchmal ganz froh, doch lieber von andern gesagt zu bekommen, was sie tun sollen. Die römisch-katholische Kirche hat es in der Regel meisterhaft verstanden, diesem Autoritätsbedürfnis gerecht zu werden.

Der Zeitgeist aber denkt anders, und die größten Empfindlichkeiten – neuerdings besonders bei den Frauen – richten sich gegen Einmischungen oder gar Bevormundungen. Wer sich konsequent selbst zu verwirklichen sucht, wird dabei allerdings leicht etwas einsam und fühlt sich wohl auch nicht immer stark genug, dem eigenen Anspruch gerecht zu werden. Wenn Ehrenberg meint: »Die Depression ist ... die Krankheit einer Persönlichkeit, die versucht, nur sie selbst zu sein« (24) – die des souverän sein wollenden Individuums, das sich damit aber überfordert –, ist dies also eine nachvollziehbare Zuordnung. Natürlich soll das nicht heißen, daß es keine entsprechenden Probleme gegeben habe, als man statt der Verantwortung die Schuld und statt der Eigeninitiative die Disziplin gelten ließ, denn dazu paßten ja gerade die vielen Neurosen in früherer Zeit. Diese gibt es mittlerweile kaum noch, aber an ihre Stelle sind nun die Depressionen des »erschöpften Selbst« getreten, das seine Individualisierungsansprüche zu hoch geschraubt hat.

Ich finde Ehrenbergs Erklärung des Übergangs von den Neurosen zu den Depressionen plausibel, ziehe daraus aber vor allem die – wohl auch mit einer andern Deutung verträgliche – Konsequenz, daß die Depression als die wohl »am stärksten unterbehandelte Volkskrankheit in Deutschland« (Lauterbach 2009, 98) wie jede wirkliche Zeitkrankheit eine geistige und politische Auseinandersetzung verdient. Denn große gesellschaftliche Krankheiten deuten darauf hin, daß nicht nur im persönlichen Leben der betroffenen Individuen etwas nicht stimmt, sondern daß das je Persönliche durch ein All-Gemeines bedingt ist. Bei den Infektionen war dies das seßhafte Mitsein in der Gemeinschaft der Natur, bei den chronischen Krankheiten ist es die Unleiblichkeit der Arbeitsverhältnisse, bei den Neurosen war es die Unwahrhaftigkeit im Umgang mit der Sexualität und bei den Depressionen ist es – wahrscheinlich – das durch den Individualitätsanspruch überforderte Selbst.

»Als Ausgangssituation zeichnet Ehrenberg die wirkungsmächtige Konkurrenz zweier Mediziner und ihrer Menschenbilder: Sigmund Freud ... und Pierre Janet ... Aufklären will der eine, reparieren der andere. Geschichte vergegenwärtigen will der eine, sie vergessen machen der andere. ... Freud ... geht es ... um einen aktiven Patienten, der seine Konflikte zu bearbeiten lernt. ... Janet ... versteht ... den Patienten als einen, der den Arzt als Mechaniker braucht. Janets Auffassungen werden die europäische Geschichte der Depression prägen. Freuds Subjekt hingegen wird unter die Räder kommen.« So tritt »ein biochemisch hergestelltes Wohlbefinden an die Stelle der Heilung. ... Mit der Selbstbestimmungsfähigkeit ... ist [aber] auch jene Souveränität gefährdet, die doch weithin als Grundlage sowohl der Staatsbürgerlichkeit als auch der Menschenrechte gilt« (Die Zeit, 7.10.2004).

Ich denke, die Vernunft ist uns naturgeschichtlich zugewachsen, damit die menschlichen Gesellschaften nicht nur immer wieder neue Lebensformen bilden, sondern sich auch politisch darüber verständigen, was daran zu korrigieren wäre. Den politischen Diskurs durch eine biochemotherapeutische Keule ersetzen und damit erschlagen zu wollen wäre zwar auch ein Gebrauch der Vernunft, allerdings wohl kaum der richtige. Damit plädiere ich aber natürlich nicht dafür, sich einseitig auf die bloße – in diesem Fall politische – Psychotherapie zu verlassen, denn die Politik ist – somatisch gesehen – ebenfalls eine biochemotherapeutische Veranstaltung, viel differenzierter als jedes Medikament. Die Frage ist nicht, ob die Krankheit chemisch oder psychotherapeutisch bzw. politisch behandelt werden soll, sondern ob die chemischen Prozesse, die psychotherapeutisch oder politisch ausgelöst werden, heilsamer sind als die durch ein bloß chemisches Medikament.

### Vom Dualismus zum Holismus:
### Die ursprüngliche Teilhaftigkeit des Individuums
### am Ganzen, bereits im mütterlichen Ei

Auf welchem gemeinsamen Boden stehen die beiden Stühle, die Descartes explizit auseinandergerückt hat, nachdem diese Trennung implizit durch eine lange Geistes- und Religionsgeschichte vorbereitet war? Dem ursprünglichen Zusammenhang in der Geschichte der menschlichen Seele in der Weise wie Ehrenberg auf den Grund zu gehen wäre sicher der Mühe wert, im gedanklichen Zusammenhang dieses Buchs aber ein zu weiter Umweg. Ich beziehe mich deshalb beim jetzigen Stand des biologisch-medizinischen Wissens auf eine Phase der menschlichen Ontogenese, in der die cartesianische Trennung noch nicht in Betracht kommt, nämlich auf den Embryo im Mutterleib. Im Embryo lebt, wie der Psychosomatiker Georg Groddeck gesagt haben könnte, das ungeteilte Es. »Längst ehe das Gehirn entsteht, denkt schon das Es des Menschen, es denkt ohne Gehirn, baut sich erst das Gehirn« (1923/2004, 256) als den Leib des Bewußten und ebenso den übrigen Leib als den des Unbewußten. Zwar kommuniziert das Kind im Uterus mit der Mutter sowohl somatisch durch seinen Stoffwechsel als auch geistig durch die Teilhabe an ihrem bewußten Erleben. Es wäre jedoch abwegig, diese beiden Daseinsweisen in eine entsprechende Unterteilung des Fötus zu verlängern.

Was also geht der Unterscheidbarkeit von Körper und Seele im Embryo voraus? Das *Grundverhältnis*, welches seine Entwicklung bestimmt, ist das des *sich bildenden Einzelnen zu dem umfassenden Ganzen*, in dem das Individuum sich entwickelt. In dieser ursprünglichen Spannung des Teils zum Ganzen entstehen alle Differenzierungen, welche später für den Menschen charakteristisch sind, sowohl die organischen als auch die von Körper und Geist, in der Seele. Die cartesianische Unterscheidung setzt dieses holistische Grundverhältnis voraus. Sie kann also wohl nur überwunden werden, wenn man sie auf die ursprüngliche Spannung des Teils zum Ganzen oder der Individualität zur Ganzheit zurückbezieht. In der Biologie war es Jakob von Uexküll (1864–1944), der das Verhältnis zur Umwelt bzw. Mitwelt als die Grundbestimmung des individuellen Lebens entdeckt hat. Viktor von Weizsäcker hat daraus gelernt, daß der Ausgangspunkt eines neuen Denkens »in der neuen Gegenüberstellung von Ich und Umwelt, nicht in der von Psychisch und Physisch« liegt (1954, I 184). Daran knüpfe ich an.

Für die menschliche Embryonalentwicklung ist das Uexküllsche Grundverhältnis erst relativ spät entdeckt worden. Denn hier ist die frühere Vorstellung, daß der männliche Same die formende Kraft und das weibliche Ei nur die zu formende, selbst aber gestaltlose Materie beitrage, durch die neuere Genetik zunächst nur so modifiziert worden, daß das von beiden Eltern stammende Genom (DNS) als Steuerungsinstanz nunmehr die bisher angenommene Rolle des männlichen Samens übernommen hat. In demselben Sinn ist die gesellschaftliche Stellung der Frau mittlerweile dahingehend verändert, daß viele bisher den Männern vorbehaltene Rollen in gleicher Funktion teilweise durch Frauen besetzt werden. Wie demgegenüber durch die Partizipation der Frauen auch ganz andere Verhältnisse möglich wären, zeigt die genauere Untersuchung des tatsächlichen Geschehens in der anfänglichen Embryonalentwicklung (Nüsslein-Volhard 1991).

Hier sieht man nämlich, daß die Aktivierungsvorgänge, vermöge derer dieselbe DNS der Entwicklung ganz verschiedener Zellen dienen kann, keineswegs vom Genom selbst ausgelöst werden, sondern durch bestimmte Proteine von seiner zellulären Umwelt her, also zunächst aus dem weiblichen Ei. Die »Gene selbst sind tote Chemie« und also solche »so stumm wie eine Software im PC, die nicht aufgerufen wird«; »... nicht allein das ›nackte‹ Genom ..., sondern seine im Ei schon vorliegende molekulare Umgebung leitet einen wichtigen Schritt der embryonalen Musterbildung ein!«, und so geht es dann auch weiter. Immer wieder ist »die *jeweilige Umwelt* entscheidend beteiligt« (Layer 2007, 111/113), in meinem Verständnis also – wie im vierten Kapitel genauer erklärt – konstituiert die jeweilige *Mitwelt* das Dasein des sich differenzierenden Lebewesens.

Bei alledem bleibt es dabei, daß das Genom die Signatur ist, welche ein Individuum von allen andern unterscheidet. Jedoch gilt von Anfang an, daß *ein Einzelner in seiner Besonderung noch lange kein Mensch ist, sondern dazu erst durch das Hineinwachsen in sich zur Welt erweiternde Um- bzw. Mitwelten wird.* Die Befruchtung des Eis durch die Einbettung des individuellen Genoms ist nur der Anfang dieses Zur-Welt-Kommens – allerdings ist sie auch der wirkliche Anfang. Danach hängt die Entwicklung in ihrem gesamten Verlauf »von der Umwelt möglicherweise stärker ab ... als von der Genetik« (114). Layer spricht von der Umwelt im Uexküllschen Sinn, d. h. von der natürlichen Mitwelt in meinem Verständnis.

Das weibliche Ei also ist die erste und ursprüngliche Mitwelt, in die ein Individuum hineinwächst und dadurch es selber zu werden oder zu sich zu kommen beginnt. Diese erste Mitwelt ist aber nicht allein das weibliche Ei, denn das Ei ist, was es ist, nur im Mitsein mit der ganzen Mutter, in der es lebt, und auch diese ist nicht schon als Einzelne sie selber, sondern sie ist es in den Beziehungen, in denen ihre Identität ausgespannt ist, also im Mitsein mit dem Vater des Kindes, ihrer Familie, ihrem privaten, beruflichen und politischen Umkreis sowie im Mitsein mit denen, von denen sie etwas lernt oder mit denen sie sich bildet. Dies alles ist die historisch gewachsene und sich weiterentwickelnde Kultur als die Matrix, relativ zu der es Sinn und Bedeutung in einem Menschenleben gibt. Diese Kultur wiederum ist das am ehesten spezifisch Menschliche, das wir in der Gemeinschaft der Lebewesen zur Naturgeschichte beitragen und das ja durch Agri-Kultur und Kulturlandschaften auch schon sein Gutes für unsere natürliche Mitwelt und die Natur im Ganzen gehabt hat. Die Kultur und die Gesellschaft, in denen die Mutter sie selber ist, gehören ihrerseits zur Gemeinschaft der Natur und leben von ihrer natürlichen Mitwelt sowohl durch die Ernährung als auch durch vielerlei kulturelle und wirtschaftliche Verschränkungen. Für den sich entwickelnden Menschen aber versammelt sich diese ganze Welt in der Mutter als ihrem Inbegriff. So erlebt es auch noch der spätere Säugling, dessen »Reduktion von Welt auf die eine Person Mutter« die Psychoanalytiker eine angemessene Aufmerksamkeit gewidmet haben (Gfäller 1986, 68).

Die immer umfassenderen Mitwelten, in denen ein Mensch zur Welt kommt, sind ineinandergeschachtelt wie die russischen Matuschkas oder wie Sphären von Matrizen bzw. Mutterböden – vom Ei über die Persönlichkeit der Mutter und ihre weiteren Zugehörigkeiten bis hin zum gestirnten Himmel, der auch für den Fötus schon die umfassendste Mitwelt ist. Dieser entwickelt sich von Anfang an nicht nur im Ei und in der Mutter, sondern gleichermaßen in der beide umfassenden natürlichen Mitwelt innerhalb der Gemeinschaft der Natur. *Mitwelt* – oder im Uexküllschen Sinn Umwelt – *zu haben bedeutet, immer wieder Glied zu sein in immer umfassenderen Ganzheiten von Beziehungen.* »Ganzheiten sind aktiv umweltbezogene Gebilde« (A. Meyer-Abich 1950, 52f./ 1948, 39). Umgekehrt reicht die Ganzheit von etwas gerade so weit, wie das Mitsein mit Andern als Lebensbedingung zu seiner Entwicklung und Identität gehört. *Der Horizont dieses Mitseins ist das, was im eigentlichen Sinn unter Ganzheit zu verstehen ist.* Daß Individuen auf das Ganze hin zur Welt kommen und die ganzheitlich-mitweltbezogene Ontogenese gerade mit der Befruchtung des Eis beginnt, ist wohl auch der am wenigsten dogmatische Grund, den Beginn des Lebens bei der Befruchtung des Eis und nicht später anzusetzen (K.M. Meyer-Abich 2002).

Die ganzheitliche Mitwelt also, in die ein Lebewesen sich »konkretisierend« hineinwächst, so daß es mit ihr zur Welt kommt, ist – wie für die Leibnizschen Monaden – von Anfang an die ganze Welt. Das weibliche Ei ist wie der aristotelische Topos sozusagen die Innenseite der Welt, deren Mitsein für das Individuum unmittelbar entwicklungsleitend ist, jedoch hat dieser Topos die Tiefenstruktur des Ganzen. Im Verlauf der Entwicklung wächst der Mensch in diese Tiefe hinein oder vereinzelt sich – wie aus der Weite des Anaximander, auf die ich im folgenden zurückkomme – aus ihr heraus. Dabei sind drei Hauptsphären des ganzheitlichen Mitseins zu unterscheiden: das seelische Mitsein der Organe, das gesellschaftliche Mitsein der Individuen und das natürliche Mitsein aller Dinge und Lebewesen im Ganzen der Natur. Den drei Sphären des Mitseins entsprechen die persönliche, die gesellschaftliche und die naturale Ganzheit. Gesundheit und Krankheit werden sich im folgenden als Charaktere des so abgestuften Mitseins erweisen.

Das embryonale Mitsein mit der Mutter ist diejenige der drei ganzheitlichen Stufen, in der die körperliche Differenzierung des Kindes im wesentlichen zum Abschluß gebracht wird. In der durch die Mutter vermittelten Beziehung zum Ganzen der Welt entwickelt sich der werdende Organismus – sozusagen im Blick auf dieses Ganze – nun aber erstaunlicherweise auch seinerseits zu einem Ganzen von Organen und Funktionen, d.h.: *Im Grundverhältnis zum Ganzen konstituiert sich das Individuum gleichermaßen als ein Ganzes.* So wie der Mensch bereits im Mutterleib im Mitsein mit dem Ganzen der Welt zu sich kommt, wiederholt sich dieses Ganze in ihm als ein Ganzes von Teilen. Darin erfüllt sich der holistische Grundsatz von Nikolaus von Kues, daß das Ganze in jedem seiner Teile gerade dieser Teil ist. »In jedem Geschöpf ist das Universum dieses Geschöpf« (1440, I 345). Bei Kant hieß es später nicht ganz so pointiert, daß allen Dingen eine »Verwandtschaft ... von der Gemeinschaft des Ursprungs eigen ist« (1755, A 195). Die Lehre von der durchgängigen Verwandtschaft alles Seienden ist nach einem Gedanken Herbert Herrings (1995, 77) sogar bereits der Kern der scholastischen Auffassung von der *analogia entis*, die ja wiederum bis in die Antike zurückreicht.

Daß sich in Verhältnissen des ganzheitlichen Mitseins wie dem des Embryos zum Kosmos neuerlich Verhältnisse des ganzheitlichen Mitseins bilden, läßt sich embryologisch erklären, soweit der Stand des Wissens reicht, ist aber wohl nur als ein großes Wunder zu verstehen. Es ist das *Wunder des Lebens*, denn alle Lebewesen entwickeln sich als *Ganzheiten*, d. h. *so, daß ein ganzheitliches Mitsein ihre Entwicklung und Identität konstituiert.*

Das Mitsein der Organe und Funktionen besteht, wie ebenfalls Nikolaus von Kues gesehen hat, beim gesunden Menschen darin, daß jedes Einzelne sein Dasein in der Gemeinschaft oder im Mitsein mit Andern zu erhalten sucht (agat in communione cum aliis). »So dient der Fuß dadurch, daß er lediglich zum Gehen da ist, nicht nur sich selbst, sondern auch dem Auge, den Händen, dem Körper und dem ganzen Menschen; ebenso verhält es sich mit dem Auge und den übrigen Gliedern und ähnliches gilt auch für die Teile der Welt« (pariformiter de mundi partibus; 1440, I 401). Diese Gemeinschaft dachte Nikolaus sich nun aber nicht im Sinn einer Funktionstrennung oder Arbeitsteilung, sondern als ein Mitsein einzelner Individuen oder Organe, das sie selber konstituiert. Hand und Fuß gehören nicht nur zu einem Ganzen, zu dem auch das Auge gehört und somit sie alle miteinander, sondern sie sind selbst mit im Auge, jedoch sind sie »im Auge nicht Hand und Fuß, sondern Auge, sofern das Auge selbst unmittelbar im Menschen ist. Ebenso sind alle Glieder im Fuß Fuß, insofern der Fuß unmittelbar im Menschen ist« (I 349). Im Krankheitsfall sind die Ganzheit oder das Mitsein dadurch gestört, daß in mindestens einem Organ oder einer Funktion nicht alle anderen in dieser Weise gegenwärtig sind.

*Die Seele oder das Leben*

Nun sagt man auch, es sei der Geist, der sich den Körper baut. An die Embryonalentwicklung wird Schiller dabei aber wohl nicht gedacht haben, denn hier ist es das Leben selbst oder die *Seele*, die den Körper bildet, was den Geist für spätere Stadien natürlich nicht ausschließt. In der cartesianischen Medizin nimmt man statt dessen an, daß die Seele bei körperlichen Entwicklungen gar nicht im Spiel sei, und überläßt sie den Psychiatern oder Psychologen, abgesehen von einer besonderen Gruppe von Krankheiten, den

»psychosomatischen«, die seelisch bedingt seien. Durch die Erfahrungen der Psychotherapeuten ist aber eindeutig belegt, daß seelische Stimmungen und Verstimmungen auf frühkindliche und sogar embryonale Erlebnisse zurückgehen können. Schon die Entwicklung des Embryos ist danach gleichermaßen physisch und psychisch. Ich verstehe unter der Seele deshalb, so wie es in der antiken Philosophie üblich war, das Leben selbst oder den Inbegriff des Lebens: das, was ein Individuum oder eine Gesellschaft von innen her gestaltet und zusammenhält. Man kann dann weiter die persönliche Seele von der eines Volks und der Weltseele oder die Menschenseele von der Tier- und der Pflanzenseele unterscheiden (Ingensiep 2001), so wie ja auch das Leben in seinen individuellen und spezifischen Verschiedenheiten wahrzunehmen ist.

Es gehört zu den Merkwürdigkeiten der Entwicklung des dualistischen Bewußtseins, daß man sich in den Naturwissenschaften und der sich auf sie berufenden Medizin bis heute dagegen sträubt, die Seele der Lebewesen wahrhaben zu wollen, aber keinerlei Bedenken hat, statt dessen vom Leben zu sprechen, das wir doch genausowenig verstehen. Beispielsweise soll Rudolf Virchow einem Theologen, der ihn wohl gereizt hatte, einmal erklärt haben, daß er bei seinen vielen Sektionen noch nie auf eine Seele gestoßen sei. Wenn er gleichbedeutend gesagt hätte, er sei dabei noch nie auf das Leben gestoßen, wäre dies eine ziemlich bedeutungslose Feststellung gewesen, denn wie könnte man erwarten, unter den Teilen eines Körpers auch ihren Zusammenhang zu finden, der doch selbst kein Teil ist? Was Virchow tatsächlich gemeint hat, muß also wohl mit einem religiösen Affekt zu tun gehabt haben.

Das Leben bzw. die Seele ist nun augenscheinlich unserm körperlichen und geistigen bzw. bewußten Dasein gemeinsam. Man kann sich mit ihm körperlich beschäftigen, so wie es die Biologen und die Mediziner tun, man kann sich aber auch seiner geistigen Wirklichkeit zuwenden, so wie es die Kulturwissenschaftler und die Psychotherapeuten tun. Es gibt keinen Grund, beiderlei Leben bzw. Seele bloß wegen des doppelten Zugangs für zweierlei zu halten und nicht für dasselbe, insbesondere wenn man daran denkt, wie sich in der Embryonalentwicklung aus dem Mitsein des befruchteten Eis im Ganzen der Welt ein gleichermaßen ganzheitliches Mitsein der körperlichen und geistigen Organe und Funktionen im Individuum bildet, so als sei dies eine Metamorphose des Kosmos im kleinen.

Die Seele oder das Leben ist nach diesen Überlegungen das Medium, das der körperlichen und der geistigen Wirklichkeit des Menschen gleichermaßen Raum gibt. Durch sie kann einerseits die Materie zum Geist aufleben, andererseits der Geist der Materie teilhaftig werden. Es ist so, als fliege das Leben wie ein Vogel mit zwei Flügeln, deren Angelpunkt und Zusammenhang aber die Seele selbst ist. Sie wiederum zeigt sich gleichermaßen nach beiden Seiten: einmal körperlich im Gesichtsausdruck, in dem der Augen, in der Gestik, in der Stimme, in der Haltung, im Gang, im unbewußten Zusammenspiel der Organe und Funktionen und im Spielen von Musik; zum andern geistig im Gesprochenen und in den Gefühlen, in der künstlerischen und sonstigen Kreativität und in jeglichem Denken. Die Seele also ist das Gemeinsame, in dem Materie und Geist komplementär zueinander sind, d.h. einander ergänzen. Ganz wir selbst sind wir in der Schwebe vermöge des geistigen *und* des körperlichen Modus unseres Daseins. In dieser Zweiflügeligkeit aber ist es immer nur *ein* Leben oder *eine* Seele, die so oder so schwingt.

Descartes hatte einen blinden Fleck für das Dritte, das sich in der Materie und dem Geist gleichermaßen ausdrückt, denn er meinte, der Mensch sei aus »einer Seele und einem Körper zusammengesetzt [composez]« (1632, 43), wobei er also Geist und Seele nicht unterschied. Er hat die Art dieser Zusammensetzung freilich nie erklären können, denn zwei Flügel machen noch keinen Vogel. Es war Baruch Spinoza, der zuerst entdeckte, daß Descartes die Frage falsch gestellt hatte, weil dasselbe Dritte sich so oder so zeigt. Deshalb gibt es auch keine Kausalität zwischen Körper und Geist: »*Der Körper kann den Geist nicht zum Denken, noch der Geist den Körper zur Bewegung ... bestimmen*« (1677, III 2). Ebenso wenig kann ein Mensch nur körperlich krank sein, sondern die Krankheit ist immer auch im Bewußtsein zu spüren.

Daß der eigentliche Gegensatz der von Körper und Geist ist, gerät aus dem Blick, wenn man nur psychosomatisch über die somatische Medizin hinausdenkt. Im Englischen besteht der cartesianische Dualismus zwischen »mind« und »body«, so daß die

Seele leichter als ein Drittes gewahrzuwerden ist. Trotzdem hat die »psychosomatische« Medizin auch auf den englischen Sprachraum übergegriffen.

Psychosomatik und Psychonoetik

Der Begriff Psychosomatik scheint auf das *Lehrbuch der Störungen des Seelenlebens oder der Seelenstörungen und ihrer Behandlung* (1818) von Johann Christian August Heinroth (1773–1843) zurückzugehen (Margetts 1950). Heinroth trat dafür ein, seelische Störungen nicht nur somatisch zu behandeln: »Gewöhnlich seien die Quellen der Schlaflosigkeit psychisch-somatisch, doch kann auch jede Lebenssphäre für sich allein den vollständigen Grund derselben enthalten« (1818, II 49). Hier ist also eigentlich gemeint, die Schlaflosigkeit sei körperlich *und* seelisch bzw. durch das Bewußtsein, d. h. geistig bedingt. Demgegenüber widmet sich die heutige Psychosomatik »dem Einfluß des Seelischen auf körperliche Erkrankungen« oder – im weiteren Sinn – »Syndrome[n] ohne faßbaren pathologischen Organbefund« (Pschyrembel 1986, 1384). In dieser Verengung sind psychosomatische Krankheiten Ausnahmen vom cartesianischen Modell, aber dieses bleibt der Normalfall in der Medizin.

Ich zeige im folgenden, daß Gesundheit und Krankheit grundsätzlich Charaktere des Mitseins in den verschiedenen ganzheitlichen Horizonten des menschlichen Daseins – der Einzelseele, der Gesellschaft und des Ganzen der Natur – sind. Dabei empfiehlt es sich nun wohl, den Begriff »psychosomatisch« für die Krankheiten, in denen es einem Menschen im Lebenszusammenhang oder im seelischen Mitsein seiner Organe und Funktionen an etwas fehlt, beizubehalten.

Viktor von Weizsäcker hätte statt von der psychosomatischen lieber von einer anthropologischen Medizin gesprochen, aber die Anthropologie ist nicht tragfähig genug, um der gemeinten Reorientierung der Medizin einen Halt gegenüber dem Bestehenden zu geben. Das eigentliche Problem liegt außerdem im Verhältnis von Zweiheit und Dreiheit, das auch anthropologisch unbestimmt bleibt. Denn die Seele beseelt den Leib (als Bewußtsein im Gehirn und im Nervensystem, als Unbewußtes im ganzen Leib), sie beseelt aber auch den Geist in seinen verschiedenen Schichten und Facetten. Das Pendant zu den somatischen Krankheiten sind also die Geisteskrankheiten, und zur Überwindung des Dualismus sollten die ersteren *psychosomatisch*, die letzteren *psychonoetisch* behandelt werden. Der Ursprung der Krankheit liegt allemal in der Seele, die Therapie erfolgt so oder so oder von beiden Seiten her. Man könnte den psychosomatischen Ärzten, welche die körperlich am besten zugänglichen Krankheiten behandeln, die Psychotherapeuten als psychonoetische Ärzte gegenüberstellen, welche den geistigen Zugang wählen, bei dem Ausdruck Psychosomatik also jedenfalls bleiben. Zur Psychosomatik gehören dann aber natürlich nicht nur die Grenzfälle, die einstweilen so benannt worden sind, sondern es fragt sich nun, ob überhaupt somatische Krankheiten vorkommen, die nicht psychosomatisch sind.

Neben den psychosomatischen Krankheiten gibt es dann als eine zweite Gruppe die psychonoetischen, welche von der Seite des Bewußtseins her behandelt werden. Natürlich haben sowohl die seelischen Störungen, denen eine psychotherapeutische Behandlung gilt, als auch die Erfolge dieser Behandlung wiederum ihren somatischen Ausdruck, müßten sich also neurobiologisch durch bildgebende Verfahren darstellen lassen (Hüther/Sachsse 2007). Man kann dann zwei Arten von Psychotherapie unterscheiden: die schwache, auf die sich jeder Arzt zur Behandlung der psychosomatischen Krankheiten verstehen sollte, und die starke für die eigentlichen Geisteskrankheiten.

## (2) Psychosomatische Krankheiten
### Exemplarische Erfahrungen

Um die Verschränkung des Geistigen und des Somatischen im Psychischen lebendig werden zu lassen, beziehe ich mich im folgenden zunächst auf persönliche Erfahrungen, die historisch überliefert sind.

*Hildegard von Bingen* (1098–1179) berichtete in ihrem ersten Buch (1151), wie ihr der Auftrag, Verborgenes zu offenbaren, zuteil geworden sei, wie sie sich aber dagegen gesperrt habe zu schreiben. Geschehen sei dies nicht »aus Hartnäckigkeit, sondern wegen des Argwohns, des Vorurteils und wegen der Vieldeutigkeit der menschlichen Worte, im Dienst der Demut. Da zwang mich Gottes Geißel auf das Krankenlager. Und endlich legte ich Hand ans Schreiben, ... Als ich mich daranmachte ..., kam ich wieder zu Kräften und erhob mich vom Krankenlager« (6 f.). Sie wurde also krank, als ihr die Aufgabe, das Buch zu schreiben, schon bewußt war, sie sich dazu aber noch nicht traute, und gesundete, als sie es dann doch tat. Etwas dramatischer, grundsätzlich aber von gleicher Art ist die alttestamentliche Geschichte von Jonas, der sich seinem Auftrag entziehen wollte und dadurch in den Walfisch geriet.

*Johann Wolfgang von Goethe* (1749–1832) interpretierte seine Leipziger Studenten-Krankheitskrise so, daß bei ihm »sich die Natur geholfen« habe, ihn von dem Mangel an Bewegung – seinem »neuen sitzenden und schleichenden Leben« – sowie von einer ungesunden Ernährung, aber auch »von mißverstandenen Anregungen Rousseaus« abzubringen. Dies alles paßte nicht zusammen, »und ich verhetzte meinen glücklichen Organismus dergestalt, daß die darin enthaltenen besondern Systeme zuletzt in eine Verschwörung und Revolution ausbrechen mußten, um das Ganze zu retten« (1811–1814, HA IX 329 f.). Hier nur die somatische Seite beschrieben zu haben entsprach Goethes Zurückhaltung gegenüber allem romantischen Überschwang. Es bestehen aber keinerlei Zweifel, daß die schwere Krankheit, in oder mit der er sein Leipziger Studium abbrach, wie bei Hildegard gleichermaßen ihre psychische Seite hatte (Matussek 1998, 45 ff.).

*Friedrich Hölderlin* (1770–1843) und Susette Gontard (1769–1802), die einander über alles liebten und unter den damaligen Verhältnissen doch nicht miteinander leben konnten, waren durch die schließlich unvermeidliche Trennung beide so verletzt, daß auch eine psychosomatische Krankheit keinen Ausweg mehr bot. Sie reagierten auf entgegengesetzte Weise. Susette versuchte ohne Hölderlin weiterzuleben, hatte dazu aber keine Kraft und starb schon im dritten Jahr an einer Infektion. In den Wochen vor ihrem

Tod befand sich Hölderlin auf einer atemlosen, fluchtartigen Wanderung von Bordeaux zurück nach Deutschland. Pierre Bertaux, der diesem Schicksal ein bedeutendes Buch gewidmet hat (1978), meint, Hölderlin habe Susette vor ihrem Tod noch einmal sehen können (544 ff.), starb der Geliebten aber nicht hinterher, sondern war noch so voller Kraft, daß er zunächst beruflich wieder einen Halt zu finden suchte. In Deutschland politisch, literarisch und akademisch abgewiesen, zog er sich dann in die »Einsamkeit als Vorstufe des Jenseits« (504ff./499) zurück. Weil er mit den Menschen nichts mehr zu tun haben wollte, ging er den Weg einer spielerischen – aber gewiß nicht gespielten – Verrücktheit. Die andern Menschen konnten das hinnehmen, indem sie ihn tatsächlich für verrückt hielten. Ein feineres Urteil hatte Prinzessin Auguste von Hessen-Homburg, die Hölderlin sehr verbunden war. Sie nannte seinen Zustand »eine Art von Fegefeuer schon in diesem Leben« (286). Paracelsus hat im theologischen Schlußabschnitt seiner Frühschrift *Volumen Paramirum* alle Krankheiten als ein Stück Fegefeuer schon zu Lebzeiten verstanden (1520, I 226). Hölderlin aber war so gesund, daß ihm nicht einmal eine somatische Krankheit geschenkt wurde, und reagierte insoweit genau entgegengesetzt zu Susette. Zwischen diesen Gegensätzen liegen alle Krankheiten. Hölderlin ist in seinem Tübinger Turm sehr alt geworden und hat in den folgenden Jahrzehnten – »himmlisch Gespräch ist sein nun« (1805, I 98) – noch wunderbare Gedichte geschrieben.

*Joan Miró* (1893–1983) besuchte ab 1907 nebeneinander die Handelsschule und eine Kunstakademie in Barcelona, gab aber 1910 unter dem Druck des Vaters und wegen mangelnder Anerkennung seiner Leistung in der Akademie das Malen auf und verdingte sich als Buchhalter in einer Drogerie. Ein Nervenzusammenbruch und ein Typhusfieber führten dazu, daß die Familie ihren Widerstand gegen das Künstlertum des Sohns aufgab, der dann ein sehr erfolgreicher und eigenständiger Maler wurde (Platschek 1993).

*Rainer Maria Rilke* (1875–1926) litt seit seiner Kindheit an Angstzuständen und geriet immer wieder in schwere Schaffenskrisen. Anfang 1912 lagen Jahre der inneren Blockade hinter ihm, »wie etwa ein Gelähmter sie empfindet« (12. Januar 1912, I 373). Zwei

Tage nach dieser Notiz fragte er den Psychoanalytiker Victor Emil von Gebsattel, was er davon hielte, ihn in Behandlung zu nehmen. Der Freundin Lou Andreas-Salomé berichtete er,

»daß ich mir rein körperlich recht unerträglich bin. ... Die Überempfindlichkeit z.B. der Muskeln ist so groß, daß etwas Gymnastik oder eine irgendwie übertriebene Haltung (etwa beim Rasieren) gleich Schwellungen, Beschwerden u.s.w. zur Folge hat, Erscheinungen, an die sich dann wieder, als ob sie nur gewartet hätten, Ängste, Auslegungen, Quälereien aller Art anschließen ... Mein Körperliches läuft Gefahr, die Karrikatur meiner Geistigkeit zu werden« (20. Januar 1912, I 384f.).

Dann aber war die Schöpferkraft auf einmal wieder da, und es entstand die erste Duineser Elegie. Schon in seinem Brief vom 14. Januar an Gebsattel hatte Rilke sich vorbehalten: »Mir kommt immer noch vor, daß meine Arbeit eigentlich nichts anderes ist als eine ... Selbstbehandlung« (I 381). Als es damit erneut seine Ordnung hatte, sagte er die zuvor erwogene Psychoanalyse am 24. Januar gleich wieder ab und schrieb an Gebsattel:

»Vielleicht sind gewisse meiner neulich ausgesprochenen Bedenken sehr übertrieben; so viel, wie ich mich kenne, scheint mir sicher, daß, wenn man mir meine Teufel austriebe, auch meinen Engeln ein kleiner, ein ganz kleiner (sagen wir) Schrecken geschähe, – und – fühlen Sie – gerade darauf darf ich es auf keinen Preis ankommen lassen« (I 392; Dörr-Zegers 2001).

Auch in diesem Fall entwickelte sich die somatische Krankheit bereits zu einem Ausweg aus der Krise, aber die drohende Behandlung durch den Psychoanalytiker führte dazu, daß die Blockade der schöpferischen Selbstheilungskräfte sich löste.

*Eine Mukoviszidose-Kranke* hatte sich damit abgefunden, daß sie nicht so leben konnte wie die Gesunden. Der Zustand ihrer Lunge war aber noch leidlich stabil. Sie freute sich, wie Elisabeth Wellendorf berichtet, an den Wolken, die der Wind über den Himmel trieb, und fühlte auch sich selber »frei und weit, wenn es ihr gelang, wieder etwas besser Luft zu bekommen. ... Sie mochte ihr Leben so, wie es war.« Für die Mediziner aber war sie eine Transplantations-Kandidatin. Ein junger Chirurg erklärte ihr eines Tages, daß dies das Beste für sie sein würde, da »›ihre Lunge nichts mehr wert‹« sei und ihr jetziges Leben keine Qualität habe. Sie schrak zusammen:

»Sie kannte ihre Lunge wie eine innere Landkarte durch die tägliche autogene Drainage, die sie machte. Sie pflegte sie, kämpfte mit ihr, überlistete sie und liebte sie, wenn sie ihr ein paar wohltuende Atemzüge gewährte.« War das denn gar nichts wert? »Überrumpelt wagte sie nicht zu widersprechen.«

Wenige Wochen nach der Transplantation starb sie. »Starb sie an Entwertung, oder starb sie, um sich zu retten?« (1993, 55 ff.) Man muß eine Krankheit nicht unbedingt loswerden wollen, sondern kann sie auch als das eigene Leben bejahen, so wie es Behinderte tun. Als Gesundgemachte wären sie nicht mehr sie selber.

*Ein Patient* des Psychoanalytikers Georg Gfäller träumte, durch eine teilweise zerstörte Stadt und schließlich in ein Haus gegangen zu sein, das unbewohnt aussah. Er sei die Treppen hinauf bis unters Dach gestiegen und habe dort hinten links eine Art Ballon voll Wasser entdeckt. Durch eine daraufhin von Gfäller empfohlene medizinische Untersuchung wurde im Gehirn des Patienten hinten links eine Zyste gefunden. So kann man den eigenen Leib als das Unbewußte erleben.

*Ein Mann* hatte einen starken Geschlechtstrieb, war aber von Jugend auf zu ängstlich, dies Bedürfnis partnerschaftlich auszuleben. Auch die erste Ehe brachte keine Erfüllung, und zu ihrem 40. Geburtstag erklärte ihm seine Frau, in dieser Hinsicht sei mit ihr fortan nicht mehr zu rechnen. Wenige Jahre später bekam er (wie schon sein Vater) einen Prostatakrebs, der auch noch einmal wiederkehrte, dessen Therapie aber seine Geschlechtlichkeit nicht beeinträchtigte. Nach dem zweiten Mal begab er sich wegen Depressionen, Schlafstörungen und Eheproblemen in psychoanalytische Behandlung. Zuvor schon hatte er eine Frau kennengelernt, die dann die große Liebe seines Lebens wurde. Beide lebten im höchsten Glück, und der Krebs blieb geheilt. Beruflich war der Mann von Jugend auf erfolgreich und in seiner Firma wohl auch gut aufgehoben. Als er in jungen Jahren (wiederum wie sein Vater) ein Alkoholiker zu werden drohte, sorgte der Betrieb dafür, daß er eine Entziehungskur machte und nicht wieder rückfällig wurde. In seinem späteren Leben führte ein Eigentumskampf um die Firma jedoch dazu, daß er die inzwischen erreichte Führungsposition verlor und abgefunden wurde. Diesen Schlag verkraftete er nicht, bekam einen Pankreaskrebs und starb in den Armen der Geliebten (Gfäller 2010).

Diese Berichte sind natürlich keineswegs repräsentativ für psychosomatische Verschränkungen, sondern eine relativ zufällige Auswahl. Eine grundsätzliche Einseitigkeit ergibt sich außerdem daraus, daß solche Zeugnisse am ehesten von Menschen hinterlassen werden, die geistig stärker sind als körperlich, so daß der körperliche Modus ihres Daseins ihre schwächere und krankheitsanfälligere Seite ist. Dies galt für Hildegard, Goethe, Miró und Rilke. Natürlich zeigten sich alle diese Krankheiten ursprünglich in den seelischen Verwerfungen, welche sich körperlich dargestellt hatten.

Anders als in den vier Fällen gab es bei Hölderlin keine Künstlerkrise, vielmehr erreichte er mit dem *Hyperion* einen Höhepunkt seines Schaffens, als die Trennung von Susette erfolgte, aber eine nahezu tödliche seelische Verletzung. Wäre er nicht körperlich so abgehärtet und seelisch so durchlässig zwischen dem Bewußtsein und dem Unbewußten gewesen, hätte wohl auch er nicht weiterleben können und wäre gestorben wie sie. So aber bot sich ihm der Ausweg in eine spielerische Ver-Rücktheit, in der er immerhin noch jahrzehntelang gelebt und weiterhin Gedichte geschrieben hat. Bei ihm also kam es nicht zu einem somatischen Ausdruck, sondern er reagierte dort, wo er auch verletzt worden war, im Modus des Psychischen, wurde aber auch hier nicht wirklich krank. Vielleicht hätte ihm eine psychotherapeutische bzw. psychonoetische Behandlung helfen können, eigentlich aber hat er sich selber am besten geholfen.

In den ersten beiden anonymen Fällen, die ich nach den fünf

Klassikern in meine Reihe aufgenommen habe, sind mir die Entstehungsbedingungen der Krankheit nicht bekannt, es kommt darauf aber wohl auch nicht besonders an. Daß es genetische Voraussetzungen gegeben hat, ist grundsätzlich immer genauso richtig wie die Gegebenheit von Lebensumständen, unter denen sich die Veranlagungen realisiert haben. Beide Male gibt es sowohl eine seelische als auch eine körperliche Wirklichkeit der Krankheit. Dabei bestätigt sich, daß Körper und Seele nicht kausal zusammenhängen (Spinoza), sondern daß sie »in einem einheitlichen Bilde vom Menschen aufgehen« (Weizsäcker 1949, I 443). Statt der Ursachen gibt es eben immer nur Konstellationen, unter denen Krankheiten auftreten, und dazu gehören allemal sowohl die körperlichen Dispositionen – teils genetisch und teils situationsbedingt – als auch der jeweilige Seelenzustand.

Der Prostatakrebs schließlich läßt sich medizinisch natürlich auf die väterliche Erbanlage zurückführen, allerdings wiederum nur der Disposition nach. Der Pankreaskrebs ist dann als eine Folgeerkrankung anzusehen. Hat man damit aber verstanden, woran dieser Mann erkrankt war? Wer sich das Schicksal vergegenwärtigt, das ich geschildert habe, kann doch nicht umhin zu sehen, daß der erste Krebs gerade dort ausgebrochen war, wo dieser Mann sein zentrales und nie erfülltes Bedürfnis hatte. Als es endlich erfüllt wurde, blieb er gesund, bis ein Schicksalsschlag ihn dort aus der Bahn warf, wo bisher immer alles gutgegangen war. Seine Seele hatte danach nicht mehr die Kraft, für die Integrität des Leibs zu sorgen.

Natürlich geht es auch hier nicht um Verursachungen, sondern um ein Ausdrucksgeschehen. Ein passender Begriff, mit dem sich das Kausaldenken vermeiden läßt, ist der der Darstellung. Man kann dann sagen, daß sich das eigentliche Selbst immer in beiden Modi – in dem des Körpers oder in dem des Bewußtseins – darstellt, und in diesem Sinn auch Gedanken, Empfindungen oder Gefühle als *Darstellungen* physiologischer Zustände und umgekehrt verstehen. Ich übernehme diesen Ausdruck von Carl Ludwig, der einmal »von Hirnzuständen, die unmittelbar den Schlaf darstellen« (1852, I 458) gesprochen hat.

Gleichgewichte und Ungleichgewichte

Aus der grundsätzlichen Parallelität des Körperlichen und des Geistigen im Seelischen folgt natürlich nicht, daß alle Menschen in beiderlei Hinsichten gleich stark entwickelt sind. Dies hat schon Platon, dessen Philosophie durch die Hippokratische Heilkunst holistisch inspiriert worden ist, sehr deutlich beobachtet:

> Wenn die Seele eines Lebewesens »stärker als der Körper ist und von übermäßig heftiger Natur, dann erschüttert sie ihn ganz, erfüllt ihn von innen her mit Krankheiten und, wenn sie sich nicht angestrengt irgendwelchen Studien und Untersuchungen hingibt, löst ihn auf; ... Wenn dagegen ein großer, für die Seele zu starker Körper mit einem geringen und schwachen Verstand verbunden ist, dann gewinnen unter den zwiefachen Begierden, die es von Natur bei den Menschen gibt – auf Grund des Körpers nach Nahrung, auf Grund des Göttlichsten in uns aber nach Einsicht – die Bewegungen des überlegenen *Teils* die Oberhand, vermehren ihren *Einfluß*, das Wesen der Seele aber machen sie stumpf, ungelehrig und vergeßlich und rufen so die größte Krankheit, die Unwissenheit, hervor. Es gibt nur eine Rettung vor beidem: Weder die Seele ohne den Körper noch den Körper ohne die Seele in Bewegung zu setzen, damit beide, auf ihre Verteidigung bedacht, gleichgewichtig und gesund werden. Der Mathematiker also oder wer sonst eine andere Disziplin intensiv mit dem Verstand betreibt, muß zum Ausgleich, indem er sich daneben auch der Gymnastik widmet, die Bewegung des Körpers pflegen; wer dagegen seinen Körper eifrig bildet, der muß zum Ausgleich, indem er sich zusätzlich mit der musischen Kunst und jeglicher Philosophie beschäftigt, die Bewegungen der Seele pflegen, wenn er mit Fug und Recht sowohl schön als auch gut im rechten Sinne genannt werden will« (*Timaios* 88a–c).

Körper und Geist also stehen in der Seele nicht unbedingt in einem Kräftegleichgewicht. Um zu vermeiden, daß eine zu starke und nicht hinreichend disziplinierte Seele den Körper zermürbt oder ein zu starker Körper die Seele erdrückt, soll man zur Erhaltung der Gesundheit den jeweils schwächeren Teil kompensatorisch üben und dadurch stärken. Wenn dies nicht geschieht, kommt es zu Krankheiten wie derjenigen Goethes in Leipzig. Wer also ein Buch schreibt, lebt nur dann gesund, wenn er sich gleichermaßen körperlich bewegt, und wer im wesentlichen körperlich arbeitet, sollte in geistigen Beschäftigungen einen Ausgleich suchen.

Die Platonische Empfehlung war so gemeint, daß der Mensch das Gleichgewicht verliert, wenn er sich einer der beiden Bewegungen im Übermaß widmet. An eine direkte Beziehung der körperlichen und der geistigen Bewegung selbst hat er wohl nicht gedacht, aber auch diese gibt es. Beispielsweise hat Kierkegaard einmal von sich gesagt: »ich habe mir meine besten Gedanken angegangen ... Wenn man solcherart beim Gehen bleibt, dann geht es schon« (Brief an Henriette Kierkegaard 1847, 74), und damit der Frage: Wie geht es Ihnen? einen besonders anschaulichen Sinn gegeben. Hier hat sich also wohl die körperliche Bewegung regelrecht in die gedankliche umgesetzt. Dies gilt noch mehr für Hölderlin, der ein großer Wanderer war und dessen Wanderschritt, wie Bertaux gezeigt hat, insbesondere aus vielen Gedichten herauszuhören ist.

»Doch nicht nur seine Dichtung steht unter dem Zeichen des Schreitens; auch im Roman, auch in den Briefen, ist ein jeder Satz, der seiner Feder entströmt, ein gesprochener Satz, der, wenn man ihn liest, erst als tönendes Wort wieder auflebt. Um ihn ... richtig zu verstehen, muß man ihn laut lesen, und zwar im richtigen Tempo: im Schritt. ... ›Die Sprache, die schreitet so tönend ...‹« (1978, 267).

Platon war der Meinung, daß es zu Krankheiten kommt, wenn das Verhältnis der beiden Bewegungen aus dem Gleichgewicht gerät. In unserer Zeit ist es für die ganze Gesellschaft unausgeglichener denn je, da kaum noch körperlich gearbeitet wird und Sport oder anderweitige körperliche Bewegungen den Mangel bei weitem nicht kompensieren. Daß heutzutage meistens nicht mehr laut gelesen wird, verstärkt – worauf ich bereits hingewiesen habe – ebenfalls die Entleiblichung des Bewußtseins. Weil die leibfremde Mühelosigkeit zu Krankheiten führt, stärkt jede zusätzliche Bewegung – wie zahlreiche Untersuchungen belegen – die Gesundheit. Gleichzeitig nehmen anscheinend auch die psychischen Erkrankungen zu, vor allem in Gestalt struktureller Störungen. Wieweit auch dies nicht nur die gesellschaftlichen Instabilitäten spiegelt, sondern ebenfalls mit dem Mangel an körperlicher Bewegung zusammenhängt, läßt sich derzeit wohl kaum unterscheiden.

Das Fazit meiner bisherigen Überlegungen ist, daß *grundsätzlich alle körperlichen Krankheiten psychisch und somatisch verschränkt und in diesem Verständnis psychosomatisch sind*, sich in der Regel aber mehr in diesem oder jenem der beiden Modi darstellen. Der Eindruck, psychosomatische Krankheiten seien nur eine besondere Gruppe zwischen den rein somatischen und den rein psychischen ist dadurch entstanden, daß man einige vermeintlich rein somatische Krankheiten mit seelischen Verwerfungen einhergehen sah, dies aber aus mangelnder Sensibilität für das Seelische im Horizont der somatischen Medizin für eine Ausnahme hielt. Darin den Normalfall zu sehen war guten Ärzten allerdings wohl eigentlich immer schon mehr oder weniger selbstverständlich, im Zeitalter der cartesianischen Medizin jedoch eine Überraschung. Descartes hatte ja den menschlichen Körper als eine sozusagen seelenfreie Zone für autonom gehalten.

Krank also ist grundsätzlich der Mensch, und zwar psychisch und somatisch. Ein typischer Befund ist wahrscheinlich der des Psychotherapeuten Michael Balint in der Zusammenarbeit mit Londoner Ärzten. Für zwei ausgewählte Sprechstundenprotokolle ergab sich, daß einmal von 13 Patienten drei eine Neurose, weitere drei wahrscheinlich eine Neurose und drei jedenfalls ein psychosomatisches Leiden hatten, zum andern von 19 Patienten sieben mit Sicherheit eine Neurose hatten und weitere neun wahrscheinlich (1964, 75/79). An die Stelle der Neurosen träten in unserer Zeit wohl die Depressionen, aber sonst dürften sich ähnliche Verhältnisse ergeben. Die ärztliche Erfahrung zeigt, daß wahrscheinlich die Hälfte aller Arztbesuche eher mit seelischen als mit körperlichen Problemen zusammenhängt (Moyers/Delbanco 1993, 22).

Anscheinend wird eine bloß medizinische oder bloß psychologische Wahrnehmung der Krankheit nur einer Minderheit von Patienten gerecht, wohingegen die meisten einer psychosomatischen Diagnose bedürften. Die Psychosomatiker sollten im Gesundheitswesen deshalb als die eigentlichen Allgemeinärzte fungieren. Daraus folgt freilich noch nicht, welches der beste Zugang zur Therapie wäre. Beispielsweise braucht die Frau, die immer gleich Bauchweh bekommt, wenn sie um die Zeit, zu der ihr ungeliebter Mann gewöhnlich nach Hause kommt, das Garagentor klappen hört, ganz sicher kein Medikament gegen Bauchweh. Eine – so oder so – einseitige Therapie könnte vielen Patienten sogar schaden.

Denn wenn es beispielsweise dem Mediziner »gelingt, das Leiden zu beheben, können die Symptome zugedeckt werden, ja sogar ganz verschwinden, und Arzt wie Patient tappen im dunkeln über die wahre Ursache der Krankheit, während häufig der pathologische Prozeß fortschreitet und die Therapie sich letztlich sehr schwierig, wenn nicht hoffnungslos gestaltet« (Balint 1964, 309 f.).

Balint plädierte deshalb für »den psychologisch orientierten Arzt« (353).
Hier zeigt sich also, daß nicht allein die medizinische Behandlung einer Krankheit immer nur am Symptom kuriert, sondern darüber hinaus sogar jede gleichermaßen psychische und somatische Diagnose die Krankheit selbst als ein Symptom wahrnimmt. Wenn aber lediglich der somatische Ausdruck unterdrückt wird, ohne damit eine psychische Diagnose zu verbinden, wird die Krankheit sich nur besser verstecken und anders äußern. Der Patient läuft schließlich von Facharzt zu Facharzt, und alle »tappen im dunkeln« – auch dann, wenn einer von ihnen schließlich doch irgend etwas gefunden zu haben meint. Darüber hinaus führt dieses falsche therapeutische Handeln dazu, »gegebenenfalls zwar Symptomfreiheit zu erzielen, aber zugleich den Patienten um die potentiellen Früchte aktiver Auseinandersetzung mit einer Krankheit zu bringen« (Matthießen 2004, 360).

Typische Krankheitsbilder

Daß alle Krankheiten mehr oder weniger psychisch und somatisch zu behandeln sind, zeigt bereits ein kursorischer Überblick, wie ich ihn im folgenden gebe. Pathogen können einerseits besondere Ereignisse, andererseits chronische Lebenslagen wie Partnerschaften und Arbeitsverhältnisse sein.
*Besondere Ereignisse* sind von gesundheitlicher Bedeutung, wenn

- sie mit langfristigen und persönlichen Bedrohungen verbunden sind;
- Verluste dazugehören, jedoch nicht nur von Personen, sondern auch von Vorstellungen, denen man angehangen hat, von Aufgaben, für die man gut zu sein und gebraucht zu werden glaubte, oder vom Vertrauen auf andere, auf die man sich verlassen hatte. Die Verluste von Personen stehen dabei keineswegs im Vordergrund;
- sie relativ zur persönlichen Vorgeschichte des betreffenden Menschen einen immer schon mit Schwierigkeiten besetzten Bereich, z. B. einen Rollenkonflikt, betreffen.

Im zuletzt genannten Fall verdoppelt oder vervierfacht sich das somatische Erkrankungsrisiko, wenn noch einer der beiden andern Faktoren oder gar beide hinzukommen (Corin 1994, 114). Dabei gibt es aber auch Kompensationen, so daß es nicht unbedingt zu Krankheiten kommen muß. Beispielsweise kann der Verlust oder der drohende Verlust der Mutter besonders bei männlichen Heranwachsenden zu Depressionen und Schwächungen des Immunsystems führen. Diese lassen sich aber dadurch kompensieren, daß eine andere Frau die Mutterrolle übernimmt oder der Jugendliche in eine Führungsrolle hineinwächst (Evans u. a. 1994, 177 f.).

Die Reaktion auf einschneidende Lebensereignisse hängt auch davon ab, ob man in relativ stabilen oder in ohnehin unsichereren Zeiten lebt. Demgegenüber sind die Krankheiten, die sich aus *chronischen Lebenslagen* ergeben, eher an überschaubare Verhältnisse gebunden. Ich betrachte eine Reihe von Krankheiten in ihrer psychosomatischen Verschränkung.

*Chronische Unterbauchschmerzen* haben 10–15 Prozent aller Patientinnen, die einen Frauenarzt aufsuchen. Manchmal finden sich organische Besonderheiten, mit denen die Schmerzen zusammenhängen könnten; entsprechende Operationen ergeben in den meisten Fällen jedoch allenfalls eine vorübergehende Linderung und sind nicht wirksamer als Placebo-Operationen. Wenn ein guter Arzt sich nach der Lebenssituation dieser Patientinnen erkundigt und damit den Verdacht anklingen läßt, die Schmerzen könnten etwas mit dem persönlichen Leben zu tun haben, weisen sie dies in der Regel weit von sich und insistieren darauf, daß nur ein rein organischer Defekt der Grund der Schmerzen sein könne. Soweit sie sich mit ihrem Operationswunsch durchsetzen, führt dies in der Regel zu einer Karriere von immer weitergehenden Ektomien mit jeweils neuen Verwachsungen. Gemeinsam aber ist allen diesen Frauen, daß sie noch relativ jung sind und massive Partnerschaftskonflikte oder anderweitige Ängste und außerdem einen eher niedrigen Sozial- und Bildungsstatus haben. Es liegt auf der Hand, daß die chirurgische Operation nur als ein untauglicher Ersatz der vor allem oder allein nötigen Psychotherapie gewünscht wird, vor der sie sich fürchten (SZ 27.03.2007).

*Blinddarmoperationen bei jungen Frauen* sind ein ähnliches Problem. Hier bestehen, wie Bernt Hontschik gezeigt hat (1999, 235 ff./ 2006, 49 ff.) vor allem viele Mütter darauf, daß ihren heranwachsenden Töchtern, wenn sie junge Frauen werden, der Wurmfortsatz entfernt wird. Dies führt zu einer erstaunlich großen Zahl von Fehldiagnosen oder jedenfalls von unnötigen Operationen, da sich immer wieder Ärzte finden, die sich durch resolute Mütter trotz einer zweifelhaften Indikation zur Operation bewegen lassen. »Man kann die Töchter im Sinn Balints als vorgeschobene Patientinnen ansehen. Der Chirurg muß sich fragen, ob er hier nicht zur Familientherapie mißbraucht wird«, sozusagen zur »mechanische[n] Psychotherapie mit dem Skalpell« (1999, 250).

*Rückenschmerzen* sind die in Deutschland meistverbreitete Krankheit. Die größte Zahl der Frühverrentungen und jeder dritte der durch Krankheit ausfallenden Arbeitstage sind durch Rückenbeschwerden bedingt. Alle Bemühungen, diese Schmerzen medizinisch zu verstehen oder auch nur zu beschreiben, waren erfolglos. Es zeigte sich immer wieder, daß die medizinischen Indikatoren, mit denen man sie korrelieren oder begründen zu können meinte (vor allem Bandscheibenvorfälle), sich bei Gesunden und Kranken kaum unterschieden (Carragee u.a. 2004). Dementsprechend ergab die operative Behandlung so gut wie keine Vorteile vor der Physiotherapie, insbesondere wenn diese als Hilfe zur Selbsthilfe angelegt war (SZ 23.11.2006).

»Als Ursache all dieser Schmerzzustände können wir ebenso wie beim Herzinfarkt eine Grundstörung der psychovegetativen Grundrhythmik entdecken. Die überschießenden Anspannungsimpulse, die in der erhöhten Spannung der Rückenmuskulatur festgehalten werden, sind Ausdruck erhöhter seelischer Spannung und eines Anstaus aggressiver Impulse. ›Parasympathische‹ Aktivität steht im Dienste der Entspannung, der Regeneration« (Keil 2004, 160).

Bei allen Rückenbeschwerden zeigt sich immer wieder, daß zwischen der geistig-seelischen und der körperlichen Haltung des Menschen eine klare Korrespondenz besteht. Vor allem chronische Rückenschmerzen sind mit bestimmten seelischen Verfassungen bzw. »psychologischen Profilen« deutlich korreliert (Burton u.a. 1995/Symonds u.a. 1995/Pincus u.a. 2002). »Alles, was der Persönlichkeit Halt und tragfähige Orientierung im Leben gibt, stabilisiert und kräftigt auch die Wirbelsäule, die materielle Konkretisierung des aufrechten Gangs« (Albrecht 2001, 294).

*Schmerzen jeder Art* sind medizinisch immer noch ein rätselhaftes Phänomen. Dem guten Arzt wie dem für sein Leibsein aufmerksamen Patienten »bedeuten« sie etwas, wie Goethe gesagt haben könnte. Anders als Descartes meinte, sind sie aber ganz gewiß nicht nur eine Art rote Lampe, die auf eine Fehlfunktion des körperlichen Apparats aufmerksam macht. Es ist wohl tatsächlich so, daß man zur Beschreibung eines Schmerzes nicht meinen sollte, ein Arm oder ein Bein oder der Kopf tue einem weh, sondern man tut sich selber weh. Dabei sind Schmerzen so weit verbreitet, daß sich unter den zwölf meistverkauften Arzneimitteln zur Selbstmedikation allein zehn Schmerzunterdrückungsmittel finden. Den bemerkenswertesten Umgang mit Schmerzen habe ich der Medizingeschichte von Roy Porter entnommen: Mrs. Jane Todd aus Kentucky sang Choräle, während ihr im Jahr 1809 – als es noch keine chemische Narkose gab – bei vollem Bewußtsein ein Tumor herausoperiert wurde, um sich dem Schmerz nicht zu ergeben (1997, 363). Sich ohne Anästhesie operieren zu lassen, indem sie »Narkose durch eigene Schmerzkontrolle ersetzte«, ist in neuerer Zeit auch Karen Olness gelungen (Moyers/Olness 1993, 83). Statt Choräle zu singen, die ihr vielleicht weniger nahelagen, hat sie sich auf bestimmte Situationen in ihrer Kindheit konzentriert. In andern Fällen zeigt sich gleichermaßen, daß »nicht nur körperliche Schmerzen die Gefühle, sondern auch die Gefühle den körperlichen Schmerz beeinflussen können« (Moyers/Zawacki 1993, 149). Dabei schließt die gleichermaßen psychische und somatische Wirklichkeit aller Schmerzen nicht aus, daß Therapien nur von dieser oder jener Seite aus möglich sind. Beispielsweise sind bei Krebskranken Schmerzen durch Analgetika zu behandeln, wenn der Tumor auf sensible Nerven drückt, Analgetika hingegen unwirksam, wenn der Schmerz die Last schmerzlicher Erinnerungen oder Bedrohungen bzw. – nach einer Erklärung von Wolfgang Schüffel – eine »abgebrochene Gebärde« ist. In diesen Fällen klingt der Schmerz ab, sobald der Patient über das Schmerzliche sprechen kann, das ihn bedrückt (Kütemeyer 2009). Auf die Bedeutung der Beichte im Krankheitsfall komme ich später zurück.

*Depressionen* sind, wie zuvor bereits erläutert, eine in den letzten Jahrzehnten immer häufigere Diagnose. Es gibt dafür nach den Zeitläuften gute Gründe, zugleich aber die Tendenz, es sich mit dem eigenen Leben und mit andern Menschen – beispielsweise mit zappeligen Kindern – z. B. durch ein Psychopharmakon medizinisch möglichst bequem zu machen, im Sinn des ersten Kapitels also durch eine Mühelosigkeit erster Art. Depressionen lassen sich psychotherapeutisch mit guter Aussicht auf Erfolg behandeln. Bei einer bloß medikamentösen Behandlung scheinen sie aber eher zuzunehmen. Unbehandelte Depressionen erhöhen das Krebsrisiko und schwächen das Immunsystem (Moyers/Felten 1993, 208).

*Herz- und Kreislauferkrankungen* werden medizinisch in der Regel so verstanden, als seien dafür sozusagen Human-Hydraulik-Ingenieure zuständig. Die Rede ist dann vom Herzen als einer Pumpe und von mehr oder weniger verengten bzw. verstopften Blutgefäßen, die wieder durchlässig gemacht oder durch Umleitungen überbrückt werden könnten. Unabhängig davon wird das Herz traditionell als das Gefühlszentrum verstanden und auch heute so erlebt, wenn es einem hüpft oder stockt, wenn es sich verkrampft oder verhärtet und wenn es bricht. Medea raste es vor Eifersucht und Fausts Margarethe wurde es schwer. Ungeachtet der hydraulischen Sicht gilt auch für uns, daß wir nur mit dem Herzen gut sehen, wie Antoine de Saint-Exupéry den Fuchs im *Kleinen Prinzen* sagen ließ, oder in Schopenhauers Worten: Was das Herz nicht einläßt, kommt nie ins Bewußtsein.

Die technische Beschreibung schließt die traditionellen nicht aus, rechtfertigt also nicht den Schluß, das Herz sei »bloß« eine Pumpe. Wie dasselbe Herz desselben Menschen sowohl emotional als auch hydraulisch wirklich ist, zeigt sich beispielsweise daran, daß koronare Herzkrankheiten durch Depressionen, Angstzustände, großen Ärger und feindselige Stimmungen ausgelöst bzw. durch eine vorbeugende Selbstbesinnung oder psychotherapeutische Behandlung verhindert werden können (Denollet/Brutsaert 2001; Davidson u.a. 2004). Die Gefäßverengungen sind die somatische Wirklichkeit einer »Herzkrankheit des Gefühls und der Seele«. Gute Ärzte halten deshalb »die Patienten dazu an, ihr Herz in jeder Hinsicht zu öffnen« (Moyers/Ornish 1993, 114). Dies ist allerdings leichter gesagt als getan, denn der Therapeut muß zunächst einmal verstehen, warum der Patient sein Herz nicht öffnen kann und deshalb infarktgefährdet ist.

Die psychophysische Korrespondenz zeigt sich rückblickend in der Vorgeschichte von Herzinfarkten. »Depressivität und negative Gefühle erhöhen die Gefahr für einen Infarkt so stark wie Bluthochdruck.« Anders gesagt: Der Bluthochdruck ist die somatische Wirklichkeit oder Darstellung der negativen Gefühle, so wie der Leib selbst die des Unbewußten ist. Auch vitale Erschöpfungszustände gehen den meisten Infarkten voran und zeigen sich somatisch in einer veränderten Blutgerinnung. Der Körper reagiert eben »nicht nur auf Giftstoffe oder Verletzungen mit einem Anstieg der

Entzündungswerte ..., sondern auch auf mentale Überforderung« (SZ 17.10.2007).

Ausschlaggebend sind hier aber sowohl individuelle als auch kulturelle Befindlichkeiten, wie sich im Anschluß an eine wegweisende Arbeit von Meyer Friedman und Ray H. Rosenman (1959) gezeigt hat, auf die ich später zurückkomme. Die beiden Autoren unterschieden vor einem halben Jahrhundert zwei gegensätzliche Charakterprofile als Typen A und B und konnten zeigen, daß Menschen erster Art zwei- bis dreimal so stark zu Herzinfarkten neigten wie diejenigen zweiter Art. Sie beschrieben den Typ A als ziel- und wettbewerbsbewußt, anerkennungssüchtig, termin- und vollzugsorientiert sowie sehr wachsam, um viele Dinge gleichzeitig unter Kontrolle zu haben. Im Gegensatz dazu lebten die B-Typen viel gelassener.

Zur Seelenlage stellte sich zusätzlich heraus, daß die leistungsorientierten und infarktgefährdeten A-Menschen ganz in ihrer beruflichen Arbeit aufgingen, in ihren Ehen nicht besonders glücklich waren und auch nicht viele Freunde hatten, sondern vor allem »vorankommen« wollten (freilich ohne recht zu wissen, wohin). Da vorwiegend Männer so leben, sind sie von den entsprechenden Herz- und Kreislaufkrankheiten am ehesten betroffen. Frauen bekommen sie besonders dann, wenn sie zu Hause nicht viel zu sagen haben. Bei den Männern handelt es sich jedoch nicht nur um eine persönliche, sondern eigentlich um eine »kulturelle Krankheit« (Appels 1973), denn die A-Menschen erkrankten ja an ihrer Konformität mit den Wertvorstellungen des westlichen Kapitalismus. Angehörige anderer Kulturen sind dementsprechend um so eher betroffen, je stärker sie sich mit diesen Werten identifizieren (Marmot/Syme 1976). Eine Patientengeschichte, wie ein solches Leben nach der Pensionierung durch eine Herzkrankheit hindurchgegangen, dann aber in einer lockereren Form weitergegangen ist, hat Werner Geigges berichtet (2002, 220ff.).

*Magengeschwüre* sind eine so bekannte psychosomatische Krankheit, daß ich mich hier auf eine kurze Krankengeschichte beschränke, die ich wiederum dem Psychoanalytiker Georg Gfäller verdanke: Ein Werkstattmeister in einem Industriebetrieb litt an Magengeschwüren. Kein Medikament half. Der Patient verstand sich nicht mit seinem Vorgesetzten, stand in der Hierarchie aber schon zu hoch, um einfach in eine andere Abteilung wechseln zu können. Psychoanalytisch gab es ein Vaterproblem mit dem Vorgesetzten. So blieb es jahrelang, und nichts half. Schließlich ging der Vorgesetzte in den Ruhestand, und der Patient löste ihn in seiner Funktion ab. Von Stund an war der Mann gesund.

*Wundheilstörungen* sind in der Regel durch Infektionen oder durch Grunderkrankungen bedingt, diese können aber psychischer Art sein. Das gilt insbesondere, wenn Patienten eine seelische Verletzung mit sich herumtragen, von der sie – beispielsweise aus familiären Rücksichten – nicht zu sprechen wagen. Erstaunlicherweise bessert sich die Wundheilung, sobald das Trauma zur Sprache gebracht worden ist, so daß eine Entlastung eingesetzt hat:

»Die offenen Wunden zeigen, wie vital und lebenswichtig das Bedürfnis nach seelischer Reinigung und Entsorgung sein kann, wie unerbittlich – man möchte sagen: unbestechlich – die Wunde, aller chirurgischen Kunst zum Trotz, offen bleiben kann, wenn dieses Bedürfnis keinen Raum bekommt, sich aber schließen kann, sobald es gelingt, dass der Mund sich öffnet und die seelische Reinigung übernimmt« (Kütemeyer 2003, 246).

Ein eher kurioses Beispiel ähnlicher Art ist, daß die Heilung alltäglicher Wunden durch Streitigkeiten zwischen Eheleuten verzögert wird (Kiecolt-Glaser u.a. 2005).

*Demenzerkrankungen* sind ebenfalls medizinisch feststellbar, in den meisten Fällen jedoch wohl im wesentlichen biographisch bedingt. Um in späteren Jahren noch ein klares Bewußtsein zu behalten, kommt es vor allem auf die »geistige Altersvorsorge« an (SZ 27.04.2007), durch anregende Lektüre und den Gedankenaustausch mit Andern, auch durch fremdsprachliche Übungen geistige Herausforderungen zu suchen. Das Risiko einer Demenzerkrankung steigt mit der Zeit, die man sich mit dem Fernsehen vertreibt (Lindstrom u.a. 2005), und sinkt mit der Pflege menschlicher Beziehungen (Fratiglioni u.a. 2000/2004; Wang u.a. 2009). Bestimmte Formen von Alzheimererkrankungen sind vielleicht durch die Hypothese zu erklären, daß der Erkrankende sich in der Beziehung zu einem sehr dominanten Partner möglichst kleingemacht hat, um Konflikte zu vermeiden, und dabei in einen »regressiven Sog« geraten ist. Dabei würde »die Demenz dem Erkrankten ... einen gewissen Freiraum für die gegenüber dem Partner angestauten aggressiven Impulse und Revanchebedürfnisse« bieten, denn »Inkompetenz enthält, affektiv gesehen, ein erhebliches Aggressionspotenzial« (Bauer 2002, 168/174). Die empirische Basis für diese Hypothese ist bisher allerdings sehr schmal. Ich nehme an, daß es auch ganz andere Bedingungen der Erkrankung gibt, die noch zu erforschen sind. Selbstverständlich ist dabei immer auch die genetische Disposition zu berücksichtigen, so daß es stärkerer oder schwächerer auslösender Bedingungen bedarf.

*Unfälle* gelten gemeinhin als wirkliche Zufälle oder als Unglücke, die jeder gleichermaßen haben kann, so daß ihrer somatischen Wirklichkeit zumindest keine vorangegangene psychische Disposition korrespondiert. Selbst dieser Annahme kann man jedoch nicht gewiß sein. Beispielsweise ergab eine Untersuchung von Flanders Dunbar:

»Als das National Research Council vier großen Unternehmen empfahl, die fünf Prozent ihrer Fahrer mit der höchsten Unfallziffer aus dem Fahrdienst zu nehmen und ihnen sichere Stellungen innerhalb des Betriebes zu geben, senkte sich die Unfallziffer für die Berufsfahrer erheblich. Doch die aus dem Fahrdienst gezogenen Leute hatten auch weiterhin Unfälle; ... Die Unfallbereitschaft setzte sich also fort, obwohl der Beruf gewechselt war« (1959/60, 1/4).

»Wer nicht weiß, daß viele Unfälle tiefenanalytisch aufklärbare Fehlleistungen sind, ist ein Stümper« (Weizsäcker 1949, I 448). Max Frisch erzählte einmal von einem Mann, der sich selbst für einen Pechvogel hielt, dann das große Los gewann, den Einlieferungsschein aber verlor und so wieder mit sich im reinen war. Und wie steht es mit der sprichwörtlichen Bananenschale, auf der man ausgerutscht ist? Drei andere sind zuvor daraufgetreten und nicht ausgerutscht.

Natürlich gibt es Unfälle, auf die der Betroffene keinerlei Einfluß hatte, beispielsweise durch einen Stein, der vom Dach fällt, oder völlig unverschuldet im Verkehr. Sogar in derartigen Fällen aber bestätigen sich manchmal Schicksale wie etwa das der Frau, der in ihrem Leben immer gerade dann, wenn sie eine Krise überstanden zu haben glaubte, wieder ein neues Unglück zustieß. Menschen sind eben nicht nur einzelne Personen, sondern als Kollektivwesen sozusagen größer als sie selbst und erleiden ihre Schicksale in einem Drama, das nicht von uns geschrieben ist.

Der Wille zur Krankheit

Die Reihe der zuvor beschriebenen Erkrankungen reicht von den drei Grenzfällen, in denen es trotz körperlicher Indizien eigentlich einer psychotherapeutischen bzw. psychonoetischen Behandlung bedürfte (chronische Unterbauchschmerzen von Frauen, familientherapeutische Blinddarmoperationen und Depressionen), bis zu den Krankheiten, die im wesentlichen bloß noch medizinisch zu lindern oder zu kurieren sind (Demenz, Unfälle). Die dazwischen liegenden Fälle sind die normalen, in denen sowohl psychotherapeutisch als auch medizinisch etwas getan werden kann, soweit ein Arzt gebraucht wird. Den genannten Beispielen – Rückenschmerzen, Schmerzen jeder Art, Herz- und Kreislauferkrankungen, Magengeschwüre, Wundheilungsstörungen – könnten beliebig viele weitere hinzugefügt werden – Asthma, Angina, Rheumatismen und Arthritis, Fettsucht, Infektionen etc. –, so wie es in der psychosomatischen Literatur geschieht. Dabei ist die Grenze zwischen Psychotherapie und Medizin beweglich. Beispielsweise hat Dean Ornish (1998) gezeigt, daß die medikamentöse Nachbehandlung von Herzinfarkten durch emotionale und meditative Übungen in Verbindung mit passender Ernährung und körperlicher Bewegung ersetzt werden kann, wenn die Patienten nicht auf der medizinischen »Mühelosigkeit erster Art« bestehen, sondern auch selber etwas zu tun bereit sind.

Nun wird nach dem gängigen Feindbild üblicherweise angenommen, daß Krankheiten wie ein Unglück über einen Menschen kommen, für das er gar nichts kann. Wenn aber nach den vorangegangenen Überlegungen sogar Unfälle normalerweise nicht nur

Unglücke sind, sondern etwas mit dem »Verunglückten« zu tun haben, so wie wir es ja auch von Glücksfällen annehmen, wird im üblichen Bewußtsein wohl doch etwas verdrängt, was wir nicht wahrhaben wollen. Der neueste Vorwand dieser Art ist, daß eine Krankheit ›genetisch‹ bedingt sei (was immer richtig und zugleich nur eine Teilwahrheit ist).

Warum legen wir so viel Wert darauf, nichts dafür zu können, wenn wir krank werden? Der einfache Grund ist, daß damit alle zufrieden sind und weiter nichts zu erklären bleibt. Man setzt sich erstens keinem Vorwurf aus, fahrlässig eine Leistungsminderung riskiert zu haben, was ja immer auch eine Belastung für andere bedeutet, und darf guten Gewissens sowie mit allgemeiner Billigung eine Auszeit und die Solidaritätsleistung der Mitmenschen wie der Krankenversicherung in Anspruch nehmen. Was aber zweitens vielleicht noch wichtiger ist: Man steht nicht da als jemand, mit dem etwas nicht stimmt und der deshalb in Schwierigkeiten geraten ist. Diese Vergewisserung ist für den Kranken vor sich selbst wohl noch wichtiger als vor den Mitmenschen, denn seiner selbst unsicher zu werden ist eine wesentlich größere Belastung, als wenn entsprechende Zweifel in andern aufkommen. Nichts dafür zu können ist in beiderlei Hinsicht eine bedeutende Erleichterung. Ihrer überhaupt zu bedürfen deutet aber auf ein verborgenes Gefühl hin, vielleicht doch etwas dafür zu können.

Im psychosomatischen Verständnis läßt sich das Ich-kann-nichts-dafür nicht mehr so leicht aufrechterhalten wie nach dem Feindbild der Krankheiten. Vermutlich liegt die gesellschaftliche und politische Stärke der Medizin vor allem darin, daß sie es ihren Patienten vor sich selbst und vor andern erlaubt, die Illusion aufrechtzuerhalten, sie könnten nichts dafür, daß sie krank sind. In der zuvor genannten Reihe von Krankheiten trifft dies aber schon für die ersten beiden definitiv nicht zu. In beiden Fällen werden ja überflüssige Operationen gewollt, um persönliche Schwierigkeiten verborgen zu halten. Hier besteht also ein manifester *Wille zur Krankheit*, allerdings ein unbewußter Wille, denn die Beteiligten wollen davon ja nichts wissen.

So wie das Bewußtsein sich im Gehirn und im Nervensystem ›darstellt‹, beseelt das Unbewußte den übrigen Leib: »das Unbewußte in der Psychologie und die Beseelung in der Physiologie scheinen einander zu entsprechen« (Weizsäcker 1947, VI 124). Wo also Schmerzen irgendeiner Art sind, tut man im Unbewußten tatsächlich sich selber weh. Wie wäre dies rein innerlich möglich, wenn man es nicht unbewußt wollte? Und wie steht es mit den Gefäßverengungen, Geschwüren und Wundheilungsstörungen? Dies alles ist die Sprache des Leibs, also des Unbewußten, das dazu in seiner Weise ja sagt. Beim Alzheimer schließlich hat man, soweit die geschilderte Erklärung stimmt, dem regressiven Sog längst nachgegeben, ehe es soweit war, und der latenten Bereitschaft zum Unfall brauche ich hier nichts mehr hinzuzufügen. Auch die Depressionen sind ein Ja zur Krankheit.

Krankheiten sind ärztliche Verordnungen der Natur, sagte Marc Aurel (V. 8) im Sinn der Hippokratiker. *Der Kranke also will krank sein.* »Der Widerstand des Kranken gegen den Arzt ist das Objekt jeder Behandlung.« Schon »das Bestehen der Krankheit beweist, ... daß dieser Mensch krank sein will. ... Ein Kranker will krank sein und er wehrt sich gegen die Genesung« (Groddeck 1923/2004, 121). Die Entschuldigung: Ich kann nichts dafür!, wäre allenfalls dadurch aufrechtzuerhalten, daß man hinzufügt: Ich kann nichts dafür, daß ich Ich bin! Wäre das sinnvoll? »*... du selbst bist an dir allein schuld!*« spottete schon Nietzsche (1887, V 375).

Eine andere Frage ist, wieweit der Mensch wollen kann, was er will, seinen Willen also zu ändern vermag. Hier sind genetische Festlegungen möglich. Bis dahin aber braucht ein Kranker Hilfe, um aus seinem Willen zur Krankheit wieder herauszufinden. Der Arzt muß wissen, daß es seine erste Aufgabe, vielleicht sogar seine wichtigste Aufgabe überhaupt ist, im Kranken dazu unbewußte Kräfte freizusetzen (Groddeck 1917, 43), z.B. folgendermaßen:

> Ein psychiatrischer Patient sprach nicht mehr und war daraufhin schließlich für berufsunfähig erklärt worden. Nun kam er ins Krankenhaus, um wegen irgend etwas behandelt zu werden. Für die cartesianische Medizin war dies eigentlich kein Problem, denn sie braucht kein Gespräch. Ein kluger Arzt aber setzte den Patienten sozusagen in Einzelhaft: Er bekam ein Einzelzimmer, und niemand durfte mit ihm reden. Was aber geschah? Nach drei Tagen sagte er zum erstenmal ›danke‹, als ihm sein Essen gebracht wurde!

Was aus der Berufsunfähigkeit geworden ist, weiß ich nicht, aber nun wollte er ja wohl wieder gesund werden.

Wie entscheidend der Wille des Kranken für die Genesung ist, wird auf eine für das heutige Denken paradoxe Weise in einer der wenigen Heilungsgeschichten des Johannesevangeliums zum Ausdruck gebracht. Die Geschichte erzählt, daß derjenige gesund würde, der als erster in den Teich Betesda stieg, nachdem sich das Wasser bewegt hatte. Der Teich war deshalb von Kranken umlagert, unter ihnen ein Mann, dem jahrzehntelang immer wieder andere zuvorgekommen waren, weil er nicht schnell genug im Wasser war. Gerade ihm nun stellte Jesus nach all diesen vergeblichen Bemühungen obendrein die Frage: Willst du gesund werden? Der Kranke antwortete ihm: Herr, ich habe keinen Menschen, wenn das Wasser sich bewegt, der mich in den Teich lasse [der mir ins Wasser hilft]; und wenn ich komme, so steigt ein anderer vor mir hinein (Joh 5,2 ff.).

Einem Kranken, der den größten Teil seines Lebens auf eine Chance der Heilung gewartet hat, nun auch noch zu fragen, ob er denn überhaupt gesund werden will, verträgt sich nicht mit den Tabuisierungen unserer Zeit. Gesund werden zu wollen wird heutzutage jedem Kranken unterstellt. Wenn nicht gerade Jesus diese Frage gestellt hätte, könnte man sie herzlos finden. Hätte aber der Kranke am Teich Betesda nicht längst einsehen müssen, daß dort nur die Flinkfüßigeren überhaupt eine Chance hatten? Wenn er also daran festhielt, etwas offenbar Vergebliches zu wollen, war ihm dieser Mißerfolg dann nicht eigentlich doch lieber als der scheinbar angestrebte Erfolg? Er war ja nun doppelt bedauernswert – erstens als Kranker und zweitens wegen seiner Chancenlosigkeit, geheilt zu werden – und umso mehr von jeglicher Erwartung entlastet, selbst etwas zu tun.

Man kann diese Zweifel auch so ausdrücken, daß das Nicht-wieder-gesund-werden-Wollen eine »Lähmung des ›inneren‹ Menschen« ist (Matthießen 2002, 148 f.). Die Frage: Willst du wieder gesund werden?, richtete dann die Aufmerksamkeit des Kranken von seiner äußeren auf diese innere Lähmung als die korrespondierende Willensblockade und war insoweit eine notwendige Bedingung der Heilung. Herzlos war sie also gewiß nicht, allerdings gehörte vielleicht doch die jahrzehntelange Vergeblichkeit dazu, daß sie wirken konnte. Auf diese lange Zeit der Absonderung bezöge sich dann auch die Aufforderung: Und sündige hinfort nicht mehr (Joh 5,14). Daß der äußeren Lähmung immer eine innere Lähmung entspricht, ist der einfachste Ausdruck dafür, daß jede körperliche Krankheit sowohl psychisch als auch somatisch ist.

### (3) Die Begründer der Psychosomatik

Die moderne Psychosomatik hat, was die beteiligten Hauptakteure angeht, eine etwas ungerade Geschichte. Sie geht tendenziell auf Sigmund Freud zurück, ihr wirklicher Begründer aber war Georg Groddeck in seiner ärztlichen Praxis und in zahlreichen Veröffentlichungen seit 1917. Viktor von Weizsäcker hat ein Jahrzehnt später daran angeknüpft und verdankt Groddecks Arbeiten entscheidende Anregungen, wie sich auch an ihrer beider gedanklichen Nähe zeigt. Er hat diesen Dank aber niemals nachvollziehbar zum Ausdruck gebracht und Groddecks Priorität in einer Arbeit zu Freuds zehntem Todestag geradezu verdrängt, wenn nicht gar verleugnet (1949, I 446 ff.). Umgekehrt ist es ihm dann allerdings mit Thure von Uexküll, dem letzten in dieser Reihe, ebenso ergangen. Uexküll hat eine Schwäche der Psychosomatik in ihrer seiner Meinung nach mangelnden Wissenschaftlichkeit gesehen und aus dieser Sicht sowohl mit Groddeck als auch mit Weizsäcker nicht viel anfangen können. Der Versuch, die Psychosomatik zum Ausgleich ihrer vermeintlichen Schwäche gegenüber seinen beiden Vorgängern auf einem ganz neuartigen, dem semiotischen Weg zu begründen, ist ihm aber nur sehr eingeschränkt gelungen. Für die Psychosomatik ist das meines Erachtens kein Nachteil, weil ihr diese Art von »wissenschaftlicher« Geschnürtheit ohnehin nicht angemessen ist.

Die bisherigen drei Hauptvertreter der Psychosomatik waren also ungefähr so zerstritten wie die der Psychoanalyse, Sigmund Freud, Alfred Adler und Carl Gustav Jung. In beiden Fällen deuten diese Konflikte darauf hin, daß die Begründung des neuen Gebiets noch in Bewegung war, denn gestritten wird sinnvollerweise ja nur über das, was man noch nicht weiß bzw. beweisen kann.

Trotz dieser etwas brüchigen Vorgeschichte hat die Psychosomatik mittlerweile einen Stand erreicht, der die bloß somatische Medizin weitgehend umfaßt und wesentlich erweitert, so daß sie zu einem neuen Paradigma der Medizin werden könnte, das den Cartesianismus überwindet.

## Sigmund Freud (1856–1939)

Freud hätte durch eine vergleichende Studie über organische und hysterische Lähmungen (1893), die er aus seiner Assistentenzeit bei dem Neurologen Jean-Martin Charcot in Paris 1885/86 mitgenommen und erst sieben Jahre später zum Abschluß gebracht hat, zum Begründer der Psychosomatik werden können. Diese Arbeit enthält die Erstentdeckung einer typisch psychosomatischen Krankheit, zugleich aber

> »die härteste Auseinandersetzung Freuds mit seinem Lehrer, dem er doch die meisten der dargestellten klinischen Erkenntnisse verdankte, die Idee überhaupt, sich mit der Hysterie zu beschäftigen. Dies macht die Spannung der Arbeit aus, die in jedem Satz zu spüren ist. Auf der einen Seite gehorsame, ja dankbare Erfüllung des Auftrags, ... auf der anderen Seite energisches Abstoßen von Charcots konzeptueller Einordnung der hysterischen Symptome in hirnpathologische Vorstellungen als funktionelle cerebrale Läsionen« (Kütemeyer 1998, 33).

Die Distanzierung von Charcot und der Abschied von der bloß medizinischen Neurologie erklären wohl auch die lange Entstehungszeit der Arbeit. Das Manuskript erreichte Charcot kurz vor seinem plötzlichen Tod. Es erschien 1893 in französischer Sprache und so auch in verschiedenen Freud-Gesamtausgaben, wurde aber erst ein Jahrhundert später ins Deutsche übersetzt. Nach der Begründung der Psychoanalyse durch die *Studien über Hysterie* (1895) und *Die Traumdeutung* (1900) beschränkten die Analytiker sich aufs Psychische und hatten diesen neurologischen Beitrag zum Verständnis der Hysterie im wesentlichen vergessen.

Freuds Ausstieg aus der medizinischen Neurologie beruhte auf der Entdeckung, daß die Schädigung (»Läsion«)

»bei den hysterischen Lähmungen ganz und gar unabhängig von der Anatomie des Nervensystems sein muß, denn die *Hysterie benimmt sich in ihren Lähmungen und anderen Manifestationen, als ob es die Anatomie nicht gäbe oder als ob sie keinerlei Kenntnis derselben hätte.* ... Die Hysterie ist ahnungslos, was den Verlauf der Nervenbahnen betrifft, ... Sie bedient sich der Organe in der landläufigen, populären Bedeutung des Namens, den sie tragen: das Bein ist das Bein bis zum Hüftansatz; der Arm ist die obere Extremität, wie sie sich unter den Kleidern abzeichnet« (Freud 1893, 22).

Anders als es nach dem anatomischen Verlauf der Nervenbahnen sein müßte, ist ein hysterisch total gelähmter Arm also beispielsweise mit einem gänzlich intakten Bein auf derselben Körperseite vereinbar. Die hysterischen Erscheinungen verhalten sich sozusagen unanatomisch und unterscheiden sich dadurch von bloß körperlichen Störungen: »Ein unanatomisch ausstrahlender Schmerz mit überempfindlichen Druckpunkten ... könnte sofort – und nicht erst nach Operationen und anderen iatrogenen Schäden – als Konversionsschmerz identifiziert und behandelt werden« (Kütemeyer 1994, 32). Ein Mediziner sollte also bereits an dieser Art des Befunds erkennen, daß eine psychische Störung und nichts medizinisch zu Behandelndes vorliegt.

Wie sich eine hysterische Lähmung von einer »organischen zerebralen Lähmung« unterscheiden könnte, hat Freud in dem konstruktiven Schlußteil seiner Arbeit angedeutet, nämlich als »eine funktionelle Veränderung ohne eine begleitende organische Schädigung«. Er bat dazu um die »Erlaubnis ..., auf das Gebiet der Psychologie überwechseln zu dürfen«, und erklärte die hysterische Lähmung beispielsweise eines Arms dadurch, daß *nicht die Beweglichkeit des Arms beeinträchtigt sei, sondern die Bereitschaft, ihn zu bewegen,* also die Leitvorstellung, wozu diese Beweglichkeit gut sei.

»Man erzählt die drollige Geschichte von einem loyalen Untertan, der seine Hand nicht mehr waschen wollte, weil seine Hoheit sie berührt hatte. ... Es handelt sich hier nicht um einen bloßen Vergleich, es ist nahezu die Sache selbst, wenn wir uns auf das Gebiet der Psychologie der Vorstellungen begeben. Wenn die Vorstellung des Arms an eine Assoziation von großem Affektbetrag gebunden ist, wird diese unzugänglich werden für das freie Spiel anderer Assoziationen. *Der Arm wird dann in dem Maße gelähmt sein, in dem dieser Affektbetrag fortbesteht«* (Freud 1893, 24),

in dem Maß also, in dem der Mensch, dessen Arm er ist, weiterhin zwanghaft meint, dieser Arm sei nunmehr zu gut für die alltäglichen Bewegungen und Verrichtungen, zu denen er früher gebraucht worden war.

Die Psychoanalyse hat danach »nicht mit der Erforschung der Seele, sondern mit der Wahrnehmung und Beschreibung subjektiver Körperphänomene begonnen, mit einer Neurologie der Selbstwahrnehmung«. Dieser Anfang lebt bis heute so fort, daß die »Kardinalbegriffe der Psychoanalyse ... psycho-somatisch [sind]: Oral, anal, genital ... Auch der Begriff Libido bezeichnet eine aus körperlichen – sexuellen – Triebquellen gespeiste psychische Energie« (Kütemeyer 1991, 69).

Abgesehen davon, daß die Psychosomatik bereits im Anschluß an Freuds Arbeit von 1893 in Verbindung mit der Psychoanalyse hätte entstehen können, ist mir die spätere Fixierung des Hauptstroms der Psychoanalyse auf das leiblos Seelische nicht sachlich nachvollziehbar. Freud hat sich dazu in einem Brief an Weizsäcker vom 16. Oktober 1932 so geäußert, daß er

»die Analytiker aus erziehlichen Gründen« von der medizinischen Neurologie habe fernhalten wollen, »denn Innervationen, Gefäßerweiterung, Nervenbahnen wären zu gefährliche Versuchungen für sie gewesen, sie hatten zu lernen, sich auf psychologische Denkweisen zu beschränken« (Weizsäcker 1947, VI 122).

Der etwas autoritäre Tonfall verbirgt die Gründe, deretwegen Freud diese Beschränkung für richtig gehalten hat. Vielleicht wollte er seine eigene Abkehr von Charcot verdrängen, wobei der

Kokain-Tod eines Freundes zusätzlich eine Rolle gespielt haben kann, vielleicht den Dualismus nicht grundsätzlich in Frage stellen, vielleicht aber auch nur einen professoralen Revierkampf mit den Medizinern vermeiden. In jedem Fall hat er sich aus der Psychosomatik heraushalten wollen und dadurch aus heutiger Sicht die Chance verpaßt, den Cartesianismus des heutigen Gesundheits- bzw. Krankheitswesens zu überwinden.

Georg Groddeck (1866-1934)

hat diese Chance zuerst gesehen und ergriffen. Er war ein guter Arzt und merkte, daß Krankheiten niemals auf den Körper oder auf die Seele beschränkt sind, »sondern daß immer und unter allen Umständen beide gleichzeitig erkranken« (1926, 163). Groddeck wurde dadurch zum Begründer der modernen Psychosomatik, in der die Hippokratisch-Platonische Medizin wieder aufgelebt ist. Hinsichtlich der Psychoanalyse berichtete er, daß er bedauerlicherweise

> »erst spät, als ich sie längst unbewußt ausübte, die Lehre Freuds aus seinen Schriften kennengelernt habe.« Sein Zugang unterschied sich auch von dem der typischen Freudianer: »Ich bin nicht, wie die meisten Schüler Freuds, durch die Behandlung Nervenkranker zur Psychoanalyse gekommen, sondern durch meine physikalisch-therapeutische Tätigkeit bei chronisch körperlich Kranken bin ich zur psychischen und weiter zur psychoanalytischen Behandlung gezwungen worden« (1917, 31 f.).

Aus dieser Sicht sah Groddeck in aller Klarheit, daß die Beschränkung der Psychoanalyse auf die seelischen Krankheiten falsch und auch für den Analytiker irreführend ist:

> »Der Psychoanalytiker ... vergewaltigt sein eignes Denken, wenn er nicht auch die Sprachen des Scharlachfiebers, des Tumors, der Lungenschwindsucht hört und deutet: er verdrängt, wenn er das nicht tut.« Groddeck aber meinte, Freud wisse sehr wohl, daß die »Psyche kein Gegensatz zur Physis ist, in keiner Weise, sondern nur eine andre Form des Lebens«, und gebe dies

auch zu erkennen, wenn man sein »Werk aufmerksam und vorurteilsfrei und ohne sich um seine [Freuds] Verdrängungen zu kümmern« lese. »Nur hat er aus Gründen seines Berufs als Spezialist der Nervenheilkunde die Dinge anders, für seine Zwecke treffender benannt und scheinbar auf das Gebiet der Neurose und Psychose beschränkt« (1925, 158 f.).

Groddeck war einer der wenigen Freudianer, mit denen sich der Meister nicht irgendwann überworfen hat. Dies wird wohl mit der besonderen Barmherzigkeit zusammengehangen haben, mit der Groddeck dessen »Verdrängungen«, persönliche »Zwecke« und Beschränkungen toleriert hat. Auf sein Leben kann ich hier nicht näher eingehen (vgl. Martynkewicz 1997). Die menschliche Größe, seine Vordenker nicht herabzusetzen, zeichnete ihn auch im Vergleich mit Weizsäcker und Uexküll aus. Der Sache nach aber hat er Freuds Phobie vor der Psychosomatik gerade nicht geteilt, sondern überwunden und als erster die bloß somatische Medizin zur psychosomatischen erweitert. In seiner Bescheidenheit hat er immerhin davon gesprochen, daß es ihn in seinem Selbstbewußtsein belastet habe, Freuds Priorität anerkennen zu müssen (1917, 19). Er hätte sich meines Erachtens damit trösten können, daß Freud zwar die Psychoanalyse begründet hat, vor der Psychosomatik aber zurückgeschreckt ist und daß diese ebenfalls große Entdeckung die seine gewesen ist. »Die Psychoanalyse darf und wird vor organischen Leiden nicht haltmachen« (45). Damit ist Groddeck weit über Freud hinausgegangen. Auch in der angelsächsischen Welt ist Groddeck als »Vater der psychosomatischen Medizin« gewürdigt worden (Groddeck/Durrell 1923/ 1961, 8).

Groddeck hat 1913 erstmals Freud gelesen, nach seinem Bericht aber ja zuvor bereits aus ärztlicher Intuition medizinische und psychotherapeutische Behandlungen verbunden. Als Militärarzt im Ersten Weltkrieg hat er dann »oft die Wirkung der Psychoanalyse auf die Heilung von Wunden und organischen Erkrankungen gesehen« (1923/2004, 120). Seine gesamte ärztliche Erfahrung – er war zu Beginn des Kriegs bereits 48 Jahre alt – hatte ihm also bis in die Psychoanalyse hinein gezeigt, daß

»auch organische Krankheiten psychoanalytisch behandelt werden können und unter Umständen müssen« (134), da »die Wunde oder der Knochenbruch ebenso auf die Analyse des Es reagiert wie die Nierenentzündung oder der Herzfehler oder die Neurose. ...« Ob man im gegebenen Fall analytisch oder chirurgisch oder physikalisch, diätetisch oder medikamentös verfahren soll, ist eine »Zweckmäßigkeitsfrage« (265 f.; vgl. 120).

In der ärztlichen Praxis, zuletzt in seinem Sanatorium in Baden-Baden, verstand er es, »die Sprache so zu gebrauchen, daß er durch das Ich in das Unbewußte hineinsprach und von dort Antwort erwartete« (Groddeck 1970, 432). Psychotherapie und Körperarbeit durch Massagen und Bäder, Diät und Medikamente gingen dabei ineinander über.

Was ist unter der »Analyse des Es« zu verstehen, als die Groddeck seine Art der Psychoanalyse an der zitierten Stelle charakterisiert hat? Sein anthropologischer Ausgangspunkt war, daß das menschliche Ich nicht aus eigener Kraft lebt und in seiner Vereinzelung zu Fehlern tendiert, von denen es durch Krankheiten abgehalten werden kann. Die Kraft, aus der wir leben, nannte er mit einem Ausdruck, zu dem er von Nietzsche angeregt worden sein konnte (1886, V 31), dem er aber eine eigene Bedeutung gegeben hat, das Es. »Das Es lebt den Menschen, es ist die Kraft, die ihn handeln, denken, wachsen, gesund und krank werden läßt, kurz, die ihn lebt«. Er nannte dieses Es auch »das Leben selbst« und unterschied Körper und Seele spinozistisch als verschiedene »Erscheinungsformen des Es« (1923/2004, 281/248/135). Dieser Ausgangspunkt ist plausibel, denn das Leben umfaßt alles Lebendige, und Einzelwesen gibt es nur insoweit, wie sie daran Anteil haben. Jedes Individuum lebt aus einer Kraft, die nur teilweise die seine ist.

Um Groddecks Es-Bestimmung des Lebens zu verstehen, empfiehlt es sich, etwas ausführlicher, als er es getan hat, zwischen dem Leben überhaupt, an dem alles Lebendige teilhat, und dem des Einzelwesens zu unterscheiden. Darüber hinaus kam es ihm zur Erklärung von Gesundheit und Krankheit darauf an, daß auch das individuelle Leben nicht einfach das des bewußten Ich ist, sondern das Bewußtsein seinerseits aus der Kraft des Unbewußten lebt. So werden ja auch das Gehirn und das Nervensystem durch den übrigen Leib ernährt. Dabei hat das individuelle Unbewußte der Menschenseele teil am allgemeinen Unbewußten, geht aber nicht grenzenlos in diesem auf.

Wenn Groddeck beispielsweise die Religionen oder überhaupt alles, was aus kulturellen Antrieben entstanden ist, als Schöpfungen des Es ansah (152/157), sind diese als das allgemeine Reich des Lebens-Es gemeint. Er verstand es ursprünglich als das Reich der Liebe, und ist es nicht ein plausibler Gedanke, »vieles(,) wenn nicht alles im Menschenleben«, jedenfalls aber alle kulturellen Schöpfungen, »aus der Liebe ab[zu]leiten« (106)? Auch Platon hat daran gedacht und ist in der florentinischen Renaissance gerade in diesem Weltgefühl wiederaufgelebt. Die Liebe also darf aus guten Gründen als die eigentliche Wirklichkeit des Es – des allgemeinen Lebens, das allen Lebewesen gemein ist – angenommen werden. »Die Liebe ... wird ... vom Es regiert« (68), das Es aber gleichermaßen von der Liebe.

Groddeck ist in dem Nachruf, den Hermann Graf Keyserling ihm nach seinem Tod 1934 gewidmet hat, nicht nur als ein großer Arzt, sondern letztlich als Naturphilosoph gewürdigt worden (Groddeck 1923/1961, 306 f.). Ich halte dies insoweit für gerechtfertigt, als der angedeutete naturphilosophische Horizont tatsächlich Groddecks Menschenbild bestimmt hat. Als Arzt war er dann freilich vor allem damit beschäftigt, »daß jeder Mensch ein eigenes Es ist«. Dabei hielt er es mit Recht für einen »Fehler, Dinge, Individuen lebloser oder lebender Art aus dem All herauszuschneiden« (1923/2004, 253 f.) und als selbständige Einheiten anzusehen, denn sie bestehen nur kraft des Ganzen, zu dem sie gehören. Gibt man den Teilen den Primat vor dem Ganzen, so ist »das Ichgefühl ... ein Irrtum«, denn das Ich ist »nur ein Produkt des Es« (273/275). Der Selbstherrlichkeit des vermeintlich autonomen Ich hielt Groddeck vor allem entgegen, das »Ich tue« sei eigentlich ein Selbstbetrug, denn in Wahrheit gelte »Ich werde getan« (2004, II 66). »Im Grunde wird alles, was im Menschen vorgeht, vom Es getan. Und das ist gut so« (1923/2004, 258).

In Groddecks Kritik des selbstgefälligen Individualismus liegt insoweit ein gewisser Überschwang, als das Ich in seinem Bewußtsein und in seinen Absichten ja nicht »nur« eine Funktion des individualisierten Es ist, sondern auch eine in ihrer *Besonderheit* zu bejahende Wirklichkeit des Es. Daß das bewußte Ich Absichten verfolgt und sich frei fühlt, dies zu tun, braucht man dann nicht als eine Illusion abzuwerten, sondern kann auch sagen: Die Absichtlichkeit im Dasein des bewußten Ich ist die Weise, in der ES geschieht. ES geschieht in allem, was geschieht, aber damit überhaupt etwas geschieht, muß ES sich zu Individuen mit Absichten vereinzeln.

Groddecks Kritik des Individualismus ist von ihm selbst nicht mit dieser Bejahung der Individualität verbunden worden. Wenn es in der »Praktischen Psychosomatik« Zeyde-Margreth Erdmanns heißt:

»Es geschieht. Entscheidend für den Menschen ist jedoch, wie er das Geschehen wahrnimmt und aus welcher inneren Einstellung er handelt – in der Teilhabe am Ganzen« (1997, 422),

ist dies aber eine legitime Erweiterung von Groddecks Entwurf, der man nicht anmerkt, daß inzwischen ein Dreivierteljahrhundert vergangen ist. Erdmann hat Groddeck meines Wissens gar nicht oder kaum gekannt, aber beide haben ES gedacht.

Mit Recht bestreitet Groddeck die Autonomie des Bewußtseins, denn dieses ist zwar das Gesicht des Individuums, aber als solches eigentlich das Gesicht des Unbewußten, in dem dieses sich nach außen kehrt. »Das Bewußtsein ist ein unbewußter Akt«, hat mein Lehrer Carl Friedrich von Weizsäcker sich in jungen Jahren einmal notiert. Vermöge des Bewußtseins gewinnt das Unbewußte Vorstellungen von der äußeren Welt und sogar eine rudimentäre Art von Selbst-Bewußtsein, dies alles aber spielt nur auf der Oberfläche einer Tiefe, die darunter liegt und durch den verneinenden Ausdruck »das Unbewußte« eigentlich nicht angemessen benannt wird. Denn die Fülle des Lebens spielt im Unbewußten des individuellen Es, das noch gar »nicht ... zwischen Wirklichkeit und Phantasie unterscheidet«, weil »ihm alles wirklich ist« (1923/ 2004, 204).

Dabei fehlt noch der Realitätsbezug, ohne den ein Individuum nicht durchs Leben kommt, und um diesen zu gewinnen, verkürzt sich das Unbewußte zum Bewußtsein, aber es braucht ja immer eine gewisse Einseitigkeit, um in der »Realität« nur dieses und nicht jenes zu tun. Vielleicht gehört sogar eine Art Dummheit dazu, sich für etwas Bestimmtes zu entscheiden, denn fast immer gibt es auch gute Gründe, etwas anderes zu tun. Nur so überleben freilich die Tauglichsten. Weil das Bewußtsein nun einmal um dieser Lebenstüchtigkeit willen da ist, macht es dem Unbewußten oder dem individuellen Es »nicht viel Mühe, dem dummen Bewußtsein weiszumachen, schwarz und weiß seien Gegensätze und ein Stuhl sei wirklich ein Stuhl, während doch jedes Kind weiß, daß er auch eine Droschke ist und ein Haus und ein Berg und eine Mutter« (221).

Die Engführung des Unbewußten zu einem Bewußtsein war naturgeschichtlich insoweit ein Erfolg, als die Menschheit, die dadurch spezifisch ausgezeichnet ist, sich vermöge dieser Eigenschaft auf der Erde ausgebreitet hat. Wieweit dies auch der Gemeinschaft der Natur insgesamt guttun wird, ist noch nicht ausgemacht. Ein unzweifelhafter Erfolg ist aber jedenfalls, daß im Verhältnis des Unbewußten zu seinem Bewußtsein Wege gefunden worden sind, das Bewußtsein in der Einseitigkeit, die eine Bedingung seiner Möglichkeit ist, gegebenenfalls auch wieder zu korrigieren.

Es sind die *Krankheiten*, die in Groddecks Verständnis der Korrektur der bewußten Entscheidungen dienen, wenn diese sich verselbständigen, so daß das Bewußtsein nicht mehr das wahre Gesicht seines Unbewußten, sondern mit diesem in einen Konflikt geraten ist. Krankheiten sind danach ebensogut »Lebensäußerung[en] des menschlichen Organismus« (266), wie sein Gang, seine Mimik, die Bewegung seiner Hände es sind. Wie diese andern sind auch die Krankheiten Äußerungen nonverbaler Art. Sie sind als solche die »Darstellung eines inneren Vorgangs« und »sagen etwas vom Es aus, deutlicher, eindringlicher, als die Sprache es vermag« (113), die das Unbewußte ja dem Bewußtsein überlassen hat, so daß es eine andere Ausdrucksweise wählen muß, um sich im Diskurs mit diesem eigens zu artikulieren. Der menschliche Leib kann auch sonst nicht nur sprechen, sondern seine jeweilige Stimmung auf vielerlei andere Weise zum Ausdruck bringen. Wer eine Krankheit als Körpersprache versteht, aber sieht in ihr jedenfalls »nicht mehr einen Feind. Es kommt ihm nicht mehr in den Sinn, die Krankheit bekämpfen zu wollen, er sucht sie nicht zu heilen, ja er behandelt sie nicht einmal« (266f.). Man schlägt ja nicht den Boten, der eine schlechte Nachricht überbringt, sondern zieht Konsequenzen aus dem mitgeteilten Sachverhalt. Und wer eingesehen hat, daß es nicht die Aufgabe des Arztes ist zu heilen, »sondern ubw [unbewußte] Kräfte frei zu machen, der hat auch erkannt, daß es unter Umständen zweckmäßig sein kann, diese Heilfaktoren des Es durch Psychoanalyse anzuregen« (1917, 43).

Krankheiten sind symbolische Darstellungen eines Konflikts und als solche in jedem Fall sinnvoll, seien sie psychisch oder organisch (1923/2004, 113/147f.). In dieser Situation wünscht das Unbewußte bzw. das Es des Kranken – also dieser selbst abgesehen von seinem Bewußtsein – zunächst einmal krank zu sein, d.h., in seiner Botschaft wahrgenommen zu werden. »... das Bestehen der Krankheit beweist, ... daß dieser Mensch krank sein will. ... Ein Kranker will krank sein, und er wehrt sich gegen die Genesung« (121). Diesen Willen habe ich zuvor bereits erläutert. Der Kranke wehrt sich sogar gegen den Austrag des Konflikts, den die Krankheit zum Ausdruck bringt.

Was ist die Aufgabe des Arztes, wenn Krankheiten zunächst einmal Botschaften aus dem Unbewußten sind, die einen Konflikt zwischen diesem und dem handlungs- bzw. erkenntnisleitenden Bewußtsein signalisieren? Der Arzt muß dazu beitragen, den Konflikt zu befrieden. Mit der Krankheit setzt sich das Unbewußte körperlich gegen sein Bewußtsein zur Wehr, und der Arzt muß den Frieden wiederherstellen. Dabei weiß »der Kranke ... immer besser als der Arzt, was ihm frommt; nur leider vermag er sein Wissen nicht zu denken, sondern nur in Traum, Bewegung, Kleidung, Wesen, Krankheitssymptom auszudrücken, kurz in einer Sprache, die er selbst nicht versteht« (284). Um dem Kranken zu helfen, muß der Arzt also vor allem dessen nonverbale Krankheitssprache verstehen. Der Kranke teilt dem Arzt ein Bedürfnis mit, versteht in der Regel aber nicht bewußt, was er unbewußt schon weiß.

In dem, was es den Arzt wissen läßt, hat das Unbewußte immer recht, da »das Es nie lügt« (212), anders als das Bewußtsein gegenüber sich selbst oder Anderen. Der Angelpunkt des Konflikts zwischen dem Unbewußten und dem Bewußtsein kann aber grundsätzlich auf beiden Seiten liegen. Wenn man z.B. etwas wider sein Gewissen tut und daran erkrankt, also im bewußten Handeln gegen eine unbewußte Norm verstößt, war nicht immer das Handeln falsch, sondern manchmal auch die Norm. Man kann also entweder durch eine gerechte Strafe gesunden oder dadurch, daß die betreffende Norm als eine bloß autoritäre, eigentlich ungewollte Fremdbestimmung und dadurch als obsolet erkannt wird.

In jedem Fall ist die erste Erfahrung des Arztes die des Widerstands, den der Kranke gegen das Gesundwerden hat, denn es ist ja nur sein Bewußtsein, das ihn die Hilfe des Arztes suchen läßt, wohingegen das Unbewußte auf seiner Krankheitsbotschaft besteht und sie sich ohne eine angemessene Antwortreaktion nicht nehmen lassen will.«»... im bewußten oder unbewußten Erkennen und Beseitigen des Widerstandes besteht im wesentlichen die Tätigkeit des Arztes« (285). Dabei ist dieses Beseitigen, wenn es dem Erkennen des inneren Konflikts folgt, eine völlig andere Therapie als das Beseitigen der physischen Symptome – der Krankheitsbotschaft – durch eine bloß somatische Therapie. Die ärztliche Diagnose muß das Unbewußte berücksichtigen. »... so wie es jetzt auf den Universitäten getrieben wird, ist es eine Schande« (II 71), heute vielleicht noch mehr als damals.

Groddeck fragte zur Diagnose einer Erkrankung grundsätzlich nach deren Zweck als innerer Ursache, und zwar im Sinn einer Arbeitshypothese, also nicht unter der Voraussetzung, daß jede Krankheit tatsächlich einen nachvollziehbaren Zweck im Leben des Kranken habe. Denn er hatte immer wieder festgestellt, daß diese Frage »auf irgendeine Weise das Es des Kranken in Bewegung setzt und nicht selten zum Verschwinden eines Symptoms beiträgt« (111), weil das Es irgend etwas vermeiden wollte und damit aufhört, wenn der Zweck der Krankheit entdeckt ist: »die Krankheit kommt nicht von außen, der Mensch erschafft sie selbst, benutzt die Außenwelt nur als Werkzeug, um sich damit krank zu machen« (269). Im Sinn einer Arbeitshypothese fragte Groddeck sich auch bei Unfällen, ob sie für den Kranken nicht einen unbewußten Zweck gehabt hätten oder ob sein Es dadurch nicht eigentlich irgend etwas habe vermeiden wollen. Dabei gehen Unfällen – wie gewöhnlichen Erkrankungen – oft genug Signale voraus, für die man auch selber eine Aufmerksamkeit gewinnen kann. Ein Schwindelanfall beispielsweise ist hypothetisch immer als eine Warnung zu verstehen: »Gib acht, sonst fällst du« (152).

Daß derartige Warnungen sowie das Auftreten der Krankheiten selbst dem »Es« zugeschrieben werden, das irgend etwas vermeiden will, dabei manchmal Listen gebraucht (201), irgendwie mit sich selber spielt (248) und nonverbal zu uns spricht, ist eine Sprechweise, die sich nicht durchgesetzt hat. Zwar hat Sigmund Freud den Ausdruck von Groddeck übernommen, dem Es aber den gänzlich andern Sinn gegeben, daß es Ich werden soll, was in dessen Verständnis weder sinnvoll noch wünschenswert ist. Groddeck war darüber verstimmt, denn er hielt »den Begriff Ich für ein Blendwerk des Es« (Brief an Freud, 27. Mai 1923; Groddeck 1970, 64) und fand Freuds Buch *Das Ich und das Es* für sich »gänzlich belanglos. Im Grunde eine Schrift, um sich der Anleihen bei Stekel und mir heimlich bemächtigen zu können«, wie er es so hart aber nur an seine spätere Frau geschrieben hat (15. Mai 1923; 103). Auch Weizsäcker fand, die Psychoanalyse habe das Es nur eingeführt, um »gerade das zu vermeiden, was ich versuchte, nämlich die Vermischung der Psychologie mit Körperlichem« (1954, I 166). Gleichwohl haben die Freudianer sich das »Es« nun wohl unwiderruflich angeeignet. Eine Rückkehr zu Groddeck würde auch dadurch erschwert, daß es einem allgemeinen Empfinden (das ich nicht teile) entsprechen könnte, wenn sein Herausgeber Helmut Siefert dessen »Es« als unklar und »pantheistisch« (Groddeck 1923/1979, 10), das von Freud assimilierte hingegen als klar definiert empfindet. Daran hat man sich nun einmal gewöhnt.

Was bei Groddeck noch unklar ist, deutet meines Erachtens gerade auf eine Stärke seines Ansatzes gegenüber dem von Freud hin, nämlich der naturphilosophische Horizont. Freud interessierte das Wesen des Menschen, und er hat im Unbewußten zunächst die menschliche Sexualität, später auch die Aggressionen und schließlich die Lebenstriebe gegenüber dem Todestrieb erkannt, die Natur des Menschen aber nie als Individuation des Ganzen der Natur, d.h. als Mensch gewordene Natur, verstanden. Groddeck hingegen erklärte, »über Weltseele, Pantheismus, Gottnatur« möge er nicht reden (1923/2004, 253; vgl. 104), und hat damit wohl doch das Vermiedene als das eigentlich Gemeinte benannt. Wenn es bei ihm nämlich heißt, das Es sei das Leben selbst und die Kraft, die auch den Menschen handeln, denken, wachsen, gesund und krank werden läßt, wobei Körper und Seele nur verschiedene Erscheinungsformen des Es seien, und: »Längst ehe das Gehirn entsteht, denkt schon das Es des Menschen, es denkt ohne Gehirn, baut sich erst das Gehirn« (256), so liegt es doch viel näher, hier statt seines ES die schaffende Natur (natura naturans) zu erkennen, die sich ihre Geschöpfe bis hin zum Menschen schafft, bis schließlich das ausdrückliche Denken ein Prozeß in der geschaffenen Natur (natura naturata) geworden ist. Diese Interpretation wird durch Groddeck selbst nahegelegt, wo er erklärte: Das Unbewußte »schafft aus Samenfäden und Ei immer wieder Menschen mit Augen, Ohren, Lungen, Händen und Hals; sollte es ihm schwerfallen, ... [überdies] den Charakter seiner Schöpfung zu bilden, den geistigen und körperlichen?« (1917, 26). Was die Körperteile und den materiellen wie den immateriellen Charakter der Organismen bildet, ist nun einmal die Natur, indem sie sich zu einem besonderen Lebewesen spezifiziert und individuiert.

Naturphilosophisch wird dann auch verständlich, daß

- die Natur des Menschen nicht in seinem Bewußtsein aufgeht, wenn man nicht cartesianisch denkt, sondern Körper und Geist spinozistisch als zweierlei Daseinsformen desselben – der menschlichen Natur – versteht;
- die Kulturen der vielleicht am ehesten spezifisch menschliche Beitrag zur Naturgeschichte sind;
- die schöpferische Kraft der Natur jenseits der Anfänge des Lebens vermöge des Geschlechtslebens wirkt, das der Evolution Raum und der Biosphäre ihren Bestand gibt;
- alles Geschehen letztlich ein Naturgeschehen ist, in dem die Natur sich mit uns und den andern Lebewesen forttreibt (Goethe 1783, HA XIII 45), dazu aber der Spezifikationen und Individuationen bedarf;
- in der Natur die Wirklichkeit, die für das Bewußtsein in einem Gegensatz zur Phantasie steht, und diese selbst gleichermaßen wirklich sind, denn auch die Phantasie ist ein Naturvermögen und eine Antriebskraft der Entwicklung;
- Gesundheit und Krankheit Naturzustände sind, wobei für die

menschliche Natur das Ich-geführte Leben die Gesundheit wahren soll und gegebenenfalls durch Krankheiten davon abgehalten wird, nicht im Einklang mit der Natur zu leben.

Groddeck hat dies alles nicht in bezug auf die Natur gesagt, aber »Gottnatur« hat ihn bewegt (1909), und seine Es-Philosophie der Medizin ist latent eine Naturphilosophie, so wie es auch die Hippokratische war.

Für das Verhältnis von Ärzten und Psychotherapeuten ergibt die naturphilosophische Interpretation des Groddeckschen Es, daß beide den ganzen Menschen behandeln, nicht nur je einen Teil – die Seele bzw. den Geist oder den Körper. Denn diese vermeintlichen Teile sind nur verschiedene Ausdrücke desselben Ganzen und werden ihm als komplementäre Wirklichkeiten – in Spinozas Ausdrucksweise – »attribuiert«. Dabei stellen sich psychische Veränderungen, wie neuerdings die Psychoneuroimmunologie bestätigt, auch in der somatischen Wirklichkeit des Menschen dar. Dies war Groddecks ärztliche Erfahrung, bevor er Freud kannte, und darauf beruhte seine Lazarett-Psychoanalyse im Ersten Weltkrieg. Umgekehrt haben somatische Veränderungen ein Pendant im Bewußtsein. In einer kleinen Arbeit *Vom Unsinn der »Psychogenese«* betonte Groddeck deshalb, »daß es weder körperliche noch seelische, weder physische noch psychische Erkrankungen gibt, sondern daß immer und unter allen Umständen beide [Körper und Seele] gleichzeitig erkranken«. Deshalb seien auch »alle Krankheiten gleichzeitig psychogenetisch und physiogenetisch« (1926, 163 f.).

»Das Ubw [Unbewußte] ist weder psychisch noch körperlich« (1917, 41), erklärte Groddeck schon in seiner ersten psychosomatischen Arbeit, sondern beides. Dasselbe gilt für das Bewußtsein. Darin liegt eine entschiedene Kritik der Arbeitsteilung zwischen Medizinern und Psychotherapeuten, wie sowohl die Mediziner als auch Freud sie aufrechtzuerhalten suchten. Anzunehmen ist nun ja, daß jederlei Medikamente sich auch in der Seele darstellen, allerdings im allgemeinen nicht das Bewußtsein erreichen, wohl aber das Unbewußte, das den Leib beseelt. Eigentlich das Unbewußte zu behandeln ist für die medizinische Praxis eine ziemlich beunruhigende Konsequenz.

Viktor von Weizsäcker (1886-1957)

hat in der Psychosomatik auf der Grundlage von Groddecks Entwurf ein bedeutendes Werk geschaffen und ist in der Berücksichtigung der gesellschaftlichen Dimensionen von Gesundheit und Krankheit sowie in der Kritik der herrschenden Medizin auch grundsätzlich über ihn hinausgegangen. Weizsäckers Werk ist dem »Studium der Krankheit als einer Weise des Menschseins« (1947, VII 186) gewidmet. Er hat den krankhaften Prozeß so als den Ersatz eines gesunden verstanden, daß in der Krankheit *das ungelebte Leben* stellvertretend gelebt oder kompensiert wird. Was sonst nicht zugelassen oder vermieden wird, bricht hier nun doch durch, allerdings nicht so, wie es von Natur eigentlich hätte gelebt werden wollen. In der Regel sind es Konflikte – mit sich selbst oder mit Andern –, an denen der Kranke gescheitert ist. Eine Krankheit ist dann auch eine Konfliktlösung, allerdings nur die zweitbeste nach der gesunden.

»Seelisches drückt sich in der Körpersprache aus, Körperliches in der seelischen; das ist keine Kausalität, und wenn man schon von Psychogenie spricht, dann sollte man nur ein geschichtliches Werden meinen, in dessen Verlauf *anstelle* seelischer Vorgänge körperliche Veränderungen auftraten und umgekehrt. ... Was heißt ›anstelle‹? Zum Beispiel aus der Klinik der Migräne, Angina pectoris und der Cholecystopathien sind täglich Beobachtungen zu entnehmen, daß statt eines in der Liebe, in der Fortpflanzung, in der Arbeit, im Geiste ungelebten Lebens ein körperliches Symptom auftritt. Jetzt hat man einen Menschen, der ein in der Liebe, in der Fortpflanzung, der Arbeit, dem Geiste verkürztes Leben und dazu eine Krankheit hat. Ist das so schwer zu verstehen? Schwer ist nur, das in jedem konkreten Falle zu Gesichte zu bringen« (1949, VI 459 f.).

Gelungen ist dies zunächst in den Konversionshysterien, die Freud durch die schöne Geschichte von dem Mann erläutert hat, der sich die Hand nicht mehr waschen wollte, welche seine Hoheit gedrückt hatte. Danach aber hat sich

»die Grenze der Psychosomatik ... zu den Organneurosen, von da zu den Infektions-, Stoffwechsel-, Kreislauf- und Hormonkrankheiten und so fort immer weiter vorgeschoben. Ein ›bis hierhin und nicht weiter‹ grundsätzlicher Art ist da nicht zu sehen, und wie wenig ist bisher erforscht!« (460).

Weizsäckers erster Beitrag zur Psychosomatik galt der Groddeckschen Parallelität physischer und psychischer Krankheitszustände im Sinn einer »Ausdrucksgemeinschaft« (1926, VI 13).

Im Sinn Spinozas handelt es sich genaugenommen um eine Ausdrucksgemeinschaft des Körperlichen und des Geistigen. Dieser Begriff vermeidet den Eindruck von Kausalität, der stets irreführend mitklingt, wenn die somatische Erscheinung einer Krankheit als *psychogen* bezeichnet wird. Eine solche Gemeinschaft besteht etwa zwischen einem in Anfällen auftretenden Angstfieber und der entsprechenden Geisteshaltung oder zwischen einem körperlichen Schmerz und dem in der Vergangenheit erlittenen Schmerz, der einen bedrückt. Man sollte dann also besser nicht von einem psychogenen Fieber oder Schmerz sprechen, sondern dem Patienten sagen: Ihr Fieber *ist* Angst, oder: Der Schmerz *ist* etwas, das schon lange auf Ihnen lastet (Kütemeyer 2009).

Stärker als Groddeck hatte Weizsäcker einen politischen Blick auch für das ärztliche Handeln. Aus dieser Sicht darf man nicht nur nicht damit zufrieden sein, den körperlichen Stellvertreter des eigentlichen Konflikts medizinisch zu »heilen« bzw. zu unterdrücken, sondern auch der Psychosomatiker muß sich fragen, wie es denn nun mit dem Konflikt weitergehen soll, nachdem die zweitbeste Form seines Austrags dem Patienten genommen worden ist. Schwierig wird dies vor allem, wenn der Konflikt nicht persönlich begrenzt, sondern gesellschaftlicher oder politischer Art ist, also z. B. die Arbeitsverhältnisse oder den Geist der Wirtschaft betrifft.

»Ob Ehescheidung, politischer Umsturz oder religiöse Revolution – allemal wird der *so* Geheilte zum Gegner gewohnter Ordnung werden und sein Arzt von den Freunden und Nutznießern dieser bisherigen Ordnung mißbilligt werden. ... Die recht verstandene psychosomatische Medizin hat einen umstürzenden Charakter« (1949, VI 461).

Weizsäcker ist nicht mehr dazu gekommen, dieser Perspektive weiter zu folgen, aber Wilhelm Kütemeyer, auf den er sich hier bezog, hat Aufsätze darüber geschrieben, wie das Geschick eines Gemeinwesens in der Gestalt der Krankheit erscheint (1951). Ehrenberg hat dies beispielhaft für die Depressionen gezeigt.

Warum aber und wann tritt ein – aus der Sicht des Arztes – zweitbester, kranker Konfliktaustrag an die Stelle des besseren, des gesunden? Eine Antwort auf diese Frage liegt in Weizsäckers Gedanken, daß »die *Gesundheit* eines Menschen etwas mit seiner *Wahrheit* zu tun hat, seine Krankheit etwas mit einer Unwahrheit« (1927, V 179). Genauer gesagt: »Krankheit ist ... die von Fall zu Fall geschehende Anerbietung eines Wissens um die Wahrheit« (1928, V 65). Krankheiten können uns daran erinnern, daß wir nicht in der Wahrheit unseres Lebens leben, wenn »nämlich wirklich die Wahrheit des Bewußtseins erkranken kann« (1927, V 194).

Mit einer Krankheit nicht mehr in der Wahrheit zu sein ist eine andere Weise zu sagen, daß der Kranke das für ihn eigentlich – in der Wahrheit seines Lebens – anstehende Leben vermieden hat und deshalb krank ist. Weizsäcker hat diese Deutung aber auch der Medizin selbst nicht erspart, welche den Patienten in seiner Unwahrheit bestätigt, indem sie seine Krankheit heilt, statt ihm zu helfen – eine von Groddeck stammende Unterscheidung –, daß er nicht mehr krank zu sein braucht. Dabei hatte er den Eindruck, daß hier sogar eine Unangemessenheit der medizinischen Ausbildung gegenüber den von den Ärzten selbst empfundenen Bedürfnissen bestehe. »Es ist kein Geheimnis, daß der sehnsüchtige Wunsch unserer Studenten und Ärzte nach psychotherapeutischer Ausbildung nicht befriedigt wird« (1949, VI 460). Daß dieser Wunsch in der neueren Hochschulmedizin gleichermaßen vorhanden ist, glaube ich nicht. Auch heute noch dürfte aber zutreffen, daß die »Angst vor den hohen Anforderungen einer zweifachen Ausbildung« nicht berechtigt wäre, wenn die ärztliche Ausbildung von Grund auf neu konzipiert würde.

> »Ich meine nämlich, daß mit psychosomatischer Medizin die Heilkunde und -kunst nicht noch komplizierter, sondern daß sie wieder einfacher wird. Es gibt in der Sprechstunde für mich heute täglich einen Kampf gegen die organische Schulmedizin.

Daß nämlich die Krankheit den Sinn habe, den Betroffenen zum Sinne seines Lebens zu führen – das einzusehen hat die naturwissenschaftliche Medizin gründlich verhindert« (464).

Weizsäcker ist so weit gegangen zu sagen, »daß ein wesentlicher Teil der auf den akademischen Lehrstühlen gelehrten Wahrheiten ungesunde Wahrheiten sind« (1926, V 133). Eine Wissenschaft, die selbst nicht in der Wahrheit ist, kann auch denen nicht helfen, die, ohne es zu wissen, daran leiden, daß sie es ebenfalls nicht sind. Diese Äußerungen klingen heute anders als vor der Zeit des Nationalsozialismus, dessen Auffassungen, was gesund und was als krank zu eliminieren sei, Weizsäcker keineswegs geteilt hat. Wahrheitsansprüche haben eben immer auch eine politische Dimension, soweit es dabei wirklich um Wahrheit geht. Wir dürfen uns gerade dadurch aber nicht davon abhalten lassen, über die Gesundheit der für uns handlungsleitenden Wahrheiten nachzudenken. Weizsäcker hat sogar die herrschende Naturwissenschaft, von der die Medizin sich leiten lassen möchte, für neurotisch gehalten, nämlich für »eine Entwicklungsstörung der Beziehungen eines Menschen zu anderen Menschen« (1929, V 230), also für eine soziale, die Gemeinschaft betreffende Krankheit. Er führte diese Krankheit darauf zurück, »daß die exakte und rein verstandesmäßige Haltung das Ergebnis einer Zwangsneurose sei, die aus einer pathogenen Verdrängung des Eros habe hervorgehen müssen« (1948, VII 238).

Für die Medizin lautete Weizsäckers kritische Grundfrage ebenfalls, wie sie »mit den Gesetzen und Ordnungen der Gemeinschaft vereinbar« ist (1929, V 223). Sein Befund ist ein »Liebesverlust und damit Wirklichkeitsverlust in der objektiven Denkform und der objektiven Therapie ... Kausales Denken, kausale Therapie sind dann als untaugliche Versuche zur Gemeinschaftslosigkeit Umformer der Gemeinschaft im Sinne des Liebesverlustes« (239/241). Dies gilt insbesondere für die Gemeinschaft des Arztes mit dem Patienten. Der Mediziner entzieht sich dieser Gemeinschaft, in der er sich als Arzt eigentlich zu bewähren hätte, durch den untauglichen Versuch der Objektivierung. »Kausales, kategoriales, prinzipielles Denken, kurz Verstandesdenken und Objektivität bezeichnen Isolierung, Einengung, Abstraktion, entstaltende Gestaltung der Wirklichkeit und damit Liebesverlust – die unmittelbare

Gefahr der Bildfälschung und der Neurose« (239). »Die Krankheit liegt ... zwischen den Menschen, ist eines ihrer Verhältnisse und ihrer Begegnungsarten. Hier beginnt anthropologische Medizin« (1947, VII 193).

Statt der psychosomatischen hat Weizsäcker wie hier gelegentlich von einer anthropologischen Medizin gesprochen. Ich halte diesen Ausdruck für schlecht gewählt, weil die Anthropologie ein ziemlich brüchiges Ensemble verschiedener, einander weitgehend entgegengesetzter Menschenbilder und wissenschaftlicher Ansätze zum Verständnis des Menschen ist. Etwa ebenso vieldeutig wie die »anthropologische Medizin« ist die »Einführung des Subjekts« in die Medizin, für die Weizsäcker ebenfalls immer wieder eingetreten ist. Auch in dieser Sprechweise folge ich ihm nicht, weil das »Subjekt« in der Geschichte des Denkens eine vielfältig belastete Vorstellung ist, durch die man sich nur Mißverständnisse einhandeln kann. Daß beide Begriffe überflüssig sind, hat sich schon daran gezeigt, daß sie nicht gebraucht wurden, um alles bis hierher Gesagte auszudrücken. Sie gehören meines Erachtens zu den »Halbheiten«, die auch Weizsäcker vermeiden wollte (1949, VI 454). Jedoch deuten die beiden Begriffe vielleicht darauf hin, daß Weizsäcker auf eine noch grundlegendere Reform der Medizin als die psychosomatische hinauswollte, an diesem ehrgeizigen Ziel dann aber doch gescheitert ist.

In der Feststellung, daß »die Krankheit ... zwischen den Menschen« liegt, war es in meiner Sprache ein gestörtes *Mitsein*, dem die Behandlung gelten sollte. Daß Weizsäcker sich immer nur auf das mitmenschliche Mitsein und nicht auf das in der Gemeinschaft der Natur bezogen hat, mag ein Reflex seiner Beziehung zu Martin Buber gewesen sein. Erst in seinen späteren Jahren hat er auch daran gedacht, daß das »Ich ... in der Natur ist, zu ihr gehört« (1946, VII 51), und der Ichvermessenheit des Individuums entgegengehalten:

»Die Haut des Menschen ist nicht länger die Grenze seiner Individualität, denn durch seine Kräfte ist er mit den Kräften seiner Umwelt unlösbar verschmolzen, sich nur gestaltend, indem er sie gestaltet; von ihnen gestaltet, indem er sich gestaltet« (1947, VII 208).

Weizsäcker selbst ist diesen Weg nicht mehr weitergegangen, so wie er auch zum Holismus kein Verhältnis gefunden und erstaunlicherweise sogar sein eigenes Denken nicht für ganzheitlich gehalten hat.

Sowenig ich Weizsäckers Selbstinterpretation hier folge, kann ich ihm in der »Teilhabe des Todes am Leben« (1939, IV 83; Jacobi 2003, 266 ff.) bzw. darin, daß Krankheit als dem Leben zugehörig anerkannt werden muß, wieder nur zustimmen. Mit Recht setzt er sich ab von der erbarmungslosen Funktionsfähigkeit, in der »Leben soviel wie ein Zweck, Zweck des Lebens soviel wie Erhaltung des Lebens, Gesundheit soviel wie leidlose Tüchtigkeit (Arbeits- und Genußfähigkeit), langes Leben undiskutierbarer Wert, Verhinderung des Todes eine Aufgabe der Medizin, Gesundheit soviel wie Normalität, Krankheit soviel wie Abnormität ist« (1929, V 227).

Nun genügt es nicht, daß einige Ärzte sich den ungesund gewordenen Wahrheiten der herrschenden Medizin vermöge guter Anlagen naturhaft entziehen, sondern die Alternative zur objektivierenden Therapie muß selber auf den Begriff gebracht werden. Für vordringlich hielt Weizsäcker hier das Mitsein des Arztes mit dem Patienten, wobei er sich verschiedentlich auf den Arzt und Prediger Christoph Blumhardt in Bad Boll berufen hat (1926, V 113 f.).

»Am wichtigsten scheint mir immer wieder, daß in einer umfassenden Therapie der Arzt selbst sich vom Patienten verändern läßt; daß er die Fülle aller Regungen, die von der Person des Kranken ausgehen, auf sich wirken läßt; daß er sich nicht einengt in das System der Diagnostik und der systematischen Krankheitseinheit; daß er nicht nur mit dem objektiveren Sinne des Sehens, sondern mit dem Ich und Du mehr verschmelzenden des Hörens, daß er mit allen seelischen Organen passiv empfänglich sei, nicht nur rezeptiv und dann reaktiv, sondern durch wirkliche Einschmelzung der eigenen Person, durch bewußtes Erleben und dann wieder Hingeben schon jener ersten naturhaften Reaktionen (wie sie jede Sprechstunde von den ersten Augenblicken an enthält) auf Rasse, Geschlecht, politische und soziale Artung, kurz alle jene Sympathien und Antipathien, von denen des Geruchs bis zu den Nuancen seelischer Wahlverwandtschaft« (1929, V 235).

Im Verhältnis von Arzt und Patient nannte Weizsäcker das Mitsein des einen mit dem andern wie des andern mit dem einen den »Gestaltkreis«. Der Raum dieses Mitseins ist weder der eine noch der andere, sondern sozusagen »das Zwischen«, das zwischen ihnen liegt. Im Gestaltkreis wird das Mit eines Mitseins im Zwischen gelebt. Von diesem aus ist man wechselnd bei sich und beim Andern, beides gehört zusammen wie das Einatmen und das Ausatmen. Nur bei sich zu sein oder nur beim Andern zu sein sind gleichermaßen ungesunde Fixierungen. So im Leben zu stehen ist, auf Goethes *Wahlverwandtschaften* bezogen, weder dem narzißtischen Eduard noch der medialen Ottilie gegeben. Ich bin nicht beim *Andern*, wenn ich immer nur Ich bin, aber ich bin es auch nicht, wenn nicht *Ich* es bin, der beim Andern ist. In diesem Sinn geht es nicht darum, das Selbst aufzuheben, denn es ist die besondere Form, in der das Ich dem Andern begegnen kann. Es ist die Grenze, an der aus der Begegnung mit dem Andern im Zwischen neues Leben treten kann, wie es überall in der Natur gerade an den Grenzen geschieht. Das Selbst ist eine Voraussetzung dafür. Es soll sich nicht aufheben, sondern sozusagen ›verandern‹, so wie ein guter Übersetzer des Indischen ins Deutsche nach Pannwitz nicht das Indische verdeutscht, sondern das Deutsche verindischt.

Die allgemeine Form des Mitseins im Gestaltkreis ist die Gefühlsbeziehung, daß zum Gefühl für den Andern auch das Selbstgefühl gehört, weil es sonst nicht *mein* Gefühl wäre, und zum Selbstgefühl das für den Andern, weil es sonst *bloß* mein Gefühl wäre.

»Jetzt sprechen wir vom therapeutischen *Gestaltkreis; er umschließt den Arzt und den Patienten*: er ist *ein zwei*samer Mensch, *ein* bipersoneller Mensch. *Das* ist die ›Ganzheit‹ der ärztlichen Handlung, *das* steckt hinter der Phrase vom Behandeln des ›ganzen Menschen‹, daß ein therapeutischer Gestaltkreis zwischen Arzt und Patient gestaltet werde: nicht daß der ganze Patient Gegenstand werde, sondern daß der Patient *durch Umfassung des Arztes integriert werde* – wieder: nicht seines Arztes als ganzen *Menschen*, sondern als ganzen *Arztes*« (1927, V 189).

Es geht um die Differenz von objektivierender und umfassender Therapie. In der letzteren haben es ein umfassender Arzt und ein umfassender Patient, indem sie einander in einem Gestaltkreis umfassen und beide von diesem umfaßt sind, miteinander zu tun. Die Bewegung im Gestaltkreis beschreibt Weizsäcker im wörtlichen Sinn als einen Um-Gang des einen um den andern wie des andern um den einen (1948, VII 264).

## Thure von Uexküll (1908–2004)

hat das Verhältnis von Körper und Seele wie das von Wirkwelt und Merkwelt verstanden, nachdem sein Vater Jakob (1864–1944) den Umweltbegriff in die Verhaltensforschung eingeführt und mit diesen Termini erklärt hatte. Die Wirkwelt ist die des Körpers, die Merkwelt die der Seele, und beide verschränken sich in der Weise der Funktions- bzw. Situationskreise, in denen der Organismus lebt. Daß dabei »Bedeutungen« wahrgenommen werden, hat Thure von Uexküll veranlaßt, der Umweltlehre seines Vaters ebenso wie der Krankheitspsychosomatik darüber hinaus eine semiotische Interpretation im Sinn der von Charles Saunders Peirce (1839–1914) begründeten Verständigungstheorie zu geben. Diese Formalisierung ist meines Erachtens aber nicht hilfreich, weil sie die Verständigung geradezu erschwert und für die Philosophie der Medizin keine weiterführenden Perspektiven bietet.

Der Ausgangspunkt der Umweltenlehre war die Unterschiedlichkeit der Sinnesorgane verschiedener Lebewesen. Was ein Organismus wahrnimmt, hängt davon ab, mit welchen Sinnesorganen er ausgestattet ist. Auch unter Menschen leben Blinde und Taubstumme nicht ohne weiteres in derselben Welt wie andere, aber sogar diejenigen, die mit den gleichen Sinnesorganen ausgestattet sind, sehen, hören, riechen, schmecken und fühlen nicht dasselbe. Wahrnehmungen werden also nicht nur durch den jeweiligen Gegenstand geprägt, sondern immer auch durch die seelische Verfassung, in der die Sinneseindrücke aufgenommen werden. In Uexkülls Sprechweise bedeutet dies: Die menschlichen *Merkwelten* sind individuell verschieden. Soweit dabei Gesundheit und Krankheit eine Rolle spielen, zeigt sich im folgenden, daß Wahrnehmungstherapien auch der Gesundheit dienen können.

Wesentlich größer als die individuellen Verschiedenheiten in der Wahrnehmung sind die spezifischen (artbedingten). Aus der Sicht einer Katze ist die Welt eine ganz andere als aus der eines Menschen, und Katzen sind uns Menschen naturgeschichtlich immer noch nahe verwandt. Bestehen alle diese Unterschiede nur darin, daß die einen dieses wahrnehmen und die andern jenes, Fledermäuse z. B. Ultraschall und Menschen nicht, so daß letztlich doch alles, was die verschiedenen Lebewesen wahrnehmen, zusammengenommen zu ein und derselben Welt gehört?

Wäre nicht das menschliche Auge, wie Goethe so schön gesagt hat, »sonnenhaft, Wie könnten wir das Licht erblicken?« (1810, HA XIII 324). Umgekehrt aber ist die Sonne, so wie sie gesehen wird, auch »augenhaft« (Uexküll 1940, 145) und für uns sogar noch menschenaugenhaft. Sieht vielleicht sogar die ganze Welt, in Menschenaugen anklingend, vor allem augenhaft und weniger so aus, wie sie »an sich« ist? Immanuel Kant hat die Raumzeitlichkeit der Dinge auf die menschlichen Anschauungsformen zurückgeführt, und Jakob von Uexküll verallgemeinerte diesen Gedanken dahingehend, daß auch andere Lebewesen in ihrer je eigenen Welt leben, ihrer »Umwelt«. Die Umwelt eines Lebewesens ist in diesem Verständnis sein spezifischer Lebensraum. Die eigentliche Pointe des Uexküllschen Gedankens ist also der Pluralismus, daß es so viele Umwelten wie Arten von Lebewesen gibt. Die menschliche Umwelt ist dann nur der menschliche Lebensraum im Kosmos, wohingegen im anthropozentrischen Weltbild der ganze Kosmos lediglich als unser Lebensraum angesehen wird, so daß andere Lebewesen ihren Lebensraum in dem unsern finden oder untergehen müssen.

»In der Welt des Regenwurmes gibt es nur Regenwurmdinge, in der Welt der Libelle gibt es nur Libellendinge usw.« (1909, 45). Es ist so, als sei jede Art von Lebewesen ein besonderer Schlüssel und die Natur für jede von ihnen ein besonderes Schloß. Wir sollten also lieber umgekehrt fragen, wie sich diese vielen Welten so verschränken können, daß eine Gemeinschaft der Natur entsteht, in der die Lebewesen dennoch aufeinander bezogen sind. Zu dieser Frage kommt es aber erst, wenn nicht mehr die eigene Welt naiver- oder dünkelhafterweise für die Welt schlechthin gehalten, sondern als die eigene Umwelt relativiert wird, so wie auch andere Lebewesen ihre je eigene Umwelt haben.

Neben dem Umweltenpluralismus ist die Verschränkung von Handlungs- und Beobachtungswelten der zweite Kerngedanke der Uexküllschen Umweltenlehre. Umwelten in seinem Verständnis sind pragmatische Zusammenhänge im Sinn des griechischen Worts prágma: das, womit man es zu tun hat. Merkmale und Wirkmale – oder die Merkwelt und die Wirkwelt, wie er später sagte – fügen sich ineinander wie die zwei Hälften eines Reißverschlusses.«... so viele Leistungen ein Tier ausführen kann, so viele Gegenstände vermag es in seiner Umwelt zu unterscheiden« (1934, 68). Deshalb entspricht dem »einfachen Tiere ... eine einfache Umwelt, dem vielgestaltigen eine ebenso reichgegliederte Umwelt« (27). Uexküll nennt die Verschränkungen von Tun und Beobachten Funktionskreise, z.B. den Beutekreis, den Geschlechtskreis und den Feindeskreis. Erinnern wir uns daran, daß der Begriff Wahrnehmung einmal ein viel weiterreichendes Bedeutungsfeld hatte als das der bloßen Beobachtung, nämlich darüber hinaus – wie in der Wahrnehmung einer Gelegenheit oder in der einer Verantwortung – auch die der Beobachtung entsprechende Praxis bezeichnen konnte, so erweisen sich Uexkülls Umwelten als *Wahrnehmungswelten* in diesem weiteren Sinn. Die sinnliche und die pragmatische Verschränkung eines Lebewesens mit seiner Um- bzw. Mitwelt konstituieren gemeinsam seine Wahrnehmungswelt. Daß sein Verhältnis zu dieser Welt die Grundbestimmung jedes einzelnen Lebens ist, war der Angelpunkt des Uexküllschen Denkens, von dem sowohl Weizsäckers ganzheitliche Anthropologie als auch der ausdrückliche Holismus Adolf Meyer-Abichs inspiriert worden sind.

Jakob von Uexkülls Wahrnehmungskreise sind in der Weise geschlossen, daß sich eine seelische Merkwelt mit einer körperlichen Wirkwelt verschränkt. Individuen und Arten sind dadurch lebens- und überlebenstauglich, daß ihre denkend-empfindende Wahrnehmung und ihre handelnde Wahrnehmung genau zueinanderpassen. Für den Arzt Thure von Uexküll ist vor allem dieses Passen – oder die »Passung« (1979, 8) – von Interesse. »Die Medizin gewinnt damit die Möglichkeit, Gesundheit als intaktes und Krankheit als gestörtes Beziehungsgefüge zu definieren« (37). Holistisch gesagt: *Gesundheit und Krankheit sind Charaktere des Mitseins.* Der Uexküllsche Wahrnehmungskreis ist die psychosomatische Beschreibung dieses Sachverhalts.

»Viele Beschwerden, mit denen Patienten zu uns kommen, sind Reaktionen auf Defekte ihrer Beziehungshaut durch ›zerrissene‹ oder ›verknotete‹ Beziehungen zu ihrer Mit-Welt« (38). Um Störungen in der Wahrnehmung der Mitwelt nachvollziehbar beschreiben zu können, bleibt man in der Psychosomatik normalerweise bei den in der Psychotherapie für die verschiedenen Stadien der Individualentwicklung gebildeten Begriffen. Beispielsweise folgt der anfänglich symbiotischen (»oralen«) Mutter-Kind-Beziehung in der Sprechweise der Psychoanalyse ein »anales« Stadium entfremdender Selbstbehauptung, das wiederum, wenn alles gutgeht, in die »genitale« Phase der reifen Partnerschaft übergeht. Es handelt sich hier im Grunde um denselben Dreischritt, der durch Heinrich von Kleists Geschichte vom Marionettentheater oder durch Schillers Abhandlung über naive und sentimentalische Dichtung bekanntgeworden ist. In der Uexküllschen Schule, so wie sie sich in den Schriften der »Akademie für Integrierte Medizin« präsentiert, werden die Leitbedürfnisse der zweiten und dritten Stufe häufig als »Autarkie« und »Autonomie« unterschieden.

»Autarkie« war beispielsweise das Lebensziel einer selbständigen Geschäftsfrau, deren Gefühlsbildung in ihrer Kindheit zu kurz gekommen war und die, solange es ging, ganz für ihr Geschäft und fast ohne mitmenschliche Beziehungen nicht nur funktionaler Art lebte (Geigges 2002, 210 ff.). Zum Alter hin bekam sie dann eine zunehmende Angst, pflegebedürftig und damit doch von andern abhängig zu werden, und einen entsprechend steigenden Blutdruck. Ihre letztlich wohl doch gesunde Natur sorgte dafür, daß die somatisch medizinischen Mittel zu dessen Senkung entweder nicht wirkten oder wegen der Nebenwirkungen von ihr nicht vertragen wurden. Einem psychosomatischen Arzt gelang es schließlich, sie dazu zu bewegen, die Krankheit als ihre eigene anzunehmen, so daß sie langsam aus ihrer Einsamkeit herausfand und statt der enttäuschten Autarkie in einem sich allmählich bildenden Mitsein mit andern zur Ruhe kam (»Autonomie«).

Wer die Ausdrücke Autonomie und Autarkie zu abstrakt oder zu pathetisch findet, kann sich auch mit einfacheren Begriffen wie Leistungseinsamkeit gegenüber einem schöpferischen Mitsein begnügen. Ein anderes Begriffspaar wird durch die Friedensforschung nahegelegt. Hier war es in neuerer Zeit eine bedeutende

Entdeckung, daß das traditionelle militärische Ziel der *Selbst-Sicherheit* – dadurch sicher zu sein, daß man stärker ist als andere – keineswegs die bestmögliche Sicherheit gewährleistet. Denn je stärker man ist, desto mehr wird man von den andern gefürchtet, und diese Furcht ist ein Element von Unsicherheit. Besser als die (autarke) Selbst-Sicherheit ist deshalb die (autonome) *gemeinsame Sicherheit*, in der die Beteiligten im gegenseitigen Interesse für ihre jeweilige Sicherheit in den bestehenden Beziehungen sorgen. Welche Begriffe sich durchsetzen, wird sich zeigen. Ich glaube aber nicht, daß es die in der Uexküllschen Schule etwas bemüht gebrauchten Ausdrücke ikonisch, indexikalisch und symbolisch sein werden (statt oral/anal/genital), die sich zu so merkwürdigen »linguistic thorns« (Koranyi 1999, 408) wie »indexikalisches Handeln«, »semiotische Regression« oder »ikonische Befriedigung« (Geigges 2002, 211f./218) zuspitzen. Denn diese semiotische Sprache ist im gesundheitlichen Zusammenhang nicht nur belanglos, um nicht zu sagen: bedeutungslos, sondern es ist einfach abwegig, daß in der lebendigen Verschränkung der Wahrnehmungskreise »Beziehungen aus Zeichen bzw. Nachrichtenverbindungen bestehen« (Uexküll 1979, 37). Beziehungen werden durch Zeichen gegenwärtig, aber sie bestehen nicht daraus. Mediziner sind keine Nachrichtentechniker und Ärzte schon gar nicht.

Demgegenüber ist die von Thure von Uexküll getroffene Unterscheidung der Beobachter erster und zweiter Ordnung von grundsätzlicher Bedeutung für die psychosomatische Medizin. Während der Arzt für den Patienten zunächst als ein Teil seiner Wirkwelt erscheint, der vermöge einer Medikation die gestörte Passung wieder in Ordnung bringen kann, können Arzt und Patient den Wahrnehmungskreis, in dem sie stehen, auch reflektiv betrachten. Auf dieser Metaebene entsteht dann die Frage, wieweit statt oder außer der Wirkwelt mit der Merkwelt des Patienten etwas nicht stimmt. Menschen tendieren dazu, ein Problem, vor dem sie stehen, nicht bei sich, sondern außer sich zu suchen, und brauchen den Arzt als Spiegel, um im Groddeckschen Sinn unbewußte Kräfte in ihnen freizusetzen. Für die Medizin als Mit-Wissenschaft bin ich auf diese Verhältnisse unter Gesichtspunkten der Komplementarität bereits eingegangen. Der Patientin mit dem Autarkiekomplex beispielsweise ist durch die Spiegelung in ihrem

Arzt ganz allmählich klar geworden, daß ihr Blutdruck immer gerade dann stieg, wenn sie sich in ihrer Merkwelt davor fürchtete, in Abhängigkeit zu geraten. Dadurch lockerte sich ihr zunächst rein somatisches Krankheitsbild von sich selbst.

Uexküll hat glücklicherweise die Ganzheitsphobie Viktor von Weizsäckers nicht geteilt und als Grundaxiom der psychosomatischen Medizin festgehalten: »Das soziale System ist früher als das Individuum. Die Einheit oder das Ganze ist früher als die Teile« (32). Der beseelte Körper ist also auch früher als die einzelnen Organe, d. h., man soll – wie Platon sagte – die Augen nicht ohne den Kopf, den Kopf nicht ohne den ganzen Körper und den Körper nicht ohne die Seele behandeln. Zur Wahrnehmung von Ganzheit erinnerte Uexküll an eine Geschichte, die sein Vater Jakob einst erzählt habe: Auf einer Religionsversammlung erörterten Buddhisten und Brahmanen das Wesen der Seele und wurden von dem ebenfalls anwesenden griechischen Exarchen verspottet, weil sie sich über etwas gänzlich Unsichtbares ereiferten.

»Da trat ein Brahmine auf ihn zu und fragte ihn: ›Warum glaubst du, Fürst, daß die Seele des Menschen unsichtbar sei?‹ Darauf erwiderte der Exarch: ›Ist dein Haupt deine Seele?‹ ›Nein‹, sagte der Brahmine. ›Oder dein Rumpf? oder deine Beine? – oder deine Arme?‹ Immer mußte der Brahmine mit ›nein‹ antworten. ›Kopf, Rumpf, Beine, Arme sind alles, was ich von dir sehe, also ist deine Seele unsichtbar.‹ ›Du bist ein hoher Herr‹, erwiderte der Brahmine. ›Wie kommt es, daß du nicht im Wagen hergefahren bist?‹ ›Du bist wohl blind‹, lachte der Exarch. ›Dort steht mein Wagen mit vier Schimmeln bespannt.‹ ›Sind die Räder der Wagens?‹, fragte der Inder. ›Nein‹, sagte der Exarch. ›Oder die Deichsel? – oder das Geschirr? – oder der Sitz?‹ Immer mußte der Exarch mit ›nein‹ antworten. ›Räder, Deichsel, Geschirr und Sitz sehe ich wohl – der Wagen aber ist unsichtbar?‹ Damit entfernte sich der Brahmine« (1947, 26 f.).

Wer den Wald vor lauter Bäumen nicht sieht, mag auch das Ganze der Kutsche oder das des Menschen, seine Seele, vor lauter Teilen nicht sehen, so wie Virchow beim Sezieren die Seele nicht finden konnte.

Thure von Uexküll hat »das Zeitalter der dualistischen Medizin, in der Körperärzte ein Skotom [d. h. einen Gesichtsfeldausfall] für psychische Vorgänge entwickelten und Seelenärzte sich nicht für körperliche Probleme ihrer Patienten interessierten«, dementsprechend scharf verurteilt. Denn daraus ergibt sich

»die absurde *Aufspaltung des heutigen Gesundheitswesens in eine somatische Medizin* mit hoch spezialisierten und kostenintensiven Spezialkliniken für kranke Körper ohne Seelen *und* in *eine psychologische Medizin* mit Psychotherapeuten und Neurosekliniken für leidende Seelen ohne Körper. Da es jedoch kaum Kranke gibt, die eine organische Krankheit ohne psychische Reaktionen oder ein psychisches Leiden ohne somatische Begleiterscheinungen haben, sind in diesem Gesundheitssystem die meisten Kranken unzureichend, wenn nicht schlecht versorgt« (1979, 6).

Das derzeitige Gesundheits- bzw. Krankheitswesen hat auf diese Kritik mit der Einrichtung einiger psychosomatischer Lehrstühle und Kliniken reagiert. Dagegen wäre nichts zu sagen, wenn dies ein Anfang wäre, der allmählich die ganze Medizin so verändern sollte, daß alle Krankheiten zumindest durch die Allgemeinmediziner bzw. -ärzte psychosomatisch wahrgenommen würden. Das war aber nicht gemeint, sondern im wesentlichen geht alles so weiter wie bisher, und die meisten Kranken bleiben »unzureichend, wenn nicht schlecht versorgt«.

Daß die Psychosomatik sich bisher nur als ein zusätzliches Fach und nicht als ein neues Leitbild der ganzen Medizin durchgesetzt hat, liegt nicht daran, daß die Gründerväter nicht schulbildend gewirkt hätten. Hier sind für Weizsäcker vor allem Paul Christian, Paul Vogel, Dieter Janz und ihre Schüler zu nennen, für Uexküll die Angehörigen der Akademie für Integrierte Medizin, auf die ich mich schon verschiedentlich bezogen habe. Das eigentliche Hindernis ist der Cartesianismus der herrschenden Medizin, der seinerseits durch ein gleichermaßen dualistisches Allgemeinbewußtsein und die entsprechenden Interessen aller Beteiligten gestützt wird.

## (4) Naturwissenschaftliche Psychosomatik und ihre spirituellen Dimensionen

Die Ganzheit eines Lebewesens ist der Horizont des Mitseins, in dem es zu sich und zur Welt kommt. Zugleich zu sich und zur Welt zu kommen beschreibt die doppelte und gegenläufige Bewegung, daß einerseits das Ganze sich zum Einzelnen individuiert, andererseits das Individuum in seiner Weise das Ganze begreift und erfaßt oder konkretisiert. Zwischen dem Teil und dem Ganzen liegt jedoch kein Kontinuum, in dem das Individuum nach der einen Seite immer konkreter wird und sich nach der andern hin immer mehr im Allgemeinen verliert, sondern in diesem Wechselspiel gibt es einen Wendepunkt, in dem vom Ganzen her gesehen das Individuum sich zu erkennen gibt bzw. von diesem her die äußere Welt zu seiner Mitwelt wird. Dieser Umschlag vollzieht sich wie in einem Hohlspiegel so, daß der Übergang nach beiden Seiten offen ist und der gegenläufigen Bewegung Raum gibt. Insoweit die Identität eines Lebewesens von seiner offenen Grenze her bestimmt und sein Mitsein durch diese vermittelt wird, kann man auch sagen, daß es »dieser Übergang selbst ist« (Plessner 1928, 103).

Die menschliche Individualität definiert sich durch eine Entgegensetzung von innen und außen oder von Selbst und Nichtselbst. Das Selbstsein im Mitsein wird sich im folgenden als das menschliche Grundbedürfnis schlechthin erweisen. Zur Selbsterhaltung des Individuums ist es erforderlich, die Grenze von Selbst und Mitwelt aktiv zu behaupten. Physiologisch geschieht dies durch das Immunsystem als eine Art Grenzpolizei, indem es das, was eingelassen und assimiliert werden soll, von dem unterscheidet, was fremd und schädlich ist. An dem Übergang, der nach Plessners Worten das Lebewesen selber ist, steht es also in Gestalt seines Immunsystems.

Man könnte meinen, für den geistigen Modus des menschlichen Daseins würden die Grenzkontrollen wesentlich lockerer gehandhabt als körperlich. Bedenkt man aber einerseits die persönlichen, emotionalen und kulturellen Prägungen, deretwegen Menschen bestimmte Vorstellungen nicht einmal hypothetisch zu erwägen bereit sind, andererseits die Charakterschwäche derer, die alles und jedes gelten lassen, so erweist sich auch unser geistiges Immunsystem als eine ebenso wichtige Lebensbedingung wie das körperliche. Von größter Bedeutung für die Psychosomatik ist dabei, daß sich die beiden Kontrollsysteme körperlicher und geistiger Art durch neurologische Untersuchungen in neuerer Zeit als verschränkt erwiesen haben. Physiologisch geht es dabei um die wechselseitige Beeinflussung von Nervensystem und Immunsystem.

Psychoneuroimmunologie

Die Psychosomatik ist der Neurologie historisch seit Freuds Abkehr von Charcot sowie durch Weizsäcker und seine Schüler verbunden. Die neuerdings entstehende Psychoneuroimmunologie bildet eine zusätzliche Brücke, um die »Ausdrucksgemeinschaft« (Weizsäcker 1926, VI 13) des Psychischen mit dem Physischen nun auch vom Letzteren her zu verstehen. Hier zeigt sich nämlich naturwissenschaftlich, daß der Körper keine eigengesetzlich organisierte und insoweit seelenfreie Zone, der Cartesianismus also falsch ist. Die Psychoneuroimmunologie erklärt die wechselseitige Verschränkung von körperlichen und Gemütszuständen. Zugleich bestätigt sie den Universalitätsanspruch, daß nicht nur einige somatische Krankheiten auch psychisch, sondern daß alle Krankheiten psychisch und somatisch, d.h. psychosomatisch verschränkt sind (Moyers/Ader 1993, 229).

Die Psychoneuroimmunologie geht auf eine Arbeit von George F. Solomon und Rudolf H. Moos aus dem Jahr 1964 zurück. Der Ausgangspunkt war ein psychosomatischer, nämlich der William Osler zugeschriebene Gedanke, für den Verlauf einer Lungentuberkulose sei das, was im Bewußtsein des Patienten vorgeht, genauso wichtig wie die Krankheitsentwicklung in der Lunge (Solomon 1985, 7). Solomon und Moos gründeten darauf die Hypothese, daß das Immunsystem Gemütszustände in gesundheitliche oder Krankheitsimpulse umsetze, wohingegen man zuvor angenommen hatte, zwischen Gehirnfunktionen wie der seelischen Verarbeitung von Erlebnissen und der körperlichen Abwehr von Krankheiten gebe es keinerlei Zusammenhang. Tatsächlich bestehen überraschende Analogien zwischen dem Immunsystem und dem zentralen Nervensystem, die auf einen evolutionären Zusammenhang hindeuten (Zänker 2003).

»Both have the capacity of memory. Both serve functions of adaptation and defense. In each system, inappropriate defenses can lead to pathological syndromes – to allergies in the immune system and to neurosis in the psychological system. ... When turned against the self, the immune system can lead to autoimmunity and the central nervous system to depression (and perhaps suicide). In each system, inadequate defenses result in vulnerability« (Solomon 1985, 7).

Inzwischen hat sich gezeigt, daß die Botenstoffe des Immunsystems (Zytokine) auch von Nervenzellen produziert und wahrgenommen werden können, so wie umgekehrt dasselbe für das Immunsystem und die Botenstoffe des Nervensystems (Neuropeptide) gilt. Auf diese Weise werden

»zwischen Nervensystem, Hormonsystem und Immunsystem ständig Informationen über jeweilige Funktionszustände und damit auch über mögliche Fehlfunktionen im Rahmen von Erkrankungen ausgetauscht ... und wenn nötig neue, z.B. krankheitsabhängige Homöostasen hergestellt ... Da darüber hinaus jeder Organismus untrennbar mit seiner Umwelt verbunden ist und aller Wahrscheinlichkeit nach von außen eintreffende Sinnesreize in die erwähnten Botenstoffe übersetzt werden, wird so auch die Wirksamkeit sozialer Einflüsse auf den Organismus erklärbar. Die PNI [Psychoneuroimmunologie] hat der biochemischen Forschung nicht nur einen ersten Schritt in die Welt der ›weichen‹ psychosozialen Daten ermöglicht, sondern sie verschaffte auch der psychologischen Forschung Zugang zu den harten Daten und erhöhte damit die Akzeptanz der Psychosomatik in der biologistisch orientierten Medizin beträchtlich« (Schubert/Schüssler 2003, 146).

Dabei geht es wiederum nicht um Verursachungen, sondern um die somatische Darstellung psychischer Zustände, durch die der Mensch auf seine Mitwelt reagiert. Psychoneuroimmunologische Untersuchungen könnten also zeigen, wie politische, gesellschaftliche und private Mitweltverhältnisse, wenn sie psychisch als belastend wahrgenommen werden, sich in somatischen Krankheiten darstellen können. Umgekehrt sollte verständlich werden, warum ein als sinnvoll wahrgenommenes Leben nicht durch Krankheiten ins Stocken gerät, warum also – wie die Naturheilkundigen sagen – ein gesunder Mensch nicht krank wird.

Beeinträchtigungen des Immunsystems sind dadurch festzustellen, daß seine grenzpolizeilichen Aktivitäten geschwächt werden. Diese bestehen einerseits in der direkten Bekämpfung körperfremder (»antigener«) Zellen, andererseits in der humoralen Reaktion, unerwünschte Eindringlinge durch Antikörper (welche die Immunzellen selbst bereitstellen) zur späteren Bekämpfung zu markieren. Erhöhte Konzentrationen von Antikörpern deuten dementsprechend auf eine Schwächung des Immunsystems hin. Ein oft gebrauchtes Maß für die funktionelle Effektivität der zellulären Abwehr durch das Immunsystem ist die Konzentration der »natürlichen Killerzellen«, die »Antigen-veränderte Zellen (z.B. infizierte Zellen, Krebszellen) erkennen und – auch *in vitro* – abtöten« können (146).

Wenn Gemütszustände für die Stärke der Immunabwehr von Bedeutung sind, sollte man erwarten, daß Glück und freudige Erregung hier eine positive Wirkung haben. Tatsächlich steigen die Konzentration und Effektivität der »Killerzellen« im Blut gegenüber dem Normalzustand, wenn man sich freut. Überraschenderweise gilt dies jedoch gleichermaßen für Zustände der Trauer, solange sie nicht in längerfristige Depressionen übergehen. Freie Gefühle aktivieren also das Immunsystem, was übrigens auch durch Schauspieler zu reproduzieren ist, wenn sie sich in entsprechende Rollen und Gemütszustände hineinversetzen. Physiologisch stellt sich dies so dar, daß Neuropeptide ausgeschüttet und durch das Immunsystem wahrgenommen werden, das dann die »Killerzellen« in Bereitschaft versetzt. Die Gefühlsbildung eines Menschen – d.h. seine Fähigkeit, Gefühle zu erleben – ist also von größter Bedeutung für seine Gesundheit bzw. seine Disposition zu Krankheiten (Moyers/Kemeny 1993, 190 ff.).

Von besonderer Bedeutung sind die Lernfähigkeit bzw. die erstaunlichen Möglichkeiten der Konditionierung des Immunsystems. Ich beziehe mich zur exemplarischen Veranschaulichung auf eine für die psychosomatische Verschränkung typische Beobachtung (Ader/Cohen ²1991). Das Experiment bestand darin, daß Mäuse ein Immunsuppressivum erhielten, dem eine Saccharinlösung beigegeben war, drei Tage später mit Schafserythrozyten infiziert wurden und nach weiteren drei Tagen entweder erneut das Immunsuppressivum oder die Saccharinlösung oder aber gar nichts erhielten. Dabei zeigte sich, daß die Abwehrkräfte derjenigen Tiere, die am Ende lediglich wieder die Saccharinlösung (ohne das Immunsuppressivum) erhalten hatten, etwa genauso geschwächt waren wie die der anderen Gruppe durch das neuerliche Immunsuppressivum, wohingegen die dritte Gruppe – die weder das eine noch das andere erneut erhalten hatte – und die Vergleichsgruppe – die ohne vorherige Konditionierung nur den Erythrozyten ausgesetzt wurde – signifikant stärkere Abwehrreaktionen hatten. Die Tiere empfanden also, daß ihnen durch die zweite Saccharinlösung (ohne Immunsuppressivum) wieder dieselbe Schwächung widerfahren sei wie durch die erste (mit Immunsuppressivum), und reagierten dann auch körperlich ebenso. Das aufregende Ergebnis war, daß diese sozusagen *falsche Empfindung dieselben Folgen hatte wie die chemische Substanz.* Ein ähnliches Experiment hat ergeben, daß nach einer entsprechenden Konditionierung schließlich der alleinige Genuß von Brausebonbons zu einer signifikanten Anregung der Aktivität des Immunsystems führte (Schubert/Schüssler 2003, 147).

Was diese Befunde für die Gesundheitsbildung bedeuten, ist eine noch ganz offene Frage. Augenscheinlich ist das Bewußtsein von entscheidender Bedeutung dafür, ob wir gesund oder krank sind. Ich komme darauf im Hinblick auf die Wirkungen von Placebos zurück, glaube aber nicht, daß wir uns allein vom Bewußtsein her sozusagen gesund denken können, denn der ausgeglichene Gemütszustand, von dem die Gesundheit abhängt, bildet sich seinerseits nur in einem psycho-somatischen Gleichgewicht, wie bereits Platon und die Hippokratiker wußten. Da aber die – psychisch und somatisch gebildeten – Gefühle jedenfalls die menschliche Gesundheit beeinflussen, sollte in jeglicher Therapie auch berücksichtigt werden, wie der Patient emotional gestimmt ist und wieweit Gefühle als Selbstheilungskräfte in ihm geweckt werden können bzw. Entmutigungen gesundheitlich schaden. Wenn beispielsweise »Menschen lernen, sich selbst zu lieben und so zu akzeptieren, wie sie sind, dann setzt dies erstaunliche Heilkräfte frei« (Moyers/Zawacki 1993, 150). Umgekehrt haben Mutlosigkeit und Hilflosigkeit gesundheitlich nachteilige Folgen. Der Gesundheit förderlich sind nur bejahende Gefühle, keine Ängste, Feindseligkeiten und Depressionen. In Langzeitstudien hat sich außerdem gezeigt, daß Menschen, die bereits in jungen Jahren ein entwickeltes Gefühlsbewußtsein und eine entsprechende Ausdrucksfähigkeit hatten, im Alter seltener Alzheimer-krank wurden (Danner u.a. 2001; FR 07.08.2001).

Geschwächt wird das Immunsystem vor allem durch Vereinsamung. Deshalb sterben ältere Menschen oft relativ rasch nach dem Tod des Partners. Dies gilt besonders für die Männer, da Frauen in der Regel emotional flexibler sind. Bei weitem nicht jedes Alleinsein wird als Vereinsamung erlebt, aber Geborgenheit und Zugehörigkeit sind menschliche Grundbedürfnisse.

Die Pathogenität jeglicher Vereinsamung ist natürlich auch in der Krankenbehandlung zu berücksichtigen, sowohl im Krankenhaus als auch in der häuslichen Umgebung. Patienten, mit denen gesprochen wird und die generell eine emotionale Zuwendung erfahren, gesunden besser und leichter, als wenn dies nicht geschieht. Gute Ärzte achten deshalb darauf, wessen Gegenwart dem Kranken guttut und wer nicht um ihn sein sollte. Im Krankenhaus kann auch das Gespräch mit andern Patienten – vor allem in Gruppen Gleichbetroffener – sehr hilfreich sein. »Heilen beginnt mit Zuwendung, und dies ist auch der Anfang der Zivilisation« (Moyers 1993, 19). Einer von Bill Moyers' Gesprächspartnern bemerkte dazu, derartige Feststellungen seien eigentlich so etwas wie »die Neuerfindung des Rades, aber von einem mechanistischeren Standpunkt aus« (Moyers/Felten 1993, 212). Was Ärzten immer selbstverständlich gewesen ist, muß Medizinern manchmal erst beigebracht werden.

Das Gegenteil der persönlichen Vereinsamung ist eine glückliche Partnerschaft. Es gibt nichts Schöneres und zugleich Gesünderes als das Glück, wie ein Doppelstern umeinander zu kreisen, was ja Konflikte nicht ausschließt. Freundschaften und sinnvolle Arbeitsinhalte sind von vergleichbarer, gegenüber der gelingenden Partnerschaft jedoch immer von nachrangiger Bedeutung. Umgekehrt erweisen sich vor allem persönliche Trennungen, in zweiter Linie aber auch Beschäftigungslosigkeit – sowie bereits die Sorge um den Verlust des Arbeitsplatzes – und der Verlust von Freundschaften als starke emotionale Belastungen, die über die Schwächung des Immunsystems pathogen wirken. Dazwischen liegen partnerschaftliche Spannungen und Unzufriedenheiten im Arbeitsleben. Die pathogenen Belastungen lassen sich unter dem Begriff Streß zusammenfassen. Dies ist freilich eine etwas unbestimmte Kategorie, deren Vagheit noch dadurch verstärkt wird, daß man hier korrekterweise nur von Distreß sprechen dürfte, denn es gibt auch den stimulierenden Streß (»Eustreß«). Streß wirkt also nur dann belastend, wenn er belastend wirkt, womit nicht viel gesagt ist. Sinnvolle Fragen ergeben sich jedoch, wenn nur die negativen Wirkungen berücksichtigt werden. Eine solche Untersuchung war den Rückkopplungseffekten gewidmet, die in der Phase zwischen dem eigentlichen Ursprung und der Diagnose einer Krankheit durch die Verschränkung (interface) zwischen dem endokrinen und dem Immunsystem vermittelt werden (Malarkey u.a. 2001). In dieser Zeit werden die Zeichen langsam erkennbar, welche für den Arzt auf die sich bildende Krankheit hindeuten.

Bei psychischen Belastungen kommt es zu einer Schwächung des Immunsystems, dieser aber kann durch Entspannung, Suggestion, Meditation und auch durch Konditionierung entgegengewirkt werden. Dasselbe gilt bereits für ein Mehr an körperlicher Bewegung, solange man sich dabei nicht überanstrengt. Der Organismus hat also »bei Anpassungsleistungen unter Streß ein breites Repertoire an Ressourcen zur Verfügung ... Ob jemand krank wird oder nicht, hängt wahrscheinlich ganz wesentlich davon ab, in welchem Ausmaß diese Faktoren mobilisiert werden können« (Fischbach/Hellhammer 1998, 82).

Das Immunsystem *reagiert* aber nicht nur auf die Gemütslagen, sondern es verändert im Krankheitsfall seinerseits das gesamte Erleben des Menschen.

»Der Erkrankte ist müde, schläft mehr, ist schwach und hat Muskel- und Gliederschmerzen, er isst und trinkt weniger und meidet den sozialen Kontakt ... Immunneuropsychologisch gesehen könnte sich in Zukunft zeigen, dass auch gewisse Emotionen, Kognitionen und Motivationen durch Immunveränderungen, wie sie bei der Auseinandersetzung mit chronischen Krankheiten (z. B. AIDS, Krebserkrankungen, Autoimmunkrankheiten) stattfinden, bedingt sind« (Schubert/Schüssler 2003, 160).

Möglicherweise immunisieren also bestimmte Krankheiten den Menschen sogar gegen ihre Wahrnehmung. Wie alle diese Zusammenhänge psychosomatischer Art sich biochemisch darstellen, ist nicht mein Thema und zum guten Teil auch noch Gegenstand der Forschung. Mir kommt es hier nur darauf an, daß die »Ausdrucksgemeinschaft« psychischer und somatischer Phänomene durch die Verschränkung von Nervensystem und Immunsystem grundsätzlich auch naturwissenschaftlich bestätigt und in der Psychoneuroimmunologie im einzelnen erforscht wird. Gerade die naturwissenschaftliche Psychosomatik könnte letztlich sogar das taoistische Sprichwort bestätigen: »Wenn du eine Krankheit hast, versuche nicht, sie zu heilen. Finde deinen Mittelpunkt, und du wirst geheilt sein« (Moyers/Eisenberg 1993, 273). Dieser Mittelpunkt liegt in der Schwebe zwischen dem psychischen und dem somatischen Modus des menschlichen Daseins, dort, wo wir ganz wir selber sind.

## Placebos

Placebos gelten im medizinischen Verständnis als etwas Paradoxes, nämlich als etwas an sich Unwirksames, das dennoch wirkt. Da es etwas in sich Widersprüchliches nicht geben kann, ist diese Erklärung daraufhin angelegt, daß sich schließlich herausstellt, Placebos seien das, wofür man sie immer schon gehalten hat, nämlich unwirksam, und ihre vermeintliche Wirkung habe ganz andere Gründe. Damit wäre die pharmakologisch-medizinische Welt wieder in Ordnung. Mit einer solchen Aufklärung ist nach jahrzehntelangen Erfahrungen und zahllosen Studien aber wohl nicht mehr zu rechnen, denn die Wirksamkeit des vermeintlich Unwirksamen ist inzwischen vielfach bestätigt und übersteigt manchmal sogar den pharmakologischen Effekt. Unter diesen Umständen kann der Widerspruch nur noch dadurch aufgelöst werden, daß zweierlei Bedeutungen von Wirksamkeit unterschieden werden, d.h.: Was in einem Verständnis erster Art unwirksam ist, muß in einem Verständnis zweiter Art gleichwohl als wirksam anerkannt werden.

Das Wirksamkeitsverständnis erster Art ist das medizinische, dasjenige zweiter Art das gesundheitliche. Was pharmakologisch unwirksam ist, kann offenbar gesundheitlich wirksam sein. Das Feld der Gesundheit reicht weiter als der Lichtkreis der Medizin. Das klingt eigentlich ganz einfach, denn daß nicht nur pharmazeutische Produkte gut für die Gesundheit sein können, wird niemand bestreiten. Die Frage ist nun aber natürlich, was es denn ist, das dem, was medizinisch aussieht, es aber nicht ist – beispielsweise eine Art Bonbon in Gestalt einer Pille oder eine Scheinoperation – im Kontext dennoch eine gesundheitliche Bedeutung gibt, wenn es nicht die pharmazeutisch-chemische oder die chirurgische Bedeutung ist. Arthur Jores hat sich nicht gescheut, in der herrschenden Medizin Elemente einer Magie wiederzuerkennen und offen anzusprechen, die man im Zeitalter der Wissenschaft überwunden zu haben glaubte (1955, 917ff.).

Wie so viele Überraschungen im medizinischen Umgang mit dem Menschen beruht auch die durch die Placebos darauf, daß ein falsches Menschenbild vorausgesetzt wird, eben das cartesianische. Die chemotherapeutische Pharmazie nimmt ja an, daß der menschliche Körper ein biochemisches System im Sinn der Pharmakologie sei, also auf Chemikalien in einer vorhersehbaren, seiner Struktur entsprechenden Weise eindeutig reagiere. Wegen individueller Verschiedenheiten kann die Reaktion zwar unterschiedlich stark und mit mehr oder weniger Nebenwirkungen verbunden sein. Daß manche Menschen bestimmte Medikamente nicht vertragen und andere darauf kaum oder gar nicht ansprechen, ändert aber nichts an der Voraussetzung, daß sie alle pharmakologisch biochemische Systeme sind und je nach ihrer individuellen Bauart biochemisch eindeutig reagieren müßten. Mit diesem Menschenbild ist es natürlich nicht vereinbar, daß Brause-Bonbons oder andere Substanzen, die chemisch nichts direkt bewirken, auf einmal dieselbe Wirkung haben wie ein biochemisch ausgefuchstes und vielfach getestetes Medikament. Wenn das nun aber so ist, stimmt eben die Voraussetzung nicht, daß Menschen im körperlichen Modus ihres Daseins als biochemische Systeme im Sinn der Pharmakologie und somatischen Medizin zu verstehen sind.

Soweit sich durch die genauere Erforschung der Wirkungen zweiter Art – die also keine medizinischen sind – herausstellt, in welcher Weise Placebos gut für die menschliche Gesundheit sind, werden diese Wirkungen also mit anderen Weisen des Menschseins als den somatisch medizinischen zusammenhängen. In der Placeboforschung liegt danach die Chance, das medizinische Menschenbild zu korrigieren. Dabei sollte sich zeigen, was außer der herrschenden Medizin im ärztlichen Handeln wirklich wirkt, was also im eigentlichen Sinn des Worts gesundheitlich *wirklich* ist. Nach den Ergebnissen der Psychoneuroimmunologie sieht es tendenziell so aus, daß es auch dafür durchaus naturwissenschaftliche Erklärungen gibt, jedoch nicht im Sinn der Chemotherapie.

Eine für diese weiterreichende Wirklichkeit wegweisende Studie ist 1990 in Frankreich entstanden, unmittelbar bevor dort alle ärztlichen Handlungen an die Zustimmung der Patienten gebunden wurden. Die Studie hat gezeigt, daß die Wirksamkeit einer Therapie in vielen Fällen sogar viel mehr vom begleitenden Bewußtsein der Patienten abhängt als von den medizinischen Wirkungen allein (Kaptchuk 2001).

Placeboeffekte werden üblicherweise nur vom Wirksamkeitsvergleich mit einem medizinisch wirksamen Medikament her beurteilt. In der Studie, auf die ich mich hier beziehe, gab es einen zweiten Parameter, nämlich das Wissen bzw. Unwissen der Patienten, ob sie medikamentös behandelt worden waren. Es ging um die Schmerzlinderung bei Krebskranken. Das Experiment ergab also

(1) den Wirksamkeitsvergleich von Medikament und Placebo unter der Annahme der Patienten, daß sie ein Schmerzlinderungsmittel erhalten hätten;
(2) den Wirksamkeitsvergleich von Medikament und Placebo ohne Wissen der Patienten, daß sie überhaupt medikamentös behandelt worden waren (was mittlerweile nicht mehr zulässig wäre);
(3) den Wirksamkeitsvergleich des Placebos, von dem die Patienten wußten (allerdings annahmen, es sei ein medizinisch wirksames Schmerzlinderungsmittel), und dem Medikament, von dem sie nichts wußten.

Der erste Vergleich fiel wie üblich so aus, daß das Placebo den Schmerz etwas weniger linderte als das Medikament, allerdings auf der gewählten Skala nur ca. 15 % hinter diesem zurückblieb. Der zweite Vergleich ergab zunächst, wie zu erwarten, daß das Placebo, von dem die Patienten nichts wußten, keinerlei Wirkung hatte. Erstaunlicherweise aber wirkte auch das Medikament, von dem die Patienten nichts wußten, zunächst nur weniger als halb so stark wie das, von dem sie wußten, und fiel dann in seiner Wirkung stark ab, wohingegen die Wirkung des bewußt eingenommenen Schmerzmittels erhalten blieb. Sogar das medizinische Heilmittel wirkte also nach einem anfänglichen Impuls nicht mehr von alleine, sondern nur in Verbindung mit der bewußten Erwartung, daß es wirken würde. Damit ist auch der dritte Vergleich schon gezogen, und zwar mit dem Ergebnis, daß das Placebo, von dem die Patienten wußten (das sie freilich für ein medizinisches Medikament hielten), weitaus wirksamer war als das medizinische Heilmittel, von dem sie nichts wußten. Ein ähnliches Experiment hat ergeben, daß wesentlich größere Mengen eines Schmerzmittels erforderlich waren, um nach einer Operation die Schmerzen auf ein bestimmtes Niveau zu senken, wenn die Patienten nicht wußten, daß sie es erhielten, als wenn sie dies wußten.

Das Bewußtsein der Patienten ist also keineswegs nur in den Alternativen zur herrschenden Medizin entscheidend für die Wirksamkeit einer Behandlung, sondern auch in dieser selbst. Der »Glaube« spielt in der Homöopathie oder in der Akupunktur keine größere Rolle als in der »wissenschaftlichen« Medizin. Unterscheidet man die medizinisch erklärbaren Effekte als die »spezifischen« von den darüber hinausgehenden »unspezifischen«, so heißt das: Auch »der unspezifische Effekt betrifft die ganze Medizin«, nicht nur die Komplementärmedizin (Michalsen 2006, 68). Wenn durch den »unspezifischen« Effekt die Selbstheilungskräfte ausgelöst werden, ist er sogar der entscheidende. Gerade dadurch könnte die Homöopathie in ihren Verdünnungsstufen den direkten Wirkungen der pharmazeutischen Chemie überlegen sein.

Will man nun die nicht medizinisch zu erklärenden gesundheitlichen Wirkungen näher bestimmen, so halte ich es für eine gute Intuition, daß dabei der »Glaube« an etwas eine Rolle spielt. Man kann hier zunächst an den religiösen Glauben im engeren Sinn denken, so wie im Neuen Testament berichtet wird, daß Jesus den

Kranken in seiner Vaterstadt Nazareth nicht helfen konnte (Mt 13,54–58/Mk 6,1–6/Lk 4,16–30). Überall sonst glaubten die Kranken, daß in ihm als Jesus *Christus* eine göttliche Kraft gegenwärtig war, und wurden geheilt. Daß dieser Glaube eine Bedingung war, unter der allein er ihnen helfen konnte, zeigt der Bericht über seine Aufnahme in Nazareth, denn dort dachten die Leute: Den kennen wir doch, das ist der Sohn des Zimmermanns, und seine Geschwister kennen wir auch, die sind ja alle hier geblieben. Sie merkten also gar nicht, daß Gott mit ihm war, und ärgerten sich darüber, daß er nun ihnen gegenüber als etwas Besseres daherzukommen schien und sogar in der Synagoge zu reden begann. Dementsprechend gab es unter ihnen nur ganz wenige Kranke, denen er helfen konnte.

Um zu verstehen, welcher Glaube für die gesundheitlichen Wirkungen nichtmedizinischer Heilmittel eine Rolle spielen könnte, braucht man aber nicht gleich an den religiösen zu denken, denn Glaube und Glaubwürdigkeit sind Lebens- und Überlebensbedingungen, die sich naturgeschichtlich entwickelt haben. Ich berichte ein Beispiel aus dem Tierreich. Im Leben eines Bienenvolks ereignete es sich eines Tages, daß einige Bienen auf den nahe gelegenen See hinausgeflogen waren und ganz aufgeregt mit der Nachricht zurückkamen: Da draußen gibt es Honig! Nach Bienenart wurde diese Botschaft getanzt. Statt nun aber stante pede bzw. pennibus den allgemeinen Aufbruch anzusagen bzw. zu tanzen, reagierten die an Land Gebliebenen nur gelangweilt oder tanzten allenfalls zurück: Ihr seid wohl plemplem – Honig da draußen auf dem See, das hat man doch noch nie gehört. Den Kundschaftern wurde also nicht geglaubt. Tatsächlich aber gab es Honig auf dem See, nämlich ein großes Faß, das menschliche Glaubwürdigkeitsforscher auf einem Boot hinausgerudert hatten, um festzustellen, ob einige Bienen, die sie mitgelockt hatten, bei den andern Glauben finden würden, wenn sie ihnen die frohe Botschaft verkündeten.

Das Ergebnis ist ambivalent. Einerseits hatten die Kundschafter recht, denn draußen auf dem See gab es wirklich Honig. Dem Bienenvolk wären also großen Wonnen und Schätze zuteil geworden, wenn es der Botschaft geglaubt hätte. Aber wäre es klug gewesen, dies zu tun? Mußte das Volk die aufgeregten Überbringer der großen Neuigkeit nicht tatsächlich für übergeschnappt oder sozusagen für selbsternannte Experten halten? Es kann doch nicht gut sein, jede Nachricht gleich zu glauben, zumal wenn sie der bewährten Erfahrung widerspricht, daß es Honig nur in Blüten gibt und nicht draußen auf dem See. Die Mehrheit der Bienen hat sich also in ihrem bewährten Glauben nicht irre machen lassen. Damit ist ihr zwar eine singuläre Chance entgangen, für ihr Leben und Überleben hat sie aber wohl doch das Richtige getan, nämlich an ihren traditionellen Lebensformen festgehalten, solange dagegen nicht nachhaltig Zweifel geltend gemacht werden konnten.

So oder so erweist sich der Glaube als eine Bedingung, an der sich die Tatsächlichkeit der sogenannten Tatsachen bemißt. Welcher Glaube könnte für die Medizin entscheidend sein, wenn er das Immunsystem beeinflußt und der Behandlungserfolg neben den medizinischen auf nichtmedizinischen Heilmitteln oder sogar vor allem auf diesen beruht? Eine klassische Arbeit, »The faith that heals«, stammt von William Osler (1910). Später trat der Glaube an den Arzt an die Stelle des religiösen (Houston 1938). Auch Michael Balint hat festgestellt, daß es vor allem auf den Glauben an den Arzt ankommt. Der Arzt verschreibt danach nicht nur Arzneien, sondern er ist auch selber eine, und die Wirksamkeit seiner Verordnung hängt von der »Kunst des Arztes, sich selbst zu verschreiben« ab (1964, 16). Viele Mediziner werden dies nicht gern hören und vielleicht sogar eine Tugend darin sehen, sich gerade nicht selbst verschreiben zu wollen, um – wie in der Idealisierung durch Robert Volz – nur rein medizinisch zu wirken. Dann hätten sie aber wohl doch lieber Ingenieure werden sollen, denn ein lebendiger Mensch, der krank ist, braucht die lebendige Begegnung mit einem Andern, der glaubhaft Hilfe verspricht. Balint erinnerte dabei an die alten Hausärzte, die ihre Patienten und deren Lebensgeschichte aus vielen Begegnungen kannten, so daß bereits ein Vertrauensverhältnis bestand, wenn sie wieder einmal gerufen wurden (335 f.).

In *The Englishman's Doctor* (1608) waren es die Doctores »Dyet, Quiet and Merry-man«, durch die der Arzt am meisten wirkte, wenn er die entsprechende Autorität und Ausstrahlung hatte. Noch um 1870, 1900 oder 1930 war ein angesehener und erfolgreicher Hausarzt jemand, der auf seine Klienten den Eindruck machte, tüchtig, seriös, besorgt und standhaft zu sein. Die

Medizin war nicht die Hauptsache, und die Ärzte wußten, daß ihre Arzneien nur eine Art Begleitmusik waren, um die Selbstheilungskräfte der Natur zu unterstützen (Porter 1997, 199/680).

Eine sehr lebendige Schilderung, wie »Die Droge Arzt als Analgetikum« auch – oder gerade – in einem heutigen Krankenhaus noch wirkt, hat Gerlind Leininger aus eigener Erfahrung gegeben (2002). Dabei ist es ihr nicht erspart geblieben, durch eine allzu schonungslose und dadurch der Wahrheit des Inhalts gegenläufige Form der Aufklärung über eine unheilbare Krebserkrankung zunächst dem Kranken den Mut zu nehmen, auf seinen Tod hin sinnvoll weiterzuleben. Sie hat diesen Fehler dann aber korrigiert und ihre Rolle als Arzt-Arznei ganz angenommen und ausgefüllt.

Anders als in der somatischen Medizin kommt man in der Psychotherapie wohl kaum auf den Gedanken, der Therapeut brauche kein Element der Therapie zu sein. Auch hier aber gibt es Unterschiede. Paul Matussek berichtet, Freud habe schließlich sogar gemeint, daß die affektive Beziehung zum Therapeuten wichtiger für die Heilung sei als alle analytische Erinnerungsarbeit (1997, 4/7). Gute Ärzte wissen im richtigen Moment – nachdem sie sozusagen alles versucht haben – sogar die Drohung gesundheitsfördernd einzusetzen, nun wüßten sie bald nicht mehr weiter und müßten den Patienten an einen Kollegen weiterempfehlen.

Worin aber besteht die Arznei- bzw. Placebowirkung (es handelt sich ja um den nichtmedizinischen Teil der gesundheitlichen Wirkung) des Arztes? Daß der Patient in seinem Glauben *Vertrauen* zu ihm hat und daß dieses ihm hilft, wieder gesund zu werden, ist eine noch etwas unbestimmte, tendenziell aber richtige Antwort, die dem ganzen Leib psychoneuroimmunologisch vermittelt werden und dadurch die Selbstheilungskräfte stimulieren dürfte. Ein Arzt, zu dem man kein Vertrauen hat, kann einem ja wohl schwerlich helfen. Und es liegt auf der Hand, daß das menschliche Leben mindestens so stark auf Vertrauen beruht wie das der Bienen. Man vertraut Eltern, Partnern, Freunden, daß sie die eigenen Interessen stellvertretend wahrnehmen, auch beispielsweise für ein Kind, ein Haus oder ein neu erscheinendes Buch sorgen; Geschäftsleuten und Handwerkern, daß sie einen nicht betrügen; unbekannten Autofahrern, daß sie sich an die Verkehrsregeln halten; Politikern, daß sie ein öffentliches Amt verantwortlich wahrnehmen. Obwohl es hier überall Ausnahmen gibt, beruht auch die Wissensgesellschaft vermutlich noch viel mehr auf Vertrauen als auf Wissen, und dies sogar in der Wissenschaft, wie sich unter anderem an Arbeiten wie der von Sudbø (2005) zeigt, die aus fingierten Daten komponiert war und von einer wissenschaftlichen Zeitschrift publiziert worden ist. Man weiß niemals alles, vertraut da, wo man etwas nicht weiß, und gründet darauf eine Handlung, die man ohne Vertrauen nicht riskiert hätte. Geradeso ist es, wenn jemand Hilfe bei einem Arzt sucht. Es geht um das auf Ungewißheit beruhende, insoweit also nicht ausdrücklich gerechtfertigte oder »ungerechtfertigte Vertrauen, das sich selbst rechtfertigt und dadurch schöpferisch wird« (Luhmann 1968, 78). Soweit wir uns im Leben einigermaßen sicher fühlen, gründet sich dies viel mehr auf Vertrauen als auf Wissen. Unsichere Menschen sind leicht mißtrauisch.

Wodurch rechtfertigt sich das Vertrauen in einen Arzt, so daß es während des Krankseins »schöpferisch wird«, indem man wieder gesundet? In seiner nüchternen Art hat Roy Porter die Frage einmal so beantwortet, daß er sagte, die Leute wollten eigentlich nur wissen, wie ihre Krankheit heißt, wie sie sie bekommen haben und wie sie ausgeht (1997, 682). Das Vertrauen in den Arzt würde sich dadurch rechtfertigen, daß er diese Unsicherheit überwindet, also wieder *Sicherheit* gibt. »›When the patient and the physician agree on the nature of the problem, the patient gets better‹, said Adolf Meyer, first professor of psychiatry at the Johns Hopkins University« (White 1988, 12). Vor allem in der Benennung scheint dabei ein magischer Bann zu liegen. Ich erinnere mich an eine ostfriesische Bäuerin, deren Mann ungefähr 1947 in ein Kreiskrankenhaus eingeliefert wurde und die nun den Arzt fragte, »wat he hett (was er hat)«. Dieser, ein Flüchtling aus Ostpreußen, antwortete auf Hochdeutsch: Ihr Mann hat ein Karzinom am Magen. Darauf die Bäuerin: »So, dat hett he. Das's man good [So, das hat er. Das ist man gut]!« Dabei hat sie das Wort Karzinom gewiß nicht verstanden, aber sie spürte, daß der Arzt wußte, was es mit der Krankheit ihres Manns auf sich hatte, und das hat sie beruhigt. Aus dieser Sicht bekommt sogar Molières Parodie, daß die Ärzte sich im wesentlichen nur darauf verstehen, die Klagen ihrer Patienten ins Lateinische zu übersetzen, einen hintergründigen Sinn.

Auch aus der Ethnomedizin weiß man, daß der Arzt dem Kranken vor allem die verlorengegangene Sicherheit wiedergibt:

»Der Heiler muß die Verunsicherung des Patienten aufheben. Eine namenlose Störung oder Krankheit jagt Schrecken ein. Die soziale oder magische Ursache kann aber, sobald sie bekannt ist, in Ruhe bearbeitet werden« (Pfleiderer 1995, 101).

In Indien ist das Aussprechen einer Prognose ebenso wie in der Hippokratischen Medizin die Hauptaufgabe des Arztes. Dieser spricht dann allerdings – anders als die Hippokratiker – mit dem Charisma einer übernatürlichen Macht, welche die Heilung bewirkt. Auch in der indischen Tempeltherapie wird dem Kranken »das ordnende Wort« zuteil (78/107).

In Lateinamerika ist »susto«, der Schreck, eine kulturspezifische Krankheit. Die Symptome sind Antriebslosigkeit, Depression, Schwäche, Magenbeschwerden und Apathie. Die Bezeichnung deutet darauf hin, daß eine Verunsicherung der Auslöser der Krankheit war, welche die Seele noch nicht losgelassen hat, an der sie also noch hängt. Die nähere Bestimmung »susto quedada« deutet darauf hin, daß ein Teil der Seele des Kranken woanders geblieben (quedada, deshalb die weibliche Form, obwohl das Wort susto männlich ist) ist und von dort, von dem Schrecken oder der Verunsicherung also, erst wieder zurückgeholt werden muß (Ablaßmeier 1992/Greifeld 1995, 123 ff.).

Was ist pathogen an einer Verunsicherung, oder warum ist es für die Gesundung entscheidend, in der Krankheit die Sicherheit wiederzugewinnen? Weil man ohne *Hoffnung* nicht leben kann. Der Krebskranke, von dem Gerlind Leininger berichtet hat, fühlte sich aufgegeben und gab dann auch sich selber auf, so daß er nicht einmal mehr die ihm verbleibende Zeit sinnvoll weiterleben mochte, als ihm allzu schonungslos eröffnet wurde, wie es um ihn stand. Die in diesen Grenzen danach wiedergewonnene Zuversicht aber gab ihm Kraft, seinem restlichen Leben einen sinnvollen Verlauf zu geben.

Hoffnung und Zuversicht sind notwendige Bedingungen dafür, daß Menschen etwas aktuell können, was sie potentiell können, d. h. einmal gelernt haben. Beispielsweise wurden ältere Leute – die also noch gelernt hatten, im Kopf zu rechnen – einmal darauf getestet, wie gut sie immer noch rechnen konnten. Dabei wurden den einen unmerklich Botschaften eingeblendet, sie seien doch geistig noch gut beieinander und sollten den Jungen, die nur noch Knöpfe drücken können, mal zeigen, wieviel fixer sie sind, den andern hingegen Impulse untergeschoben, sie seien doch viel zu alt und sowieso schon halb verblödet, so daß sie immer unsicherer wurden und ihr Blutdruck in die Höhe ging. Wird man sich darüber wundern, daß die erste Gruppe viel besser abschnitt als die zweite? Wer nicht an sich selber glaubt, für etwas gut zu sein, bringt nie etwas Rechtes zustande. So ergeht es aber nicht nur uns Menschen. Ratten beispielsweise halten sich eine ziemlich konstante Zeit über Wasser, bevor sie ertrinken. Nimmt man sie aber kurz vor dem Ablauf dieser Zeitspanne für einen Moment aus dem Wasser und wirft sie dann wieder hinein, so schwimmen sie wesentlich länger als die anderen – so als wenn ihnen das Herausnehmen wieder Hoffnung gegeben hätte. Das Vertrauen in den Arzt also rechtfertigt sich durch die Sicherheit, die dem Kranken verlorengegangen war und die er ihm wiedergibt; auf die Sicherheit wiederum gründet sich Hoffnung, wenn auch manchmal nur sehr begrenzt.

Die Atmosphäre der Behandlung

Sicherheit und Hoffnung vermittelt der Arzt oder Mediziner aber nicht nur vermöge seiner Persönlichkeit als einzelnes Individuum, sondern als Repräsentant einer allgemeinen – griechisch gesagt: katholischen – Institution, der modernen Medizin. Es ist die *Atmosphäre* dieser Institution, die das dem Mediziner entgegengebrachte Vertrauen, also auch die darauf gegründete Zuversicht trägt. Der Ausdruck »Atmosphäre« ist in der Placeboforschung nicht gebräuchlich, trifft den Sachverhalt aber ziemlich genau. Wer nämlich meint, eine »Atmosphäre« verstünden zwar beispielsweise die anthroposophischen Ärzte in einer besonders vollendeten Form zu verbreiten, die Mediziner in der Nüchternheit und Sachlichkeit ihres Gehabes hingegen nicht, hat die Placebowirkung, d.h. die psychoneuroimmunologisch gesundheitsförderliche Seite dieser Medizin, noch nicht verstanden. Denn gerade die ingenieursmäßig hervorgekehrte Nüchternheit und Sachlichkeit des Medizinbetriebs demonstriert einen geradezu überwältigenden Anspruch auf Kompetenz, und das heißt eben: eine Atmosphäre von Erfolg und Zuversicht, die in den meisten Menschen den Glauben oder das Vertrauen weckt, das ihre persönlichen Selbstheilungskräfte zur Kooperation stimuliert. Deshalb wollen die Patienten – vor allem die jüngeren – heutzutage normalerweise möglichst genau wissen, wie und mit welchen Aussichten sie behandelt werden (Coulter 2003). Ich nehme an, daß sie um so besser wieder gesunden, je stärker sie sich beteiligt fühlen, so daß der Placeboeffekt in diesem Fall auf dem Wissen beruht. Allerdings gibt es auch Menschen wie mich, deren Lebensgefühl auf die medizinisch-technische Atmosphäre umgekehrt mit einem steigenden Blutdruck reagiert, aber dies bestätigt gleichermaßen die Tatsache, daß die moderne Medizin in eine wirkmächtige Atmosphäre eingebettet ist.

Natürlich wirkt jede Atmosphäre nur, soweit sie einem etwas bedeutet. Bei einem Menschen unserer Kultur, der noch nie medizinisch behandelt worden ist, wird so leicht kein Placeboeffekt zu erzielen sein. Unter den Medizinern wiederum scheinen Frauen bessere Atmosphärenkünstler oder Arzt-Arzneien zu sein als ihre männlichen Kollegen. Wie in den verschiedenen Schulen der Komplementärmedizin ist auch in der herrschenden Medizin die Placebokomponente des gesundheitlichen Erfolgs besonders wirksam, wenn sie durch die Lebenseinstellung des Patienten gestützt wird. Dies gilt zunächst für die grundsätzliche Ausrichtung, ob man eher an Naturwissenschaft und Technik oder an die Anthroposophie, Homöopathie, Ayurveda, Chinesische Medizin oder Naturheilkunde glaubt. Aus diesem Grund wirken aber auch Spritzen meistens besser als Pillen, und sogar ein Placebo zum Einreiben wirkt besser als eines zum Einnehmen (Saradeth u.a. 1994). Entsprechende Unterschiede gibt es zwischen verschiedenen Völkern und Kulturen.

Zumindest für die Zwecke einer Zeitungsüberschrift kann die Bedeutung des Atmosphärischen für die Medizin pointiert auf den Nenner gebracht werden: »Medizin ist Show. Auch die moderne Heilkunde wirkt nicht zuletzt dank ihrer Rituale – mitunter auch fatal« (SZ 05.08.2003). Dasselbe gilt natürlich für die komplementärmedizinischen Therapien. Darin ist auch eine – meines Erachtens noch am ehesten überzeugende – Bestätigung der semiotischen Interpretation des ärztlichen Handelns durch Thure von Uexküll zu sehen. Der Grundgedanke der Semiotik ist, daß Menschen nicht einfach auf Tatsachen, Situationen, Bedrohungen oder Wahrnehmungen reagieren, sondern auf die »Bedeutungen«, welche diese für sie haben und die sich im jeweiligen Kontext sozusagen wie Papierschwalben auf die Dinge setzen. Der Urvater dieser tendenziell subjektivistischen Interpretation der Dinge war der Stoiker Epiktet (ca. 50–138), als er meinte: Nicht die Dinge beunruhigen die Menschen, sondern ihre Meinungen über die Dinge. Dabei habe ich das griechische Wort »prágmata« – das, womit man es zu tun hat – mit »Dinge« übersetzt. Tatsächlich sind es ja »Meinungen«, mit denen der Patient auf die Atmosphäre einer Heilbehandlung reagiert, oder »Bedeutungen«, die er ihnen zuschreibt, und die Placebowirkung hängt davon ab, daß er dies tut. Der Kranke braucht ein Bedeutungsumfeld, in dem er sich aufgehoben fühlt und in dem die einzelnen Teile der Therapie einen Sinn gewinnen.

Die semiotische Vorstellung, die Placebowirkung vermöge der »Bedeutung« (meaning) zustande kommen zu lassen, welche eine Therapie für den Behandelten hat, ist ein Gedanke, den Daniel Moerman (2002) eingehender entwickelt hat. Daß die jeweils zugeschriebenen Bedeutungen sowohl von den individuellen Lebenserfahrungen als auch von der Kultur abhängen, also vom jeweiligen Lebenskontext, liegt in diesem Verständnis auf der Hand. Zu dieser Kultur gehört auch die Wissenschaftlichkeit der Medizin. Vermöge des wissenschaftlichen Flairs oder der »Atmosphäre« also, die uns beeindruckt, wird uns Harmloses zu Gift und Giftiges zu nichts, wenn uns dies glaubhaft versichert wird. Dies demonstrierten dreizehn Japaner, die alle stark allergisch auf giftigen Efeu waren und deren einer Arm mit diesem, der andere mit etwas ganz Unschädlichem berührt wurde, indem sie fast durchweg gerade andersherum reagierten, weil man es ihnen so gesagt hatte. Nur zwei von den dreizehn bekamen den Ausschlag dort, wo sie mit dem wirklich giftigen Efeu berührt worden waren, bei den andern kompensierte das Wort des Versuchsleiters die Wirkung des Gifts (NYT 13.10.1998). Vermöge der wissenschaftlichen Atmosphäre helfen uns sogar Scheinoperationen in vielen Fällen genausogut wie wirklich durchgeführte Operationen. Beispielsweise wurden

180 Patienten mit Kniegelenksarthrose teilweise operiert, zum andern Teil im Umfeld genauso behandelt, ohne den Eingriff vorzunehmen. Zwischen beiden Gruppen bestand nach zwei Jahren keinerlei Unterschied in bezug auf Schmerz und Funktion des Knies (Moseley u. a. 2002). Ein anderes Beispiel sind Patienten, die nach Bauchoperationen unter Schmerzen litten und teils noch einmal operiert wurden, um Verwachsungen zu lösen, teils nur laparoskopisch untersucht, jedoch ohne Eingriff in die Verwachsungen wieder entlassen wurden. Der Erfolg war in beiden Fällen der gleiche (Büchler 2004).

Es kommt sogar vor, daß verschiedene Atmosphären miteinander konkurrieren. Beispielsweise hat sich herausgestellt, daß die Akupunkturbehandlung zwar gegen Kopfschmerzen half, jedoch nicht mehr als eine Scheinakupunktur, die mit Nadeln arbeitete, welche wie Theaterdolche im Gehäuse verschwanden, statt zuzustechen (Linde u. a. 2005). In einem anderen Vergleich wurde die Schmerzwirkung einer Tablette einerseits mit einer richtigen, andererseits mit einer Scheinakupunktur verglichen (Kaptchuk u. a. 2006). Es sieht so aus, daß dabei wiederum kein rechter Unterschied herausgekommen ist, obwohl die wirkliche Akupunktur »atmosphärisch« viel intensiver als die andere war (Walach 2006). Wichtiger als die in diesem Fall verbleibenden Unklarheiten ist, daß die Erforschung der sogenannten Placebowirkungen nun offenbar wirklich in Gang kommt.

Man wird also wohl in absehbarer Zeit auch psychoneuroimmunologisch genauer verstehen, wie die Placebowirkungen zustande kommen. Ein wichtiger Schritt dazu sind die Konditionierungsexperimente von Robert Ader und Nicholas Cohen, auf die ich zuvor bereits eingegangen bin. »... all pharmacotherapeutic regimens contain within them an element of conditioning« (Ader 1997, 159). Jede Arznei also ist unvermeidlich mit einem bedingten Reflex verbunden, und so wie den Pawlowschen Hunden schließlich schon auf das Glockenzeichen hin das Wasser im Maul zusammenlief, kann auch bei uns die gesundheitliche Wirkung nach der Konditionierung bereits durch das Placebo ausgelöst werden. Tatsächlich sind die Konditionierungseffekte inzwischen beim Menschen bestätigt worden. Wie früher wurde das Immunsystem zunächst durch ein Suppressivum geschwächt, das mit einem bestimmten

Geschmack versetzt war, und nach einer Weile genügte allein dieser Geschmack (ohne das Suppressivum), um das Immunsystem zu schwächen (Goebel u.a. 2002). Wenn nach kurzer Zeit ein Duft oder Geschmack das Medikament ersetzt, können möglicherweise auch die Nebenwirkungen von Medikamenten eingeschränkt werden (Moyers/Olness 1993, 88 ff.). Zu erklären bleibt allerdings, wieso das Placebo nicht auch die Nebenwirkungen imitiert.

Vermutlich sind diese Konditionierungen nicht auf Medikamente beschränkt. Menschen werden ja in den Industriegesellschaften von Kind auf daran gewöhnt, die Atmosphäre, in der sie ärztlich oder medizinisch behandelt werden, als gesundheitsförderlich zu empfinden. Diese Gewöhnung kann zunächst auch gegen natürliche Widerstände erfolgen oder später wieder verlorengehen, schafft bei den meisten Menschen aber jedenfalls eine Bereitschaft, sich schon durch das bloße Beim-Arzt-gewesen-Sein auf dem Weg der Besserung zu befinden.

Wie diese Bereitschaft sich biochemisch im Körper darstellt, ist noch weitgehend ungeklärt. Nachdem wir nun aber aus der Psychoneuroimmunologie wissen, daß und wie Gefühle entscheidend für die menschliche Gesundheit sind, sollten auch Heilungen durch die Bildung oder Auflösung von Gefühlen in derselben Weise verständlich werden. Dabei ist der Ausdruck Psychoneuroimmunologie aus heutiger Sicht einseitig, weil er die Verschränkung des Nervensystems nur mit dem Immunsystem betont, die im Gehirn verarbeiteten Wahrnehmungen durch das Nervensystem aber ja auch dem ganzen übrigen Organismus mitgeteilt werden. Tatsächlich reagiert der ganze Leib physisch auf die gesellschaftliche und natürliche Mitwelt (Evans u.a. 1994, 170f.). Durch die Atmosphäre der ärztlichen bzw. medizinischen Versorgung und durch einzelne Medikamente werden also – unabhängig von deren chemischer Zusammensetzung – Hormonausschüttungen des Endokrinen Systems sowie körpereigene Endorphine, Dopamine, Serotonine etc. ausgelöst bzw. freigesetzt. Was damit im Gehirn passiert, läßt sich beispielsweise durch die Positronenemissionstomographie verfolgen. So erweist sich der menschliche Körper letztlich auch in der Placeboforschung wieder als ein biochemisches System, jedoch nicht als ein so einfaches, wie man in der Pharmakologie ursprünglich angenommen hatte.

Weitergehend läßt sich nun aber natürlich erneut fragen, wieweit es überhaupt der medizinischen Atmosphäre und ihrer Rituale bzw. der Placebos bedarf, um die gesundheitlichen Wirkungen nichtmedizinischer Art auszulösen. Wenn man das alles weiß – kann man sich dann nicht auch ohne Placebos sozusagen gesunddenken bzw. gesundfühlen?! Die Medizin hält es ja in dem Sinn mit Epiktet, daß sie sich nicht um die mitweltlichen Verhältnisse kümmert, unter denen man krank geworden ist, sondern nur um die persönliche Reaktion darauf – den Passungsverlust (Uexküll), soweit er beim Kranken erfolgt ist. Wenn aber ohnehin außer Betracht bleibt, was in Wirklichkeit beunruhigend oder zu fürchten ist, dann kann man sich ja auch direkt den eigenen Meinungen über die Wirklichkeit zuwenden, so als seien sie das eigentlich Beunruhigende.

Beispielsweise hat Karen Olness aus ihrem Experiment, sich ohne Anästhesie operieren zu lassen, indem sie sich auf eine Situation aus ihrer Kindheit konzentrierte, gefolgert: Wenn wir »eines Tages verstehen werden, wie Denkprozesse und Vorstellungen in Körperfunktionen umgesetzt werden, dann werden wir auch in der Lage sein, kranken Menschen Techniken beizubringen, mittels derer sie ihren Gesundheitszustand gezielt beeinflussen können« (Moyers/Olness 1993, 83/86). Auch ohne ein genaueres Verständnis dieser Art hat man tatsächlich schon versucht, Menschen, die in einer MRT-Röhre lagen, sich durch eine Art Gefühlsgymnastik in bestimmte Stimmungen bringen zu lassen. Schauspieler können das ja auch. Die Probanden konnten das Ergebnis ihrer Bemühungen, sich angenehme oder unangenehme Situationen zu vergegenwärtigen, auf passenden Skalen ablesen. Das Versuchsziel war, ob man auf diese Weise lernen könnte, Gefühle wie beispielsweise Flugangst oder umgekehrt (bei Verbrechern) bestimmte Fühllosigkeiten zu beherrschen und zu überwinden (SZ 28.12.2006). Könnte man dann nicht auch diejenigen Gefühle sozusagen gymnastisch erzeugen, vermöge derer man in einer bestimmten Situation wieder gesund wird?

Die Frage ist, ob unser leiblich Unbewußtes sich solche Manipulationen gefallen lassen würde. Diese könnten, falls dadurch nicht nur vorübergehend ein Schmerz ausgeblendet werden soll, pathogen sein, wenn das dahintersteckende Kontrollbedürfnis dasselbe ist, das sich in der Psychosomatik auch sonst als krankheitsauslösend erwiesen hat. Man braucht die Gefühle aber ja nicht cartesianisch dem Körper aufoktroyieren zu wollen. Wenn statt dessen der ganze Mensch, der beseelte Leib also, im Mitsein mit Andern aus dem Unbewußten seine Gefühle bildet und dabei in einer Mühelosigkeit zweiter Art gesundet, so könnte man sich wohl tatsächlich außer den Medikamenten auch die Placebos sparen, wenn es nicht eine Krankheit zum Tode ist. Wie bei den Depressionen bereits geschildert, liefe dies dann aber wieder darauf hinaus, daß ja auch eine psychotherapeutische Behandlung sich somatisch als ein biochemischer Prozeß darstellt, der jedoch differenzierter und wirksamer ist als die Chemie der Chemiker.

## (5) Ahnenkult und Nocebos

Das Gegenteil von einem Placebo (lat.: Ich werde gefallen) ist ein Nocebo (lat.: Ich werde schaden, wiederum aus der Sicht des fraglichen Mittels gesagt). »The nocebo effect is the causation of sickness (or death) by expectations of sickness (or death) and by associated emotional states.« Beispielsweise sind die Krankheits- und Sterbewahrscheinlichkeiten sowohl depressiver als auch mißtrauischer Menschen, die also immer Schlimmes oder Böses erwarten, deutlich höher als im Durchschnitt (Hahn 1997, 56/60). Soweit die Beipackzettel von Medikamenten gelesen werden, kann auch dies bei passender Veranlagung dazu beitragen, daß die dort genannten Nebenwirkungen tatsächlich auftreten. Zu erklären sein dürften diese Phänomene genauso wie die zuvor beschriebenen Placebowirkungen.

Besondere Erwähnung verdienen die Noceboeffekte aber auch deshalb, weil wir damit aus heutiger Sicht bestimmten Erscheinungen in andern Kulturen gerecht werden könnten, die früher als Aberglaube abgetan wurden. Beispielsweise berichtete der Ethnologe Marcel Mauss (1926) aus Australien, Neuseeland und Polynesien, daß eine nicht individuell, sondern gesellschaftlich, also durch das Mitsein mit Andern bedingte individuelle Todesfurcht tatsächlich ohne erkennbare physische Ursachen zum Tod führen kann. Ähnliches wird auch von andern Naturvölkern berichtet. Zur Erklärung derartiger Phänomene sind immer Verzauberungen, Konflikte mit Verstorbenen oder göttliche Sanktionen im Spiel. Der moderne Mensch hält dies alles für abergläubischen Unsinn. Es ergeht ihm damit aber so ähnlich wie dem Mediziner, der zwar homöopathische oder ayurvedische Heilungen mehr oder weniger für Placebowirkungen hält, nicht aber seine eigenen. Tatsächlich ist der Glaube, die Naturvölker seien abergläubisch, nach dem jetzigen Stand der Naturwissenschaft wohl nicht weniger abergläubisch als der der Naturvölker an die Wirksamkeit von Zaubereien, Verstorbenen und Göttern.

Jedenfalls gibt es, wie Mauss berichtet, bei den Ureinwohnern Australiens und Neuseelands »Todesfälle, die ... einfach dadurch herbeigeführt werden, daß sie wissen oder glauben (was dasselbe ist), daß sie sterben werden«. Um die kausale Redeweise zu vermeiden, könnte man etwas vorsichtiger sagen: Diese Menschen sind darauf eingestellt, daß sie in Kürze sterben werden, und das geschieht dann auch. Berücksichtigt man die Gründe dieser Überzeugung, so kann man freilich von den Ursachen doch nicht absehen, denn es handelt sich nicht nur um ein voraussehendes Bewußtsein des kommenden Todes, sondern »der einzelne glaubt sich behext oder glaubt, daß er gefehlt hat, und stirbt aus diesem Grunde«. Dies klingt nun tatsächlich abergläubisch, und man wird dagegen auch nicht einwenden dürfen, daß der Zauber des Behextseins in manchen Fällen durch einen Gegenzauber aufgehoben werden kann, denn diese Annahme scheint uns genauso abergläubisch zu sein.

Immerhin aber sind die Tode, von denen hier berichtet wird, keine Folge von Krankheiten. Mauss hat solche Fälle ausdrücklich ausgeschlossen und berichtet auch, daß die Völker, um die es sich handelt, körperlich wesentlich gesünder seien – oder zu seiner Zeit waren – als unsereiner,

> »weil der Organismus des Australiers selbst im Vergleich mit den Schwarzen Afrikas erstaunliche Fähigkeiten der Regeneration zeigt. Die Frau, die entbunden hat, kehrt unmittelbar zu ihrer Arbeit zurück, nach wenigen Stunden schon ist sie wieder auf den Beinen; tiefe Fleischwunden vernarben rasch; ...

gebrochene Arme verheilen sehr schnell bei nur leichter Sch‍nung.«

Es handelt sich also tatsächlich um »Wirkungen des Moralischen aufs Physische«, wobei die Übersetzer statt des Moralischen wohl besser vom Sittlichen gesprochen hätten, also von der gesellschaftlich-normativen Verfassung der Seele. Seelisch-sittlich aber scheinen diese Naturvölker viel verletzlicher zu sein als körperlich:

»Ein Individuum wird verwundet, und dies sogar nur leicht; dennoch hat es nicht die geringste Chance der Genesung, wenn es glaubt, daß die Lanze behext war; es bricht sich irgendein Glied und wird sich erst von dem Tage an schnell wiederherstellen, da es mit den Regeln, die es verletzt hat, seinen Frieden gemacht hat.« Auch die Neuseeländer waren nur »von einer auffälligen Kraft und Gesundheit ..., solange Moralisches nicht berührt war«.

Mauss berichtet eine Reihe von Fällen, in denen der nach den geltenden Regeln der Sittlichkeit verdiente Tod tatsächlich eingetreten ist:

– Ein Junge oder Mädchen hat von einem verbotenen (jedoch nicht giftigen) Wild gegessen und starb daran, Schreie des betreffenden Tiers ausstoßend.
– Ein Stamm verurteilt eins seiner Mitglieder wegen einer Übertretung zum Tod durch Magie, und der Mensch, der sich durch diesen Rechtszauber behext glaubt, stirbt.
– Ein Mörder stirbt, nachdem der Ermordete ihm erschienen war.
– Jemand hat eine »Todsünde« begangen und stirbt daran, daß die Gewissensqualen »den Zustand einer zerstörerischen Depression nach sich ziehen«.

Immer wieder ist der Tod »durch einen Mangel an Lebensappetit« die Folge der Behexung.

Nun glaubt man in unseren Breiten zwar nicht mehr an Behexungen, aber der »Mangel an Lebensappetit« wäre in vielen Fällen wohl auch hierzulande eine zutreffendere Todesursache als die medizinische, die auf dem Totenschein stehen soll. Man könnte auch meinen, es treffe für die modernen Gesellschaften nicht mehr zu, daß »die soziale Natur des Menschen ganz direkt mit seiner biologischen Natur verbunden ist«, vielleicht als eine Folge des sich selbst vollbringenden Cartesianismus. Obwohl dies tendenziell zutreffen mag, halte ich den Unterschied zwischen unserer sittlichen Verfassung und der der von Mauss beobachteten Naturvölker für wesentlich geringer, als man meinen könnte, wenn nur darauf gesehen wird, daß wir nicht mehr an Hexen zu glauben meinen. Insbesondere kommt die »Demoralisierung«, die Jerome D. Frank (1961) als den gemeinsamen Nenner aller psychotherapeutisch zu behandelnden Leiden identifizierte, dem »Mangel an Lebensappetit« ziemlich nahe. Es würde mich nicht wundern, wenn dieser Befund auch für die meisten somatischen bzw. psychosomatischen Krankheiten zuträfe.

Jedenfalls können wir nach den Befunden der Psychoneuroimmunologie nicht mehr bestreiten, daß es Verschränkungen des Seelisch-Sittlichen mit dem Physischen gibt. Da unsere Gesellschaft sittlich anders verfaßt ist als die der Naturvölker in Australien oder Neuseeland, werden diese Entsprechungen inhaltlich andere sein als die geschilderten, aber auch bei uns geht es doch wohl letztlich darum, mit der übrigen Welt in Frieden zu leben. Vielleicht wäre es sogar besser für den Zustand der Menschheit, wenn wir nicht so viel Unfrieden aushalten, sondern leichter daran sterben würden.

Die Berichte von Marcel Mauss, auf die ich mich bezogen habe (1926, 178–194), sind in neuerer Zeit durch umfassendere Untersuchungen psychogener Todesfälle grundsätzlich bestätigt worden (Schmid 2000). Ich gehe darauf jetzt nicht weiter ein, sondern wende mich Krankengeschichten zu, die man für gleichermaßen abergläubisch halten könnte, die jedoch genauso vernünftig sind wie unsere sogenannten Placebowirkungen. Es sind immer wieder die Selbstheilungskräfte der menschlichen Seele, mit denen es auch neurophysiologisch seine Ordnung hat, die auf medikamentöse oder andere, vor allem Frieden stiftende Impulse so oder so reagieren.

Die beiden folgenden Krankengeschichten stammen aus einem ganz anderen Kulturkreis, dem indischen, wären medizinisch aber schwerlich besser verlaufen als in dem vermeintlichen Aberglauben:

– Eine junge Inderin verließ ihr Dorf gegen den Willen ihrer Eltern und lebte allein in der Stadt. Dort bekam sie einen Abszeß am Arm. Ein Heiler machte dafür böse Geister verantwortlich. Sie dachte sich, das sei kein Wunder, da sie in ihrer Wohnung ganz schutzlos lebe. Dann fuhr sie nach Hause und versöhnte sich mit ihren Eltern, damit sie nicht mehr schutzlos sei. Der Abszeß verschwand (Pfleiderer 1995, 97).
– Eine Ceylonesin hatte von Zeit zu Zeit psychosomatische Krisen, die auf eine Besessenheit durch den Geist ihres Vaters zurückgeführt wurden. Als der Geist in ihr befragt wurde, warum er in sie fahre, antwortete er mit wüsten Beschimpfungen gegen den Ehemann der Frau. Diese hatte eine starke Vaterbindung und achtete ihren Mann nicht sonderlich. Durch die Annahme der Geistbesessenheit wurde es ihr aber möglich, (1) mit dem Konflikt überhaupt umzugehen; (2) ihre unterdrückten Gefühle dem Geist in den Mund zu legen und dadurch zu artikulieren; (3) an dieser Normverletzung selbst nicht schuld zu sein; (4) ihrer Umgebung verständlich zu machen, was ihr fehlte, und (5) sogar einer Therapie teilhaftig zu werden (84 ff.).

Wieweit derartige Krankengeschichten in unserer Gesellschaft möglich wären, weiß ich nicht. Eine Bedingung der Möglichkeit der geschilderten Verläufe war sicherlich die kulturelle und gesellschaftliche Verbundenheit der Beteiligten. In unserer individualistischen Gesellschaft wird das menschliche Mitsein zwischen zwei einander ursprünglich nicht nahestehenden Mitgliedern zweifellos weniger stark erlebt als durch ein Gruppen-Ich bei Naturvölkern. Zumindest dort, wo es menschliche Beziehungen gibt – zwischen Eheleuten oder Eltern und ihren Kindern –, spielen sich aber doch wohl auch unter uns ähnliche Dramen ab, wie sie von der Inderin und der Ceylonesin berichtet wurden. Beispielsweise hat sich gezeigt, daß Menschen, die eine gute Beziehung zu ihren Eltern hatten, viel weniger krank werden als andere (Ornish 1998, 44 f.). Wenn man sich die medizinischen Krankenkarrieren vergegenwärtigt, die dabei herauskommen, daß Menschen mit ihren Eltern dern, wäre wohl mancher Geist- oder Gebetsheiler hilfreicher als jede medizinische Behandlung.

Pathogene Konflikte mit andern Menschen werden in den ethnologischen Berichten über das Leben von Naturvölkern oft so beschrieben, daß noch Zauberer oder Hexen im Spiel sind, die den Schadenszauber an seinen Adressaten vermitteln. Ich will nicht versuchen, ihre besondere gesellschaftliche Funktion verständlich zu machen, weil dies nichts an der grundsätzlichen Erklärbarkeit der Pathogenität sozialer Konflikte ändern würde. Dasselbe gilt nun aber auch für die Auseinandersetzungen mit Verstorbenen. Dabei macht es für die Krankheit keinen grundsätzlichen Unterschied, ob man – wie ich – die Verstorbenen als unsichtbar gegenwärtig, also als wirklich unter uns empfindet oder meint, sie seien eigentlich verschwunden, aber ein Mensch könne ja auch darunter leiden, daß er sich immer noch mit jemandem auseinandersetzt, der gar nicht mehr da ist.

Hadert jemand beispielsweise mit einem verstorbenen Elternteil oder einem andern Menschen, weil es ihm an Liebe gefehlt hat oder weil der Andere mitverantwortlich für irgendeinen Irrweg gewesen ist, auf den man geraten war, so kann dies auch nach heutigem Wissen zu körperlichen Krankheiten führen, wenn der Betroffene in dem Konflikt steckenbleibt. Der Ärger über einen Andern belastet einen ja meistens mehr als dessen Handeln, weil man »sich« darüber ärgert. Umgekehrt können der Elternteil oder sonstige Dritte an dem Bewußtsein, dem Andern nicht gerecht geworden zu sein, ebenfalls erkranken oder anderweitig leiden. Manchmal sind sogar Verstorbene in einer pathogenen Weise gegenwärtig, wenn sie ihren Frieden mit den Lebenden noch nicht gefunden haben. Oder wagen wir es, das »Komm-zu-*mir*« und »Geh-mit-*mir*«, in dem der erkrankte Sohn den Ruf der Mutter hört als bloße Einbildung abzutun (Jens 2009, 275)? Ob in solchen Fällen zuerst ein Psychotherapeut wie ein Schamane an die Stockung des Bewußtseins oder ein somatischer Arzt an die der physiologischen Prozesse rühren sollte, hängt vermutlich vom somatischen Stadium der Krankheit oder Krankheitsgefährdung ab. Nach dem heutigen Stand des psychosomatischen und psychoneuroimmunologischen Wissens sind derartige Verhältnisse der Möglichkeit nach aber nicht zu bestreiten. Wenn denselben

Sachverhalten in andern Kulturen Bedeutungen gegeben wurden, die uns fremdartig vorkommen, so heißt das noch lange nicht, daß wir uns als die Klügeren dünken dürften. Und wie steht es mit den Göttern, wenn Menschen in andern Kulturen meinen, von ihnen gestraft zu werden, und ein aufgeklärter Mensch dagegenhält, es gebe gar keine Götter und das sei alles nur Aberglaube? Beispielsweise glaubten die Griechen vor Troja, daß ihre an der Pest oder einer anderen Seuche sterbenden Kameraden von den Pfeilen des Apollon getötet wurden. Ein moderner Mensch kann sich dies herablassend so erklären: »Im Gefühl der Abhängigkeit und Hilflosigkeit leitet die kindliche Auffassung Schmerz und Krankheit, leitet sie alle Beschädigungen durch Naturereignisse vom Zorne der Götter her: diese zu versöhnen ist der einzige Weg zur Heilung der Krankheiten« (Volz 1870, 6). Klüger aber wäre es zu berücksichtigen, daß die Griechen in bezug auf Apollon, die von ihnen anerkannte geistige Macht, wegen des gegen ihn, seinen Priester und dessen Tochter begangenen Frevels mit Recht ein kollektiv schlechtes Gewissen hatten, das an ihnen nagte, ihre Kampfkraft schwächte und ihre Anfälligkeit gegen Infektionen erhöhte. Meines Erachtens war also ihr Immunsystem durch das kollektive Bewußtsein einer ungesühnten Schuld geschwächt, und dies hat ihre Anfälligkeit gegen die Seuche erhöht. Bedenkt man diese Zusammenhänge, welche gute Ärzte – abgesehen von der naturwissenschaftlichen Bestätigung – immer schon gekannt haben, erweist sich Homers Beschreibung des Sachverhalts als die eigentlich zutreffende, die unseres Autors aus dem 19. Jahrhundert hingegen als überheblich und antireligiös verblendet.

Wir sollten also in der Regel zunächst einmal Selbstkritik üben, wenn es uns nicht recht einleuchtet, Krankheiten in früherer Zeit oder in andern Kulturen auf böse Geister, ärgerliche Vorfahren, beleidigte Götter, Schicksal und Sünde zurückgeführt zu finden. Denn dies alles sind Möglichkeiten, wie Krankheiten in der Seele beginnen und somatisiert werden können, wenn man in den jeweiligen Konflikten steckenbleibt und sie nicht gesund austrägt. Dem Bezug auf das eigene Leben steht in unserer Zeit allerdings das Tabu entgegen, einem Kranken überhaupt eine Mitverantwortung an seinem Kranksein zuzuerkennen – so als seien die ungesunden Lebensweisen, die wir sowohl individuell als auch gesellschaftlich zu verantworten haben, nicht eine oder die Hauptursache unserer Krankheiten. Auch relativ zu dieser Unaufrichtigkeit finde ich die »animistisch« autoritäre Auffassung, Krankheiten seien Bestrafungen durch Götter und Dämonen, immer noch weitaus zutreffender als die Selbsttäuschung, die Krankheit habe mit dem eigenen Leben nichts zu tun.

Sind es nicht tatsächlich dämonische Verblendungen oder Faszinationen, denen wir in den – medizinisch kompensierten – ungesunden Lebensformen unserer Zeit erliegen? Wenn ein gesundes Leben dasjenige ist, in dem man – religiös gesprochen – gottgefällig lebt oder – säkular gesprochen – so lebt, wie man sich den Andern schuldet, muß dafür doch auch die eigene Verantwortung anerkannt werden. Denn was sind »Bestrafungen« anders als die Folgen des eigenen Handelns in dem Zusammenhang des eigenen Ergehens mit dem eigenen Tun, wenn man zumindest unbewußt auch ein schlechtes Gewissen hat, dieses aber nur auf dem Umweg über eine Krankheit abzureagieren versteht? Wird diese dann nicht mit Recht als Folge des eigenen Handelns und als Bestrafung verstanden? »Womit jemand sündigt, damit wird er auch bestraft« (Weisheit 11,16). Wer z.B. durch Lieblosigkeit sündigt, *ist* schon durch die eigene Lieblosigkeit bestraft, nicht erst durch irgendeine spätere Sanktion, und kann daran überdies erkranken.

# Kapitel III
# Gesundheit und Krankheit im gesellschaftlichen Mitsein

> *Top people live longer. Moreover, they are generally healthier while doing so.*
> Evans 1994, 3

(1) Bin ich krank oder gesund, oder sind wir es?

Wenn ein Südeuropäer oder Orientale hierzulande im Krankenhaus liegt und zur Besuchszeit nicht nur Frau und Kinder, sondern ein großfamiliäres Aufgebot von Großvätern und Großmüttern, Onkeln und Tanten, Vettern und Cousinen, Neffen und Nichten erscheint, so als sei die Krankheit eine Sache der ganzen Familie, empfinden manche Ärzte und Krankenschwestern dies als etwas übertrieben. Deutsche Patienten möchten meistens nur die nächsten Angehörigen oder Freunde sehen, und auch die möglichst nicht alle auf einmal. So würden es also wohl auch unsere Ärzte und Schwestern für normal halten. Den Italienern oder Portugiesen, Türken oder Arabern aber scheint das Getümmel gerade recht zu sein. Kann man das verstehen?

Der andere Extremfall liegt vor, wenn jemand wirklich schwerkrank ist und, wie man so sagt, absolute Ruhe braucht. Dies kann so ausgelegt werden, als sollte der Kranke medizinisch isoliert sein, also nur den Ärzten und dem Pflegepersonal überlassen bleiben. Wer schon einmal in dieser Situation gewesen ist, kann jedoch erlebt haben, daß die »absolute Ruhe« gerade nicht in der medizinischen Verlassenheit, sondern am ehesten in der Gegenwart eines nahestehenden Menschen zu finden ist. Dieser mag seine Hand auf die des Kranken legen, genügen kann aber auch die bloße Gegenwart im Raum. Im Mitsein mit diesem Andern, dem der Kranke verbunden ist, so daß er seine Nähe unbewußt spürt, fließt ihm ein mitmenschlich Gemeinsames zu, so daß wieder Leben in ihn kommt. Ist niemand erreichbar, der dem Kranken vertraut ist, kann ein guter Arzt oder eine Kranken-Schwester an seine Stelle treten. Aufgrund dieser Erfahrung meine ich: Auch unsereiner ist nicht alleine krank, jedenfalls nicht so, daß die Krankheit ein Gesundungsprozeß ist. Man lebt ja auch als Gesunder nicht alleine oder von alleine, sondern ist nur im Mitsein mit Andern man selber. Der Mensch braucht Zugehörigkeit. Ohne irgendwo dazuzugehören – zu einem Partner oder einer Familie, andern Gemeinschaften, einer Heimat –, ist niemand er selber und lebensfähig. Bloß für mich bin ich nicht Ich. Eine bloße Person ist noch kein vollständiger Mensch.

### Zugehörigkeit und gesellschaftlicher Zusammenhalt

Zugehörigkeit ist nun aber auch das tertium comparationis der beiden Krankenhaussituationen, die ich geschildert habe. Der Schwerkranke kam zu sich, als er wieder in seine Zugehörigkeit hineingenommen wurde, aber auch die mediterrane oder orientalische Familie bildete einen Raum der Zugehörigkeit, die den Kranken trägt. Jeder Mensch ist sozusagen größer als er selbst, d.h., er ist nicht nur eine einzelne Person, sondern auch etwas darüber hinaus, indem er mit Andern übereinkommt. Man kann dies erweiterte Ich seine gesellschaftliche Individualität nennen.

Der Anschluß an das Gemeinsame, in dem man als Kranker Ruhe finden kann, ist allerdings immer nur in individualisierter Form zu finden, und hier sind es oft genug Konflikte, die das Mitsein mit den Andern prägen. Sie auszuhalten und auszutragen erfordert die Kraft des Gesunden. Es ist deshalb nicht nur sinnvoll, bestimmte Angehörige an der Krankheit eines Menschen teilhaben zu lassen, sondern es ist ebenso wichtig, andere von ihm fernzuhalten.

In der afrikanischen Medizin bleiben sogar bestimmte therapeutische Entscheidungen gegenüber dem Arzt bzw. Heiler letztlich nicht dem Kranken überlassen, sondern werden von seiner unmittelbaren sozialen Umgebung getroffen (Janzen 1978). »... in traditional healing it is the community that is being put to rights, the patient simply the stand-in« (Porter 1997, 35). Statt einer Bevormundung kann dies auch eine therapeutische List sein, die soziale Mitwelt des Kranken zur Selbstkritik aufzurufen, wieweit sie für die Krankheit mitverantwortlich ist. Manche Krankheiten sind eben Personalisierung familiärer, betrieblicher, schulischer oder sonstiger Konflikte, so daß vor allem das soziale Umfeld des Kranken der Therapie bedarf. In einer Familientherapie braucht z.B. das Kind, dessentwegen sie stattfindet, manchmal selbst gar nicht mitbehandelt zu werden (vgl. Gfäller 2010).

Was diese Therapien der Medizin voraushaben, ist das Bewußtsein, daß jeder Mensch – auch der streitbarste Individualist (Gerhardt 2000) – nur im Mitsein ist, wer er ist. Der Mensch ist ein gesellschaftliches Wesen, das läßt jeder gelten, aber eine Gesellschaft bildet sich nicht durch den Zusammenschluß von Individuen, sondern diese sind umgekehrt Individuationen einer entstehenden oder schon bestehenden Gesellschaft und Kultur.

Cicero hat diesen Sachverhalt durch die Anekdote veranschaulicht, daß jemand, der von einer unbedeutenden Kykladeninsel stammte, dem großen Themistokles vorgehalten habe, er sei ja gar nicht durch seine eigenen Erfolge, sondern nur als Angehöriger eines großen Volks berühmt geworden. Themistokles entgegnete: Als Bürger deiner Vaterstadt wäre ich tatsächlich nie berühmt geworden, aber du auch nicht, wenn du als Athener geboren wärst (De senectute 3[8]).

In jedem Einzelnen ist die Gesellschaft dieser Einzelne, nicht nur er selber. Bei Martin Buber heißt es: »Nie ist eine Seele allein krank, immer auch ein Zwischenhaftes, ein zwischen ihr und anderen Seienden Bestehendes. ... Die Krankheiten der Seele sind Krankheiten der Beziehung« (1951, 132/1923, 142). Diese Sätze waren der Tätigkeit eines Psychotherapeuten gewidmet, aber die neuere Medizinsoziologie hat gezeigt, daß sie für körperliche Krankheiten gleichermaßen gelten. Sogar körperlich ist niemand allein krank, sondern alle Krankheiten bestehen zwischen den Menschen, d.h., sie sind Charaktere des Mitseins.

Auch statistisch ist erwiesen, daß die Lebenserwartung eines Menschen stark von der Integrität oder dem Zusammenhalt der Gesellschaft abhängt, zu der er gehört. Dieser Zusammenhalt ist letztlich die geschichtlich gewachsene Kultur, die allen Beziehungen sprachlich, emotional und künstlerisch Raum gibt. Die Beziehungen selbst sind vor allem Ehen und andere Partnerschaften, Freundschaften und Familienbande sowie Vereinigungen religiöser, politischer und wirtschaftlicher Art. Die einzelnen Mitglieder einer Gesellschaft können dementsprechend danach kategorisiert werden, wie stark sie ihrerseits an diesen Zugehörigkeiten teilhaben. Derartige Untersuchungen sind vor allem in den USA, in Großbritannien und Frankreich, in Skandinavien und in Japan durchgeführt worden.

Für das Gesamtbild einer Gesellschaft ist es beispielsweise ein sehr plausibler Gedanke, die erstaunliche Gesundheit der Japaner in den 1960er bis 1980er Jahren in einem Zusammenhang damit zu sehen, daß sie in dieser Zeit wirtschaftlich das erfolgreichste Volk der Welt waren; diesen Erfolg konnten sie als einen gemeinsamen erleben, weil die Einkommensverteilung dabei ziemlich gleichmäßig geblieben ist (Marmot/Mustard 1994, 203 f.). Selbstachtung kann ja auch ein Gemeinschaftsgefühl sein, sei es durch den Stolz auf eine gemeinsame – nationale, regionale oder familiäre – Leistung oder durch das Wohnen in einer allgemein geschätzten Stadt und ähnliche Gemeinsamkeiten. In diesem Sinn darf man sogar stolz darauf sein, diesem oder jenem Volk anzugehören.

Im Rahmen einer detaillierten Untersuchung sind für eine betriebliche Großgruppe in Frankreich vier Kategorien der sozialen Integration ihrer Angehörigen unterschieden worden. Das Ergebnis war, daß das Krebsrisiko (altersbereinigt) von den am stärksten zu den am schwächsten integrierten Individuen um die Faktoren 1,5 und 2,2 bis auf 3,6 anstieg. Das Unfall- und Suizidrisiko sank zunächst geringfügig und stieg dann wiederum auf das 2,7- und 3,5fache. Die isolierten Mitglieder einer gesellschaftlichen Gruppe haben gegenüber den stark integrierten also ein mehr als dreimal so großes Risiko, an Krebs zu erkranken oder an einem Unfall bzw. durch Suizid zu sterben. Die beiden Autorinnen kommen angesichts dieser überraschend großen Unterschiede zu dem Schluß: »Social and economic policies may provide some of our most powerful levers to improve health and well-being by improving the social environment in which we live« (Berkman/Melchior 2006, 69).

Was die abstrakten Zahlen mit dieser ebenso abstrakten Konsequenz verbindet, ist nicht ohne weiteres klar. Wieso ist die relative Vereinsamung in einer Gesellschaft ein Krankheits- bzw. Todesrisiko, und was haben Wirtschafts- und Sozialpolitik damit zu tun? Und worin bestehen diese geheimnisvollen Bindekräfte des Mitseins, die für die Individuen ein so lebenswichtiges Medium zu sein scheinen wie das Wasser für die Fische? Die neuere empirische Sozialforschung vermeidet es, ungeschützt Antworten auf diese Frage zu versuchen, aber ein großer Theoretiker wie Émile Durkheim (1858–1917) war hier vor hundert Jahren in einem immer noch sehr lesenswerten Buch nicht so ängstlich.

Allerdings ist das Thema, mit dem Durkheim sich beschäftigte, heutzutage gesellschaftlich ziemlich tabuisiert und hat mit der Gesundheit auch nur in einer Extremsituation zu tun. Es handelt sich um den Selbstmord oder, genauer und nicht von vornherein verurteilend gesagt, um die Selbsttötung oder den Suizid. Während über den Tod durch Verkehrsunfälle, Drogen, Gewalttaten und AIDS ziemlich regelmäßig berichtet wird, liest man nur relativ selten von Selbsttötungen, obwohl dadurch hierzulande mehr Menschen ums Leben kommen als durch die zuvor genannten Ursachen insgesamt.

Durkheim hatte sich darüber gewundert, daß »Selbstmorde in Europa ... in den rein katholischen Ländern wie Spanien, Portugal oder Italien wenig Bedeutung haben, während ihr Maximum in den protestantischen Ländern wie Preußen, Sachsen, Dänemark liegt« (1897, 162). Er konnte sich dabei auf die amtlichen Statistiken beziehen, brauchte also nicht selber entsprechende Daten zu erheben. Auch in der regionalen Differenzierung nach Gebieten mit teils katholischer, teils protestantischer Bevölkerung stellte er fest, daß die Zahl der »Selbstmorde direkt proportional zur Zahl der Protestanten und umgekehrt proportional zur Zahl der Katholiken« (163) war. Etwa so wenig Selbsttötungen wie bei den Katholiken gab es auch bei den Juden. Konnten dafür religiöse Gründe namhaft gemacht werden?

Der Soziologe Durkheim wird die handlungsleitende Kraft religiöser Vorstellungen nicht nur skeptisch beurteilt haben, sondern er fand auch keine theologische Erklärung für die beobachteten Unterschiede. Wohl aber sah er, daß die römisch-katholische Kirche ihre Mitglieder wesentlich stärker an sich gebunden hielt als die protestantische, die von den einzelnen Individuen viel mehr erwartete und damit im Trend der Zeit lag, tendenziell aber den Individualismus begünstigte. Stärker zusammengehalten waren auch die jüdischen Gemeinden, wobei die immer wieder aufkommenden Verfolgungen die Integration verstärkt haben dürften. Und daß es in England weniger Selbsttötungen als in den andern protestantischen Ländern gab, entsprach der in ihrer sozialen Wirklichkeit größeren Nähe der anglikanischen Kirche zum Katholizismus. Was die Katholiken, Juden und viele Anglikaner vom Suizid abhielt, wenn ihnen danach zumute war, verdankten sie also der gesellschaftlichen Bindekraft ihrer Glaubensgemeinschaft, nicht ihrer Religion im theologischen Sinn.

»Der Selbstmord variiert im umgekehrten Verhältnis zum Grad der Integration der sozialen Gruppen, denen der einzelne angehört. ... Exzessiver Individualismus bietet nicht nur ein günstiges Klima für das Entstehen von Ursachen, die den Selbstmord fördern, sondern« ist in sich selbst eine solche Ursache« (232 f.).

Durkheim unterschied den »Selbstmord, der aus einer übermäßigen Individuation hervorgeht« (232) deshalb auch als den »egoistischen« von dem, der unter andern sozialen Voraussetzungen erfolgt. Alain Ehrenberg hat Durkheims Gedanken in seiner Theorie der Depressionen wiederaufgenommen (1998).

Den Zusammenhalt des Ganzen, der das Verhalten der Individuen so deutlich bestimmt, wie es sich hier im allerpersönlichsten Fall gezeigt hat, bezeichnete Durkheim als »Kollektivkräfte« (1897, 232/12). In der Tat ist die Gesellschaft, aus der sich Einzelne in einem bestimmten kulturellen Rahmen individuieren, ja so etwas wie ein Kraftfeld, in dem sogar der überzeugteste Individualist niemals allein kommt.

Kollektivkräfte sind auch die des politischen Zusammenhalts. Geklärt ist damit also, inwieweit es der Sozial- und Wirtschaftpolitik zukommt, etwas für die gesundheitliche Verbesserung des »social environment in which we live« (Berkman/Melchior 2006, 69) zu tun. Es geht um die Stärkung unseres gesellschaftlichen Zusammenhalts, denn dessen Verlust ist lebensbedrohlich, wie sich an der relativ größeren Morbidität und Mortalität der einsameren unter uns zeigt. Es sieht so aus, daß sich der Zerfall der Gesellschaft in den fortgeschrittenen Industrieländern durch die neoliberale Wirtschaftspolitik in den letzten Jahrzehnten noch beschleunigt hat. Bereits in den 1980er Jahren aber war die Vereinsamung, die mit der abnehmenden sozialen Tragfähigkeit dieser Gesellschaft einherging, in ihrer Pathogenität schon mit der des Rauchens in den 1950er Jahren vergleichbar (Evans/Stoddart 1994, 30f.). Die geforderte Verbindung von Sozial- und Wirtschaftspolitik sollte also auf eine mehr dem Gemeinwesen zugewandte und damit weniger pathogene Wirtschaft hinwirken. Die im Herbst 2008 ausgebrochene Finanz- und Wirtschaftskrise bietet dazu genügend Anlässe und Chancen.

Das gesellschaftliche Kraftfeld, in dem Gesundheit und Krankheit nicht nur den Individuen zuzuschreiben, sondern Charaktere ihres Mitseins mit Andern sind, ist in der neueren Medizinsoziologie in verschiedener Hinsicht genauer untersucht worden. Beispielsweise haben Ichiro Kawachi und andere (1997) verschiedene Staaten der USA daraufhin verglichen, wieweit die Einwohner Vertrauen zueinander hatten, wenn sie einander nicht näher kannten, und wie umfassend die Zusammenschlüsse zu verschiedenen Gruppen waren. Wer je dieses Land bereist und die großen Unterschiede in der sozialen Qualität verschiedener Gegenden mit wachen Sinnen wahrgenommen hat, kann sich leicht vorstellen, daß dabei eine sehr kontrastreiche Landkarte herausgekommen ist. Die Autoren haben die jeweilige regionale Integrität, die sich an den beiden Indizes zeigte, nach der Italienstudie von Robert D. Putnam (1993) als »Sozialkapital« gewertet und dieses mit der regionalen Verteilung der Lebenserwartung verglichen. Dabei zeigte sich eine hohe Korrelation von Mortalität und gesellschaftlichem Zerfall einerseits bzw. von Lebenserwartung und Sozialkapital oder sozialer Integrität andererseits.

Stärker als in den USA sind die Kollektivkräfte des gesellschaftlichen Zusammenhalts in Europa kulturell geprägt. Innerhalb Europas zeigt sich dies an dem atmosphärischen Unterschied zwischen Residenzstädten wie München oder Dresden und Wirtschaftsstädten wie Hamburg oder Leipzig. Daß die Kultur im wesentlichen von den Oberschichten gepflegt wurde, spielt dabei keine Rolle, denn die Allgemeinheit hatte daran teil vor allem durch die Stadtbilder, auch wenn die einfachen Leute nicht in den Schlössern oder in den Häusern der reichen Bürger verkehrten, und in den Kirchen, wobei die katholischen Gebiete durch die kirchliche Verbindung von Kunst und Religiosität wiederum im Vorteil waren. Hinzu kamen die Museen, sobald die fürstlichen Sammlungen – zuerst waren es wohl die Uffizien in Florenz – geöffnet worden waren. In diesem Verständnis von der Atmosphäre einer Stadt zu sprechen ist ebenso berechtigt und naheliegend wie zur Erklärung der Placebowirkung von der Atmosphäre der Medizin oder einer andern Heilkultur. Daß Menschen an etwas teilhaben, was ihnen nicht gehört, sind im ökonomischen Sinn »Externalitäten« privater Güter, so wie an einem hübschen Vorgarten auch die Passanten ihre Freude haben. In diesem Ausdruck aber spiegelt sich die individualistische Eigentumsanmaßung. Denn Eigentum ist und bleibt sozialpflichtig, sonst ist es nicht legitim. Wo dies nicht selbstverständlich ist, herrschen ungesunde Verhältnisse.

Eine dem Vertrauen, das man seinen Mitmenschen normalerweise entgegenbringt, konträre gesellschaftliche Variable ist die mittlere Feindseligkeit. Auch dafür gibt es in der empirischen Sozialforschung einen Index und normierte Meßvorschriften. Man braucht sich also nicht nur auf persönliche Erfahrungen mit Busfahrern oder Behörden zu verlassen und bekommt sogar Zahlenwerte, die zwar nicht die Qualität naturwissenschaftlicher Größen haben, trotzdem aber erstaunlich aussagekräftig sind. Angewandt auf zehn Städte in den USA, in denen die Sterblichkeit teils besonders niedrig (Honolulu, Seattle, Minneapolis, Denver, Des Moines), teils besonders hoch war (New York City, Philadelphia, Cleveland, Detroit, Chicago), ergab sich eine starke Korrelation zwischen Mortalität und allgemeiner Feindseligkeit (Williams u. a. 1995). Ähnliches gilt übrigens für Kaninchen: In freundlicher Umgebung entwickelten sie 60 % weniger Arteriosklerose als ihre Gefährten unter Laborbedingungen (Nerem u. a. 1980). Friedfertigkeit als Charakter des gesellschaftlichen Mitseins ist für Mensch und Tier eine Bedingung der Gesundheit, Feindseligkeit ist pathogen, so wie es sich ja auch im individuellen Leben zeigt, denn »Anger kills« (Williams/Williams 1993).

Die eigentliche Substanz einer Gesellschaft, die dem menschlichen Zusammenleben eine Grundlage und einen Halt gibt, ausgerechnet als Sozial-*Kapital* zu bezeichnen, ist insoweit paradox, als das wirtschaftliche Kapital den gesellschaftlichen Zusammenhalt zwar voraussetzt, ihn aber nicht pflegt, sondern in der Regel geradezu zerfrißt. Das wirtschaftliche und das Sozial-»Kapital« sind deshalb gegenläufige Bestände. Beispielsweise sind die USA bei weitem das reichste Land der Welt, aber Japan ist gleichermaßen bei weitem das gesündeste. Dies gilt einerseits für die Lebenserwartung, andererseits für den Anteil der Krankheitskosten am Sozialprodukt, der nur halb so groß ist wie in den USA. Von 100 000 US-Amerikanern saßen außerdem im Jahr 2002 700 im Gefängnis, in Japan waren es nur 48 (in Deutschland 75), und dementsprechend unterscheidet sich die Kriminalität. Gleichermaßen entgegengesetzt sind aber auch die Kluft zwischen Arm und Reich – in den USA und Großbritannien ist sie unter den Industrieländern am größten, in Japan und Schweden am geringsten – und die Macht der Aktionäre bzw. des Kapitals in den Unternehmen. Man wird also wohl annehmen dürfen, daß ihr Sozial-»Kapital« – »the cohesive nature of Japanese society« (Marmot 2004, 177) – die Japaner auch gesundheitlich lange vor der gesellschaftlichen Zerrüttung durch das Wirtschafts-»Kapital« geschützt hat.

An all diesen Beispielen zeigt sich, daß Menschen außer ihrer je persönlichen Individualität in dem gesellschaftlichen Medium, in dem sie leben, auch gemeinsame Eigenschaften des Mitseins haben, ihre gesellschaftliche Individualität. Wenn man einem Menschen außerhalb des Mitseins begegnet, in dem er sich entwickelt hat, einem »Ausländer« also, sind beide Komponenten nicht ohne weiteres zu trennen. Durch die ethnische, kulturelle, soziale und sonstige Zuordnung zeigt sich aber meistens recht bald, daß nicht alles, was ein Mensch ist und tut, ihm persönlich zuzurechnen ist.

## Gesellschaftlich bedingte Pathogenität für den Einzelnen

Menschen sind nicht nur miteinander krank oder gesund, sondern sie werden auch in ihrem persönlichen Verhalten häufig für Fehler verantwortlich gemacht, die sie nicht persönlich zu verantworten haben. Natürlich ist man für gemeinsame Fehler *mit*verantwortlich, aber die Teilhabe an einer gemeinsamen Verantwortung hat vor allem politische Konsequenzen und läßt sich nicht ohne weiteres dem persönlichen Verhalten zurechnen. Zur Veranschaulichung nenne ich drei inhaltlich ziemlich disparate Beispiele, wie die persönliche Individualität hinter der gesellschaftlichen zurücktreten kann.

Einmal ist das Rauchen in letzter Zeit ein fast ausschließlich schichtspezifisches Verhalten geworden. Wer also jetzt noch raucht, tut dies kaum persönlich, sondern überwiegend als Angehöriger einer bestimmten sozialen Schicht. Um daran etwas zu ändern, gilt es deshalb nicht, ein persönliches Verhalten zu adressieren, sondern die Verhältnisse, unter denen dieses Verhalten für die betreffenden Teile der Gesellschaft normal ist.

Mein zweites Beispiel, wie dominierend die Verhältnisse über das Verhalten sein können, entnehme ich einem *Lancet*-Editorial von Michael Marmot (1998). Korreliert wird – wiederum ein etwas ungewohntes Thema – die Anzahl der Morde, die einerseits in Chicago, andererseits in England und Wales stattfinden, mit dem Alter der Täter, die sie begehen. Dabei zeigt sich zunächst, daß in Chicago – jeweils bezogen auf eine Million Einwohner – viel mehr Menschen umgebracht werden als in England und Wales, nämlich dreißigmal so viel. Dies ist nicht sonderlich überraschend, zeigt aber doch, wie stark sich der Grad der gesellschaftlichen Feindseligkeit – die ja nichts mit persönlichen Anlagen zu tun hat – in verschiedenen Regionen unterscheiden kann. Sehr merkwürdig ist dann aber, daß für die Korrelation der Anzahl der Morde mit dem Alter derer, die sie begehen, trotz aller Verschiedenheit der Häufigkeit, der Gesellschaften und der Kulturen zwei bis ins Einzelne beinahe identische Verläufe herauskommen. Die Täter sind fast ausschließlich Männer, und sie begehen den Mord am wahrscheinlichsten im Alter zwischen 15 und 30 Jahren. So verschieden die Menschen in England bzw. Wales und in Chicago sind – wenn sie überhaupt einen Mord begehen, tun sie es tendenziell im selben Alter. Was natur- oder anlagenbedingt und was gesellschaftlich oder umweltbedingt ist, läßt sich selten so klar unterscheiden wie in diesem Fall.

Das dritte Beispiel betrifft das Körpergewicht. Auch die körperliche Schlankheit oder Fettleibigkeit ist nicht nur eine persönliche oder gar genetisch bedingte, sondern vor allem eine soziale Eigenschaft. So hat sich im Rahmen der Medizinstatistik, die seit Jahrzehnten für die Stadt Framingham bei Boston geführt wird, herausgestellt, daß dicke Menschen in der Regel auch dicke Freunde haben, und zwar gilt dies in allen sozialen Schichten. Übergewichtigkeit ist also sozusagen gesellschaftlich ansteckend. Die Wahrscheinlichkeit dieser »Ansteckung« beträgt zwischen (gleichgeschlechtlichen) Freunden 57 %, zwischen Geschwistern 40 % und zwischen Ehepartnern 37 % (Christakis/Fowler 2007). Man paßt sich im Körpergewicht also vor allem den gleichgeschlechtlichen Freunden an, weniger dem Partner. Die *Süddeutsche Zeitung* berichtete darüber unter der hübschen Überschrift: »Dicke Freunde machen dick – Soziale Beziehungen tragen mehr zum Übergewicht bei als Gene« (SZ 26.07.2007).

Nun könnte man meinen, die Dicken wählten sich vorzugsweise Dicke als Freunde, weil sie dann unter sich bleiben und weniger dem Spott der Dünnen ausgesetzt sind. Fettleibigkeit wäre dann doch eine persönliche Eigenschaft und schiene nur dadurch eine soziale zu sein, daß die persönliche Ähnlichkeit unter Gleichgesinnten zur Gruppenbildung führt. Dagegen spricht aber eine frühere Untersuchung, die ebenfalls der Fettleibigkeit als einer überpersönlichen sozialen Eigenschaft gewidmet war, jedoch in der umgekehrten Richtung überprüft hat, ob »dicke Freunde« auch gemeinsam wieder dünn werden können.

Arrangiert wurde ein Schlankheitswettbewerb zwischen Mitarbeitern dreier Banken, Angehörigen sitzender Berufe also, die von sich aus kein Korrektiv gegen übergroße Körperfülle bieten. An die Stelle der Freundschaft trat in diesem Fall die Zugehörigkeit zu jeweils einer der in den drei konkurrierenden Unternehmen gebildeten »Mannschaften«, zu denen natürlich auch Frauen gehörten. Die Unternehmensleitungen sahen den Wettbewerb gern und taten alles, um jeweils ›ihre‹ Leute zu ermutigen. Wöchentlich wurden bei einem »weigh-in« die Zwischenergebnisse verglichen, und es gab auch Belohnungen für die dabei siegreichen Betriebsgruppen. Schon dieses ganz einfache Arrangement, das ja eher an einen Kindergeburtstag als an das Bankwesen erinnert, führte zu bemerkenswerten Ergebnissen. Die Männer nahmen durchschnittlich 8,5 kg ab, die Frauen 5 kg, und die Teilnehmer hatten das verringerte Gewicht durchschnittlich zu 80 % sogar nach einem halben Jahr noch gehalten (Brownell 1986, 528). Ähnliche Arrangements haben sich auch in andern Fällen bewährt. Sie haben nicht zuletzt den Vorteil, fast nichts zu kosten und langfristig die entscheidende Bedingung für einen nachhaltigen Erfolg zu gewährleisten: die Unterstützung und Anerkennung durch die Mitmenschen. Sowohl gesundheitsschädigende Verhaltensweisen wie das Rauchen als auch die Gewaltbereitschaft oder sonstige Feindseligkeiten und sogar das Körpergewicht sind also zum großen Teil nicht nur persönlich, sondern gesellschaftlich bedingt. Hier wie in vielen andern Fällen zeigt sich, daß das menschliche *Verhalten* sehr weitgehend von den *Verhältnissen* abhängt, unter denen wir leben. Dies entlastet den Einzelnen nicht von der persönlichen Verantwortung für sein Verhalten. Es zeigt aber, daß diese Verantwortung zum guten Teil nicht individuell, sondern politisch wahrgenommen werden muß, nämlich als gemeinsame Verantwortung für die Verhältnisse, unter denen wir uns persönlich richtig oder falsch verhalten.

Niccolò Machiavelli hat Situationen beschrieben, in denen Einzelne sich als Herrscher, also in einer politischen Verantwortung, gegenüber den beherrschten Individuen völlig anders verhalten, als sie es privat je getan hätten. Für einen Herrscher kann es richtig sein, seinen im Privatleben besten Freund so schlecht zu behandeln, wie es privat höchst verwerflich wäre. Hier muß die persönliche Individualität sogar notwendig hinter der gesellschaftlichen zurücktreten, während beim Rauchen, Morden oder Gefräßigsein ein persönlicheres Bewußtsein möglich und wünschenswert wäre. Ansonsten aber handelt es sich um dieselbe Struktur. Man braucht sich also nicht darüber zu wundern, wenn auch Gesundheit und Krankheit sowohl persönlich als auch gesellschaftlich bedingt sind.

Die politische Verantwortung zeigt sich sowohl in den sozialen Diskrepanzen verschiedener Gesellschaftsschichten, auf die ich im folgenden ausführlich eingehe, als auch in den internationalen Unterschieden. Vergleicht man beispielsweise die Häufigkeit der Todesfälle durch Herzinfarkte in Europa, so findet man bei den Männern im Jahr 2000 in Frankreich, Italien und Spanien maximal 190 pro 100 000 Einwohner, in einem sichelförmigen Gebiet von Skandinavien über Westdeutschland und Österreich bis Griechenland maximal 268 und östlich davon sowie in Großbritannien wesentlich höhere Werte bis über tausend. Dabei spielen die Landesgrenzen nur eine geringe Rolle, denn auch innerhalb

Deutschlands gibt es im Nordosten fast doppelt so viele Todesfälle durch einen Herzinfarkt wie im Südwesten (SZ 06.02.2008; 18./19.04.2009). Zwischen Frankreich und Osteuropa liegt also ein Faktor vier bis fünf. Diese großen Unterschiede dürften teilweise mit der medizinischen Versorgung zusammenhängen, vor allem aber mit der Zahl der überhaupt auftretenden Herzinfarkte, also mit gesellschaftlich und kulturell bedingten Lebensweisen. Für die politisch Verantwortlichen in den Ländern und Regionen mit den hohen Todesraten sind die festgestellten Diskrepanzen allemal eine große Herausforderung.

Demgegenüber werden Krankheiten in der Medizin immer nur persönlich behandelt, obwohl jeder Medizinstudent in seiner Ausbildung auch mit den Grundzügen der Sozialmedizin und mit kulturellen Unterschieden vertraut gemacht wird. Von den heutigen Medizinern wird oft nicht einmal mehr der familiäre Kontext mit wahrgenommen, in dem ein Mensch lebt, solange sich nicht gerade eine Großfamilie um ein Krankenbett versammelt. Dies gilt schon bei der Geburt und beim Kleinkind, wenn das medizinische Interesse ausschließlich auf die körperliche Gesundheit von Mutter und Kind gerichtet ist und die Lebensverhältnisse ausblendet bzw. der Sozialfürsorge überläßt. So bleibt es aber auch bis zum Ende und für die Zurückbleibenden. Wenn ein Mensch tot ist, ist seine Krankengeschichte medizinisch abgeschlossen. Es gibt dann aber immer noch die Hinterbliebenen. Sollte es Hausärzte vielleicht nicht nur in dem Verständnis geben, daß sie den Kranken in seiner häuslichen Umgebung aufsuchen, sondern auch so, daß sie Ärzte für »das Haus«, die jeweilige Lebensgemeinschaft sind? Die Antwort auf die Frage: Bin ich krank oder gesund, oder sind wir es?, kann immer nur lauten: Wir sind es, und ich bin es als einer von uns.

## Gesundheit und Krankheit des Einzelnen und der Gesellschaft

Aus medizinischer Sicht gibt es Gesunde und Kranke, und die letzteren bedürfen der Behandlung. Dieses einfache Weltbild ist in zweierlei Hinsicht fragwürdig. Einmal ist es zum guten Teil eine Kompetenz- und Definitionsfrage, wo die Gesundheit aufhört und die Krankheit beginnt. »Krank und Gesund sind etwa Begriffe wie

Warm und Kalt« (Bleuler 1919, 57f.). Viele Menschen begeben sich in medizinische Behandlung, weil es ihnen nicht gutgeht, aber dafür gibt es oft genug keine medizinisch faßbaren und zu behandelnden Gründe. Anderen wiederum geht es gut, aber sie werden bei einer Routineuntersuchung für krank oder tendenziell krank erklärt, weil ihr Blutdruck, ihr Blutzucker, ihre Cholesterinsumme oder irgendein anderer Indikator zu hoch sei. Was hier aber »zu hoch« ist, unterliegt weitgehend der Definitionsmacht der Mediziner – abgesehen davon, daß beim Cholesterin paradoxerweise zwei Werte addiert werden, von denen der eine möglichst niedrig und der andere möglichst hoch sein soll. Michael Berger hat verschiedentlich darauf hingewiesen, daß es für die in neuerer Zeit erfolgte Herabsetzung beispielsweise der Zuckerwerte der Gesunden keine wissenschaftlich überzeugenden Gründe gegeben habe (Berger/Mühlhauser 2003, 577/590). Eine ähnliche Kritik ist an den neueren LDL-Cholesterin-Richtwerten geübt worden. Wenn hier also auf einmal nicht mehr als gesund gelten soll, woran zuvor kein Anstoß genommen wurde, so hängt dies wohl auch mit dem Markterweiterungsinteresse der Mediziner und dem Geschäft der Pharmaindustrie mit den Cholesterinsenkern zusammen.

Die Grenze zwischen Gesundheit und Krankheit ist aber nicht nur variabel, sondern es ist allenfalls bedingt sinnvoll, überhaupt eine solche Grenze zu ziehen. Dieser zweite Grund, warum die eingangs genannte Einteilung der Welt in Gesunde und Kranke nicht aufgeht, hängt mit der Unterscheidung der persönlichen von der gesellschaftlichen Gesundheit zusammen und markiert den Übergang von der Einzeltherapie zur Sozialmedizin. Welcher ganz neue Horizont des Denkens sich damit eröffnet, hat Geoffrey Rose – einer der neueren Pioniere dieser Wissenschaft – im Rückblick darauf geschildert, wie der Bluthochdruck-Experte George W. Pickering eines Tages (Hamilton u.a. 1954) erklärte, daß es den sogenannten Bluthochdruck eigentlich gar nicht gebe, jedenfalls nicht im Gegensatz zu einem nicht zu hohen Blutdruck.

> »... I well remember the widespread bafflement which greeted this famous professor of medicine when he asserted that hypertension, in which he was the world expert, did not exist as a distinguishable entity« (Rose 1992, 6).

Pickering habe damit viel Widerspruch ausgelöst, berichtete Rose, schließlich aber doch recht behalten, denn auch die Gegner hätten zugeben müssen, daß der Blutdruck in der Bevölkerung kontinuierlich verteilt sei, wobei »niedrig« unmerklich in »normal« und »normal« in »hoch« übergeht, ohne daß man dafür bestimmte Grenzen angeben könnte.

Bei etwa drei Fünftel der Männer mittleren Alters liegt der Blutdruck (oberer, systolischer Wert) unter bestimmten Bedingungen zwischen ca. 120 und 125 mmHg, und die beiden verbleibenden Fünftel schließen sich nach oben und unten so an, daß die Kurve nach beiden Seiten flach ausläuft. Ähnliche Verteilungen gibt es für alle medizinischen Indikatoren und Krankheiten. Die persönliche, nicht sozialmedizinisch orientierte Therapie wendet sich aber überall nur den Ausläufern zu, sieht also etwa die systolischen Blutdrucke oberhalb von 170 und unterhalb von 100 mmHg für behandlungsbedürftig an, die dazwischen liegenden Werte hingegen nicht. Nach dem sozialmedizinischen Ansatz ist dies zwar naheliegend, trotzdem aber ein Fehlschluß.

Rose' Ansatz ist, daß nicht die Mehrheit der Fälle zwischen den extremen Ausläufern normal ist, sondern die Verteilungskurve insgesamt, also einschließlich der Ausläufer. Dafür spricht, daß sich beim Vergleich verschiedener Völker oder Bevölkerungsgruppen tendenziell immer dieselben Kurven ergeben – mal etwas steiler und mal etwas flacher – jedoch nicht in derselben Lage, d. h., das Maximum verschiebt sich nach dieser oder jener Seite, und das tun auch die Ausläufer:

»It then commonly emerges that those whom we particularly wish to help, such as the hypertensives, the alcoholics, and others with special problems, represent simply the extreme of a continuous distribution of risk or behaviour; *when different populations are compared, the distribution is seen to shift up or down as a coherent whole.* The essential determinants of the health of society are thus to be found in its mass characteristics« (vii; Hervorhebung hinzugefügt).

Dies ist eine erstaunliche Wendung. Einerseits also gibt es keine Dichotomie zwischen Gesundheit und Krankheit. »Nearly all diseases, whether genetic of acquired, come in all sizes« (9). Andererseits aber sind die Ausläufer der Verteilungskurven sozusagen nur die Spitze des Eisbergs. Der Vergleich mit dem Eisberg legt suggestiv nahe, was Rose sagen will: Um dessen sichtbaren Teil zu beseitigen, hat es wenig Sinn, diesen selbst abzutragen, weil dann der bisher unsichtbare Teil von unten nachrückt. Statt dessen müßte man den Meeresspiegel senken, denn dann läge auch der sichtbare Teil entsprechend tiefer. Für die Gesundheit bedeutet das, daß nicht die Randgruppen zu behandeln sind, sondern die Allgemeinheit ihr Verhalten ändern muß.

Betrachten wir beispielsweise die Dicken oder die Alkoholiker. Das Körpergewicht und der Alkoholkonsum sind in der Bevölkerung so ähnlich verteilt wie der Blutdruck. Wenn sich daran etwas ändern soll, gibt es nach Rose zwei Möglichkeiten: Entweder man bringt die allzu Dicken und die richtigen Säufer dazu, sich mit weniger zu begnügen (»high risk strategy«), oder man sorgt dafür, daß die ganze Kurve sich nach links verschiebt, indem auch die große Mehrheit der Bevölkerung etwas weniger ißt bzw. trinkt und vermöge der »Kollektivkräfte« die Extreme mitzieht (»population strategy«; 13 f.). Rose kann natürlich nicht wissen, wie lange es von Fall zu Fall dauert, bis die Gesellschaft ihr Verhalten so weit geändert hat, daß sich auch die Extreme verschieben. Ausschließlich diese korrigieren zu wollen ist aber ja ebenfalls eine langwierige Aufgabe und überdies nur begrenzt erfolgreich. Daß die Verteilungen immer ähnlich aussehen, jedoch mit verschiedener Variationsbreite, die Extreme also sozusagen (wie der Eisberg) auf einer großen Gemeinsamkeit schwimmen, bestätigen Ländervergleiche.

Beispielsweise zeigt sich, je dicker die Bevölkerung im allgemeinen ist, desto mehr toleriert sie auch die ganz Dicken. Menschliche Gemeinschaften dulden ein abweichendes Verhalten zwar immer nur begrenzt, aber sogar für die Gewaltbereitschaft an den Rändern einer Gesellschaft gilt: »The tolerable limits of aggression are defined in relation to the local culture: what is accepted in one society may be punished in another« (61). In jeder Gesellschaft gibt es ein Grundverständnis von Normalität. Wenn man sich nicht nur an den Extremen abarbeiten will, die ja gerade noch mit diesem Grundverständnis übereinkommen, es allerdings maximal ausschöpfen, muß man sich dem geltenden Verständnis von Normalität zuwenden. Die beste Prävention von Krankheiten sind »normalizing measures«, d.h. »means redefining what is to be regarded as normal« (94/61).

Die Dicken oder die Alkoholiker sind also eigentlich nicht die Abweichler, die das normale Maß überschritten haben, sondern sie sind – sofern ihr Verhalten zu beanstanden ist – die Indikatoren dafür, daß die ganze Gesellschaft zu viel ißt und zu viel Alkohol trinkt, daß also das Verhalten der Allgemeinheit zu beanstanden ist: »... the number of heavy drinkers in a population keeps in almost perfect step with the alcohol consumption of Mr and Mrs Average« (110). *Die Dicken und die Alkoholiker sind sozusagen unsere Dicken und unsere Alkoholiker,* und wenn uns daran etwas nicht paßt, sollten erst einmal nicht sie sich ändern, sondern wir, damit auch sie sich ändern. Jede Gesellschaft distanziert sich von ihren Abweichlern: »Yet in truth the deviants are simply the tail of the population's own distribution. ... the deviant tail of ›troublemakers‹ belongs to its parent distribution« (64/96). Daraus folgt, daß die jeweilige Mehrheit für ihre Randgruppen verantwortlich ist, denn es sind *ihre* Randgruppen.

Umgekehrt kann in den Auffälligen auch die ganze Gesellschaft sich selber auffallen. Beispielsweise ist es eine interessante Frage, was sich für die New Yorker Bevölkerung daran zeigt, daß die alten Männer in New York etwa doppelt so zerstreut sind wie die in London (Gurland u.a. 1983, 71 f.). Beunruhigender ist aber, daß auch das Ausmaß und die Art von Gewalttätigkeiten am Rand einer Gesellschaft zu erkennen geben, wie intolerant und aggressiv die schweigende Mehrheit eigentlich selber ist. Vielleicht deutet also gerade die Heftigkeit der Verurteilung dieser Gewalttätigkeiten darauf hin, daß die Randständigen sich hier etwas erlauben, was ebenfalls gern tun zu wollen die meisten Menschen bei sich selber nicht wahrhaben möchten.

Was Krankheiten angeht, so würde eine Verschiebung der Blutdruckverteilung um nur fünf Prozent nach links, d.h. eine allgemeine Absenkung des Blutdrucks um fünf Prozent, theoretisch eine etwa dreißigprozentige Verminderung der Zahl der Gehirnschläge nach sich ziehen, wäre also wohl jeder Behandlung der Hochrisikogruppen überlegen. Dies gilt allerdings nur insoweit, wie Schlaganfälle tatsächlich durch Bluthochdruck verursacht werden und diese Kausalbeziehung reversibel ist. Ein anderes Beispiel ist, daß eine zwölfprozentige Zunahme in der Knochendichte zu einer zwanzigprozentigen Abnahme der Knochenbrüche wegen Osteoporose führen würde. Eine solche Zunahme ist relativ leicht vorstellbar, denn Knochen sind so stark, wie sie gewöhnlich gebraucht werden, entsprechen also dem Maß der körperlichen Bewegung, und die höhere Dichte war noch vor etwa 10 Jahren der Durchschnittswert (Rose 1992, 74f./89f.). Ebenso steht es mit allen andern Krankheiten (vgl. James 2001, 276f.). Wie aber können kleine Änderungen im allgemeinen Gesundheitszustand der Bevölkerung zustande kommen, um einen relativ kleinen Anteil – die Ausläufer der Verteilungskurven – aus dem Risikobereich herauszuholen?

Das Ziel wäre unerreichbar, wenn es gälte, den Mitgliedern der Mehrheit einzeln zuzureden, daß sie ihr Leben ändern, um die Randgruppen mitzuziehen. Die Antwort wird aber einfacher, wenn man bedenkt – worauf ich im folgenden zurückkomme –, wie die allgemeine Lebenserwartung gestiegen ist, nämlich durch die Veränderung der Lebensverhältnisse. Es muß also politisch etwas geschehen, was *alle* betrifft. Die Grundvoraussetzung dafür ist in der Demokratie, daß *die Allgemeinheit sich für die Auswüchse ihrer Lebensweise verantwortlich fühlt*. Diese Auswüchse sind alle Zivilisationskrankheiten, weil es sie nicht bzw. nur in viel geringerem Maß gäbe, wenn die Allgemeinheit gesünder lebte. Konkretisiert man die Verantwortung für den Fall des Blutdrucks, so besteht sie in der fünfprozentigen Senkung, um 30% der Schlaganfälle zu vermeiden. Eine solche Senkung sollte aber sinnvollerweise nicht dadurch zustande kommen, daß alle Bürger blutdrucksenkende Medikamente einnehmen, denn diese würden die Fehlentwicklung der Lebensstile ja nicht korrigieren, die zu der allgemeinen Erhöhung des Blutdrucks geführt hat. Die Allgemeinheit kann ihrer Mitverantwortlichkeit für die vielen Schlaganfälle aber dadurch gerecht werden, daß sie selbst gesünder lebt.

*Autofahren und Ernährung in öffentlicher Verantwortung*

Ich berühre hier zur Veranschaulichung eines gesünderen Lebens nur kurz das Verhältnis von Autofahren und Ernährung. Dabei sind verschiedene Stufen zu unterscheiden. Zunächst empfiehlt es sich, wenn man schon Auto fährt, wenigstens einen Sicherheitsgurt anzulegen, denn dadurch wird die Zahl der Verletzungen und der Verkehrstoten deutlich vermindert. Allerdings müssen zig Millionen Menschen viele Jahre lang mit Gurten fahren, um einige tausend Tote zu verhindern, aber das ist ja wohl nicht zuviel verlangt. Ein erheblich weiter gehender Schritt wäre es, allgemein nur noch halb (oder zwei Drittel oder ein Drittel) so viel zu fahren. In diesem Fall würde die Zahl der Verkehrstoten bereits jährlich um einige tausend vermindert. Darüber hinaus aber würden die übrigen Wege mit dem Fahrrad oder zu Fuß sowie mit öffentlichen Verkehrsmitteln zurückgelegt, also jedenfalls wesentlich gesünder als mit dem Auto. Der Blutdruck und die Cholesterinwerte würden sinken, und es gäbe u.a. viel weniger Rückenbeschwerden. Vor allem aber käme diese allgemeine Absenkung den Randgruppen, ihren Schlaganfällen und sonstigen Krankheiten zugute. Das ist jedoch noch nicht alles, denn die Kosten des Autofahrens sind in den privaten Haushalten im wesentlichen durch die bei der Ernährung eingesparten Kosten aufgebracht worden. Vereinfacht gesagt: Nach dem Zweiten Weltkrieg wurde durchschnittlich etwa ein Drittel der verfügbaren Mittel für die Ernährung ausgegeben; jetzt ist es nur noch etwa ein Sechstel, und das andere Sechstel ist für das Autofahren da. Wenn also für dieses nur noch halb soviel ausgegeben und die andere Hälfte weitgehend eingespart würde (denn die Alternativen sind viel billiger), könnten die frei werdenden Mittel einer gesünderen Ernährung sowie einer artgerechteren Tier- und Pflanzenhaltung gewidmet werden.

    Ich wollte hier nur an einem Beispiel zeigen, wie die Allgemeinheit ihrer öffentlichen Verantwortung für die lebensstilbedingten Krankheiten gerecht werden könnte. Ob die Gesunden diese Verantwortung für sich selbst und für die Randgruppen überhaupt wahrnehmen wollen und welche Möglichkeiten es dafür sonst gäbe, ist eine andere Frage. Wenn sie es wollen, würden aber alle

Varianten wohl darin übereinkommen, daß die Kosten für die medizinische Versorgung sinken würden. Denn das Ziel ist ja die Prävention im eigentlichen Sinn, d.h., sich so zu verhalten, daß man gar nicht erst krank wird. Allerdings müßten dazu anstelle der medizinischen Versorgung auch politisch viele andere Maßnahmen getroffen werden. Um die Autofahrerei in einem nicht geringen Umfang durch mehr körperliche Bewegung und gesündere Ernährung zu substituieren, wären ja Rahmenbedingungen zu schaffen, die nicht in die Kompetenz von Gesundheitsministerien fallen (vgl. Rose 1992, 99/Morris 1980).

Beispielsweise müßte das *öffentliche Verkehrssystem* erweitert, verdichtet und intensiviert werden, um die vermiedene Verkehrsleistung des motorisierten Individualverkehrs übernehmen zu können. Darüber hinaus sind *Strukturveränderungen im Städtebau* notwendig, um das Zu-Fuß-Gehen und das Radfahren attraktiver zu machen. Sogar unter den gegenwärtigen Bedingungen geht man hierzulande in Großstädten bei Entfernungen bis zu 5 km (und dies sind zwei Drittel aller innerstädtisch überhaupt zurückgelegten Wege) immer noch in mehr als der Hälfte aller Fälle zu Fuß oder nimmt das Fahrrad (Kutter 1993; Deutscher Bundestag 1994, 130). Dieser Anteil könnte sich wesentlich erhöhen, wenn die Wohndichte in den Städten größer und die zurückzulegenden Wege kürzer würden. Dann würden nämlich noch viel mehr Ziele in den Fünf-Kilometer-Umkreis rücken, also ebenfalls zu Fuß oder mit dem Fahrrad gut zu erreichen sein. Um darüber hinaus eine gesündere Ernährung zu fördern, bedürfte es außerdem landwirtschafts- und verbraucherpolitischer sowie erneut umwelt- und finanzpolitischer Maßnahmen. Die Gesundheitsminister können bei alledem im wesentlichen nur zuschauen, wie gesundheitspolitische Ziele von andern Ressorts umgesetzt werden und die Krankenversorgung entlasten.

Mangelnde Bewegung und ungesunde Ernährung sind die am ehesten pathogenen Faktoren unseres Lebensstils. Viele Krankheiten sind jedoch außerdem durch die *Arbeitsverhältnisse* bedingt, wie ich im folgenden im Anschluß an die Whitehall-Studien erläutern werde. Hinzu kommen die *Vereinsamungskrankheiten* vor allem im Alter und viele andere mehr. Darüber hinaus ist *Bildung* fast überall die Hauptbedingung für ein gesünderes Leben.

In allen diesen Fällen aber sind es wiederum nicht die Gesundheitsminister, die am ungesunden Leben etwas ändern könnten, sondern ihre Kollegen in den Arbeits- und Sozialressorts sowie im Bildungswesen.

Aus sozialmedizinischer und sozialpolitischer Sicht ergibt sich also noch einmal in einem erweiterten Sinn, daß das medizinische Gesundheits- bzw. Krankheitswesen im wesentlichen nur an den Symptomen kuriert, ihnen aber nicht an die Wurzeln geht. Die Symptome sind hier wieder nicht die Krankheitssymptome, sondern die Krankheiten selbst, jedoch nicht im psychosomatischen Sinn, sondern gesellschaftlich in den Ausläufern der Verteilungen. Hier werden durch die medizinische Versorgung viele Leben gerettet bzw. verlängert, aber noch mehr Leben – nämlich auch diejenigen, denen medizinisch nicht mehr geholfen werden kann – wären zu retten, wenn die Allgemeinheit ihren Lebensstil ändern und dadurch die meisten Krankheiten vermeiden würde.

Eine Änderung des Lebensstils könnte dazu führen, daß es der medizinischen Versorgung in absehbarer Zeit nur noch zu 90 %, 80 %, 70 %, 60 %, 50 % ... des bisherigen Umfangs bedürfte. Wie lange das dauert, hängt davon ab, wie schnell oder wie langsam die Allgemeinheit, d.h. die Gesunden, ihre Verantwortung für die Kranken erkennen und wahrnehmen. Es brauchte nicht so lange zu dauern, wie es wahrscheinlich dauern wird, denn wir könnten unser Leben ja auch etwas beherzter ändern.

Das alte psychosomatische Ziel »Mens sana in corpore sano« müßte in der wissenschaftlich-technischen Welt zu dem *soziopsychosomatischen* Ziel »a healthy life-style in a healthy environment« (Rose 1992, 107) erweitert werden. Dabei verstehe ich die Erweiterung der Psychosomatik zur Soziopsychosomatik nicht so, daß die Psyche der Person gehört und diese nun unter Bedingungen der Gemeinschaft steht, sondern die Seele ist so umfassend wie die Gesellschaft, nimmt in jedem Einzelnen aber persönliche Züge an. Als Weltseele geht sie sogar noch weit über die Menschheit hinaus.

Die Erhaltung der allgemeinen Gesundheit ist für die künftigen Wirtschafts- und Lebensverhältnisse ein Nachhaltigkeitsziel. Wenn die Lebensbedingungen durch eine nicht nachhaltige Wirtschaft weiter so heruntergewirtschaftet werden wie bisher, ergäbe sich das gesündere Leben für die Überlebenden zwar von alleine, denn mit der Zivilisation würden auch die Zivilisationskrankheiten entfallen. Für die Menschheit, für unsere natürliche Mitwelt und für das Ganze der Natur aber wäre es besser, wenn wir nicht erst durch diese Katastrophe in einer gesunden Welt gesund zu leben und zu wirtschaften lernten.

*Wie also wollen wir in Zukunft leben?* Dies ist eine politische Frage, die uns alle angeht, und erst danach eine persönliche Frage, wie der Einzelne unter veränderten Rahmenbedingungen am ehesten das Seine tut. Ich komme darauf im fünften Kapitel zurück. Solange das politische Bewußtsein für die Notwendigkeit dieser Veränderung nicht besteht, hat es wenig Sinn, nur an das persönliche Verhalten zu appellieren, denn der Lebensstil ist sozial konditioniert, und diese Konditionierung muß sich wandeln, weil das jetzige Ergebnis pathogen ist. Zu ändern sind also die *Verhältnisse*, denn erst daraufhin wird sich auch das *Verhalten* der meisten Einzelnen ändern. Die Verhältnisse aber ändern sich in einer Demokratie nur dadurch, daß einige Einzelne sich in den immer schon bestehenden Spielräumen anders verhalten und zu einer politischen Willensbildung der Allgemeinheit beitragen, wie wir in Zukunft leben wollen, so daß dann weitere Einzelne sich in allmählich offeneren Spielräumen anders verhalten und ihrerseits zu einer weitergehenden politischen Willensbildung beitragen, so daß weitere Einzelne … usw.

Der Unterscheidung der gesellschaftlichen Verhältnisse von dem persönlichen Verhalten, das durch die Verhältnisse konditioniert wird, entspricht in der Sozialmedizin jene der Verhältnisprävention von der Verhaltensprävention. Die Priorität der ersteren vor der letzteren ist von der Bekämpfung der Infektionskrankheiten her längst bekannt, aber für die chronischen Krankheiten müssen wir uns daran erst wieder neu erinnern (Walter/Schwartz 2003, 191/ Syme 1986). Anfangen kann jeder Einzelne mit einer Zuwendung zum eigenen Leibsein, insbesondere durch körperliche Bewegung und eine gesündere Ernährung. Zur Verhältnisprävention aber bedarf es besserer öffentlicher Verkehrsmittel, autofreier Straßen, gesunder Schulen, rauchfreier Restaurants und dergleichen mehr. Man kann auch sagen: Die Verhältnisprävention ist eine Stärkung des gesellschaftlichen Immunsystems. Dieses Immunsystem zu stärken und nicht zu überfordern dient der gesundheitlichen Nachhaltigkeit. Dazu bedarf es keiner medizinischen Versorgung, sondern gesünderer Lebensweisen mündiger Bürger.

## (2) Politische Grenzen der Medizin durch das nichtmedizinische Gesundheitswesen

Das Hauptergebnis des vorangegangenen Abschnitts ist, daß die *körperliche Gesundheit am wenigsten eine Aufgabe der medizinischen Versorgung* ist. Es bedarf dieser nur, wenn jemand krank ist und nicht durch Ruhe, Wärme, eine passende Ernährung und sonstige Hausmittel in angemessener Zeit von alleine wieder gesund wird. Solche Fälle wird es allerdings wohl immer geben, denn jeder Mensch kann in die Lage kommen, daß eine genetisch bedingte Krankheit trotz aller Vorsicht in der Lebensweise schließlich doch ausbricht, oder so geschwächt zu sein, daß die gesunde Abwehr gegen Infektionen nicht mehr stark genug ist und erst durch eine Krankheit wieder zu Kräften kommt. Wer zu hohen oder zu niedrigen Anforderungen ausgesetzt ist, kann sich ebenfalls in eine Krankheit getrieben fühlen. In diesen und anderen Fällen ist es gut, daß es körperliche Krankheiten als eine zweitbeste Form des Lebens – nach dem gesunden – gibt. Und obwohl ein Kranker letztlich nur aus sich heraus, d.h. vermöge seiner Natur wieder gesund werden kann, gehört das Mitsein doch so zur Natur des Menschen, daß gerade ein Kranker nicht allein gelassen werden darf. Ihm auf dem Weg der Krankheit – der die Angehörigen oft verunsichert – körperlich und seelisch die Zuversicht zu geben, auf diese Weise wieder zu sich kommen und in die Gemeinschaft zurückkehren zu können, ist die Aufgabe des Arztes.

Gleichwohl ist die Krankheit immer nur der zweitbeste Weg nach dem gesunden, und es ist in jedem Fall besser, sich dem gesund gelebten Leben nicht durch Krankheit zu entziehen. In unserer Gesellschaft wird diese Regel nicht hinreichend beherzigt, denn es wird zuwenig dafür gesorgt, daß man möglichst gar nicht erst krank wird. Man kann geradezu sagen: *Unsere Gesellschaft lebt in einer latenten Bereitschaft, krank zu werden oder sich krank wer-*

*den zu lassen.* Unsere Kollektivkräfte oder unser gesellschaftlicher Zusammenhalt tendieren zum Kranksein. Sonst würden wir uns nicht so ungesund verhalten und die Integrität der gesellschaftlichen Verhältnisse wirtschaftlich zerrütten lassen.

In der Argumentationsform von Geoffrey Rose heißt das: Die Verteilungskurven für die verschiedenen gesundheitlichen Indikatoren der Bevölkerung sind zu stark abgeflacht und zu den pathogenen Ausläufern hin verschoben. Dies zeigt sich an den immer weiter steigenden Krankheitskosten. Unser Gesundheits- bzw. Krankheitswesen reagiert auf die zunehmenden Krankheiten durch die medizinische Versorgung der Kranken, d.h. der Ausläufer der Verteilungskurve in den pathogenen Bereich. Besser wäre es aber, wenn die ganze Gesellschaft gesünder lebte, denn dann würden die Ausläufer weniger in diesen Bereich hineinragen, und es gäbe weniger Krankheiten.

Ein Gesundheitswesen, das seinen Namen verdient, in dem also möglichst viele Menschen gar nicht erst krank werden, ist nun aber keine Aufgabe der medizinischen Versorgung. Auch Vorsorgeuntersuchungen tragen dazu nur in wenigen Fällen bei. Die Öffentlichkeit aber weiß davon noch weniger als die Mediziner und meint, wenn die Menschen an Krebs oder Herzkrankheiten stürben, müsse dagegen medizinisch etwas getan werden. Das aber ist ein Irrtum, denn diese Krankheiten sind Charaktere eines pathogenen gesellschaftlichen Mitseins bzw. einer zerrütteten gesellschaftlichen Integrität. Beispielsweise sterben wahrscheinlich viel mehr Menschen an Einsamkeit als an Krebs.

### Politische Medizin: Virchows Entdeckung und ihre Wiederentdeckung als Public Health

Daß das Gesundheitswesen im wesentlichen keine medizinische Aufgabe ist, war 1848 schon einmal eine wichtige politische Entdeckung, die im 19. Jahrhundert zu weitreichenden gesundheitspolitischen Veränderungen der – das Verhalten konditionierenden – Verhältnisse geführt hat. Die Industrialisierung Deutschlands hatte verspätet begonnen, war nun aber voll im Gang, als in Oberschlesien, das zu dieser Zeit von Preußen verwaltet wurde, eine Typhusepidemie ausbrach. Die öffentliche Aufmerksamkeit führte dazu, daß der – für die Gesundheit zuständige – preußische Kulturminister eine kleine Delegation in das Krisengebiet schickte, um sich für die Regierung ein Bild von der Situation zu machen. Die Delegation bestand aus einem älteren Ministerialbeamten und dem jungen Militärarzt Rudolf Virchow, der auf dieser Reise den entscheidenden Impuls für sein weiteres Leben und seine gesamte politische bzw. gesundheitspolitische Tätigkeit empfangen hat.

Das soziale Elend der frühen Industrialisierung war mittlerweile auch in Preußen längst ausgebrochen. Pathogene Arbeits- und Wohnverhältnisse der Armen führten zu Krankheiten, und diesen folgte eine weitere Verarmung, die dann noch mehr Krankheiten mit sich brachte. Viele Ärzte versuchten die persönliche Not zu lindern, kurierten aber doch nur an den Symptomen einer sich fortzeugenden Woge von Krankheiten. Unter denen, die sich ein politisches Urteil bildeten, daß auch von seiten der Ärzte mehr getan werden müßte, als soviel wie möglich persönlich zu helfen, war Virchow der führende Kopf.

Der preußische Beamte Rudolf Virchow erkannte in Oberschlesien sofort, daß die Epidemie nur beiläufig eine Frage der medizinischen Versorgung, im wesentlichen aber ein politisches Problem war. Er attestierte Preußen, das die Oberschlesier unter pathogenen Bedingungen hatte verelenden lassen und somit seiner staatlichen Verantwortung nicht gerecht geworden war, ein Staatsversagen und publizierte über seine Erfahrungen einen schonungslosen und ausführlichen, immer noch sehr lesenswerten Bericht. Sein Urteil war wohl so unbestreitbar richtig und der preußische Liberalismus von 1806 zumindest im Revolutionsjahr 1848 wieder so lebendig, daß Virchows Offenheit seiner weiteren Karriere nicht geschadet hat.

Virchows Fazit war, daß *die allgemeine Gesundheit nur sekundär eine medizinische, im wesentlichen aber eine politische Querschnittsaufgabe* ist. Dies ist heute so richtig wie damals, obwohl auch die kurative Medizin durch ihre Neubegründung als angewandte Naturwissenschaft seitdem große Fortschritte gemacht hat. Denn im 19. Jahrhundert wurde das gesundheitliche Niveau der Allgemeinheit und vor allem das der ärmeren Bevölkerungsschichten im wesentlichen nicht durch eine bessere medizinische Versorgung, sondern fast ausschließlich durch die Verbesserung der Wohn- und Arbeitsverhältnisse angehoben. Die mittlere Lebenserwartung bei der Geburt stieg von etwa 40 in der Mitte bis auf etwa 50 Jahre am Ende des 19. Jahrhunderts und anschließend bis zur Mitte des 20. Jahrhunderts weiter bis auf etwa 70 Jahre (die Frauen immer etwas mehr, die Männer etwas weniger; Kamke/Scholz 1992, 40). Dies geschah im wesentlichen durch die Abnahme der Infektionskrankheiten mit der Verbesserung der Lebensverhältnisse. Zuvor waren die Städte regelrechte Todesfallen gewesen und hatten ihre Einwohnerzahl nur durch den laufenden Zuzug vom Land halten oder steigern können. Nicht nur im 19., sondern auch in der ersten Hälfte des 20. Jahrhunderts spielte die kurative Medizin neben der gesundheitlichen Verbesserung der Lebensverhältnisse keine besondere Rolle für die Steigerung der Lebenserwartung, wie insbesondere die Untersuchungen von Thomas McKeown gezeigt haben (1979). Beispielsweise waren die Todesraten an Lungentuberkulose in England und Wales bereits von etwa 4000 pro Jahr und pro Million Einwohner im Jahr 1840 auf etwa 500 gefallen, als 1947 die erste effektive Therapie gegen diese Krankheit entdeckt wurde. Danach gab es allerdings einen steilen Abfall innerhalb weniger Jahre (92 f.).

Von größerer Bedeutung für die allgemeine Gesundheit waren medizinische Therapien – durch Antibiotika und neue Behandlungstechniken – erst in der zweiten Hälfte des 20. Jahrhunderts. Beispielsweise ist die mittlere Lebenserwartung in Deutschland in dieser Zeit weiter auf etwa 77 Jahre gestiegen, also um etwa 7 Jahre, und daran hatte die kurative Medizin nun tatsächlich einen großen Anteil. An Jahren war dieser Zuwachs freilich wesentlich geringer als die vorangegangenen. Er relativiert sich auch dadurch, daß ähnliche Unterschiede durch rein kulturelle Faktoren bedingt sein können. Beispielsweise haben diejenigen Chinesen in den USA, die unter einer »unglücklichen« Sternkorrelation geboren sind, gegenüber denen, für die dies nicht der Fall ist, eine um vier bis fünf Jahre verkürzte Lebenserwartung, *wenn* sie noch in ihrer heimischen Tradition leben (Phillips u. a. 1993). Außerdem zeigen die Placebowirkungen, so wie wir sie jetzt neurobiologisch zu verstehen beginnen, daß auch hierzulande die nichtmedizinischen Faktoren oft wichtiger sind als die medizinischen. Man sollte den medizinischen Fortschritt also im wesentlichen nicht in der Zunahme der Lebenserwartung sehen. Die eigentliche Leistung der Medizin war nicht dies, sondern die Erleichterung des Lebens mit chronischen Krankheiten oder die Kompensation von sogenannten Verschleißerscheinungen.

Für die weitere Zukunft sieht es nun wieder so aus, daß die allgemeine Gesundheit weniger durch medizinische Fortschritte als durch Veränderungen der Lebensweise verbessert werden kann. Dabei sind um des persönlichen Verhaltens willen vor allem ungesunde Verhältnisse zu korrigieren.

»Eine weitere wesentliche Reduktion der Mortalität hängt nicht so sehr von den Fortschritten der kurativen Medizin, sondern vielmehr von der Realisierung definierbarer präventiver Maßnahmen – im Sinne einer Verhaltens- und Verhältnisprävention – ab« (Schwartz/Walter 2003, 171).

Die Gesundheit wird also auch jetzt wieder im wesentlichen zu einer nichtmedizinischen Aufgabe. Daß die enorme Steigerung der Lebenserwartung seit der industriellen Revolution kaum ein medizinischer Fortschritt gewesen, sondern der Verbesserung der Lebens- und Arbeitsbedingungen geschuldet ist, scheint trotz der vielen Virchowstraßen sogar in Deutschland wieder ziemlich in Vergessenheit geraten zu sein. Auch in den andern Industrieländern steht die Allgemeinheit noch so unter dem Eindruck einzelner technischer Forschritte der Medizin, daß Gesundheit tendenziell als deren Aufgabe wahrgenommen wird, was nicht zutrifft.

Virchows gesundheitspolitische Impulse sind in die politische Bewegung zur Lösung der sozialen Frage des 19. Jahrhunderts eingegangen, die hierzulande in der Sozialgesetzgebung von 1883 kulminierte. Seine Relativierung der Medizin ist dann aber erst etwa ein Jahrhundert später in der angelsächsischen Public-Health-Bewegung wiederentdeckt worden. Der englische Ausdruck für die »öffentliche« oder »allgemeine Gesundheit« wird nun auch im Deutschen beibehalten.

Ein Markstein, um die Gesundheitspolitik wieder von ihrer einseitigen Fokussierung auf die medizinische Versorgung zu lösen, war in neuerer Zeit der Bericht einer Kommission unter dem Vorsitz des kanadischen Gesundheitsministers Marc Lalonde. Im Anschluß an die Arbeiten von McKeown wurde hier nun auch politisch erstmalig wieder klar gesehen, »that the traditional view of equating the level of health in Canada with the availability of physicians and hospitals is inadequate« (1974, 18). Der Bericht erinnerte dementsprechend vor allem an die nichtmedizinischen Determinanten der Gesundheit

> »and suggested the possibility that their control might contribute more to the improvement of human health than further expansions in the health care system«. Denn »the factors effecting health at all levels of definition include but go well beyond health care per se« (Evans/Stoddart 1994, 41/29.

Die Empfehlungen des Lalonde-Berichts sind auch in den WHO-Entwurf »Gesundheit für alle« (1999) eingegangen. Trotzdem gibt es hierzulande und in den andern Industrieländern immer noch »a widespread belief that the availability and use of health care is central to the health of both individuals and populations« (Evans/Stoddart 1994, 27). Deshalb wird der medizinischen Versorgung – die doch ihrem Wesen nach nur reaktiv und bei weitem nicht das Einzige ist, was wir für unsere Gesundheit tun können – ein verhältnismäßig viel zu großer Teil unserer wirtschaftlichen Ressourcen gewidmet.

### Opportunitätskosten der Medizin

Zur Beurteilung unverhältnismäßig hoher Kosten gibt es in der Ökonomie den Begriff der Opportunitätskosten. Darunter ist der Nutzen zu verstehen, der einem Subjekt dadurch entgeht, daß es sich unter mehreren Möglichkeiten, ein bestimmtes Ziel zu erreichen, nicht für die beste entscheidet. Dabei kann es sich um Gegenstände oder um Dienstleistungen wie eine Reise handeln. Ist etwa das Produkt eine Reise von A nach B und fährt man mit dem Auto statt mit der Bahn, so ist der entgangene Nutzen das, was man mit der Reisezeit in der Bahn hätte anfangen können, abgesehen von einer entsprechenden Bilanzierung der Unbequemlichkeit und der monetären Kosten.

Es sieht so aus, daß wir mittlerweile auch bereits Opportunitätskosten der Medizin zu tragen haben, also auf nichtmedizinische

Weise zu gleichen oder niedrigeren Kosten mehr für die Gesundheit tun könnten als durch die medizinische Versorgung. Lernen wir nämlich durch die Public-Health-Bewegung und aus der Sozialmedizin, daß Bildungsmaßnahmen, die zu Änderungen der Lebensweise führen, oder sozialpolitisch-kulturelle Programme zur Reintegration unserer zerfallenden Gesellschaft ebenfalls der Gesundheit dienen und insoweit mit der medizinischen Versorgung konkurrieren, so erhebt sich die Frage: Welcher der beiden Wege, der nichtmedizinische oder der medizinische, verspricht in der jetzigen Situation den größeren *gesundheitlichen* Gewinn? Rudolf Virchow konnte vor einem Jahrhundert im Hinblick auf die sanitären Verbesserungen der städtischen Wohnverhältnisse feststellen,»dass jede Geldsumme durch ein Aequivalent an Gesundheit und an Lebensdauer belohnt« wurde (1902, 5). Diese nichtmedizinischen Maßnahmen waren damals eindeutig kostengünstiger für die Gesundheit, als abzuwarten, bis die Leute krank wurden, und sie dann medizinisch zu behandeln. Was für Virchow die hygienischen Bedingungen waren, unter denen die Menschen lebten, sind für uns die nicht so augenfällig pathogenen Lebensstile und Arbeitsverhältnisse. Auch hier aber sollte nun, um es einmal drastisch auszudrücken, jede medizinische Kostensteigerung, zu der es in Zukunft kommen wird oder zu der es in der jüngeren Vergangenheit bereits gekommen ist, grundsätzlich der folgenden komparativen Bewertung ausgesetzt werden:

Der Aufwand von 1 Mio Euro für eine bestimmte Bildungs- oder sozialkulturelle Maßnahme verspricht für die Betroffenen x Jahre zusätzliche gesunde Lebenszeit. Derselbe Aufwand für eine bestimmte medizinische Technik verspricht y Jahre gleichermaßen gesunder Lebenszeit. Wenn x > y, sind Bildung und Sozialpflege der Gesundheit förderlicher als Medizin, im Fall x < y ist es umgekehrt.

Dabei möchte ich unter »gesunder Lebenszeit« nicht die bloße Lebenszeitverlängerung verstehen, sondern diese nach der Lebensqualität gewichtet wissen (Quality Adjusted Life Years [Qualy]).
  Ob die Kosten der Medizin ihren Nutzen tatsächlich bereits überschritten haben, so daß nichtmedizinische Maßnahmen zur

Gesundheitsförderung pro Million Euro einen größeren gesundheitlichen Gewinn versprächen als das medizinische Krankheitswesen, wird von Fall zu Fall nicht leicht zu beurteilen sein. Trotzdem werden sich die Mediziner ihre Immunisierung gegen diese Frage und die Ergebnisse der Sozialmedizin nicht mehr lange leisten können. Denn es ist unbestreitbar, »that the determinants of health go well beyond medical care« (Marmor u. a. 1994, 218), und es spricht alles dafür, daß die andern Determinanten der Gesundheit zumindest beim jetzigen Stand der Kosten allmählich wichtiger als die medizinische Versorgung werden, die zuvor erörterten Grenzen der Medizin also auch hier erreicht sind. Damit soll nicht gesagt sein,

> »that medicine has had no effect on health. ... The concern is rather that the remaining shortfalls, the continuing burden of illness, disability, distress, and premature death, are less and less sensitive to further extensions in health care. We are reaching the limits of medicine. At the same time the evidence is growing in both quantity and quality that this burden may be quite sensitive to interventions and structural changes outside the health care system« (Evans/Stoddart 1994, 39).

Konsequenzen kann diese Einsicht aber erst dann haben, wenn es nicht bei dem herrschenden Gesundheitsleitbild bleibt, das der Medizin die Schlüsselrolle zuweist und in den Industrieländern die geistige und politische Grundlage des größten Wirtschaftsbereichs geworden ist.

Insbesondere ist die gesundheitliche Bedeutung des Bildungswesens gegenüber der der medizinischen Versorgung bisher grob unterschätzt worden. Die staatlichen Ausgaben für das sogenannte Gesundheitswesen sind sogar noch zu Lasten der Bildung bzw. des »Unterrichtswesens« gestiegen, denn beide Posten waren 1970 hierzulande etwa gleich groß, aber der Anteil der Medizin ist in den folgenden Jahrzehnten tendenziell auf das Doppelte gestiegen. Dabei sind sich die Verantwortlichen schwerlich darüber klar gewesen, daß auch Bildung in weitem Umfang zur Gesundheit, nämlich zum Gesundbleiben beiträgt, daß sie also de facto dem medizinischen Krankheitswesen eine Priorität vor dem nichtmedizinischen Gesundheitswesen durch Bildung gegeben haben. Die Kosten der Medizin wären weniger gestiegen, wenn man an der Bildung nicht so stark gespart hätte. Wahrscheinlich wäre es besser, in Zukunft wieder wesentliche Mittel aus der Medizin für das Bildungswesen umzuwidmen. Denn die Pflege der Bildung und der gesellschaftlichen Integrität in der Wirtschaft wie im Privatleben dürften in Zukunft wichtiger für die allgemeine Gesundheit sein als zusätzliche Ausgaben für das medizinische Gesundheits- bzw. Krankheitswesen.

Soweit die *Kosten der Medizin schon jetzt ihren gesundheitlichen Nutzen übersteigen,* wäre der *weitere Ausbau der medizinischen Versorgung sogar schädlich für die allgemeine Gesundheit.* Denn auf nichtmedizinische Weise könnte dann ja im Ausmaß der Opportunitätskosten mehr für die Gesundheit getan werden als durch Medizin, und dieses Mehr unterbliebe, ginge also verloren, wenn der Medizin weiterhin die Priorität gegeben würde. Dieser Fall ist meines Erachtens bereits eingetreten.

Denn man hat sich hinsichtlich der Gesundheit bisher praktisch nur für das medizinische Krankheitswesen, hingegen kaum für Bildung, Soziales und die anderen Politikbereiche interessiert, in denen für mehr oder weniger gesunde Verhältnisse gesorgt wird. Weil dabei die Ausgaben und die Grenzkosten für die Medizin – anders als die der Alternativen – unerträglich gestiegen sind, spricht alles dafür, daß mit den vernachlässigten Alternativen höhere Gesundheitsgewinne zu erreichen wären als mit immer mehr medizinischem Aufwand.

Wenn Länder wie die USA oder Deutschland wesentlich mehr als andere für die medizinische Versorgung ausgeben, gesundheitlich aber insgesamt schlechter dastehen als Länder mit relativ geringeren Ausgaben für das Medizinsystem, dürfte dies also den Grund haben, daß die andern das an der Medizin gesparte Geld gesundheitlich besser anlegen. *Haben wir also die Medizin zu Lasten der Gesundheit gefördert bzw. die Gesundheit zugunsten der Medizin vernachlässigt?* In diesem Fall müßten wir Ivan Illichs These (1976), daß die Medizin zu einer Bedrohung für die Gesundheit geworden ist, noch einmal in einem ganz neuen Sinn akzeptieren.

In der Energiepolitik hat sich seit der ersten Energiekrise 1973 gezeigt, daß die »Energiequelle Energieeinsparung«, d.h. der Ersatz von Energie durch technische Intelligenz, in weitem Umfang nützlicher ist als der erweiterte Einsatz der immer teurer werdenden Energieträger. Dasselbe zeigt sich nun auch für die medizinische Versorgung. Sie durch ein gesünderes Leben, d.h. durch Lebenskunst zu ersetzen, so daß man möglichst gar nicht erst krank wird, ist der beste und wohl auch der einzige Weg, der Medizinpreiskrise zu entgehen.

*Fazit*

Wir halten die Gesundheit immer noch im wesentlichen für eine Angelegenheit der medizinischen Versorgung,

> »but cheerfully leave unaddressed the stress of the workplace hierarchy or the lack of companionship and support for the widowed elderly« (Lomas/Contandriopoulos 1994, 279),

vernachlässigen also die pathogenen Situationen, in denen eigentlich zuallererst etwas für die Gesundheit getan werden sollte. Unterscheiden wir aber die *Nachfrage* nach medizinischen Leistungen von den verschiedenen Möglichkeiten, dem *Bedürfnis* Gesundheit durch einen geeigneten *Bedarf* gerecht zu werden, so dienen

- neben der Krankenversorgung eben auch
- ein integrer Zusammenhalt der Gesellschaft, in dem man nicht zu vereinsamen braucht, sondern die Menschen einander im Mitsein anerkennen und Vertrauen zueinander haben;
- eine sinnvolle Arbeit, in der man Anerkennung findet und Kreativitätsspielräume wahrnehmen kann;
- Bildungsmöglichkeiten, welche die individuelle Kreativität fördern und auch der Geschmacksbildung dienen, so daß man weiß, wofür man gut ist, und sich nicht bloß durch die Medien unterhalten läßt;
- ein gesundes Verkehrssystem;
- Möglichkeiten zur körperlichen Bewegung sowie
- eine gesunde Ernährung, die nicht nur die Bessergestellten sich

leisten können und der bereits die Geschmacksbildung in den Schulen gewidmet ist,

demselben Bedürfnis. Soweit die Analysen der Sozialmediziner zutreffen, sind die Lebensstile und sonstigen gesellschaftlichen Verhältnisse bei der Arbeit und zu Hause mittlerweile pathogener als alles medizinisch Faßbare. Die medizinische Versorgung wird durch die Kostenexplosion allmählich unbezahlbar. Um so interessanter werden die Alternativen auch unter Gesichtspunkten der Finanzierung. Darüber hinaus verdienen die verbreitete Unfähigkeit, etwas Sinnvolles mit dem Leben anzufangen und sich statt dessen vor den Fernseher zu setzen, oder die gleichermaßen verbreitete Unzufriedenheit mit dem Arbeitsleben natürlich nicht nur aus Gründen der Morbidität und Mortalität eine politische Aufmerksamkeit. Es gibt nichts Gesünderes als ein sinnvolles Leben, aber das Leben ist nicht um der Gesundheit willen sinnvoll.

## (3) Soziale Ungleichheiten der allgemeinen Gesundheit

Die vorangegangenen Überlegungen haben gezeigt, daß die individuelle Gesundheit oder Krankheit teils persönlich und teils gesellschaftlich zu verstehen ist. *Die gesellschaftliche Gesundheit der Verhältnisse ist eine Aufgabe der Politik*, und zwar eine Querschnittsaufgabe fast aller Ressorts, *die persönliche Gesundheit des Verhaltens fällt in die Verantwortung des Einzelnen*. Darüber hinaus hat der Einzelne, wenn er in einer Demokratie lebt, die staatsbürgerliche *Mitverantwortung* für die Gesundheitspolitik des Gemeinwesens.

Welche Spielräume es im persönlichen Verhalten geben darf, richtet sich nach der gesellschaftlichen Ordnung. Außer den persönlichen gibt es auch gesellschaftliche Differenzierungen nach Gruppen, Schichten oder Funktionen, die ebenfalls nur begrenzt legitim sind. Ein grundsätzliches Beispiel für eine legitime Unterscheidung ist, daß diejenigen, die in der Wirtschaft auf den eigenen Vorteil bedacht sind, nicht zugleich die Macht im Staat haben sollten, weil diese korrekterweise nur nach bestem Wissen im Interesse des Allgemeinwohls gebraucht werden darf.

Nicht im Interesse des Gemeinwohls und deshalb nicht zu legitimieren war die soziale Benachteiligung der Fabrikarbeiter und ländlichen Tagelöhner zur Zeit der frühen Industrialisierung. Daß die Gesellschaft hier sozusagen kalte Füße bekam und dies als ein Problem des gesamten Kreislaufs, also nicht nur der Füße erkannte, war in Deutschland der Grund für die Sozialgesetzgebung von 1883 und die spätere Konstituierung des Sozialstaats. Wieweit damit der Gerechtigkeit Genüge getan ist, wenn in Deutschland

- immer noch weniger als ein Zehntel der Bevölkerung über mehr als neun Zehntel der Produktionsmittel verfügen, dabei aber
- die grundgesetzliche Beschränkung, »Eigentum verpflichtet. Sein Gebrauch soll zugleich dem Wohl der Allgemeinheit dienen« (GG Art. 14 Abs. 2), nicht genügt, um Massenentlassungen zu Lasten der Allgemeinheit und zugunsten von Eigentümern zu verhindern, sowie schließlich
- die Kapitaleinkommen in den letzten Jahrzehnten enorm angestiegen und die Lohneinkommen dahinter weit zurückgefallen sind,

ist strittig. Genauere Zahlen kenne ich nur für die USA. Dort sind die Einkommen 1979–2003 real im untersten Fünftel nur um 3,5 Prozent gestiegen, im obersten Fünftel hingegen um 46 Prozent. Die Einkommen des obersten Zehntels haben sich sogar verdoppelt (Scherhorn 2008). Ich halte vor allem die polarisierende Entwicklung seit den 1980er Jahren für unangemessen, ungerecht und falsch. Andere sehen das anders.

Niemand aber ist bisher dafür eingetreten, daß neben der sozialen Ungleichverteilung von Eigentum und Einkommen auch die Chancen auf ein gesundes Leben ungleich verteilt sein sollen. Das »Recht auf Leben und körperliche Unversehrtheit« (GG Art. 2 Abs. 2) verschiedenen gesellschaftlichen Gruppen – also abgesehen von genetisch bedingten Unterschieden der einzelnen Personen – nicht in gleichem Maß zuzuerkennen, ist in den westlichen Demokratien ein ganz abwegiger Gedanke. In Deutschland ist der »Schutz der Bevölkerung vor dem Risiko der Erkrankung ... in der sozialstaatlichen Ordnung des Grundgesetzes eine Kernaufgabe des Staates« (BVerfG, 1 BvR 706/08 vom 10.06.2009, Abs. 171), und zwar ohne soziale Differenzierungen.

Tatsächlich aber sind unsere Gesellschaften so organisiert, daß die Chance auf Gesundheit sozial ungleich verteilt ist. Öffentlich bekannt wurde dies wohl zuerst durch den *Black Report* in England (1980). Die Kommission, die diesen Bericht erarbeitet hat, war 1977 zur Untersuchung von *Inequalities in Health* unter dem Vorsitz von Sir Douglas Black eingesetzt worden und hat ihren Bericht im April 1980 vorgelegt. Wegen des brisanten Inhalts zirkulierten zunächst nur Kopien der typographischen Fassung. Der Bericht wurde dann aber doch bekannt und löste im Herbst 1981 eine Parlamentsdebatte aus. Richard Wilkinson hat daran erinnert, daß ein Leserbrief, den er Ende 1976 an eine englische Zeitung geschrieben hatte, zur Einsetzung der Black-Kommission durch die britische Regierung beigetragen haben mag (1996, xxi).

Im Zeitalter der Wohlstandsgesellschaft und der allgemeinen medizinischen Versorgung aller Bürger hat sich durch den Black-Report zunächst für Großbritannien ganz unerwartet herausgestellt, daß die unteren Einkommens- und Bildungsschichten gegenüber den oberen gesundheitlich benachteiligt sind. Dies gilt, wie sich hernach zeigte, für alle »fortgeschrittenen« Industrieländer, also auch für die Sozialstaaten, und widersprach natürlich dem Grundsatz der Chancengleichheit aller Bürger in einer völlig inakzeptablen Weise. Gesellschaftliche Differenzierungen sollten zumindest grundsätzlich und abgesehen von genetisch bedingten Ungleichheiten nur durch Leistung gerechtfertigt werden können. Für Unterschiede in der Chance des Gesundseins, die nicht durch die persönliche Konstitution, sondern sozial bedingt sind, gab es hingegen keinerlei Rechtfertigung. Im Gegenteil: das Grundrecht auf Gesundheit gilt für alle, und hier darf es keine sozialen Benachteiligungen geben.

»Top people live longer. Moreover they are generally healthier while doing so« (Evans 1994, 3). Mitten in den Wohlstandsgesellschaften tauchte damit ein Skandal wieder auf, den man längst überwunden zu haben glaubte: Weil du arm bist, mußt du früher sterben. Es war ja schon schlimm genug, daß der industriegesellschaftliche Wohlstand in seinen Anfängen durch das soziale Elend der Arbeiter erkauft worden war, aber die Besitzenden glaubten in der zweiten Hälfte des 20. Jahrhunderts doch zumindest in dieser Hinsicht ein einigermaßen gutes Gewissen haben zu dürfen. Der Black-Report zeigte demgegenüber, daß es auch in unserer Zeit noch gravierende gesundheitliche Benachteiligungen der unteren Einkommens- und Bildungsschichten gibt. Und nicht nur das, sondern diese immer noch bestehenden Unterschiede haben im letzten Viertel des 20. Jahrhunderts sogar noch weiter zugenommen (Drever u.a. 1996/Mackenbach u.a. 2003). In England und Wales betrug der Unterschied der Lebenserwartung zwischen der führenden, bestausgebildeten Gesellschaftsschicht und den ungelernten Arbeitern in der ersten Hälfte der 1970er Jahre fünfeinhalb Jahre, zwanzig Jahre später hingegen neuneinhalb Jahre (Marmot 2004, 27).

Soziale Ungleichheiten zeigen sich symptomatisch am augenscheinlichsten in den Wohnverhältnissen. Ob es hier nicht nur legitime Differenzierungen gibt, sondern hinter den Verschiedenheiten von Stadtteilen auch Ungerechtigkeiten stecken, sieht man wiederum an der Lebenserwartung der Bewohner. Da es hierzulande so gut wie keine baulich ungesunden Wohnungen mehr gibt, sollten die Menschen von Rechts wegen überall gleich alt werden können. Dies ist jedoch keineswegs der Fall, denn in der Sozialstatistik zeigt sich, daß die Bewohner der wohlhabenderen Stadtteile länger leben als die der ärmeren. Beispielsweise betrug die Lebenserwartung in den Berliner Bezirken Zehlendorf und Wilmersdorf bei den Männern etwa 76 Jahre, in Kreuzberg und im Wedding hingegen nur 71–72 Jahre (Schwartz u.a. 2003, 46; Meinlschmidt/Brenner 1999). Den Ungleichheiten in der Mortalität entsprechen die der Morbidität. Für andere deutsche Großstädte scheint es keinen entsprechenden Sozialatlas zu geben, die Diskrepanz dürfte sich von der in Berlin aber nicht wesentlich unterscheiden.

So wenig wie auf bauliche Mängel der Wohnungen können diese Verschiedenheiten in Deutschland auf eine unterschiedliche Qualität der medizinischen Versorgung zurückgeführt werden. Beides gilt nicht für die USA, und dort sind die Gegensätze dementsprechend noch wesentlich größer. Beispielsweise beträgt der Unterschied in der Lebenserwartung zwischen den ärmsten und den wohlhabendsten Wohngebieten in Washington D.C. ca. 20 Jahre.

Fährt man mit der U-Bahn vom südöstlichen Zentrum der Stadt nach Montgomery County in Maryland, so steigt die Lebenserwartung der Anwohner entlang einer Strecke von 20 km um etwa ein Jahr pro Kilometer. Ein ähnlicher Gegensatz besteht auf Manhattan in New York City zwischen dem Museumsbezirk und Harlem, aber auch in der Londoner U-Bahn kann die Lebenserwartung auf weite Strecken von Station zu Station um ein Jahr sinken oder steigen: »rich people live in rich areas, poor people live in poor areas, and the rest of us live somewhere in between« (Marmot 2004, 188f./192).

Die innerhalb Berlins festgestellte Differenz von fünf Jahren Lebenserwartung zwischen Zehlendorf und dem Wedding wirkt relativ gering, wenn man sie mit den zwanzig Jahren in Washington vergleicht. Bedenkt man aber, daß die Lebenserwartung in Deutschland in der zweiten Hälfte des 20. Jahrhunderts bei den Männern um etwa sieben Jahre angestiegen ist, so verschiebt sich diese Wertung. Denn in das halbe Jahrhundert seit dem Zweiten Weltkrieg fällt eine enorme Steigerung des allgemeinen Wohlstands, und außerdem war dies die Zeit, in der die medizinische Versorgung noch am ehesten zur Steigerung der Lebenserwartung beigetragen hat. Rechnet man ihr vier bis fünf von den sieben Jahren zu, was hochgegriffen ist, so besteht zwischen Zehlendorf und Wedding also ein Unterschied in der Größe der Steigerung der Lebenserwartung durch den gesamten Aufwand und Fortschritt der modernen Medizin!

Die gesundheitliche Benachteiligung der ärmeren Stadtteile hängt teils mit den sozialen Charakteren der Wohnsituation, teils mit den persönlichen Lebensläufen der Bewohner zusammen. Das gesellschaftliche Ganze ist auch hier mehr als die Summe seiner Teile. Ich bin zuvor bereits darauf eingegangen, wie die Gesundheit der Bewohner durch die ihnen allen gemeinen Charaktere des Wohnviertels mitbedingt ist, also insbesondere durch Atmosphären von Feindseligkeit oder Vertrauen. Wo es wirklich heruntergekommene Stadtteile gibt, also vor allem in den USA und in Großbritannien, tragen auch diese Charaktere zur gesundheitlichen Benachteiligung bei (Lenthe 2006, 167 ff.). Von größerer Bedeutung aber ist der soziale Status der Bewohner, dem ich mich nun zuwende.

Die Gründe der gesundheitlichen Benachteiligung einzelner Bevölkerungsgruppen, die der Black-Report politisch festgestellt hat, sind wissenschaftlich vor allem durch die Arbeiten von Michael Marmot und seinen Mitarbeitern aufgeklärt worden. Marmot hatte bereits 1967 damit begonnen, die Morbidität und die Mortalität von 18 000 Beamten zu dokumentieren, die in den Regierungsgebäuden an der Londoner Straße Whitehall arbeiten. Die ersten Ergebnisse wurden 1978 publiziert (Whitehall I) und waren wegweisend für den Aufschwung der Sozialmedizin in den vergangenen drei Jahrzehnten. Eine Folgestudie, in der auch Frauen untersucht wurden, erschien 1991 (Whitehall II). Das Grundergebnis ist ein starkes gesundheitliches Gefälle – ein »Gradient« – in der Beamtenhierarchie von oben nach unten, d.h., die Abteilungsleiter und Ministerialdirektoren waren wesentlich gesünder als ihre Untergebenen in den untersten Statusgruppen, aber sie waren auch gesünder als die mittleren und die höheren Beamten auf den mittleren Ebenen. Insgesamt ergab sich ein ziemlich gleichmäßiges Gefälle von den oberen zu den unteren Stufen der Hierarchie.

Nun gibt es wohl nirgendwo in der Welt eine eindimensionalere Oben-unten-Orientierung als in den Köpfen von Verwaltungsbeamten. In Großbritannien kommt hinzu, daß es auch in der übrigen Gesellschaft bis heute noch sehr deutliche Klassenunterschiede von den einfachen Leuten bis zur Oberklasse gibt. Hinsichtlich der gesundheitlichen Ungleichheiten also könnte man fragen: »What else can you expect from class-ridden Britain?« (Marmot 2004, 3). Tatsächlich aber haben Folgestudien auf den Spuren der Marmotschen gezeigt, daß es ähnliche gesundheitliche Benachteiligungen nicht nur in allen Beschäftigungshierarchien gibt, sondern außer in Großbritannien gleichermaßen in Ländern wie den USA oder Australien, die den Klassengeist einst ganz hinter sich lassen zu können glaubten. Sogar in Skandinavien sind sie zu finden, wo man sich doch besonders egalitär fühlt. Die Gradienten sind nicht überall gleich steil, offenbar aber durch die gesellschaftliche Struktur der Lebens- und Arbeitsverhältnisse in den Industriegesellschaften bedingt. »Whatever is going around [an Krankheiten], people in lower social positions tend to get more of it, and to die earlier« (Evans/Stoddart 1994, 46).

Die Zunahme der Morbidität von den relativ unabhängig zu

den immer abhängiger Beschäftigten gilt unter anderem für Herz- und Kreislaufkrankheiten, Schlaganfälle, Diabetes, Lungenkrankheiten, Magen- und Darmkrankheiten, AIDS und Tuberkulose. Einen Anstieg von unten nach oben – so wie im ersten Viertel des 20. Jahrhunderts bei den Herzinfarkten – gibt es nur in wenigen Fällen, insbesondere bei Asthma und Brustkrebs (Siegrist/Marmot 2006, 3). Der Gradient ist in der Kindheit und in mittleren Jahren besonders steil, bei Männern auch steiler als bei Frauen.

Quantitativ war das erstaunliche Ergebnis der ersten bahnbrechenden Whitehall-Studie, daß bei einer Einteilung in vier Statusgruppen die Mortalität der Beamten am unteren Ende dieser Hierarchie um einen Faktor *dreieinhalb* (!) größer war als am oberen, wenn man die Altersgruppe der 40- bis 64jährigen betrachtete. In diesem Lebensabschnitt zu sterben war für die Angehörigen der untersten Schicht also dreieinhalbmal so wahrscheinlich wie für die der obersten. Innerhalb von fünfzehn Jahren starben mehr als fünfzehn Prozent der Büroboten oder Pförtner, aber nur weniger als fünf Prozent der leitenden Beamten in derselben Altersgruppe (Rose 1992, 125). Ein noch größerer Unterschied zwischen oben und unten hätte sich ergeben, wenn in der Studie nicht nur vier, sondern weitere Differenzierungen berücksichtigt worden wären. Im Lebensabschnitt von 70 bis 89 Jahren war die Mortalität der untersten Einkommensgruppe – sofern sie dieses Alter überhaupt erreichte – immer noch doppelt so groß wie die der leitenden Beamten (Marmot 2004, 39). Das relativ große Gefälle bei den Beamten war insoweit überraschend, als sie weder zu den Ärmsten noch zu den Reichen gehören, alle einen sicheren Arbeitsplatz haben und medizinisch gleichmäßig gut versorgt sind. In den medizinischen Berufen gab es von den Ärzten über die Krankenschwestern und Pfleger bis hinunter zu den Krankenträgern ähnliche Unterschiede wie bei den Beamten (Rose 1992, 126). Landesweit wurde zur selben Zeit in Großbritannien ein Mortalitätsgefälle um einen Faktor 1,8 zwischen Oberschicht und Unterschicht festgestellt. Genauere Differenzierungen hätten auch hier natürlich viel größere Werte ergeben.

Angesichts des Ausmaßes, in dem Gesundheit und Krankheit nach diesen Befunden durch die Lebens- und Arbeitsverhältnisse, also rein gesellschaftlich bedingt und weder eine Sache der Medizin noch des persönlichen Verhaltens sind, kann man sich nur wundern, mit welcher Verbissenheit die medizinische Wissenschaft sich ausschließlich für die Physiologie der Entstehung bzw. des Verlaufs von Krankheiten und die Politik sich ebenso ausschließlich für die medizinische Versorgung interessiert, wenn etwas für die Gesundheit getan werden soll. Müßte sich nicht schon jeder normale Arzt überlegen, wofür er eigentlich lebt und arbeitet, wenn seine Patienten, nachdem sie wieder gesund geworden sind, in dieselben Lebensverhältnisse zurückkehren, unter denen sie sich ihre Krankheiten geholt haben? Weiß man nun noch obendrein, daß diese Verhältnisse einige Menschen gegenüber andern gesundheitlich um einen Faktor drei bis vier in ihrer Sterbewahrscheinlichkeit benachteiligen, erhebt sich doch erneut und unabweisbar die Frage: *Wozu die ganze Medizin? Sollten wir nicht lieber erst einmal etwas an den gesellschaftlichen Verhältnissen ändern, an denen wir und unsere Mitmenschen erkranken?*

Daß die medizinische Versorgung nicht die Priorität verdient, die ihr in unserer Gesellschaft im vermeintlichen Interesse der Gesundheit gegeben wird, hatte sich bereits aus dem Argument von Rose ergeben: Die Krankheiten, die einige von uns haben, sind eigentlich unser aller Krankheiten, so daß wir lieber alle etwas gesünder leben sollten, statt die Medizin an den Krankheitsausläufern als gesellschaftlichen Symptomen herumkurieren zu lassen. Dieser Gedanke stand aber noch nicht unter dem Druck, daß die real existierenden Krankheiten zum großen Teil Ungerechtigkeiten sind, die darauf beruhen, daß einige von uns unter pathogeneren Verhältnissen leben als andere. Aus dem Argument von Rose folgte die *allgemeine Verantwortung* für die Kranken. Nach der durch Marmot und andere festgestellten gesundheitlichen Diskriminierung der Schlechtergestellten durch die Bessergestellten aber müssen die letzteren sich fragen, wieweit sie für die Krankheiten der ersteren geradezu mitverantwortlich sind.

Ob einige von uns mit dazu beitragen, daß andere erkranken und eine geringere Lebenserwartung haben, wird sich freilich erst ermessen lassen, wenn die entsprechenden Gefälle in unserer Gesellschaft auch ursächlich geklärt sind. Es ist ja nicht gesagt, daß man nur die Arbeitsverhältnisse zu ändern, also etwa alle Hierarchien abzuschaffen oder zu modifizieren brauchte, um den

Krankheitsgradienten aus der Welt zu schaffen. Denn es könnte dafür auch andere Gründe geben, die unter den Bedingungen der Hierarchie lediglich einen bestimmten Ausdruck finden und nicht dadurch verschwinden würden, daß man diesen nicht mehr zuläßt.

Um einzugrenzen, wieweit die Beschäftigungshierarchie das gesundheitliche Gefälle bewirkt oder begünstigt, sind zunächst alle andern in Frage kommenden Faktoren daraufhin zu bewerten, ob sie für die fraglichen Unterschiede verantwortlich oder mitverantwortlich sein könnten. Dies sind einerseits diejenigen Faktoren, welche die Lebensverhältnisse der Beschäftigten in der Gegenwart bestimmen, sich aber nicht aus der hierarchischen Oben-Unten-Topologie ergeben, insbesondere die Lebensstile und das Einkommen, andererseits die lebensgeschichtlichen Voraussetzungen, unter denen die Beschäftigten in ihre jeweilige Position gekommen sind, also insbesondere ihre soziale Herkunft und ihr Bildungsgang. Es könnte ja sein, daß die unteren Beschäftigungsgruppen grundsätzlich ungesünder leben und überdies von ihrer Herkunft her krankheitsanfälliger sind als die Bessergestellten. Ich wende mich hier zunächst der Gegenwart und dann der Vorgeschichte der persönlichen Arbeitsverhältnisse auf den verschiedenen Ebenen zu.

### Gegenwärtige Arbeitsverhältnisse

Die einfachste Erklärung der in der Hierarchie nach unten hin zunehmenden Gesundheitsgefährdung wäre, daß die Mitglieder der unteren Beschäftigungsgruppen *ungesunder leben* als die der höheren Ränge, also vor allem mehr rauchen, sich weniger bewegen und sich ungesünder ernähren. Dies ist tatsächlich der Fall. Die Folge sind ein höheres Körpergewicht, höherer Blutdruck sowie höhere Cholesterin- und Zuckerwerte, also die üblichen Risikofaktoren insbesondere für Herz- und Gefäßkrankheiten. Wegen dieser Unterschiede in den Lebensweisen nimmt die Mortalität nach unten hin etwa um 50 Prozent zu, also um einen Faktor 1,5 (Marmot 2004, 44 f.). Tatsächlich aber steigt sie mit abnehmendem Status um einen Faktor 3,5.

Die ungesündere Lebensweise erklärt also (multiplikativ zerlegt) nur etwa ein Drittel dieses Unterschieds. Allenfalls insoweit könnte es berechtigt gewesen sein, daß die gesundheitspolitische Reaktion auf das festgestellte Sozialgefälle zunächst mehr dem Arbeiter als dem Arbeitsplatz, d.h. dem persönlichen Verhalten und nicht den Verhältnissen, gegolten hat. Betriebliche »worksite wellness«-Programme in den USA sind dafür ein typisches Beispiel (Warner 1990).

Welche Gründe aber hat die ungesündere Lebensführung der unteren Beamten? Zu berücksichtigen ist hier, daß gesundheitsschädliche Lebensweisen stark mit mangelnder Bildung korrelieren, wobei die Diskriminierung meistens bereits bei den kleinen Kindern beginnt. Ein Experiment in den USA, das für Kinder aus einfachen Verhältnissen die fehlende elterliche Unterstützung durch eine Vorschule kompensierte, hat beispielsweise gezeigt, daß die in dieser Weise betreuten Kinder höhere Schulabschlüsse erreichten, später ein besseres Einkommen hatten und viel seltener kriminell oder drogenabhängig wurden als die der Vergleichsgruppe (Heckman 2008). Die ungesünderen Lebensstile der unteren Beschäftigungsgruppen sind also auch als Teilerklärung eines Drittels des Gesamtgradienten keine abschließende Antwort, sondern verweisen auf die persönliche und berufliche Vorgeschichte des festgestellten ungesunden Verhaltens.

Könnte nicht auch das unterschiedliche *Einkommen* eine Rolle für die gesundheitliche Benachteiligung der weniger Verdienenden spielen? Vermutlich kaufen die Pförtner und Büroboten viel seltener in Naturkostläden ein als die höheren Beamten. Gegenüber dem Rauchen, dem Bewegungsmangel und dem mangelnden Gemüse, also gegenüber den nicht einkommensbedingten Faktoren des ungesünderen Lebens fallen die Feinheiten des Einkaufs aber wohl weniger ins Gewicht, solange auch die unteren Beamten nicht wirklich arm sind.

Auch wenn die Höhe des Einkommens bei den Beamten keine entscheidende Bedeutung für die Gesundheit hat, könnten doch die bestehenden Einkommens*ungleichheiten* den persönlichen oder den gemeinschaftlichen Wohlstand beeinträchtigen. Hier besteht ein interessanter Gegensatz zwischen den Tatsachen, daß einerseits der allgemeine Wirtschaftsaufschwung in den westlichen Ländern und in Japan die Menschen zwar viel reicher, aber keineswegs glücklicher gemacht hat, andererseits die persönliche Zufriedenheit sehr wohl mit dem Einkommen steigt. Die Diskrepanz wird insoweit verständlich, wie der persönliche Zuwachs *relativ* zu den Mitmenschen und zur Allgemeinheit gewertet wird, was ja in der Regel zunächst auch möglich ist, sich mit der Zeit aber oft relativiert. Die meisten Menschen möchten lieber in einer etwas ärmeren Gesellschaft etwas mehr als der Durchschnitt verdienen als in einer reicheren etwas weniger, auch wenn dieses Wenigere absolut mehr als das frühere Mehr wäre. Deshalb spielen die relativen Einkommensunterschiede für die Qualität des gesellschaftlichen Zusammenlebens und somit für die Integrität der Gesellschaft eine größere Rolle als das mittlere Niveau. Außer den Statusbedürfnissen gegenüber den Mitmenschen gibt es aber wohl auch ein persönliches Bedürfnis, sozusagen weiterzukommen, als man es bereits gebracht hatte. Ich komme darauf hinsichtlich der Hierarchiebedürfnisse im folgenden Abschnitt und umfassend im fünften Kapitel zurück.

Nach Untersuchungen von Richard G. Wilkinson (1996/2000) konnte man zunächst sogar annehmen, daß Einkommensungleichheiten für die Gesundheit *direkt* von Belang sind. Darin zeigte sich nämlich, daß diese Ungleichheiten im internationalen Vergleich ziemlich gut mit der Lebenserwartung korreliert waren, d.h., in den egalitäreren Gesellschaften leben die Menschen durchschnittlich länger als in denen mit großen Einkommensunterschieden. Ein Maß für diese ist im Sinn der UN-Weltentwicklungsberichte der Anteil der Bevölkerung, der über weniger als die Hälfte des Durchschnittseinkommens verfügt. In Luxemburg sind dies 3,9 %, in Schweden 6,6 %, in Deutschland 7,5 %, in Großbritannien 12,5 % und in den USA 17 % (World Bank 2003). Die Frage ist aber natürlich, ob Egalität und Gesundheit nur statistisch korreliert sind, also vielleicht eine gemeinsame Ursache dritter Art haben, oder ob hier sogar ein direkter Zusammenhang besteht. Die gemeinsame Ursache könnte insbesondere eine schwache Integrität der Gesellschaft sein, indem sie einerseits die Einkommensunterschiede auseinandertreten läßt, andererseits die allgemeine Gesundheit beeinträchtigt.

Die Erwartung, daß eine möglichst weitgehende wirtschaftliche Egalität die allgemeine Gesundheit eo ipso positiv beeinflusse, liegt aus skandinavischer Sicht nahe. Unterscheidet man nämlich mit Gøsta Esping-Andersen (1990/1999) unter den verschiedenen Formen des Kapitalismus den wirtschaftsliberalen in Großbritannien oder den USA und den sozialstaatlich korporatistischen in Deutschland oder Frankreich von dem sozialdemokratischen in Skandinavien, so ist für den letzteren das geringste gesundheitliche Gefälle von oben nach unten zu erwarten. Überraschenderweise hat sich jedoch gezeigt, daß sich die drei Varianten in dieser Hinsicht nur geringfügig unterscheiden (Dahl u.a. 2006). Dabei spielt allerdings eine Rolle, daß Finnland zu den drei andern Ländern erst später hinzugekommen ist und deren Durchschnittswerte verschiebt.

Nach meinem Eindruck ist die These, Egalität sei eo ipso gut für die allgemeine Gesundheit, nicht zu halten. Soweit Wilkinsons Beobachtung zutrifft, was nur begrenzt der Fall ist, bleibt die einfachste Erklärung wohl die, daß mit der Einkommensungleichheit die Zahl der relativ Armen und dadurch die der Krankheiten zunimmt, jedoch nicht wegen der Ungleichheit per se. So hat sich beispielsweise für die USA gezeigt, daß in den Staaten mit den größten Einkommensunterschieden auch der Anteil der Afroamerikaner am größten ist (Deaton 2003; Kaplan u.a. 1996).

Unter den Charakteren der Lebens- und Arbeitssituation der Beschäftigten in den Industriegesellschaften nehmen also vor allem die üblichen Risikofaktoren zu den unteren Einkommensgruppen hin zu. Sie erklären das bestehende Gesundheitsgefälle zwar nur zu einem Drittel, sind allerdings lebensgeschichtlich dahingehend zu hinterfragen, warum sich die Beschäftigten mit zunehmender Abhängigkeit immer weniger bewegen und ungesünder ernähren. Demgegenüber scheinen weder die Einkommen selbst noch die Einkommensunterschiede von direktem Belang für die Gesundheit zu sein. Wenn also durch irgendeinen Zufall oder Gewaltakt alle Einkommen und alles Eigentum gleich verteilt würden, hätte dies wohl keinen direkten Nutzen für die allgemeine Gesundheit. Das soziale Problem der gesundheitlichen Benachteiligung der unteren Statusgruppen gegenüber den oberen zu lösen wird dadurch politisch aber nicht erleichtert, denn Güter lassen sich zwar schwer genug, aber immer noch leichter umverteilen als die Gesundheit.

Lebensgeschichtliche Voraussetzungen

Daß es in den Arbeitsverhältnissen ein gleichmäßiges gesundheitliches Sozialgefälle von den Vorgesetzten zu den abhängig und immer abhängiger Beschäftigten gibt, kann nur insoweit durch die Arbeitsverhältnisse bedingt sein, wie nicht umgekehrt gerade die Gesünderen und Lebenskräftigeren in die leitenden Positionen gelangt sind. Die Sahne steigt immer nach oben, sagen die Sozialdarwinisten, und diese Hypothese wird als eine mögliche Erklärung des Gesundheitsgradienten nicht schon dadurch widerlegt, daß man sie unsympathisch findet.

Wenn die von vornherein Gesünderen immer die Erfolgreicheren wären, könnte dies entweder daran liegen, daß die Gesundheit selbst eine Erfolgsbedingung ist, oder daran, daß sie mit einer anderweitigen Erfolgsbedingung – z.B. der Intelligenz oder dem sozialen Status der Eltern – korreliert ist. Die erste Möglichkeit: daß die Gesundheit eine Bedingung ist, um in die höheren Positionen zu kommen, klingt nicht sehr wahrscheinlich. Eine Untersuchung von Kindern, die alle innerhalb einer Woche des Jahres 1946 geboren wurden, hat zwar ergeben, daß die kränkeren unter ihnen es weniger weit gebracht haben als die gesünderen, aber der Unterschied ist nur gering (Wadsworth 1986). Von größerer Bedeutung ist demgegenüber, daß in der Mobilität zwischen den verschiedenen Statusgruppen die Gesünderen eher aufsteigen und die Kränkeren eher absteigen (Blane u.a. 1999). Diese Bewegungen vermindern aber das Gefälle, statt es zu verstärken oder gar zu erzeugen. Denn wer aus einer kränkeren Gruppe wegen relativ guter Gesundheit in eine gesündere aufsteigt, vermindert ja deren durchschnittliche Gesundheit und umgekehrt.

Die bloße Gesundheit also ist zumindest unter den heutigen Lebensverhältnissen wohl keine Bedingung dafür, daß man es tatsächlich zu etwas bringt. Doch wie steht es mit der Körpergröße, die ja doch der Gesundheit benachbart zu sein scheint? Nach der Studie Whitehall II sinkt tatsächlich die Mortalität mit zunehmender Körpergröße. Überdies sind die leitenden Beamten durchschnittlich fünf Zentimeter größer als die Büroboten (bei den Frauen ist der Unterschied etwas geringer), und Akademiker sind durchschnittlich etwas größer als Nichtakademiker (Marmot

2004, 49/52). Lebensgeschichtlich hängt die Körpergröße mit der frühkindlichen Ernährung zusammen und ist stark abhängig von der sozialen Herkunft. Sie ist aber unter den Risikofaktoren der zuvor erwähnten Ausgleichsrechnung, die ein Drittel des Gradienten erklärt, bereits berücksichtigt.

Die Abhängigkeit der Körpergröße von der sozialen Herkunft deutet gleichwohl in diejenige Richtung, aus der sich lebensgeschichtlich tatsächlich gesundheitliche Benachteiligungen ergeben. Mit der genetischen Ausstattung haben diese anscheinend nichts zu tun. Von gleichrangiger Bedeutung für die Entwicklung eines Menschen bereits im Mutterleib und dann als Säugling sind aber das Verhalten der Mutter und ihre Einstellung gegenüber dem Kind. Dafür spielen die sozioökonomischen Verhältnisse eine maßgebliche Rolle. Auch für die weitere Kindheit

»werden prägende oder zumindest signifikante, weitreichend verinnerlichte Lernerfahrungen bezüglich gesundheitsrelevanter Verhaltensweisen in den ersten Lebensjahren in der Eltern-Kind-Beziehung angelegt. Sie betreffen u. a. Ernährungsgewohnheiten und Geschmacksbildung, Vorsichtsmaßnahmen gegenüber Gefahren für Leib und Leben und basale Hygienestandards. ... Erfahrungen ... zeigen, daß frühkindliche Störungen der psychosexuellen Entwicklung später zu Kompensationsbildungen in verschiedenen Bereichen gesundheitsrelevanten Verhaltens führen können« (Siegrist 2003, 141 f.; Fonagy 1996).

Danach werden in der Adoleszenzphase Störungen des Selbstwertgefühls wiederum schichtspezifisch oft auf eine gesundheitsschädigende Weise kompensiert. Beispielsweise ist der

»Zigarettenkonsum ... nicht nur vom Bildungsniveau ... abhängig, sondern auch von bestimmten psychischen Eigenschaften, die sozialstrukturell ungleich verteilt sind. Während ein positives Selbstkonzept und hohe Selbstwirksamkeit als Protektivfaktoren wirken, sind externale Kontrollorientierung, aber auch erhöhte Feindseligkeit Eigenschaften, die in niedrigeren sozialen Schichten häufiger vorkommen und zugleich mit erhöhtem Zigarettenkonsum verbunden sind« (Siegrist 2003, 143).

Neben den schichtspezifischen Einstellungen und Verhaltensweisen ist die Entwicklung des Körpergewichts im Lauf des Lebens von besonderer gesundheitlicher Bedeutung. Die soziale Bedingtheit der frühkindlichen Entwicklung zeigt sich bereits am Wachstum im Uterus, an der Gewichtszunahme der Neugeborenen und eben an der Körpergröße der Kinder. Die spätere Entwicklung des Körpergewichts ist hier vorgezeichnet und wird dann entscheidend für die Risiken von Herz- und Kreislaufkrankheiten etc. sowie für die körperliche Konstitution des Erwachsenen.

»Life course research to date suggests that ... inequality develops as a result of various socially patterned exposures and behaviours starting in early life through to later life stages« (Power/Kuh 2006, 48).

Wer also in der Kindheit zu dick ist, wird lebenslang eher krank als andere. Dicke Kinder aber gibt es nicht überall in der Gesellschaft gleich häufig, sondern vor allem in der Unterschicht.

»Wenn aber, wie jetzt, bei einem großen Teil der Kinder insbesondere aus sozial schwächeren Schichten die Gefäße bereits vorgeschädigt werden, ist es fast ausgeschlossen, dass diese Kinder das Rentenalter ohne schwere Herz- und Kreislauf-Erkrankungen erreichen« (Lauterbach 2009, 170).

Eine Kieler Untersuchung hat gezeigt, daß das Körpergewicht der Kinder wiederum mit dem der Eltern zusammenhängt. Während nämlich schlanke Eltern in allen gesellschaftlichen Schichten im wesentlichen schlanke Kinder haben, werden die Kinder immer dicker, wenn ein Elternteil oder beide bereits übergewichtig sind, und zwar am stärksten in der Unterschicht. Dabei korreliert das Körpergewicht der Kinder mit einem deutlich höheren Fernsehkonsum, weniger körperlicher Bewegung und mit einer unausgewogeneren Ernährung, wiederum im Vergleich zu den bessergestellten Kindern (Langnäse u.a. 2002).

Ungefähr gleichläufig mit der Gesundheit nimmt nun aber auch der soziale Status der Eltern in der Beamtenhierarchie nach unten hin ab. Soweit also die Position der Beamten von Whitehall ihrer sozialen Herkunft entspricht, sind die erhöhten Risikofaktoren, die bei den unteren Dienstgraden gefunden wurden, nicht nur durch die Arbeitsverhältnisse und ihre Lebensweisen bedingt, sondern noch zusätzlich zu den letzteren auf ihre Lebensgeschichte zurückzuführen. Es sind tatsächlich die von vornherein weniger Gesunden, die sich am unteren Ende der Hierarchie sammeln. In welchem Maß dies der Fall ist, ergibt sich nicht nur aus den herkunftsbedingten Risikofaktoren: Ernährungsgewohnheiten und Körpergewicht, Rauchen, Fernsehkonsum und Bewegungsmangel, die hinsichtlich der gegenwärtigen Arbeitsverhältnisse bereits berücksichtigt worden sind und das den Lebensweisen zuzurechnende Drittel des Marmotschen Gradienten bedingen; sondern dieser Anteil wird noch dadurch vergrößert, daß die Beschäftigten aus den sozial schwächeren Schichten körperlich bereits vorgeschädigt sind, wenn sie in die berufliche Hierarchie eintreten. Den Arbeitsverhältnissen geschuldet bleibt also mehr als ein Drittel des Gesundheitsgefälles von oben nach unten.

Wieviel krankheitsanfälliger die Beschäftigten der unteren Einkommensschichten dadurch sind, daß sie nicht nur ungesünder leben, sondern bereits gesundheitlich vorgeschädigt in ihre Stellungen gelangt sind, scheint quantitativ nicht untersucht worden zu sein. Ich nehme an, daß der nicht hierarchiebedingte Teil des gesundheitlichen Gefälles dadurch allemal von einem Drittel auf über die Hälfte steigt.

Neben dem Einkommen und dem sozialen Status der Eltern ist der Bildungsgrad der Beschäftigten der dritte Faktor, der mit der Beamtenhierarchie von Whitehall – und entsprechenden Betriebsverhältnissen – korreliert ist. Sowohl die Wohlhabenderen als auch die Gebildeteren und diejenigen, die schon von ihrer Herkunft her bessergestellt sind, erfreuen sich einer besseren Gesundheit als diejenigen, welche diese Vorteile nicht haben. Die Rangfolgen der Beschäftigten nach ihrem Einkommen, ihrer Bildung, ihrer Herkunft und ihrer Gesundheit stimmen zwar nicht genau überein, unterscheiden sich aber auch nicht wesentlich. Wieweit also könnte das gesundheitliche Gefälle der Bildung der Beschäftigten bzw. deren Mangel zuzurechnen sein und nicht ihren Arbeitsverhältnissen?

Ausschließlich dem Zusammenhang von Bildung und Gesundheit war eine schwedische Untersuchung gewidmet, welche verschiedenen Schulabschlüsse unterschieden hat. Untersucht wurde wiederum eine bestimmte Anzahl Menschen daraufhin, wie viele von denen, die nur die Grund- und Hauptschule bzw. eine Berufsschule besucht oder einen gymnasialen, Fachhochschul- oder Hochschulabschluß bzw. sogar promoviert hatten, innerhalb einer bestimmten Zeitspanne gestorben sind. Die Mortalität derer, die nur gerade ihrer gesetzlichen Schulpflicht genügt hatten, war mehr als doppelt so groß wie die der höchsten Bildungsschicht. In dieser letzteren ergab sich erstaunlicherweise außerdem, daß der Hochschulabschluß mit dem Doktortitel zumindest statistisch noch einmal ein wesentlich längeres Leben verspricht als der mit einem bloßen Diplom oder Magister (Marmot 2004, 78 nach Erikson 2001). Ich komme darauf im folgenden zurück.

Natürlich läßt sich aus den statistischen Korrelationen noch nicht auf die Ursachen schließen. Wieweit z. B. ein abgeschlossenes Hochschulstudium zur Gesundheit beiträgt oder nur die ohnehin Gesündesten es so weit bringen, bleibt also wiederum zu prüfen. Im vorliegenden Zusammenhang geht es aber ja nur um die Frage, ob das Sozialgefälle der Gesundheit, das die Whitehall-Studien gezeigt haben, anderen Faktoren als den hierarchischen Arbeitsverhältnissen zuzurechnen ist. Die Tatsache, daß der Bildungsstand der Beschäftigten mit ihrer Gesundheit abfällt, gibt dafür zunächst wiederum nur die Korrelation mit der sozialen Herkunft. Mangelnde Bildung ist eine Ursache der herkunftsbedingten gesundheitlichen Schwäche, deren Tragweite zuvor schon berücksichtigt war.

Ein zusätzlicher Zusammenhang zwischen Bildung und Gesundheit besteht allerdings darin, daß die Gebildeteren an einem Gesundheitsdiskurs teilhaben, der besonders von jungen Eltern stimuliert wird und der ihr Bewußtsein wie ihr Verhalten prägt. Dabei ist Intelligenz tendenziell eine Voraussetzung für den Zugang zu den höheren Positionen und wird zum guten Teil durch Vererbung weitergegeben. Diejenigen also, die vermöge ihrer sozialen Herkunft ohnehin gesünder sind, kommen vermöge einer andern Eigenschaft – ihrer Intelligenz –, die ebenfalls mit ihrer Herkunft zusammenhängt, in die höheren Stellungen und profitieren dort gesundheitlich auch noch hierarchiebedingt von der besonderen Qualität der leitenden Positionen.

Nach den vorangegangenen Überlegungen bleiben letztlich drei Einflüsse zu berücksichtigen, welche die gesundheitliche Benachteiligung der hierarchisch untergeordneten Beschäftigungsebenen unabhängig von den Arbeitsverhältnissen selbst mit verursachen. Dies sind

- erstens die ungesünderen Verhaltensweisen aufgrund der körperlich und geistig schlechteren gesundheitlichen Voraussetzungen der unteren Beschäftigungsgruppen, wenn sie durch ihre Herkunft sozial benachteiligt sind, was in der Regel der Fall ist;
- zweitens die herkunftsbedingt bereits vor dem Eintritt in die Hierarchie eingetretene Schwächung der Gesundheit;
- drittens die gesundheitliche Besserstellung der oberen Beschäftigungsgruppen dadurch, daß sie vermöge ihres Bildungsstandes an dem in neuerer Zeit aufgekommenen Gesundheitsdiskurs teilhaben und dadurch ein besseres Gesundheitsbewußtsein gewinnen.

Die ersten beiden Faktoren erklären das gesundheitliche Sozialgefälle wohl zu mehr als der Hälfte, lassen also weniger als die Hälfte durch die Arbeitsverhältnisse bedingt sein. Der dritte Faktor vermehrt diesen Anteil wieder etwas, aber schwerlich weiter als auf die Hälfte. Die Frage ist also: Durch welche Faktoren wird die verbleibende zweite Hälfte bedingt?

## (4) Pathogene Hierarchien in Natur und Gesellschaft

Von dem durch die Whitehall-Studien gefundenen und in andern Beschäftigungshierarchien bestätigten Sozialgefälle der Gesundheit um einen Faktor drei bis vier ist nach den Überlegungen des vorangegangenen Abschnitts etwa die Hälfte durch die Arbeitsverhältnisse selbst bedingt, der Rest durch die soziale Herkunft und Bildung der Beschäftigten. Wieso die unteren Dienstgrade gegenüber den höheren bei ihrer Arbeit in diesem Maß durch die

Hierarchie zusätzlich benachteiligt sind, bedarf der Erklärung, um die Diskriminierung möglichst aufheben zu können. In der Medizinsoziologie gibt es dafür zwei einander teils überschneidende, teils ergänzende Antworten.

### Anerkennung und Selbstbestimmung – Zwei Erklärungen

Gesundheitliche Beeinträchtigungen bei der Arbeit oder durch sie können nur dadurch entstehen, daß im Arbeitsleben bestimmte Bedürfnisse nicht erfüllt werden. Dies ist bekannt für Umweltbelastungen und Lärm, einseitige körperliche Anstrengungen und Haltungen oder für zu lange und zu unregelmäßige Arbeitszeiten sowie für die nächtliche Schichtarbeit. Dies alles kann für die Beamten von Whitehall ausgeschlossen werden. Darüber hinaus aber gibt es wie überall auch im Arbeitsleben psychische und soziale Belastungen. Nur diese kommen für den Marmotschen Gradienten in Frage. Die hier möglicherweise nicht erfüllten Bedürfnisse sind, daß eine gelingende Arbeit

– das persönliche Leben durch Selbstverwirklichung, Kreativität und Erfolgserlebnisse bereichert;
– im Miteinanderleben die soziale Anerkennung und das Einkommen garantiert.

In welcher Weise können diese Bedürfnisse im Arbeitsleben zu kurz kommen? Den Medizinsoziologen sind dazu die folgenden beiden Erklärungen eingefallen, deren eine sich zunächst dem persönlichen Selbstsein zuwendet, während die andere vom sozialen Mitsein ausgeht (Siegrist/Theorell 2006).

(1) Das Demand-control-Modell (Karasek 1979) nimmt an, Arbeitsverhältnisse könnten dadurch pathogen sein, daß die Anforderungen (demand) am Arbeitsplatz den Selbstbestimmungsbedürfnissen (decision-making freedom/individual control) des Beschäftigten am Arbeitsplatz nicht gerecht werden. Menschen mögen nicht wie Automaten eingesetzt werden, die auf gleiche Anforderungen immer gleich reagieren, sondern brauchen einen Entscheidungsspielraum (decision latitude), um in diesen Grenzen

selbständig das Richtige tun zu können. Dabei sind die Kreativitätsbedürfnisse verschieden groß und ungleich entwickelt. Auch der größte Betonkopf aber leidet darunter, wenn seinerseits keinerlei Eigenarbeit zugelassen wird, so daß er niemals das Erfolgserlebnis haben kann, in der gegebenen Situation dazu gut gewesen zu sein, von sich aus das Richtige zu tun. Diese Belastung wird noch verstärkt, wenn es dabei keine Gemeinsamkeit mit Andern gibt, so daß die Arbeit nicht durch ein gesellschaftliches Miteinander getragen wird, das für die Beschäftigten einen Sinnzusammenhang stiftet und ihnen einen Halt gibt (social support; Karasek/Theorell 1990, 31 ff.).

(2) Das effort-reward-Modell (Siegrist u. a. 1986/Siegrist 1996) nimmt an, daß Ungleichgewichte zwischen dem Arbeitseinsatz der Beschäftigten und der Anerkennung ihrer Arbeit durch Kollegen und Vorgesetzte bzw. den Arbeitgeber selbst »Gratifikationskrisen« auslösen und dadurch ebenfalls pathogen sein können. Dabei gehören zur Anerkennung ein angemessenes Gehalt und, wo möglich, die Chancen der beruflichen Weiterentwicklung, vor allem aber, daß die geleistete Arbeit als Beitrag zu einer gemeinsamen Aufgabe gewürdigt und der Beschäftigte als jemand, auf den man sich verlassen kann, entsprechend anerkannt wird. Ungleichgewichte dieser Art entstehen, wenn Arbeitnehmer in Abhängigkeitsverhältnissen – z. B. als Praktikanten oder sonstige Billiglohnkräfte – ausgenutzt werden oder wenn sie sich ihrerseits übermäßig engagieren, sei es aus Freude an der Arbeit oder um sich unentbehrlich zu machen, ohne daß ihre besondere Leistung angemessen gewürdigt wird.

Beide Modelle sind durch zahlreiche empirische Untersuchungen getestet und bestätigt worden. Auch quantitativ kommt etwa der zu erklärende Faktor zwei, also die Verdoppelung des gesundheitlichen Risikos vom oberen bis zum unteren Ende der Hierarchie heraus. Physiologische und biochemische Untersuchungen stützen den epidemiologischen Befund (Siegrist/Theorell 2006, 78 ff.).

Zusätzlich hat sich in diesem Zusammenhang gezeigt, daß der Entlassungsdruck, der durch die Globalisierung des Kapitalismus auf die Beschäftigten in den Industrieländern ausgeübt wird, die

Krankheitsrisiken noch einmal beträchtlich erhöht. Das gilt vor allem für die Kombination von Arbeitsplatzunsicherheit und mangelnder Anerkennung der geleisteten Arbeit (Dragano u. a. 2005). Ein Realexperiment dazu hat sich im Fortgang der Whitehall-Studien zufällig dadurch ergeben, daß eine Behörde, deren Mitarbeiter bereits auf ihren Gesundheitszustand untersucht worden waren, unerwartet privatisiert werden sollte, so daß die gesundheitliche Wirkung dieser Verunsicherung und der weitere Verlauf auf den Anfangszustand zurückbezogen werden konnten. Die Folge war auch hier ein Verfall der Gesundheit der Mitarbeiter in der betroffenen Behörde relativ zu ihren nicht zur betrieblichen Privatisierung anstehenden Kollegen (Marmot 2004, 138 f.). Daß die damit drohende Arbeitslosigkeit selbst die Mortalität der Betroffenen um etwa 20 Prozent erhöht, hatte sich schon in den ersten Jahren des Neoliberalismus in Großbritannien gezeigt. In einer Kontroverse darüber, ob die neue Wirtschaftspolitik die Lebenserwartung vieler Menschen verkürzt, sie also früher als sonst zu Tode kommen läßt, war diese These durch eine umfassende Untersuchung tatsächlich bestätigt worden (Moser u. a. 1984).

Die beiden Modelle schließen sich nicht nur nicht aus, sondern passen so gut zusammen wie die persönlichen bzw. sozialen Bedürfnisse, auf deren Nichterfülltsein sie sich beziehen. Im folgenden wird sich zeigen, daß alle menschlichen Grundbedürfnisse letztlich auf das *Selbstsein im Mitsein* gerichtet sind, und dies sind gerade die beiden Seiten, die in den zwei Modellen komplementär akzentuiert werden. Für die Verbindung beider Modelle spricht auch, daß »control« ein ziemlich unbestimmter oder sogar schillernder Begriff und »Gratifikationskrise« ein schauderhafter Ausdruck ist. Immerhin hat der Begriff Anerkennung, der das nicht erfüllte Bedürfnis im Fall des Siegrist-Modells benennt, im Deutschen – viel besser und umfassender als »reward« im Englischen – einen klaren Sinn, der durch qualifizierte Auslegungen gestützt ist (Siep 1979/Honneth 1992/Voswinkel 2001/Heck 2003). Demgegenüber wird im Karasek-Modell »control« durch den politischen Begriff »Selbstbestimmung« nur einseitig übersetzt, hat aber auch im Englischen keinen klaren Sinn.

Was alles man unter »control« verstehen kann, zeigen Beispiele aus Marmots Buch (2004). »Control« bedeutet hier einerseits,

- von sich aus zu tun, was man tut. In diesem Sinn nahm ein Manager sein Leben unter »control«, als er sich eines Tages entschloß, nicht mehr nur seinen Terminen hinterherzujagen, sondern gesünder und überhaupt mehr so zu leben, wie er eigentlich möchte (54/76);
- daß man sich zu helfen weiß, wenn es im Leben nicht mehr so weitergeht wie bisher (113f./31);
- zu tun, was den eigenen Fähigkeiten entspricht, sich also auch nicht überfordern zu lassen, so daß man nicht weiterweiß, sondern »control« behält (109/125);
- wie ein Künstler aus freier Wahl das Leben zu führen, zu dem es einen drängt (13);
- einen eigenen Gestaltungsspielraum zu haben und nicht nur zu funktionieren bzw. hinzunehmen, was kommt, um nicht – wie die untersten in der Hierarchie – »less control« über das eigene Leben zu haben (126/106/129).

»Control« ist in diesen verschiedenen Facetten so etwas wie das Leben in Amerika, von dem die europäischen Auswanderer geträumt haben, eine Art *Autonomie* und ungefähr das Gegenteil des Schicksals von Hiob.

Andererseits aber braucht Marmot den Begriff »control« möglichst in der Verbindung mit »participation«, der Teilhabe am Leben der Gemeinschaft. Das heißt beispielsweise, mit dem Wohlstand der Andern ungefähr mithalten, also auch Freiräume nach eigenen Wünschen nutzen zu können, wozu u.a. erschwingliche Verkehrsmittel gehören (69f./73/75f./193).

Was Marmot mit »control« eigentlich meint, ist wohl wieder die Spannung zwischen Autonomie und Teilhabe oder zwischen Selbstsein und Mitsein. Demgegenüber bedeutet das Wort aber auch die Zwanghaftigkeit derer, die immer alles unter Kontrolle haben wollen und nicht zulassen können, daß einmal etwas geschieht, was sie nicht genehmigt haben (die Typ-A-Herzinfarktkandidaten), oder umgekehrt die Kontrollorientierung derer, die es immer nur ihren Vorgesetzten recht machen wollen und dabei gerade keine »control« – im Marmotschen Sinn – über ihr Leben gewinnen. Enthält der Begriff schon bei Marmot eine Spannung zwischen Gegensätzen, so verschwimmt er hier vollends ins Unbestimmte.

In der Medizinsoziologie ist es auch im Deutschen gleichwohl üblich, das Verhalten der bildungsschwächeren Schichten als »von weniger ausgeprägten Kontroll- und Selbstwirksamkeitsüberzeugungen in gesundheitlichen Belangen und von einem instrumentellen Verhältnis zum Körper geprägt« (Schwartz u. a. 2003, 25) zu verstehen. Mit diesen »low control beliefs« verbindet sich dann ein »socialised fatalism« (Bosma 2006, 153 f.) bzw. eine »gering ausgeprägte individuelle Zukunftsorientierung«. Die »externale Kontrollorientierung« ist außerdem mit erhöhter Feindseligkeit und dem dazu passenden Zigarettenkonsum korreliert (Siegrist 2003, 146/143). Dem passiven Verhältnis zu allem, was kommen mag, entsprechen Depression, Ärger und ein Gefühl der Hilflosigkeit – beispielsweise zu meinen, man könne eben gar nicht aufhören zu rauchen, zu trinken und sich kaum zu bewegen (Bosma 2006, 157 f.), d. h., ohne »control beliefs« bringt man es sozusagen zu nichts. Demgegenüber haben in der Oberschicht schon die Kinder mehr »sense of mastery and control« (155) als die in den unteren Rängen der Gesellschaft. Ich würde hier überall lieber etwas bescheidener von Zuversicht und Hoffnung sprechen. Der Befund ändert sich dadurch nicht, aber der »control«-Anspruch ist mir nicht geheuer, weil darin die abendländische Selbstherrlichkeit nachklingt, die wir uns doch wohl nicht mehr ganz so unbefangen zum Ideal setzen sollten.

Marmots Fixierung auf die Ideale »control« und »participation« hängt bei ihm vielleicht damit zusammen, daß die Beamtenhierarchie, deren gesundheitlicher Wirklichkeit er nachgeht, eine Form von »control« ist, die er durch Partizipation individualisieren und dadurch auflockern möchte. Ich kann dieses Anliegen in seinem sozialen Engagement nur bejahen, möchte aber daran erinnern, daß wir es uns mit den Hierarchien als Herrschaftsverhältnissen nicht ganz so leicht machen dürften, wie Marmot es sich ursprünglich wohl vorgestellt und gewünscht hat. Denn wir machen sonst die Rechnung ohne den Wirt. Dieser Wirt ist die Naturgeschichte. Daran hat Robert G. Evans durch eine überraschende Parallele erinnert.

## Das äffische Beamtenland – Warum Menschen sich gern für etwas Besseres als Andere halten

Auch Robert G. Evans teilte fraglos Marmots Engagement, daß gesundheitliche Benachteiligungen nicht gesellschaftlich bedingt sein dürften, sah hinsichtlich der Hierarchien aber die zusätzliche Schwierigkeit, daß diese Form der gesellschaftlichen Organisation naturgeschichtlich bewährt ist, denn es gibt sie nicht nur unter Menschen. Am bekanntesten ist die »Hackordnung« unter Hühnern und andern Vögeln. Vor- und Nachordnungen in Tiergesellschaften sind ein beliebtes Thema der Soziobiologen, deren Interpretationen man nicht teilen muß, um anzuerkennen, daß es diese Herrschaftsstrukturen tatsächlich gibt. Evans bezog sich um der Parallelität zu den gesellschaftlichen Verfassungen von Menschen willen auf Paviane, so wie sie von Robert M. Sapolsky (1990) in Kenia freilebend beobachtet worden sind.

Es gibt für die Lebenserwartung von Affen keinen Sozialatlas und auch keine Studien wie die Marmotschen bei den Beamten von Whitehall. Man kann aber physiologische Untersuchungen anstellen und hat dadurch beispielsweise entdeckt, daß Streßreaktionen bei den ranghöheren Pavianen wesentlich schneller wieder abgebaut werden als bei den ihnen Untergebenen. Ein ähnliches Ergebnis bei Marmot war, daß in Whitehall zwar alle Beschäftigten bei der Arbeit einen etwas erhöhten Blutdruck hatten, diese Erhöhung aber bei den höheren Beamten in der Freizeit viel stärker abgebaut wurde als bei den niedrigeren (Evans 1994, 12/Sapolsky 1990).

Mit Makakenaffen hat man außerdem Tierexperimente gemacht, die ich nicht gutgeheißen haben würde, die zu mißbilligen denen, die daran gestorben sind, jetzt aber nichts mehr hilft und deren Ergebnisse ich hier nun wenigstens weiter fruchtbar zu machen versuchen möchte. Untersucht wurden die Wirkungen einer fettreichen Ernährung auf 16 männliche und 16 weibliche Tiere. Die einen wie die andern entwickelten Arteriosklerose, insbesondere Verschlüsse in den Herzkranzarterien, aber dabei gab es zwei sehr auffällige Unterschiede: Erstens waren die Verschlüsse bei den höhergestellten Tieren wesentlich lockerer als bei den untergeordneten, und zwar bei den Männern im Verhältnis 4:8 und bei den Frauen 1:4, d.h., bei den Frauen war das Sozialgefälle größer (Faktor 4 statt 2). Dieser Befund entspricht dem Marmotschen bei den Beamten von Whitehall. Zweitens waren die Frauen durch Herzinfarkte weniger gefährdet als die Männer, die leitenden Frauen jedoch relativ noch weniger als die untergeordneten. Auch dies ist so ähnlich wie bei den Beamten (Hamm u.a. 1983). Eine interessante Variante ist, daß umgekehrt die dominanten Männer zum Teil mit den stärksten Verschlüssen reagieren, wenn man die etablierte Hierarchie durch Einführung neuer Tiere als Konkurrenz der bisher herrschenden in Frage stellt bzw. durcheinanderbringt (Kaplan u.a. 1982). »Physiological function follows status, not the other way around« (Evans 1994, 19).

Mit dem Einwand, daß Hierarchien einschließlich des mit ihnen einhergehenden gesundheitlichen Gefälles naturgeschichtlich bedingt, also vielleicht gar nicht abzuschaffen seien, wurde Marmot zum erstenmal auf einem Kongreß durch Evans konfrontiert. Er empfand diese Kritik mit Recht als ziemlich gewichtig.

»Low-status baboons don't smoke, eat hamburgers, or fail to keep appointments with their doctors; high-status baboons don't read the health pages of the *New York Times* or belong to fitness clubs. Yet there is a social gradient in health among baboons. The health differences are more likely to be due to something else related to position in the hierarchy, rather than to health behaviours or medical care.«

»... the baboons rocked me«, bekannte Marmot freimütig in seinem späteren Buch, zumal eine Zeitung die Whitehall-Studien daraufhin als »Making a monkey out of Whitehall« parodierte (2004, 83 f.). Zwar bestätigten die Experimente, daß es auch im Affenland ein hierarchiebedingtes Gesundheitsgefälle gibt, aber Marmot hatte sich den Ausgleich dieser Diskriminierung offenbar leichter vorgestellt, als er sich vor dem naturgeschichtlichen Hintergrund jetzt ausnahm. Zu dem »äffischen Ägypterland« bei Thomas Mann gab es also wohl auch naturgeschichtliche Entsprechungen.

Nun gibt es zwischen den menschlichen Gesellschaften und denen im übrigen Tierreich nicht nur viele frappierende Ähnlichkeiten, sondern gleichermaßen Unterschiede. Aus der Korrespondenz der Hierarchien unter den Pavianen einerseits und den Verwaltungsbeamten andererseits folgt also nicht, daß Behörden nicht auch anders als Pavianstämme organisiert sein könnten. Allerdings ist es ja wohl doch kein Zufall, daß es zu dieser Ähnlichkeit gekommen ist, denn die menschlichen Gesellschaften sind – in der Politik, in der Wirtschaft, beim Militär, in den Hochschulen, in der Verwaltung und fast überall sonst – durchdrungen von Über- und Unterordnungen. Es sieht so aus, daß solche Abstufungen den menschlichen Bedürfnissen entsprechen oder jedenfalls ein Bedarf sein können, der auf Bedürfnissen beruht. Walter Burkert hat diesen Verhältnissen sogar einen religiösen Hintergrund gegeben (1996, 102 ff.).

Am besten untersucht sind wohl die wirtschaftlichen Statusbedürfnisse. Hier hat sich gezeigt, daß das Glück einzelner Menschen nur sehr begrenzt von ihrem Einkommen abhängt. Natürlich fühlen Arme sich glücklicher, wenn es ihnen wirtschaftlich bessergeht. Sobald aber ein mittleres Wohlstandsniveau erreicht ist, werden steigende Einkommen zwar immer noch angestrebt, sind aber nicht mit vermehrtem Glück verbunden, wie sich in den USA in einem Zeitvergleich von 5000 Personen über viele Jahre gezeigt hat (Diener/Oishi 2000). Eine andere Studie hat ergeben, daß der Anteil derer, die sich als »sehr glücklich« bezeichneten, in der Bevölkerung wiederum der USA jahrzehntelang gleich geblieben ist bzw. sich genaugenommen sogar etwas vermindert hat, obwohl die Einkommen sich in dieser Zeit mehr als verdoppelt hatten (Myers 2000). Beide Untersuchungen bestätigen eine lange zuvor von Tibor Scitovsky (1976) getroffene Feststellung:

> »Our economic welfare is forever rising, but we are no happier as a result. The puzzle is that rising in rank on the income scale seems to improve one's chances of happiness, but a rise in one's income when everybody's income is rising does not« (135).

Hängt also das persönliche Glück von dem Status ab, den man relativ zu andern erreicht? Sind Menschen wirklich erst dann glücklich, wenn sie sich andern überlegen dünken können? Viel zu oft sieht es danach aus. Ob dies nun zutrifft oder nicht: Viele

Menschen scheinen es anzunehmen und sich dementsprechend hierarchieorientiert zu verhalten.

Das gängigste Beispiel sind die Autos. Was hier zum Kauf angeboten wird, sind eigentlich Hierarchie-Einstufungen zur Selbstdarstellung, wobei die Preise sich ziemlich genau bei dem Ansehen eingependelt haben, das man durch das jeweilige Fahrzeug zu erwerben, zu substituieren oder jedenfalls zu demonstrieren wünscht. Daß diese Stufen persönlich gemeint sind, zeigt die verbreitete Redeweise: Darf ich Sie mitnehmen – ICH stehe da und da.

Es gibt jedoch auch Unterschiede. Einerseits glauben US-amerikanische Studenten im Durchschnitt, nur ein Drittel ihrer Kommilitonen sei besser als sie, zwei Drittel also seien schlechter. Statistisch ist dies notwendigerweise eine Fehleinschätzung, denn der Durchschnittsstudent ist derjenige, der gerade in der Mitte zwischen ebenso vielen besseren wie schlechteren steht. Der Irrtum beweist ein Geltungsbedürfnis, sich für besser zu halten oder auszugeben, als man ist. So zeigt es sich in den USA. Japanische Studenten andererseits sind in ihren Geltungsbedürfnissen nicht gleichermaßen unausgeglichen, denn der Durchschnittsstudent in Japan hält ziemlich genau die Hälfte seiner Kommilitonen für besser als sich selbst. Japaner gehen mit ihren Hierarchien also vielleicht etwas entspannter um als US-Amerikaner und vermutlich auch als wir Europäer.

Zumindest in den westlichen Gesellschaften aber scheint es vielen oder den meisten Menschen einfach gutzutun, sich für besser als andere halten zu dürfen. Was bei den Studenten nur als Wunsch erkennbar war, hat eine andere gesellschaftliche Gruppe in den USA bereits bestätigt bekommen, nämlich die Oscar-Preisträger in der Filmbranche. Allerdings sind diejenigen, welche diesen Preis bekommen, in der Regel nicht wesentlich besser als die gleichermaßen Nominierten, die den Preis auch hätten bekommen können, wenn die jeweilige Jury nach ihren Entscheidungskriterien den Preisträger nicht gerade noch etwas besser gefunden hätte als seine Rivalen. Zwischen dem eigentlichen Preisträger und denen, die ebenfalls in die engere Auswahl gezogen worden waren, sollte man hinsichtlich des Selbstgefühls und Erfolgsbewußtseins also allenfalls graduelle Unterschiede erwarten. Eine statistische Untersuchung hat gleichwohl ergeben, daß die Preisträger im Mittel etwa vier Jahre länger gelebt haben als die Beinahe-Preisträger (Redelmeier/Singh 2001). Diese Differenz ist unglaublich groß, denn sie entspricht, wie zuvor bereits erläutert, beinahe der Erhöhung der Lebenserwartung durch den gesamten medizinischen Fortschritt.

Sogar die Frauen – denen man doch sonst in mancherlei Hinsicht attestiert, die besseren Menschen zu sein – stützen ihr Selbstbewußtsein gern darauf ab, etwas Besseres als Andere zu sein, besonders als andere Frauen. Während nämlich das hierarchiebedingte Mortalitätsgefälle bei den Männern der Art der beruflichen Tätigkeit folgt, ist es bei den Frauen der soziale Status, mit dem ihre Gesundheit steigt oder fällt (Sacker u.a. 2000). Nun empfiehlt es sich, das sozusagen natürliche Geltungsbedürfnis, das sich als Selbstachtung auf die eigene Person und ihre Kreativität oder ihr Durchhaltevermögen bezieht, von der komparativen Geltung zu unterscheiden, die sich darauf stützt, Andere für weniger tüchtig als sich selber zu halten. Schon die Schwelle, oberhalb derer ein zusätzliches Einkommen kein zusätzliches Glück mehr gewährt, hängt von der komparativen Bewertung des eigenen Wohlergehens in bezug auf Andere ab, und sowohl Autokäufe als auch die Selbsteinschätzung der US-amerikanischen Studenten, die Längerlebigkeit der Oscar-Preisträger und die weiblichen Statusbedürfnisse entsprechen dem Wunsch, bessergestellt zu sein als andere. Wenn demgegenüber Männer sich nach der Art ihrer Tätigkeit gesellschaftlich einstufen, ist dies als Identifikation und nicht kompensatorisch gemeint. Ebenso kommt es mir vor, wenn gerade arme Leute in ihrem Stolz sehr leicht verletzlich sind, oder wenn Michael Marmot damit kokettiert, bei seinen Beamten in Whitehall nicht mit einem glänzenden Auto, sondern mit seinem alten und schon ziemlich verrosteten Fahrrad vorzufahren. Eine auf das persönliche Dasein bezogene Sicherheit bedarf nicht der Herabsetzung Anderer.

## Das Wiener Modell und die Bundesangestelltentarifordnung

In einer etwas schmuddeligen Wiener Restaurant-Toilette sah ich einmal an der Wand ein hängetaschenförmiges Plastikkästchen, dem man Papierabdeckungen für den Toilettensitz entnehmen konnte. Das Kästchen hatte die Aufschrift: VIPseat-Box. Wer sich auf so ein Papier setzte, sollte sich also als eine Very Important Person fühlen dürfen. Mir ist dies als eine sozusagen wienerische Form in Erinnerung geblieben, das eigene Selbstbewußtsein nicht auf die Herabsetzung anderer zu gründen, wobei gerade die österreichische Gesellschaft zu diesem Humor natürlich mancherlei Anlaß bietet.

Das Wiener Modell ist die Auflösung aller Hierarchien in dem Sinn, daß Menschen aufeinander herabsehen, denn jeder ist ein VIP und wird irgendwo gebraucht. Man muß darunter aber nicht die Auflösung jeder arbeitsteiligen Hierarchie verstehen, denn diese kann ja auch so eingerichtet sein, daß jeder das tut, was er am besten kann, wozu bei einigen Menschen nun einmal auch die Fähigkeit gehört, andern Weisungen zum besseren Gelingen des Ganzen zu geben. Ob eine solche Ordnung bei den Pavianen vorherrschend war, kann ich den vorliegenden Studien nicht entnehmen. Hinsichtlich der Gesundheit interessanter ist für uns ja auch die Frage, wozu *Menschen* von ihren Bedürfnissen her tendieren und wieweit institutionelle Regelungen die Bedürfnisse verfälschen können.

Welchen Unterschied das »Wiener Modell« für den Ausdruck unserer Bedürfnisse machen kann, zeigt sich in zwei entgegengesetzten Formen des Wettbewerbs und ist dadurch für die Produktivität der Marktwirtschaft von größter Bedeutung. Die eine Art ist, einen Konkurrenten aus dem Feld schlagen zu wollen, die andere, gleichläufig mit Andern einer besonderen Herausforderung von sich aus optimal gerecht zu werden. Im ersten Fall ist man extrinsisch motiviert, kämpft also um eine Belohnung, um sich vor Andern auszuzeichnen. Im zweiten Fall besteht eine intrinsische Motivation, etwas um seiner selbst willen möglichst gut zu machen (Deci u.a. 1999). Der Wettbewerb erster Art ist tendenziell zerstörerisch, denn er schadet der intrinsischen Motivation, aus der das schöpferische Handeln lebt. Status- und Geltungsbedürfnisse sind extrinsisch motiviert. Das Wiener Modell ist demgegenüber sozusagen der Ehrgeiz, es auch ohne (extrinsisch motivierten) Ehrgeiz zu etwas zu bringen.

Arbeitsplätze sollten möglichst so interessant eingerichtet sein, daß die Beschäftigten ihre Aufgaben aus eigenem Antrieb erfüllen. Demgegenüber können die damit verbundenen Einkommen immer nur extrinsisch zur Arbeit motivieren. Wie schwer es ist, beides zu verbinden, zeigt eine Institution, welche die Beschäftigungsverhältnisse in Deutschland jahrzehntelang maßgeblich geprägt hat, nämlich der Bundesangestelltentarif (BAT). Nach diesem Tarifwerk wurde der »Wert der Leistung« – wie es in den Vorbemerkungen eines Leitfadens heißt (Sonntag/Bauer 1992, 1) – aller staatlichen Angestellten unterhalb der eigentlichen Führungsschicht (vom Ministerialrat bis zum Minister) bewertet. Gemäß diesem Wert der Leistung erfolgte dann die Eingruppierung in eine von zehn Gehaltsgruppen mit mancherlei Abstufungen (aufsteigend von X bis I). Als Wert der Leistung gilt dabei letztlich das, was das Ergebnis der Arbeit dem Arbeitgeber wert ist. Dieser Wert wird aber scheinbar so bemessen, daß das Ergebnis auch von der Tätigkeit des Beschäftigten her, d.h. sozusagen persönlich bewertet wird, so daß man meinen könnte, der Wert der geleisteten Arbeit würde sowohl für den Beschäftigten wie für den Arbeitgeber in einer gleichgewichtigen Weise gewürdigt. Bei einer genaueren Analyse zeigt sich jedoch, daß der BAT die Leistung der Beschäftigten so beschreibt, als solle eine Maschine dazu programmiert werden, zunächst nur materielle und dann allmählich zunehmend geistige Leistungen auszuführen. Der Beschäftigte gilt also als eine Art Golem. Wegen dieses Menschenbilds ist im BAT der Versuch mißlungen, den Wert der Leistung auch vom Arbeitsvorgang her zu bewerten. Daß Menschen krank werden, wenn ihre Leistung wie die einer Maschine bewertet wird, braucht einen dann nicht mehr zu wundern.

Außer durch sein Menschenbild war der BAT noch in einer zweiten Hinsicht pathogen. Die Autoren hatten ihn nämlich ganz linear so aufgebaut, daß die jeweils höher eingruppierten Beschäftigten immer etwas *mehr* konnten bzw. leisteten als die nächstunteren. Wessen Tätigkeit also z.B. die Merkmale der Gehaltsgruppe VII erfüllte, war dadurch nach der auch hier herrschenden

Devise »Je mehr, desto besser« etwas Besseres als ein Kollege aus der Gruppe VIII. Eine Alternative wäre gewesen, alle Tätigkeiten in ihrem Eigenwert zu beschreiben, die Beschäftigten nach ihren Fähigkeiten den einzelnen Tätigkeitsfeldern zuzuordnen und die Gehälter nach persönlichen Voraussetzungen (z.B. nach den Ausbildungsgängen) zu bemessen, aber dann hätte es keine Leistungsorientierung gegeben. Eine mittlere Lösung, die sowohl den Arbeitsprozeß als auch das Arbeitsergebnis menschlich und sachlich würdigt, scheint bisher nicht gefunden zu sein. Insbesondere soll das Bewertungssystem, das den BAT inzwischen abgelöst hat, noch leistungsorientierter sein als das frühere, das cartesianische Menschenbild also wohl nur kapitalistisch verschlanken.

Um die behauptete Pathogenität des BAT als Beispiel einer falschen Hierarchie zu veranschaulichen, skizziere ich kurz den linearen Aufbau, in dem die Oberen auf die Unteren herabsehen, jedoch weder die einen noch die andern als richtige Menschen gelten konnten. Ich beginne ganz unten, so daß man sieht, wie der Mensch allmählich zum Menschen wird (Sonntag/Bauer 1992, 38–44).

– »*Mechanische Tätigkeiten*«, in einer Behörde also z.B. die Postabfertigung oder Botendienste. Generell waren damit diejenigen Arbeiten gemeint, zu deren »Erledigung *gedankliche Arbeit so gut wie nicht* aufgewendet werden muß« (Gruppe X).
– »*Einfachere Tätigkeiten*«, die »nicht mehr nur vorwiegend mechanisch sind, sondern ... ein *Mindestmaß an gedanklicher Arbeit*« erfordern (Gruppe IX).
– »*Schwierigere Tätigkeiten/Schwierige Tätigkeiten*«, zu denen es »qualifizierte[r] Fähigkeiten« im Vergleich mit den »einfacheren Tätigkeiten« der nächstunteren Stufe bedarf. Dabei kann es sich »um einen *höheren* Aufwand an gedanklicher Arbeit oder um andersartige qualifizierte Fähigkeiten oder um *besondere* Anforderungen an den Verstand oder die Konzentrationsfähigkeit handeln« (Gruppe VIII).

In diesen drei untersten Beschäftigungsgruppen sollten also minimale intellektuelle Fähigkeiten genügen, um einfache körperliche Arbeiten – von Geschicklichkeit ist nirgends die Rede – auszuführen. Etwas gelernt zu haben braucht man erst auf der nächsten Stufe, allerdings nur im Kopf, nämlich

- »*Gründliche Fachkenntnisse* ... Allgemeine Fähigkeiten, wie z. B. Organisations- und Verhandlungsgeschick, Geschäftsgewandtheit, besondere Zuverlässigkeit und Vertrauenswürdigkeit sind jedoch keine Fachkenntnisse im tariflichen Sinn.« Gemeint ist vielmehr – wiederum auf Verwaltungstätigkeiten bezogen – die Kenntnis von Gesetzen und Vorschriften etc. für das jeweilige Aufgabengebiet (Gruppe VII).

Merkwürdig an dieser Beschreibung ist der verneinende Satz, daß Organisations- und Verhandlungsgeschick, persönliche Gewandtheit, Zuverlässigkeit und Vertrauenswürdigkeit nicht als Fachkenntnisse im tariflichen Sinn gelten sollen. Inhaltlich ist dies trivial, denn Können und Wissen sind zweierlei, ein allgemeines Können und ein spezielles Wissen also erst recht. Was an der Feststellung auffällt, ist aber, daß die genannten persönlichen Fähigkeiten für den »Wert der Leistung«, der hier bemessen werden soll, auch sonst nirgends berücksichtigt werden. Sind aber Geschick und Gewandtheit, Zuverlässigkeit und Vertrauenswürdigkeit nicht diejenigen Charaktere, die mit der *Freude an der Arbeit* einhergehen?

Freude an der Arbeit ist die entscheidende Bedingung für die Gesundheit des Beschäftigten, ist aber im BAT nicht vorgesehen. Statt dessen wird der Inbegriff des staatlich Angestellten, d.h. eine Art Gesamtangestellter (als Pendant zum Marxschen Gesamtkapitalisten), aufgebaut wie ein Golem, und zwar nach dem cartesianischen Menschenbild. Zuerst kommen die körperlichen Bewegungen, und dann ergreift in kleinen Schritten nach und nach immer mehr Geist von dem Golem Besitz. Anfänglich findet »so gut wie keine« gedankliche Arbeit statt (Gruppe X), dann »ein Mindestmaß« davon (Gruppe IX), dann ein noch etwas »höherer Aufwand« an Gedanken (Gruppe VIII) und schließlich sind obendrein Fachkenntnisse erforderlich (Gruppe VII). Die nächste Stufe verlangt sogar

- »*gründliche und vielseitige Fachkenntnisse*«, wobei »vielseitig« die Lücke zwischen »allseitig« und »einseitig« bestimmen soll, und was das »viel« angeht, rein quantitativ (wiederum für Verwaltungstätigkeiten) »die *Menge* der zu beachtenden und anzuwendenden Normen und Bestimmungen« betrifft (Gruppe VI).

Übrigens geht es im Anwendungsbereich des BAT keineswegs nur um Verwaltungstätigkeiten, sondern nach BAT VI werden beispielsweise auch die meisten Handwerksmeister eingestuft, wenn sie staatlich beschäftigt sind. Dementsprechend beginnen auf dieser Stufe die »selbständigen Leistungen«. Dabei muß es sich aber wiederum »um eine Gedankenarbeit« handeln, und zwar um eine solche, »die hinsichtlich des einzuschlagenden Weges, insbesondere aber hinsichtlich des zu findenden Ergebnisses eine *eigene geistige Beurteilung* und *Entschließung* verlangt«. Dabei wird sogar »eine gewisse Freiheit von Weisungen und Anleitungen ... vorausgesetzt«. Vom handwerklichen Können hatten die Schreibtischtäter, welche sich den BAT ausgedacht haben, offenbar keine Ahnung.

Mit der »gewissen Freiheit« gewinnt der Golem nun allmählich menschliche Züge. Wenn als nächstes

- »*gründliche, umfassende Fachkenntnisse*« über die bloß vielseitigen Kenntnisse hinaus geboten werden sollen (Gruppe V) und darüber hinaus dem Angestellten sogar eine
- »besonders verantwortungsvolle Tätigkeit« übertragen wird (Gruppe IV),

geht es damit langsam weiter. Ist die Tätigkeit überdies von »*besonderer Schwierigkeit und Bedeutung*«, so wird mit der Gruppe III die Endstufe des »gehobenen Dienstes« erreicht. Danach folgt der »höhere Dienst«, der in der Regel Hochschulabsolventen vorbehalten ist.

Nun ist anzunehmen, daß die Whitehall-Studien, wenn man sie bei den Bundesangestellten – und den bisher ebenfalls nach dem BAT eingestuften Angestellten der Länder – wiederholt hätte, ähnliche Ergebnisse gehabt haben würden wie in London. In andern Ländern war es ja auch so, wobei ähnliche Tarifordnungen im Spiel gewesen sein dürften. Beschränken wir uns auf die Verhältnisse hierzulande, so liegt nach dem Siegristschen Anerkennungsmodell für den Geltungsbereich der Hierarchie des BAT auf der Hand, wie der gesundheitliche Gradient zu erklären gewesen wäre. Ergäbe sich nämlich dadurch, daß die unteren Beschäftigungsgruppen in ihrer Leistung nicht angemessen gewürdigt oder anerkannt werden, ein Mortalitätsgefälle von oben nach unten, so zeigte sich, daß ein solches Anerkennungsdefizit im BAT strukturell angelegt ist. Denn zum einen errichtet der BAT eine lineare Hierarchie, in der auf den einzelnen Stufen keine Eigenarbeit bzw. kein Eigenwert der jeweiligen Tätigkeit anerkannt wird, sondern die Oberen (geistig) immer etwas mehr als die Unteren können und dementsprechend zumindest strukturell auf diese herabsehen. Der BAT versteht eben jegliche Tätigkeit als mehr oder weniger defizitär gegenüber der der höheren Gruppen – so als ob ein Vorgesetzter alles könnte, was seine Mitarbeiter machen. Zum andern wird der »Wert der Leistung« nach dem BAT zumindest auf allen nichtakademischen Stufen wie die eines Golems oder einer mehr oder weniger intelligenten Maschine verstanden, so als mache die Arbeit grundsätzlich keine Freude. Dementsprechend kommen weder die Geschicklichkeit oder die Gewandtheit, mit der sich die Freude verbindet, noch die Zuverlässigkeit und Vertrauenswürdigkeit, die von dieser Freude getragen werden, in der geistigen Struktur des BAT zur Geltung. Diese Bewertung der von den Beschäftigten geleisteten Arbeit paßt also genau zu der freudlosen Wirtschaft, Scitovskys »joyless economy«, der sie von Staats wegen Raum geben soll. Anerkennung und Selbstbestimmung sind Fremdworte in einer solchen Arbeitswelt. Liegt es daran, daß Verwaltungen hierzulande meistens unbeliebt sind?

Daß jemand seine Sache um seiner und ihrer selbst willen gut macht, ist durch die Hierarchisierung natürlich nicht ausgeschlossen. Umgekehrt aber ist dem »Denken in politischen und administrativen Hierarchien ... das intrinsisch motivierte Handeln fremd, in seiner Aufopferungsbereitschaft ebenso wie in seinem Freiheitsbedürfnis« (Dahm/Scherhorn 2008, 216). Deshalb sind solche Hierarchien pathogen.

## (5) Humanität in der Arbeit

Das bei den Pavianen festgestellte Gesundheitsgefälle war nicht das Ergebnis einer Bundes- bzw. Pavianangestellten-Tarifordnung (PAT). Auch in der außermenschlichen Natur aber sind ja nicht absolut, sondern immer nur relativ optimale Lösungen gefunden worden. Außerdem gewinnt der naturgeschichtliche Bestand bei uns Menschen eine politisch kulturelle Gestalt, die ihn steigern, mildern oder transformieren kann. Ein sehr charakteristisches Beispiel waren die zuvor erwähnten Mordkurven, in denen der naturgeschichtliche Anteil durch die Form der Kurve, der gesellschaftliche durch die Größe der Zahlenwerte dargestellt wurde.

Bleiben wir nun bei den menschlichen Gesellschaften, die von Natur gegenüber denen der Paviane mit einem höheren Maß an Vernunftvermögen ausgestattet sind, das allerdings eine Spannweite wie bei den Mordkurven hat, so liegt auf der Hand, daß vernünftigere Lösungen als der BAT möglich sind. Dabei richtet sich das Maß der Vernünftigkeit einer politischen Institution nach ihrer Bedürfnis-Gerechtigkeit. Der BAT war eine cartesianisch mißglückte Konkretion eines Bedürfnisses zu einem mutmaßlichen Bedarf. Was aber ist das Bedürfnis?

Zum Verständnis der menschlichen Bedürfnisse halte ich das System von Abraham Maslow (1943/1954) unverändert für die beste Lösung. Maslow hatte eine Hierarchie von (nicht kulturell bedingten) Grundbedürfnissen unterschieden, in der von unten nach oben (1) die physiologischen, (2) die Sicherheitsbedürfnisse, (3) die nach Zugehörigkeit und Liebe, (4) die nach Geltung und Anerkennung sowie (5) die Bedürfnisse nach der Entwicklung und dem kompetenten Gebrauch der eigenen Anlagen, nach Herausforderung und Bewährung, nach Wissen und Verstehen, nach Erklären und Gestalten, also insgesamt nach Selbstverwirklichung unterschieden werden. Der Sinn der hierarchischen Anordnung ist in aufsteigender Richtung, daß die unteren Bedürfnisse in der normalen Entwicklung zur Sättigung tendieren, so daß, wenn man genug zu essen hat, sich nicht gefährdet fühlt, genügend Liebe erfährt und unter den Mitmenschen geachtet ist, alle weiteren Bedürfnisse auf Selbstverwirklichung gerichtet sind, in der es keine Sättigung zu geben scheint. Dies ist der Idealfall. Entwicklungsstörungen hingegen führen zu Regressionen von der Stufe, wo sie auftreten, auf eine oder mehrere der vorausliegenden Stufen. Ich komme im fünften Kapitel auf die Natur der menschlichen Bedürfnisse und ihren Zusammenhang mit Gesundheit und Krankheit zurück.

### Der Sinn der Arbeit und die real existierende Arbeit

Durch die Arbeit werden direkt oder indirekt Bedürfnisse auf allen fünf Stufen erfüllt, wenn sie im weitesten Sinn als das Werden der Natur für den Menschen verstanden wird, also nicht nur als Erwerbsarbeit. Dabei ist es das mit der Arbeit verbundene Einkommen, vermöge dessen (1) die Bedürfnisse nach Nahrung, Kleidung und Behausung gedeckt werden. Der (2) Sicherheit sind im wesentlichen die Abzüge für Steuern und die Versicherungen gewidmet. Auch für die (3) Zugehörigkeitsbedürfnisse werden nicht nur im Privatleben, sondern außerdem zum guten Teil in der Arbeitswelt – durch Kooperationsbeziehungen und die Identifikation mit dem Aufgabenfeld – befriedigende Formen gefunden. Überdies verspricht Arbeit (4) gesellschaftliche Anerkennung durch einen beruflichen Status. Dies alles aber sind indirekte Deckungen der Bedürfnisse auf den vier Ebenen unterhalb der höchsten, die also mit der Arbeit einhergehen, aber nicht ihr eigentlicher Sinn sind. Denn man arbeitet nicht, um eine Existenzgrundlage, Sicherheit, Zugehörigkeit und Anerkennung zu gewinnen, sondern man arbeitet – wenn es gutgeht – um des Arbeitsergebnisses als des angestrebten Erfolgs willen, sei es in Gestalt eines Produkts oder einer Leistung, der sowohl einen gesellschaftlichen Nutzen hat als auch ein Ausdruck der eigenen Fähigkeiten ist.

In Platons Sprechweise war der Sinn der Arbeit das »Tun des Seinen«, nicht nur für sich natürlich, sondern so, daß der Einzelne damit zum gesellschaftlich allgemeinen Guten das beitrug, worin er vor sich selbst und vor andern am ehesten sein Selbstsein im Mitsein finden konnte. Einfacher gesagt: das, wofür er gut ist. Die Fähigkeiten der Menschen sind verschieden, aber niemand kann gar nichts, sondern jeder kann etwas oder würde zumindest etwas lernen können, wofür er gut ist und worin er sich bewähren können dürfen sollte. Den vielen Arbeitslosen von heute wird diese

Chance versagt. Dies ist auch dann ein gesellschaftliches Unrecht, wenn sie dabei nicht verhungern.

Ein Indiz dafür ist, daß die Lebenserwartung der Arbeitslosen wesentlich verkürzt ist (Moser u.a. 1984). Warum aber sterben sie früher? Weil sie nur alimentiert, aber nicht gebraucht werden. Der Mensch braucht, gebraucht zu werden. Dies gehört für die meisten Menschen auch zu dem Bedürfnis, welches Maslow als das nach Selbstverwirklichung benannt hat. Daß eine Wirtschaft in einer Übergangsphase manchmal nicht allen Angehörigen der Gesellschaft, deren Wirtschaft sie ist, eine Zugehörigkeit durch Arbeit bieten kann, die ihren Fähigkeiten gerecht wird, mag unvermeidlich sein. Unsere Wirtschaft aber entwickelt sich derzeit so, daß auf die Dauer nur noch das intelligenteste Drittel der Bevölkerung wirklich gebraucht wird. Das mittlere Drittel kann mit beschäftigt werden, das unterste aber bleibt letztlich übrig. Das Beschäftigungssystem wächst den Menschen über die Köpfe bzw. wandert nach oben dahin ab, wohin sie nicht mehr mitkommen. Ich glaube nicht, daß dies Problem rein bildungspolitisch und durch eine gerechtere Verteilung der Arbeit zu lösen ist, obwohl der Intelligenzquotient nicht nur genetisch, sondern auch kulturell gebildet wird und in den vergangenen Jahrzehnten bedeutend gestiegen ist (Dickens/Flynn 2001). »We are all getting smarter; or, to be more accurate, our children are smarter than we are« (Marmot 2004, 56). Die Unterschiede aber werden bleiben, und es ist eine Frage der politischen Intelligenz und sozialen Gerechtigkeit, auch die weniger Begabten nicht per Sozialhilfe stillzustellen, sondern sie nach ihren Fähigkeiten gesellschaftlich zu integrieren. Beispielsweise ist es vorgekommen, daß Arbeiter in einem Krankenhaus im wesentlichen nur noch zum Blumengießen gebraucht werden konnten und unter steigendem Kostendruck im Stellenplan schließlich nicht mehr mitzuschleppen waren. Es wäre besser gewesen, hier weniger spitz zu optimieren und sie zu ihrem Besten und zur Freude der Patienten weiterhin auf den Fluren die Blumen gießen zu lassen. Und wenn das Beschäftigungssystem dies nicht hergibt, sollte wenigstens jede Sozialhilfe mit einer angemessenen Arbeit verbunden sein.

So verschiedene Denker wie Platon und Marx kommen darin überein, die Zugehörigkeit des Menschen zu seiner Gesellschaft dadurch eingelöst zu sehen, daß er in der Arbeit das Seine nicht nur für sich tut. Marx sprach sogar von der »Erzeugung des Menschen durch die menschliche Arbeit« (1844, I.2, 398), durch die wir in die Naturgeschichte eingehen, indem wir unsere Kultur als unsern Beitrag dazu erarbeiten. Nicht nur das Ergebnis der Arbeit, sondern auch diese selbst verdient somit eine gleichrangige Würdigung als die Weise, wie ein Mensch zu sich kommt, indem er sich als einen Teil in seiner Zugehörigkeit zum Ganzen findet. Ohne etwas von den Hierarchien bei den Pavianen zu wissen, hat Friedrich Engels die Arbeit bereits »als den bezeichnenden Unterschied zwischen Affenrudel und Menschengesellschaft« (Engels 1896, 92) bezeichnet. Die Arbeit könnte also auch geradezu der Überwindung der Hierarchien oder zumindest der pathogenen Hierarchien dienen. Eigentlich sollte das Grundrecht auf die freie Entfaltung der Persönlichkeit (GG Art. 2.1) in unserm Kulturkreis ein Recht auf die Chance zur Arbeit implizieren, so wie es in der Allgemeinen Erklärung der Menschenrechte durch die Vereinten Nationen 1948 im Artikel 23 beschlossen worden ist, denn durch Arbeit entfalten wir unsere Persönlichkeit, indem wir das Unsere tun – das, wofür wir gut sind.

Die Selbstverwirklichung oder die »Erzeugung des Menschen durch die menschliche Arbeit« scheint für unser leibliches Dasein kein Gesichtspunkt gewesen zu sein, auf den in den Abstufungen des Bundesangestelltentarifs irgendeine Rücksicht genommen worden ist. Auch für die wirtschaftliche Arbeitswelt ergeben statistische Erhebungen ein beunruhigendes Bild. Fragt man nämlich die Beschäftigten, wieweit sie sich mit ihrer Arbeit identifizieren können, dabei also »das Ihre« tun und nicht nur das des Arbeitgebers, so kommt heraus, daß dies durchschnittlich nur für etwa ein Siebtel gilt. Ein weiteres Siebtel arbeitet bloß notgedrungen, um eine Existenzgrundlage zu haben, und die dazwischen liegenden fünf Siebtel machen sozusagen Dienst nach Vorschrift, weil das nun einmal zum Leben zu gehören scheint.

Ich entnehme diese Daten einer Umfrage aus den Jahren 2001/2002. Bei einer Wiederholung 2004/2005 war der Anteil derer, die Freude an ihrer Arbeit hatten, sogar von 15 auf 12 Prozent gefallen (Gallup Pressemeldung, 24.09.2001 und 10.09.2002/SZ 04.03.2005). Im einzelnen zeigt sich, daß Frauen wesentlich engagierter sind als Männer und jüngere Mitarbeiter etwas engagierter als ältere. Außerdem steigt das Engagement mit dem Bildungsstand (Abitur bzw. Hochschulabschluß). Für die Zukunft der deutschen Wirtschaft sind dies auch deshalb sehr beunruhigende Ergebnisse, weil der Anteil der »engagierten Mitarbeiter« – auf denen der Erfolg einer Volkswirtschaft doch wohl weitgehend beruht – in andern Ländern wesentlich größer ist (USA 30 %, Kanada 24 %, Israel 20 %). Ein ähnliches Bild ergibt der *DGB-Index Gute Arbeit* (2007) des Deutschen Gewerkschaftsbunds, der die Arbeitsqualität aus der Sicht der Beschäftigten beschreibt. Danach beurteilen nur zwölf Prozent ihre Arbeit als »gut«, 54 Prozent als »mittelmäßig« und 34 Prozent als »schlecht«. Zumindest hierzulande braucht man sich unter diesen Umständen nicht zu wundern, wenn die schweigende Mehrheit ihre latenten Frustrationen unter anderem durch Lustlosigkeit bis hin zum Mobbing abreagiert. Das Selbstwertgefühl darauf zu stützen, daß man Andere herabsetzt, war – zumindest latent – bereits das Organisationsprinzip des BAT.

Soviel ich sehe, ist eine schlechte Arbeitsatmosphäre eine Regression destruktiver Art von der Selbstverwirklichung auf die nächst untere Stufe der Anerkennung bzw. der Geltungsbedürfnisse, wobei die eigene Geltung in der Herabsetzung anderer gesucht wird. Dabei nehme ich mit Gerhard Scherhorn (1995[a], 258 ff.) und anders als Maslow an, daß destruktive Regressionen auch von der Stufe der Selbstverwirklichung aus möglich sind. Betrachtet man nämlich die große Gruppe der nicht engagierten Mitarbeiter aus der Gallup-Umfrage, so finden diese in ihrer Arbeit zwar nicht das, wofür sie gut sind, und sind deshalb unzufrieden, aber sie finden dennoch nach unten hin

– in ihrem gesellschaftlichen Umfeld außerhalb des Berufs – wenn schon nicht intern und vor sich selber – die *Anerkennung*, die ihrem beruflichen Status entspricht;
– in vielen kollegialen Arbeitsbeziehungen eine *Zugehörigkeit*, die sie als Arbeitslose vermissen würden;
– in ihrem Beschäftigungsstatus die nötige *Sicherung* ihrer häuslichen Existenz und
– in ihrem Einkommen die finanzielle Grundlage für *Wohnung und Ernährung*.

Diese Regressionen können, wie das Mobbing zeigt, offenbar auch destruktiv werden. In jedem Fall sind sie es für das Wohl des Beschäftigten, wenn er keine Freude an seiner Arbeit hat und – oder: weil er – von seinem Arbeitgeber nicht angemessen anerkannt wird. So entspricht es der Siegristschen Erklärung des Gesundheitsgefälles. Die Regressionen sind außerdem destruktiv für das Ganze des Unternehmens bzw. der Volkswirtschaft überhaupt, weil eine Arbeit ohne Freude niemals optimal sein kann.

Die Siegristsche Pathogenität des Anerkennungsdefizits bedarf freilich auch hier der Ergänzung durch die Marmotsche Kritik an den zu geringen Kreativitätsspielräumen. Besondere Aufmerksamkeit hat eine Serie von Suiziden in der französischen Autoindustrie gefunden, die mit permanenter Überlastung und *Entgrenzung der Arbeit* gegenüber jeglicher Erholung zusammenzuhängen scheint. »Am Wochenende dienstliche E-Mails lesen, zur Sicherheit das Handy abhören und sich nach Feierabend noch mal an den PC setzen« könne letztlich zum »Tod in der Arbeit« führen, berichtete die *Süddeutsche Zeitung* (8./9.09.2007). Bereits sehr verbreitet ist das sogenannte Burnout-Syndrom, welches damit zusammenhängt, daß man nicht mehr zur Ruhe kommt, also nicht angemessen in der Zeit lebt.

Ein Beispiel für die pathogenen Ursprünge dieser und vieler anderer berufsbedingter Krankheiten ist der emotionale Streß durch das Dauerlächeln der Stewardessen in Flugzeugen (SZ 1./2.04.2006). Soweit die Dienstleistungsgesellschaft mittlerweile wieder etwas freundlicher wird, hat auch dies teilweise einen vergleichbar hohen Preis. Die körperlichen Krankheiten, durch welche die Beschäftigten sich diesen Überlastungen entziehen, dürften viel teurer werden als die betriebswirtschaftlich eingesparten Kosten, werden aber der Verantwortung der Allgemeinheit zugewiesen. »Immer mehr Menschen spüren unterschwellig, daß sie ihre Arbeit und ihre Freizeit-Passivitäten leid sind, aber sie wollen die Lüge hören, daß eine körperliche Krankheit sie ihrer sozialen und politischen Verantwortung enthebe«, bemerkte Ivan Illich bereits vor Jahrzehnten in seiner Kulturkritik der Medizin (1976, 88 f.). Einstweilen will auch die Öffentlichkeit diese Lüge noch hören. Angesichts der neueren sozialen Diskriminierungen, von denen Illich noch nichts wußte, darf dies aber ja wohl nicht das letzte Wort sein.

Welche Chancen gibt es, das gesundheitliche Gefälle in den Hierarchien, so wie es bei den Pavianen gefunden wurde, in den menschlichen Gesellschaften vielleicht gerade durch Arbeit zu überwinden? Dazu müßte natürlich eine bessere Organisation der Arbeit gefunden werden als die BAT-ähnliche der Whitehall-Beamten, nachdem diese sich als ebenso pathogen erwiesen hat wie die Gesellschaftsordnung der Paviane. Wenn aber Platon, Marx und Maslow recht gehabt haben und die Arbeit eigentlich dem Grundbedürfnis nach Selbstverwirklichung dient, indem der Mensch das Seine nicht nur für sich tut, sollte dazu der richtige Weg gefunden werden können. Vielleicht hat die Naturgeschichte in uns eine Chance hervorgebracht, die es bei den Pavianen noch nicht gab.

### Auflockerung der Hierarchien durch Anerkennung und kreative Individualität

Das zuvor angedeutete »Wiener Modell«, daß jeder Mensch da, wo er gerade steht oder sitzt, aus sich heraus lebt, bietet hier einen passenden Ausgangspunkt. Wie dabei die Balance zwischen der persönlichen Selbstverwirklichung und ihrem Beitrag zum Gemeinwohl gewahrt werden kann, hat Nikolaus von Kues auf die geniale Formel gebracht: *In jeder Kreatur ist das ganze Universum diese Kreatur.* Als *Individuation des Ganzen* also verwirklicht sich der Einzelne, *wenn* er sich selbst verwirklicht. Unbestreitbar ist, daß dies Bedürfnis auch zu verfehlen ist, indem die Vereinzelung zu weit oder nicht weit genug geht. Krankheiten sind ein Weg der Selbstkorrektur des Ganzen, wenn die Individuation im einzelnen nicht gelingt. Wenn sie aber gelingt, dann ist der »ideelle Gesamtarbeiter« kein eindimensionaler Mensch wie im BAT, sondern ein Mensch mit Kopf und Hand, Armen und Beinen, Herz und Vernunft. Jeder wird grundsätzlich irgendwie gebraucht, um das Seine zum allen gemeinen Ganzen beizutragen. Und wenn einige übrigbleiben, weil sie unter den gegebenen Umständen nicht gebraucht werden, so wie jetzt die vielen Arbeitslosen, oder wenn die Beschäftigten an der Arbeit erkranken, weil sie nicht das Ihre tun, so stimmt mit den Umständen bzw. mit der Wirtschaft etwas nicht.

Das Ziel ist, möglichst alles, was man tut, »um seiner selbst willen« zu tun, und zwar in dem Doppelsinn dieser Formulierung, daß es sowohl um der Sache selbst willen als auch zur Selbsterfüllung geschieht. Ich komme später darauf zurück und hebe hier nur das entscheidende Kriterium hervor: die *Kreativität*. Ihre Bedeutung zeigt sich bei den bereits erwähnten gesundheitlichen Unterschieden in Abhängigkeit vom Bildungsstand daran, daß die Mortalität derer, die zwar ein Hochschulexamen gemacht, jedoch nicht promoviert haben, fast eineinhalbmal so hoch ist wie die der Promovierten. Ich verstehe diese Differenz anders als die der Oscar-Preisträger relativ zu den gleichermaßen Nominierten, denn es dürfte viele tausendmal so viele Doktoranden wie Preisträger dieser Art geben, so daß ein Doktortitel bei weitem weniger exklusiv ist. Was ihn aber, soweit er nicht nur als eine Berufsbezeichnung erworben wird, wirklich von dem Filmpreis unterscheidet, ist die Erfahrung, einige Jahre lang auf sich gestellt gewesen zu sein, um eine Frage zu beantworten, die zuvor noch niemand ebenso beantwortet hatte, so daß eine wissenschaftliche Erkenntnis entsteht. Dazu gehören Intelligenz und Phantasie ebenso wie Fleiß und Durchhaltevermögen, also eine Art Gesamtgesundheit an geistiger und körperlicher Kraft. So ist es bei jeglicher Kreativität.

Nun bestreitet in der Wirtschaft niemand, daß Kreativität gut für den Beschäftigten wie für das Unternehmen sei. Tatsächlich kann jeder intelligente Mensch in seiner Weise kreativ sein, was Joseph Beuys in die Feststellung gekleidet hat, die eigentlich ein gesellschaftlicher Anspruch ist: Jeder Mensch ist ein Künstler. Natürlich ist jegliche Kreativität nach Art und Umfang von den persönlichen Anlagen und deren Bildung her begrenzt, manchmal sogar sehr eng, und was einmal zu entwickeln gewesen wäre, kann auch verkümmern oder verholzen. Die Freude an der Arbeit reicht aber doch immer gerade so weit, wie sich nicht immer nur alles wiederholt, und die Arbeitsverhältnisse sollten eigentlich so sein, daß jeder das eigene Künstlertum zumindest ein wenig erleben kann, so daß etwas Freude möglich bleibt, und diese gilt in der Regel dem Überraschenden.

In der Wirtschaftspsychologie weiß man seit Jahrzehnten, daß die »intrinsische Motivation« der Mitarbeiter durch die Dezentralisierung von Aufgaben, durch Selbstverantwortlichkeit in überschaubaren Einheiten und eine angemessene Anerkennung von

Erfolgen wesentlich zu steigern ist. Dazu gehört natürlich, daß Hierarchiestufen abgebaut und die verbleibenden Ebenen sowohl durchlässiger als auch transparenter werden, damit möglichst alle Beteiligten ihre Leistung als Beitrag zu einem Ganzen wahrnehmen, das ihr eigentliches und gemeinsames Werk ist. Tatsächlich sind in der Wirtschaft neuerdings schon mancherlei Hierarchien abgeflacht und aufgelockert worden, und in der Selbstverantwortlichkeit hat es auch Fortschritte gegeben. Gleichwohl ist vor allem in Großunternehmen die Pavianmentalität immer noch ziemlich stark, und das kapitalistische Renditeinteresse an der Verschlankung von Arbeitsabläufen bringt Überlastungen mit sich, welche der Flexibilisierung nicht guttun. Unsere Wirtschaft hat, wie mir scheint, aus der Naturgeschichte noch nicht gelernt, daß Optima niemals Bergspitzen wie in den Dolomiten, sondern immer breite Rücken sind, damit die Optimierung durch kleine Änderungen der Verhältnisse nicht gleich zerstört wird.

In Bewegung gekommen ist auch die Organisation der staatlichen Behörden. Der BAT bzw. PAT ist in diesem Bereich noch lange nicht überwunden, aber hier und da gibt es sogar schon Projektgruppen, die sich an bestimmten Aufgaben orientieren und anpassungsfähig sein sollen, wenn diese sich wandeln.

Außer den Einsichten von Platon, Marx und Maslow gibt es zwei weitere Grundgedanken, von deren Verwirklichung die Humanisierung der Arbeit, die uns über den Stand der Paviane hinausführen könnte, meines Erachtens abhängt. Sie stammen von Amartiya Sen und Johann Wolfgang von Goethe.

Während der wirtschaftliche Erfolg weltweit immer noch im wesentlichen am »Je mehr, desto besser« des *Habens* von Besitz und Einkommen bemessen wird, hat Sen (1999) herausgestellt, daß das *Können* den Vorrang verdient. Das Haben ist wirtschaftlich bereits dadurch relativiert worden, daß jenseits einer Mindestausstattung – wie zuvor erläutert – das Mehr-oder-weniger-Haben im Verhältnis zu andern wichtiger wird als die absolute Größe des Besitzes oder des Einkommens. Sen hat darüber hinaus in Erinnerung gebracht, daß das Haben weder absolut noch relativ ein Selbstzweck, sondern nur insoweit etwas wert ist, wie man mit der Habe etwas anfangen kann. Ein Armer in einem reichen Land kann deshalb viel schlechter gestellt sein als ein absolut viel Ärmerer in einem armen Land, wenn dieser dort die Chance hat, das Seine zu tun bzw. aus sich etwas zu machen. Dieses Verständnis von Wohlstand setzt nicht nur neue Maßstäbe für die sogenannte Entwicklungspolitik, sondern ergibt für die reichen Länder eine sehr kritische Relativierung von Armut und Reichtum. Natürlich ist auch das Können nicht der eigentliche Selbstzweck, sondern das, was man hervorbringen können möchte, aber das Können ist dafür die entscheidende Bedingung.

Überträgt man Sens Kriterium auf unsere Verhältnisse, so haben einerseits viele Reiche ein ziemlich kümmerliches Leben, wenn sie nichts Rechtes können, sei es während der Berufstätigkeit, im Ruhestand oder als bloße Erben familiären Eigentums. Wer sich mit viel Geld bloß noch unterhalten läßt und keine Freude an eigener Kreativität erlebt, ist auf höherem finanziellen Niveau im Grunde nicht besser dran als die armen Kinder, die nachmittags vor dem Fernseher sitzen und sich gleichermaßen selbst verpassen, indem sie sich bloß unterhalten lassen. Andererseits aber sind viele Arme oder finanziell Eingeschränkte z. B. in den Entwicklungsländern nicht immer gerade so arm dran, wie es ihrem Einkommen relativ zu dem in den Industrieländern entspricht. Wenn sie nämlich nach ihren Fähigkeiten leben können, haben sie Freude an ihrer Arbeit und an ihrem sonstigen Leben. Vielen relativ Reicheren ist dies nicht gegeben.

Das gesundheitliche Gefälle in der Arbeitswelt wäre, das ist meine Hypothese, aufgehoben, wenn *alle Menschen Arbeit hätten, die sie um ihrer selbst willen täten, und mit Freude dabei wären.* Dazu gehört, daß jeder tut, wofür er gut und ausgebildet ist. Niemand braucht das eigene Selbstbewußtsein dann noch darauf abzustützen, daß er auf andere herabsieht, sondern alle erkennen einander nach ihren Fähigkeiten an, wozu wiederum auch gehört, daß einige führen und andere sich führen lassen. In Platons Verständnis heißt das, daß jeder »das Seine tut« und dadurch den Platz einnimmt, den er »seiner Natur nach« am besten ausfüllt, wobei zur menschlichen Natur die Angewiesenheit auf Bildung gehört. Diese radikale Chancengleichheit, in der jeder nach den eigenen Fähigkeiten ausgebildet wird, lebt und arbeitet, wobei diese Fähigkeiten freilich verschieden sind, bringt allerdings die Unbequemlichkeit mit sich, daß dann niemand mehr sich darauf berufen kann, diskriminiert worden zu sein und es deswegen zu nichts gebracht zu haben.

Eine Gesellschaft, die den Fähigkeiten ihrer Angehörigen mit Sen und Platon gerecht wird, wäre also entschieden wahrhaftiger als unsere jetzige. Dies wäre wohl nur auszuhalten, wenn ein Prinzip zur Geltung käme, das Goethe unter seinen *Maximen und Reflexionen* folgendermaßen zugespitzt hat:

»Toleranz sollte eigentlich nur eine vorübergehende Gesinnung sein: sie muß zur Anerkennung führen. Dulden heißt beleidigen. Die wahre Liberalität ist Anerkennung« (HA XII 385).

Goethe war gewiß kein Freund der Französischen Revolution, aber besser ist das Prinzip einer freiheitlichen Gesellschaft, daß alle Menschen nach ihren Fähigkeiten bzw. ihrer Natur leben können sollen und nicht nach ererbten Privilegien, schwerlich in Worte zu fassen: *Die wahre Liberalität ist Anerkennung.* Es kann ja nicht ohne Konflikte abgehen, wenn jeder nach seiner Natur leben können soll. Damit das gutgeht, müssen die Konflikte auf eine nicht zerstörerische Weise gelöst werden können, aber das Prinzip ihres Austrags ist nicht Toleranz, sondern Anerkennung. Sich nicht mit allem abzufinden, was Andere tun, gegenläufige Ziele aber doch nur im Rahmen einer Ordnung zu verfolgen, die auch von den Andern anerkannt wird und auf der die wechselseitige Anerkennung der einzelnen Bürger mit ihren gegensätzlichen Interessen beruht, ist das Prinzip des liberalen Rechtsstaats. Die Wirtschaft aber hat den Schritt vom bloß wirtschaftlichen zu diesem politischen Liberalismus noch nicht getan, solange einzelne Unternehmen oder Personen ihren Vorteil zu Lasten des Ganzen suchen. Solange die Wirtschaft ihre politische Rolle im liberalen Rechtsstaat noch nicht gefunden hat, braucht man sich nicht zu wundern, daß auch die Binnenstrukturen dem Prinzip Anerkennung nicht hinreichend Raum geben. Darauf beruht letztlich das gesundheitliche Gefälle, soweit es hierarchiebedingt ist.

Natürlich dürfte neben dem hierarchiebedingten Teil des Marmotschen Gradienten nun auch nicht die Hälfte vergessen werden, die sozial bedingt ist, sei es durch die Herkunft der Angehörigen der unteren Beschäftigungsgruppen aus »ungesunden Verhältnissen«, insbesondere die gesundheitliche Benachteiligung schon im Mutterleib, oder durch das herkunftsbedingte Beibehalten relativ ungesunder Verhaltensweisen in der Ausbildung und im Berufsleben und die Nichtteilhabe am gesundheitlichen Diskurs der Gebildeteren. An dem allen etwas zu ändern ist im wesentlichen eine (soziale) Bildungsaufgabe, aber nicht nur eines Teils der Gesellschaft, denn Sozialpolitik ist Gesellschaftspolitik. Dabei können möglicherweise Kindergärten und Schulen den sozialen Bedürfnissen erst dann gerecht werden, wenn Lehrer und Erzieher Aufgaben übernehmen, die früher von den Eltern(häusern) wahrgenommen wurden. Eine Voraussetzung dafür sind nicht nur kleinere, sondern auch homogenere Gruppen als bisher. Demgegenüber haben die bildungspolitischen Experimente der letzten fünfzig Jahre anscheinend nur wenig bewirkt.

*Die sozialen Defizite unseres Bildungswesens sind für die Politische Medizin und ihre philosophischen Grundlagen wichtiger als mancherlei Kritik medizinischer Praktiken.* Denn hier kann besser und effektiver für die Gesundheit gesorgt werden als durch die medizinische Versorgung der Folgekrankheiten sozialer Diskriminierungen. Ich brauche darauf hier nicht weiter einzugehen, weil die gesundheitsrelevanten Mängel unseres Bildungswesens sich von den sonstigen nicht sonderlich unterscheiden, die anderweitig hinreichend zur Diskussion stehen.

Im übrigen umfaßt das Zurückbleiben der bloß wirtschaftlichen gegenüber der politischen Liberalität einer mündigen Gesellschaft, in der die Toleranz auf Anerkennung beruht, auch die Bildungsdefizite sozialer Art. Denn eine mündige Gesellschaft kann unmöglich den Makel zulassen, daß es hinsichtlich der Gesundheit keine Chancengleichheit gibt.

Meine These, daß *Anerkennung bei der Arbeit mit gesellschaftlicher Anerkennung und diese mit politischer Liberalität, aber noch nicht mit bloß wirtschaftlicher Liberalität einhergeht*, ist eine politisch-philosophische Steigerung des Siegristschen Entwurfs. Marmot und Siegrist sind in den Konsequenzen, die sie nach ihren beiden Modellen aus dem sozialen Gefälle in der allgemeinen Gesundheit ziehen, nicht so weit gegangen. Für sie ergeben sich – je nachdem, ob man von dem Überlastungsmodell oder von den Anerkennungsdefiziten ausgeht – komplementäre Konsequenzen.

»... whereas the emphasis of the demand-control model is on changes of the task structure (such as job enlargement, job enrichment, and increasing the amount of support within the job), the reduction of high cost-low gain conditions includes action at three levels: the individual level (for example, reduction of excessive need for control), the interpersonal level (for example, improvement of esteem reward), and the structural level (for example, adequate compensation for stressful work conditions by improved pay and related incentives, opportunities for job training, learning new skills, and increased job security)« (Marmot u. a. 2002, 68).

Es liegt mir fern, diesen Folgerungen nicht uneingeschränkt zuzustimmen. Die weitergehende Frage ist aber, warum sie bisher noch nicht realisiert werden, obwohl die jeweiligen Arbeitgeber möglicherweise gar keine Vorteile davon haben, daß die Beschäftigten unter ungesunden Bedingungen arbeiten. Die Gründe liegen, wie mir scheint, in Voraussetzungen, über die normalerweise nicht weiter nachgedacht wird, nämlich in den Demokratieschwächen, die ich durch Goethes These, wahre Liberalität sei Anerkennung, und durch die Unterscheidung der wirtschaftlichen von der politischen Liberalität angesprochen habe.

Solange der soziale und liberale Rechtsstaat das Grundgesetz unserer Gesellschaft ist, bleibt er das Entwicklungsziel, in dem alle übereinkommen. Die Verständigung darüber, daß dieses Ziel die gesundheitliche Chancengleichheit umfaßt, kann also Lernprozesse auslösen, für die wir eintreten und auf die wir hoffen dürfen. Georg Wilhelm Friedrich Hegel hat verschiedentlich davon gesprochen, daß »die sittliche Gesundheit der Völker« zu pflegen und zu erhalten, also nicht einfach von alleine gegeben sei (1821, VII 434). Dieser Begriff schreckt uns heute ab, und daß Hegel von daher Kriege rechtfertigen zu können meinte, werden wir schwerlich übernehmen wollen. Der Gedanke aber, Gesellschaften könnten sittlich gesund oder krank bzw. korrupt sein, ist nicht von der Hand zu weisen. Jedenfalls ist es eine Art gesellschaftliche Krankheit sittlicher Art, wenn für die Gesundheit ihrer Angehörigen keine Chancengleichheit besteht.

# Kapitel IV
# Gesundheit und Krankheit
# im natürlichen Mitsein

> ... den Menschen als ein Ganzes herbeizurufen, ihn in die Vollständigkeit seines Daseins einzuführen. Wilhelm Lehmann 1953, 11

## (1) Der menschliche Lebensraum im Ganzen

Ganzheit ist der Horizont des Mitseins, in dem ein Mensch gesund oder krank wird. Lebewesen sind insoweit ganz, wie das Mitsein mit Andern als Lebensbedingung zu ihrer Entwicklung und Identität gehört. Wenn Gesundheit und Krankheit Charaktere des Mitseins sind und es im Krankheitsfall immer an Ganz- oder Heilsein fehlt, ist die Gesundheit des Menschen letztlich dasselbe wie seine Ganzheit.

Aus einer von Hegels Vorlesungen ist der Gedanke überliefert, daß ein Organ immer erst dann wieder in Ordnung kommt, wenn der ganze Organismus sich seiner annimmt, so daß »die Krankheit ... zur Krankheit des Ganzen« und mit diesem geheilt wird (1830, IX 703). Wie umfassend aber ist dieses Ganze? Hegel meinte zunächst die seelische Integrität des Leibs, deretwegen die Hippokratischen Ärzte, wenn es jemand an den Augen fehlt, diese nicht behandeln ohne den Kopf und den Kopf nicht ohne den ganzen Leib. Darüber hinaus aber ist die Einzelseele, die den einzelnen Leib zusammenhält, ihrerseits Teil eines gesellschaftlichen Ganzen oder All-Gemeinen.

Jenseits der Geburt wächst der Mensch zunächst in eine Gesellschaft und Kultur hinein. Was man ist, das bleibt man Andern schuldig, heißt es in Goethes *Tasso*, von den persönlich Nächststehenden bis hin zu den entferntesten Vorfahren in der kulturellen und naturgeschichtlichen Überlieferung. Es war in der politischen Philosophie der Neuzeit eine abwegige Vorstellung, sich eine menschliche Gesellschaft durch den Zusammenschluß von Einzelnen entstanden zu denken, denn diese bilden sich allererst in einem vorgängigen Mitsein mit Andern im Horizont des Ganzen einer Kultur. In den westlichen Gesellschaften steht das Selbstverständnis der einzelnen Bürger allerdings immer noch in der individualistischen Tradition des 18. Jahrhunderts. Deshalb beantworten Europäer oder US-Amerikaner die Frage: Wer bin ich?, vorzugsweise durch die Angabe individueller Eigenschaften – klug, durchsetzungsfähig, kooperativ, gelassen, großmütig etc. zu sein –, wohingegen Asiaten vor allem die Beziehungen nennen, in denen sie stehen – Sohn oder Tochter ihrer Eltern zu sein, einer Firma, Hochschule etc. anzugehören oder mit bestimmten Leuten befreundet zu sein (Markus/Kitayama 1991). Beiderlei Antworten schließen einander offenbar nicht aus, zeigen aber doch, wenn sie einseitig gegeben werden, charakteristische Schwächen, sei es in der Wahrnehmung des Mitseins oder in der der – nicht zum Individualismus verkürzten – Individualität.

In der Neuzeit ist vor allem Jean-Jacques Rousseau (1712–1778) als ein Kritiker sozusagen ungesunder gesellschaftlicher Verhältnisse in allgemeiner Erinnerung. Ein Leitgedanke der Französischen Revolution war dann auch, daß in einer gesunden Gesellschaft eigentlich niemand mehr krank zu sein braucht. In dieser Tradition, die gesundheitspolitisch auf den deutschen Arzt Friedrich Hoffmann (1660–1742) und seine *Gründliche Anweisung Wie ein Mensch Vor dem frühzeitigen Tod und allerhand Kranckheiten Durch ordentliche Lebens-Art sich verwahren könne* (1715) zurückgeht, stand auch Rudolf Virchow.

Die gesellschaftliche Ganzheit aber verwirklicht sich ihrerseits im Horizont des natürlichen Mitseins. Daß Gesundheit und Krankheit des Menschen auch etwas damit zu tun haben könnten, wieweit uns im Naturzusammenhang des Lebens nichts fehlt oder doch etwas fehlt, ist der modernen Medizin unverständlich, war aber den Hippokratischen Ärzten als eine Selbstverständlichkeit bewußt. Für die Antike zeugt davon beispielsweise die Hippokratische Schrift *Über die Umwelt (Über Winde, Wasser und Örtlichkeiten)*. Die Hippokratiker erlebten einen kranken Menschen »außer der Natur« (éxo tês phýseos) und dadurch außer sich, also nicht nur außer seiner individuellen Natur bzw. auch außer dieser, insoweit sie nur als die zu diesem Menschen individuierte Gesamtnatur angemessen verstanden werden kann. Noch ausdrücklicher wurden Kranke in den Asklepieien, wie z.B. in Epidauros, ganzheitlich behandelt, wenn sich im religiösen Erleben der menschlichen Naturzugehörigkeit Heil und Heilung verbanden. Platon hat den antiken Holismus so zum Ausdruck gebracht, daß selbst der Bestand von Himmel und Erde nur durch ein umfassendes Mitsein (koinonía) im Horizont des Ganzen möglich und somit auch die menschliche Gesundheit nur von dorther zu verstehen sei (*Gorgias* 506f./*Phaidon* 270bc).

Die Hippokratische Medizin ist bis in die Neuzeit hinein praktiziert und weiterentwickelt worden. Beispielsweise untersuchte Bernardino Ramazzini (1633–1714) in den 1690er Jahren in Modena die Krankheiten in Abhängigkeit von den Wetterverhältnissen. Noch Friedrich Albert Lange wunderte sich in seiner *Geschichte des Materialismus* darüber, daß Deutschland das einzige Land auf der Erde sei, in dem ein »Apotheker kein Recept anfertigen kann, ohne sich des Zusammenhangs seiner Thätigkeit mit dem Bestand des Universums bewusst zu sein« (1875, II 88). Ebenso ganzheitlich dachte tendenziell auch Hegel, wenn er es als eine Bedingung der zu erneuernden Gesundheit ansah, daß der ganze Organismus sich mit der Krankheit eines Organs identifizierte. Noch für Émile Durkheim galt, »man muß vom Ganzen auf die Teile schließen« (1897, 156). Der Horizont der Betrachtung verengte sich bei den Philosophen dann aber allmählich auf die menschliche Gesellschaft. John Stuart Mill (1806–1873) verstand unter der Natur nur noch das, was nicht wir sind, und Max Scheler (1874–1928) sprach bereits von der »*untermenschliche[n] Natur*« (1912, 97).

Es waren aber weder die gesellschaftlichen Lebensverhältnisse noch der medizinische Fortschritt, denen die außerordentliche Verlängerung der Lebenserwartung vom 18. bis zur Mitte des 20. Jahrhunderts im wesentlichen geschuldet ist. Was sich vor allem geändert hat, sind vielmehr die materiellen Lebensverhältnisse oder das menschliche Habitat in der Natur. In Deutschland lebt der Durchschnittsbürger mittlerweile auf gut 40 Quadratmetern wohltemperierter Wohnfläche pro Kopf und mit einer Infrastruktur, die jedermann und jedefrau mit Licht, Wasser und Kommunikationsmitteln versorgt, sowie alle unerwünschten Residuen entsorgt. Hinzu kommen Lebensmittel, die in der Regel so überwacht werden, daß man sich durch den Verzehr keine Krankheiten zuzieht, was manchmal allerdings etwas übertrieben wird. All dies war noch vor zweihundert Jahren nicht einmal für die wenigen Wohlhabenden gewährleistet. Daß wir jetzt wesentlich gesünder leben als unsere Vorfahren damals, ist auch dann anzuerkennen, wenn man sich der ungesunden Elemente neuer Art in der heutigen Zivilisation bewußt ist.

Auch die Verbesserung der menschlichen Lebensverhältnisse in der Natur ist ein Beispiel dafür, wie die Krankheit des Einzelnen dadurch verhütet werden kann, daß sie als eine Krankheit des Ganzen wahrgenommen und behandelt wird. Zuvor hatten die Menschen ihren Lebensraum nicht gesund – oder hygienisch im weitesten Sinn (hygieía = gr. Gesundheit) – genug eingerichtet, um Krankheiten nicht unnötig auf sich zu ziehen. Der einzelne Bürger konnte daran nicht viel ändern, sondern dies war ein Problem des Ganzen – der pathogenen Verhältnisse, unter denen alle mehr oder weniger lebten. Mittlerweile ist der menschliche Lebensraum in der Natur für uns wesentlich gesünder als vor zweihundert Jahren, für unsere natürliche Mitwelt allerdings nicht.

Das Ganze, welches der Horizont der Gesundheit des Einzelnen ist, in dem es ihm an etwas »fehlen« kann, erweist sich damit letztlich als die Natur, zu der wir gehören und in der wir – wie alle andern Lebewesen auch – unsern Lebensraum finden. Innerhalb dieses Ganzen ist eine menschliche Gesellschaft ein stärker begrenzter Horizont der Gesundheit des Einzelnen, jedoch – wie sich im vorangegangenen Kapitel gezeigt hat – immer noch viel umfassender als der Horizont der Mediziner, Psychotherapeuten oder Ärzte, die sich nur mit dem Einzelnen und noch nicht einmal mit den gesellschaftlichen Verhältnissen beschäftigen. Sogar das einzelne Individuum aber ist in seiner Weise auch ein Ganzes, nämlich das seelische Ganze seiner Organe und Funktionen.

Gesundheit also besteht ganzheitlich in drei konzentrischen Horizonten: zunächst in dem des Einzelnen oder der Person, dann in dem der Gesellschaft, zu der diese mit anderen gehört, und schließlich in dem der ganzen Natur, zu der ihrerseits alle Gesellschaften gehören. Etwas fehlen kann einem Menschen also unter pathogenen gesellschaftlichen und pathogenen naturalen Verhältnissen, unter gesunden gesellschaftlichen und pathogenen naturalen Verhältnissen, unter pathogenen gesellschaftlichen und gesunden naturalen Verhältnissen oder unter gesunden gesellschaftlichen und gesunden naturalen Verhältnissen. Nur in diesem letzten Fall ist die Krankheit auf den Einzelnen beschränkt. Ebenso steht es mit der Gesundheit. Persönlich gesund sein kann man unter pathogenen gesellschaftlichen und naturalen Verhältnissen, unter pathogenen gesellschaftlichen und gesunden naturalen Verhältnissen, unter gesunden gesellschaftlichen und pathogenen naturalen Verhältnissen oder unter gesunden gesellschaftlichen und gesunden naturalen Verhältnissen. Wirklich gesund ist man freilich nur unter den zuletzt genannten Umständen. In den drei andern Fällen kann eine kräftige Natur zwar die persönliche Gesundheit auch unter pathogenen gesellschaftlichen oder naturalen Lebensbedingungen begrenzt behaupten, hat aber letztlich doch eine geringere Lebenserwartung als unter gesünderen Bedingungen.

Was einem Kranken fehlt, ist letztlich immer die Teilhaftigkeit eines Einzelnen an einem Ganzen, sei es eines Organs oder einer Funktion an der seelischen Integrität des Leibs oder des einzelnen Menschen an der Integrität der Gesellschaft oder schließlich der Gesellschaft – vielleicht aber nur besonderer Verhaltensweisen – am Lebenszusammenhang der Natur. Auf der ersten Stufe könnte die Antwort auf die Frage: Was fehlt dem Kranken?, also beispielsweise lauten: Ihm fehlt der verstorbene Partner und deshalb die Widerstandskraft gegen irgendeinen Infekt. Auf der zweiten Stufe könnte es vielleicht die Anerkennung sein, die jemand fehlt, so daß er krank wird. Woran es auf der dritten Stufe fehlen kann, ist der Gegenstand dieses Kapitels. Gesundheit und Krankheit im Horizont der Natur sind bisher jedoch bei weitem weniger sorgfältig untersucht worden als die mögliche Pathogenität gesellschaftlicher Verhältnisse, insbesondere von Arbeitsverhältnissen.

Die Mehrstufigkeit der menschlichen Gesundheit läßt sich durch eine Analogie zu unserer Raumbefindlichkeit verdeutlichen. Die ganzheitlichen Kreise oder Horizonte, in denen sich die individuelle Gesundheit von der Person auf das menschliche In-der-Welt-Sein erweitert, entsprechen nämlich der Struktur unseres räumlichen Daseins. Dies zeigt sich an den mehr oder weniger umfassenden Antworten, die auf die Frage: Wo wohnen Sie?, gegeben werden können. Die schärfste Fokussierung ist in diesem Fall die auf die eigene Wohnung. Dort wohnt man ja tatsächlich, kann also die gestellte Frage zu Recht mit der Angabe der entsprechenden Adresse beantworten. Das ist aber nicht alles, denn man wohnt – in einem etwas weiteren Verständnis – auch in der Straße, in der die Wohnung liegt, sowie in dem Stadtteil, zu dem die Straße gehört. Man wohnt also zugleich in sich erweiternden Räumen, und diese können über die Straße, den Stadtteil und die Stadt hinaus auf die Region, das Land, den Kontinent und schließlich sogar auf die Erde selbst erweitert werden. Man wohnt nicht nur in einer Wohnung, sondern letztlich auf der Erde selbst.

Das Schöne an dieser Abstufung ist, daß man entdeckt: Hier, wo ich wohne, ist zugleich die Stadt, deren Bürger ich bin, und hier ist auch Deutschland, Europa und letztlich sogar die Erde selbst – hier, in diesem Zimmer, aus dem ich auf den Fluß und den Himmel blicke. Analog dazu ist die Struktur der Gesundheit: Dieser Leib, als der ich ein einzelner Mensch bin, ist ein seelisches Ganzes von Materie und Geist sowie von mancherlei Organen, Funktionen, Gefühlen und Gedanken. Als dieser Einzelne komme ich aber nicht allein, denn je zwei Menschen haben immer viel mehr gemeinsam, als sie unterscheidet: ihr Volk oder ihre Gesellschaft, ihre Sprache, ihre Kultur, politische Institutionen etc. Relativ zu diesen Gemeinsamkeiten bin ich Angehöriger einer Gesellschaft bzw. einer gesellschaftlichen Gruppe, und meine Gesundheit ist zugleich die meiner Gesellschaft, soweit sie reicht. Darüber hinaus aber ist meine Gesundheit auch die eines gemeinsamen Daseins oder eines Mitseins im Naturzusammenhang des menschlichen Lebens.

Vom Ganzen der Natur aus gesehen ist die Gesellschaft, der ich angehöre, eine von vielen, menschlichen, tierischen und pflanzlichen, die mit der Evolution der Lebewesen aus der Naturgeschichte hervorgegangen sind. Vom Ganzen meiner Gesellschaft aus bin ich ebenfalls einer von vielen, die dazugehören. Das Ganze aber ist nicht alles, und das Individuum nicht nichts, denn umgekehrt gewinnt im Horizont des Ganzen auch die in unserer Zeit zum Individualismus verkürzte Individualität, das große Projekt der europäischen Neuzeit, wieder ihren eigentlichen Sinn. Sie *personifiziert* sich leibhaftig und *humanisiert* sich im gesellschaftlichen Mitsein mit Andern – Lebenden oder Toten – im Horizont des Ganzen der Natur. *Und es liegt an mir, was in mir oder durch mich aus meiner Gesellschaft wird, so wie es ebenfalls an mir liegt, was in der besonderen Individuation des Ganzen, die meinen Namen trägt, aus dem Ganzen der Natur wird.* Darin, daß in jeder Kreatur das ganze Universum diese Kreatur ist, liegt nicht nur die Chance eines jeden Einzelnen, aus sich etwas Besonderes zu machen, sondern gleichermaßen die des Universums, sich in gerade diesem Einzelnen auf eine besonders gelungene Weise zu individuieren. Krank oder gesund ist also letztlich auch die ganze Welt, wenn einem Menschen, zu dem sie sich vereinzelt hat, eine Teilhaftigkeit am Ganzen fehlt oder nicht fehlt.

Umgekehrt ist die ganzheitliche Mitwelt, in die ein Mensch – sich »konkretisierend« – hineinwächst, so daß er mit ihr zur Welt kommt, wie für die Leibnizschen Monaden von Anfang an die ganze Welt. »Denn mit dem Ganzen der Welt und ihrer Einheit hat der Mensch es immer und an jedem Punkte zu tun, ob er es weiß oder nicht« (Mann 1943, V 1378). Schon das befruchtete Ei hat als die innerste Oberfläche des Kosmos die Tiefenstruktur des Ganzen. Im Verlauf der Entwicklung wächst der Mensch in diese Tiefe hinein oder vereinzelt sich – wie aus der Weite des Anaximander – aus ihr heraus. Dabei sind das seelische Mitsein der Organe, das gesellschaftliche Mitsein der Individuen und das natürliche Mitsein aller Dinge, Lebewesen, Gesellschaften und Arten im Ganzen der Natur die Hauptsphären des ganzheitlichen Mitseins. Ihnen entsprechen die individuelle, die gesellschaftliche und die naturale Ganzheit.

Erlebt wird die Ganzheit auf den drei Stufen als der *Sinn* des Daseins. Die Organe haben ihren Sinn in der Leibhaftigkeit des Individuums; die einzelnen Menschen tun das Ihre nicht nur für sich, brauchen dafür aber Anerkennung und Liebe im gesellschaftlichen Mitsein, und die Menschheit selbst bildet und verwirklicht sich im natürlichen Mitsein. Den naturgeschichtlichen Sinn unseres Daseins machen wir uns einstweilen allerdings nur selten bewußt. Auch hier aber gilt, wie es in einem Kirchenlied heißt: »Hilf, Herr meines Lebens, daß ich nicht vergebens hier auf Erden bin«.

Es ist danach sogar ein gesundheitliches Ziel, im menschlichen Handeln den »gute[n] Zustand des Ganzen« (Siep 2004, 21) anzustreben. Dabei liegt es für die Handlungsorientierung auf der Hand, daß dieses Ziel *nicht vom Ganzen her*, sondern nur *auf das*

*Ganze hin* zu verfolgen ist. Es im Denken anders halten zu wollen wäre vermessen.

Vom Ganzen her können wir nicht denken und handeln, weil das Ganze der Horizont unseres Mitseins ist und wir uns nicht am Horizont unserer selbst befinden. »Ich weiß nicht was ich bin, / Ich bin nicht was ich weiß: / Ein ding und nit ein ding: Ein stüpffchin und ein kreiß« (Angelus Silesius 1656, 1=I 5). Als das »stüpffchin« finden wir uns im »kreiß« als dem Horizont unseres Daseins, den wir kennen, aber nicht erkennen. Niels Bohr hat dieses Unwissen des Ganzen so beschrieben, daß Ganzheit immer nur »komplementär« zu erfahren ist, d.h. unter einander ausschließenden Umständen, so daß wir uns kein »Bild« des Ganzen machen, den Zusammenhang (die Komplementarität) der gegensätzlichen Erfahrungen aber doch ganzheitlich verstehen können. Viktor von Weizsäcker hat sich zwar selbst nicht für einen Holisten gehalten, jedoch in einem ganz ähnlichen Sinn den »Gestaltkreis« im Umgang des Arztes mit dem Patienten an die Stelle der medizinischen Objektivierung gesetzt. Wir blicken nicht von oben auf den Zusammenhalt der Dinge, sondern wir sind selbst Zusammengehaltene. Es ist uns aber gegeben, unser Mitsein mit andern Menschen und mit der außermenschlichen Natur als eine Gemeinsamkeit des Ganzen zu erfahren und zur Sprache zu bringen. Das Mitsein ist die überall erfahrbare Gegenwart des Ganzen, so daß wir da, wo wir sind, *auf dieses hin* leben können. Wir beschreiben die Natur, von der wir selbst ein Teil sind, war Niels Bohrs ceterum censeo. Soweit reicht auch die von Helmuth Plessner festgestellte »Exzentrizität« des Menschen. Ich glaube zwar nicht, daß wir dem Tier, das unmittelbar ins Offene blickt (wie es in Rilkes 8. Duineser Elegie heißt) deshalb eine *Sonderstellung* voraushaben. Jedenfalls aber leben Menschen so, daß sie sich nicht nur der andern Lebewesen und Dinge der Natur bewußt sind, sondern auch des Ganzen, in dessen Horizont sie mit ihnen stehen.

So wie wir uns kein Bild des Ganzen machen, sondern immer nur auf dieses hin denken und handeln können, kennen wir auch die Vollkommenheit nur aus dem Unvollkommenen heraus. Unsere Ganzheit ist die Wirklichkeit des Vollendeten in dem sich entwickelnden Unvollendeten, das wir selber sind, so wie eine Bewegung auf etwas hin die *vor-läufige* Gegenwart des Ziels ist.

Deshalb bildet auch unsere Gesundheit immer nur ein prekäres Gleichgewicht, wie es sich zum Ende des folgenden Kapitels hin genauer zeigen wird.

Mircea Eliade beschrieb das Dasein des Menschen als eine »›offene Existenz‹« (1957, 145) und meinte damit, daß wir zugleich in verschiedenen Kontexten leben. Dies mag nun aber leichter gedacht als empfunden und erlebt sein. Ein Grund liegt wohl darin, daß die relative Gesundheit unseres Lebensraums in der Natur etwas mit den Abschirmungen zu tun hat, durch die wir die natürliche Mitwelt von uns fernzuhalten gelernt haben. Die zivilisierte Kunstwelt, in der wir uns normalerweise aufhalten, ist ja geradezu daraufhin perfektioniert, daß man der »freien Natur« möglichst nicht ausgesetzt ist. Trotz aller Erhöhung der Lebenserwartung kann es nun aber ja keineswegs gesund sein, sich ständig in mehr oder weniger klimatisierten Räumen aufzuhalten und sich körperlich kaum zu bewegen. Auch die Gesundheit der allzu kontrollierten Ernährung – die schon Rohmilch und Rohmilchkäse tendenziell für pathogen hält – steht durchaus nicht außer Zweifel. Vielmehr erleben wir es relativ zu den übertriebenen Abschirmungen als gesund, uns möglichst viel *im Freien* zu bewegen und auch sonst dort aufzuhalten sowie natürlichere Nahrungsmittel zu uns zu nehmen. Für unser Immunsystem und damit für unsere Gesundheit wäre es aller Wahrscheinlichkeit nach besser, weniger abgeschirmt zu leben.

Es sind also wohl nicht oder nicht mehr die Abschirmungen gegenüber der natürlichen Mitwelt, durch die unsere Zivilisation gesünder ist als die vor zweihundert Jahren. Zumindest legen diejenigen Menschen, die den Zivilisationskrankheiten möglichst entgehen wollen, es zunehmend darauf an, die allzu vielen Abschirmungen durchlässiger zu machen. Inwieweit die Integrität der menschlichen Naturbefindlichkeit nach der des persönlichen Leibes und der der Gesellschaft die dritte und umfassendste Stufe der Gesundheit ist, sollte sich also daran zeigen, wie wir unsere Naturzugehörigkeit gesundheitlich erleben, wenn wir uns dem natürlichen Mitsein öffnen.

## (2) Gesundheit im Horizont der Natur

In der Religion der Navajos, einem Volk nordamerikanischer Ureinwohner, gibt es unter verschiedenen Arten des Gottesdiensts eine, die der Heilung von einer merkwürdigen Krankheit gewidmet ist. Das Ziel dieses Gottesdiensts ist die Erneuerung der Fähigkeit zur Wahrnehmung von Schönheit. Um Heilung geht es dabei insoweit, als im Verständnis der Navajos eine Krankheit darin bestehen kann, den Sinn für Schönheit und damit für die Zugehörigkeit zum Ganzen der Natur verloren zu haben. Daß es einem Kranken so gehen kann, ist auch uns geläufig. Medizinisch gesehen wird die Krankheit dann aber als irgendein körperlicher Defekt verstanden, der sekundär auch die Wahrnehmung von Schönheit beeinträchtigt, weil man dazu nicht in der Stimmung ist. Die Navajos sehen das anders. Ihnen gilt die Schwächung des Schönheitssinns und des Gefühls der Zugehörigkeit zum Ganzen als die eigentliche Krankheit, der zufolge sich dann auch körperliche Symptome einstellen (Moerman 2002, 22 f.). Weil die Gefühlslage, die hier als das Behandlungsbedürftige angesehen wird, unter Umständen vielen Menschen gemein sein kann, wohingegen die somatischen Symptome individualisiert und individuell verschieden auftreten, ist es angemessen, dieser nicht nur individuellen Verstimmung auch eine gemeinsame Besinnung oder einen Gottesdienst zu widmen.

In der Wahrnehmung von Schönheit kann auch die Kunst uns bilden. Marcel Proust hat einmal beschrieben, wie ein Mann, der unter der Mittelmäßigkeit seines Lebens litt und daran wohl sonst erkrankt wäre, angesichts der Stilleben von Jean Siméon Chardin (1699–1779) wieder Lebensmut gewinnen könne (1954, 89–92). Sprachgeschichtlich haben Schönheit und Gesundheit im Indogermanischen wohl sogar eine gemeinsame Wurzel, denn im Sanskrit heißt »kalya« *gesund* und »kalyāṇa« *schön*. Im Griechischen bedeutet »kalós« weiterhin schön, aber für das Gesundsein steht bereits ein anderes Wort.

Mit dem Schönheitssinn ist natürlich nicht gemeint, daß man alles schön findet, was in der Welt vorkommt oder einem zustößt. Goethe hat aber daran erinnert, daß derjenige, der überall nur das Schlechte sieht, damit einer Situation oder einem Sachverhalt niemals gerecht werden kann, denn »Wahrheitsliebe zeigt sich darin, daß man überall das Gute zu finden und zu schätzen weiß« (HA XII 406), in allem Erleben also immer *auch* ein Gutes gelten läßt. Schönheit ist die sinnliche Erfahrung dieses Guten. Überall immer nur das Schlechte zu sehen ist tatsächlich eine Art Krankheit, die wohl in der Regel auch ihren somatischen Ausdruck findet.

In der Navajotherapie wird besonders betont, daß der Schönheitssinn und das Gefühl der Zugehörigkeit zum Ganzen zusammenhängen. Dies ist nicht selbstverständlich. Wir können aber verstehen, daß diejenigen, deren ursprüngliches Lebensgefühl diese Zugehörigkeit war, auch Schönheit und Häßlichkeit danach beurteilt haben. Und soweit Individuen sich in unserer Gesellschaft noch als Individuationen oder je besondere Gesichter des Ganzen ansehen können, liegt für uns Schönheit gleichermaßen in der Erscheinung dieser Zugehörigkeit. Man kann in der Schönheit der Welt aber auch die eigene Zugehörigkeit erleben, ohne dies ausdrücklich holistisch zu meinen. So heißt es bei Kant: »Die Schöne[n] Dinge zeigen an, daß der Mensch in die Welt passe« (1771, AA XVI 127, Refl. 1820a). Später hat er dies als eine »Gunst der Natur« (1790, A 300) verstanden. Durch die Erfahrung von Schönheit erleben zu dürfen, daß wir in die Welt passen, ist eine uns gewährte Gunst der Natur.

Daß die Erfahrung von Schönheit der der Zugehörigkeit zu einem Ganzen korrespondiert, ist eine Grundaussage der zweiten (älteren) der beiden Schöpfungsgeschichten, die das Alte Testament erzählt (Gen 2,5–25). Denn nach diesem Verständnis der Natur des Menschen gehören wir ursprünglich in einen Garten, das »Paradies«, ein Garten aber ist ein natürliches Miteinander in Schönheit oder zumindest auf der Suche danach. Ein solches Miteinander also war die natürliche Mitwelt, in der Menschen nach dem alttestamentlichen Mythos zuerst eine Heimat auf der Erde gehabt haben. Die danach geschilderte Vertreibung aus dem Paradies halte ich, wie zuvor erläutert, für einen Aufbruch, so wie ein Herangewachsener das Elternhaus verläßt, um sich eine eigene Heimat zu bilden. In der Renaissancemalerei kann man dann sehen, daß durch diesen Aufbruch ins Offene ein Gefühlsbewußtsein dafür entstanden ist, wie wir eigentlich in die Welt gehören. An die Stelle des Gartens treten nun von Ambrogio (ca. 1290–um 1348) und Pietro Lorenzetti (ca. 1280–um 1348) über Giovanni Bellini (ca. 1430–1516) und Leonardo da Vinci (1452–1519) bis zu Tizian (1488/90–1576) kultivierte Landschaften und Städte, wiederum jedoch so gestaltet, daß man darin immer auch die Schönheit »zu finden und zu schätzen weiß« (Meyer-Abich 1997[a] 55ff./88 ff.).

Die Naturzugehörigkeit des Menschen wird in andern Religionen anders beschrieben, ist aber überall gleichermaßen der Angelpunkt unseres Selbstverständnisses.

- Im griechischen Pantheismus wird die Entstehung der Welt bei Hesiod als eine Theo-Kosmogonie verstanden. Aus der liebenden Verbindung von Himmel und Erde (Uranos und Gaia) sind zuerst die vielen Götter hervorgegangen, und sie alle haben als die ursprünglichen Naturkräfte die Welt gebildet. Dies ist auch der eigentliche Ursprung des Menschen, jedoch ist unser Verhältnis zu den olympischen Göttern dadurch belastet, daß wir uns mit dem Titanen Prometheus eingelassen haben.
- Auch in der babylonischen Religion hat die Menschheit in der Welt nur eine zweifelhafte Bonität, denn wir sind aus dem Blut des Aufrührers gegen die Götter geschaffen, allerdings in einer den siegreichen Göttern anverwandelten Form. Außer Zweifel steht aber wiederum unsere natur- und zugleich gottesgeschichtliche Herkunft.
- In der germanischen Mythologie ist das erste Menschenpaar von den Göttern aus Ask und Embla, einer Esche und (vermutlich) einer Ulme, gebildet worden. Wir sind danach durch göttliche Naturkräfte zu Menschen aufgelebtes Holz und aus Bäumen entborgen.

Überhaupt spielen die Bäume – wie auch die der Erkenntnis und des Lebens im Alten Testament – für das Selbstverständnis der Menschheit immer wieder eine besondere Rolle (Erdmann 1997). Dies gilt seit den Ursprüngen der Kultur in Asien. So wurde Gaotama Buddha in einem Garten unter einem Baum geboren, unter einem Baum hatte er seine Erleuchtung, und unter einem Baum ist er auch gestorben.

Alle diese Mythen stammen aus der Zeit nach der neolithischen Revolution, setzen also den Gedanken der menschlichen

Seßhaftigkeit in der Natur bereits voraus. Wirklich seßhaft geworden sind wir allerdings bis heute nicht, denn dazu würde ja eine Wirtschaftsweise gehören, die den nachfolgenden Generationen grundsätzlich die gleichen Chancen erhält, welche die früheren gehabt haben. Davon sind wir weit entfernt. Es ist die Chancengleichheit der Nachwelt mit der jetzigen, die als Nachhaltigkeit der industriellen Wirtschaft immerhin proklamiert wird, jedoch bei weitem nicht besteht und nicht einmal in kleinen Schritten erkennbar näher rückt. Schöne Gärten aber sind es, mit denen vom Alten Testament wie vom alten China bis heute am ehesten Vorbilder für eine nachhaltige Wirtschaft gesetzt wurden. Vor allem die »ostasiatischen Kulturen ... haben bisher nach mehrtausendjähriger Existenz ... überwiegend nicht Wüsten, sondern Gärten hinterlassen, auch wenn dort stellenweise 850 Menschen auf dem Quadratkilometer leben« (Rainer 1976, 11).

Gärten sind sowohl die kultivierteste als auch die intensivste Form, einen Lebensraum mit der natürlichen Mitwelt im Ganzen der Natur zu teilen. Daß in einem Garten auch einmal alles angefangen habe, ist deshalb eine besonders schöne Antwort auf die Frage: Wie gehören wir Menschen in die Natur? Seit das Projekt Seßhaftigkeit besteht, haben Menschen immer schon Gärten in der Natur angelegt. Vor der Industrialisierung stand auch die europäische Landwirtschaft in dieser Tradition. Noch bis weit in das 19. Jahrhundert hinein konnte die relativ kleinteilig durchgestaltete Landschaft in Mitteleuropa als ein Musterbild von Agri-Kultur gelten. Seither herrscht auf den flurbereinigt homogenisierten Feldern und in der entsprechenden Massentierhaltung ein anderer Geist. Warum aber, so können wir uns nun doch einmal fragen, gibt es trotzdem immer noch Gärten, Parks und andere Erholungsgebiete jenseits der industrialisierten Landwirtschaft, die nun keine Agri-Kultur mehr ist? Warum bepflanzen Städter ihre Balkons, pflegen ihre Gärtchen oder fahren zum Wochenende aufs Land ins Freie und wünschen sich, wenn sie wieder nach Hause kommen, sie hätten dort länger bleiben können? *Warum eigentlich?!*

Man hätte ja die Flurbereinigung als Kulturbereinigung auch so weit treiben können, daß alle Flächen maximal wirtschaftlich genutzt würden. In den Ortschaften gäbe es dann nur noch Wohnungen, Straßen, Abstellplätze und Marktplätze, auf dem Lande aber ausschließlich Plantagen von Nutzpflanzen und Nutzbäumen sowie Fabriken zur Produktion von Fleisch. Statt dessen legen die Menschen Wert auf Gärten und begrünte Balkons, ohne daß dies einem andern Zweck als der Wohnlichkeit und Schönheit diente, und Städte gelten als schön, wenn es viele Parks gibt – möglichst mit Gewässern – und Straßen von Bäumen gesäumt werden. Liegt darin eine sinnliche Vernunft?

Die »Naturvergessenheit« (Altner 1991) unserer Zeit geht so weit, daß es wissenschaftlicher Untersuchungen bedarf, um uns daran zu erinnern, warum die Natur für uns noch einen andern Wert hat als den Nutzen der natürlichen Ressourcen, welche die Industriegesellschaft bewirtschaftet. Worin dieser Wert besteht, hat Alexander von Humboldt zu der Zeit auf einen Nenner gebracht, als die Vergessenheit bereits eingesetzt hatte und spürbar geworden war. In seinem Verständnis ist es »das Gefühl der freien Natur«, das wir beim »Eintritt in *das Freie* (wie wir tief bedeutsam in unserer Sprache sagen)« suchen und dessen wir bedürfen. »Die Natur ... ist das Reich der Freiheit« (1845, 6f./4). Diese Freiheit schließt natürlich die Ordnung nicht aus, die wir gleichermaßen in der Natur erfahren, ist aber eine unserem Naturverständnis abhanden gekommene Eigenschaft. Ich wende mich zunächst den gesundheitlichen Erfahrungen des nicht ressourcenhaften Werts der Natur zu und komme später darauf zurück, in welchem Sinn sie sich auf Freiheit beziehen.

## Licht, Bäume und Tiere – Heilung und Erholung in der Wahrnehmung der natürlichen Mitwelt

Wenn ich einen Raum betrete, den ich nicht kenne, gehe ich am liebsten zuerst einmal an ein Fenster, um hinauszuschauen. Ich setze mich dann auch möglichst so, daß ich ins Licht blicke, wenn es geht auf den Himmel und vielleicht noch auf einen Baum. In besonders glücklichen Fällen kommt ein Gewässer hinzu. Dies sind persönliche Bedürfnisse, die von meinen Mitmenschen nicht unbedingt geteilt werden. Das Gute daran ist, daß nicht alle da sitzen möchten, wohin es mich zieht. Schwierig aber wird es für mich, wenn andere Menschen auch tagsüber und sogar bei Sonnenschein am liebsten die Lampen einschalten und die Stores zuziehen, so daß das Sonnenlicht gedämpft wird und man nicht mehr hinaussehen kann. Bei Sitzungen versuche ich dann manchmal, heimlich das Licht auszuschalten und die Vorhänge wieder zur Seite zu ziehen; wenn dann aber wieder alle da sind, ertönt oft nur allzubald ein Ruf: Bitte Licht, ich sehe nichts! Als besonders befremdlich habe ich diese künstliche Umnachtung in umweltpolitischen Enquête-Kommissionen des Bundestags empfunden.

In der »Situation Kunst« der Bochumer Universität gibt es einen Pavillon von Maria Nordmann, in dem keine Bilder hängen, sondern nur der Lichteinfall und seine Verschattungen um die Ecken an den Wänden zu sehen sind. Dieses Haus ist also selbst ein Raum-Licht-Kunstwerk. Gute Architekten widmen dem Lichteinfall in die umbauten Räume auch dann eine besondere Aufmerksamkeit, wenn sie nicht leer bleiben wie die Nordmannschen, sondern bewohnt werden. Andere haben für das Licht so wenig Sinn wie die Kunstlichtbedürftigen in den Kommissionen und bauen konsequenterweise gleich fensterlose Räume, besonders in den Hochschulen und möglichst mit einer schattenlosen Beleuchtung von der Decke her, damit sie – wie man dann sagt – schön hell werden. Gegen Menschen, die kein Gefühl dafür haben, daß ein Licht ohne Schatten kein richtiges Licht ist, läßt sich meistens leider ebensowenig ausrichten wie gegen diejenigen, die bei Sonnenlicht die Vorhänge zuziehen. Ich erlebe dies wie Tierquälerei.

Mir ist das Licht so wichtig, weil ich es liebe, aber es geht mir auch um die *Anerkennung* der Sonne. Ohne sie gäbe es kein Leben auf der Erde. Als die russischen Suprematisten in einem Theaterstück von Alexei Krutschonych 1913 ihren *Sieg über die Sonne* feierten, war ihnen diese überragende Bedeutung wenigstens noch bewußt. Sie empfanden es als unwürdig und schändlich, daß die Erde sich immer noch um die Sonne dreht, und erlebten das elektrische Licht als einen großen Schritt zur Befreiung aus dieser Unmündigkeit. Wenn heutzutage bei hellichtem Tag die Lampen eingeschaltet und die Vorhänge zugezogen werden, ist der industriewirtschaftliche »Sieg über die Sonne« schon ziemlich schal geworden, und die meisten Menschen denken sich gar nichts mehr dabei. Die untergründige Theologie der Industriegesellschaft hat aber doch ein feines Gespür dafür, daß derjenige, der keinen Dank mehr für das Licht der Sonne kennt, sondern auch am Tag lieber bei Kunstlicht lebt, den entscheidenden Schritt zur Verleugnung der eigenen Natur und Naturzugehörigkeit bereits getan hat.

Eine unerwartete Bestätigung wurde meiner Licht-Empfindsamkeit zuteil, als ich erfuhr, daß Kranke in fensterlosen Räumen wesentlich schlechter genesen, als wenn es Fenster gibt, vielleicht sogar mit einer schönen Aussicht. Der Umgang mit dem Licht ist dann wohl auch im Normalfall nicht ohne Belang für unsere seelische Verfassung. Kranke sind in der Regel empfindsamer als Gesunde und können sich gegen die Grobheiten des heutigen Lebensstils nicht so gut abschirmen, sind aber doch Menschen gleicher Art und haben grundsätzlich dieselben Bedürfnisse. Die erste Arbeit zu den Licht-Bedürfnissen, die mir bekannt geworden ist, beruht auf Untersuchungen aus dem Jahr 1971 (Wilson 1972).

In der Stadt El Dorado im Süden der USA gab es zwei Allgemeine Krankenhäuser, die von denselben Ärzten versorgt wurden und sich auch durch die Art der Patienten nicht unterschieden. Institutionell handelte es sich im Grunde genommen um nur ein Krankenhaus in zwei verschiedenen Gebäuden, aber darauf kommt es nun an. In beiden Häusern gab es je eine Intensivstation, die eine fensterlos und die andere so eingerichtet, daß die Patienten von ihren abgeteilten Parzellen aus wenigstens Fenster sehen konnten. Dieser Unterschied scheint nicht sonderlich groß zu sein, denn Kunstlicht brannte auch dort, wo es Fenster gab, aber die Patienten nahmen zumindest wahr, ob es Tag oder Nacht war, und sahen dies nicht nur auf der Uhr. Verglichen wurde nun, wie häufig die Kranken auf den beiden Intensivstationen nach schweren Operationen delirierten, d.h. emotional labil und in ihrer Orientierung, im Gedächtnis, ihrem Bewußtsein und in ihrer Urteilskraft beeinträchtigt waren. Wesentliche Unterschiede zwischen den beiden Gruppen bestanden weder im Alter noch in der sozialen Herkunft und auch nicht hinsichtlich postoperativer Komplikationen. Auf der fensterlosen Intensivstation aber gab es mehr als doppelt so viele Delirien (40 %) wie auf der anderen (18 %; vgl. Keep u.a. 1980). Die Klarheit des menschlichen Geistes scheint also auch von der Wahrnehmung des Lichts abzuhängen. Man spricht dann wohl mit Recht vom Licht der Vernunft. Metaphorisch spielt das Licht bereits »in der gesamten Medizingeschichte eine herausragende Rolle: Es erscheint nämlich als Inbegriff der Heilkraft der Natur« (Schott 2008, 27).

Man braucht sich also nicht darüber zu wundern, wenn an fensterlosen Arbeitsplätzen nicht nur etwa doppelt so viele Bilder aufgehängt werden wie sonst, sondern dies überwiegend Landschaftsbilder sind (Heerwagen/Orians 1986). Wieweit diese Bilder den Mangel des Sonnenlichts und einer wirklichen Aussicht ähnlicher Art kompensieren können, ist nicht bekannt, aber das Bedürfnis wird durch die Bilder bezeugt, und darauf kommt es für die gesundheitliche Bedeutung an.

Beide Untersuchungen auf den Intensivstationen galten nur der Wahrnehmung, ob es draußen hell oder dunkel ist, also der des Lichts überhaupt. Erstaunlich ist, daß schon die relativ abstrakte Wahrnehmung von Tag oder Nacht einen so großen Unterschied macht. Die weitergehende Frage ist, ob es für Kranke – zumindest latent also auch für Gesunde – auch darauf ankommt, was sie durch das Fenster sehen, wenn es eines gibt. Eine Antwort ist von Roger S. Ulrich durch eine vielzitierte Untersuchung gegeben worden (1984). Verglichen wurden Patienten, die an der Gallenblase operiert worden waren und aus dem Fenster des zweiten oder dritten Stocks eines Vorstadtkrankenhauses in Pennsylvania entweder auf eine braune, monotone Ziegelwand – keine Klinker wie hierzulande – oder auf belaubte Bäume blickten. Alle Patienten lagen in Doppelzimmern gleicher Art und wurden von demselben Personal versorgt. Über die Jahre hinweg hat man für die Untersuchung Paare gleichen Geschlechts (15 weibliche und 8 männliche) verglichen, die im Gewicht, im Alter, in den Rauchgewohnheiten und in der medizinischen Bewertung ungefähr übereinkamen und sich nur durch den Ausblick auf die Bäume bzw. die Mauer unterschieden. Das Ergebnis war, daß die Patienten, die den Blick auf die Bäume gehabt hatten, schneller wieder gesund wurden (7,96 Tage vs. 8,70 Tage Aufenthalt) und weniger sowie schwächere Schmerz- bzw. Schlafmittel brauchten als die andern, wohingegen die Betreuer bei den Ziegelwand-Betrachtern viermal so oft notierten, daß sie erregt, trostbedürftig oder auch nur unruhig waren, als bei denen der Bäume. Offenbar also hatte der Anblick der Bäume auf die Kranken eine Wirkung, deretwegen sie schneller und besser wieder gesund wurden als die andern.

Das Ergebnis der Untersuchung wäre nicht überraschend, wenn in dem betreffenden Krankenhaus nur Menschen mit einem gut entwickelten kulturästhetischen Empfinden behandelt worden wären. So war es aber gerade nicht. Wir dürfen deshalb annehmen, daß zwar vielen Patienten, wenn sie die Wahl gehabt hätten, der Blick auf die Bäume lieber gewesen wäre, die meisten von ihnen aber nicht erwartet haben würden, angesichts der Bäume auch leichter wieder zu gesunden. Dies dürfte zugleich der Stand des durchschnittlichen Bewußtseins von Krankenhausplanern sein. Vor der Untersuchung von Ulrich würden die meisten von ihnen, wenn man bei einem Krankenhausprojekt für wohltuende Ausblicke plädiert hätte, also wohl geantwortet haben, sie fänden Bäume zwar auch schöner als nackte Mauern, die Mehrkosten für die schönen Ausblicke aber würden durch die Erträge nicht gedeckt. Dafür gibt es nach der Ulrichschen Arbeit nun einen Spielraum von etwa zehn Prozent. Vielleicht wären nicht nur Krankenhäuser, sondern auch manche Neubaugebiete in Städten weniger unwirtlich oder steril geraten, wenn die dafür Verantwortlichen nach dem Vorbild der Navajos berücksichtigt hätten, daß Häßlichkeit pathogen und Schönheit eine kulturelle, also »pflegende« Bedingung für gute Gesundheit ist.

Im Zeitalter der Medien sind wir allerdings nicht dagegen gefeit, daß die leibhaftigen Bäume, deren Anblick den Patienten in Pennsylvania so gut getan hat, aus Gründen der Rationalisierung durch bloße Bilder von Bäumen ersetzt werden. Dies könnte obendrein noch in fensterlosen Räumen mit Milchglaskästen geschehen, die wie Fenster aussehen und in denen die Tageshelle und das Hell- oder Dunkelwerden durch Lampen synchron mit dem Sonnenstand simuliert werden. In den Warteräumen vor chirurgischen Operationen hat man tatsächlich schon untersucht, wieweit Bilder von schönen Gegenden eine beruhigende Wirkung auf die Patienten haben. Der Befund war, daß der systolische Blutdruck um 10–15 mmHg abnahm (Ulrich 1993, 105). Die Wirkung der Bilder beruht aber wohl doch darauf, daß authentische Erfahrungen vorangegangen sind.

So wie Kranke besser genesen, wenn sie ins Grüne blicken, ist in einer andern Arbeit die gegenläufige Frage gleichermaßen positiv beantwortet worden, ob auch Gesunde angesichts der natürlichen

Mitwelt seltener krank werden. Um hier ebenfalls zwei Gruppen von Versuchspersonen bilden zu können, die stationär für längere Zeit denselben Blick hatten, was bei Gesunden normalerweise nicht der Fall ist, hat man die Untersuchung auf Gefängnisinsassen bezogen. Verglichen wurde die Zahl der Krankmeldungen einerseits derer, die durch ihr Zellenfenster nach außen in das grüne Umland, andererseits derer, die nach der Innenseite nur in den Gefängnishof blickten. Das Ergebnis war, daß sich von den Insassen der Außenzellen in einer bestimmten Zeitspanne 22,9 % krankmeldeten, von den andern hingegen 28,4 %. Überdies gab es in den oberen Etagen deutlich weniger Krankmeldungen als weiter unten (Moore 1981/82), was wohl mit dem Lichteinfall zusammenhing.

Gut für die Gesundheit ist auch das Zusammensein mit Tieren. Ein exemplarischer Fall ist die beruhigende Wirkung von Fischen in Aquarien. Ihnen zuzusehen führt sogar bei Hypertonikern zu frappierenden Senkungen des Blutdrucks, die auch durch Hypnose nicht weiter verstärkt werden konnten (Katcher u. a. 1983/1984). Vermutlich wird fallender Schnee ähnlich wirken. Mir genügt bereits die Ruhe des Meers. Vom Wasser her verstand Tschuang-Tse auch »die Freude der Fische« (1951, 124f.), wenn sie darin umherschnellen. Andere Tiere, mit denen leichter zu kommunizieren ist als mit Fischen, lindern die Einsamkeit vieler Menschen und helfen ihnen, vermöge dieser Beziehung am Leben zu bleiben. Dabei haben Tierhalter im allgemeinen wiederum einen verminderten Blutdruck und dadurch geringere Krankheitsrisiken (Anderson u. a. 1992). Beispielsweise hat sich in einer US-amerikanischen Health Maintenance Organization, einer Art Gesundheitsgenossenschaft, gezeigt, daß Mitglieder, die mit Haustieren zusammenlebten, erheblich weniger ärztliche Hilfe in Anspruch nahmen als die andern. Eine deutsche Studie hat festgestellt, daß dieser Unterschied bei fast 20 Prozent lag (Headey/Grabka 2004). Vor allem Hunde haben eine sehr wohltuende partnerschaftliche Wirkung. Sie helfen ihren Haltern über Streßsituationen hinweg, auf die viele andere mit Krankheiten reagieren (Siegel 1990). Selbst Alzheimer-Kranke fühlen sich von Tieren »angesprochen«, finden dadurch aus sich heraus und sprechen dann auch lebendiger mit ihren Betreuern. Dasselbe erlebt man mit autistischen Kindern. Tiere können sogar Verhaltensstörungen lindern, zu deren

Symptomen die Neigung zur Tierquälerei gehört (Katcher/Wilkins 1993).

Wie Menschen bei Kräften bleiben oder wieder zu Kräften kommen, hängt nach alledem nicht nur davon ab, was sie selber oder im Mitsein mit andern tun, sondern gleichermaßen von den Umständen, unter denen sie sich in der Natur befinden. Gesundheit und Krankheit sind auch Charaktere des natürlichen Mitseins mit Licht und Landschaft, Pflanzen und Tieren. Sogar der Raum selbst wird durch die Dinge, Elemente und Lebewesen geprägt, die ihn erfüllen. In der Allgemeinen Relativitätstheorie ist es nur die Raumkrümmung, die von der Massendichte abhängt, im wirklichen Leben aber ist der Raum noch viel weniger homogen. Denn was ein Ort oder ein Wo-Sein der Seele bedeutet, richtet sich auch nach der landschaftlichen Situation. Am Meer, in der Ebene, im Mittelgebirge, im Hochgebirge, auf einem Berg oder im Tal, im Wald oder im Freien, an einem Bach oder Fluß fühlt man sich jeweils ganz verschieden. Hinzu kommen die mitmenschlichen Gegebenheiten. In einer Stadt oder in einem Dorf, in einer begrünten oder ganz verbauten Gegend, an gepflegten oder toten Orten, an einer Autobahn oder auf einem Waldweg ist man immer auch entsprechend gestimmt. Wie stark diese Inhomogenität empfunden wird, hängt natürlich von der persönlichen Sensibilität und vom jeweiligen Befinden ab, aber auch wer gerade ganz mit eigenen Sorgen beschäftigt ist, spürt unbewußt die heilende oder destruktive Atmosphäre des Orts. Und diejenige räumliche Gestimmtheit, in der man aufgewachsen ist, prägt ein lebenslängliches Heimatgefühl.

Unter den alltäglichen Lebensverhältnissen wird die Atmosphäre des Wohn- oder Arbeitsorts meistens so selbstverständlich hingenommen wie die Luft zum Atmen. Auch hier aber können besondere Ereignisse das Gewohnte unversehens neu wahrnehmen lassen, sei es positiv oder negativ, so wie in der von Proust beschriebenen Erfahrung. Der Reiz des Reisens liegt nicht nur darin, an einem andern Ort auch anders leben zu können, sondern mindestens ebensosehr in der ungewohnten Atmosphäre, in der dies geschieht.

Der stärkste Kontrast zum Alltäglichen besteht in der Wildnis, selbst dort, wo die Wanderwege schon gebahnt sind, man aber immerhin unter freiem Himmel schläft. Erstaunlicherweise kann sich gerade in dieser völlig fremden Mitwelt ein besonderes Gefühl der Zugehörigkeit entwickeln. »I felt like I was in-touch«, scheint eine charakteristische Erfahrung zu sein (Frederickson/Anderson 1999). Auch beim Wandern ist zu erleben, wie man nicht nur durch die Welt geht, sondern sich dieser so öffnet, daß sie selbst den Leib durchströmt und die Seele nährt. Viele medizinische Therapien werden dadurch überflüssig.

Gesundheit und Krankheit sind nach all diesen Erfahrungen nicht nur Charaktere des psychosomatischen und des gesellschaftlichen Mitseins, sondern hängen auch von den Gegebenheiten ab, unter denen wir im Raum mit Pflanzen, Tieren, Landschaften und den Elementen Erde, Wasser, Luft und Licht zusammenleben. Ärzte sollten sich also über den somatischen Zustand eines Klienten hinaus sowohl für seine mitmenschlichen Verhältnisse privater, beruflicher und gesellschaftlicher Art, deren gesundheitliche Tragweite sich bereits gezeigt hat, als auch dafür interessieren, ob es ihm am natürlichen Mitsein im Naturzusammenhang des Lebens fehlt. So wie also ein Arzt einer überanstrengt kränkelnden Mutter einmal eine Waschmaschine verschrieben hat (als dies noch kein allgemein verbreitetes Haushaltsgerät war), könnte eine Verordnung nun auch darin bestehen, sich mehr mit Tieren, Pflanzen oder den Elementen – Erde, Wasser, Luft und Licht – zu beschäftigen.

Zur Wahrung der Gesundheit kommt es nach alledem ebenso auf das natürliche wie auf das gesellschaftliche und psychosomatische Mitsein an. Zwar ist das natürliche Mitsein als Bedingung von Krankheit und Gesundheit bei weitem nicht so gut erforscht wie die beiden andern ganzheitlichen Horizonte unseres Daseins, in denen uns »etwas fehlen« kann. Die vorhandenen Belege rechtfertigen aber zumindest die grundsätzliche Feststellung, daß Gesundheit und Krankheit auch Charaktere des natürlichen Mitseins sind. So wie ich im vorangegangenen Kapitel auf der Grundlage der bereits bestehenden Sozialmedizin und Sozialpsychologie vor allem den gesundheitlichen Wirkungen von Diskriminierungen nachgegangen bin, sind im folgenden zunächst einmal die Grundlagen und der naturphilosophische Rahmen einer künftigen Gesundheitswissenschaft vom natürlichen Mitsein zu entwickeln.

## (3) Von der Steigerung des Mitseins in der Naturgeschichte

Daß wir mit der außermenschlichen Natur in einer Gemeinsamkeit des Lebens stehen, die ich nun schon verschiedentlich als ein natürliches Mitsein bezeichnet habe, ist eine durch die industriegesellschaftlichen Abschirmungen möglichst unterdrückte Erfahrung. Im anthropozentrischen Weltbild glauben wir Menschen, vor allem in den Industrieländern, der Angelpunkt zu sein, um den sich alles dreht, so daß die übrige Welt nur unsere *Umwelt*, nicht aber unsere *Mitwelt* ist. Als Umwelt aber sind die Tiere und Pflanzen sowie die sogenannte unbelebte Natur für uns bloße Ressourcen, wie die Ökonomen sagen, griffbereit zur Deckung unserer Bedürfnisse oder was wir dafür halten. Träfe es zu, daß die außermenschliche Natur als bloße Umwelt nur um und für uns da ist, so wäre die industrielle Wirtschaft allenfalls insoweit nicht auf dem richtigen Weg, als sie die Chancengleichheit der künftigen Menschheit mit der gegenwärtigen verletzt. Nach den zuvor berichteten Erfahrungen aber spricht alles dafür, daß wir mit Tieren, Pflanzen und den Elementen – Licht und Luft, Erde und Wasser – eine Lebensgemeinschaft bilden, die ein wirkliches, d. h. auch in uns wirkendes Mitsein ist. Sie sind nicht um uns, sondern mit uns in der Welt, sie mit uns und wir mit ihnen, so daß das Erleben dieses Mitseins uns dem gemeinsamen Ursprung öffnet, kraft dessen wir alle miteinander da sind, und uns dadurch wieder gesund werden läßt.

Am Ende des ersten Kapitels war die Anerkennung des Leibseins ein Ja zu unserer wirklichen, nicht nur somatisch teilweisen Naturzugehörigkeit. Leben heißt, sich selbst im Leib zu fühlen und zu finden. Dieser Leib ist der beseelte Körper, und im zweiten Kapitel hat sich gezeigt, wie alle körperlichen Krankheiten psychosomatisch sind, d.h. Störungen der seelischen Integrität unseres körperlichen Daseins. Im dritten Kapitel haben sich dann die Einzelseelen als je persönliche Gesichter eines All-Gemeinen erwiesen, vermöge dessen Menschen einander freund oder feind sind, miteinander sprechen und auch sonst in Beziehungen zueinander treten. Die persönliche Seele ist nicht eigenständig, sondern lebt aus einem gesellschaftlichen Mitsein. Sie kann also auch von dorther erkranken oder anderweitig geschwächt sein, wenn die Beziehungen nicht stimmen, sei es im Privatleben, im Arbeitsleben oder im politischen Zustand der Gesellschaft. Die Phänomene des natürlichen Mitseins zeigen nun, daß die menschlichen Seelen noch in einem umfassenderen Zusammenhang stehen als dem jeweils gesellschaftlichen, nämlich dem Lebenszusammenhang der Natur, zu der auch alle Gesellschaften gehören.

Im üblichen Sprachgebrauch wird unter »der Natur« nur die außermenschliche Natur verstanden, so als gehörten wir nicht dazu. Zwar bestreitet niemand ausdrücklich, daß wir doch dazugehören, de facto aber wird fast immer so geredet, als sei »die Natur« eigentlich nur die grüne Welt, die man vor dem Fenster hat oder dort vermißt, also das, was nicht wir sind. Wir meinen, Mensch *sein* zu können, indem wir »die Natur«, die wir nicht sind, nur *haben* wollen. Demgegenüber wird das natürliche Mitsein mit den Tieren, Pflanzen und Elementen erst verständlich, wenn wir die Ganzheit gewahr werden, welche der Horizont dieses Mitseins ist und sein Auseinander zusammenhält. Dieses Ganze ist die *eine* Natur, die allen Dingen der Natur gemeinsam ist und zu der sie so gehören, daß jene sich zu den jeweiligen Naturen der vielen Dinge und Lebewesen besondert. Auch die natürliche Mitwelt also ist wie wir nur ein Teil des Ganzen der Natur, allerdings der größere.

Wie selbstverständlich die Natur im neuzeitlichen Denken als das gilt, was nicht wir sind, zeigt beispielsweise Raffaels Grabspruch im Pantheon in Rom: »Von ihm besiegt zu werden fürchtete die große Mutter [die Natur], solange er lebte, nun aber [fürchtet sie], mit ihm zu sterben.« Der hier vorausgesetzte Gegensatz hat ja gar keinen Sinn, wenn die Natur selbst in Raffael dieser große Maler geworden ist.

Das Ganze der Natur ist in uns Mensch geworden, im Fisch Fisch, im Vogel Vogel, im Baum Baum und im Licht Licht. Auf diesem gemeinsamen Ursprung beruht unser aller natürliches Mitsein. In allem Einzelnen – Arten oder Individuen – aber zeigt das Ganze ein je besonderes Gesicht. In ihrer Menschgewordenheit ist die Natur vor allem zur Sprache gekommen – zwar nicht singulär, denn auch andere Lebewesen haben Sprache, vermutlich aber doch in einer besonders umfassenden Weise. Gleichermaßen ist das Denken in uns ein Prozeß in der Natur geworden – wiederum nicht exklusiv, jedoch besonders weitreichend. Darüber hinaus sind wir in einer bestimmten Hinsicht vielleicht sogar einzigartig. Wer meint, eine Eigenschaft ausschließlich beim Menschen zu finden, wird zwar von den Biologen meistens schnell widerlegt, aber eine solche Besonderheit könnte doch sein, daß das Ganze der Natur *sich* durch die menschlichen Sinne und durch unser Denken erstmalig selbst wahrnimmt.

Es war wohl ein erhabener Augenblick in der Menschheits- und Naturgeschichte, als zum erstenmal ein Mensch den Blick auf dieses Ganze der Natur richtete und wahrnahm: Es gibt nicht nur die vielen Dinge in der Welt – Erde und Wasser, Wind und Wolken, Luft und Licht, Tier und Blume, Baum und Stein –, sondern diese Vielen haben teil an Einem, das ihnen allen gemein ist und kraft dessen sie miteinander da sind. Schriftlich bezeugt ist uns dieses Eine als »Physis« (lat. natura) zuerst von dem Philosophen Heraklit, der ca. 544–483 v. Chr. im griechischen Ephesos an der kleinasiatischen Westküste lebte. Heraklit war ein so bedeutender Denker, daß ihm außer diesem sprachlichen Zeugnis auch die Entdeckung des unsichtbaren Ganzen der Natur selbst zugetraut werden darf. Er hat zugleich eine Antwort auf die Frage gegeben, warum das Ganze so viel unauffälliger ist als seine Teile. »Die Physis liebt es sich zu verbergen«, lautet eins der aus seinen Schriften überlieferten Fragmente (Diels 1951, B 123), und dies ist uns auch heute noch unmittelbar verständlich. Denn augenfällig sind ja vor allem die vielen Dinge und Lebewesen in der Welt, ihr Lebenszusammenhang – die *Natur der Dinge* – aber verbirgt sich zwischen ihnen, so daß uns auch Störungen hier nicht so leicht auffallen wie an den *Dingen der Natur*.

Ist die Physis einmal entdeckt, kann sie dann aber auch in den vielen einzelnen Dingen und Lebewesen als ihre jeweils besondere Natur erfahren werden. Das jedem menschlichen Individuum am unmittelbarsten gegenwärtige Einzelne ist der eigene Leib, besonders im Krankheitsfall. Und so waren es wohl, wie Wolfgang Schadewaldt in seiner Vorlesung über die Anfänge der Philosophie bei den Griechen bemerkte, »die Mediziner ..., die die ersten wirklichen Erfahrungen damit gemacht haben« (1978, 207). Mit »damit« ist die Physis insgesamt gemeint, nicht nur die des Menschen. Einer der Autoren der aus der Hippokratischen Schule überlieferten Schriften – des sogenannten *Corpus Hippocraticum* – meinte sogar, die rechte Naturerkenntnis sei überhaupt nur aus der Heilkunst und auf keine andere Weise zu gewinnen (*Über die alte Medizin*, § 20.2). Auch Goethe hat es für richtig gehalten, in der Naturerkenntnis von der Erfahrung der eigenen Leiblichkeit auszugehen, wohingegen die moderne Medizin umgekehrt den menschlichen Leib bzw. Körper so zu erfahren sucht wie die klassische Naturwissenschaft die außermenschliche Natur.

Wenn wir also nicht bei der somatotechnischen Medizin blieben, sondern im ärztlichen Umgang wieder ein Verhältnis zum Leibsein des Menschen gewännen, könnte dies umgekehrt auch der erste Schritt zu einer veränderten Wahrnehmung der außermenschlichen Natur durch die Industriegesellschaft sein. Denn warum sollten wir einen Teil der Natur bloß deshalb, weil wir es selber sind, für etwas grundsätzlich Anderes und Besseres als alles übrige halten? In der bisherigen Medizin behandeln wir den menschlichen Körper ja auch genauso als bloße Ressource wie die außermenschliche Natur, deshalb sollten wir die bessere Einsicht hinsichtlich des Körpers bzw. Leibes gleichermaßen der übrigen Welt zugute kommen lassen. Zwar gab es bisher noch die reservatio mentalis, daß wir unsern Körper ja nur *haben* und nicht Körper *sind*, so wie wir im anthropozentrischen Weltbild der industriellen Wirtschaft ebenfalls Mensch *sein* zu können glauben, indem wir die außermenschliche Natur nur *haben* wollen. Der alttestamentliche Anspruch dieser Sonderstellung des Menschen aber ist nicht mehr aufrechtzuerhalten, wenn wir unser Leib wirklich sind und in dieser Weise ganz zur Natur gehören. Denn die Natur hat eine Geschichte, und in dieser sind wir Menschen zwar etwas Besonderes, aber das sind alle andern Arten von Lebewesen in der ihnen je eigenen Weise auch. Wir sind also nichts besonders Besonderes.

Wir erkennen die Natur, zu der wir selbst gehören. Alexander von Humboldt, einer der großen Holisten in der Entwicklung der Naturwissenschaft, hat die Entfaltung der Materie zum Leben und zum Bewußtsein bereits in die Dramaturgie seines *Kosmos* (1845–1862) als einer umfassenden Naturkunde eingehen lassen. Am Anfang des ersten Bandes richtete er den Blick zunächst auf das Ganze des Universums, dann auf unsere Galaxis als einen von vielen Spiralnebeln, dann auf die Sonne innerhalb dieses Sternsystems und letztlich auf ihre Planeten, darunter den unseren. Es folgt eine lange Geschichte der noch anorganischen Natur und danach das Aufkommen des organischen Lebens. Der Abfolge der Arten wird dann wieder der gebührende Raum gegeben, bis schließlich der Mensch auf dieser Bühne erscheint, aber erst am Ende des ersten Bandes!

Im Einvernehmen mit seinem Bruder Wilhelm sah Alexander von Humboldt den Menschen besonders durch seine Sprachfähigkeit ausgezeichnet, verstand diese aber wiederum – mit Johann Gottfried Herder – als eine *Natur*eigenschaft des Menschen. Im Gegensatz zu Descartes erkannte er also »die Verknüpfung der physischen (körperlichen) Anlagen mit der geistigen Kraft ... Sprache ist ... ein Theil der *Naturkunde des Geistes*« (1845, I 383 f.). In der besonderen Ganzheitswissenschaft, die Humboldt hier nach dem Vorbild von Herder entwickelt hat, gehört also nicht nur die Erde zur Wirklichkeit des Kosmos und das organische Leben einschließlich des menschlichen zur Wirklichkeit der Erde, sondern auch der *Geist ist eine Sphäre der Natur.* In den Untersuchungen zur Sprachgeschichte wird das Menschengeschlecht von Humboldt sogar »im eigentlichen Sinn des Worts als ein lebendiges Naturganze betrachtet« (1847, II 143). Denn zur ganzheitlichen Betrachtung gehört die »Natur ... in beiden Sphären ihres Seins, der materiellen und der geistigen« (1845, I 32). So dachte auch Spinoza, anders als Descartes.

Humboldt hat diese Beschreibung eigentlich noch gar nicht naturgeschichtlich im strengen Sinn gemeint, aber dieses Verständnis lag damals wohl so in der Luft, daß sein Weltentwurf bereits als Historie gelesen werden kann. Daß der Mensch erst am Ende des ersten Bandes erscheint bzw. zur Welt kommt, bedeutet also: Wir sind unter und *mit* den andern Dingen und Lebewesen der Natur aus der Naturgeschichte hervorgegangen. Sie alle haben ihre je besonderen Qualitäten, und das gilt auch für uns. Vielleicht sind wir geradezu eine Krone der Schöpfung, dann aber doch so, daß etwas insgesamt Krönenswertes durch uns gekrönt wird. Von unseren Besonderheiten bzw. von der Weise, wie durch die Menschheit etwas spezifisch Gutes in die Welt kommen kann, welches die Natur in Goethes Sinn vielleicht sogar zum Jubeln bringen könnte (1805, HA XII 98), handelt bei Humboldt erst die Fortsetzung der

Naturgeschichte im zweiten Band. Hier zeigt er, wie die Kultur, zu der Menschen fähig sind, unser wohl am ehesten besonderer Beitrag zur Naturgeschichte ist. Das Aufleben des Geistes zu Kunst und Wissenschaft in unserer Kultur gehört wiederum zur »Naturkunde des Geistes«.

Daß die Natur in ihrer Geschichte nicht nur organisch zu den vielen Lebewesen, sondern letztlich sogar zum Geist und seinen Früchten aufgelebt ist, also beispielsweise auch zu diesem Buch, mag dem herrschenden Bewußtsein ebenso fremdartig wie das wirkliche Leibsein des Menschen vorkommen. Und beides gehört tatsächlich zusammen, denn der Leib ist unsere individuelle Wirklichkeit der Naturgeschichte. Darüber hinaus aber gibt es eine allen Dingen und Lebewesen *gemeinsame* Wirklichkeit dieser Geschichte, in der wir sie als wirksam erfahren, nämlich unser aller *natürliches Mitsein* in der Gemeinschaft der Natur. Das Mitsein, vermöge dessen die Kranken wieder gesund werden, erweist sich als die Gegenwart der Naturgeschichte.

Das natürliche Mitsein von Land und Meer, Licht und Luft, Pflanzen, Tieren und Menschen beruht darauf, daß sie alle eine gemeinsame Herkunft haben. Ihre Genesis aber ist nicht vergangen, sondern als Zugehörigkeit zu einem Ganzen die gegenwärtige Natur aller Dinge. Dieses Ganze ist der Horizont ihres natürlichen Mitseins, das viel umfassender als das menschliche Mitsein ist. Daß ein Mensch nur im Mitsein mit andern zu sich findet, für sich allein also sozusagen gar kein Mensch ist, entspricht der persönlichen Erfahrung. Bloß für mich bin ich nicht Ich. Wie sich in jedem Einzelnen seine familiäre und kulturelle Mitwelt individuiert und personifiziert, wird durch den herrschenden Individualismus allerdings tendenziell ausgeblendet. Noch viel ferner liegt uns, wieweit auch das natürliche Mitsein mit der außermenschlichen Natur von Bedeutung für unser Zur-Welt-Kommen und die Bildung der menschlichen Identität ist (Meyer-Abich 1997[a], 299 ff.).

Man könnte Humboldts »Naturkunde des Geistes« für materialistisch halten. In Wahrheit aber läßt er die Materie sozusagen an der Freude des Lebens teilhaben, statt – wie die Materialisten es tun – Kunst und Wissenschaft, Liebe und Religion als Epiphänomene materieller Umsetzungen herabwürdigen zu wollen. Und ist nicht tatsächlich die Erde im Licht und in der Wärme der Sonne zu einem »lebendig // gebärenden ... Erdglob« (Kant, AA XXI 570/567) aufgelebt? Humboldt knüpfte hier – wiederum mit Herder – an Kants vorkritische Philosophie an, der auch Kant sich seit der *Kritik der Urteilskraft* (1790) im Alter wieder angenähert hat. Demgegenüber hatte er in jüngeren Jahren – wie noch seine Erzählung vom Rhodischen Genius (1795) bezeugt – angenommen, daß die Materie nicht von selbst aufleben kann, sondern erst durch eine übergeordnete Lebenskraft dazu gebracht werden muß. Humboldt hat diesen vitalistischen Ansatz zugunsten des holistischen jedoch bald wieder aufgegeben. Wenn er nun die Materie sogar zum Bewußtsein aufleben läßt, hat dies Konsequenzen für das Verhältnis von Natur und Freiheit, worauf ich im folgenden Abschnitt zurückkomme.

Daß letztlich erst »ein *völlig veränderter Begriff der Materie*« die Medizin aus ihren somatischen Verengungen befreien wird, erwartete auch Viktor von Weizsäcker. Dann nämlich müßte »der Aufbau der *pathologischen Anatomie* und *Physiologie* sich *ändern*«, wohingegen die bloße »Ablehnung des materialistischen Gedankens erfahrungsgemäß von geringerem Wert bleibt«. Dasselbe galt aber für die Psychoanalyse, denn »sie befaßt sich nun einmal [bloß] mit der *immateriellen* Sphäre« und ist dadurch entgegengesetzt genauso cartesianisch wie die Medizin.

> »Die Inhalte, die Motive des seelischen Ablaufs konnten keine Aufklärung bringen, warum jetzt dieses, jetzt jenes Organ so oder so erkrankt ... Wollte man also den Wunsch nicht fallen lassen, den Dualismus der physiologischen und der psychologischen Betrachtung zu überwinden und mußte man einsehen, daß die *Psychoanalyse dazu nicht ausreicht*, dann waren *weitere, andere* Wege ins Auge zu fassen«,

nämlich eben ein ganz neues Verständnis der Materie (Brief an W. Kütemeyer 1943; nach M. Kütemeyer 1991, 66 f.). Welchen Weg Weizsäcker hier vielleicht im Auge hatte, ist in der *Pathosophie* angedeutet (1956, X 30 ff.). In anderer Weise öffnet sich die Psychoanalyse neuerdings der Körperwahrnehmung (Lorenzer 1988).

Ein poetischer Entwurf, wie es vom heutigen Bewußtsein aus zu einer Rehabilitation der Materie kommen könnte, findet sich bei

Thomas Mann im Vorspiel zur Josephs-Trilogie. Hier ist es »die stille Hoffnung Gottes«, daß die naturverflochtene Seele und der außerweltliche Geist eins werden sollen »zugunsten des Lebens und der Formen« (1933, IV 40–49).

In der Philosophie ist Nietzsches Petitum, die durch Descartes und Kant verfestigte Leibvergessenheit des Denkens zu überwinden, zunächst von den Phänomenologen aufgenommen worden. Ein wichtiger Gedanke war insbesondere Edmund Husserls (1859–1938) Unterscheidung des naturwissenschaftlich zu beschreibenden Körpers von dem beseelten und sich selbst empfindenden Leib. Weder Husserl noch die späteren Phänomenologen von Martin Heidegger (1889–1976) bis zu Hermann Schmitz und Gernot Böhme haben das Leibsein des Menschen jedoch von seiner Naturzugehörigkeit her, d. h. naturphilosophisch und naturgeschichtlich verstehen wollen. Heidegger hat geradezu bestritten, daß es außerhalb mitmenschlicher Beziehungen überhaupt ein Mitsein geben könne, und bei Böhme erscheint die außermenschliche Natur nur als die »Natur, die ich nicht selbst bin« (1992, 85). In ähnlicher Weise könnte man sich selber als die »Familie, die ich selbst bin« von den andern Familienangehörigen als der »Familie, die ich nicht selbst bin« unterscheiden wollen, was der Zugehörigkeit des familiären Mitseins zur eigenen Identität ebensowenig gerecht wird wie die »Natur, die ich nicht selbst bin« dem natürlichen Mitsein. Wegen dieser »›Naturvergessenheit‹ der Phänomenologen« (Thomas 1996, 158) sind ihre Überlegungen für die Philosophie der Medizin nur begrenzt interessant.

Die philosophische Phänomenologie wäre wohl von vornherein auf einen besseren Weg gekommen, wenn sie vor Nietzsche bereits an Johann Gottfried Herder (1744–1803) angeknüpft hätte. Denn dieser hatte dem leibfremden Descartesschen »Ich denke, also bin ich« (cogito ergo sum; 1644, I § 7) sein »*Ich fühle mich! Ich bin!*« (1769, II 244) entgegengehalten, dies aber nicht nur leibphilosophisch gemeint, sondern im Kontext einer wirklichen Naturphilosophie des Menschen. Herder verstand deshalb die menschliche Geschichte als »eine reine Naturgeschichte menschlicher Kräfte, Handlungen und Triebe nach Ort und Zeit« (1784–91, 522=III 13 VII). Sparta und Athen, so meinte er beispielsweise, seien »so natürliche Producte ihrer Lage, Zeit, Einrichtung und Umstände, als je eine Natur-Erzeugung sein mochte« (513=III 13 VI). Er verband die beiden Ordnungen durch den Gedanken, daß die menschliche Geschichte erst dann als ein Naturprozeß zu denken ist, wenn die Natur insgesamt und nicht erst im Menschen geschichtlich gedacht wird. Herder naturalisierte also die Menschengeschichte, indem er sie in den historischen Zusammenhang der Naturgeschichte stellte, in der es die Pflanzen und die Tiere vor uns gegeben hat.

Eine Naturphilosophie des Menschen ist dies besonders dadurch, daß bei Herder – wie später bei Alexander von Humboldt – auch »unsere Gedanken und Kräfte offenbar nur aus unsrer Erd-Organisation keimen ... Unser Verstand ist nur ein Verstand der Erde« (23=I 1 II). »Einen Geist, der ohne und außer aller Materie wirkt, kennen wir nicht« (158=I 5 II). So uneingeschränkt ist die Naturzugehörigkeit des Menschen vor Herder nur von Julien Offray de La Mettrie (1709–1751) anerkannt worden, der deshalb als »Materialist« gilt. Beide waren wohl die ersten neuzeitlichen Philosophen, für die die »Geburt unserer Vernunft« aus der Natur schlechterdings nichts Genierliches bedeutete. Herder wußte, »›was ich bin, bin ich geworden. Wie ein Baum bin ich gewachsen: der Keim war da; aber Luft, Erde und alle Elemente, die ich nicht um mich satzte, mußten beitragen, den Keim, die Frucht, den Baum zu bilden‹« (1778, II 692). Den Kern dieses Selbstbewußtseins, nicht einfach Johann Gottfried Herder, sondern Natur in seiner Gestalt zu sein, drückt vielleicht der Nebensatz: »die ich nicht um mich satzte« am treffendsten aus. In uns lebt, was nicht von uns ist, sondern von Natur. Das Leben ist kein Experiment von uns.

Herders Naturphilosophie entfaltet den von Kant in seiner *Allgemeine[n] Naturgeschichte und Theorie des Himmels* (1755) zunächst verfolgten, dann aber wieder aufgegebenen Gedanken, daß allen Dingen eine »Verwandtschaft ... von der Gemeinschaft des Ursprungs eigen ist« (A 195). Die Lehre von der durchgängigen Verwandtschaft alles Seienden ist, wie zuvor im Anschluß an Kant erläutert, bereits der Kern der scholastischen Auffassung von der *analogia entis* und reicht mit dieser bis in die Antike zurück. Ich kann nicht abschätzen, wieweit Herder sich dieser Tradition bewußt war. Tatsächlich aber ist das Prinzip der Analogie ein in seinen *Ideen* immer wiederkehrender Leitgedanke. Herder hat darunter auch wirklich den Schöpfungszusammenhang aller Dinge der Natur verstanden, und zwar so, daß »jedes Geschöpf eine so ganze Form der Natur ist, als ob sie nichts anders geschaffen hätte« (1784–91, 119=I 4 I). Dies ist ebenso holistisch gedacht wie bei Nikolaus von Kues.

Hinsichtlich anderer Völker und Sitten ist Herders Holismus die ethnologische Regel zu verdanken, wir sollten »unsre stolzen Vorurteile verläugnen« und jede andre Kultur möglichst – soweit wir dies vermögen – »so unparteiisch betrachten, als ob sie die einzige in der Welt wäre« (205=II 6 IV). Er hat den Eurozentrismus und die koloniale Unterdrückung fremder Identitäten entsprechend mißbilligt. Weniger bekannt ist, daß Herder für dasselbe Prinzip auch über die Menschheit hinaus in der Gemeinschaft der Natur eingetreten ist. »Die Republik der Biene« z.B. ist danach ein Ausdruck von »Bienensinn, Bienengefühl; ... Ihre Seele ist in diese Organisation eingeschlossen und mit ihr innig verwebet. ... Der Bienenstock ist ihre Welt« (94f.=I 3 IV). Ganz ähnliche Gedanken kehren im 20. Jahrhundert bei Jakob von Uexküll wieder, nach dessen Umweltenlehre jede Art von Lebewesen zunächst einmal in einer eigenen Welt, ihrer »Umwelt« lebt, so daß es sich fragt, wie diese vielen Welten obendrein zu einer einzigen gehören können. Noch enger wird die Verbindung dadurch, daß Herder die Verschiedenheiten des »Klimas«, d.h. in seinem Verständnis der Lebensverhältnisse oder der »Umwelten« im Uexküllschen Sinn, für den wesentlichen Bestimmungsgrund der Entstehung jener Pluralität gehalten hat.

In der Uexküllschen Pluralität ist unsere »Umwelt« nur der menschliche Lebensraum im Ganzen der Natur, und andere Lebewesen haben ihre je eigenen Lebensräume. Wenn im heutigen Umweltbewußtsein der ganze Kosmos nichts als der menschliche Lebensraum ist, so daß die andern Lebewesen ihren Raum in dem unsern zu finden oder zu verschwinden hätten, läßt sich dies weder mit Herders sozusagen republikanischem Pluralismus noch mit Uexkülls Umweltbegriff vereinbaren. Das Wort Umwelt aber kommt dem anthropozentrischen Denken, wir stünden im Zentrum und alle Welt sei um uns herum nichts als für uns da, in einer so unglücklichen Weise entgegen, daß es wohl im Uexküllschen

Sinn nicht mehr zu retten ist. Ich habe deshalb den Begriff »natürliche Mitwelt« eingeführt, um Uexkülls Umweltverständnis vor seiner anthropozentrischen Mißdeutung zu bewahren. Danach hat jede Spezies ihre je besondere natürliche Mitwelt, so wie es die außermenschliche Natur für den Menschen ist. Der Begriff Natur bleibt, wie zuvor erklärt, dem Ganzen vorbehalten, zu dem alle Dinge und Lebewesen gehören. Wie die Menschheit ist also auch unsere natürliche Mitwelt nur ein Teil des Ganzen der Natur. Sie ist weder *für* uns noch *um* uns, sondern *mit uns* in der Welt, sie mit uns und wir mit ihr. Mit den andern Lebewesen sind wir ja auch aus der Naturgeschichte hervorgegangen.

Das natürliche Mitsein ist die Gegenwart der Naturgeschichte, in der alle Dinge und Lebewesen der Natur in einer Gemeinschaft des Ursprungs verwandtschaftlich verbunden sind. Diese Geschichte ist nicht nur geschehen, sondern sie ist im Mitsein so gegenwärtig, daß jedes Einzelne sein Dasein in der Gemeinschaft oder im Mitsein mit Andern zu erhalten sucht (»in communione cum aliis«; Nikolaus von Kues 1440, I 401). So wie es keinen Menschen gibt, der nur er selber wäre, weil je zwei Menschen naturgeschichtlich und kulturell immer viel mehr gemein haben, als sie unterscheidet, sind auch alle Lebewesen in der Natur nur in einem je besonderen Mitsein spezifisch und individuell sie selber.

Vermöge des natürlichen Mitseins, das auch uns mit den andern Lebewesen verbindet, können wir uns sogar in sie hineinversetzen (Thomas 1996, 166 ff.). Daß dies bei einem Pferd oder einem Affen anders möglich ist als bei einer Schildkröte oder einem Storch, beruht auf dem unterschiedlichen Grad der Verwandtschaft. Im übrigen sind nicht nur Lebewesen, sondern auch die sogenannten unbelebten Dinge der Natur nur im Mitsein sie selber. Der schöne Stein z. B., den man von einer Wanderung oder einem Spaziergang mit nach Hause bringt, ist dort ein anderer als am Strand oder im Gebirge. Dasselbe gilt sogar für die Farben. Der Maler Josef Albers (1888–1976) hat dies systematisch untersucht, indem er »dieselben« Farben im Mitsein mit verschiedenen andern gemalt und dadurch gezeigt hat, wie sie in diesem oder jenem Miteinander immer wieder andere sind. So also ergeht es nicht nur Menschen, sondern allen Dingen und Lebewesen der Natur.

## Mitsein im recht verstandenen Darwinismus

Die Gegenwart der Naturgeschichte als das Mitsein einer durchgängigen Verwandtschaft aller Dinge und Lebewesen zu verstehen paßt nicht zum üblichen Verständnis des Darwinismus, denn hier stehen der Zufall und der Überlebenskampf im Vordergrund. Mitsein und Verwandtschaft deuten demgegenüber auf Kooperativität in spezifischer und individueller Verschiedenheit hin. Ich halte jedoch gerade dies für die richtige Interpretation der Naturgeschichte und sehe darin keinen Widerspruch zu einem recht verstandenen Darwinismus.

Daß im Lauf der Zeit neue und komplexere Lebewesen in die Welt gekommen, andere hingegen ausgestorben sind, ist eine historische Tatsache. Diese Entwicklung hat es gegeben. Wenn man sie aber darwinistisch so erklärt, daß zufällige Variationen der jeweils bestehenden Arten entstanden seien, von denen dann die lebenstauglichsten überlebt hätten, wird dies vielfach so verstanden, daß die Welt nach der Evolutionslehre sozusagen ein Zufallsprodukt sei. Dagegen wenden sich diejenigen, die der Welt ein »intelligentes Design« ansehen zu können meinen. Auch nach meinem Eindruck ist die Natur in dem erstaunlichen Zueinanderpassen der meisten Dinge, das auch in ihrem »Mitsein« anklingt, so weise eingerichtet, daß dies alles schwerlich ohne Vernunft, nämlich *bloß* zufällig so geworden sein kann, wie wir es vorfinden. Es hat eben auch eine Naturgeschichte des Geistes gegeben. Dieser Eindruck ist aber mit dem Darwinismus durchaus vereinbar, denn der Zufall spielt darin keineswegs die dominierende Rolle, die ihm im vulgär-darwinistischen Verständnis der Naturgeschichte zugeschrieben wird.

Weitestgehend zufällig war wohl das allerursprünglichste Aufleben der Materie, selbst dies aber nur insoweit, wie es nicht durch die Struktur der Möglichkeit dieses Auflebens, d.h. durch das Angelegtsein der Materie zum Leben, bedingt war. Eine solche Anlage muß es gegeben haben, beispielsweise durch Instabilitäten als Kern der Strukturbildung (Schmidt 2008, 283 ff.), denn sonst hätte das Leben nicht entstehen können. Die seitherige Entwicklung war dann aber vor allem normbildend und erheblich weniger durch Zufall geprägt, als gewöhnlich angenommen wird. Denn zufällig entsteht lediglich eine Auswahl von Variationen dessen, was schon da ist, d. h. sozusagen ein Angebot von »Veränderungsmöglichkeiten, die dem Prozeß der Evolution und den in ihm ausgebildeten Strukturen als Chance zur Innovation ›zufallen‹« (Altner 2009, 35 f.). Welcher der Variationen aus diesem Angebot dann aber für die weitere Entwicklung Raum gegeben wird, richtet sich danach, welche von ihnen am ehesten in die Welt paßt, so wie sie schon da ist. Es ist also die jeweilige Beschaffenheit der bereits bestehenden Welt, durch die sich entscheidet, welche Veränderungen für die weitere Entwicklung »tauglicher« sind als andere. Um die naturgeschichtlich durch den jeweiligen Kontext sozusagen ausgesuchten und weiterführenden Variationen nicht als tüchtiger oder besser gegenüber dem vorangegangenen Zustand zu bewerten, nehme ich Goethes Ausdruck der *Steigerung* auf, der zumindest die historisch unbestreitbare Zunahme der Komplexität unverfänglich bezeichnet.

Der Zustand der Biosphäre also ist vielleicht erstrebenswert, soweit wir dies beurteilen können, jedenfalls aber durch eine wertende oder normative Kraft des Faktischen erstrebt worden. Die normierende Kraft der Entwicklung, durch die in diesem Streben eine oder mehrere Variationen des jeweils Bestehenden aus dem Zufallsangebot als weiterführend sozusagen ausgewählt und andere verworfen werden, ist nicht auf ein äußeres Ziel gerichtet und insoweit nicht teleologisch, folgt als ein innerer Drang aber vielleicht doch einer Art Entelechie. Wichtig ist mir vor allem die Tatsache, daß eine sinngemäß wertende Auswahl faktisch stattgefunden hat, wenn unter einer Wertung generell verstanden wird, mehreren Möglichkeiten nach bestimmten Interessen – jedoch nicht notwendig durch vernünftige Überlegung – unterschiedlich Raum zu geben. Man kann die jeweils Überlebenden die tauglichsten nennen, sollte das dann aber so meinen, daß diejenigen, die das Vorgefundene am besten *steigern* und dabei mit andern *kooperieren*, für das Überleben tauglicher sind als diejenigen, die es auf eine zerstörerische Konkurrenz anlegen.

Die sich zufällig bildenden Varianten des Bestehenden können seiner Entwicklung als Steigerungen mehr oder weniger förderlich oder ihr als Destruktionen geradezu abträglich sein. Was die Natur in dieser Weise hervorbringt, steht ihrer Entwicklung also möglicherweise selbst entgegen. Dies gilt beispielsweise für die industrielle Wirtschaft, solange sie nicht nachhaltig, also nicht dauerhaft lebensfähig ist. Wenn wir nicht – vermöge der uns ebenfalls naturgeschichtlich zugewachsenen Vernunft – zu nachhaltigen Wirtschaftsformen zurückfinden, könnte unsere wissenschaftlich-technische Welt im Rückblick einmal eine der destruktivsten Epochen der Naturgeschichte gewesen sein.

Mir kommt es hier vor allem auf die Feststellung an, daß zwischen oder mit den Dingen auch noch so etwas wie *Interessen* in der Welt sind, Steigerungen hervorzubringen oder Destruktionen ein Ende zu setzen. Diese Interessen haben den Seinsstatus von Möglichkeiten, denen ja nach dem aristotelischen Verständnis eine objektive Realität in der Welt zukommt. Beispielsweise existiert die Möglichkeit eines Hauses in Gestalt der fortschreitenden Bauarbeiten, denn ohne sie wäre das Haus nicht *wirklich* möglich. Das Interesse an Steigerungen wirkt allerdings nicht selber weltverändernd, sondern dadurch, daß es aus einem Zufallsangebot von Variationen denjenigen die besten Chancen gibt, die ihm am ehesten gerecht werden, so daß sie sich gegenüber den andern Variationen durchsetzen, weil sie am besten zum jeweiligen Zustand passen. Daß es Ziele oder bevorzugte Entwicklungen in der Welt gibt, zeigt sich gleichermaßen durch die Existenz von Entelechien in der ontogenetischen Entwicklung. Diese Ziele werden aber geradezu verfolgt, nicht indirekt durch die Auswahl von Varianten.

Gesteigert werden nicht nur die Lebewesen selbst, sondern auch die Weisen ihres Mitseins. Die Evolution ist also ein im weitesten Sinn *wertsetzender Ablauf*, in dem das jeweils Faktische eine normative Kraft hat, verschiedenen Zukünften unterschiedlich Raum zu geben. Der Weg zu den höheren Tieren und zum Menschen war also wohl doch nicht so zufällig, wie man manchmal hört. Das »intelligente Design« ist das Werk der Natur selbst. Dementsprechend ist »Natur« immer schon ein normativer Begriff, d. h., ihre Erkenntnis ist wertbedingt oder nur im Horizont von Wertungen möglich. Der Zufall spielt dafür, daß die Normativität der Natur sich geschichtlich durchsetzt, nur eine untergeordnete Rolle. Eine notwendige Bedingung für den naturgeschichtlichen Fortgang sind demgegenüber die ursprünglichen Instabilitäten, ohne die sich gar keine Varianten des Bestehenden bilden würden. Denn sie bewirken die Lockerung oder das Platonische Schütteln, dessen es bedarf, um die angestrebte Entwicklung ins Werk zu setzen.

In dieser Auffassung der Naturgeschichte liegt nichts Herabsetzendes, denn sie besagt nicht, die Komplexität und Schönheit der Biosphäre sei »nichts als« etwas ganz Einfaches, nämlich Kraft und Stoff und Zufall. Beschrieben und gewürdigt wird statt dessen die wunderbare Tatsache, daß die Materie unter dem Einfluß des Sonnenlichts (Photosynthese) zum Leben aufgelebt ist und sich durch einen sozusagen wertsetzenden Ablauf trotz destruktiver Varianten zu einem natürlichen Mitsein in immer größerer Vielfalt und Fülle gesteigert hat. Wer dieser Entwicklung einen religiösen Sinn geben will, kann das Licht – die alle Steigerung ins Werk setzende Kraft – mit Goethe und im Sinn des Prologs zum Johannesevangelium als die Gegenwart Gottes in der Welt verstehen. Vermöge des Lichts ist die Evolution dann selbst die Schöpfung. Durch das Christentum wird der geschichtsträchtige Gott des Alten Testaments auch in der Natur erfahren, denn »in Christus ist alles geschaffen« (Kol 1,16).

Die schönste Form des Mitseins ist die Liebe. Auch hier haben wir keinen Anlaß, uns für etwas Besseres als die übrige Welt zu halten, indem wir meinen, Liebe gebe es nur unter Menschen. Wenn wir nämlich nicht mehr im Krieg, sondern in der Verständigung zwischen Gegensätzen die Triebkraft der Naturgeschichte erkennen, als deren Gegenwart das natürliche Mitsein erscheint, reicht die Liebe mindestens so weit wie die Geschlechtlichkeit in der Natur. Dabei beruht die in den biologischen Wissenschaften traditionell gängige Behauptung, es gebe die Sexualität um der Fortpflanzung willen, auf einer abwegigen Wertung der Tatsachen. Hier – wie auch in der Kriegs- und Zufallsinterpretation der Naturgeschichte – zeigt sich wieder einmal, wie richtig Goldsteins Beobachtung ist, daß es immer von einem vorgängigen und normativen Verständnis des Ganzen abhängt, was in einer Wissenschaft als Tatsache anerkannt wird.

Denn was die Welt, hier folge ich der Wertung des Psychosomatikers Georg Groddeck (1866–1934), in einem geradezu überwältigenden Reichtum erfüllt, ist das Geschlechtsleben. Die Fortpflanzung kommt dabei doch nur sehr beiläufig heraus, so daß es viel näher liegt, die Fortpflanzung im Dienst der Erhaltung des Geschlechtslebens zu sehen als umgekehrt.

»... die Sucht, die Phänomene des Eros auf einen Fortpflanzungstrieb zurückzuführen, [ist] eine der großen Albernheiten unsers Jahrhunderts ... Jeder blühende Apfelbaum, jede Blume und jedes Menschenwerk widerlegt solche enge Deutung der Ziele Gottnaturs« (1923/2004, 104).

Die Liebe also darf aus guten Gründen als die eigentliche Wirklichkeit des allgemeinen Lebens, das zumindest allen zweigeschlechtlichen Lebewesen gemein ist, angenommen werden. Sogar nach dem Zeugnis der Bibel ist Eva »nicht zum Kinderkriegen, sondern als Gefährtin dem Adam beigegeben« (106) worden. Die Sexualität dient vor allem der Erhaltung der Ehe und auch dadurch der Menschheit, aber nicht nur durch die Fortpflanzung.

In ähnlicher Weise muß man die Tatsache, daß viele Lebewesen nur um den Preis andern Lebens leben können – die Tiere von den Pflanzen, Raubtiere sogar von andern Tieren –, nicht als das der Natur so häufig unterstellte »Fressen und Gefressenwerden« auslegen. Insbesondere dienen die vielen Samen bzw. Früchte und auch viele tierische Nachkommen, die nicht heranwachsen, andern zur Nahrung, leben also in andern Lebewesen doch noch auf, allerdings nicht individuell, was viel sinnvoller ist, als wenn es so viele Nachkommen wie Samen gäbe. Hier den mißlungenen Fortpflanzungserfolg zu bedauern gehört zu den Groddeckschen »Albernheiten«. Auch den sozusagen vegetarischen Verzehr von Pflanzen durch Tiere kann ich nicht grausam finden, zumal dabei meistens nur einzelne Teile gefressen werden, so daß diese wieder nachwachsen können. Denn es liegt wiederum eine Steigerung darin, wenn beispielsweise viele Grashalme als Nahrung zu Rindern organisiert werden und in diesen weiterleben.

Besonders harmonisch ist das Mitsein von Bienen und Blumen, denn sie tun einander gegenseitig etwas Gutes. Schwieriger wird die Bewertung, wenn Tiere durch Tiere gefressen werden, beispielsweise die Mücke durch den Vogel. Auch dies aber muß man nicht grausam finden, sondern kann wiederum die Metamorphose der Mücke in den Flug einer Schwalbe – oder jedenfalls ein Stück dieses Flugs – als eine Steigerung des bloßen Mückendaseins empfinden. Der Vogel lebt den Tod der Mücke. In der Freude an seinem Flug muß auch des Opfers der Mücke gedacht werden, trotz des schönen Flugs mit Trauer und doch ohne ihr nachzutrauern. Ich will nicht ausschließen, daß es auch in unserer natürlichen Mitwelt Grausamkeit gibt, glaube aber nicht, daß sie auch nur entfernt an diejenige heranreicht, zu der Menschen fähig sind.

Ich kenne keinen Lebensprozeß in unserer natürlichen Mitwelt, der nicht als Steigerung gelten könnte. Außerhalb der menschlichen Wirtschaft gibt es dementsprechend gar keinen Abfall, sondern alle Ausscheidungen der Lebewesen sowie diese selbst, wenn sie gestorben sind, werden durch andere Organismen immer wieder so aufbereitet, daß sie den Pflanzen zur Nahrung dienen und damit weiter zu Tieren gesteigert werden können. Diese leben den Tod jener, und jene sterben das Leben dieser, sagte Heraklit (Diels 1951, B 62).

Steigerung ist das Entwicklungsprinzip des Lebens in der Naturgeschichte. Wie erstaunlich dies ist, zeigt sich erst, wenn man diese Tatsache auf den Zweiten Hauptsatz der Thermodynamik bezieht, denn danach steht die Welt insgesamt ja gerade im Gegenteil unter dem Gesetz des Zerfalls und einer zunehmenden Entropie bzw. Unordnung. Steigerungen sind also nur dadurch möglich, daß die Entropie in der übrigen Welt kompensatorisch um so stärker zunimmt. Der Zweite Hauptsatz beschreibt in diesem Sinn die erstaunliche Tatsache, daß durch das Leben neue Gestaltungen – gute Ordnungen – in die Welt gebracht und begrenzt aufrechterhalten werden können, obwohl die Grundtendenz der Entwicklung dem entgegengesetzt ist. Der Lauf der Welt ist eigentlich, daß alles wieder zerfällt – lascia perdere, laß es verkommen oder sich verlieren, heißt es auf italienisch – aber dem kann sich etwas entgegenstellen, auch durch unser Zutun. »Es ist das Trotzdem seines Aufrufs, in das der Mensch hineingehalten ist« (Broch 1945, 109). Es ist sogar das Leben selbst, das als ein solches Trotzdem in der Naturgeschichte steht und wohl auch alle Destruktionen überlebt.

Die Lebewesen sind überdies nicht nur selber gute Ordnungen des Sich-nicht-Verlierens, sondern sie stellen sich dem Zerfall in der Regel als Ordnung schaffende Ordnungen entgegen. Eine gute Ordnung in der Welt aber ist gleichwohl kein Bestand bzw.

ein stationärer Zustand, sondern ein Gewordenes, Werdendes und etwas, das auch nach Destruktionen neu werden kann. Sie gelingt oder scheitert prozessual immer wieder von neuem. Wir Menschen können unser Selbstsein verfehlen, aber wir können uns auch darin behaupten, indem wir die Dinge in ihrem Dasein steigern und dadurch sowohl etwas Gutes in die Welt bringen als auch unserem je individuellen Leben einen Sinn geben. Ein schönes Bild dafür wird dem Stoiker Zenon zugeschrieben, als er zu einem Konzert des Zitherspielers Amoibeus ging und sagte: »Wir wollen hingehen, damit wir erfahren, was für harmonische Klänge und Stimmen Därme und Saiten und Hölzer und Knochen etc. von sich geben, wenn sie an Geist und Zahl und Ordnung Anteil gewinnen« (Pohlenz 1950, 11). Musik ist eine Kunst der Steigerung von Därmen, Saiten, Hölzern, Knochen und anderem über ihr ursprüngliches Dasein hinaus. Ohne Menschen gäbe es das wohl nicht.

Als Steigerungen und Steigerer bilden die Lebewesen Inseln der Gestaltung in einem Meer kompensatorisch zunehmender Unordnung. Sie bewahren ihre Identität und ihre Gesundheit so wie ein Segelschiff seinen Kurs im Ungefähren der Schwankungen des Winds und der Wellen. Dies gelingt ihnen, indem sie aus der übrigen Welt – nach einer sehr plastischen Beschreibung von Erwin Schrödinger – Ordnung sozusagen »aufsaugen« (1944, 129), wie aus der Mutter Natur. Dadurch folgen sie dem von der Natur in unserer natürlichen Mitwelt wie in unserer eigenen Entwicklung durchgängig eingehaltenen Prinzip der Steigerung.

### (4) Biophilie – die Erbanlage zum natürlichen Mitsein

Der industriewirtschaftliche Konsum ist, wie sich im folgenden zeigt, im wesentlichen eine Gegenbewegung zur naturgeschichtlichen Steigerung. Da zur genetischen Ausstattung des Menschen auch seine Kulturfähigkeit gehört, sind solche Gegenbewegungen möglich, in diesem Fall allerdings wohl als ein gleichermaßen kultureller Rückschritt. Der Mensch ist nun einmal, wie Pico della Mirandola (1463–1494) in der Renaissance proklamierte, ein oder am ehesten dasjenige Lebewesen, das selbst frei entscheiden kann, wer es sein und wie es leben will, weil es nicht von Geburt auf bestimmte Lebensweisen festgelegt ist.

Ob wir wirklich diejenigen sein wollen, die das natur- und kulturgeschichtlich Geschaffene – die Artenvielfalt, die Kulturlandschaften und vieles andere – so bedenkenlos wieder herunterwirtschaften, wie es seit der industriellen Revolution geschieht, ist strittig. Als eine etwas verzweifelte Rechtfertigung dieses Zerstörungshandelns wird gelegentlich sogar behauptet, wir seien von unserer Abstammungsgeschichte her nun einmal Ausbeuter und könnten gar nicht anders handeln als jetzt. Das ist nicht nur ein schlechter Trost, sondern es ist sogar *falsch*. Schon kulturgeschichtlich haben Menschen bewiesen, daß sie die naturgeschichtliche Steigerung durchaus fortzusetzen imstande sind. Darüber hinaus aber sind wir auch naturgeschichtlich nicht nur geborene Steigerungen und Steigerer, sondern uns ist sogar eine Neigung zum natürlichen Mitsein eingewachsen. Wir handeln dieser naturgeschichtlichen Ausstattung also geradezu entgegen, wenn wir die übrige Welt als bloße Umwelt wie einen Sack voll Ressourcen verwirtschaften.

Die genetische Ausstattung zu bestimmten Formen des natürlichen Mitseins ist der Gegenstand der Biophilie-Hypothese des Biologen Edward O. Wilson (1984). Wie es sich so trifft, stammt diese Hypothese aus demselben Jahr wie der Begriff »natürliche Mitwelt« (Meyer-Abich 1984) im Gegensatz zur anthropozentrisch verstandenen Umwelt. Beide Gedanken stehen in der Tradition von Albert Schweitzers »Ehrfurcht vor dem Leben« (1923, 378). Während aber die Naturphilosophie der natürlichen Mitwelt die menschliche Vernunftfähigkeit naturgeschichtlich versteht und das natürliche Mitsein vernünftig begründet, bezieht sich die Biophilie-Hypothese auf die emotionale Ausstattung, die uns naturgeschichtlich zugewachsen ist. Dementsprechend hat Wilson weniger argumentiert, als seine Gefühle im Umgang mit Lebewesen – vor allem mit Ameisen – nachvollziehbar zu machen versucht.

> »It is time to invent moral reasoning of a new and more powerful kind, to look to the very roots of motivation and understand why, in what circumstances and on which occasions, we cherish

and protect life. The elements from which a deep conservation ethic might be constructed include the impulses and biased forms of learning loosely classified as biophilia. ... we are human in good part because of the particular way we affiliate with other organisms. They are the matrix in which the human mind originated and is permanently rooted« (Wilson 1984, 138 f.).

Was also bewegt uns, wenn wir Leben schützen wollen? Warum wollen wir das, und welche Vorurteile (biased forms of learning) sind es, unter denen uns manches interessiert und anderes nicht? Voreingenommenheiten gelten in der Regel als unfein, dies aber doch nur, wenn sie nicht unabänderlich sind. Die Biophilie-Hypothese besagt, daß uns das Vorurteil über den Wert des Lebens nicht kulturell, sondern naturgeschichtlich zugewachsen sei.

### Abneigungen und Neigungen

Wie ist es beispielsweise möglich, daß wir uns vor Schlangen und vor Dunkelheit in der Regel mehr fürchten als vor Bomben und vor Autos (Heerwagen/Orians 1993)? Vernünftig oder durch Erfahrung begründet ist dies sicher nicht, denn Autos sind für uns viel gefährlicher als Schlangen, und zwischen Bomben und Dunkelheit ist die Diskrepanz noch viel größer. Verständlich werden diese Bewertungen aber, wenn wir sie so deuten, daß sie uns zu einer Zeit eingewachsen sind, als es noch keine Autos gab und Schlangen tatsächlich eine große Gefahr waren. Man kann sich auch noch hinzudenken, daß diejenigen Menschen ausgestorben – an Schlangenbissen zugrundegegangen – sind, die in ihrer genetischen Disposition nicht mit einer angemessenen Schlangenfurcht ausgestattet waren.

Es war wiederum der Psychologe Roger S. Ulrich, der die Annahme der genetisch bedingten Biophilie besonders gründlich überprüft hat. In einer zusammenfassenden Bewertung bezog er sich zunächst auf biophobe (gr. phóbos = Furcht) Reaktionen, weil man sich dafür in der Forschung bisher mehr interessiert habe, und berichtete, daß bedingte Abwehrreflexe gegen Feuerwaffen oder elektrisch geladene Zäune schneller wieder verlernt wurden als die gegen Schlangen und Spinnen. Bedingt bzw. erlernt worden waren die Abwehrreaktionen dadurch, daß Bilder der betreffenden Gegenstände bzw. Lebewesen mit leichten elektrischen Schlägen gepaart worden waren. Daß die Probanden diese Konditionierung leichter wieder verloren als die Furcht vor Schlangen und Spinnen, deutet auf deren tiefere, also wohl naturgeschichtliche Fundierung hin. Ebenso vergingen auch entsprechende Konditionierungen von Abwehrreaktionen gegen verschiedene räumliche Befindlichkeiten den Probanden relativ rasch wieder, nicht aber gegen räumliche Abschirmungen, unter denen mit Überraschungen durch verborgene Feinde zu rechnen war und denen man sich durch Flucht nicht leicht entziehen konnte. Auch diese Reaktion dürfte also genetisch bedingt sein und deutet wohl auf die Savannen-Vergangenheit der Menschheit hin, in der sich relativ offene Landschaften mit guten Fluchtmöglichkeiten (Bäume) naturgeschichtlich bewährt hatten. Es sieht danach so aus,

»that humans are biologically prepared to acquire and especially to not ›forget‹ adaptive biophobic (fear/avoidance) responses to certain natural stimuli and situations that presumably have presented survival-related risks throughout evolution« (1993, 85),

bzw. zumindest in bestimmten Epochen der Entwicklung erlaubt haben, Gefahren zu vermeiden.

Biophobe Reaktionen sind auffälliger als biophile und deshalb etwas besser untersucht. Empirisch nachgewiesen sind aber, wie ich im folgenden erläutern werde, immerhin biophile Reaktionen auf bestimmte Gegebenheiten in der natürlichen Mitwelt, gesundheitliche und Erholungswirkungen der zuvor bereits berichteten Art (Bäume vor Krankenhausfenstern etc.) und überdies Kreativitätssteigerungen in biophil bejahten Umgebungen.

Ein überraschendes Ergebnis ist zunächst, daß europäische oder nordamerikanische ebenso wie asiatische Erwachsene besonders positiv auf parkartige, d.h. relativ offene und grasige Landschaften mit einzelnen Baumgruppen und Wasserlöchern reagieren. Kinder wiederum haben meistens einen starken Hang zum Umgang mit Wasser. Beispielsweise hat Young K. Yi (1992) Südkoreaner und Texaner in städtischen und ländlichen Gruppen auf ihre landschaftlichen Präferenzen hin verglichen und – obwohl einige der gezeigten Landschaften erkennbar koreanisch oder texanisch, also jeweils einer der beiden Gruppen fremd waren – eine sehr weit gehend gemeinsame Präferenz für savannenartige Verhältnisse gefunden. Es fällt schwer, darin nicht den afrikanischen Ursprung der Menschheit, der uns allen gemein ist, wiederzuerkennen.

Gemeinsam ist den Europäern bzw. Nordamerikanern einerseits und den Asiaten andererseits auch, daß sie »natürlichen« vor städtischen Szenerien eindeutig den Vorzug geben (Hull/Revell 1989). Dies gilt sogar für kultivierte Städte skandinavischer Art. Außerdem werden Landschaften nur so lange als schön empfunden, wie sie nicht durch Straßen, Reklametafeln oder Hochspannungsleitungen gestört sind (Hull/Bishop 1988). Was interkulturell als natürlich gilt, sind also wiederum offene und nicht zu dicht bewachsene Wasserlandschaften. Dementsprechend wird die Wohnlichkeit der Städte daran bemessen, wie »grün« und parkartig sie angelegt sind. Man kann sich nur wundern, daß dies für so unterschiedliche Kulturen wie in Europa und Ostasien gleichermaßen gilt. Demgegenüber hängen die real existierenden Stadtbilder von kulturgeschichtlichen Entwicklungen ab.

Erholung und Heimat

Was den zweiten Bereich der biophilen Reaktionen angeht, so bin ich auf die gesundheitlichen Wirkungen des wahrnehmbaren Tageslichts oder von Ausblicken aus Krankenzimmern bereits eingegangen. Zu erörtern bleibt aber der Erholungswert der natürlichen Mitwelt relativ zur beruflichen oder sonstigen Arbeit. Dabei trägt in der Regel bereits die körperliche Bewegung zur Erholung bei. Diese allein aber genügt nicht, wie sich zeigen wird.

Keiner besonderen Belege bedarf eigentlich die alltägliche Erfahrung, daß Spaziergänge, Wanderungen und Übungen sportlicher Art nach ermüdenden Tätigkeiten in der Regel erholsam sind. Die Wissenschaftler wollten freilich auch dies genauer wissen und haben dazu beispielsweise eine Gruppe von Probanden zunächst eine anstrengende Kopfarbeit verrichten lassen, um sich anschließend durch einen Spaziergang entweder im Grünen oder in der Stadt oder durch das Lesen von Illustrierten zu erholen

(Hartig u.a. 1991). Wie zu erwarten, war der Spaziergang im Grünen gegenüber den beiden anderen Möglichkeiten bei weitem am erholsamsten. Dies zeigte sich auch daran, daß eine Arbeit, zu der man gut ausgeruht sein muß (Korrekturlesen), von den Grün-Spaziergängern anschließend am besten ausgeführt wurde.

In andern Arbeiten wurde das jeweilige Maß der Erholung außerdem nach emotionalen und physiologischen Indikatoren bewertet. Dabei zeigte sich, daß der festgestellte Erholungswert nicht nur von dem Ausmaß der körperlichen Bewegung, sondern ebensosehr von den damit einhergehenden Wahrnehmungen abhing. Ein Experiment, in dem es nur um diese ging, bestand darin, daß eine Anzahl von Probanden zunächst durch einen anstrengenden Film unter Streß gesetzt und dann für den eigentlichen Versuch zur Erholung in verschiedene Gruppen aufgeteilt wurde. Den einen wurden Straßenszenen aus dem städtischen Leben vorgespielt, den andern parkartige Landschaften mit Gewässern und wieder andern Mischformen aus Stadt und Landschaft gezeigt. Festgestellt wurde, wie schnell und wie gut sich die verschiedenen Gruppen von dem vorangegangenen Film wieder erholten, und zwar einerseits nach dem eigenen Gefühl, andererseits durch die Messung einschlägiger physiologischer Werte. Im Vergleich erwiesen sich die reinen Naturszenen – vor allem wenn sie Blicke auf Seen oder Flüsse boten – als die bei weitem erholsamsten (Ulrich 1981/Ulrich u.a. 1991). Sich in einem Fitneß-Salon die Langeweile der Strampelei mit Filmen zu verkürzen kann also geradezu kontraproduktiv sein, ist aber natürlich wieder einmal typisch cartesianisch gedacht: Man läßt den Körper strampeln und begibt sich selber derweil in eine virtuelle Welt.

In der geschilderten Arbeit war die Naturwahrnehmung nur simuliert. Soweit der Erholungswert der tatsächlichen Verbindung von Wahrnehmen und Bewegen in der Natur untersucht worden ist, hat man sich in den USA besonders für das Erleben von Wildnissen interessiert (Hartig u.a. 1991), das ja auch die Selbsterfahrung des natürlichen Mitseins stärkt. Besonders gefallen hat mir ein Bericht über Exkursionen mit Jugendlichen, bei denen die Herausforderung durch das Ausbleiben zivilisatorischer Bequemlichkeiten in besonderer Weise zur Persönlichkeitsbildung beigetragen hat. Dies zeigte sich in einem veränderten Selbstbewußtsein.

Während nämlich die Angehörigen einer Vergleichsgruppe alles mögliche an sich auszusetzen hatten – also lieber klüger, schlagfertiger, tatkräftiger, schöner, stärker oder größer sein wollten, als sie sind –, waren den Exkursionsteilnehmern dergleichen Sorgen vergangen, nachdem sie sich in ihrer gegebenen Konstitution einige Wochen lang in der Wildnis behauptet hatten. Die einzige Ausnahme war verständlicherweise ein sehr Kurzsichtiger, für den dies gerade auf der Exkursion eine wirkliche Behinderung gewesen war (Kaplan/Kaplan 1989, 127). Die Naturerfahrung hatte also offenbar das Leibgefühl der Exkursionsteilnehmer gestärkt und ihnen geholfen, sich selbst und Andere mehr zu bejahen als vorher, indem sie weitergehend »zur Welt gekommen« sind und empfunden haben, so wie sie sind, in diese zu passen. Unzufriedenheiten mit der eigenen körperlichen Verfassung können also damit zusammenhängen, daß man in seinem leiblichen Dasein noch gar nicht wirklich zu sich gekommen ist.

Worauf beruht der Erholungswert des natürlichen Mitseins? Bei den ästhetischen Bewertungen war es eine naheliegende Erklärung der festgestellten Präferenz, daß diejenige Art von Landschaft, in der Menschen vor langer Zeit am besten gelebt und überlebt haben, von ihren Bewohnern und deren Nachkommen angeborenermaßen vorgezogen wird. Man muß dann zugleich annehmen, daß Menschen mit andern angeborenen Präferenzen nicht so gut überlebt haben. So könnte es gewesen sein, aber wenn man eine entsprechende Erklärung für den Erholungswert sucht, ließe sich allenfalls mit Ulrich (u. a. 1991) annehmen, daß Savannenbewohner sich vor wilden Tieren auf Bäume gerettet und dort besonders gut entspannt haben. Damit ist aber nicht mehr gesagt, als daß die Menschen sich dort, wo sie gelebt haben, auch erholt haben, was die Erholung nicht erklärt. Ich möchte hier deshalb etwas weiter ausholen als Ulrich und der darwinistische Ansatz.

Meine Hypothese beruht auf dem Zugehörigkeitsbedürfnis des Menschen, das nach Maslow ein Grundbedürfnis ist und auf »die in der Zeit der engen Mutter-Kind-Bindung entstehende Angst vor dem Verlassenwerden« zurückgehen mag (Gfäller 1986, 64). Dieses Bedürfnis betrifft zunächst das menschliche Mitsein. Es würde wohl keine Menschen mehr geben, wenn wir das Bedürfnis der familiären und der Stammeszugehörigkeit nicht von Anfang an mit unsern Verwandten unter den höheren Tieren geteilt hätten. Hinzu kommt aber ein räumliches Zugehörigkeitsbedürfnis, das bei Menschen immer flexibel war, grundsätzlich jedoch auch vor dem Seßhaftigkeitsprojekt schon bestanden haben muß. In neuerer Zeit werden sogar Staatsgebiete verteidigt wie Reviere. Die Anpassungsfähigkeit des Menschen an sehr verschiedene Klimata und natürliche Mitwelten zeigt also nur, daß verschiedene Zugehörigkeiten möglich sind, nicht aber, daß wir ohne eine solche Bindung leben könnten. Wohin und wozu aber ein Mensch gehört – d. h., wo man weiß, wofür man gut ist –, das ist seine *Heimat*.

Vielleicht haben noch nie so viele Menschen ihre Heimat verloren wie im 20. Jahrhundert, sei es durch gewaltsame Vertreibung oder dadurch, daß sie in ländlichen Gebieten ihr Auskommen nicht mehr finden konnten. Trotzdem suchen auch die heimatlos Gewordenen anderweitig wieder eine Heimat zu finden, was oft erst in der nächsten oder übernächsten Generation gelingt. Entsprechend stark ist das Bedürfnis, die Heimat gar nicht erst zu verlieren. Erstaunlicherweise lebt heute noch über die Hälfte aller Deutschen an ihrem Geburtsort oder in dessen unmittelbarer Nachbarschaft und fast ein Drittel sogar in demselben Ortsteil wie die Eltern. So stark ist die Heimatbindung auch im Zeitalter der Mobilität (SZ 19./20.07.2008). Eine entsprechende Inhomogenität hat sich in der Verteilung des Erbguts bewahrt, so daß beispielsweise die Herkunft eines Europäers aus seinem Genom auf einige hundert Kilometer genau zu erschließen ist. Nicht nur Dänen und Finnen oder Deutsche und Engländer sind auf diese Weise leicht zu unterscheiden, sondern sogar Nord- und Süddeutsche oder Nord- und Süditaliener (Lao u. a. 2008; Novembre u. a. 2008).

Mir scheint das Heimatbedürfnis, ohne daß ich dafür psychologische Untersuchungen aufbieten könnte, uns Menschen ebenso tief eingewachsen zu sein wie die übrige Biophilie. Für die Erklärung des Erholungswerts bestimmter Naturgegebenheiten ist diese These deshalb von Belang, weil wir uns nach den empirischen Befunden am ehesten dort erholen, wo wir sozusagen zu Hause sind, nämlich in der Erinnerung an das Savannenleben. Daß man gerade in der heimatlichen Rückbindung wieder zu Kräften kommt, ist plausibel, weil dies eine Einkehr in die Zugehörigkeit ist, in der unsere Lebenskräfte wurzeln, so daß sie auch von hier aus zu erneuern sind. Carl Gustav Jung hat die »Wurzeln«, welche die Seele »in die Erde ... gesenkt hat«, als Archetypen erkannt (1927, III 179).

Aus dieser Sicht wird nun auch verständlich, warum es gesundheitlich von Belang ist, worauf man aus Krankenzimmern oder Gefängniszellen blickt. Die Erklärung ist, daß die Gefangenen weniger krank und die Kranken leichter gesund werden, wenn sie an die Wurzeln ihrer Lebenskraft leiblich »erinnert« bzw. den heimatlichen Ursprüngen der Menschheit wieder verbunden werden. Die heimatliche Zugehörigkeit ist es ja auch, die den Kranken im Mitsein mit nahestehenden *Menschen* – zu denen er gehört und die zu ihm gehören – wieder aufleben läßt. Zwar verhalten wir uns in den Industrieländern wirtschaftlich so wie Horden interplanetarischer Eroberer, die irgendwann auf Erden eingeschwebt sind und durchaus zu schätzen wissen, was dieser Planet zu bieten hat, ihn aber doch auf demselben Weg wieder zu verlassen gedenken, wenn hier dermaleinst nichts mehr zu holen sein wird. Das Selbstverständnis des Interplanetariers, das die industrielle Wirtschaft leitet, entspricht aber offenbar nicht unserer naturgeschichtlichen Verfassung als Erdensöhne und Erdentöchter, die der Zugehörigkeit zu einer Heimat bedürfen. Das interplanetarische Leben kann also wohl auch nicht gesund sein.

Kreativität und Freiheit

Nun könnte man meinen, unsere Präferenz für parkartige Land- und Wasserlandschaften sei mittlerweile überholt, weil der damit verbundene Überlebensvorteil unter den heutigen Lebensverhältnissen obsolet sei. Unsere räumlichen Zugehörigkeitsbedürfnisse sind sozusagen von vorgestern, also antiquiert, um den auch hier sehr passenden Ausdruck von Günther Anders aufzunehmen. Statt dem Überholten nachzuhängen, sollten wir also lieber lernen, Autos und Feuerwaffen gefährlicher zu finden als Schlangen und Dunkelheit, was sie ja sind, und zu den städtischen Gegebenheiten, zu Hochspannungsleitungen in schönen Landschaften und zu dergleichen mehr eine positivere Einstellung gewinnen.

Dieser Aufruf, die moderne Welt nicht mehr nach überholten Bedürfnissen zu bewerten, ist insoweit richtig, als wir mit Autos in Städten leben und uns mit Feuerwaffen verteidigen wollen. Eine Tatsache ist aber auch, daß Menschen krank werden, unter anderem wegen der Pathogenität der heutigen Lebensverhältnisse, und daß es ihnen dann hilft, in ihren sozusagen überholten Zugehörigkeitsbedürfnissen angesprochen zu werden. Darüber hinaus bedürfen Menschen der Erholung von Anstrengungen, und auch diese finden sie am besten dann, wenn die ihnen eingeborenen Heimatbedürfnisse befriedigt werden. Menschen sind nun einmal so, wie sie naturgeschichtlich geworden sind, hineingeboren in eine »›natürliche‹ Landschaft, von der sich selbst der Postmoderne nicht emanzipieren kann« (Burkert 1996, 37). Diese Gewordenheit gehört sogar zur Menschenwürde. Darauf Rücksicht nehmen zu müssen ist auch ein Korrektiv gegen die allzu flotten Anpassungsansprüche an problematische technische Entwicklungen.

Die »Antiquiertheit« unserer Heimat- oder sonstigen Zugehörigkeitsbedürfnisse scheint darüber hinaus eine positive Seite zu haben, welche die menschliche Kreativität betrifft. Ulrich hat im Anschluß an Arbeiten von Isen darauf aufmerksam gemacht, daß die kulturelle Entwicklung der Menschheit in den letzten vierzig- bis fünfzigtausend Jahren, in denen sich genetisch nicht mehr viel geändert hat, einen beschleunigten Verlauf genommen hat. Walter Burkert spricht sogar von einer »kulturelle[n] Revolution« (34). Ulrich weist nun darauf hin, daß solche Kreativitätsschübe vor allem *emotional bedingt* sind. Die emotionalen Voraussetzungen für die kulturelle Revolution, für die Kunst- und Sprachentwicklung, für Werkzeuge und Werkstoffe, für das Seßhaftigkeitsprojekt und seine Bedingungen in der Tier- und Pflanzenzüchtung, für die Entwicklung eines mythischen und religiösen Bewußtseins etc. aber waren diejenigen, unter denen Menschen unter den bis heute bevorzugten natürlichen Gegebenheiten relativ ungefährdet gelebt haben. Mit Rücksicht auf diese genetische Ausstattung und die Tatsache, »that one's emotional state has a profound effect on virtually all aspects of thinking« (1993, 112) könnten unsere »antiquierten« Natur-Bedürfnisse also gerade diejenigen sein, deren Erfüllung in besonderem Maß Kreativität freigesetzt hat und weiter freisetzen könnte. Dies wäre dann der Grund dafür, daß einem in der (heimatlichen) Natur viele gute Gedanken kommen und sogar technisch-wirtschaftliche Innovationsinstitute vorzugsweise in parkartige, also savannenhafte Landschaften gesetzt werden. Alice M. Isen (1990) hat generell gezeigt, wie »positive« Stimmungen die Kreativität erhöhen. Positiv gestimmt aber werden wir durch die Erinnerung an unser naturgeschichtlich Inneres. Diese Erinnerung muß freilich auch gebildet werden. Deshalb zeigt sich immer wieder, daß schöpferische Menschen in der Kindheit – besonders im Alter zwischen fünf bis sechs und elf bis zwölf Jahren – eine besondere Naturnähe hatten (Cobb 1959).

Interessant sind Untersuchungen, wovon die technische und wirtschaftliche Kreativität in der heutigen Wirtschaft abhängt. Setzt man voraus, daß die Mitarbeiter der Unternehmen nach Kenntnissen und Fähigkeiten sowie nach dem Grad und der Art ihrer geistigen Beweglichkeit – also nach der Selbständigkeit des Denkens, der Bereitschaft, neue Wege zu gehen, und dem Durchhaltevermögen, auf diesen Wegen auch irgendwo anzukommen – überhaupt auf dem richtigen Weg sind, so erweist sich ihre Kreativität im wesentlichen als eine Frage ihrer Motivation. Diese kann grundsätzlich extrinsisch oder intrinsisch sein, wie im folgenden Kapitel eingehend erörtert wird, d. h., man tut seine Arbeit um äußerer Ziele willen (Einkommen, Macht, Ansehen), die mit der Arbeit nicht zusammenhängen, oder man tut sie um ihrer selbst willen, also aus Freude an der Sache und weitgehend unabhängig vom Einkommen und andern Belohnungen. Ein Hauptergebnis entsprechender Untersuchungen ist, daß es keine Kreativität aus extrinsischer Motivation gibt, sondern daß sie sich nur dann einstellt, wenn man etwas um seiner selbst willen tut, es also aus innerer Freiheit will. Dafür gibt es äußere Voraussetzungen, die mit den Arbeitsverhältnissen zusammenhängen.

Teresa Amabile, deren Arbeit den Bedingungen der Kreativität in der real existierenden Wirtschaft gewidmet ist, berichtet aus jahrzehntelanger Erfahrung, daß

> »creativity gets killed much more often than it gets supported.« Dies geschehe aber nicht aus bösem Willen, sondern »creativity is undermined, unintentionally every day in work environments that were established – for entirely good reasons – to maximize business imperatives such as co-ordination, productivity, and control« (1991, 18).

Faktoren, welche die Kreativität beeinträchtigen, sind insbesondere ein zu starkes Beharren der Geschäftsleitungen auf Lösungen und Verfahren, die sich in der Vergangenheit bewährt haben, politische Dissense mit den Unternehmenszielen sowie jeglicher Zeit- und Konkurrenzdruck. Kreativitätsförderlich sind demgegenüber

> »*freedom* in carrying out the work; a sense of positive challenge in the work; work *teams* that are collaborative, diversely skilled, and *idea focused*; supervisors who *encourage* the development of new ideas; top management that supports innovation through a clearly articulated *creativity-encouraging vision* and through appropriate *recognition* for creative work; mechanisms for developing new ideas; and norms of actively *sharing ideas* across the organization« (Amabile/Mueller 2008, 37; Hervorhebungen hinzugefügt).

Die ideale Arbeitsform sind also problemorientierte Arbeitsgruppen geeignet gemischter Kompetenz, die – durch eine unternehmerische Vision ermutigt – frei oder selbstbestimmt ihren Weg gehen, im Unternehmen anerkannt sind und dort Resonanz für ihre Arbeit finden. Dabei setzen Freiheit und Anerkennung natürlich voraus, daß die Arbeit angemessen unterstützt wird, denn sonst wären beide entsprechend eingeschränkt.

Mitarbeiter unter Zeit- und Konkurrenzdruck zu setzen und sie entsprechend zu belohnen, wenn sie die gesetzten Ziele erfüllen, folgt einem behavioristischen Menschenbild. Eine Bedingung jeglicher Kreativität ist aber die intrinsische Motivation, und diese wird durch die externe Steuerung des Verhaltens geradezu zerstört (Deci 1971/Deci u. a. 1999). Der Wettbewerb darf deshalb nur so weit gehen, daß man den Ehrgeiz hat, einer besonderen Herausforderung gerecht zu werden, jedoch nicht um einen Konkurrenten aus dem Feld zu schlagen, und zur Belohnung genügt die Anerkennung u. a. durch ein zufriedenstellendes Gehalt.

Wieweit die Bedingungen der Kreativität erfüllt sind, Freiheit und Anerkennung also tatsächlich gewährleistet werden, drückt sich in der Stimmung oder Gemütslage (engl. mood) der Beschäftigten aus. Nun gibt es für gute oder schlechte Stimmungen immer auch private Gründe. Darüber hinaus aber hängt die menschliche

Gemütslage nach den vorangegangenen Überlegungen von Faktoren ab, die in den betriebswirtschaftlichen Studien noch nicht berücksichtigt sind, nämlich von den naturgeschichtlichen Zugehörigkeitsbedürfnissen. Guter Dinge und entsprechend kreativ sind wir eben nicht nur dann, wenn Freiheit und Anerkennung im Arbeitsumfeld gewährleistet sind, sondern es kommt auch darauf an, daß dies unter Naturgegebenheiten geschieht, die unsern sozusagen antiquierten Heimatbedürfnissen entsprechen. Deshalb werden Innovationszentren und Forschungsinstitute richtigerweise in landschaftlich schöne Gegenden verlegt.

Um ein Beispiel zu nennen: Im Fall des Starnberger »Max-Planck-Instituts zur Erforschung der Lebensbedingungen der technisch-wissenschaftlichen Welt« (1970–80) war die Standortwahl insoweit paradox, als die Bedrohungen, deretwegen das Institut gegründet worden war, in Starnberg weniger als fast überall sonst in Deutschland zu spüren waren. Die emotionalen Voraussetzungen, um Auswege aus der Naturkrise der Industriegesellschaft zu finden, sind aber gerade nicht dort gegeben, wo diese Krise am größten ist. Wir beurteilen die Probleme von heute tatsächlich am besten mit den Gefühlen von gestern.

Alexander von Humboldts Gedanke, daß die Natur das Reich der Freiheit sei, scheint also auch für die Freiheit der Kreativität zu gelten und gewinnt durch die Korrespondenz von biophilen und betrieblichen Bedürfnissen eine überraschende Aktualität. Ohnehin hatte Humboldt ja auch Kunst und Wissenschaft, die allemal nur unter Bedingungen der Freiheit entstehen, als geistige Naturprozesse verstanden.

Humboldt selbst hat die freiheitliche Ordnung der Natur vor allem als »der zweite Entdecker Iberoamerikas« (als der er dort bis heute geachtet und gefeiert wird) gesucht und erfahren, meinte mit der Natur als dem Reich der Freiheit jedoch keineswegs nur Schillers »Auf den Bergen ist Freiheit!« (*Braut von Messina*, Vers 2585), d.h. die Freiheit jenseits der Zivilisation, sondern generell: »Vollkommenes Gedeihen und Freiheit sind unzertrennliche Ideen auch in der Natur« (1847, II 98) – in der menschlichen Gesellschaft und in der Erziehung ohnehin, aber eben *auch* in der Natur. Als ein Beispiel nannte er den englischen Park, also eine durchaus kultivierte Ordnung, jedoch eine freiheitliche. Freiheit und Ordnung schließen sich ja nicht aus, sonst könnte man statt »Freiheit« auch gleich »Unordnung« sagen. Wer also die Dinge und Lebewesen der Natur nicht in ihrer freiheitlichen Ordnung erfährt, der kennt sie nicht so, wie sie wirken oder wirklich sind.

Zu jeder Ordnung gehören Begrenzungen, auch zu denen der Natur. Land und Meer begrenzen einander, Berg und Tal oder Himmel und Erde tun es auch. Dies aber sind Grenzen, welche dem in der ursprünglichen Weite Unterschiedenen seine Identität geben. Der Berg wäre nicht er selber ohne das Tal, und so gehören auch Himmel und Erde oder die verschiedenen Lebewesen zusammen. Sie alle bilden die Gemeinschaft der Natur, in der eins vom andern lebt und zugleich nur in diesem natürlichen Mitsein frei zu sich selber ist.

Kant hat vor der *Kritik der Urteilskraft* die Natur der Unfreiheit überlassen wollen und den Menschen um diesen Preis in das Reich der Freiheit zu retten versucht. Dieser Ansatz ist zum Leitbild der Unterdrückung der Natur in der industriellen Wirtschaft geworden. Kant ist damit ebenso an der Leiblichkeit des Menschen gescheitert, wie die Wirtschaft es tut. Andere zu unterdrücken gewährt keine Identität. In der Unterdrückung anderer – anderer Menschen oder anderer Arten von Lebewesen – finden wir auch keine Freiheit zu uns selber. Goethe hat dies für die Naturwissenschaft festgehalten: »Wenn der Naturforscher sein Recht einer freien Beschauung und Betrachtung behalten will, so mache er sich zur Pflicht die Rechte der Natur zu sichern; nur da wo sie frei ist, wird er frei sein, da wo man sie mit Menschensatzungen bindet, wird auch er gefesselt werden« (1824, LA I 8, 388). Die moderne Naturwissenschaft hat diese Regel nicht beherzigt. Sie erforscht, wozu man die Natur um unsretwillen zwingen kann. In der Wirtschaft, in der Technik und in der Medizin geschieht dies dann so, wie es im naturwissenschaftlichen Experiment erprobt worden ist.

Die herrschende Medizin gibt uns eine unmittelbare Erfahrung, wie die menschliche Freiheit nicht zu halten ist, wenn wir die der Natur nicht anerkennen. Denn im Leib sich selber finden kann man nur in Freiheit, wohingegen der über den Körper als ein naturwissenschaftliches Objekt verfügende Mediziner diese Freiheit gerade ausschließt. Er kann den Patienten deshalb allenfalls »gesund machen«, ihm jedoch nicht helfen, in Freiheit von sich aus zu gesunden. Klaus Dörner hat mit Recht darauf aufmerksam gemacht, daß sich an diesem unfreiheitlichen Verfügen im wesentlichen nichts ändert, wenn eine Selbstverfügung des Patienten (informed consent) an die Stelle der Verfügung des Arztes tritt (2001, 53). Denn hier werden wieder Freiheit und Autonomie verwechselt, aber Heteronomie und Autonomie sind für das Mitsein des Einzelnen im Kosmos entgegengesetzt gleich falsch. Die Aufgabe des Arztes liegt dazwischen. Er soll den Patienten auch körperlich nicht beherrschen, sondern ihm helfen, leiblich wieder zu sich selber frei zu werden.

## (5) Gesundheitswissenschaft von der sinnvollen Zugehörigkeit des Menschen

Gesund ist man, wenn einem nichts fehlt. Die Ansprüche aber, an was es nicht fehlen darf, sind immer umfassender geworden. Wirklich gesund ist ein Mensch nach dem nunmehr erreichten Stand der Überlegungen nur dann, wenn ihm weder im persönlichen Mitsein der Organe noch im gesellschaftlichen Mitsein der familiären, beruflichen oder politischen Verhältnisse, noch im natürlichen Mitsein der Gemeinschaft der Natur etwas fehlt, d. h.: wenn es in keinem dieser drei Daseinshorizonte Unstimmigkeiten oder Verwerfungen gibt, deren Austrag oder Ausgleich nicht auf einem guten Weg ist. Das bloß somatische und persönliche Verständnis der Gesundheit, das die Mediziner und ihre Patienten bis heute haben, ist demgegenüber etwa so verkürzt und überholt wie das Menschenbild von Adam Smith in der Wirtschaftswissenschaft, das ja ebenfalls von unserer Teilhaftigkeit am Ganzen abzusehen versuchte.

Platon hat das körperliche Kranksein einmal in das Bild gebracht, daß die Organe keinen Genuß oder keine Freude mehr aneinander haben (*Timaios* 83a). Umgekehrt können wir die menschliche Gesundheit in ihren ganzheitlichen Horizonten nun auch so beschreiben, daß die einzelnen Organe des Körpers, die Menschen untereinander im Privatleben und bei der Arbeit, wenn sie einander schätzen und anerkennen, sowie die menschlichen

Gesellschaften und ihre natürlichen Mitwelten in ihren kulturellen Verhältnissen Freude aneinander haben. Ausdruck dieser Freude ist, wie ich im folgenden erläutere, ein insgesamt sinnvolles und dadurch gesundes Leben.

Gesundheit im umfassenden Verständnis geht natürlich weit über die Erwartungen hinaus, die man im Krankheitsfall an eine persönliche Behandlung durch einen Arzt oder Mediziner haben kann. Sie überschreitet sogar die »körperliche, psychische und soziale« Gesundheit der WHO-Definition, weil hier auch der Naturzusammenhang des menschlichen Lebens berücksichtigt ist.

### Gesundheit ist kein Selbstzweck

Nun wird es wohl – abgesehen von Gruppentherapien – dabei bleiben, daß Krankheiten, wenn es dazu kommt, persönlich behandelt werden. Mediziner wie Psychotherapeuten – Ärzte überhaupt also – haben nach den vorangegangenen Überlegungen aber eine politische Verantwortung, ihren Patienten gegebenenfalls nicht nur zur Anpassung an pathogene Lebensverhältnisse zu verhelfen, sondern mit ihnen zu beraten, wie sie gesünder leben und arbeiten könnten. Zu dieser Verantwortung gehört auch, öffentlich darauf hinzuweisen, wenn Lebensstile pathogen sind und die Änderung des persönlichen Verhaltens eine Änderung der politischen Verhältnisse voraussetzt. Virchows persönliche Courage sollte dabei zu einem allgemeinen Vorbild der ärztlichen Zunft werden. Natürlich brauchen aber nicht alle Ärzte selbst politische Funktionen wahrzunehmen, wie Virchow es getan hat.

Das umfassendere Verständnis der Gesundheit stellt gleichermaßen an die Patienten bzw. Klienten der Ärzte höhere Anforderungen als bisher. Denn es entspricht in jedem Fall dem gesellschaftlichen und eigentlich zugleich dem persönlichen Interesse, so für die Erhaltung der Gesundheit zu sorgen, daß man gar nicht erst krank wird. Dazu bedarf es jetzt eines weitergehenden Gesundheitsbewußtseins als in der heutigen Medizin. Man gefährdet die persönliche Gesundheit ja nicht nur durch kontingente Unvorsichtigkeiten, sondern außerdem durch Lebensweisen beruflicher und privater Art in Natur und Gesellschaft. Um gesundheitsbewußt zu leben, bedarf es, wenn die Gesundheit tatsächlich so umfassend zu verstehen ist, wie es sich nun gezeigt hat, also anscheinend einer wesentlich größeren Umsicht als bisher.

Diese erweiterte Umsicht kann leicht zu einer Schreckensvorstellung ausgemalt werden. Denn dabei könnte herauskommen, daß alle Bürger jederzeit bedenken sollten, wie das, was sie gerade vorhaben, ihren psychischen, sozialen und naturalen Gesundheitsstatus fördern oder beeinträchtigen bzw. ihre Lebenserwartung verändern könnte. Das wäre dann ein wirklicher »Gesundheitswahn« (Lütz 2002), wenn auch philosophisch auf höchstem Niveau. So aber meine ich es nicht. Denn es ist zwar richtig, nur dann wirklich gesund sein zu können, wenn man es auch im Horizont von Natur und Gesellschaft ist. Daraus folgt aber nicht, daß Gesundheit ein Selbstzweck ist, so daß jedermann und jedefrau jederzeit um jeden Preis ihre Gesundheit zu maximieren hätten, so wie ich es im Epilog für Juli Zehs »Gesundheitsstaat« (2007) schildern werde.

Die Gesundheit, die man einander oder sich selber nicht selten an erster Stelle wünscht, wenn es etwas zu wünschen gibt, ist nämlich trotz dieser Vorrangstellung nicht als Selbstzweck gemeint, d.h. als ein Gut, das um seiner selbst willen wünschenswert sei. Denn gesund sein möchte man doch um etwas anderen als der Gesundheit willen, vor allem wegen der größeren Freude am Leben, die sich damit im allgemeinen verbindet, und als eine (entscheidende) Bedingung für das eigentlich Gesuchte wünscht man auch Andern die Gesundheit. In den Worten eines zeitgenössischen Philosophen: »Wie Frieden, Freiheit, Sicherheit und das Leben selbst ist Gesundheit ein transzendentales oder ein konditionales Gut. Von derartigen Gütern gilt allgemein, *dass sie nicht alles sind, alles aber ohne sie nichts ist.* Sie besitzen einen Ermöglichungscharakter« (Kersting 2003, 89). Hinsichtlich der Gesundheit bezieht sich dieser »Ermöglichungscharakter« – nicht Selbstzweck zu sein – darauf, daß man in Natur und Gesellschaft das Seine tut, wofür die persönliche Gesundheit in der Regel die beste Voraussetzung ist.

Mit andern Worten: Man möchte gesund sein, um das eigene Leben führen zu können, aber nicht leben, um gesund zu sein. Die Gesundheit im Mitsein, also die »gesellschaftliche Gesundheit«, ist ein umfassenderes Gut als die persönliche. Diese ist es nicht wert, um ihretwillen ein sinnvolles Leben unter Anderen preiszugeben. Auch Asklepios, merkte Platon an, habe sich danach gerichtet, »daß überall, wo man auf gute Ordnung hält, jeder im Staat (pólis) eine Aufgabe (érgon) hat, die er erfüllen muß, mithin keiner Zeit hat, sein Leben lang krank zu sein und an sich heilen zu lassen« (*Staat* 406c). Der Leib, so heißt es an anderer Stelle, hat eben noch nicht genug daran, bloß Leib zu sein, sondern hat ein darüber hinausgehendes Bedürfnis (341e). Es spricht für Platons Leibbewußtsein, daß er dieses Bedürfnis nicht etwa der Seele für den Leib, sondern diesem selbst zuschrieb.

Ihrer Natur nach sinnvoll und somit gesund zu leben suchen Menschen also in der Regel nicht nur persönlich, sondern in dem kulturellen, sozialen und politischen Mitsein, das ihre Entwicklung und Identität konstituiert. In dieser mitmenschlichen Zugehörigkeit »gehört« es sich, daß jeder das Seine tut, d.h. den eigenen Lebensweg geht, das Seine aber nicht nur für sich tut. Was man ist, das ist man Andern schuldig, läßt Goethe seinem *Tasso* (Vers 106) sagen, und dies gilt in einem doppelten Sinn. Einmal schuldet jeder Mensch sein Dasein dem Mitsein von Eltern, Verwandten und Freunden in dem kulturellen und politischen Kontext, aus dem er hervorgegangen ist. Zum andern sind die einzelnen Mitglieder eines Gemeinwesens aufeinander angewiesen, so daß niemand, der dazugehören will, das Seine nur für sich tut, sondern einer sich – seine individuellen Talente – dem andern schuldet. In dieser Bedürftigkeit des Menschen liegt überhaupt der Ursprung des staatlichen Zusammenlebens (*Staat* 369c). Biblisch gesagt: »Unser keiner lebt sich selber« (Römerbrief 14,7). Das Selbstsein und das Mitsein sind so verschränkt, daß es weder das eine ohne das andere noch das andere ohne das eine gibt. Um das Seine nicht nur für sich tun zu können, muß man freilich auch in der richtigen Polis leben (*Staat* 592ab).

Das Seine nicht nur für sich zu tun oder das paulinische »Unser keiner lebt sich selber« ist dem Individualismus unserer Zeit entgegengesetzt. Ein Individualist könnte sogar seinen persönlichen »Gesundheitswahn« verteidigen wollen, um die eigene Lebenserwartung zu maximieren. Diese Rechnung geht aber nicht auf, denn es gibt nichts Gesünderes als ein sinnvolles Leben, und der hier maßgebliche Sinn besteht nur im Mitsein mit Andern. Mit der verneinenden Feststellung, daß die Gesundheit kein Selbstzweck ist, verbindet sich also die bejahende, daß die Erfüllung der Bedürfnisse, deretwegen man gesund sein möchte, gerade umgekehrt die Gesundheit am ehesten wahrt. Man möchte gesund sein, um – nicht nur für sich allein – das Seine zu tun, ebendies aber erhält die Gesundheit.

### Es gibt nichts Gesünderes als ein sinnvolles Leben

Jerome D. Frank ist in einer Überblicksstudie der Frage nachgegangen, was als der gemeinsame Kern der vielen verschiedenen Schulen der Psychotherapie verstanden werden kann (1961). Bei aller Vielfalt, meinte Frank, die auch mit einer gewissen Unübersichtlichkeit und manchen unklaren Unterscheidungen einhergeht, haben es alle Psychotherapien mit einer je besonderen »Demoralisierung« ihrer Patienten zu tun, jedenfalls bei den Erwachsenen, d. h. mit einem Verlust der Lebenszuversicht oder des Lebensmuts: »jede Schule kann Erfolge mit Patienten vermelden, die auf die Methoden anderer Schulen nicht angesprochen haben«, resümierte Frank nach sorgfältiger Analyse, so daß wohl »alle zu etwas gut sein müssen« (429/427). So verschieden die Menschen und die Entmutigungen sind, deretwegen sie Hilfe suchen, fast so verschieden sind auch die vielen Schulen der Psychotherapie. Die Demoralisierung kommt dem »Mangel an Lebensappetit« ziemlich nahe, den Marcel Mauss als Todesursache bei seinen Naturvölkern festgestellt hat.

Noch eine zweite Gemeinsamkeit hob Frank hervor, daß nämlich die Psychotherapeuten sich »als eine Instanz sozialer Integration« in Großstädten versammeln, so daß die eingetretene Demoralisierung als der »Ausdruck eines [in diesem Umfeld] gestörten Kommunikationssystems« (435/441) zu verstehen ist. Nach allem, was wir inzwischen über unsere phylogenetische Biophilie wissen, ist dieser Befund keineswegs überraschend. In der Savanne bedürfte es der Psychotherapie sicher viel weniger als unter den jetzigen Lebensverhältnissen. Dasselbe gilt freilich für die Medizin, denn die heutzutage medizinisch behandelten Krankheiten entstehen ja wohl zum guten Teil dadurch, daß die Demoralisierungen nicht anderweitig abgefangen werden.

Unabhängig davon, wieweit Franks »Demoralisierungsthese«

den anderen psychotherapeutischen Schulen gerecht wird, paßt sie jedenfalls sehr gut auf die Sinntherapie, für die vor allem Viktor E. Frankl (1905–1997) bekanntgeworden ist. Denn der Verlust der Lebenszuversicht in Kommunikationsverhältnissen, also generell im menschlichen Mitsein, hat unmittelbar damit zu tun, ob man unter den gegebenen Lebensumständen noch wissen kann, wofür man gut ist. Frankl hat die wesentlichen Impulse für seine Arbeit zunächst von Freud und dann von Adler empfangen, ist später aber insoweit eigene Wege gegangen, als beiderlei Behandlungen die Patienten dazu verleiteten, sich zu sehr mit sich selbst zu beschäftigen.

Den allzu persönlichen Psychotherapien setzte Frankl seine »Logotherapie« als eine »unspezifische Therapie« entgegen, die also nicht eine bestimmte Krankheit gezielt heilen, sondern den Organismus selbst so stärken soll, daß er die Krankheit von sich aus überwindet. Im Gegensatz zum Subjektiven ist der Logos immer das allen Gemeinsame (Heraklit).

»Worauf es ankommt, ist *die Hingabe an eine Aufgabe*, will heißen an die im Laufe einer Existenzanalyse jeweils erst noch zu erhellende personale und konkrete Aufgabe.« Durch diese Therapie wird »der Mensch ausgerichtet ... und hingeordnet auf den (jeweils erst analytisch zu erhellenden) konkreten Sinn seines persönlichen Daseins« (1959, 25/42).

Es war wohl typisch für Frankls therapeutische und Lebenseinstellung, daß er einerseits in seiner »Logotherapie« das Denken des Patienten, also die Orientierung auf nicht subjektive, aber subjektiv zu erarbeitende Inhalte ansprach, und andererseits schon in jungen Jahren Jugendberatungsstellen einrichtete, eine sogar in der elterlichen Wohnung. Auch in der Öffentlichkeit wurde es ihm als ein Erfolg angerechnet, daß die Zahl der Schülerselbstmorde in Wien daraufhin deutlich abnahm (Batthyany u.a. 2005, 28). Frankls Sinntherapie bewährte sich dann vor allem, als er 1942–1945 wegen seiner jüdischen Abstammung in den Konzentrationslagern Theresienstadt, Auschwitz und Dachau interniert war. Auf der Ankündigungskarte einer Vorlesung, wie er sie anfänglich auch dort noch halten durfte, notierte er: »Es gibt nichts auf der

Welt, das einen Menschen so sehr befähigte, äußere Schwierigkeiten oder innere Beschwerden zu überwinden, – als: das Bewußtsein, eine Aufgabe im Leben zu haben« (33).

Auch den Mithäftlingen im Konzentrationslager versuchte Frankl zu helfen, sich »wieder auf die Zukunft hin, auf ein Ziel in der Zukunft auszurichten. ... Wer an eine Zukunft, wer an seine Zukunft nicht mehr zu glauben vermag, ist ... im Lager verloren« (1946, 101 f.). Er erinnerte dabei an Nietzsche: »Hat man sein Warum? des Lebens, so verträgt man sich fast mit jedem Wie?« (1888, XIII 480).

»Wir müssen lernen und die verzweifelnden Menschen lehren, *daß es eigentlich nie und nimmer darauf ankommt, was wir vom Leben noch zu erwarten haben, vielmehr lediglich darauf: was das Leben von uns erwartet!*« (Frankl 1946, 104).

Von einem jeden erwartet das Leben etwas, indem etwas auf ihn wartet, sei es ein Mensch oder ein Werk.

Mit andern Worten: die wichtigste Lebensfrage ist, *wofür wir* unserer Natur nach *gut*, also intrinsisch motiviert *sind* – nicht, was für uns gut ist. Viele Menschen, die unter der Sinnlosigkeit ihres Lebens leiden, stellen die zweite, also die falsche Frage. Ich verstehe die erste Frage nicht so, daß uns der Sinn unseres Lebens an sich vorgegeben ist, also irgendwie schon feststeht, im Gegenteil. *Aufgegeben* aber ist es uns zu versuchen, dem Leben, soweit wir es zu verantworten haben und gesund bleiben wollen, einen Sinn zu geben. Es ist eine Bedingung des gesunden Lebens, daß wir uns im Namen dessen, der uns unser Leben anvertraut hat, fragen, wofür wir gut sind. Das Wozu des Menschen ist nach einem Wort von Paul Tillich das, worin sich sein Woher erfüllt. Unser Woher aber ist unser Gewachsensein oder unsere Natur.

Daß das Gute oder Anzustrebende nicht als ein bereits Feststehendes, das man bloß zu finden braucht, vorgegeben, sondern allererst zu bilden ist, hat sich zuvor bereits für die naturgeschichtliche Evolution gezeigt. Per Zufall entstehen Variationen des Bestehenden, und von diesen werden für die weitere Entwicklung diejenigen »ausgesucht«, die dem in der jeweiligen Beschaffenheit der Welt ausgedrückten Interesse am ehesten entsprechen. Dies ist eine *offene Entwicklung*, in der Vollkommeneres aus weniger Vollkommenem entstehen kann, nicht die Erfüllung eines zuvor statuierten Plans. An den Fluktuationen haben sozusagen auch die Götter teil. Wie – trotz des Zweiten Hauptsatzes der Thermodynamik – im Licht der Sonne die Ordnung in der Welt entsteht, ist freilich ein großes Wunder. Platon hat es im *Timaios* so beschrieben, daß die Vernunft das ursprüngliche Chaos sozusagen »überredete«, Gestalt anzunehmen. Die Möglichkeiten dazu nannte er »Ideen« und zeigte, wie vermöge dieser Ideen Ordnung nicht allein entsteht, sondern sogar wahrnehmbar wird, jedenfalls für uns. Die immer wieder aufscheinenden Ideen sind es, deretwegen wir an dem oft so widersinnigen Lauf der Welt nicht zu verzweifeln brauchen.

Eine offene Entwicklung ist auch das Leben des Einzelnen. Die Sinnbildung, die nicht einfach eine Sinnfindung ist, gelingt normalerweise relativ unauffällig im Rahmen des gesellschaftlich Üblichen. Viele Menschen wachsen auch heute noch so in ihr Leben hinein, daß die Sinnfrage ihnen kaum einfällt. Wie sich das anfühlen kann, hat Gottfried Benn in dem Einleitungssatz seiner Erzählung *Die Insel* wunderbar knapp zusammengefaßt:

»Daß dies das Leben sei, war eine Annahme, zu der Rönne, einen Arzt, das von leitender Stelle aus Geregelte seiner Tage, das staatlich Genehmigte, ja Vorgeschriebene seiner Bestimmung wohl berechtigte« (1916, II 37).

Irgendwann fragt sich mancher aber dann doch, *ob* dies das Leben sei, so wie er es führt, und dann hängt die Gesundheit davon ab, daß man dem Leben einen Sinn abgewinnt.

Krankengeschichten

Konflikte, mit denen jemand nicht zurechtkommt, sind pathogen. Der Arzt kann jedoch zur Sinnbildung beitragen, wenn er bereits die ersten somatischen Symptome von der Lebenssituation des Patienten her versteht, so daß dieser gar nicht erst wirklich krank wird. Viktor von Weizsäcker hat dazu den Begriff der »Krankengeschichte« aus seiner Verengung als »KG«, d.h. auf ein medizinisches Protokoll von Befunden und therapeutischen Maßnahmen, zu befreien versucht. Er hat ihn dazu wörtlich genommen,

> indem er die Entstehung der Krankheit »und das Krankwerden im geschichtlichen Leben des Menschen und damit auch in seinen familiären und gesellschaftlichen Zusammenhängen ernst nahm. Er brachte in die Medizin, dass Krankheiten immer Krankengeschichten sind« (Janz 2007, 30).

In einer klassischen Arbeit beschrieb Weizsäcker beispielsweise, wie

> »ein Bauer zum Doktor kommt und noch nicht einmal zum Arzt. Es tut ihm ›da im Leibe‹ weh; er will wissen, ›was das eigentlich ist‹. Er fragt gar nicht, was man dagegen tun soll, sondern nur, was es zu bedeuten hat« (1928, V 48).

Der »Doktor« ist ja vom Wortsinn her der Lehrer, und als solcher war der Arzt hier wirklich gefragt. Dieser aber untersuchte den Mann nur so, wie er es verstand, und fand nichts, konnte ihm also auch nicht sagen, »was das eigentlich ist«, das da weh tat. Ein zweiter Arzt wiederholte die Untersuchung und konnte medizinisch wiederum nichts feststellen, brachte aber heraus, daß der Bauer um einen Acker prozessierte. Er erklärte ihm daraufhin, die Schmerzen kämen von der Aufregung über den Prozeß, und gab ihm den Rat, sich nicht so aufzuregen. Den Zusammenhang von Schmerz und Aufregung aber verstand der Bauer nicht, und außerdem hielt er seine Aufregung für berechtigt, denn ihm wurde doch unrecht getan!

Ein dritter Arzt hätte die ursprüngliche Frage, was das eigentlich ist, das dem Bauern weh tat, wohl beantworten können. Er verstand nämlich, daß es ihm im Grunde gar nicht um den Acker ging, der das Geld sowieso nicht wert war, sondern um das Rechthaben. Der Bauer war nämlich

> »schon als Knabe ein Rechthaber geworden, denn ein strenger Vater ließ ihn nicht aufkommen. So hat er sich an verbissene Ohnmacht gewöhnt; aber jetzt muß er sich endlich einmal be-

weisen, daß er auch der Stärkere sein kann; im Prozeßgegner steckt insgeheim der Vater, der Acker ist insgeheim die Mutter, die ihm der Vater schon immer wegnahm« (V 49).

Der Arzt hätte ihm also sagen können: Was dir da weh tut und auf dem Magen liegt, ist deine eigene Rechthaberei. Und er hätte es ihm vielleicht so zu sagen vermocht, daß der Mann zugegeben hätte, sich das im stillen auch schon gedacht zu haben. Statt dessen gab er ihm ein Mittel gegen den Schmerz, das ganz bestimmt helfen werde, und der Bauer hatte inzwischen selbst vergessen, daß er den Schmerz eigentlich nur verstehen wollte.

Das Mittel half eine Weile, aber danach wurden die Schmerzen erst richtig schlimm. Inzwischen ging auch der Prozeß verloren. Noch ein vierter Arzt wurde hinzugezogen und ein fünfter operierte schließlich ein paar Gallensteine heraus. Rückblickend hieß es, diese seien wohl von Anfang an das Problem gewesen.

Tatsächlich aber hat die Operation »den Fall nur liquidiert. ... Der Bauer hätte beizeiten einen Wissenden, einen Doktor nötig gehabt, der ihm, anstatt ihm sein Leiden wegnehmen zu wollen, zuerst einmal das rechte Wort gesagt und den rechten Namen genannt hätte.« Weizsäcker resümierte: »Krankheit ist wirklich die von Fall zu Fall geschehende Anerbietung eines Wissens um die Wahrheit. ... Krankheit ist erfahrbar als dies, daß durch ein [besser: mit einem] Körpergeschehen eine Bewußtseinsentwicklung geschaffen wird. ... Der ›Sinn der Krankheit‹ ist nur vom Kranken aus realisierbar, vom Arzt aus darf er nicht gefordert werden. Dem Kranken darf dieser Sinn *nur* ein Heil, dem Arzt *nur* eine Not sein« (V 56f./65 f.).

Das Konzept der ganzheitlichen Krankengeschichte ist von Weizsäcker und seinen Nachfolgern verschiedentlich weiterentwickelt worden (1941, III/1947, IX/1951, IX; Janz 1999). So wie die zuvor erzählte Krankengeschichte nicht durch eine medizinische Karriere hätte hindurchzuführen brauchen, wenn der Patient von vornherein nicht nur medizinisch, sondern psychosomatisch behandelt worden wäre, gibt es im Vorfeld der Psychotherapie mildere Formen der Sinnbildung, die neuerdings verstärkt Aufmerksamkeit finden, insbesondere seit den Büchern von Howard Brody (1987) und Arthur Kleinman (1988). Ich meine die narrativen Methoden bzw. die erzählende Sinnbildung als einen Weg des Gesundbleibens.

»Der einzige Zugang zu uns selbst erfolgt über die Geschichten, in die wir verstrickt sind.« Dieser philosophische Grundgedanke von Wilhelm Schapp ist für unsere Gesundheit von größter Bedeutung (1953, 136). Dabei verstehe ich die menschliche Identität als ein »*Projekt*« (Kraus 1996, 8), das immer wieder fortgeschrieben wird und nicht unbedingt ein kohärentes Buch ergibt, an dem zu arbeiten aber der Gesundheit dient. Beispielsweise hat James W. Pennebaker (1990) Studenten die für ihr Leben entscheidenden Ereignisse und Einflüsse aufschreiben lassen und festgestellt, daß sie dann seltener krank wurden als eine Kontrollgruppe. Im Krankheitsfall kommt es darauf an, daß der Arzt dem Patienten keine Fragen aufdrängt, sondern diesen von sich aus zur Sprache bringen läßt, was ihm fehlt. Im Idealfall gesundet der Patient, indem er seine Krankengeschichte – mit etwas medikamentöser Unterstützung – sozusagen selbst erzählt. Die Kunst des Arztes besteht darin, ihm dabei vermöge des Vermiedenen und durch Gebärden dennoch »Bedeuteten« immer etwas voraus zu sein.

Die heilende Wirkung des Erzählens beruht darauf, daß nicht nur Gedächtnistatsachen mitgeteilt werden, sondern das Geschehen in einen Zusammenhang gebracht werden muß. Denn zum Erzählen gehört die Verdichtung, nach der das Dichten benannt ist. Dabei werden Sinnstrukturen gebildet oder hervorgebracht, manchmal auch nur konstruiert. »Die Erzählung ist eine Sinnstruktur« (Burkert 1996, 76), deshalb dient sie der Gesundheit. Als Sinnstruktur ist sie immer auch viel leichter zu erinnern als bloße Tatsachen und eine gute Erzählung leichter als eine schlechte. Die Lebensregel »Erzähle dich selbst« (Thomä 1998) gehört in der Gesundheitserziehung auf einen der vordersten Plätze, bald nach der regelmäßigen körperlichen Bewegung und der gesunden Ernährung. Denn »was wir erfahren, zeigt sich ohne Sinn, weil wir uns selber längst vergessen« (Kunert 1990), und die Erinnerung an uns selber bewahrt uns ein sinnvolles, also gesundes Leben.

## Zugehörigkeit oder Kohärenz und Selbstvertrauen als Bedingungen der Gesundheit

Die Wert- und Sinnbildung im narrativen Erleben oder die Identitätsbildung der Studenten sind in der Terminologie von Aaron Antonovsky (1923–1994) Gewinne an »Kohärenz« des menschlichen In-der-Welt-Seins. Antonovsky gebührt das Verdienst, seit seinem Buch aus dem Jahr 1979 darauf insistiert zu haben, daß man sich in der Medizin bisher viel zu sehr dafür interessiert habe, warum Menschen krank werden, und nicht dafür, warum Andere nicht krank werden. Der Lalonde-Report (1974) und der Black-Report (1980) hatten diese Wende in der neueren Gesundheitsforschung eingeleitet und zahlreiche Studien ausgelöst, darunter als besondere Marksteine die bereits besprochenen Arbeiten von Michael G. Marmot und anderen sowie das von Robert G. Evans und anderen herausgegebene Buch: *Why Are Some People Healthy and Others Not?* (1994), auf das ich mich schon verschiedentlich berufen habe. Zur Benennung dieses Ansatzes würde ich Louis R. Grotes sprachlich homogene »Hygiogenese« (1938, 39) der von Antonovsky gewählten »Salutogenese« vorziehen, aber man kann auf beide Ausdrücke verzichten.

Antonovskys Antwort auf die Frage nach den Widerstandskräften (er sprach von Ressourcen), vermöge derer die Gesunden nicht so leicht krank werden, war, »that they [die Widerstandskräfte bzw. Ressourcen] facilitated making sense out of the countless stressors with which we are constantly bombarded«. Dies war einige Jahrzehnte zuvor auch der Grundgedanke von Viktor Frankl. Antonovsky selbst prägte den Ausdruck »sense of coherence (SOC)« (1987, xiii), um diejenige Eigenschaft zu bezeichnen, vermöge derer ein Mensch dem, was ihm widerfährt, einen Sinn abgewinnen kann. Er verstand darunter eine Art Elastizität oder Resilienz, durch die Wechselfälle des Lebens kognitiv und emotional weder unterfordert noch überfordert zu werden, also nicht in Situationen zu geraten, in denen man nicht weiterweiß oder -kommt. Seine zentrale These war, »that a strong SOC is crucial to successful coping with the ubiquitous stressors of living and hence to health maintenance« (164). Antonovsky meinte, der »sense of coherence« werde in der Kindheit durch eine liebevolle Erziehung gebildet und beim Erwachsenen durch Liebe und Partnerschaft sowie durch passende Herausforderungen gestärkt, könne aber pathogen zusammenbrechen, wenn er überfordert wird.

Antonovsky hat versucht, den »sense of coherence« in die Komponenten (1) Verständlichkeit (comprehensibility) und (2) Bedeutung (meaningfulness) des Geschehens sowie (3) die Möglichkeiten, damit umzugehen (manageability), aufzulösen (16 ff.), ist damit aber nicht weit gekommen, da sich der Sinn oder die Bedeutung als die Hauptsache erwiesen. Die Schwäche des Konzepts liegt vor allem darin, daß der »sense of coherence« eigentlich ein Maß der Widerstandsfähigkeit oder Resilienz gegen künftige Belastungen sein sollte, sich tatsächlich aber im wesentlichen als ein Maß der Bestätigung erwies, daß man vergangene Belastungen gut überstanden hat. Antonovskys vermeintliche Erklärung deckt sich nämlich zu 75 Prozent mit den zu erklärenden Tatsachen. Demgegenüber hat sich die Variable »persönliche Reife [personal growth]«, welche die Anerkennung der Sinnhaftigkeit des eigenen Schicksals ausdrückt, als zu zwei Dritteln unabhängig von den zu erklärenden Befunden erwiesen (Maercker 1998, 196 f.), so daß man damit wohl weiterkäme als mit Antonovsky.

Eine andere Frage ist, ob »Kohärenz« die Haltung des Gesunden für sein In-der-Welt-Sein zutreffend beschreibt. Mir ist der Ausdruck zu weit weg von jenem Grundvertrauen, das man bei Kindern noch in reiner Form bewundern kann und ohne das niemand gesund durchs Leben kommt. Für einen religiösen Menschen ist dies die Zuversicht, in Gottes Hand zu sein, aber auch säkular gedacht muß man wohl zugeben, daß ein Mensch, der von allen Seiten immer nur Schlimmes erwartet, tendenziell handlungsunfähig wird. Man kann nicht nur im Erkennen, sondern auch im Handeln niemals an allem zweifeln, sondern allenfalls nach dieser oder jener Seite hin besonders vorsichtig oder sogar mißtrauisch sein. Wenn wir dabei *in Geschichten verstrickt* sind und *uns selber eigentlich immer nur projektiv vorhaben*, klingt auch dies viel flüssiger und unfertiger als kohärent. Meine Bedenken gegen den Ausdruck Kohärenz werden dadurch verstärkt, daß Frauen nach Antonovsky einen schwächeren »sense of coherence« haben als Männer, obwohl sie doch tendenziell gesünder sind. Es handelt sich also wohl um ein sozusagen zu kohärentes Konzept.

In den einleitenden Überlegungen zu dem vorliegenden Kapitel waren es Zugehörigkeiten zum Ganzen in seinen verschiedenen Horizonten, die dem Einzelnen im Krankheitsfall »fehlten«. Zur Gesundheit gehören dementsprechend die Teilhaftigkeit am Ganzen und die Harmonie mit dem Universum, wie sie in den verschiedenen kulturellen Traditionen – in China, in Indien und bei uns in der griechisch-römischen Antike – immer schon als ihre Grundbestimmungen verstanden worden sind. *Krankheit ist eine Verstimmung, Gesundheit die Einstimmung des Teils mit dem Ganzen*, soweit dieses Maß an Ordnung aus dem Lauf der Welt – wunderbarerweise – »aufzusaugen« (Schrödinger) ist. Zugehörigkeit beschreibt das In-der-Welt-Sein des Gesunden besser als Kohärenz. Durch Schönheit zu erleben, daß man »in die Welt paßt« (Kant), ist etwa dieselbe Erfahrung wie die der Zugehörigkeit.

Weder die Einsicht in die Teilhaftigkeit am Ganzen noch das Gefühl der Zugehörigkeit selbst sind bereits ein Ausdruck der Gesundheit, denn der Gesunde hat darüber hinaus einen Lebensmut, der dem Kranken fehlt. In ihm ist die Zugehörigkeit sozusagen individualisiert. Ich nehme an, daß dieser Mut auch in dem Navajo-Gefühl für die Schönheit der Welt mitgemeint ist, denn die Schönheit zieht uns an oder fordert uns heraus und in die Welt hinein. Dieser Herausforderung zu folgen setzt ein *Selbstvertrauen* voraus, und dieses gründet sich auf das Grundvertrauen, das mit dem Gefühl der Zugehörigkeit einhergeht. Ich nehme deshalb an, daß statt des »sense of coherence« dieses doppelte Vertrauen – das Selbstvertrauen im Grundvertrauen der Zugehörigkeit – der eigentliche Grund der Gesundheit ist. Vielleicht hat Maercker dies auch mit persönlicher Reife oder »personal growth« gemeint.

## Wie eine neue Gesundheitswissenschaft zum Vorbild der Naturwissenschaft werden könnte

Eine wirkliche Wissenschaft von der Gesundheit müßte nach diesen Überlegungen sowohl das persönliche Selbstvertrauen als auch die tatsächliche Zugehörigkeit zum Ganzen berücksichtigen, auf der das Selbstvertrauen beruht. Diese Zugehörigkeit beginnt schon damit, daß man das Selbstvertrauen in der Regel mit andern teilt. Eine Wissenschaft von der Gesundheit im zuvor entwickelten Verständnis handelt also weder vom Einzelnen noch vom Allgemeinen, sondern vom Einzelnen im Allgemeinen.

Anders als es für die Medizin in Frage kommt, hatten Wilhelm Windelband (1848–1915) und Heinrich Rickert (1863–1936) vorgeschlagen, die Naturwissenschaften von den Geisteswissenschaften als die nomothetischen von den idiographischen Wissenschaften zu unterscheiden, wobei die ersteren sich für das Geschehen nach allgemeinen Gesetzen, die letzteren sich für das jeweils Individuelle, Einmalige und Besondere interessieren sollten. Physik und Geschichte kann man so unterscheiden, denn die Physik beschreibt (im wesentlichen) das, was sich immer wiederholt, die Geschichte das, was sich (fast) nie wiederholt. Die Medizin aber kann keiner der beiden Gruppen angemessen zugeordnet werden, denn sie hat es bei jedem Patienten oder Klienten mit dem Einmaligen zu tun, erkennt sein Gesund- oder Kranksein aber doch als eine Fokussierung des Allgemeinen, das der Inhalt der Wissenschaft ist, auf den Einzelnen. Demgegenüber ist beispielsweise der Fall einer Schneeflocke zwar auch ein einzelnes Ereignis, aber die eine fällt nach denselben Gesetzen wie die andere, und so gleichen sich zwei Menschen wohl doch nie.

Die Dichotomie von Geistes- und Naturwissenschaften hat der Welt nicht gutgetan, weil die ersteren sich auf das Innerliche des Menschen beschränkt und nicht auch die Natur unter Gesichtspunkten der Kultur wahrgenommen haben. Dies hat – abgesehen von Gärten, Parks und Kulturlandschaften, soweit sie erhalten geblieben sind – zur kulturellen Verwahrlosung unserer natürlichen Mitwelt und zu ihrer Verwirtschaftung beigetragen. Medizin als eine Naturwissenschaft dieser Art zu betreiben kann dementsprechend der Leibhaftigkeit des Menschen nicht gerecht werden. In der Dichotomie von Geistes- und Naturwissenschaften sind beide Einseitigkeiten sozusagen gleich falsch. Um so mehr liegt die Chance einer künftigen Wissenschaft vom Gesund- und Kranksein darin, weder auf die eine noch auf die andere dieser beiden Seiten zu gehören, also – wie in der Psychosomatik – zwischen den beiden Stühlen den angemessenen Bodenkontakt zu gewinnen.

Goethe hat die wechselweise bestehende Einseitigkeit der beiden Wissenschaftsgruppen bereits lange vor der Abspaltung der

Geisteswissenschaften gesehen und daraus eine radikale Konsequenz gezogen, mit der es die Medizin leichter hat als die anderen Wissenschaften:

»da im Wissen [von der Natur] sowohl als in der Reflexion [auf den Menschen in der Geschichte] kein Ganzes zusammengebracht werden kann, weil jenem [in den Naturwissenschaften] das Innre, dieser [in den Geisteswissenschaften] das Äußere fehlt, so müssen wir uns die Wissenschaft notwendig als Kunst denken, wenn wir von ihr irgendeine Art von Ganzheit erwarten. Und ... wie die Kunst sich immer ganz in jedem einzelnen Kunstwerk darstellt, so sollte die Wissenschaft sich auch jedesmal ganz in jeden einzelnen Behandelten erweisen« (1810, HA XIV 41).

Goethe hat hier schwerlich an die Medizin gedacht, aber könnte es ein besseres Leitbild für die ärztliche Wissenschaft geben, als sich jedesmal ganz in jedem einzelnen Behandelten zu erweisen?

Wie die Medizin, wenn sie eine umfassende Gesundheitswissenschaft werden soll, Kunst sein würde, habe ich bereits im ersten Kapitel angedeutet. Hier möchte ich dem Gedanken noch etwas weiter nachgehen, daß die Medizin dann auch zum Angelpunkt einer mitwissenschaftlichen Naturwissenschaft werden könnte. Dieser Wegweiser findet sich bereits im *Corpus Hippocraticum*, wo es heißt: »über die Natur läßt sich eine sichere Erkenntnis aus nichts anderem gewinnen als aus der Heilkunst« (*Über die alte Medizin*, § 20). Das Wissen über die Natur soll in diesem Sinn mit dem vom Menschen beginnen und nicht umgekehrt wie in der naturwissenschaftlichen Medizin. In ähnlichem Sinn meinte Goethe:

»Der Mensch an sich selbst, insofern er sich seiner gesunden Sinne bedient, ist der größte und genaueste physikalische Apparat, den es geben kann« (1829, HA VIII 473).

Wir erkennen die natürliche Mitwelt danach nicht in der distanzierten, sondern in der teilnehmenden Beobachtung, denn wissenswert ist nur, was sich im Mitsein zeigt. Demgegenüber schirmen wir uns in der naturwissenschaftlich apparativen Beobachtung –

auch in der Medizin (Kathan 2002) – gegen das Mitsein und das dazugehörige Mitgefühl ab, indem wir es an ein äußeres Meßinstrument delegieren und an diesem lediglich ablesen, wie es den Gegenstand statt unserer »empfunden« hat. So verstanden ist die Naturwissenschaft eine entfremdete Wissenschaft, und Goethe plädierte dafür, diese Entfremdung nicht zuzulassen, sondern sich der eigenen »gesunden Sinne« zu bedienen, also uns in Gesundheit mit dem Gegenstand einzulassen. Im zuvor entwickelten Verständnis heißt das: dem Gegenstand in Zugehörigkeit und Selbstvertrauen zu begegnen und ihm dabei seine Freiheit zu lassen, so wie man sie auch selbst in Anspruch nimmt.

Auf die fünf Sinne bezogen, ist es vor allem der Tastsinn, der eine nicht entfremdete Erfahrung »auf dem freien Wege der Natur« (ca. 1793, LA I 3, 154) bietet, denn hier empfindet man mit dem Gegenstand immer auch zugleich und ungeschützt sich selbst. *Wie ich berühre, so bin ich berührt.* Nicht ganz so unmittelbar geben uns aber auch die andern Sinne gleichermaßen objektive wie subjektive – beispielsweise »augenhafte« (Uexküll 1940, 145) – Erfahrungen der Dinge. Dies ist die Relativität des Xenophanes: Die Thraker stellten sich ihre Götter rothaarig und blauäugig vor, die Äthiopier hingegen schwarzhäutig und wulstlippig. Jede Erkenntnis gleicht auch dem Erkennenden.

Sich der übrigen Welt ganz und gesunden Sinnes auszusetzen ist eigentlich das natürliche Verhalten in der Natur, wohingegen es unnatürlich ist, die natürliche Mitwelt nur so durch Abschirmungen wahrzunehmen, daß man zwar noch Sinneseindrücke hat, dabei aber nichts mehr fühlt. Allerdings sind auch unsere Sinne selbst immer nur begrenzt durchlässig, denn Uexkülls Merkwelten sind nicht die Welt schlechthin, sondern passen die Wahrnehmung der spezifischen Natur eines Lebewesens an. Beim Menschen hat die Wahrnehmungsbildung zusätzlich eine kulturelle Form, so daß unsere Sinne durch angemessene Grenzbildungen geradezu verfeinert werden können. Der japanische Dichter Saigyō (1118–1190) hat in diesem Sinn beschrieben, wie durch eine nur teilweise durchlässige Wand – also eigentlich durch eine Abschirmung – die menschliche Sensibilität für die Natur der Dinge jenseits der Dinge der Natur verstärkt werden kann (LaFleur 1974, 240 f.).

Das Kriterium der Natürlichkeit ist auch für die Naturwissenschaft und ihre Brauchbarkeit in der Heil-Kunst entscheidend. Kurt Goldstein hat in einer Kontroverse mit Viktor von Weizsäkker über die biologische Reflexforschung zu Recht darauf bestanden, daß unnatürliche Verhaltensweisen einem Lebewesen nicht angemessen und für den Erkennenden deshalb nicht wissenswert seien. Die »Tatsachen« der Reflexforschung seien deshalb zum großen Teil, soweit sie nämlich unnatürliche Verhaltensweisen feststellen, sozusagen unwirklich, also gar keine biologischen Tatsachen. Man könne zwar jeden Organismus durch experimentelle Nötigung oder sogar Schädigungen dazu bringen, daß er sich unnatürlich verhält, dies Verhalten festzustellen aber sei eine inadäquate Erkenntnis. Goldsteins Kriterium der »Adäquatheit« (1934, 245 f.) ist ein entscheidender Prüfstein für die naturwissenschaftliche Medizin.

Sich einzufühlen in das, was schon da ist, setzt freilich immer voraus, daß der Unterschied von Selbst und Nichtselbst bestehen bleibt. Die Grenze muß durchlässig sein, aber sie darf nicht verschwinden. Ein schönes Bild dafür ist, daß bei der Fokussierung eines Gegenstands durch eine einfache Linse das Umfeld verschwimmt, so wie bei Piet Mondrians Bäumen von 1912–1915. Denkt man sich also das Selbst und den Gegenstand, in den es sich einfühlen möchte, beiderseits mit einem unscharfen Umfeld fokussiert, so tritt an die Stelle der scharfen Grenze ein Übergangsbereich wie ein Meer zwischen zwei sich verlaufenden Inseln. Dieses in der Schwebe bleibende Zwischen ist die Verschränkung durch das Mitsein. Ich nehme an, daß alle Vereinzelungen nur in derart weichen Grenzen aus dem Unbestimmten auftauchen.

»Um Lebendes [natürlicherweise] zu erforschen, muß man sich am Leben [natürlicherweise] beteiligen« (Weizsäcker 1939, IV 83). Im Sinn des Einspruchs von Goldstein habe ich das Wort »natürlicherweise« eingeschoben, dem Weizsäcker später aber auch zugestimmt haben könnte. Überraschend ist nun, daß zwischen dem – natürlicherweise – gesunden Erkennen und dem gesunden Leben überhaupt nach der hier vom *Corpus Hippocraticum* über Goethe bis zu Goldstein und Weizsäcker verfolgten Tradition keine scharfe Grenze mehr besteht. Das gesunde Erkennen setzt das gesunde Leben voraus, ist aber auch eine Bedingung des gesunden

Lebens. So wie die Philosophie von alters her davon handelt, »wie zu leben sei« (Platon, *Staat* 352d), tut dies in ihrer Weise auch die Medizin, indem die Gesundheit dem Leitbild des sinnvollen und richtigen Lebens zu- und nachgeordnet wird. Das Erkennen aber ist allemal ein Teil des Lebens, so wie es in Gesundheit zu führen ist.

Mit Recht also hat Weizsäcker immer wieder darauf bestanden, daß »die *Gesundheit* eines Menschen etwas mit seiner *Wahrheit* zu tun hat, seine Krankheit etwas mit einer Unwahrheit« (1927, V 179). Deshalb können Krankheiten uns daran erinnern, daß wir nicht unser wahres Leben leben, weil beispielsweise in den Naturwissenschaften »die exakte und rein verstandesmäßige Haltung das Ergebnis einer Zwangsneurose sei, die aus einer pathogenen Verdrängung des Eros habe hervorgehen müssen« (1948, VII 238). Diese Verdrängung hat vor allem Georg Groddeck wahrgenommen. Die Medizin könnte einer künftigen Naturwissenschaft die Wege der gesunden Erkenntnis weisen, wenn sie ihr darin vorangehen würde, nachdem sie der bisherigen Naturwissenschaft immer nur nachgefolgt ist.

## (6) Einstimmungen und Verstimmungen im Naturzusammenhang des Ganzen

Daß Gesundheit und Krankheit Charaktere unseres Mitseins auch in der Natur sind, ist eine alte Einsicht, die erst verlorenzugehen droht, seitdem unsere wirtschaftlichen Interessen keine Rücksicht auf das natürliche Mitsein mehr nehmen. Bis zum Aufkommen des anthropozentrischen Weltbilds und der ihm entsprechenden Naturwissenschaft wurden Gesundheit und Krankheit in der Regel darauf bezogen, ob der Einzelne im Einklang mit der Ordnung des Ganzen lebte oder ob diese Beziehung gestört war. Dies gilt für die gesamte Kulturentwicklung der Menschheit von China über Indien, Babylonien und Ägypten bis zu den Wurzeln der abendländischen Kultur in Griechenland, Palästina und Rom. Wie die Ordnung des Ganzen zu verstehen war, wurde in den verschiedenen Kulturen allerdings unterschiedlich wahrgenommen, denn wir können, wie bereits erläutert, nicht vom Ganzen her, sondern nur auf das Ganze hin denken.

Das Ganz- oder Heilsein, das wir als unsere Gesundheit erfahren, auf den *Natur*zusammenhang des Lebens zu beziehen, war der Grundgedanke der griechischen Naturphilosophie seit Thales und Anaximander im 6. Jahrhundert vor Christus. Das Naturverständnis der Welt schloß den religiösen Schöpfungsgedanken nicht aus, war aber doch eine säkularisierte Form der traditionellen Mythen. Der gesunde Mensch ruhte nach dieser Auffassung in sich oder in seiner Natur, Kranke hingegen waren »aus der Physis« und insoweit auch außer sich geraten. Dabei war unter der besonderen Physis des Einzelnen immer die in seiner Weise individuierte Physis des Ganzen zu verstehen.

Gesund also lebt man im Einklang mit der Natur, unserer individuellen mit der des Ganzen, an der wir teilhaben. Das war später auch der Grundgedanke der Stoa, der Leitphilosophie der Römer, geht aber auf Heraklit und Platon zurück. Zwischen diesen beiden stehen die Hippokratiker, deren Denken Platon inspiriert hat und das von ihm philosophisch vollendet worden ist. Wie zu leben sei, um sich im Fluß des gesunden Lebens zu halten, ist eine viel umfassendere Frage, als sie in der modernen Medizin gestellt wird.

Im mittelalterlichen Denken trat das Interesse an der Natur etwas zurück, die abendländische Neuzeit aber begann in der Renaissance mit einer Erinnerung an die griechische Antike und damit an die Ganzheit der Welt. In diesem Zusammenhang entwickelte sich auch ein astrologisches Interesse an der gesundheitlichen und sonstigen Schicksalsbedeutung planetarer Konstellationen relativ zum Fixsternhimmel. Aus neuzeitlich naturwissenschaftlicher Sicht wird dieser Ansatz leicht so verstanden, als habe man kosmische Fernwirkungen als äußere Krankheitsursachen namhaft machen wollen, was das Verständnis ungebührlich erschwert. Nimmt man statt dessen an, pathogen sei umgekehrt von uns aus die innere Unstimmigkeit mit dem Ganzen, zu dem wir gehören und das sich auch am Sternhimmel zeigt, so fällt es weniger schwer, den Lauf unserer Nachbarplaneten als Indiz für die wünschenswerte Stimmigkeit zu berücksichtigen. Auch an die von Carl Gustav Jung wahrgenommenen Synchronizitäten kann man hier denken. Unabhängig davon sind die Stellung der Erde und des Monds relativ zur Sonne von einer offensichtlichen Bedeutung für das Leben auf der Erde, darunter das menschliche. Nur darauf gehe ich im folgenden ein.

## Erde, Mond und Sonne

Aufmerksamkeit ist ein knappes Gut, sagen die Ökonomen zu Recht. Wo es fehlt, geraten manchmal Tatsachen sogar deshalb in Vergessenheit, weil sie so selbstverständlich sind, daß man darauf nicht mehr achtet. Daß die Erinnerung an das Selbstverständliche einige Überraschung auslösen kann, erlebte der Psychiater, Psychologe und Sozialpsychologe Willy Hellpach (1877–1955), als er 1911 ein Buch über *Die geopsychischen Erscheinungen* veröffentlichte. Er würde das Buch zwar nicht geschrieben haben, bemerkte Hellpach im Geleitwort zur zweiten Auflage, wenn er nicht mit einem Kreis von Interessenten gerechnet hätte. Tatsächlich aber habe ihm in seiner bisherigen literarischen Tätigkeit »keine Veröffentlichung eine so große Überraschung durch ihren Erfolg bereitet wie dieses Buch« (iii). Wie kam es dazu?

Ungewöhnlich war schon der Ausdruck »geopsychische Erscheinungen«, denn die Erde galt damals wie heute als Sache der Naturwissenschaften, und die damalige Psychologie war eine reine Geisteswissenschaft. Hellpach nutzte also die Chance des Arztes, sich der herrschenden Dichotomie nicht unterwerfen zu müssen. Geopsychisch nannte er die »seelischen Wirkungen, die vom Wetter, vom Klima, vom Boden und von der Landschaft ausgehen« (5), im weiteren Sinn dann aber auch die direkte Bedeutung der Sonnen- und Mondrhythmen für das menschliche Befinden. Es ging also zunächst um Wetterfühligkeit in ihren verschiedenen Formen, um die klimatischen und landschaftlichen Bedürfnisse etwa von Erholungsuchenden, wie sie indirekt mit dem Sonnenlauf zusammenhängen, und darüber hinaus um das direkte – nicht klimatisch vermittelte – Erleben der Stände von Sonne und Mond. Es hätte den Autoren der Arbeiten im Umkreis des Biophilie-Themas gut angestanden, sich auf Hellpach als den nach Herder eigentlichen Begründer ihres Arbeitsgebiets zu beziehen. Ich will dies hier nicht nachzuholen versuchen, sondern greife mir den Bereich heraus, in dem umgekehrt Hellpach über die Biophilie-Autoren bereits hinausgegangen ist, den der Sonnen- und Mondrhythmen. Was zunächst den *Tag* angeht, die Periode der Erdumdrehung um sich selber, so liegt es durch das Erleben der Sonnenauf- und -untergänge noch auf der Hand, daß der Wechsel von Schlaf und Wachen etwas mit der Orientierung der Erde zur Sonne zu tun hat. Dabei wechseln im 24-Stunden-Rhythmus zeitlich verschiedene Schlafbedürfnisse und Schlafprofile (Tiefschlaf, Halbschlaf etc.) sowie sehr unterschiedliche Wachheitsgrade. Während der Wachzeit wiederum gibt es wechselnde Aufmerksamkeiten, Kommunikationsneigungen oder -abneigungen, Aufnahmefähigkeiten und Kreativitätsbereitschaften, Leistungsfähigkeiten und Müdigkeitsphasen, z.B. die Mittagsmüdigkeit. Diese Tagesprofile können individuell sehr verschieden sein, und es ist wohl bereits genetisch vorgegeben, zu welchem »Chronotypus« – Frühaufsteher oder Langschläfer – man gehört. Auch der fröhlichste Morgenmensch und der in sich gekehrteste Morgenmuffel aber haben miteinander gemein, daß sie sich dabei nach der Sonne richten, so daß ihre Tagesprofile sich mit dem Erdumlauf wiederholen.

Ein schönes literarisches Beispiel sind die beiden Schreiber Turkey und Nippers in Herman Melvilles Erzählung *Bartleby* (1853). Der eine machte vormittags Abschreibfehler und Tintenkleckse, arbeitete nachmittags aber fehlerlos, wohingegen der andere vormittags seine gute Zeit hatte und ans Durchstreichen und Klecksen geriet, nachdem die Sonne ihren Zenit überschritten hatte. Beide arbeiteten in einem fast fensterlosen Büro und richteten sich doch nach dem Licht.

Je nach dem besonderen Naturell ist nun einmal im Lauf des Tags und der Nacht jeder Mensch zu Verschiedenem verschieden aufgelegt. Dieser Stimmungswechsel ist ein Grundrhythmus, dem sich die von Tag zu Tag wechselnden, mehr oder weniger erfreulichen oder mißlichen Ereignisse erst überlagern. Sich von der Sonne unabhängig zu machen, indem man sich vom 24stündigen auf einen 33stündigen (11 Stunden Schlaf/22 Stunden Wachen) oder einen 15stündigen (5 Stunden Schlaf/10 Stunden Wachen) umstellt, wäre völlig undenkbar. Möglich sind zwar ungewöhnliche Variationen des 24-Stunden-Rhythmus, so wie etwa der Physiker James Clerk Maxwell (1831–1879) zumindest während seiner

Studentenzeit sowohl über Tag als auch nachts von zehn bis zwei Uhr arbeitete und dann – nach einem Dauerlauf – von halb drei bis sieben Uhr morgens sowie in den Abend hinein noch einmal von fünf Uhr nachmittags bis halb zehn Uhr abends schlief. Bereits die Verlagerung der Hauptarbeitszeit in die Nacht bei Schichtarbeitszeiten und der Schlafenszeit auf den Tag aber ist normalerweise unangenehm und ungesund. Der suprematistische *Sieg über die Sonne* liegt also wohl immer noch in weiter Ferne.

Durch den Wechsel von Ebbe und Flut spüren zumindest die Küstenbewohner auch die Eigendrehung der Erde relativ zum Mond. Natürlicherweise werden Kinder bei auflaufendem Wasser (Flut) geboren, wohingegen die Menschen mit dem ablaufenden Wasser (Ebbe) sterben. Als die zivilisatorischen Abschirmungen noch nicht so stark waren wie jetzt, konnten Hebammen und Angehörige von Sterbenden sich – an der Küste oder in ihrer Nähe – danach richten. Hatte die Flut schon eingesetzt, würde der Tod noch etwas auf sich warten lassen, aber das Kind könnte nun kommen. Mittlerweile werden diese Übereinstimmungen durch die medizinischen Manipulationen von Geburt und Tod oft außer Kraft gesetzt. Was es für das Leben und die Gesundheit eines Menschen bedeutet, nicht zu »seiner Zeit« geboren zu werden, und für den Tod, nicht von sich aus in die unsichtbare Welt einzugehen, ist nicht bekannt.

Nach der Eigendrehung der Erde ist der Umlauf des *Monds* um die Erde ein schwächerer Grundrhythmus, dem alles Leben auf der Erde folgt. Am auffälligsten ist hier der Monatszyklus im Wechsel der Empfängnisbereitschaft der Frauen. Für die Sexualität des Manns ist eine entsprechende Periode anzunehmen, weil Männer und Frauen verschiedene Mischungen von »Männlichem« und »Weiblichem« sind. Männer merken diesen Wechsel jedoch in der Regel kaum oder gar nicht. Auch Mondsucht und Noktambulie hängen mit den Mondphasen zusammen.

Der Bedeutung des Tages vergleichbar ist das *Jahr*, die Periode des Erdumlaufs um die Sonne. Für alle Lebewesen – Pflanzen und Tiere – gilt zunächst, daß das neue Leben natürlicherweise im Frühjahr geboren wird. Für die Menschen ist dieser Jahresgang mittlerweile sehr abgeflacht, aber in den Sommermonaten und vor allem im Juli werden in Deutschland immer noch bis zu zehn

Prozent mehr Kinder als im Jahresdurchschnitt geboren. Stärker nach dem Jahresgang richten sich die Sterberaten, denn in den Wintermonaten Dezember bis März sterben bis zu 20 Prozent mehr Menschen als durchschnittlich. Ein (etwas weniger stark ausgeprägtes) Minimum liegt immer im September.

Im Herbst des Sonnenjahrs also, wenn die wenigsten Menschen sterben, die meisten Kinder gezeugt werden und ja auch die Pflanzen schon ihre Knospen für das Frühjahr bilden, geht ein Lebensimpuls durch die ganze Natur. Trotz aller zivilisatorischen Abschirmungen haben wir daran teil.

Eine starke jahreszeitliche Abhängigkeit besteht auch bei depressiven Phasen und Gemütsverstimmungen. Diese sind besonders für die lichtlosen Monate in Skandinavien bekannt, lassen sich aber in südlicheren Ländern ebenfalls nachweisen und sind ein Gegenstand der neueren »geopsychischen« Forschung. Norman E. Rosenthal hat dafür den Begriff »Seasonal Affective Disorder (SAD)« eingeführt und sich in seiner ersten grundlegenden Arbeit auch auf Willy Hellpach und eine vorangegangene Beobachtung von Emil Kraepelin bezogen (Rosenthal u.a. 1984). Diesem war aufgefallen, daß manisch-depressive Verstimmungen häufig

> »im Herbste einsetzen, um im Frühling, ›wenn der Saft in die Bäume schießt‹, in Erregung überzugehen, in gewissem Sinne den Stimmungswandlungen entsprechend, die auch den gesunden Menschen im Wechsel der Jahreszeiten überkommen« (Kraepelin 1883, III 2, 1326).

Kraepelin und Hellpach waren Ärzte, die jedenfalls insoweit noch wußten, daß Gesundheit und Krankheit auch Charaktere des natürlichen Mitseins sind.

Rosenthal definierte »seasonal affective disorder« als »a condition characterized by recurrent depressive episodes that occur annually«. Die starke Korrelation von Depressionen, Anfällen von Geisteskrankheiten und Selbsttötungen bzw. Selbsttötungsversuchen mit den Jahreszeiten sei relativ gut erforscht, erklärte er. »However, little has been written about patients who experience affective episodes in association with the changing seasons year after year« (1984, 72). Seine Patienten lebten im Umkreis von Washington DC – etwa auf der Höhe von Athen – und erwiesen sich als besonders sensitiv für die dämpfende Wirkung des Lichts auf die Produktion von Melatonin, dem Hormon, das bei abnehmender Helligkeit verstärkt synthetisiert wird und dadurch lichtabhängige Rhythmen reguliert, also z.B. schläfrig macht. Als eine wirksame Therapie erwies sich von Anfang an die Behandlung mit Licht, sogar mit Kunstlicht (McColl/Veitch 2001).

Zur Veranschaulichung des Lichtmangelleidens und der Lichttherapie beschrieb Rosenthal in einer späteren Arbeit den Fall einer 39jährigen Schriftstellerin, die alljährlich ab Oktober über Müdigkeit klagte, morgens nicht in Gang kam, sich auf ihre Arbeit nur mühsam konzentrieren konnte und dementsprechend in Schwierigkeiten mit Terminen geriet, einen Trost im Essen suchte und dann immer dicker wurde. Sie schlief am Schreibtisch ein, vegetierte vor dem Fernseher, ließ Rechnungen unbezahlt und kümmerte sich nicht mehr um die schmutzige Wäsche. Dabei war sie unzufrieden mit sich selbst und voller Skepsis für die Zukunft. Im Frühjahr aber war das alles wieder vorbei. Sie lebte auf, brauchte nicht mehr so viel Schlaf, und die Produktivität kehrte zurück (1993).

Dies sind andere Symptome, als sie bei Depressionen auftreten, denn hier stehen gerade entgegengesetzt Appetit- und Schlaflosigkeit im Vordergrund. Rosenthal berichtet, daß etwa dreimal so viele Frauen wie Männer an SAD leiden, allerdings nur zwischen Menarche und Menopause. Die Häufigkeit der Krankheit nimmt in den USA von etwa einem Prozent im Süden bis auf rund zehn Prozent im Norden zu.

Dem Lichtmangelsyndrom kann durch Lichttherapie abgeholfen werden. Eine wesentliche Besserung der beschriebenen Symptome trat bereits ein, nachdem die Patientin sich eine Woche lang jeden Morgen eine halbe Stunde mit dem Gesicht in den Schein einer starken Lampe gesetzt hatte. Als es mit dem Wachwerden weiterhin haperte, half zusätzlich eine helle Nachttischlampe, die sich etwa zwei Stunden vor dem geplanten Aufwachen einschaltete. Auch mittägliche Spaziergänge trugen dazu bei, daß die Patientin sich bereits nach wenigen Wochen wieder normal bei Kräften fühlte. Dabei verdient die Wirksamkeit der Kombination von Tageslicht und körperlicher Bewegung wohl noch eingehendere Untersuchungen. Erste Ergebnisse deuten darauf hin, daß

Spaziergänge bei Tageslicht der Kunstlichttherapie überlegen sein könnten, zumal die SAD-Patienten sich sonst durchschnittlich nur etwa eine Stunde pro Tag im Freien aufhalten, solange es hell ist (Wirz-Justice u.a. 1996). In der Biophilie-Forschung entspricht dies der Feststellung, daß es nicht nur auf die körperliche Bewegung, sondern auch auf die Mitwahrnehmung der übrigen Welt ankommt.

In der modernen Architektur der 1920er Jahre galten Licht und Luft als wesentliche Kriterien für ein gutes Bauwerk, obwohl man damals noch keine sozialmedizinischen Belege für den gesundheitlichen Wert des Lichts hatte. Inzwischen gibt es entsprechende Untersuchungen, aber die Qualitätsstandards im Bauwesen werden anscheinend zunehmend den Rationalitäten bloß betriebswirtschaftlicher Art nachgeordnet. Dies gilt besonders für öffentliche Einrichtungen. Ein gutes Beispiel dafür, daß ästhetische Gesichtspunkte auch wirtschaftlich vernünftiger sind als betriebswirtschaftliche Optimierungen, kommt – wie bei Ulrich (1984) – wieder einmal aus dem Krankenhausbau. In einer psychiatrischen Klinik hat sich nämlich gezeigt, daß die Verweildauer depressiver Patienten in sonnigen Krankenzimmern etwa fünfzehn Prozent kürzer war als in lichtlosen Räumen (Beauchemin/Hays 1996).

Vielleicht läßt sich die betriebswirtschaftliche Rationalität dadurch zur Vernunft bringen, daß Licht als Nahrung anerkannt wird. In diesem Verständnis hat der kanadische Psychologe Warren Hathaway zwei Arten der Beleuchtung von Schulklassenzimmern hinsichtlich des Schulerfolgs verglichen und festgestellt, daß die Schüler in dem einen Licht sowohl mehr und besser lernten und außerdem körperlich besser gediehen als in dem andern. Dies war ein dem Tageslicht ähnliches Kunstlicht, wohingegen die im Lichtsinn »unterernährten« Schüler bei gelben Natriumlampen unterrichtet wurden. Eine populärpsychologische Zeitschrift, die über Hathaways Untersuchung berichtete, brachte das Ergebnis unter die Überschrift »A Case of Daylight Robbery« und traf mit dem »Lichtraub« und dem Tageslichtbezug wohl den eigentlichen Punkt (1994, 8). Denn wirklich nahrhaft ist gerade das Tageslicht, wie die Naturgeschichte durch die Photosynthese zeigt, auch soweit es künstlich zu simulieren ist. Deshalb kann man hier sogar an Unterernährung leiden.

Was fensterlose Räume bzw. den Unterschied von Tageslicht und spektral ähnlichem Kunstlicht angeht, so hatte man eine Zeitlang gemeint, hier für Schulen keinen Unterschied annehmen zu müssen. Neuerliche Untersuchungen, welche durch die zuvor beschriebenen Krankenhausstudien ausgelöst wurden, deuten nun aber doch darauf hin, daß fensterlose Klassenzimmer allenfalls vorübergehend genutzt werden sollten (Küller/Lindsten 1992; vgl. Küller 1981).

Die Studien, von denen ich in diesem Kapitel berichtet habe, können uns für die Bedeutung des Lichts im menschlichen Leben und überhaupt in der ganzen Biosphäre sensibilisieren. Daß diese Untersuchungen überhaupt angestellt worden sind, beweist zumindest einen Restbestand an Licht-Empfindsamkeit auch unter den Wissenschaftlern. Dies ist nicht selbstverständlich, denn die meisten Naturwissenschaftler meinen, Goethes Kritik an Newton sei unberechtigt gewesen. Gelten lassen sie allenfalls seine Beobachtung der »sinnlich-sittlichen Wirkung der Farben« (1810, HA XIII 494 ff.), fühlen sich dafür aber nicht zuständig, weil dies ja »bloß subjektive Effekte« seien. Geisteswissenschaftler wiederum stellen sich ihren newtonianischen Kollegen entweder gern auf die Schultern und reagieren dort zusätzlich ihre Affekte gegen Goethes Licht-Religiosität ab, oder sie haben als Theologen erst recht kein Verhältnis zur Natur. Ein charakteristisches Beispiel für die erstere Variante ist Albrecht Schönes Buch über *Goethes Farbentheologie* (1987), wohingegen eine Anekdote über Rudolf Bultmann, einen der bedeutendsten Theologen des 20. Jahrhunderts, das Unverständnis zweiter Art beschreibt. Bultmann sprach mit einem Assistenten über den Fortgang seiner Arbeit, und dieser entschuldigte sich – als seine Fortschritte nicht den Erwartungen des Meisters entsprachen – damit, daß er nicht recht zum Arbeiten komme, weil die Heidelberger Sommerschwüle ihn so stark mitnehme. Bultmann soll daraufhin gesagt haben: Wie können Sie sich nur so von der Natur abhängig machen?!

Die gute Nachricht aber bleibt, daß es in der Tradition von Willy Hellpach immerhin einige »Geopsychologen« – die sich jetzt Umweltpsychologen nennen – gibt, die sich für Gesundheit und Krankheit als Charaktere des natürlichen Mitseins des Menschen im Kosmos interessieren. In diesem Themenfeld ist freilich noch viel zu tun. Hellpach selbst hat es bereits wesentlich umfassender gesehen als die neuere Forschung. Beispielsweise könnten landschaftliche Eindrücke noch weitaus differenzierter untersucht werden, als es bisher geschehen ist. Hellpach hat dabei auch eine besondere Aufmerksamkeit auf Bodenbeschaffenheiten empfohlen. Hier scheint es in der Tat merkwürdige Phänomene zu geben, die sich dem wissenschaftlichen Verständnis noch nicht erschlossen haben. Ich denke an die gesundheitlichen Wirkungen von Wasseradern oder daran, daß »Erdfelder« den Wuchs von Bäumen zu beeinflussen scheinen.

Dasselbe gilt für Unterschiede in der Häufigkeit von Krankheiten, die wohl nicht lichtbedingt sind, mit dem Jahreslauf oder nach der geographischen Breite. Beispielsweise tritt die multiple Sklerose am häufigsten bei den im Mai Geborenen und am relativ seltensten bei den im November Geborenen auf. Betrachtet man die Gesamtzahl der Erkrankungen in Kanada, Großbritannien, Dänemark und Schweden zusammen, so beträgt die Abweichung immerhin etwa je zehn Prozent vom Durchschnitt nach beiden Seiten. In Schottland allein ist der Unterschied so groß, daß fast doppelt so viele Maigeborene als Novembergeborene an MS erkranken. Dabei steigt das Erkrankungsrisiko beträchtlich mit der geographischen Breite, d.h. mit der Entfernung vom Äquator, in Australien z.B. um einen Faktor fünf vom subtropischen Queensland bis zum südlichen Tasmanien. Bereits in der zweiten Generation gilt dies auch für Einwanderer (Willer u.a. 2004).

### Herzkrankheiten durch pathogene Zeitverhältnisse

Von Benjamin Franklin stammt die Regel, man solle keine Zeit ungenutzt verstreichen lassen: »Lose no time; be always employed in something useful; cut off all unnecessary actions.« In einem Katalog von dreizehn Tugenden, die er im Fortschrittsbewußtsein seines Jahrhunderts der Mit- und Nachwelt empfahl, war dies die der »industry«, des unablässigen Geschäftigseins. Dabei wird vorausgesetzt, daß man zu unterscheiden versteht, was nützlich ist und was nicht, und daß das Nützliche allemal sinnvoll ist. Franklin mag daran noch keine Zweifel gehabt haben, ließ andererseits aber auch gelten, daß Tätigkeiten »ihre Zeit« haben, man mit der

»nicht zu verlierenden« Zeit also doch nicht alles und jedes anfangen sollte, sondern daß das Handeln zur jeweiligen Qualität der Zeit passen muß: »Let all your things have their places; let each part of your business have its time« (1817/18, 78 f.). Diese Tugend nannte er die der Ordnung. Daß die Regeln, einerseits niemals Zeit zu verlieren, andererseits den Dingen ihre Zeitordnung zu lassen, nicht ohne weiteres zusammenpassen, scheint für Franklin noch kein Problem gewesen zu sein.

Eine bekannte und für die weitere Forschung wegweisende Untersuchung der Verhaltensbedingtheit von Herzkrankheiten hat den Gegensatz zwischen den beiden Zeitverhältnissen als eine mögliche Pathogenität des einen und Gesundheit des andern deutlich gemacht. Sie stammt von Meyer Friedman und Ray H. Rosenman (1959). Die beiden Autoren haben allerdings nicht an Franklin gedacht, sondern wurden dadurch zu ihrer Arbeit angeregt, daß Universalhistoriker wie Bertrand de Jouvenel und Arnold Toynbee die Moderne als ein Zeitalter der vielfältigsten Streßformen wahrnahmen, die es je gegeben habe. Dem Umgang mit diesen Streßformen galt ihr Interesse.

Friedman und Rosenman verglichen zwei Arten von Menschen, die seitdem abgekürzt als »Typ A« und »Typ B« bezeichnet werden. Die Typ-A-Persönlichkeiten haben

– einen inneren Antrieb, nach der Maxime »Mein Wille geschehe« Ziele zu erreichen, die sie sich selbst gesetzt haben, die im allgemeinen aber nur unklar bestimmt sind;
– in ihrem tiefsten Innern ein Bedürfnis, mit Andern zu wetteifern;
– einen unersättlichen Ehrgeiz, »weiter« zu kommen und immer wieder neue Anerkennung zu finden;
– eine Neigung, sich auf viele und vielfältige Tätigkeiten einzulassen, die termingebunden sind;
– einen inneren Drang, alles möglichst effizient und gekonnt zustande zu bringen.

Demgegenüber haben Typ-B-Persönlichkeiten weder den inneren Antrieb, sich durchzusetzen, noch den Wetteifer, noch den Ehrgeiz, noch die Terminsucht, noch das Grundgefühl der Dringlichkeit aller Dinge, sondern leben in größerer Gelassenheit.

Die beiden Personengruppen, die nach diesen Charakteren gebildet wurden, unterschieden sich also im wesentlichen dadurch, daß die A-Gruppe aus typischen Aktivisten (»doers«) bestand, wohingegen die B-Gruppe aus der Sicht der andern sozusagen gar kein Zeitgefühl hatte. »The most striking difference was the relative or complete absence of the sense of time urgency so prevalent in group A« (1290). Dafür waren die meisten Angehörigen der B-Gruppe im Gegensatz zu den A-Menschen mit ihrem Leben vergleichsweise zufrieden und hatten keinerlei Bedürfnisse, sich und andern immer wieder neu unter Beweis zu stellen, wie tüchtig sie seien. Charakteristische Unterschiede lagen auch darin, daß die A-Leute sich regelmäßig medizinisch untersuchen ließen, mehr Sport trieben, länger arbeiteten und durchschnittlich ein paar Zentimeter größer waren als die B-Leute. Gemeinsam war beiden Gruppen, daß es sich überwiegend um Männer mittleren Alters handelte, die sich relativ gesund ernährten und ähnliche Schlafgewohnheiten hatten.

Die Angehörigen der B-Gruppe wurden von Friedman und Rosenman im wesentlichen nur negativ dadurch charakterisiert, daß sie sich nicht unter dem Zeitdruck fühlten, unter dem die andere Gruppe zu stehen meinte. Um die B-Persönlichkeit etwas besser zu verstehen, als es sich durch die bloße Verneinung des A-Profils ergibt, beziehe ich mich auf eine andere Studie, in der es um die Frage ging, warum Menschen gern im Garten arbeiten (Kaplan/ Kaplan 1989, 171). Die Ausgangshypothese war, Freizeitgärtner seien vor allem diejenigen, die in ihrem sonstigen Leben – beruflich oder privat – ihrer Meinung nach zu wenig zu sagen haben und nun durch das Management der Pflanzen dieses Defizit an Macht und Anerkennung zu kompensieren suchen. In der Tat gibt es beim Gärtnern mancherlei Möglichkeiten, das Pflanzenwachstum durch den Einsatz von Kunstdünger, Herbiziden, Pestiziden und dergleichen mehr sozusagen in den Griff bekommen zu wollen. Ich sehe die Parallele darin, daß dies gerade die Typ-A-Einstellung ist, wenn man sie auf die Gartenarbeit überträgt, und viele Gärtner gehen ja tatsächlich wie Gartendirektoren mit den Pflanzen um.

Interessant für den Typ B ist nun, daß die Gartenstudie einen Unterschied der Garten-Manager zu einer andern Art von Gärtnern ergab, die das Wachstum der Pflanzen gerade nicht »in den Griff« bekommen, sondern erleben wollten, wie die Pflanzen von sich aus gedeihen, wenn man ihnen dazu die Freiheit schafft und läßt. Diese »Typ-B-Gärtner«, wie ich sie nennen möchte, lassen also gern zu, daß etwas ganz ohne ihr Zutun geschieht, und haben ihre Freude daran abzuwarten, bis es seine Zeit hat, wozu natürlich eine Förderung durch Wässern, Unkrautzupfen, Licht schaffen etc. wiederum zur rechten Zeit gehört. In diesen beiden Arten der Gartenpflege sind ziemlich gut sowohl die Typ-A- und B-Persönlichkeiten als auch Franklins beide Zeitverhältnisse wiederzuerkennen. Nach der einen Haltung ist man rastlos geschäftig, um niemals Zeit zu verlieren, nach der andern läßt man die Dinge sich zu ihrer Zeit ent-wickeln und greift nur ein, um Voraussetzungen für eine gewünschte Entwicklung zu schaffen und Hindernisse zu beseitigen. Im einen Fall versucht man den Prozeß selbst in Regie zu nehmen und paßt die eigenen Ziele dem an, was nicht zu verhindern ist. Im andern Fall läßt man zu und fördert, was von sich aus entsteht – aber natürlich nicht das Verwildern, sondern die gewünschte Art der Kultur.

Unter gesundheitlichen Gesichtspunkten hatte die Gärtnerstudie ein Ergebnis, das ziemlich gut zu dem von Friedman und Rosenman paßt. Es stellte sich nämlich heraus, daß diejenigen, die sich ihren Garten sozusagen untertan machen wollten, indem sie soviel wie möglich selbst in Regie nahmen, an ihrer Arbeit weniger *Freude* hatten als die andern, denen es gerade darauf ankam, wie hier – bei behutsamer Pflege – einmal etwas ohne ihr Zutun geschah. Freude an der Arbeit ist wohl die entscheidende Bedingung dafür, daß das Gärtnern auch gesund ist. Auf derselben Seite findet sich die Gesundheit nun auch bei Friedman und Rosenman. Denn hier kam heraus, daß in der A-Gruppe 23 von insgesamt 83 Personen mehr oder weniger herzkrank oder krankheitsgefährdet waren (»clear-cut symptoms or definitive electrocardiographic signs of clinical coronary disease«; 1959, 1291), in der B-Gruppe aber waren dies nur 3 von ebenfalls 83 Personen. Dabei ist noch zu berücksichtigen, daß die 23 Fälle dem Verhaltenstyp A durchweg voll entsprachen, während die drei Fälle in der andern Gruppe eher am Rand zur A-Seite hin lagen. Als das Hauptergebnis ihrer Arbeit betonten die Autoren, daß die Krankheitsgefährdung der A-Gruppe ausschließlich verhaltensbedingt sei.

Der Umgang mit der Zeit also kann gesund oder pathogen sein.

Alles selbst bestimmen und niemals »Zeit verlieren« zu wollen ist krankhaft. So zu leben, daß alles seine Zeit hat, ist gesund. Franklin war in der salomonischen Tradition aufgewachsen und lebte selbst wohl noch weitgehend danach:

> »Ein jegliches hat seine Zeit ... geboren werden hat seine Zeit, sterben hat seine Zeit; ... heilen hat seine Zeit; ... schweigen hat seine Zeit, reden hat seine Zeit; ... Streit hat seine Zeit, Friede hat seine Zeit« (Prediger 3,1–8).

Demgegenüber hat sich inzwischen die rastlose Geschäftigkeit, die Franklin gleichermaßen gelten lassen wollte, so ausgebreitet, daß wir auch die dazu passenden Krankheiten bekommen.

Hier fehlt nun freilich noch die Brücke zu den Whitehall-Studien des dritten Kapitels. Diese ist auch von der andern Seite her die Zeitkultur unserer Gesellschaft. Ich habe die Arbeit von Friedman und Rosenman mit Cecil G. Helman (1987) von vornherein aus dieser Sicht interpretiert, nachdem die Autoren selbst ja eigentlich nur das Typ-A-Verhalten definiert und seine Pathogenität belegt hatten. Daß dies Verhalten nicht nur persönlich, sondern kulturbedingt ist, hat zunächst A. Appels (1973) insoweit erklärt, als er die Korrelation mit der Leistungsorientierung verschiedener Gesellschaften plausibel gemacht hat. Einige Jahre später haben Michael G. Marmot und Leonhard S. Syme (1976) gezeigt, daß der große Unterschied zwischen der geringen Zahl der koronaren Herzkrankheiten in Japan und ihrer großen Häufigkeit in den USA soziale und kulturelle Gründe hatte und von den medizinischen Risikofaktoren her nicht zu erklären war. Denn unter den in den USA lebenden Japanern blieben diese Krankheiten so selten wie in Japan, wenn sie weiterhin japanisch lebten, und wurden um so häufiger, je mehr sie sich den US-amerikanischen Lebensformen assimilierten. Helman hat dann angenommen, daß der kulturelle Kern, durch den die westlichen Gesellschaften so anfällig für das Typ-A-Verhalten und die dazu passenden Krankheiten sind, gerade ihre Zeitkultur ist. Seine Überlegungen folgten denen des kurz vorher erschienenen Buchs von Edward T. Hall (1983), auf das auch ich mich im folgenden noch beziehen werde.

Im Umkreis der Whitehall-Studien ist der Gedanke, daß der gesellschaftliche Gradient der Krankheitshäufigkeit etwas mit unserer Zeitkultur zu tun haben könnte, soviel ich sehe, nicht verfolgt worden. Dabei ging es zwar nicht nur um koronare Herzkrankheiten, aber diese spielten auch hier eine besondere Rolle. Die Brücke ist jedoch nicht schwer zu schlagen. Denn die wesentliche Bedingung, die zum pathogenen Ende der Hierarchie hin viel weniger als nach oben hin erfüllt war, ist das selbstbestimmte Handeln oder die Selbstverwirklichung im Sinn von Maslow. Charakteristisch dafür ist aber, daß man nicht nur weisungsgebunden oder anderweitig als ein Getriebener – was in höheren Positionen nicht in derselben Weise vorkommt – handelt, sondern alles, was man tut, »seine Zeit haben« läßt und darüber frei entscheidet. Dies in gemeinsamer Verantwortung zu tun führt wiederum zu der Anerkennung, die Siegrist als die wesentliche Bedingung der Gesundheit herausgestellt hat. Die Erklärungsmodelle von Karasek (1979) und Karasek/Theorell (1990) bzw. Siegrist (1986/1996) kommen also auch darin überein, daß sie sich implizit auf die Zeitkultur bzw. -unkultur unserer Gesellschaft beziehen. Dies wäre vielleicht sogar die beste Synthese, die sozialmedizinisch freilich noch zu leisten bleibt.

Im übrigen kommen die durch Friedman und Rosenman ausgelösten Arbeiten mit denen des Whitehall-Projekts darin überein, daß sie Angehörige verschiedener Hierarchiestufen umfassen. Dabei ist anzunehmen, daß sich die gesellschaftliche Verteilung der koronaren Herzkrankheiten mit ihrer allgemeinen Zunahme in den Nachkriegsjahrzehnten verändert hat. Vor allem aber haben Friedman und Rosenman den Kreis der A-Persönlichkeiten dadurch etwas zu weit gefaßt, daß sie nicht zwischen stark abhängig und relativ unabhängig Beschäftigten unterschieden haben. Holt man dies nach, so erweisen sich die letzteren als die – wegen Streß, Ärger und Feindseligkeit – durch Herzkrankheiten Hauptgefährdeten (Howard u.a. 1990/Evans u.a. 1994, 179f.). Die Brücke zwischen den beiden Gruppen von Studien ist dann so zu schlagen, daß die Typ-A-Zeitkultur in der Hierarchie nach unten hin zunimmt, die Typ-B-Zeitkultur nach oben hin. Dabei nehme ich an, daß das Typ-A-Verhalten im Lauf der Zeit von oben nach unten eine eigene Form gefunden hat.

Nietzsche hatte also möglicherweise recht damit, daß die Heilung vom modernen Zeitbegriff eine entscheidende Bedingung für die Gesundheit ist (Grätzel 1989, 151 ff.). Wer diese Konsequenz zu hoch gegriffen findet, könnte einwenden, es genüge auch ein regelmäßiger Mittagsschlaf. Dies ist in der Tat der Fall, denn es hat sich gezeigt, daß die geringere Anfälligkeit der mediterranen Lebensart für Herzinfarkte und Schlaganfälle außer der gesünderen Ernährung zum guten Teil auch der mittäglichen Siesta geschuldet ist (Naska u.a. 2007). Es fragt sich dann nur, ob die Siesta nicht ihrerseits ein Geheiltsein von der unablässigen Geschäftigkeit voraussetzt.

Im Sinn von Marianne Gronemeyer ist diese Geschäftigkeit vielleicht dadurch entstanden, daß die meisten Menschen nicht mehr an ein Leben nach dem Tod glauben und deshalb das leibliche Leben sozusagen als die »letzte Gelegenheit« ansehen, etwas mit sich anzufangen (1993). Für den Umgang mit den Zeitkrankheiten unserer Gegenwart wird man dies oder andere Gründe zunächst einmal hinnehmen müssen. Um so mehr kommt es darauf an, daß Ärzte selbst ein nicht gleichermaßen pathogenes Zeitverhältnis haben, also keine Typ-A-Persönlichkeiten sind und auch der Krankheit ihre Zeit lassen können.

Wer an dem pathogenen Verhältnis zur Zeit erkrankt, das die Industriekultur charakterisiert, wird gerade in der Krankheit einer andern Zeitlichkeit bedürfen als der, die er nicht mehr ausgehalten hat. Dafür ist noch ein weiterer Unterschied zwischen den A- und B-Lebensformen entscheidend, den ich bisher nicht angesprochen habe, der zwischen Erinnerung und Gedächtnis (Grätzel 1997, 93). Der Erfolg eines A-Lebens hängt zum guten Teil davon ab, daß man ein ordentliches *Gedächtnis* hat, also nicht vergißt, wann und in welcher Reihenfolge was passiert ist und wie es planmäßig weitergehen müßte, denn sonst hätte man die Dinge ja nicht richtig im Griff. Demgegenüber richtet sich die *Erinnerung* nach innen hin auf das Selbstgefühl für den Weg, den man geht, so wie die Hippokratiker meinten, man sei in der Krankheit außer sich bzw. außer seiner Natur und suche nun, wieder zu sich zu kommen. Das Ziel der Erinnerung ist also die orientierende Selbsterkenntnis, der es gerade in der Krankheit bedarf, wenn man von den Leistungen des Gedächtnisses entlastet sein möchte.

Auch die Krankheit also hat ihre Zeit, und man soll sie ihr lassen. »Drei Tugenden des Arztes: Bereitschaft, Entschlossenheit, Geduld sind Kategorien der Zeit. ... Es gab Zeiten, in denen die Tugend des Chirurgen das rechte Handeln, die des Internisten das Abwarten war« (Hartmann 1968, 22/33), mittlerweile aber muß jegliche Zeitkultur im Gesundheitswesen wohl weitgehend erst wieder neu gebildet werden. In der gegenwärtigen medizinischen Praxis fehlt die Bereitschaft besonders beim Sterbenlassen und die Geduld dafür, daß ein Mensch zu seiner Zeit geboren wird.

Eine entscheidende Bedingung für die Erneuerung der ärztlichen Zeitkultur ist die Wahrnehmung des jeweils rechten Augenblicks (gr. kairós), um etwas zu tun. Ein Bild dafür ist das Aufquellen des Teichs Betesda im Johannesevangelium (Joh 5,6 ff.). Der Kairos hängt danach nicht nur vom persönlichen Zustand des Kranken, sondern auch von den jeweiligen Verhältnissen ab. Wenn ein Mediziner darauf nicht achtet, sondern die Patienten »gesund zu machen« sucht, so wie sie gerade kommen, kann es wohl auch Heilungen zum falschen Zeitpunkt und eine entsprechende Wiederkehr derselben oder einer anderen Krankheit geben.

Daß ein Arzt allemal nur zur rechten Zeit wirklich helfen kann, erklärte Paracelsus dadurch, daß Krankheiten ein Stück vorweggenommenes Fegefeuer seien, also einen kathartischen Sinn haben: »darumb mag kein Arzt gesunt machen, es sei dan sach das von got dis fegfeur aus sei« (um 1520, I 226). Der Arzt soll abwarten, bis es überstanden ist. Paracelsus fügte hinzu, die Kranken könnten dann, wenn diese Reinigung vollzogen sei, kraft ihres Glaubens zwar auch von alleine wieder gesund werden, aber ihr Glaube sei dazu im allgemeinen nicht stark genug. Der Arzt kann danach letztlich nur das tun, was Gott in uns von alleine geschehen ließe, wenn unsere religiöse »Erinnerung« noch stark genug wäre.

*Krebskrankheiten in der Begrenzungskrise*
*des menschlichen Naturverhältnisses*

Welche weiteren Krankheiten die Symptome von Verwerfungen im menschlichen Naturverhältnis sein können, läßt sich einstweilen nur vermuten. Es wäre aber plausibel, wenn auch das, was hier im großen nicht stimmt, sich im kleinen als persönlich pathogen erwiese.

Im Großen, d.h. in unserm gesellschaftlichen Naturverhältnis, stehen wir in einer Begrenzungskrise. Die Umweltverträglichkeit der einzelnen Produktions-, Verteilungs- und Konsumprozesse ist in den vergangenen Jahrzehnten zwar wesentlich verbessert worden. Durch das Wachstum der Wirtschaft aber werden diese Fortschritte immer wieder so weit zunichte gemacht, daß wir insgesamt weiterhin wesentlich mehr verbrauchen, als sich erneuert oder erneuern läßt. Von jeder Nachhaltigkeit sind wir immer noch weit entfernt. Die Wirtschaftsentwicklung erfüllt die Kapitalinteressen, tut dies aber zu Lasten der Natur insgesamt und innerhalb der Gesellschaft zu Lasten der menschlichen Beziehungen im Privatleben und in der Arbeit.

Die Begrenzungskrise zeigt sich auch darin, daß man die Effizienz bzw. Profitabilität der Prozesse immer schärfer kalkuliert, damit also mehr und mehr an die Grenze geht. Die Betriebe bemühen sich, nur noch die tüchtigsten und effizientesten Mitarbeiter zu behalten und alle andern zu entlassen. Noch vor wenigen Jahrzehnten leistete man es sich, die weniger Tüchtigen sozusagen mitzuziehen und sie das tun zu lassen, was sie nach ihren Fähigkeiten können. Dies ist jetzt zu Lasten der Integrität durch den Globalisierungsdruck – der aber politisch zu verantworten ist – kaum noch möglich. Im Verhältnis zur natürlichen Mitwelt nenne ich im folgenden das Beispiel der Nutzpflanzen, die früher einmal Obstbäume hätten werden dürfen, jetzt aber nur noch so hoch sind, daß sie mühelos von Hand geerntet werden können, und so viele Früchte tragen, als seien sie nur dazu da. Ein anderes Beispiel sind die Äcker, deren Ertrag durch Dünger so maximiert wird, daß auf keinem Quadratmeter weniger wächst als auf den andern.

In der Nutzung sowohl der menschlichen Arbeit als auch der natürlichen Mitwelt geht unsere Wirtschaft schamlos bis an die äußerste Grenze, um auch noch den letzten Cent an Ertrag herauszuholen. Dies geht, wie man sagt, *zu weit*. Wenn wir im Verfolgen unserer Ziele keine Grenzen wahren können, sondern dabei zu weit gehen, passen dazu aber diejenigen Krankheiten, für die dasselbe gilt. Dies sind alle Arten von Krebs, so daß wir uns nicht zu wundern brauchen, wenn dies die dominierende Krankheit unserer Zeit ist. Die obsttragenden Gewächse, die keine Bäume mehr sind, sehen schon selber aus wie Krebsgeschwüre.

Natürlich habe ich keinerlei Beweise für meine Hypothese, daß die *Krebskrankheiten Symptome der Begrenzungskrise unseres industriellen Wirtschaftens in der Natur und mit der menschlichen Arbeit sind.* Historisch aber ist es wohl immer wieder so gewesen, daß die Krankheiten der verschiedenen Epochen zu deren Lebensart gepaßt und einander abgelöst haben, wenn diese sich wandelte. Und die in diesem Kapitel geschilderten empirischen Befunde zeigen immerhin sehr deutlich, daß Menschen in ihren Naturverhältnissen (Licht, Bäume, Landschaften etc.) unbewußt erheblich sensibler sind, als sie selber und die Mediziner wissen. Da ganz gewöhnliche Zeitgenossen – ohne jede ästhetische Bildung – physiologisch so deutlich darauf reagieren, ob sie irgendwo Tageslicht wahrnehmen können und auf was sie blicken, wenn sie aus dem Fenster gucken, kann man sich aber ja eigentlich kaum vorstellen, daß neben den gesundheitsförderlichen nicht auch pathogene Wirkungen unserer Naturbeziehung entsprechen sollten.

Wenn die Begrenzungskrise unseres wirtschaftlichen Naturverhältnisses unbewußt pathogen wirkt, sind davon ganze Gesellschaften betroffen, also jeder Einzelne, der dazugehört. Da trotzdem nicht alle Angehörigen einer Gesellschaft an Krebs erkranken, scheint es auch hier unterschiedliche Resistenzen und Dispositionen zu geben. Vielleicht beeinflußt das persönliche Verhalten die Krankheitswahrscheinlichkeit. Sobald daran nichts mehr zu ändern ist, gilt aber wohl Parzivals Regel, daß nur das Schwert, das die Wunde schlug, sie wieder heilen kann. Gegen die Krankheiten unserer Zeit hilft allenfalls die Medizin unserer Zeit, zumal dann, wenn der Kranke dies in einem umfassenderen Geist geschehen läßt, so wie es Tiziano Terzani in seiner Krankengeschichte bezeugt (2004).

## (7) Heil und Heilung

Das stärkste Gefühl der Zugehörigkeit ist die Religion. Die Heilung der Navajos durch einen Gottesdienst, der sie an die Schönheit der Welt erinnerte, habe ich schon erwähnt. Wir wissen von keinerlei menschlichen Gesellschaften oder Kulturen, die nicht irgendeine Form von Religion gehabt hätten. Die europäischen Religionen stammen aus dem Vorderen Orient und sind dort mindestens bis zu den Anfängen der Seßhaftigkeit in Anatolien zurückzuverfolgen. Die Religionen der amerikanischen Ureinwohner wiederum sind von diesen vermutlich bereits bei der Besiedlung Amerikas vor etwa 15 000 Jahren aus Asien mitgebracht worden.»Es besteht kein vernünftiger Zweifel, und es gibt einige Hinweise darauf, daß Religion mindestens seit dem Jungpaläolithikum besteht, also seit rund 40 000 Jahren. Bestattungsbräuche kannte früher schon der Neandertaler« (Burkert 1996, 14). Religion zu haben war also wohl spätestens eine Errungenschaft der kulturellen Revolution, auf die ich bereits in der Naturgeschichte der Biophilie eingegangen bin.

Ein religiöser Mensch – d.h. einer, der sich in Gottes oder der Götter Händen weiß – kann eine Krankheit nicht als eine bloße Betriebs- oder Funktionsstörung eines Körperteils wahrnehmen. Er wird sich vielmehr fragen, warum gerade *ihm* gerade *jetzt* gerade *diese* Krankheit zustößt. Viele Menschen haben sich von der Religion abgewendet, weil sie meinten, es gebe hier allenfalls die autoritäre Antwort, die Krankheit sei eine – verdiente oder unverdiente – Strafe für irgendeine Gebotsübertretung, d.h. für eine Schuld. Sich Gott nur als den strafenden vorstellen zu können ist jedoch eine Schwundstufe von Religion, in der die bloße Einhaltung von Geboten an die Stelle eines in der Zugehörigkeit zum Ganzen sinnerfüllten Lebens getreten ist. Ein religiöser Mensch wird die Frage, warum gerade ihm gerade jetzt gerade diese Krankheit zustößt, zwar auch darauf beziehen, wie er sein Leben lebt, jedoch in dem Sinn, ob er dazu als dem eigenen stehen kann oder ob er etwas vermeidet, dem er nach seiner inneren Stimme oder – im Sinn von Groddeck – der seines Unbewußten nicht ausweichen sollte. In der Krankheit gibt Gott oder geben die Götter dieser inneren Stimme mehr Nachdruck, als wir wahrhaben wollten. Dies können aber natürlich nur diejenigen merken, welche die Krankheit überhaupt als die eigene anerkennen, sie also nicht für ein zufälliges Mißgeschick halten, das mit ihnen nichts zu tun hat und ihnen also auch nichts zu sagen hat, so daß es keiner Antwort in eigener Verantwortung bedarf. Die Krankheit als die eigene anzuerkennen wird oft auch dadurch erschwert, daß man eine Schuld oder Mitschuld nicht zugeben möchte, so wie es dem autoritären Gottesbild entspricht.

Nun ist es einerseits viel bequemer, eine Krankheit nur zu *haben* und nicht vor sich selber krank zu *sein*, denn dies erspart die Selbstkritik, wie die Krankheit eine Kehrseite des eigenen Lebens ist. Kritiklos in den pathogenen Lebensformen unserer gegenwärtigen Gesellschaft zu verharren und sich von den Medizinern nur körperlich für die Fortsetzung dieses Lebens immer wieder instand setzen zu lassen entspricht auch den gesellschaftlichen Bedingungen, unter denen der Einzelne persönlich steht, und dem Sinn der Krankenkassen. Hier den bequemeren Weg zu gehen wird in einem religionsaversiven Bewußtsein noch dadurch unterstützt, daß der andere Weg traditionell der des religiösen Menschen und durch ein tendenziell autoritäres Religionsverständnis – Krankheit als Strafe für selbstverschuldete Unbotmäßigkeiten – teilweise sogar mit Recht diskreditiert ist.

Sich für die eigenen Krankheiten gar nicht mehr verantwortlich zu fühlen hat ihrer Wahrnehmung als einer autoritären Sanktion aber schwerlich etwas voraus, sondern ist entgegengesetzt gleich falsch. Das Solidaritätsprinzip und die sozialstaatliche Fürsorge unterstützen diese Unverantwortlichkeit, obwohl Solidarität doch eigentlich auch und gerade dann geboten ist, wenn Menschen für ihre Krankheiten persönlich und politisch so weitgehend selbstverantwortlich sind, wie es heute der Fall ist.

Die Medizin kommt dem Bedürfnis, Krankheiten nicht als die eigenen anerkennen zu wollen, traditionell durch die Unterscheidung »natürlicher« und »übernatürlicher« Krankheitsursachen entgegen. Natürliche Ursachen sind diejenigen, die man ohne nachhaltige Selbstkritik anerkennen und sich vom Halse zu halten versuchen kann, die übernatürlichen – die das eigene Verhältnis zu den Mitmenschen oder Ahnen und zu den Göttern betreffen – sind es nicht. Sich mit seiner Krankheit nicht zu identifizieren ist also nicht nur die bequemste, am wenigsten selbstkritische und außerdem durch mitleidig-solidarische Fürsorge belohnte Reaktion, sondern kann obendrein mit religionsaversiven Gefühlen gerechtfertigt werden. Dieser Kombination ist schwer zu entgehen, nachdem die Religion sowohl durch die Entwicklung des allgemeinen Bewußtseins als auch durch die real existierenden Kirchen in

Mißkredit gebracht worden ist. Allenfalls das Gesundheitswesen und insbesondere die Ärzte könnten die Kranken aus dieser Unverantwortlichkeitsfalle herausholen, aber den Ärzten und besonders den bloßen Medizinern kommt die Haltung der Patienten sowohl ökonomisch als auch mental entgegen, denn sie haben ein Standesbewußtsein entwickelt, daß alle Krankheiten »bloß natürliche« Ursachen haben und daß sie allein dafür zuständig seien, so daß es hier keines »Seelsorgers« mehr bedarf. Die Trennung der Zuständigkeit für das Heil der Seele einerseits und die Heilung des Körpers andererseits geht sogar auf eine kirchliche Verfügung aus dem Jahr 1215 zurück, daß Priester nicht chiropraktisch tätig sein dürften. Die Kirchen sind für diesen Dualismus also selbst verantwortlich. Insoweit die Ärzte sich in ihrem Handeln vom Religiösen und vom Ganzheitlichen gleichermaßen abkehren, bleibt die körperteilorientierte Medizin zurück.

Ich beziehe mich hinsichtlich des ärztlichen Bewußtseins beispielhaft auf die Darstellung der Medizingeschichte durch Roy Porter (1946–2002), dessen Denken mir in dieser Hinsicht für das vieler Medizinhistoriker wie für das geschichtliche Selbstverständnis der heutigen Medizin ziemlich repräsentativ zu sein scheint. Porter zog einen emphatischen und sehr entschiedenen Trennungsstrich zwischen vermeintlich übernatürlichen und natürlichen Krankheitsursachen, indem er unter den ersteren verstand, daß Menschen meinten, Krankheiten könnten

- aus Böswilligkeit von Mitmenschen durch Hexerei erzeugt werden;
- eine Strafe dafür sein, daß man gegen die Ahnen oder andere Verstorbene gefrevelt habe;
- durch böse Geister oder Dämonen hervorgerufen sein, denen man mit einem ihnen nicht genehmen Verhalten mißfallen habe;
- von Gott oder den Göttern verhängt sein, um dadurch ein menschliches Fehlverhalten als Verstoß gegen göttliche Gebote zu ahnden.

Porter hielt all dies für Humbug, und so geht es wohl auch den meisten modernen Medizinern. Er beschränkte sich in seiner Darstellung der Geschichte der Medizin deshalb auf die sogenannten natürlichen Ursachen von Krankheiten und ließ auch nur die Beschäftigung mit diesen überhaupt als Medizin gelten (1997, 33). Unter den natürlichen Ursachen verstand er, daß irgend etwas nicht gutgegangen sei, z.B. durch das Klima, durch Hunger, Erschöpfung, Unfälle, Verletzungen, Infektionen und Parasiten – also alles, was dem Kranken gegenüber ein Grund der Teilnahme und der ärztlichen Hilfsbereitschaft ist, ohne sein Ergehen als eine Folge seines eigenen Handelns ansehen zu müssen. In diesem Verständnis der Medizin liegt eine auch auf seiten der Ärzte entschiedene Abwehr dagegen, daß ein Kranker an seiner Krankheit »selber schuld« oder zumindest für sie mitverantwortlich sein könne.

Hinter Porters Distanzierung von den »übernatürlichen« Krankheitsursachen steckt also mehr als die Beschränkung des Gesundheitswesens auf den Bereich, in dem es erfolgreich zu sein scheint – zumal er diesen Erfolg in seiner Bewertung der Medizin als einer Sisyphusarbeit durchaus ambivalent beurteilte. Worauf es ihm eigentlich ankam, war die Reinigung des ärztlichen Handelns von allen autoritären Elementen – wie sie ja damit verbunden sein können, daß ein Priester im Namen übernatürlicher Instanzen urteilt, zu denen er einen privilegierten Zugang zu haben beansprucht. Porter lobte deshalb die Hippokratischen Ärzte als die ersten, die sich von den Priestern emanzipiert hätten, indem sie sich auf die »natürlichen« Krankheitsursachen beschränkten und Krankheiten nicht mehr von oben herab be(ver)urteilten, sondern sich bescheiden zu dem Kranken ans Bett setzten, um ihm einfach nur beizustehen. Nach meinem Verständnis wird diese Entgegensetzung der Hippokratischen Heilkunst nicht gerecht, weil die griechischen Ärzte die Götter in der Natur wahrnahmen, also auch das Natürliche für göttlich hielten. Man kann die antiautoritäre Haltung der Hippokratiker trotzdem begrüßen, zumal die griechische Religion nicht autoritär war, die Medizin aber mittlerweile selbst ziemlich autoritär auftritt.

## Psychoneuroimmunologie – Von Apolls Pfeilen und der gestohlenen Bundeslade

Eine andere Frage ist, ob die Ärzte es sich mit den vermeintlich übernatürlichen Erklärungen von Krankheiten nicht medizingeschichtlich zu leicht gemacht haben. Man könnte meinen, die Distanzierung sei nur allzu berechtigt gewesen, denn Hexerei, böse Geister und göttliche Krankheitsstrafen seien doch tatsächlich Humbug. Ich will dies nicht generell ausschließen. Daß es in vielen Fällen Scharlatanerien gegeben hat und gibt, berechtigt uns aber nicht, die geistigen und religiösen Dimensionen von Krankheitsprozessen zu übergehen.

Ich beziehe mich auf das am Ende des zweiten Kapitels bereits angedeutete Beispiel: Die *Ilias* beginnt damit, daß der Apollonpriester Chryses im Heer der Griechen erscheint, um seine Tochter Chryseïs freizukaufen. »Da stimmten ehrfürchtig zu alle anderen Achaier, Daß man den Priester scheuen und die prangende Lösung nehmen sollte« (Vers I 22 f.). Agamemnon aber, der Heerführer, wollte sich von der Frau nicht trennen, weigerte sich, sie herauszugeben, und schickte den Priester mit bösen Worten fort – wenn er sich noch einmal blicken lasse, werde es ihm übel ergehen. Somit verließ Chryses das Lager unverrichteter Dinge und betete zu Apollon um Hilfe. Dieser ergrimmte, setzte sich abseits des Heers und schoß von dort seine Pfeile. Der Lichtgott Apollon gibt Gesundheit und Krankheit, ließ vermöge seiner »Pfeile« also eine Seuche unter den Achaiern ausbrechen.

»Die Maultiere überkam er zuerst und die flinken Hunde, / Dann aber, auf sie selbst das Geschoß, das spitze, richtend, / Traf er, und immer brannten in Mengen die Scheiterhaufen der Toten. / Neun Tage gingen durch das Heer die Geschosse des Gottes, / Am zehnten jedoch berief das Volk zur Versammlung Achilleus« (Vers I 50–54).

In der Volksversammlung bat Achill den Seher Kalchas, das Unheil, d.h. den offenbaren Zorn des Gottes, zu erklären, und Kalchas nannte als Grund die Mißachtung des Chryses durch Agamemnon. Die Seuche werde nicht enden, ehe dem Priester nicht seine Tochter zurückgegeben und Apollon von den Achaiern ein beträchtliches Sühneopfer gebracht worden sei. Verwirkt sei nun natürlich auch die ursprünglich gebotene Gegengabe. So kam es denn auch. Allerdings gingen Achill und Agamemnon darüber im Streit auseinander, und Achill beteiligte sich einstweilen nicht mehr an den Kämpfen.

Ein moderner Mediziner hält die Zurückführung der Seuche auf Apolls Pfeile für eine übernatürliche und somit falsche Erklärung. Er kann damit also nichts anfangen und wird sagen: In Wahrheit gab es damals Krankheitserreger, die sich in dem auf kleinem Raum versammelten Heer leicht ausbreiten konnten. Mit der Behandlung des Priesters hatte die Seuche nichts zu tun, Agamemnon hätte die Frau insoweit also getrost behalten können. Allerdings gab die Seuche dem Kalchas einen Vorwand, den begangenen Verstoß gegen die Religion wieder in Ordnung bringen zu lassen.

Wie aber war es wirklich? Meines Erachtens hatte Kalchas ganz recht, und zwar auch medizinisch. Die Griechen waren nämlich ein religiöses Volk und verehrten Apoll als die Kraft des Lichts und des Geistes in der Welt. Diese Kraft gibt es auch heute noch. Es liegt eine große Weisheit darin, Gesundheit und Krankheit so wahrzunehmen, daß sie im wesentlichen davon abhängen. Aus Ehrfurcht vor Apoll – dem Gott des Delphischen Heiligtums und einem der größten nach Zeus – waren, als sein Priester Chryses um die Rückgabe seiner Tochter bat und dafür eine »prangende Lösung« (reiche Geschenke) bot, »alle [pántas]« (Vers I 22) dafür gewesen, dieses Angebot anzunehmen. Nur Agamemnon, ihr Heerführer, hatte sich widersetzt, und selbst Achill konnte dagegen nichts ausrichten.

Aus diesem Bericht folgt also, daß ebenfalls »allen« – und im Stillen wohl sogar Agamemnon – sehr unbehaglich zumute gewesen sein muß, nachdem der Priester fortgejagt worden war. Sie hatten ein äußerst schlechtes Gewissen und fürchteten ein Unheil durch den mißachteten Gott. Psychoneuroimmunologisch heißt das: Ihr Immunsystem war geschwächt. Unter diesen Umständen hatten die – stets gegenwärtigen – Krankheitserreger ein leichtes Spiel, zumal in der räumlichen Beengtheit des Heerlagers.

Denkbar wäre gewesen, daß Homer sich zusätzlich zur Zeitspanne von der Mißachtung des Chryses bis zum Auftreten der Seuche geäußert hätte. Dazu wird aber nichts gesagt. Homer hat also auf die Dramatisierung verzichtet, die Strafe der Missetat sozusagen auf dem Fuß folgen zu lassen, so daß die Erzählung auch der nötigen Inkubationszeit Raum gibt.

Natürlich trägt meine Erklärung der Apollinischen Pfeile nur so weit, wie die Griechen an Apoll wirklich *glaubten*, denn ihre Krankheit war eine Wirklichkeit dieses Glaubens. Denjenigen also, die diesen Glauben für einen Irrtum halten, ist sie eine Wirklichkeit dieses Irrtums. So wie Walter Burkert die Geschichte erzählt (1996, 126 ff.), habe ich den Eindruck, daß er sie so versteht. Demgegenüber möchte ich Homer noch weiter gehend recht geben. Denn verehren nicht auch wir die Kraft des Lichts und des Geistes? Wir nennen sie nicht mehr Apollon und halten sie nicht einmal für göttlich, denn die zur Wahrnehmung des Göttlichen in der Natur nötige religiöse Bildung ist uns durch eine Engführung des Christentums abhanden gekommen, obwohl in der Johanneischen Schöpfungsgeschichte auch Christus mit dem Licht identifiziert wird (Meyer-Abich 2008). Wenn wir aber krank sind, erfahren wir das Licht – wie zuvor geschildert – als eine ursprüngliche Lebenskraft. Ich selbst brauche dazu nicht einmal krank zu werden, und so geht es doch wohl auch Andern. Und wenn es außer dem Licht die Sinnstiftung im Leben ist, die uns eigentlich gesund erhält, dann ist es nicht entscheidend, ob wir diese Verschränkung von Licht und Geist überdies apollinisch nennen. Latent also steht unsere Verehrung dieses Gottes der der Griechen kaum nach, wir sind nur etwas weniger religiös gebildet.

Nicht nur Krankheiten werden auf religiöse Pflichtverletzungen zurückgeführt, sondern auch mancherlei anderes Unheil. Dabei nehmen sich die Menschen allerdings oft bei weitem zu wichtig. Ein typisches Beispiel ist die Sonnenfinsternis vom 28. Mai 585 v. Chr., die von Thales vorhergesagt worden sein soll. An diesem Tag fand wieder einmal eine Schlacht zwischen Lydern und Medern (Persern) statt, die einander schon jahrelang bekriegten und nun die Sonnenfinsternis als eine göttliche Mißbilligung dieser permanenten Streiterei interpretierten, so daß sie vor lauter Schreck endlich Frieden schlossen. Die anthropozentrische Neigung, alles auf sich zu beziehen, was bei einer Sonnenfinsternis besonders aberwitzig ist, hat also manchmal auch ihr Gutes.

Die religiöse Deutung einer Krankheit hat immer das Gute, daß sie »eine sinnhafte Welt entwirft« (Burkert 1996, 132), die der Gesundung Raum gibt, diese vermeintliche Sinnhaftigkeit kann jedoch auch ein großer Unsinn sein. Und dennoch: Sie ist es nicht immer. Man kann den Sinn eines Geschehens falsch einschätzen; gleichwohl bleibt es richtig, daß es der Gesundheit dient und oft genug lebensnotwendig ist, sich an einer Sinnhaftigkeit des Handelns zu orientieren. Diese muß nicht explizit religiös verstanden werden, aber Gesundheit und Krankheit haben ihre tiefsten Wurzeln in der menschlichen Zugehörigkeit zum Ganzen, also zumindest implizit in einem religiösen Grundverhältnis.

## Spiritualität in der naturgeschichtlichen Landschaft

Das menschliche Handeln ist immer ein Ausdruck des Selbstverständnisses, wer man selber sei, denn ein jeder sucht das eigene Leben zu führen, also »das Seine« zu tun und braucht dazu ein Gefühlsbewußtsein, wer er selber und was das Seine ist. Eigen ist uns, daß jeder Mensch eine besondere Individuation des Ganzen ist, denn die Güte oder die »Tugend« des Einzelnen – was er also taugt – ist, wie Nikolaus von Kues sagte, daß das Ganze in ihm dieser besondere Einzelne geworden ist. Wir können uns aber nicht *vom Ganzen her* verstehen, weil wir selbst dazugehören und keinen entsprechenden Abstand haben, sondern nur *auf das Ganze hin*, indem wir auf einen *Sinn* unseres individuellen Daseins hin leben. Das Unsere zu tun oder das, wofür wir gut sind, ist die Anerkennung dieses Sinns im menschlichen Handeln.

Auf das Ganze hin entwerfen wir uns sowohl in einer unmittelbaren Religiosität als auch durch die Einsicht, uns in einer naturgeschichtlichen »Landschaft« (Burkert 1996, 36) zu finden, die lange vor der Menschheit da war. Gesund leben wir, solange unsere Lebensformen in die Landschaft passen, in der wir beheimatet sind.

Zu der Naturgeschichte, aus der wir uns nicht lösen können, gehört auch die Religion. Natürlich sind alle Religionen kulturell geprägt, sie selber aber ist eine kulturübergreifende Tatsache und somit kein bloß kulturelles Phänomen. Burkert nennt als Grundcharaktere aller Religionen die Undeutlichkeit Gottes bzw. der Götter, den kommunikativen Bezug auf das Unsichtbare und schließlich den Ernst, denn die »Furcht des HERRN ist der Weisheit Anfang« (Ps 111,10; vgl. Burkert 1996, 18 ff.). Dies sind zugleich die typischen Charaktere der Wahrnehmung des Ganzen. Da es unter den Teilen nicht zu finden ist, die wir kennen, ist es so undeutlich oder unsichtbar wie die Natur der Dinge gegenüber den Dingen der Natur. Trotzdem können wir uns darauf beziehen. Und indem wir die Zugehörigkeit zum Ganzen ernst nehmen – in der »Furcht des Herrn« also –, verlieren wir die Angst in der Welt der Dinge.

Man könnte meinen, die Zugehörigkeit zum Ganzen oder das Gefühl der schlechthinnigen Abhängigkeit von Gott – Friedrich Schleiermachers (1768–1834) Erklärung der Frömmigkeit (1830/ 31, § 4) – widerstreite dem neuzeitlichen Projekt der individuellen Freiheit. Dies ist aber gerade nicht der Fall, denn Freiheit (nach einer bestehenden Ordnung frei zu sein) und Autonomie (sich die Ordnung selbst zu geben) sind zu unterscheiden, was allerdings sogar in der Philosophie oft nicht geschieht. Autonom sind wir nicht, frei aber sind wir, indem wir tun, wofür wir unserer Natur nach als je besondere Individuationen des Ganzen gut sind.

Ohne Religion sind jedoch auch diejenigen nicht, die ihre Freiheit mit Pico della Mirandola als Autonomie auslegen und ausleben möchten. Soweit die heutigen Menschen sich als unreligiös empfinden, haben sich Religion und Mythologie bei ihnen lediglich, wie Mircea Eliade einmal sehr schön gesagt hat, ins Unbewußte sozusagen »okkultiert« (1957, 183). Dies kann sich vor allem dann zeigen, wenn sie krank sind. Dann nämlich, wenn man nicht mehr gut bei Kräften ist, kommt es darauf an, sich die ordnenden Kräfte in der Welt zu vergegenwärtigen und sie in sich »wirklich« werden zu lassen. Es gilt, wieder zu erfahren, wodurch die Welt Bestand hat, so daß wir leben können. Dazu bedarf es der rituellen Vergegenwärtigung der Schöpfung durch die ärztliche Therapie, so daß wir innerlich spüren, wie die Welt *»von den Göttern geschaffen ist«* (144). In der Krankheit bedürfen wir der Erinnerung an das, woraus wir sind, und daß wir nicht von uns aus wir selber – also autonom – sind. Eliade nennt hier den Baum als eine Chiffre des Dramas, das sich auch bei den okkultiert Areligiösen im Unbewußten abspielt (182). Zeyde-Margreth Erdmann hat die heilende Wirkung der Erinnerung an Bäume aus der psychotherapeutischen Praxis belegt (1997).

Der Arzt sollte also versuchen, die Spiritualität des Patienten zu erfassen, unabhängig davon, ob dieser sich als religiös versteht oder nicht. Die Einheit des Teils mit dem Ganzen ist durch Meditation oder Yoga, durch die Wahrnehmung von Schönheit oder in der Freude an etwas zu erfahren.

»Wenn wir uns ohne Vorurteile der Frage zuwenden können, wie die Gefühle unsere Gesundheit beeinflussen, dann werden wir eines Tages vielleicht auch für die spirituelle Dimension der Gesundheit offen sein« (Moyers/Zawacki 1993, 154).

Sich dem Göttlichen zu verbinden (religio) heißt ganz allgemein, die Kraft in uns (wieder) vordringlich werden zu lassen, aus der wir leben, weben und sind. Anders gesagt: den Atem der Natur ganz durchzuatmen. Gesundheit ist diese Kraft des Menschseins.

## Gesundheit und Rechtsgefühl

Eliades Analogie des Gesundwerdens mit einer Wiedergeburt nach dem Vorbild der Schöpfung nimmt die in allen Kulturen lebendige Vorstellung wieder auf, daß die menschliche Gesundheit ein individuelles Übereinkommen mit dem Ganzen ist. Walter Burkert hat den Gedanken der Bewahrung der Schöpfung unter dem Gesichtspunkt der Erhaltung des Gleichgewichts genauer verfolgt, ohne dabei an die menschliche Gesundheit zu denken. Von diesem Gleichgewicht handelt zuerst der Satz des Anaximander von Milet (ca. 610–545), der uns als die früheste Aussage der abendländischen Philosophie überliefert ist:

»Woraus aber alles, was ist, sein Entstehen hat, dahinein geschieht auch sein Vergehen nach der Schuldigkeit [so wie es sich gehört]. Denn alles, was ist, gibt einander Recht [Ausgleich] und Buße für die Ungerechtigkeit nach der Ordnung der Zeit« (Diels-Kranz B 1; in meiner Übersetzung).

Die Rede ist von allem Einzelnen in der Welt, den vielen Dingen und Lebewesen, und aus dem Zusammenhang ergibt sich, daß das, woher es kommt und wohin es auch wieder vergeht, das »Apeiron« ist, das Unbestimmte oder Unbegrenzte, nicht als ein Einzelnes Benennbare. Gemeint ist das, was im Deutschen vielleicht am besten als *ursprüngliche Weite* oder Offenheit zu fassen ist. Diese Weite ist das Es, welches gibt, was »es gibt«. Der Satz des Anaximander enthält also die tröstliche Botschaft: Alles, was uns im Leben zu schaffen macht, sind eigentlich doch nur Eingrenzungen der ursprünglichen Weite, die allem Leben und seinen Gegensätzen Raum gibt, und wird in dieser Weite auch wieder aufgehen. Dies gilt freilich auch für uns menschliche Individuen, die wir uns manchmal wichtiger nehmen, als wir eigentlich sind. Noch in aller Enge lebt die Weite, und in allem Endlichen sieht auch das Unendliche uns an. Anaximanders Apeiron heißt seit Heraklit die *Natur* der Dinge.

Der Satz des Anaximander beschreibt die Ordnung der Welt als eine Rechtsgemeinschaft der Natur, verbindet also das Sein und das Sollen. Denn er besagt: *So ist es*, der Ausgleich von Entstehen und Vergehen findet statt, aber dies geschieht nach Recht und Schuldigkeit, so wie es sich gehört, d.h., *so soll es auch sein*. Eine besonders schöne Wahrnehmung der Gerechtigkeit in der Natur bietet das unbewegte Meer. So heißt es in einem Gedicht von Solon: »Von den Winden wird das Meer aufgerührt. Wenn es aber keiner bewegt, dann ist es von allen Dingen das Gerechteste« (West ²1992, Fragment 12; Übersetzung Schadewaldt 1978, 118). Das spiegelglatte Meer hat dieselbe Ausgeglichenheit, um die sich ein guter Richter bemüht.

Natur ist ein normativer Begriff, andernfalls würde der Fehlschluß begangen, den man in der neueren Philosophie naturalistisch nennt. Ich erläutere im folgenden, daß auch die moderne Naturwissenschaft das Sein der Dinge unter Gesichtspunkten eines Sollens, nämlich von Interessen des verfügenden Umgangs mit den Dingen, beschreibt. Dies entspricht nicht dem Selbstverständnis und der Selbstdarstellung dieser Wissenschaft. Man kann sie aber auch so fassen, wie es der Einsicht des Anaximander entspricht. Dann erweist sich beispielsweise, wie ein kluger Biologe einmal gesagt hat, der Stoffwechsel als »eine Erkundung verschiedener Formen des Danks« (nach Tellkamp 2008, 874). Es wäre der Mühe wert, die naturwissenschaftliche Medizin in eine Form zu bringen, die den Menschen als ein handelndes Wesen zu erkennen gibt.

Abgesehen von der Natur teilt Anaximanders Grundsatz die Normativität sowohl mit dem Begriff der Gesundheit, die das Leitbild des ärztlichen Handelns ist, als auch mit jeglicher religiösen Weltbeschreibung und gesellschaftlichen Normativität. Burkert ist in diesem Sinn der Reziprozität von Gabe und Gegengabe nachgegangen, die nach einem epochalen Aufsatz von Marcel Mauss (1923/24) ein Kernthema der Ethnologie und ethnologischen Soziologie geworden ist.

Ich verstehe Anaximanders Satz so wie den Goetheschen: »Was man ist, das blieb man andern schuldig« (*Tasso*, Vers 106). Kein Mensch ist einfach nur er selber, sondern jedes Individuum ist die Individuation eines Mitseins seiner Eltern und all derer, mit denen er aufgewachsen ist, sowie der Kultur und Überlieferung, welche dieses Mitsein getragen haben. Als solche aber schuldet er sein Leben dem gesellschaftlichen und dem Naturzusammenhang, der in ihm sein Gesicht angenommen hat. Im Tod gehen wir wieder ein in dieses Ganze. Die Reziprozität bestimmt aber auch den Lebensablauf in den Einzelheiten des gesellschaftlichen Mitseins und sogar im Verhältnis zu Gott oder zu den Göttern.

Fragt man sich, wie es hinsichtlich der Gottesgaben mit der Reziprozität auf unserer Seite steht, so gilt jedenfalls, daß gute Taten, insbesondere an Bedürftige, vergolten werden sollen. Gutes zu tun wird einmal geradezu als ein Darlehen an Gott verstanden: »Wer sich des Armen erbarmt, der leiht dem HERRN, und der wird ihm vergelten, was er Gutes getan hat« (Sprüche 19,17). Was das übrige Leben angeht, so stehen bei Burkert die Opfer im Zentrum des Interesses. Ich will nicht bestreiten, daß auch dies menschliche Gegengaben für alles das sind, was die Götter uns gewähren. Vor allem aber halte ich es für die angemessenste menschliche Gegengabe, nicht nur den Armen Gutes zu tun, sondern *überhaupt Gutes zu tun*, also im Leben das Seine zu tun – das, wofür man gut ist oder was man schuldig ist. Opfer kommen hinzu, sind oft aber doch vor allem eine reinigende Sühne für begangene Missetaten, so wie bei den Achaiern für den Frevel an dem Apollonpriester Chryses. Wenn wir aber nicht tun, was wir schuldig sind, und uns nehmen, was die Götter nicht gewähren, trifft uns ihr »Neid«, denn Neid ist ja das Gefühl, daß dem andern etwas nicht zusteht. Wir können dies bestenfalls noch selbst empfinden und daran erkranken, was die Chance der wiederzufindenden Gesundheit bietet.

Der religiöse Ausgleich von Gabe und Gegengabe – das gewährte Leben dem Gewährenden zu schulden – beherrscht nach dem Satz des Anaximander auch das gesellschaftliche Leben im Recht und Rechtsempfinden sowie das persönliche in der Gesundheit. Insbesondere ist das gesamte Rechtswesen – wie im Bild der Waage der Justitia – ein ungeheures Ausgleichswesen. Denn wo Recht gesprochen wird, geht es immer um den Ausgleich von persönlichen Interessen oder zwischen diesen und dem Allgemeinheitsinteresse. Wo es der Rechtsprechung gar nicht erst bedarf, wahren Einzelne oder Gruppen den gerechten Ausgleich entweder von alleine, oder sie werden durch einen weisen Richter davon überzeugt, wie sie sich »vergleichen« sollten, um ihr Gleichgewicht wiederzufinden.

Das Rechtswesen hätte sich politisch aber wohl nicht allgemein durchsetzen können, wenn es im menschlichen Bewußtsein nicht ein tiefverwurzeltes Gerechtigkeitsbedürfnis gäbe. Analog zur Biophilie könnte man es eine Dikephilie (gr. dike = Gerechtigkeit) nennen und seiner bzw. ihrer naturgeschichtlichen Herkunft ähnliche Studien wie die zuvor im Anschluß an Wilson besprochenen widmen. Daß es diese Dikephilie tatsächlich gibt, hat sich durch empirisch-anthropologische Untersuchungen gezeigt, die in neuerer Zeit letztlich durch eine Arbeit von Mancur Olson (1965) ausgelöst worden sind. Die erste Phase der daranschließenden Debatte ist 1993 von Lars Udéhn zusammengefaßt worden.

Olson hatte das Problem aufgeworfen, daß nach dem herrschenden Menschenbild – anders als Adam Smith erwartet hatte – ein egoistisches Verhalten der Individuen nicht zum Wohl des Ganzen ausschlägt, wenn Einzelne sich Vorteile zu Lasten des Ganzen verschaffen können. Da Menschen de facto viel weiter gehend miteinander kooperieren, als es hiernach zu erwarten wäre, führte die an Olsons Arbeit anschließende Debatte letztlich zu dem Schluß, daß der wirtschaftende Mensch in Wahrheit ein gesellschaftliches Wesen und nicht der kleine Egoist (homo oeconomicus) ist, mit dem die klassische und die neoliberale Ökonomie rechnen. Darüber hinaus zeigt sich, daß »cooperation increases dramatically if people are allowed to communicate before being subjected to a social dilemma« (Udéhn 1993, 254). Verständigung ist ein politisches Grundbedürfnis.

In einer zweiten Phase der Diskussion ist man der festgestellten Kooperations- bzw. Verständigungsbereitschaft vor allem daraufhin weiter nachgegangen, ob dahinter nicht nur ein etwas subtilerer Egoismus steckt, als Adam Smith ihn sich vorstellen konnte. Es könnte ja auch sein, daß man mit Andern nur insoweit kooperiert, wie man sich davon persönliche Vorteile verspricht. Eine bahnbrechende Studie hierzu war die von Ernst Fehr und Simon Gächter (2002), in der die Autoren zeigten, daß in einem kooperativen Spiel die Möglichkeit zur Bestrafung derer, die sich Vorteile zu Lasten des Gemeinwohls aller Mitspieler verschaffen, eine Bedingung der Kooperation ist und daß die Mitspieler diese »free rider« sogar auf eigene Kosten bestrafen, d.h. aus einem Gerechtigkeitsgefühl heraus einen Aufwand treiben, der ihnen persönlich *keinen Vorteil* bringt. In einer späteren Arbeit aus demselben Institut wurde zusätzlich festgestellt, daß sich das angeborene Gerechtigkeitsgefühl in seinen Abwägungen ändert, wenn das Gehirn dem Einfluß von Magnetfeldern ausgesetzt wird. Diese Verschiebungen änderten aber nichts an der entscheidenden Tatsache, daß solche Abwägungen überhaupt stattfinden (Knoch u.a. 2006).

Offenbar also haben sich »trotz Individualisierung und Globalisierung, trotz der Fixierung auf Wachstum und Wettbewerb innere Kräfte der Solidarität und des Gemeinschaftsgefühls erhalten … Sie schöpfen ihre Energie aus dem intrinsisch motivierten Bestreben, sinnvoll zu handeln und sich gesellschaftlich produktiv einzubringen« (Dahm/Scherhorn 2008, 154), also das Seine nicht nur für sich zu tun.

Wer nun noch meint, auch das Gerechtigkeitsgefühl entspringe einem egoistischen Interesse an der Aufrechterhaltung der Kooperation, möge sich daran erinnern, daß Hiobs Prüfungen die Folge der Denunziation seiner vollkommenen Frömmigkeit als Eigennutz waren, Hiob diese Prüfungen aber bestanden hat. Wie Kooperation und Verständigung auch dem Überleben dienen, ist eine weiterführend interessante Frage (Bowles 2006; Nowak 2006; Rockenbach/Milinski 2006; McNamara u.a. 2008).

Das so mannigfach bezeugte Bedürfnis nach einem gerechten Ausgleich ist gleichermaßen entscheidend für die persönliche Gesundheit. Dies war nicht Burkerts Thema, für die Philosophie der Medizin aber ist sein Buch vor allem deshalb interessant, weil Gesundheit selbst eine Ausgeglichenheit und jede zu starke Unausgeglichenheit pathogen ist. Dies ist das immer wieder bestätigte Grundergebnis der medizinischen Streßforschung. Ich erinnere außerdem an Weizsäckers »Krankengeschichte« von dem Bauern, der um einen Acker prozessierte, weil er endlich einmal recht bekommen wollte, dazu aber nicht die richtige Gelegenheit gewählt hatte. Ähnliche Fälle ließen sich aus der psychosomatischen Praxis wohl relativ leicht ergänzen. Vor allem aber haben sich Ungleichgewichte, nämlich Verletzungen der Reziprozität von Arbeitsleistung und Anerkennung der Arbeit, als eine Grundtatsache der gesundheitlichen Diskriminierung von abhängig Beschäftigten ergeben. Dabei ist Anerkennung schon vom Wortsinn her selbst das Bedürfnis, im menschlichen Mitsein nicht von oben herab, sondern sozusagen in Augenhöhe, also ausgewogen angesehen zu werden.

Für den zwischenmenschlichen Ausgleich und die gegenseitige Anerkennung zu sorgen ist eine politische, nach den vorangegangenen Überlegungen nun aber gleichermaßen gesundheitliche Funktion der Religion, eigentlich also auch der Kirchen. Staaten und Gesellschaften bzw. Völker haben immer wieder die Chance ergriffen, ihren Zusammenhalt durch Religion zu festigen und dadurch stark zu sein. Eine besondere Solidarität kann ja dadurch entstehen, daß die Religion – wenn sich auch die Herrschenden ihr unterwerfen – eine Herrschaft akzeptabel macht, so wie sie umgekehrt durch eine allzu starke Verbindung mit den Herrschenden oder mit den Wohlhabenden kompromittiert wird. Ein intaktes Gemeinwesen, mit dem alle zufrieden sind, ist das beste Gesundheitswesen. Der medizinischen Versorgung bedarf es um so mehr, je unzufriedener die Bürger sind.

## (8) Religiöse und kulturelle Bedingungen von Gesundheit und Krankheit

»Die natürlichen Neigungen und Triebe«, bemerkte Charles Dickens im Hinblick auf die gewöhnliche Liebe der Eltern zu ihren Kindern, »gehören zu den schönsten Werken der Vorsehung, müssen aber wie so viele andere in der Schöpfung gehegt und gepflegt werden, da sie sonst leicht verkümmern und schließlich verschwinden, wie es ja auch bei den Pflanzen der Erde der Fall ist« (1839, 528=46. Kapitel). Auch die uns zugewachsene Biophilie hat gezeigt, wie wertvoll unsere naturgeschichtlichen Anlagen sein können. Ihre Hege und Pflege aber ist wiederum eine Aufgabe der Kultur, die ja schon dem Wortsinn nach der Pflege dient. Eine andere Aufgabe ist die Begrenzung zerstörerischer Neigungen (Lorenz 1963), woran es gegenwärtig besonders in der Wirtschaft hapert.

Im weitesten Sinn des Begriffs ist Kultur nichts spezifisch Menschliches, denn alle Arten von Lebewesen haben im natürlichen Mitsein ihre je besonderen Lebensformen, vermöge derer ihr Lebensraum nach ihnen aussieht oder sie ihm anzusehen sind. Zum Beispiel sieht die Heide nach Heidschnucken aus, ein Ameisenhaufen nach Ameisen und eine Stadt nach Menschen. Weniger prägend, aber gleichermaßen ihrem Lebensraum entsprechend sind beispielsweise zwei Vogelarten, die für sich kaum zu unterscheiden sind, wohl aber nach ihrer Mitwelt, denn die eine lebt in Feuchtgebieten und die andere nicht (Wilson 1984, 107).

Unter den Naturformen der Kultur hat die menschliche die Welt so viel stärker verändert als die aller andern Lebewesen, daß wir uns angewöhnt haben, Kultur für etwas spezifisch Menschliches anzusehen. Dies zu tun ist auch insoweit berechtigt, als alle andern Lebewesen bereits naturgeschichtlich passende Lebensräume vorfinden und in diesen nach ihrer Geburt gleich lebensfähig sind, der Mensch – auf seiner jetzigen Entwicklungsstufe – hingegen nicht. Denn wir sind auf die kulturelle Hege und Pflege, wie Dickens mit Recht feststellte, regelrecht angewiesen.

Die Natur läßt uns also nicht bereits fertig zur Welt kommen, hat uns aber mit der Fähigkeit ausgestattet, das Fehlende durch Kultur zu ergänzen. Insoweit trifft auch Picos These zu, der Mensch sei dasjenige Lebewesen, dem die Natur es überlassen habe, sich selbst zu bilden und nicht bereits vorgebildet auf die Welt zu kommen. Richtig ist dies aber nur für die kulturelle Ausprägung der menschlichen Natur, nicht für Manipulationen des Erbguts. Kultur also ist das, was zu schaffen die Natur uns als einen eigenen Beitrag zur Naturgeschichte überlassen hat. Was bei Pico noch nicht anklingt, ist, daß dieser Beitrag eine *passende* Ergänzung oder Fortsetzung der bereits geschehenen Naturgeschichte sein müßte. Das Passende ist nach dem schon zitierten Wort von Kant durch die Schönheit ausgezeichnet, in der wir unsere Zugehörigkeit zur Welt wahrnehmen. Demgegenüber sind etwa seit der industriellen Revolution die Ordnungen der menschlichen Wirtschaft nicht mehr im Einklang mit denen des Ganzen der Natur. Diese Diskrepanz ist hier aber nur insoweit mein Thema, wie sie unsere Gesundheitskultur betrifft.

Ich meine mit Kultur im folgenden immer die menschliche und verstehe darunter diejenigen Lebensformen in der Natur, die unser Beitrag zur Naturgeschichte sind. Im Singular aber ist Kultur eine starke Abstraktion, denn nicht nur gibt es in der gegenwärtigen Welt eine Fülle sehr verschiedener Kulturen, sondern sie alle haben sich geschichtlich aus wiederum andern entwickelt. Jede einzelne Kultur ist für diejenigen Menschen oder Gesellschaften, die sich durch sie in der Natur eingerichtet haben, diejenige Matrix, relativ zu der alle Dinge und alles Geschehen in ihrem Sinn und in ihrer Bedeutung für das menschliche Handeln bewertet werden: »culture consists of socially established structures of meaning« (Geertz 1973, 12), so daß man ein fremdes Volk noch lange nicht versteht, wenn man nur die Worte seiner Sprache übersetzen kann. Was Frankl mit dem Lebenssinn oder Antonovsky mit der Kohärenz als Bedingungen der Gesundheit gemeint haben, kann immer nur auf die Kultur bezogen werden, in der man lebt. Gesundheit und Krankheit sind deshalb selbst kulturbedingt und nicht interkulturell invariant.

Beispielsweise kennen Japanerinnen, Maya-Indianerinnen und andere im allgemeinen keine Wechseljahre, d. h., sie werden nicht »alt«, wenn sie keine Kinder mehr bekommen können, denn in Japan »a woman reaches the prime of life in her fifties and at that time enjoys the acme of her responsibility« (Lock 1993, 347; vgl.

Moerman 2002, 74f.). In unserer Gesellschaft ist dies nicht der Normalfall, was aber nicht physiologisch, sondern nur kulturell bedingt ist. Ebenso gibt es, wie die Ethnologen berichten, Krankheiten, die auf bestimmte Kulturen beschränkt sind, so daß einem Menschen in einer Kultur etwas fehlen kann, was der ärztlichen Behandlung bedarf, in einer anderen Kultur aber gar nicht als Beschwernis wahrgenommen würde. Ein kurioses Beispiel ist, daß US-amerikanische Marineoffiziere, die auf den Philippinen Soldaten rekrutierten, sich darüber wunderten, nach ihren Kriterien ein Viertel der Kandidaten als schizophren beurteilen zu müssen. Diese Männer kommunizierten nämlich mit Geistern, was ein westlicher Individualist in der Regel nicht versteht und deshalb als Geisteskrankheit diagnostiziert (Williams 2003, 132).

Bekannte Phänomene sind auch, daß Migranten aus einer andern Kultur, z.B. der türkischen, in ihren Krankheiten aus unserer Sicht schwer zu verstehen sind. Dies liegt aber nicht nur an mangelnden Sprachkenntnissen, sondern daran, daß derselbe medizinische Befund nicht dieselbe Krankheit ist, die ein Deutscher damit haben würde. Wenn man bedenkt, daß alle körperlichen Krankheiten psychosomatisch sind, als Krankheiten der Seele also diesen oder jenen körperlichen Ausdruck haben, braucht man sich darüber nicht zu wundern. Denn die Seelen und somit auch ihre Krankheiten sind so verschieden wie die Kulturen, viel verschiedener als die Körper.

Gesundheit und Krankheit sind also rein naturwissenschaftlich gar nicht feststellbar, weil sie keine bloß naturwissenschaftlichen Befunde sind. Denn die Naturwissenschaften nehmen die kulturelle Seite der menschlichen Natur nicht wahr. Dies hat sich bei den Placebo-Effekten bereits daran gezeigt, daß die Atmosphäre der Behandlung, die nun auch ihre Kulturform heißen kann, für deren Erfolg entscheidend oder sogar allein entscheidend war. Ähnlich ausgefallen ist eine Analyse der Heilkunst der nordamerikanischen Ureinwohner. Moderne Mediziner konnten hier mit Befriedigung feststellen, daß die verordneten Phytopharmaka den Kranken in der Regel die auch nach unseren medizinischen Standards nötigen Wirkstoffe zuführten, und erklärten dadurch den Erfolg der Behandlung. Die darüber hinausgehenden rituellen Elemente der Krankheitsbehandlung durch die Schamanen hielten sie aber natürlich für Humbug. Diese Bewertung beruht wiederum auf dem westlichen Aberglauben an die Pharmazie bzw. Chemotherapie:

»It seems equally clear, however, that neither native practitioners nor patients saw drugs as a more vital (life-sustaining) portion of the healing process than song and dance« (Moerman 1979, 60).

Wie recht sie damit haben, versteht man, wenn Burkert erklärt:

»Der Schamane führt in Ekstase vor, wie er eine abenteuerliche Suche in jenseitige Bereiche unternimmt; ... Zweck der Reise ist, die ›Seelen‹ von Kranken zurückzuholen, die man im Jenseits gefangen glaubt.«

Denn was der Schamane demonstriert, hat die Struktur einer Erzählung, d.h. einer Sinnstiftung, die – wie zuvor bereits angesprochen – neuerdings in der narrativen Heilkunde wiederentdeckt wird (1996, 87/74 ff.). Die Seele des Kranken ist in der unsichtbaren Welt »gefangen«, hat also ihren Realitätsbezug verloren, und der Schamane unternimmt eine Expedition, um sie in die Wirklichkeit zurückzuholen. Ist das nicht mindestens so vernünftig wie die Verordnung eines Medikaments?

Daß eigentlich die Medikamente wirken und Gesang und Tanz nur eine zusätzliche Unterhaltung bieten, die für den Heilungsprozeß auch unterbleiben könnte, entspricht dem cartesianisch materialistischen Selbstverständnis der modernen Medizin, in Gestalt ihrer »Atmosphäre« hat aber auch diese ihre Tänze und Gesänge. Die Rituale der Medizin haben mit ihrer Naturwissenschaftlichkeit nichts zu tun, sondern sollen vor allem Vertrauenswürdigkeit und Autorität ausstrahlen. Der Mediziner präsentiert sich als derjenige, der etwas kann, was der Patient nicht kann, und zwar in einer verläßlichen Weise. Es ist so, als wenn er »ego te absolvam« sagte, denn er verheißt den Patienten die Befreiung von einer Last, der Krankheit. Dazu trägt er den weißen Kittel, und wenn er ihn einmal nicht trägt, verhält er sich meistens so, als trage er ihn doch. Dazu kommt die Aura von Wissenschaftlichkeit und Kompetenz, welche die medizinisch-technischen Apparate umfängt. Natürlich gibt es außerdem das Gespräch zwischen Arzt und Patient. Dieses aber wird auch dann, wenn es in einem partnerschaftlichen Ton stattfindet, eigentlich von oben herab geführt, denn dem Patienten wird etwas Medizinisches erklärt, wo er letztlich nicht mithalten kann, aber doch so, daß er sich durch die nicht herablassend wirkende Herablassung anerkannt fühlt und dadurch zusätzliches Vertrauen in die Autorität gewinnt, der er sich ausliefert. Dies alles ist, wie im zweiten Kapitel geschildert, die »Atmosphäre«, ohne die die Medikamente und sonstigen Behandlungen nicht wirken. Mancher Schamane könnte sich davon noch etwas abgucken. Hinzu kommt, daß die Naturwissenschaften, die dies alles glaubhaft machen, selbst ein kultureller Entwurf zur Verfügung über die Sinnenwelt sind (Meyer-Abich 1997[a], 180ff.).

Die medizinische und die schamanische Heilkunst unterscheiden sich also nicht darin, daß die eine im wesentlichen wirkt und dazu beiläufig auch noch ein paar Rituale aufbietet, weil ja alles seine Form haben muß, die andere hingegen im wesentlichen Theater spielt und beiläufig auch noch ein paar Medikamente kennt, denen sie eigentlich ihre Wirkung verdankt. Vielmehr wirken beide Arten der Heilkunst – ebenso wie alle andern: die chinesische, die indische und jegliche Komplementärmedizin – teils materiell und teils rituell, körperlich und geistig. Es wäre ja auch merkwürdig, wenn die Heilung einem kranken Menschen in einem der beiden Modi seines Daseins allein zuteil werden könnte.

Ein wesentlicher Unterschied der Medizin von – wie ich annehme – den meisten andern Formen der Heilkunst ist jedoch, daß der Mediziner sein »Ego te absolvam« ohne die Bedingung der Beichte anbietet, d.h. ohne daß der Kranke seinerseits tut, was an ihm liegt. Die Beichte – die übrigens auch in der evangelischen Kirche zu den Sakramenten gehört, dort aber kaum noch stattfindet – ist ja vor allem ein Akt der wiederum sinnstiftenden Selbsterkenntnis, in dem der Mensch sich darüber klar wird, in welcher Weise er von seinem Weg abgekommen ist. Dies ist, wie Nikolaus von Kues betont hat, aber keine »bloße« Erkenntnis, sondern sie ist es nur in dem *Gefühl* der Wahrheit unseres Daseins (1450, III 483), d.h. der religio. Denn in der Selbsterkenntnis stehen wir vor dem Spiegel der Wahrheit, in dem wir uns selber sehen und als Bild davorstehen. Erst nachdem wir das Unsere dazu getan haben, spricht der Priester sein »Ego te absolvo«.

Eine solche Vorleistung wird in der cartesianischen Medizin nicht erwartet, sondern wenn der Kranke sich zum Arzt begibt, bringt er ihm eigentlich nur seinen Körper und bekennt dazu seine Zahlungsbereitschaft bzw. Krankenversicherung. Der Arzt wiederum läßt sich darauf ein, den Körper wieder instand zu setzen, soweit er es vermag, und fragt nicht weiter nach dem Woher und Wohin. Dies geschieht, wenn darüber gesprochen würde, in dem Einvernehmen, daß der Patient von seiner Krankheit gleichsam zufällig getroffen worden ist, im wesentlichen nichts dafür kann und mit ihr eigentlich nichts zu tun hat. Verglichen mit der Beichte als Vorbedingung der religiösen Absolution, könnte man meinen, der Patient werde hier von solchen Vorleistungen entlastet. In Wahrheit aber wird er gerade nicht entlastet, sondern bleibt mit alle dem belastet, was zu seiner Krankheit geführt hat.

Unsere Medizin ist eine ganz andere Krankheits- und Gesundheitskultur als die, in der Tänze und Gesänge für die Behandlung des Kranken genauso wichtig sind wie die Medikamente, und zwar auch im Bewußtsein der Ärzte bzw. Schamanen. Diese hätten sich ja niemals durch die Entdeckung überraschen lassen, daß nicht allein die somatische Behandlung wirkt, und alles übrige erst einmal für bloße Placebos gehalten. Eine gleichermaßen somatische wie geistliche Therapie ist bei Naturvölkern jedoch immer so angelegt, daß mit der Heilung auch das Heil gesucht und die Heilung im Heil, also in einem religiösen Sinnerleben gefunden wird.

> Der Kranke wird dadurch geheilt »not in the sense of being restored to the state in which he existed prior to the onset of illness, but in the sense of being rhetorically ›moved‹ into a state dissimilar from both pre-illness and illness reality« (Csordas 1983, 346).

Man wird also durch die Krankheit nicht einfach »wiederhergestellt«, wie unsere Mediziner sagen, sondern ist nachher nicht mehr derselbe wie vorher. Die Krankheit hatte einen persönlichen Sinn. Nach Weizsäcker gilt *beides* auch für den Arzt. Demgegenüber verschwindet dieser Sinn durch die Deutung der Krankheit

als eines unglücklichen Zufalls, der mit einem selber nichts zu tun hat.
Heil und Heilung gehören auch im Christentum zusammen.

»Wie das Leben, so ist also auch das Heil, christlich verstanden, *leibhaftiges Geschehen*, und dies wurde, wie frühe Zeugnisse der Christenheit reichlich belegen, vornehmlich in Gestalt von Heilung erlebt« (Grundmann 2007, 165).

In unserer säkularen Gesellschaft treten jegliche Sinntherapie und andere Formen der Psychotherapie sowie die neueren narrativen Therapien, die in der Tradition von Weizsäckers »Krankengeschichte« stehen, an die Stelle des religiösen Verbunds von Heil und Heilung. Sigmund Freud scheint die Ablösung der Religion sogar für gerechtfertigt gehalten zu haben, denn sie sei lediglich »›aus der Hilfsbedürftigkeit und Angst des Kindes und der jungen Menschheit [entstanden], da gibt es nichts zu rütteln‹« (Binswanger 1956, 98). Diese Religionskritik, die Freud in *Die Zukunft einer Illusion* (1927, XIV) entfaltet hat, wird auch heute noch geübt. Weiter verbreitet ist vermutlich die Gleichgültigkeit oder ein Desinteresse, als ob es die Kräfte der unsichtbaren Welt gar nicht gäbe.

Auch in der heutigen Welt aber bestehen noch sehr lebendige religiöse Gemeinschaften, und zwar gleichermaßen im Christentum wie im Islam und im Buddhismus bzw. in seinem traditionellen Umkreis (z.B. Shinto in Japan, Won in Korea). Dabei gibt es Fundamentalismen, die man politisch und vor allem theologisch aus guten Gründen kritisieren kann (Urban 2005), die aber meines Erachtens vor allem Erlösung durch eine religiös konstruktive Kritik verdienen. Denn die Rigorosität mancher religiöser oder konfessioneller Äußerungen erinnert an einen Phantomschmerz, der sich schlecht artikulieren kann, weil etwas verlorengegangen ist, das zu einer intakten Religion gehört: eine geistiggeistliche Kultur, also ein theologisches Niveau, wie es beispielsweise die Folge der Konzilien der katholischen Kirche seit zwei Jahrtausenden bewahrt hat.

Dem Kranken einfach nur helfen zu wollen, ohne sich weiter dafür zu interessieren, was ihm eigentlich fehlt, hat – abgesehen von der Zahlungsbereitschaft des Patienten – den Anschein der vorbehaltlosen Hilfsbereitschaft. In Wahrheit ähnelt die Hilfe der cartesianischen Medizin aber derjenigen, den Hungernden der Dritten Welt durch Nahrungsmittelspenden aus den reichen Ländern helfen zu wollen. In Katastrophensituationen ist dies natürlich das einzig Richtige, und gerade für den Umgang mit Katastrophen hat ja auch die Medizin eine wirkliche Meisterschaft entwickelt. Auf längere Sicht aber halte ich es doch für einen sehr weisen Gedanken, daß die Heilungsuchenden, wie die Schule von Salerno im 12. Jahrhundert empfohlen und das IV. Laterankonzil 1215 beschlossen hat, vor dem Beginn einer ärztlichen Behandlung die Beichte abzulegen, d. h. sich über die eigene Lebenssituation klarzuwerden haben (Jankrift 2003, 56). Ein philosophischer Arzt kann dies natürlich auch so halten wie Platon im *Charmides*, indem er den Patienten erst einmal zur Selbsterkenntnis in ein grundsätzliches Gespräch über sich selber zieht und ihm das Medikament nur für den Fall in Aussicht stellt, daß es zusätzlich gebraucht wird.

So wie die Selbsterkenntnis ein verändertes Mitsein mit Anderen und Anderem auslöst, kann die Veränderung umgekehrt auch von der Mitwelt ausgehen oder von ihr unterstützt werden. Für Menschen, die noch in einer traditionellen, also kirchlichen Weise religiös leben, ist vor allem ihre Gemeinde der Raum dieses Mitseins, so daß die Gebete derer, denen sie im Glauben verbunden sind, sie in der Krise stärken können. Daß dies so ist, kommt mir ebenso plausibel vor wie die Stärkung der Frischoperierten durch den Blick auf die Bäume.

Patienten haben jedenfalls auch spirituelle Bedürfnisse, für die man etwas tun kann, was ihre Selbstheilungskräfte stärkt. Das heutige Gesundheitswesen könnte schon wesentlich besser werden, wenn diese einfache Einsicht berücksichtigt würde. Im übrigen ist die Wirkung von Gebeten nicht so überraschend, wie mancher meinen mag. Denn innerhalb einer Glaubensgemeinschaft haben zwei Menschen erst recht viel mehr gemeinsam, als sie unterscheidet. Dieses Mitsein ist der Raum, in dem der Kranke und die Betenden gar nicht individuell verschieden sind. Ob die Gemeinsamkeiten des Mitseins durch eine besondere Art von Feldern vermittelt werden, wie Rupert Sheldrake (1981) meint, kann hier offenbleiben.

Gedenken wir dabei auch derer, die – wie ich selbst – in den herkömmlichen religiösen Gemeinschaften keine Heimat mehr finden, so glaube ich, daß jegliche Religiosität mit der Einschätzung des Todes zusammenhängt. Wer annimmt oder in der Verbindung mit den Verstorbenen erfährt, daß mit dem Tod nicht alles aus ist, mag sich an Platons schönes Bild erinnern, was der wirkliche Grund ist, warum man nichts Böses tun soll. Platon schilderte als die eigentliche Strafe für eine begangene Ungerechtigkeit nicht die irdische Sanktion, sondern *ein Übeltäter geworden zu sein*, also die durch das Unrechttun deformierte Seele, mit der man nach dem Tod in die unsichtbare Welt eingeht (*Theaitetos* 176d–177a). Der alte Glaube an das Fegefeuer bedeutet, daß diese Deformationen – wie durch die Krankheiten nach Paracelsus – noch abzuarbeiten sind, bevor man durch die enge Pforte des Todes paßt. Mit Anaximander ist darüber hinaus anzunehmen, daß sich die Individualitäten – vielleicht erst nach mehrmaligem Durchlauf durch ein Erdenleben – mit der Rückkehr in die Weite allmählich wieder verlieren. Wer dies alles glaubt, lebt auf eine Wiederverbindung mit dem Göttlichen hin und ist damit ein religiöser Mensch.

Wer es nicht glaubt, mag Platons Frage, was uns eigentlich davon abhält, unrecht zu tun, auf eine andere Weise beantworten. Ich würde mich nicht wundern, wenn sich auch dabei eine latente Religiosität zeigen würde, die sich deshalb nicht bekennt, weil man mit den traditionellen Formen von Religiosität nichts mehr zu tun haben will. Vor allem Katholiken sind oft durch Verletzungen geschädigt, haben dann aber wenigstens noch ein Grundgefühl für das, was sie verloren haben. Der Katholizismus hätte toleranter werden und der Protestantismus religiöser bleiben können, wenn die Kirchenspaltung vermieden worden wäre.

Es ist nach allen Überlegungen dieses Buchs nicht richtig, daß die Ärzte oder Mediziner sich nur mit dem individuellen Körper als dem Natürlichen und die Priester oder Theologen sich nur mit Gott als dem Übernatürlichen in seinem Verhältnis zum menschlichen Geist beschäftigen, denn dadurch werden beide der Natur nicht gerecht, die in uns Mensch geworden ist. Die bloß somatische Medizin und die bloß geisteswissenschaftliche Theologie sind entgegengesetzt gleich abstrakt, und der Angelpunkt dieser

Verkürzungen liegt im religiösen und im philosophischen Bewußtsein. »Christlicher Radikalismus ... kann Gott seine Schöpfung nicht verzeihen«, bemerkte Dietrich Bonhoeffer einmal. Die Naturgeschichte aber ist ein Gottesgeschick. »So muß also der Begriff des Natürlichen vom Evangelium her wiedergewonnen werden« (Bonhoeffer 1949, 146f./165). Das religiöse und philosophische Vorverständnis, das in der Medizin das ärztliche Handeln leitet, würde dadurch ein anderes als jetzt.

### Die Verdammung der Magie und die Entseelung der Natur. Umweltkrankheiten

Im Zentrum der Heilungsgeschichten des Alten wie des Neuen Testaments stehen die göttlichen Lebenskräfte. Wer aber deshalb diese Heilungen als »übernatürliche« in einen Gegensatz zu den »natürlichen« der modernen Medizin setzt, konstruiert eine spirituelle Einseitigkeit dieser Heilungen im Gegensatz zur somatischen der Medizin. Tatsächlich waren die biblischen Heilungen keineswegs einseitig spirituell, sondern eine spirituelle Stärkung der natürlichen Selbstheilungskräfte, also im besten Sinn psychosomatisch. Einen Gegensatz zwischen dem bloß Natürlichen und dem Übernatürlichen hat es hier ebensowenig wie im antiken Griechenland gegeben.

Angelegt aber war dieser Gegensatz, der sich später zum neuzeitlichen Cartesianismus entwickelte, in der Eifersüchtigkeit des jüdischen Gottes, wie sie die Propheten seit Ezechiel bezeugt haben. Demgegenüber scheint es vor dem Exil eher eine Göttergemeinschaft wie im Psalm 82 oder zumindest eine friedliche Koexistenz mit den Religionen der Palästinenser gegeben zu haben, in der Jahwe sogar eine Partnerin zugeschrieben worden ist (Weippert 1990; Keel/Uehlinger 1992, 259). Die spätere Eifersüchtigkeit führte dazu, daß die magischen Kräfte, von denen Menschen dämonisiert sein können und die in Zaubereien bzw. Hexereien beschworen werden, sogar von Jesus Christus in seinen Austreibungen einfach nur verdammt und nicht erlöst oder wenigstens gezähmt wurden. Nach dem Alten Testament war darüber hinaus nicht nur die Hexerei verboten, sondern die Hexen sollten sogar umgebracht werden (2 Mose 22,17). Die kritische Frage, wie diese Todesurteile gerechtfertigt werden könnten, wird von den einschlägigen Kommentaren vermieden (Jacob 1943, 711).

Die Verdammung der Magie hatte in der jüdisch-christlichen Tradition eine Art Zweiklassen-Religion hinsichtlich der geistigen Kräfte in der Natur zur Folge. In der monotheistischen Hochreligion war alles »nach Maß, Zahl und Gewicht geordnet« (Weisheit Salomos 11,21), und die einzig zugelassene göttliche Vielfalt war die der Engel. Unterhalb dieser Welt der Klarheit aber blieben alle die Konflikte im Unbewußten sich selbst überlassen, die den Polytheismus rechtfertigen und die in der griechisch-römischen Religion so viel besser anerkannt worden sind als im Judentum und im Christentum. Diese Stufe des Unbewußten war die des in der Hochreligion Vermiedenen, das der Magie überlassen blieb oder mit ihr verdrängt wurde. Dadurch wurde der Magie bzw. den Magiern oder Hexen aber auch der Geist der Klärung vorenthalten, den sie im Christentum hätten gewinnen können.

Die griechisch-römische Religion ist mit der Pluralität der geistigen Kräfte in der Welt wesentlich toleranter umgegangen. Ich nenne nur ein Beispiel: Der große Jupitertempel in Terracina in Latium ist Jupiter Anxur geweiht, d.h. der Erscheinung Jupiters in Gestalt des hier zuvor regional verehrten Gottes Anxur. Auch sonst haben die Römer den Besiegten – die sie schließlich überdies als Bundesgenossen in ihr Reich integrierten – im allgemeinen ihre Götter wie ihre Sprache gelassen, indem sie Zeus bzw. Jupiter und die andern Götter in ihnen sozusagen wiedererkannten. Ich halte diese Anerkennung – nicht die bloße Tolerierung, geschweige denn die Verdammung – der alten Götter, welche das Selbstverständnis und die Selbstachtung der verschiedenen Völker personifizierten, nicht nur für politisch genial, sondern auch für religiös und theologisch richtig. Denn wenn es in aller Vielfalt des Göttlichen doch eine Grundgemeinschaft gibt – die griechische, die Platon sogar monotheistisch als die Einheit Gottes zu verstehen wußte – und wenn Anxur ein wahrer Gott war, dann kann es doch nur Jupiter bzw. Zeus oder ein anderer Gott aus der olympischen Familie gewesen sein, der in Terracina in der kulturreligiösen Gestalt des Anxur verehrt wurde, als man dort von Jupiter noch nichts wußte. Demgegenüber steht die romanisch-christliche Kirche Santa Vittoria in Monteleone Sabino ein paar Kilometer landeinwärts neben oder auf einem Heiligtum der Fruchtbarkeitsgöttin Feronia und der Gesundheitsgöttin Angizia, und Vittoria soll dadurch eine Heilige geworden sein, daß sie eine den Ort bedrohende Schlange – das Symbol der Angizia – umgebracht und die Bewohner des Orts dadurch zum Christentum bekehrt habe. In Terracina wurde Feronia statt dessen verehrt, aber als Fortuna Feronia in der Ersteren aufgehoben.

Die Kräfte der Erde sind wohl überall dieselben, aber nicht überall die gleichen. Die Homogenisierung des religiösen Raums – der erst in der Neuzeit die des Koordinatenraums folgte – brachte eine Entseelung der irdischen Natur mit sich bzw. eine Verdrängung der Wahrnehmung ihrer Seelenkräfte in die »Magie«. Gleichzeitig legte die jüdische Schöpfungslehre – anders als die Platonische – die Erwartung nahe, die von Gott geschaffene Welt insgesamt als »nach Maß, Zahl und Gewicht geordnet« erkennen zu können. In diesem Verständnis suchte Johannes Kepler in den Gesetzen der Planetenbewegung die Gedanken Gottes bei der Schöpfung nachzuvollziehen, und Descartes stellte überrascht fest, daß die himmlische Mechanik auch auf Erden gilt. Unter den Theologen war es wohl Friedrich Gogarten (1958), der auf diese Affinität der alttestamentlichen Schöpfungslehre zur modernen Naturwissenschaft zuerst hingewiesen hat. Beide gemeinsam wollten von Magie nichts wissen, wobei der Eifersüchtigkeit Jahwes der Eifer der Naturwissenschaftler entsprach, die Welt möglichst entseelt zu beschreiben. Die bloß somatische Medizin ist eine Folge dieser Entseelung.

Ähnliche Konflikte gab es natürlich, wenn Naturvölker Christen wurden. Dabei scheinen teilweise jedoch tolerantere Lösungen gefunden worden zu sein als in den Anfängen der christlichen Kirchengeschichte. Barbara Tedlock berichtet von den Mayas im guatemaltekischen Hochland, daß sie die Anerkennung der Realitäten des natürlichen Unbewußten, die das westliche Bewußtsein aus der Sicht einer – unvollendeten – Aufklärung für magisch hält, durchaus mit dem Christentum zu verbinden verstehen (1982). Dies gilt insbesondere für ihr Leben in und mit der Zeit, wohingegen sich in den Industrieländern gezeigt hat, daß gerade unser Umgang mit der Zeit besonders pathogen ist. Ich komme darauf im folgenden Kapitel zurück.

Die Affinität zwischen dem jüdisch-christlichen Bewußtsein und der aufkommenden Naturwissenschaft bestätigt sich auch in überraschenden Details. Beispielsweise hatte Michael Servetus (1511–1553) aus der zweiten Schöpfungsgeschichte (Gen 2) auf den kleinen Blutkreislauf zwischen Herz und Lunge geschlossen. Sein Argument war: Da das Blut der Sitz der Seele ist und diese Adam von Gott eingehaucht worden ist, muß es einen Übergang der Luft in das Blut geben, dieser aber kann nur in der Lunge erfolgt sein. Somit muß das Blut über die Lunge aus der rechten Herzkammer in die linke fließen (1553).

Wie Glaube und Naturwissenschaft übereinkommen, beweist sich nicht nur im Erkennen, sondern gleichermaßen in der Technik. Beispielsweise wird in der *Legenda aurea* berichtet, daß die Heiligen Cosmas und Damian – Schutzpatrone der Ärzte – ein zu amputierendes Bein durch das eines Toten, und zwar eines Schwarzen, ersetzt haben (1955, 739f.). Im Kloster San Marco zu Florenz erinnert das Bild eines Manns mit einem unterhalb des Knies schwarzen Bein an diese geheiligte Transplantation. Daß religiöse Phantasien zugleich technische Visionen gewesen sind, ist auch anderweitig belegt, vor allem für die Waffentechnik bei dem Franziskanermönch Roger Bacon (ca. 1214–ca. 1292), der sich siebenhundert Jahre vor der Neutronenbombe gewünscht hat, Feinde durch eine Fernwirkung umzubringen, ohne sie zu berühren, und dadurch die Herrlichkeit Gottes zu demonstrieren.

Die Gleichsinnigkeit von Kirche und Wissenschaft hatte für die sogenannten Hexen und die Kräuterweiblein fatale Folgen. Dabei wird von den Kirchen wohl mittlerweile nicht mehr in Frage gestellt, daß die Hexenverfolgung falsch, unrecht und unsinnig gewesen ist, wohingegen eine entsprechende Einsicht auf seiten der Wissenschaft noch aussteht. Stellen wir uns aber beispielsweise vor, eine solche »Hexe« habe eine Krankheit oder ein andres Mißgeschick darauf zurückgeführt, daß der Betroffene im Streit mit bestimmten Personen liege und von diesen vielleicht vermöge einer gegnerischen »Hexe« auch noch eigens verhext worden sei, so sollte heutzutage niemand mehr bestreiten, daß hier ein uns gleichermaßen bekannter Sachverhalt beschrieben wird. Wenn man mit jemandem hadert, ist das ja eigentlich auch eine Art Verhexung, denn man ärgert *sich* über den andern. Wir sprechen zwar nicht mehr von Hexerei, sondern sagen statt dessen, daß die psychische Belastung durch den an der betreffenden Person nagenden Konflikt ihre Abwehrkräfte geschwächt habe, so daß sie krank geworden sei. Dies aber ist nur die Ausdrucksweise einer andern Zeit, um eine gleichermaßen im menschlichen Mitsein wurzelnde Krankheit zu beschreiben. Beschuldigungen und Intrigen wegen Sozialneid, persönlicher Animositäten und Mißtrauen gab es damals wie heute. Wer dann noch dagegenhalten will, daß die Therapien der Hexen – z. B. mit Amuletten oder Leichenteilen von Hingerichteten (Jankrift 2005, 22 f.) – unsinnig gewesen seien, die unseren hingegen wissenschaftlich begründet, kann aus der Placeboforschung lernen, daß Heilungen viele andere Gründe haben können als die wissenschaftlich angenommenen.

In derselben Weise läßt sich – wie im zweiten Kapitel bereits angedeutet – auch das Verhextsein durch einen Vorfahren, den man beleidigt habe, oder durch den Unwillen einer göttlichen Macht nach dem heutigen Stand des Wissens beschreiben. Wie viele Menschen daran kranken, daß sie noch in einem vorgerückten Alter mit ihrem Vater oder ihrer Mutter hadern, wissen vor allem die Psychoanalytiker. Unsere Individualität umfaßt über den Leib hinaus, in dem sie sich personalisiert, eben auch das seelische Mitsein mit Andern, Lebendigen oder Toten, in Gegenwart der Götter. Es wird also Zeit, daß nicht nur die Kirchen, sondern auch die Wissenschaften den vermeintlichen Hexen Abbitte leisten.

Daß Kirche und Wissenschaft sich gegen die Hexen einig waren, bedeutet freilich nicht, daß es zwischen ihnen keine Konflikte gab. In diesen aber ging es nicht um die Wahrheit in der Natur, sondern um das Wahrheitsmonopol in der menschlichen Gesellschaft. Dieser Konflikt kulminierte im Galileiprozeß (Weizsäcker 1964, 96–117) und ist von der prozeßführenden Kirche wie von den Kirchen überhaupt rechtlich gewonnen, religiös aber verloren worden.

Die christliche Kirche hatte sich freilich auch schon zu der Zeit, als sie das Wahrheitsmonopol noch hatte, auf eine Arbeitsteilung eingelassen, die den späteren Dualismus vorwegnahm. Dies geschah durch das Arrangement zwischen Priestern und Ärzten, in dem die ersteren für das Heil der Seele, die letzteren für die Heilung des Körpers zuständig waren. Dabei hatten die Ärzte für verschiedene Krankheiten je bestimmte Heilige zur Seite, beispielsweise St. Blasius gegen Atembeschwerden, St. Laurentius gegen Rückenschmerzen und Sta. Apollonia gegen Zahnweh. Daß es den Priestern 1215 verboten wurde, chiropraktisch tätig zu sein, deutet darauf hin, daß es in Teilbereichen professionelle Konflikte gegeben hat, so wie natürlich auch die Wunderheilungen mit den ärztlichen konkurrierten. Im wesentlichen aber gab es die klare Arbeitsteilung, die in der Philosophie René Descartes' im 17. Jahrhundert zum Sein der Welt stilisiert wurde: Die Priester sorgten für den eigentlichen Menschen, d. h. für die Seele, und waren – bis auf Exorzismen (Schott 1998, 303) – von Heilungen entlastet. Die Ärzte hingegen beschränkten sich auf körperliche Heilungen und überließen den Priestern das Heil der Seele. Die Arbeitsteilung zwischen Priestern, die für das Heil, und Ärzten bzw. Medizinern, die für die Heilungen zuständig sein sollen, ist aber nicht nur deswegen falsch, weil alle körperlichen Krankheiten psychisch und somatisch sind, denn die damit verbundene Entseelung der Natur hat wiederum gesundheitliche Folgen.

In unserer cartesianischen Wissenschaftskultur interessieren sich nämlich die Geistes- und Sozialwissenschaften für alles geschichtlich und gesellschaftlich Kulturelle nur, insoweit es nicht die außermenschliche Natur betrifft; diese aber bleibt den Natur- und Ingenieurwissenschaften überlassen. Die Natur wird also von keiner der beiden Wissenschaftsgruppen unter Gesichtspunkten der Kultur wahrgenommen, denn darauf verstehen sich nur die Kulturwissenschaften, wohingegen die Natur- und Ingenieurwissenschaften in der Natur vieles geschehen lassen können, was nicht von alleine passieren würde, jedoch um der technischen Verfügung und nicht um der Kultur willen. Dies führt dazu, daß der außermenschlichen Natur geschadet wird, und damit auch uns selber in unserm leiblichen Dasein. Ich erinnere nur an die Zerstörung der Ozonschicht, die Vergiftung der Luft, der Böden und der Nahrung.

In den USA ist die Krankheitsfurcht vor den allgegenwärtigen Bazillen mittlerweile bereits durch die vor den Umweltvergiftungen übertroffen worden (Morris 1998, 96). An den Boden- und Gewässerverunreinigungen sind auch pharmazeutische Chemikalien beteiligt. Soweit umweltbedingte Krankheiten medikamentös behandelt werden, verstärkt dies also die Belastung der natürlichen Mitwelt noch zusätzlich. Beispielsweise transportieren manche Flüsse heute bereits mehr Arzneistoffe als Pflanzenschutzmittel aus der Landwirtschaft. Dementsprechend ist auch das Trinkwasser häufig mit Arzneimittelrückständen belastet, vor allem von Schmerzmitteln, Hormonverbindungen aus der Empfängnisverhütung, Psychopharmaka, Antibiotika und Zytostatika aus der chemischen Krebstherapie. In zwölf von zwanzig Mineralwässern wurden nennenswerte Konzentrationen von Sexualhormonen nachgewiesen (SZ 13.03.2009). Viele Medikamente verlassen den Körper fast unverändert und werden auch in den Kläranlagen nicht abgebaut. Bekannte Folgen sind Nierenschäden und Mißbildungen bei Fischen. Hormonrückstände führen dazu, daß Fische oder Frösche unfruchtbar werden oder das Geschlecht wechseln. Was die Arzneimittelbelastung der Natur für uns Menschen bedeutet, ist im wesentlichen unbekannt (SZ 01./02.09.2007). Ein Grippemittel, das auch gegen die Vogelgrippe zum Einsatz kommen soll und vom Menschen unverändert ausgeschieden wird, kann immerhin dazu führen, daß resistente Viren sich gegenüber den bisherigen durchsetzen, wenn es von infizierten Wasservögeln aufgenommen wird (Fick u. a. 2007).

Zumindest indirekt also ist damit zu rechnen, daß die Belastung der Natur durch Medikamente und ihre Rückstände auch für uns Menschen noch weitreichende Folgen haben wird. Das interessiert sogar den Anthropozentriker. Da wir aber nach den Ergebnissen dieses Kapitels nur im natürlichen Mitsein der Gemeinschaft der Natur als Menschen wir selber sein können, gehen uns die Fische, Frösche und Vögel genauso an, wenn wir ihnen schaden.

Wie also möchten wir in Zukunft leben?

# Kapitel V
# Wie möchten wir in Zukunft leben?
# Gesundheit durch erfüllte Bedürfnisse

> *Glück und Frieden machten mich bald gesünder als je zuvor.* Nievo 1867, II 412f.

Wenn Gesundheit eigentlich Ganzheit ist, so daß es immer an Ganzheit fehlt, wenn einem in einer Krankheit etwas fehlt, haben Krankheiten mehr mit dem eigenen Leben zu tun, als die meisten Menschen meinen und hören mögen. Denn es ist eine scheinbar bequeme Lebenseinstellung, sich nicht mit dem eigenen Leibsein zu identifizieren, sondern nur den Körper von Zeit zu Zeit einem Mediziner anzuvertrauen, um ihn warten oder Betriebsstörungen beheben zu lassen. Man hat ja aus dieser Sicht nur die Mitverantwortung, seinen Körper pfleglich zu behandeln, und darf alles Weitere – einschließlich der Kosten – füglich dem allgemeinen Gesundheits- bzw. Krankheitswesen überlassen. Wenn es aber stimmt, daß Krankheiten immer die eigenen sind, so daß einem im Krankheitsfall an den eigenen Bedürfnissen und nicht nur an dem Körper, den man hat, etwas fehlt, verpaßt man mit der bloß medizinischen Lösung vielleicht sogar eine Chance.

Der medizinische Ausweg ist ja immer nur ein Kurieren am Symptom relativ zu den verschiedenen Horizonten des Ganzseins, die in den vorangegangenen Kapiteln unterschieden worden sind. Denn wenn Gesundheit kein Selbstzweck ist, sondern angestrebt wird, um so zu leben, wie man möchte, ist vielleicht auch die bloße Wiederherstellung der Gesundheit noch lange nicht das wirklich Gewünschte. Tatsächlich hat sich im dritten Kapitel gezeigt, daß Menschen krank werden, weil es ihnen an Anerkennung und Selbstbestimmung fehlt, weil also mitmenschliche Grundbedürfnisse nicht erfüllt werden, und im vierten Kapitel haben sich die Bedürfnisse des natürlichen Mitseins im Hinblick auf Licht und Luft und Wasser, Tiere und Pflanzen gleichermaßen als Bedingungen von Gesundheit und Krankheit ergeben. Wenn also Menschen ihre Krankheiten einfach den Medizinern überlassen und sich nicht dafür interessieren, warum sie krank geworden sind, entgeht ihnen möglicherweise die Erkenntnis, daß ihr Leben nicht ihren Bedürfnissen entspricht.

Werden wir tatsächlich krank, weil wir nicht so leben, wie wir eigentlich möchten? Groddeck hat es so gesehen. Nach der ganzheitlichen Verfassung der menschlichen Natur in deren verschiedenen Horizonten »ganz« gesund sein zu wollen, um gar nicht erst krank werden zu brauchen, sollte sich daran zeigen, daß dies auch unsern tatsächlichen Bedürfnissen entspricht. Irren sich also diejenigen, die von den allzu umfassenden Ganzheiten nichts wissen wollen, über ihre wirklichen Bedürfnisse?

Dies ist freilich ein starker Verdacht, denn die eigenen Bedürfnisse meint jeder immer noch selbst am besten zu kennen. Wer wollte sich diese Freiheit nehmen lassen? Die Konsumentensouveränität, in der wir davon Gebrauch machen, ist angeblich ein Grundpfeiler unserer Wirtschaftsordnung. In der politischen Rhetorik, die in solchen Fällen gern aufgeboten wird, ist sie geradezu »unverzichtbar« zu nennen. Selbstbestimmt, d.h. der eigenen Natur nach zu handeln ist das Wesen der Freiheit, die unsere Gesellschaftsordnung ermöglicht. Wie gut aber kennen wir unsere wirklichen Bedürfnisse? Ich zeige im folgenden, daß sie in Wahrheit dieselben Horizonte des Mitseins haben, in denen Menschen nach den vorangegangenen Überlegungen gesund, heil oder ganz sie selber sind. Man ist gesund, wenn die Bedürfnisse erfüllt sind, die man mit einem sinnvollen Leben verbindet.

## (1) Die Freiheit der Bedürfnisse

Unsere Grundbedürfnisse sind ein Ausdruck der menschlichen Natur, und danach zu handeln ist der Sinn der Freiheit. Allerdings tut man auch in Freiheit nicht immer das Richtige, und zwar nicht nur im Sinn des anerkanntermaßen Gebotenen, sondern man verfehlt oft sogar das eigentlich Gewollte. Ein zuvor sehnlich Gewünschtes ist dann doch nicht so beglückend wie erwartet oder sogar eine regelrechte Enttäuschung, und das geht nicht nur Kindern so. Wie ist das möglich?

Der Grund liegt darin, daß man sich des eigentlich Gewollten nie so genau bewußt ist, wie es dann schließlich gehabt oder getan wird. Wir sind zwar ganz sicher, in einer bestimmten Situation frei das Unsere – und nicht das eines Andern – tun zu wollen, also das unserer Natur nach Richtige; was das jedoch *konkret* bedeutet, bedarf der genaueren Bestimmung, und die kann mißlingen. »Konkret« kommt von »concrescere«, zusammenwachsen. Tatsächlich muß eine bestimmte freie, also auch selbst zu verantwortende Entscheidung sich immer erst zurechtwachsen, und dabei kann es auch zu Mißbildungen kommen. Im einfachsten Fall ist dies wie in einem Gasthaus, wo man ja auch nicht »irgend etwas« zu essen bestellen kann, sondern nur dann etwas bekommt, wenn man sich unter den Gerichten, welche dort zu haben sind, für ein ganz bestimmtes entschieden hat. Wird schließlich trotzdem etwas gebracht, was man bei näherer Kenntnis lieber nicht bestellt hätte, ist dies im allgemeinen nicht so schlimm, bei langlebigen Gütern aber sind auch erheblich folgenschwerere Irrtümer möglich.

Die einzige Möglichkeit, sich Enttäuschungen über gekaufte Güter zu ersparen, ist, nichts zu kaufen, also nur das Geld zu sammeln und das reine Bewußtsein zu genießen, sich dafür jederzeit alles kaufen zu *können*, was dafür zu haben ist. »Als absolut qualitätsloses Ding kann es nicht, was doch sonst das armseligste Objekt kann: Überraschungen oder Enttäuschungen in seinem Schoße bergen« (Simmel 1900, 249).

Das Restaurant-Beispiel zeigt strukturell, wie es dazu kommen kann, daß ein Bedürfnis falsch geltend gemacht und dadurch verfälscht wird. Man bekommt nämlich erst dann etwas zu essen oder zu trinken, wenn man das noch unbestimmte *Bedürfnis*, etwas zu sich zu nehmen, zunächst zu einem *Bedarf* an Fisch, Fleisch oder etwas Vegetarischem und schließlich überdies zur *Nachfrage* nach einem bestimmten Gericht konkretisiert, das auch gerade zu haben ist. Mit Getränken geschieht es ebenso. Dabei wird also das Bedürfnis zunächst zu einem Bedarf und dieser weiter zu einer Nachfrage verdichtet.

Dies ist alltägliche Praxis. Etwas anspruchsvoller wird es, wenn jemand drauf und dran ist, sich beispielsweise ein Motorrad zu kaufen und zuvor doch noch einmal darüber nachdenkt, warum dies angebracht sein könnte. Das zugrundeliegende Bedürfnis hat in vielen Fällen vermutlich etwas mit einem anderweitig vermißten Erlebnis von Freiheit zu tun. Fragt man sich dann, welcher Weg von dort zu dem Motorrad führt, so sind die räumliche Beweglichkeit und die damit einhergehende Möglichkeit der »Flucht von überall« sicher ein vermittelnder Bedarf, mit dem sich ein Freiheitsgefühl verbindet, und ein Motorrad bietet ebendiese Beweglichkeit. Zugleich aber kommen mancherlei Alternativen ins Spiel. Beispielsweise verbinden sich Erfahrungen von Freiheit auch mit der politischen Betätigung in irgendeiner Initiative, mit dem Gebrauch der Meinungsfreiheit oder der Gewerbefreiheit, im übrigen aber auch mit der Ausübung einer persönlichen Kreativität. Die räumliche Beweglichkeit ist hier nur eine unter vielen Möglichkeiten. Eigentlich entscheidet man nicht, was man haben, sondern wie man leben möchte. Ebenso steht es mit dem Motorradfahren im Vergleich zu andern Fahrzeugen, zum Eisenbahnfahren, zum Radfahren, zum Reiten oder zum Zu-Fuß-Gehen. Warum also ausgerechnet ein Motorrad?! Solche Vorentscheidungen finden im kleinen wie im großen und auch hinsichtlich der Alternativen zur Medizin unablässig statt, meistens aber ohne eine Abwägung der Alternativen. Auch dadurch kommt es auf dem Weg der Konkretisierung des allgemeinen Bedürfnisses zu einer bestimmten Nachfrage leicht zu Irrtümern, so daß man letztlich unzufrieden mit der getroffenen Entscheidung ist.

Entsprechende Verfälschungen passieren auch hinsichtlich des Gemeinwohls. Tatsächlich beruhte die Unzulänglichkeit vieler politischer Reaktionen auf die Verknappung der fossilen Energieträger seit der ersten Ölpreiskrise 1973 im wesentlichen darauf, daß die Bedürfnisse, deretwegen unter anderm Energie gebraucht wird, falsch oder zumindest suboptimal geltend gemacht worden sind. Dasselbe gilt, wie ich bereits angedeutet habe, für die Kostenexplosion im medizinischen Gesundheits- bzw. Krankheitswesen.

Wir mögen uns unsere Bedürfnisse also zwar nicht vorschreiben lassen, sind uns aber oft nicht klar darüber, was wir wirklich wollen, und auch in subjektiver Sicherheit getroffene Entscheidungen können falsch sein. Insbesondere sind in allen Einzelfällen Faszinationen, d.h. Verblendungen, im Spiel. Deshalb können wir den Bedürfnisforschern nur dankbar sein, daß sie unabhängig von bestimmten Situationen, Persönlichkeitsprofilen und wirtschaftlichen oder sonstigen Interessen darüber nachgedacht haben, warum wir oft nicht wollen, was wir eigentlich brauchen, und umgekehrt.

Wenn Bedürfnisse nicht erfüllt werden, kann dies – wie in den vorangegangenen Kapiteln belegt – zu Krankheiten führen. Die Bedürfnisforschung trägt dazu bei, die gesunden Konkretisierungen unserer Bedürfnisse von den ungesunden zu unterscheiden. Manche Menschen müssen sich ja sagen lassen, daß sie ungesund leben, bestehen aber darauf, dies nach ihren Bedürfnissen zu tun. Sie sagen dann z. B.: Zuviel zu essen und mich kaum zu bewegen ist zwar ungesund, entspricht aber meinen Bedürfnissen – so bin ich nun einmal. Der eigenen Natur nach ungesund zu leben wäre für einen Hippokratiker zwar nicht glaubhaft, zu prüfen aber bleibt, ob dies aus der Sicht der heutigen Wissenschaft auch so ist.

In den Wirtschaftswissenschaften spricht man statt von den Bedürfnissen der Menschen lieber vom Nutzen der gekauften Güter. Dabei wird dieser Begriff sehr weit gefaßt, denn als Nutzen gelten keineswegs nur wirklich nützliche Dinge, sondern auch bloße Annehmlichkeiten. Den Unbestimmtheiten der Bedürfnisse entgeht man jedoch auch damit nicht, denn

> »*Nutzen* ist ein metaphysischer Begriff von unüberwindbarer Zirkularität; *Nutzen* ist diejenige Eigenschaft der Güter, die den Individuen ihren Erwerb wünschenswert erscheinen läßt, und die Tatsache, daß die Individuen Güter zu kaufen wünschen, zeigt wiederum, daß sie *Nutzen* haben« (Robinson 1962, 60).

Man will also etwas kaufen, weil es einen Nutzen verspricht, und ob es ihn wirklich hat, soll sich daran zeigen, daß man es kauft. Alle Fachwissenschaften sind nur dadurch stark, daß sie irgendwo aufhören zu denken. Für die Ökonomie zeigt sich das an dieser Stelle besonders deutlich. Glücklicherweise gehen die Psychologen hier etwas weiter.

Die klassische und bis heute im wesentlichen anerkannte Grundlage aller Bedürfnisforschung ist die von Abraham Maslow festgestellte Hierarchie (1943/1954), auf die ich bereits das Bedürfnis nach Arbeit bezogen habe. Sie läßt sich am einfachsten so beschreiben, daß man sich vorstellt, ein Mensch sei durch irgendeine Katastrophe – z. B. durch einen Schiffbruch wie Robinson Crusoe – aus seinem Lebensraum herausgeworfen worden und suche nun sich zu behaupten. Er wird dann zuerst für seine *Ernährung* sorgen, also dafür, daß es wieder etwas zu trinken und zu essen gibt. Auf diese Ebene der physiologischen Bedürfnisse gehört bei Maslow auch die Sexualität. Das zweite Grundbedürfnis ist die *Sicherheit* vor Hitze und Kälte, sowie vor den Unbilden der Witterung, vielleicht auch vor wilden Tieren oder andern Feinden. Dazu wird er sich eine passende Behausung einrichten. Wer sich insoweit behauptet hat, kann es erst einmal eine ganze Weile damit aushalten und sich in Ruhe danach umsehen, ob es im näheren oder weiteren Umkreis andere Menschen gibt, um im *Mitsein* mit ihnen – sowie in einer besonderen Verbundenheit, Zugehörigkeit und Liebe zu einigen von ihnen – wieder Zivilisation und Kultur zu bilden. Durch Arbeitsteilung wird dann nicht mehr jeder nur für die eigene Existenz sorgen, sondern in der Kooperation mit Andern jeweils das tun, was er am besten kann. Das geht aber nur dann gut, wenn dabei gegenseitig auch das Bedürfnis nach *Anerkennung* erfüllt wird. Nachdem nun insoweit wieder eine politisch gutorganisierte Gesellschaft besteht, wird diese am ehesten eine richtige Kultur bilden, wenn alle Bürger sich ein Bedürfnis nach *Selbstverwirklichung* leisten können und damit auch im Ganzen am ehesten das tun, wofür sie ihrer Natur nach gut sind. Maslow hat den Begriff von Kurt Goldstein übernommen und damit gemeint, daß man »immer mehr wird, was man ist« (1943, 382), also Goethes Steigerung. Auch das Mitsein mit Andern, die Anerkennung und die Selbstverwirklichung sind von ihm wie die Ernährung und die Sicherheit als Grundbedürfnisse verstanden worden. Dabei darf man sich vorstellen, daß die späteren, sozusagen höheren Grundbedürfnisse die früheren und elementareren zumindest rückwirkend prägen, so daß bei der Ernährung die Sicherheit (durch Vorräte) mitbedacht wird und bei der Art der Behausung auch die Anerkennung und Selbstverwirklichung im Mitsein mit Andern.

Die Verschränkung der fünf Ebenen zeigt sich sehr deutlich an der gegensätzlichen Einschätzung der Bevölkerungszunahme durch Condorcet und Malthus. Während nämlich Condorcet (1795, 208 f.) angenommen hatte, daß die menschliche Fertilität mit der zivilisatorischen Steigerung – also mit der gesellschaftlichen

Integrität, Anerkennung und Selbstverwirklichung – abnehme, meinte Malthus (1798), die Kinderzahl sei nur durch existentielle Not zu begrenzen. Es sieht so aus, daß Condorcet hier schließlich recht bekommen wird (Sen 1999, 9).

Unter den Grundbedürfnissen hat Maslow die jeweiligen Kernbedürfnisse verstanden, die wir von Natur aus – unabhängig von ihren kulturellen Ausprägungen – haben, deren Nichterfüllung also den Menschen krank macht. Bis auf die Selbstverwirklichung sind alle diese Bedürfnisse an sich begrenzt und machen dem nächsthöheren Platz, indem sie erfüllt werden. Nur die Selbstverwirklichung hat keine solchen Grenzen, wenn sie im Mitsein mit Andern und in gegenseitiger Anerkennung erfolgt, so daß niemand das Seine nur für sich tut.

In der Maslowschen Hierarchie kommt ein Bedürfnis nicht vor, das für das Menschenbild der Wirtschaftswissenschaften zentral ist: das nach Positionalität, d.h. besser- oder höhergestellt sein zu wollen als andere. In der konsumgesellschaftlichen Selbstdarstellung durch Güter wird es dadurch erfüllt, daß man mehr *hat* als die Mitmenschen. Soweit ein solches Bedürfnis besteht, wäre es ein Hauptantrieb des unbegrenzten Wirtschaftswachstums, weil diejenigen, die in diesem Rennen gerade vorn liegen, immer wieder neue Güter kaufen müssen, um nicht überholt zu werden. Fred Hirsch (1977) und Robert Frank (1985) haben diesen Wachstumszwang erkannt (Reisch 1995). Da das Wettbewerbsdenken nach der neueren Biologie auch das Dasein vieler anderer Lebewesen prägt, scheint das allgemeine Vorrangstreben von dorther bestätigt zu werden. Daß das Positionalitätsbedürfnis bei Maslow nicht auftaucht, ist gleichwohl berechtigt, denn »positionales Verhalten ist eine Frage der Gruppen- und Sozialstruktur, nicht der ›menschlichen Natur‹« (Reisch 1995, 398 f.), also kein Grundbedürfnis. Es entsteht letztlich durch Selbstwertverletzungen oder -schwächungen und soll diese nur kompensieren. Solange es nicht an menschlicher Zuwendung und Anerkennung in der Kooperation fehlt, brauchte auch in einer Hierarchie niemand etwas Besseres sein zu wollen als andere.

Wenn ein Bedürfnis nicht erfüllt wird, führt dies in Maslows Hierarchie zur Kompensation durch eine Sublimierung oder eine Regression. Die erstere besteht darin, daß ein höheres Bedürfnis an die Stelle eines niedrigeren tritt, also z.B. das nach geistiger Nahrung, wenn man nicht genug zu essen hat, oder das nach Anerkennung, wenn es an Liebe fehlt. Häufiger ist der Rückfall auf ein untergeordnetes Bedürfnis. Hier gibt es zwei Möglichkeiten, die konstruktive und die destruktive Regression. Vor allem Krankheiten können konstruktive Regressionen von Geltungs- und Selbstverwirklichungsbedürfnissen in die Pflegebedürftigkeit sein, um wieder zu Kräften zu kommen. Der häufigere Fall ist jedoch wiederum der andere.

Wer beispielsweise im Prozeß der Selbstverwirklichung steckenbleibt, weil die Kreativität ausbleibt, was für jeden schöpferischen Menschen eine Schreckensvorstellung ist, verlegt sich vielleicht darauf, peinlich genau auf Ehre und Anerkennung seiner (früheren) Leistungen zu achten. Andere regredieren auf den politischen Ehrgeiz nach Anerkennung durch Ämter und Funktionen, wozu die politischen Parteien nahezu unerschöpfliche Möglichkeiten bieten. Dabei gibt es nun aber keine natürliche Grenze mehr, jenseits derer ein höheres Bedürfnis – die Selbstverwirklichung, die aber ja gerade ausbleibt – wichtiger ist als die Anerkennung, so daß die Ehrpusseligkeit oder die politische Geschäftigkeit kein Ende finden. Wenn dieses Schicksal ein ganzes Volk erreicht, ist schließlich jeder vierte ein Präsident von irgend etwas (Severgnini 2005, 17).

Entsprechende Regressionen gibt es von den unteren Stufen der Hierarchie. Wer sich unsicher fühlt, verfällt z.B. in Eß- oder Trunksucht, wer nicht genügend geliebt wird, in ein Sicherheitsverlangen in Gestalt von Eifersucht, Habsucht, Geiz oder Angst vor Einbrechern, und wer beruflich scheitert, mag eine Kompensation in gesteigerter mitmenschlicher Zuwendung suchen. Das Problem dabei ist, soweit es sich nicht um konstruktive, Kräfte sammelnde, sondern um destruktive Regressionen handelt, daß diese als bloße Ersatzbedürfnisse unersättlich werden, also ihre normale Sättigungstendenz verlieren. Eßsucht, Geiz und andere Übertreibungen sind ja gerade insoweit krankhaft, als die gewöhnlichen Grenzen nicht mehr gelten. Dies kann wiederum nicht anders sein, weil das eigentliche Bedürfnis in Gestalt des Ersatzbedürfnisses nicht befriedigt wird. »Wer ißt, weil er nicht geliebt wird, stillt weder den Hunger, denn der wäre mit viel weniger Nahrung zufrieden, noch das Verlangen nach Liebe oder den Schmerz über den Liebesentzug« (Scherhorn 1995[a], 259 f.). Wieweit und unter welchen Bedingungen alle diese Regressionen zu Krankheiten führen, kann ich hier nicht ausführlich erörtern.

Nach der Maslowschen Theorie gibt es also gesunde und pathogene Bedürfnisse, die pathogenen (grenzenlosen) aber sind durch destruktive Regressionen bedingt. Diese wiederum ergeben sich dadurch, daß die gesunden Bedürfnisse nicht erfüllt werden, sei es aus persönlichen oder gesellschaftlich bedingten Gründen. Die regressiven oder kompensatorischen Bedürfnisse wie z. B. Kaufsucht oder Eß- bzw. Trunksucht sind also nicht die eigentlichen und sind in diesem Verständnis »falsche« Bedürfnisse. *Die eigentlichen Bedürfnisse sind gesund, nur die destruktiv regressiven sind pathogen.* Die authentischen oder eigentlichen Bedürfnisse aber sind die, welche wir von *Natur* aus (in Maslows Verständnis) haben, damit wäre auch ein Hippokratiker wieder zufrieden.

Maslows Hierarchie ist durch den Fortgang der Wissenschaft verschiedentlich differenziert, modifiziert und ergänzt, jedoch nicht grundsätzlich in Frage gestellt worden. Allerdings wirkte sie von Anfang an wie eine ziemlich westliche Antwort auf eine eigentlich doch alle Kulturen betreffende Frage. Darüber hinaus hatte sie die begriffliche Schwäche, die Beweggründe des menschlichen Handelns in fünf verschiedenen Varianten anzugeben und diese Vielfalt zwar in einen Zusammenhang zu stellen, jedoch offenzulassen, welcher gemeinsame Antrieb sich in derart gegensätzlichen Bedürfnissen – Ernährung, Sicherheit, Zugehörigkeit, Anerkennung und Selbstverwirklichung – äußert. Clayton P. Alderfer (1972) ist dieser Frage weiter nachgegangen, indem er die Maslowsche Hierarchie vereinfacht und genauer untersucht hat, wie es zu Regressionen bzw. Sublimierungen kommt.

Alderfer hat entdeckt, daß hinter Maslows Fünfheit eigentlich die Dreiheit von körperlichen, mitmenschlichen und geistigen Bedürfnissen, also die traditionelle Unterscheidung von Körper, Seele und Geist steckt (Kap. 2). Er ließ deshalb nur noch die beiden Enden und die mittlere Ebene der Maslowschen Pyramide als wirkliche Grundbedürfnisse gelten und bezeichnete nunmehr Ernährung und Sexualität als *Existenz*bedürfnisse (existence), die Liebes- und Zugehörigkeitsbedürfnisse als solche der *Bezogenheit* (relatedness) und die Selbstverwirklichungs- als Wachstumsbedürfnisse (growth). Ich übernehme seine Umbenennungen in den ersten beiden Fällen, halte aber den deutschen Begriff Wachstum für keine verständliche Übersetzung von »(personal) growth« und behalte deshalb Maslows bzw. Goldsteins Ausdruck Selbstverwirklichung bei.

Die bei Maslow an zweiter und vierter Stelle zwischen der ersten, dritten und fünften Stufe liegenden Sicherheits- und Anerkennungsbedürfnisse verteilte Alderfer als Mischformen auf die beiden jeweils benachbarten Stufen. Dies geschah meines Erachtens zu Recht, da Sicherheit einerseits ein Existenzbedürfnis ist, andererseits in Beziehungen gesucht wird und Anerkennung sich auf die Selbstverwirklichung bezieht, soweit sie gelingt, ihren Ausdruck jedoch in Beziehungen findet. Alderfer hatte also gute Gründe, diese beiden Grundbedürfnisse in Maslows Einteilung ihren jeweiligen Nachbarn zuzuordnen.

In dieser etwas kompakteren Bedürfnistheorie verstand Alderfer unter den Bedürfnissen der

- *Existenz* die nach Nahrung und Wärme (Materie und Energie), sowie darüber hinaus die nach Einkünften und sogar nach Zusatzleistungen wie Urlaub oder einer Sozialversicherung;
- *Bezogenheit*, daß jeder Mensch nur in Beziehungen zu andern Menschen lebensfähig ist, also insbesondere den Mitgliedern der eigenen Familie, den Partnern in jeglicher Kooperation sowie allen Freunden und Feinden in Zu- oder Abneigung verbunden ist;
- *Selbstverwirklichung* (»growth«) diejenigen, die einen Menschen dazu bewegen, sich selbst und seine Umgebung unter Einsatz oder Weiterentwicklung bzw. Steigerung der eigenen Fähigkeiten kreativ zu verändern.

Anders als die Güter, auf die sich die Existenzbedürfnisse richten, sind menschliche Beziehungen und der kreative Gebrauch der eigenen Fähigkeiten nicht nur in endlichen Beständen verfügbar, sondern können unbegrenzt immer weiter entfaltet werden.

Alderfer hat auch die zuvor schon angedeutete Theorie der Regressionen über Maslow hinaus entwickelt und empirisch überprüft. Überdies ließ er die Steigerung nach oben hin jeweils schon beginnen, bevor die Bedürfnisse gesättigt sind. Dabei hat die Selbstverwirklichung die Eigentümlichkeit, daß dieser Drang mit jeder Befriedigung noch zunehmen kann. Es wäre fatal, wenn dies nicht nur auf der höchsten Stufe gälte, sondern beispielsweise auch der Appetit mit dem Essen immer größer würde.

So berechtigt und gelungen Alderfers kritische Weiterentwicklung von Maslows Bedürfnistheorie ist, habe ich an seinem Entwurf nun jedoch wiederum eine Kritik zu üben, welche die seine an Maslow noch einmal überbietet. Alderfers drei Bedürfnisse sind nämlich ihrerseits unterschiedliche Verbindungen von je zweien, welche ich für die eigentlichen Grundbedürfnisse halte und die sich sogar zu einem einzigen verschränken, nämlich zu dem Bedürfnis nach *Selbstsein im Mitsein*.

Alderfer hat dies vielleicht deshalb nicht schon selbst gemerkt, weil ihm der Gedanke des natürlichen Mitseins noch nicht geläufig war, denn er meinte, daß Bezogenheiten nur zwischen Menschen bestünden. Dies trifft aber nicht zu, denn die

- *Existenz*bedürfnisse sind nicht nur auf die Selbsterhaltung bzw. das Selbstsein gerichtet, sondern auch auf das Mitsein sowohl mit der natürlichen Mitwelt, von der wir uns ernähren, als auch mit andern Menschen, mit denen man sich über die Verteilung einigen muß. Beiderlei Mitsein ist eine Bedingung des weiteren Selbstseins. Hinzu kommt, daß in diese Bedürfniskategorie auch die Sexualität gehört, die gleichermaßen eine Form des Selbstseins im Mitsein ist;
- *Bezogenheit*sbedürfnisse sind zugleich ein emotionales Individualgeschehen im Selbstsein, wobei dieses manchmal – wie beispielsweise in *Werthers Leiden* – sogar im Vordergrund steht;
- *Selbstverwirklichung*sbedürfnisse gelten einerseits dem Selbstseinserleben eines »greater sense of wholeness and fullness as a human being«, können aber andererseits immer nur in bestimmten »environmental settings« (Alderfer 1972, 12) erfüllt werden, sei es im Arbeitsleben, im Rahmen einer familiären oder sonstigen Gemeinschaft, in politischen Institutionen, in einer Bürgerinitiative oder anderwärts, d.h. unter Bedingungen des Mitseins. Wieweit die Selbstverwirklichung in einer dieser

Formen des Mitseins gelingt, hat überdies Auswirkungen auf die andern.

Nachdem Alderfer die fünf Kategorien von Maslow zu dreien vereinfacht hat, die sich aber immer noch sehr stark voneinander unterscheiden, zeigt sich nun also, daß auch diese drei noch einen gemeinsamen Nenner haben, nämlich in der Tat das *Selbstsein im Mitsein*. Dies aber sind eigentlich nicht zwei Bedürfnisse (Selbstsein und Mitsein), sondern nur eines, so wie es sich an der Grenze von Innenwelt und Außenwelt des Individuums nach beiden Seiten spiegelt.

Daß das Selbstsein im Mitsein das eigentliche Grundbedürfnis und der gemeinsame Nenner von Maslows Fünfheit wie von Alderfers Dreiheit ist, bestätigt sich nun auch im Rückblick auf die in Whitehall nicht befriedigten Bedürfnisse. Denn die Beamtenhierarchie war ja gerade dadurch pathogen, daß einerseits durch mangelnde Selbstbestimmung und Kreativität dem Selbstsein und andererseits durch mangelnde Anerkennung dem Mitsein nicht genügend Raum gegeben wurde. In dem Bedürfnis nach Selbstsein im Mitsein verschränken sich also die beiden Erklärungsmodelle, die ich im dritten Kapitel nebeneinander geschildert habe.

Ich nehme nach alledem an, das *Selbstsein im Mitsein* sei *das Projekt des Lebens, das Menschen von Natur aus vorhaben*, also der Sinn des Lebens oder das bewegende Telos und der gemeinsame Beweggrund aller Bedürfnisse. Hippokratisch verstanden würden wir dann insoweit gesund leben, wie wir diesem Ziel folgen, und ungesund, soweit wir es nicht tun.

### Extrinsische und intrinsische Motivationen

Wenn das Selbstsein im Mitsein der Angelpunkt der menschlichen Grundbedürfnisse ist und die Wirtschaft, wie man ja sagt, unsern Bedürfnissen bzw. nach dem Brundlandt-Bericht (1987) unsern Grundbedürfnissen dient, sollte sich dieses Ziel auch in unser aller wirtschaftlichem Verhalten wiedererkennen lassen. Die Gelegenheit dazu ist reichlich gegeben, denn die wirtschaftliche Wertschöpfung (Sozialprodukt) dient zu zwei Dritteln dem Konsum und den Investitionen der privaten Haushalte. Soweit in den

Wissenschaften darüber nachgedacht wird, wieweit die Wirtschaft ihre Ziele erfüllt, wäre die Bedürfnisgerechtigkeit bzw. die Gesundheit dieser enormen Ausgaben also ein lohnendes Thema. In den Grenzen ihres Fachs wollen aber fast alle Ökonomen davon nichts wissen, sondern verlassen sich darauf, daß die Leute das, was sie kaufen, auch wirklich meinen. Die erwiesenermaßen bei jeglicher Konkretisierung von Bedürfnissen bestehende Möglichkeit des Irrtums interessiert sie also gar nicht. Der einzige Lehrstuhl für Konsumökonomik, den es in Deutschland je gab, ist 1976 eingerichtet, 1998 jedoch wieder aufgelöst worden, obwohl die erfolgreiche Arbeit dort gezeigt hat, einen wieviel besseren Bodenkontakt die Wirtschaftswissenschaften gewinnen, wenn sie das Wozu der Wirtschaft nicht ausblenden.

Was in der Wirtschaft – und merkwürdigerweise auch in der Politik – als Konsum gilt und bestimmungsgemäß der Erfüllung von Bedürfnissen dienen sollte, ist also lediglich die Summe der Ausgaben für eine bestimmte Kategorie von Gütern. Daß fast kein Ökonom – und wiederum auch fast kein Politiker – wissen will, wieweit den Menschen mit den Gütern, die sie kaufen und die ihnen verkauft werden, wirklich gedient ist, entspricht aber dem Absolutismus des kleinen Mannes, der sich – in einer Welt voller Vorschriften – nicht auch noch vorschreiben lassen möchte, wofür er sein Geld ausgibt, und bereits jede teilnehmende Frage tendenziell als Bevormundung abwehrt. Man sieht daran, wie der Individualismus zur Selbstüberschätzung führt, wenn er sich auf keine entsprechende Bildung gründet. Den Verkaufsinteressen der Produzenten kommt die mangelhafte Bedürfnisbildung sehr zugute.

Natürlich gibt es auch in den Wirtschaftswissenschaften kritische Stimmen zur Bewertung des heutigen Konsums. Vor allem aber bleibt die Wirtschaft in den Sozialwissenschaften nicht allein den Ökonomen überlassen. Die Analysen, auf die ich mich im folgenden stützen kann, stammen im wesentlichen aus der psychologischen oder sozialpsychologischen Reflexion auf den Wirtschaftsprozeß.

Festzuhalten ist zunächst, daß der sogenannte Konsum nur private und materielle Güter bzw. Dienstleistungen umfaßt, d.h. alles, was man kaufen kann. Nicht zu kaufen sind demgegenüber einerseits öffentliche Güter wie z.B. ein allgemeines Verkehrssystem, saubere Luft und Gewässer oder Bildungseinrichtungen, andererseits immaterielle Güter wie die ästhetische Qualität einer Stadt oder einer Landschaft, eine möglichst gewaltfreie Öffentlichkeit, eine gute politische Verfassung oder private immaterielle Qualitäten wie Zugehörigkeit und Vertrauenswürdigkeit. Wirtschaftlich kann man die zum Konsum gerechneten Güter auch als die marktgängigen oder Habensgüter von den nicht marktgängigen oder Seinsgütern unterscheiden.

Die Kategorie »materiell« bedeutet im Gegensatz zu »immateriell« eigentlich, daß etwas sozusagen anfaßbar ist, weil es aus Materie besteht. Für Dienstleistungen gilt dies schon nicht mehr, aber hinsichtlich der Qualität der Bedürfnisse, um die es im folgenden geht, ist diese Materialität ohnehin belanglos. Was hier mit den »materiellen Bedürfnissen« gemeint ist, sind vielmehr alle diejenigen, die etwas mit Reichtum, Ansehen und Attraktivität zu tun haben. Tim Kasser, auf dessen Buch *The High Price of Materialism* (2002) ich mich im folgenden stütze, nennt sie »materialistisch«, wenn die materiellen Bedürfnisse des Habens ein Übergewicht über die immateriellen Bedürfnisse des Seins gewinnen. Materialistisch sind also eigentlich nicht die Bedürfnisse des Habens zu nennen, sondern die Menschen, die ihnen diesen Vorrang geben.

Wie also ergeht es unsern Bedürfnissen – letztlich dem nach Selbstsein im Mitsein und den damit verbundenen konkreten Bedarfen – in einem der reichsten Länder der Menschheitsgeschichte, nämlich dem unseren? Die industrielle Wirtschaft, welche diesen Reichtum hervorbringt, ist so gemeint, daß die Bedürfnisse der Allgemeinheit so weit gedeckt werden sollen, wie es in der Vergangenheit allenfalls bei einigen sehr reichen Leuten der Fall gewesen ist. Angenommen wird also, daß es uns wirklich gutgeht, wenn wir so leben wie die Reichen in der Vergangenheit. Dieses Glücksversprechen ist auch das Grundmotiv der gesamten Werbung für die verschiedenen Varianten des industriewirtschaftlichen Reichtums. Außerdem soll es uns nicht nur gut-, sondern mit dem wirtschaftlichen Wachstum noch immer bessergehen, und dies läßt sich nun auch empirisch überprüfen. Dabei zeigt sich allerdings am Beispiel der USA, einem besonders reichen Land, daß trotz einer Einkommensverdopplung 1960–1990 nur noch 29 % statt 35 % der Bevölkerung sich als »sehr glücklich« empfanden, daß

sehr reiche Leute kaum glücklicher als der Durchschnitt sind und
daß diejenigen, deren Einkommen steigt, nicht glücklicher sind als
die, bei denen es sich nicht ändert. Genauer gesagt: Sie sind allenfalls so lange glücklicher, wie das Einkommen der andern nicht
gleichermaßen steigt. Ähnliche Ergebnisse habe ich zuvor bereits
zusammengefaßt. Nur in sehr armen Ländern nimmt das Wohlbefinden mit dem Einkommen zu. Wozu also soll das wirtschaftliche
»Wachstum« gut sein, wenn es uns gar nicht zufriedener macht?
Für die Erhaltung der Lebensgrundlagen ist es bekanntlich sogar
schädlich.

Nun handelt es sich bei den genannten Erhebungen um Durchschnittswerte, und es könnte ja sein, daß wenigstens diejenigen,
die auf den zunehmenden Güterwohlstand besonderen Wert legen,
damit wahrhaft glücklicher werden als zuvor. Gerade dies aber
ließ sich nicht bestätigen, sondern

> »people who strongly value the pursuit of wealth and possessions report lower psychological well-being than those who are
> less concerned with such aims. ... materialistic values are associated with low well-being« (Kasser 2002, 5/20).

Mit der »materialistischen« Wertorientierung ist gemeint, daß
»money, fame, image«, also die Werte des Habens, das handlungsleitende Dreigestirn im Leben sind, man also alles tut, um zu Geld
bzw. Güterwohlstand zu kommen, von den andern Menschen
wohlangesehen zu werden und sich ihnen so darzustellen, daß es
dabei bleibt. Das geringere Wohlbefinden, das damit einhergeht,
wenn dies die höchsten Werte sind, beruht – wie sich im folgenden zeigt – auf der Vernachlässigung der Werte des Seins, d.h. der
Selbstverwirklichung, der mitmenschlichen Beziehungen und dem
Einsatz für das Gemeinwohl, gegenüber denen des Habens. Deren
Übergewicht hat Unzufriedenheiten, Depressionen, häufige Kopfschmerzen, verschiedene Narzißmen und das Leiden unter einem
Mangel an mitmenschlichen Beziehungen zur Folge.

Unter den US-amerikanischen Studenten ist der Anteil derer,
denen es statt dessen am Herzen liegt »to develop a meaningful
philosophy of life« von den 1960er bis zu den 1990er Jahren von
80% auf 40% zurückgegangen. Umgekehrt hat sich der Anteil

derer, zu deren Hauptlebenszielen es gehört, »to be well off financially«, währenddessen von 40% auf 70% erhöht (104). Möglicherweise nimmt in neuerer Zeit allerdings auch die Kritik an dieser »materialistischen« Einstellung wieder zu (vgl. Whybrow 2005).

In den Arbeiten, auf denen Kassers Resümee beruht, sind zunächst die psychischen Befindlichkeiten der Probanden ins Verhältnis zu ihren Wertorientierungen oder Aspirationen gesetzt worden. Zur Selbstbewertung, wie man sich fühlt, gab es die Kategorien: ganz bei sich (im Stand der Selbstverwirklichung), vital, depressiv, angstvoll (anxiety), gesellschaftlich integriert, körperlich gesund bzw. unwohl (Kopfweh, Rückenschmerzen, Atemwegsbeschwerden etc.) zu sein. Natürlich konnten auch gemischte Befindlichkeiten angegeben werden. Dieselben Personen wurden dann gefragt, was ihnen im Leben besonders wichtig sei: Sicherheit, in der Welt etwas Gutes zustande zu bringen (to make the world a better place), ein ausgiebiges (great) Geschlechtsleben, gute mitmenschliche Beziehungen, finanzieller Erfolg, Zugehörigkeit zu einer Gemeinschaft oder mit sich selbst im reinen zu sein (self-acceptance).

Das Interesse der Untersuchung galt vor allem den Befindlichkeiten derer, die den finanziellen Erfolg als ein besonderes Lebensziel genannt hatten. Es zeigte sich, daß das Bei-sich-Sein (Selbstverwirklichung), die Vitalität und die gesellschaftliche Einbettung (social adjustment) mit der Orientierung auf den finanziellen Erfolg abnahmen, wohingegen Depressionen und Angstzustände zunahmen. Eine erweiterte Untersuchung berücksichtigte über den finanziellen Erfolg hinaus auch die Ziele, ein hohes Ansehen bei Andern zu genießen und sich ihnen so darzustellen, daß es dabei bleibt, also das »materialistische« Dreigestirn money/fame/image insgesamt. Mit der Einseitigkeit dieser Orientierung ergaben sich wiederum zunehmende Depressionen und Angstzustände sowie eine abnehmende Selbstverwirklichung und Vitalität, jedoch trat nun eine abnehmende körperliche Gesundheit an die Stelle der sich lösenden gesellschaftlichen Zugehörigkeit bzw. Integration.

Diejenigen Menschen also, denen es in ihrem Leben in erster Linie auf die materiellen bzw. narzißtischen Errungenschaften Geld, Ansehen und die gelungene Selbstdarstellung ankommt, finden sich tendenziell weniger selbstverwirklicht, weniger vital und körperlich weniger gesund, sowie depressiver und eher in Angstzuständen als die nicht »materialistisch« orientierten. Dies galt in allen Altersgruppen sowie für Frauen und Männer gleichermaßen. Auch Tagebücher bestätigten die schlechtere Gesundheit und den Mangel an positivem Lebensgefühl bei den »Materialisten«. Darüber hinaus tendierten diese eher zu Tabak, Alkohol und Rauschgift. Andere Untersuchungen bestätigten, daß der Komplex »Geld und teure Sachen haben / teure Kleider tragen / attraktiv sein« statistisch entsprechend korreliert war mit Konzentrationsschwäche, Rauschgiftmißbrauch, Trennungsängsten, Kontaktarmut, passiver Aggressivität (Verweigerung durch Nichtstun) und Besorgnissen, was andere sagen.

»... strong materialistic values are associated with a pervasive undermining of people's well-being, from low life satisfaction and happiness, to depression and anxiety, to physical problems such as headaches, and to personality disorders, narcissism, and antisocial behavior« (Kasser 2002, 22).

Grundsätzlich dieselben Befunde wie in den USA ergaben sich auch in Großbritannien, Dänemark, Deutschland, Indien, Rumänien, Südkorea und Rußland.

Natürlich erlauben die statistischen Korrelationen noch kein Urteil darüber, wieweit die Persönlichkeits-, Kontakt- und Lebensbzw. Gesundheitsschwächen der »Materialisten« durch ihre Wohlstand-, Ansehens- und Selbstdarstellungsorientierung bedingt sind oder ob nicht umgekehrt der Materialismus – die Überbewertung des Habens gegenüber dem Sein – eine Folge bzw. Kompensation jener Persönlichkeitsschwächen ist. Mit welchem Recht also dürften wir annehmen, daß es diesen Menschen besserginge, wenn sich ihre Lebensziele änderten?

Wie alle menschlichen Verhaltensweisen sind auch die »materialistischen« Übergewichte – ebenso wie ihr Gegenteil – der Möglichkeit nach in der menschlichen Natur angelegt, ihrer Wirklichkeit nach aber immer erst durch bestimmte biographische oder gesellschaftliche Umstände bedingt. Beispielsweise verstärkt das Fernsehen vor allem im Kindesalter die Güterorientierung, und zwar sowohl durch die Inhalte – nicht nur in der Werbung, sondern mindestens ebensosehr durch die in den Programmen vermittelten Einstellungen – als auch durch die Einübung, sich passiv unterhalten zu lassen und dazu selber nichts zu tun, so daß man sich ausgrenzt und apathisch wird, trotzdem aber den Schein einer Zugehörigkeit vermittelt bekommt. Programmatisch wird auch das Selbstwertgefühl gegenüber denen geschwächt, die mehr haben und dadurch glücklicher zu sein scheinen. Dies ist aber nur ein Beispiel dafür, daß positionale Motive kompensatorisch in den Vordergrund treten, wenn die eigentlichen Bedürfnisse nicht befriedigt werden. Maslow und Alderfer hatten die kompensatorischen Entartungen von Grundbedürfnissen als Regressionen beschrieben und damit zugleich erklärt, warum sie grenzenlos und nicht irgendwann gesättigt sind. Kasser führt die »materialistischen« Bedürfnisse (in den Kapiteln 4–7 seines Buchs) auf biographisch bedingte Defizite in der *Sicherheit*, in der *Selbstachtung*, im *menschlichen Mitsein* und in der *Authentizität* zurück, die durch diese Art der Kompensation aber noch verstärkt werden. Die »materialistische« Wertorientierung hat danach biographische bzw. gesellschaftliche Gründe, wird durch diese aber nicht legitimiert, weil die Bedürfnisse nach mehr Sicherheit, Selbstachtung, Mitsein und Authentizität durch die Güter des Habens nur *scheinbar* befriedigt werden. Sie wirklich zu befriedigen hätte aber politische Konsequenzen, wie sie sich ja auch aus den beiden vorangegangenen Kapiteln ergeben haben. Dasselbe gilt für die biographisch-gesellschaftliche Bedingtheit der Persönlichkeitsschwächen, die durch den Materialismus zu kompensieren vergeblich versucht wird. Ich gehe die biographisch bedingten Defizite nacheinander durch.

*Sicherheit*

Bei Kindern wie auch sonst im persönlichen Leben führt mangelnde Geborgenheit zu Unsicherheit, in der man einen Halt an materiellen Gütern suchen kann: »the materialistic teens had mothers who were less nurturing« (31). In der Regel waren beide Eltern streng und neigten zu Strafen, waren dabei aber nicht konsistent. Die Unsicherheit, was man zu erwarten hat, führt zur Kompensation u. a. durch Güter, Statusansprüche oder Aggressionen. Die Unsicherheit mit sich selbst wiederum wird dadurch kompensiert, daß man sich am Urteil anderer orientiert, und erneut durch Güter oder Leistungen, wenn dies die gesellschaftliche Erwartung ist. Überproportional »materialistisch« verhalten sich Scheidungskinder.

Kasser berichtet auch von Untersuchungen, nach denen »Materialisten« mehr vom Tod träumten als andere oder auch davon, daß sie irgendwo herunterfielen. Dabei formten sie ein zu Fürchtendes in ihren Träumen oft kompensatorisch um (»reframe«), so daß es nicht mehr zu fürchten war, statt sich damit auseinanderzusetzen. Ein Experiment zeigte umgekehrt, daß ein Todesbewußtsein die »materialistische« Orientierung verstärkt. Man hatte eine Gruppe von Studenten über ihren künftigen Tod, eine andere über Musik schreiben lassen. Nach dieser Einstimmung antworteten die auf ihren Tod Gefaßten auf die Frage nach ihrem im Berufsleben erwarteten Wohlstand mit wesentlich höheren Einkommen bzw. Vermögen als die Musikgestimmten.

Daß das Todesbewußtsein die Güterorientierung verstärkt, hat Marianne Gronemeyer auf den verlorenen Jenseitsglauben zurückgeführt (1993). Wenn man nach dem Tod nichts mehr zu erwarten hat, sind die irdischen Güter die einzig sicheren. Daraus folgt zwar nicht, daß man sich statt der eigentlichen Bedürfnisse auf Kompensationen einläßt. Möglicherweise haben obendrein aber die Pestepidemien seit 1347 und Hungersnöte infolge der »Kleinen Eiszeit« des 16.–18. Jahrhunderts gerade in der europäischen Neuzeit das materielle Sicherheitsbedürfnis verstärkt.

Tatsächlich ist die Neuzeit jedenfalls in Europa durch eine merkwürdige Zunahme der Sicherheitsbedürfnisse gekennzeichnet: Die wissenschaftlich-technische Welt ist in weitem Umfang eine Veranstaltung, um Sicherheit vor der *Natur* zu gewinnen; das politische Ziel des Liberalismus war die Sicherheit vor dem *Staat* bzw. den politischen Herrschern; der Rechtsstaat dient der Sicherheit vor Übergriffen der *Mitmenschen*, und der Sozialstaat hat im wesentlichen den Sinn, uns in Notzeiten sowie im Alter aus der Abhängigkeit von diesen zu befreien, dient also wiederum der Sicherheit (Meyer-Abich 1997[a], 181 ff.). Kann dieser enorme Aufwand durch irgendeine Verunsicherung gerechtfertigt werden, die es früher nicht gegeben hat? Ich sehe die einzig schlüssige Antwort auf diese Frage im Verlust der Religiosität. Wenn wir uns nicht mehr in Gottes Hand zu wissen glauben, ist dies in der Tat eine Verunsicherung, die jede säkulare Versicherung erklärt.

Max Weber hat angenommen, daß die protestantischen Kapitalisten aus Gründen ihrer religiösen Ethik so unermüdlich darauf bedacht waren, ihren Reichtum zu mehren. Ich sehe den Grund eher in ihrer Unsicherheit, aber die protestantische Religiosität ist davon möglicherweise nicht weit entfernt. Die Protestanten hatten ja im allgemeinen einen Bildungsvorsprung vor den Katholiken, und auch Bildung dient der Sicherheit. Man kennt sich besser aus in der Welt und wird seltener durch Unvorhergesehenes überrascht.

Nun ist die Sicherheit einer religiösen Geborgenheit vielleicht ebenso schwer zu gewinnen wie die der mitmenschlichen, wenn man damit nicht aufgewachsen ist. Daraus folgt aber nicht, daß es statt des eigentlich Fehlenden nur das Surrogat der Scheinbefriedigung durch Reichtum, Ansehen und eine attraktive Selbstdarstellung gibt. Denn wenn intrinsische Motivationen im gesellschaftlichen wie im natürlichen Mitsein an die Stelle dieser extrinsischen träten, wäre das gesunde Selbstsein im Mitsein auch in einer erneuerten Industriegesellschaft möglich. Ich komme darauf bei den intrinsischen Motivationen zurück.

*Selbstachtung*

Ryan und Kasser fragten Studenten, wie erfolgreich sie in letzter Zeit einerseits materielle Ziele (Geld/Ansehen/Selbstdarstellung), andererseits immaterielle Ziele wie ihre eigene Persönlichkeitsentwicklung, gute mitmenschliche Beziehungen oder Gemeinschaftsleistungen erreicht hätten, und erkundigten sich dann nach ihrer jeweiligen Zufriedenheit mit dem Gelungenen. Indikatoren der Zufriedenheit bzw. Unzufriedenheit waren u.a. das persönliche Befinden, der Rauschgiftkonsum und das Selbstwertgefühl. Ryan und Kasser bildeten dann vier Gruppen:

(1) die mit ihren materiellen und immateriellen Erfolgen Zufriedenen;
(2) die materiell Unzufriedenen, immateriell aber Zufriedenen;

(3) die materiell Zufriedenen und immateriell Unzufriedenen;
(4) die materiell und immateriell Unzufriedenen.

Der Vergleich zeigte, daß die Gruppen (1) und (2) gleichermaßen zufrieden, die Gruppen (3) und (4) aber beinahe gleich unzufrieden waren, d.h., Zufriedenheit ergibt sich fast nur aus immateriellen Erfolgen.

In einer weiteren Studie wurden Studenten gefragt, was sie sich für das kommende Semester vorgenommen hätten und wie wichtig diese Ziele wären. Im Lauf des Semesters sollten Fortschritte hinsichtlich der gesetzten Ziele, jedoch auch »immateriell« Gelungenes protokolliert werden. Gleichzeitig war das persönliche Befinden zu notieren. Es ergab sich wiederum, daß das Wohlergehen und die allgemeine Zufriedenheit mit dem Erreichen immaterieller Ziele rasch zunahmen, sich durch materielle Erfolge aber kaum veränderten. Dabei waren unter materiellen Erfolgen bei Studenten gute Noten, eine sportliche Figur und dergleichen zu verstehen, wohingegen im späteren Leben geschäftliche Erfolge oder die Zahl der Publikationen denselben Sinn haben können.

Psychologen nehmen häufig an, daß das Selbstwertgefühl oder das der eigenen Kompetenz zunehmen, wenn Menschen Erfolge haben. Dies gilt aber offenbar nicht für alle Arten von Zielen gleichermaßen. Materielle Erfolge können sogar ein vermindertes Selbstwertgefühl zur Folge haben, wenn man ständig Leute vor sich sieht, die es weiterbringen, indem sie noch mehr haben und gesellschaftlich eine noch bessere Figur machen als man selber, ohne je eine Chance zu sehen, es ihnen gleichzutun.

Menschen, die ihr Selbstwertgefühl auf materielle Erfolge gründen wollen, sind offenbar auf einem ebenso falschen – genauer gesagt: auf demselben, nämlich »materialistisch« falschen – Weg wie diejenigen, die durch materielle Güter Sicherheit zu gewinnen hoffen. Es handelt sich hier wohl um eine Art gesellschaftlicher Krankheit, aber die Erinnerung daran, in jungen Jahren – wie die geschilderten Experimente mit Studenten zeigen – noch ein Gefühl dafür gehabt zu haben, was wahrhaft der Mühe wert ist, könnte eine Politik unterstützen, welche diese Krankheit überwindet.

*Mitmenschliche Beziehungen*

Die Entfaltung der Individualität ist das Leitbild der europäischen Neuzeit, ihre Verkürzung zum Individualismus aber führt zum Absolutismus des kleinen Mannes, indem dieser über sein Eigentum so verfügt wie der Sonnenkönig über Frankreich. Dieser Individualismus wird in unserer Gesellschaft noch immer als vorbildlich proklamiert, durch sozialpsychologische Analysen allmählich jedoch als eine Ideologie decouvriert, die den wirklichen Menschen nicht gerecht wird. Vor allem durch die zuvor bereits erklärte Materialisierung der Sicherheitsbedürfnisse hat der neuzeitliche Individualismus gleichwohl zu einer Schwächung der mitmenschlichen Solidarität geführt, die einesteils (wie in Nordeuropa) mehr die familiären Zusammenhalte, andernteils (wie in Italien) mehr die politische Öffentlichkeit betrifft.

Die Untersuchungen, auf die Kasser sich stützt, zeigen, daß materielle Erfolge auch deshalb das persönliche Glück nicht steigern, weil sie mit einer Verkümmerung der mitmenschlichen Beziehungen einhergehen, wenn sie im Vordergrund des Lebens stehen. Materialistisch eingestellte Studenten haben weniger starke und konfliktreichere Beziehungen als andere. Sie fühlen sich eher entfremdet oder isoliert und vermeiden es auch in ihren Träumen, sich Andern zu öffnen. Zwar gibt es instrumentelle Beziehungen, die ihnen Vorteile versprechen, aber diese bedürfen nur einer geringen Empathie für Andere in ihrem Selbstsein. Dementsprechend verhalten sich die Materialisten in der Regel nicht kooperativ, was sich auch in Gefangenendilemmata zeigt.

*Zwischenresümee*

Blickt man auf diesen und die beiden vorangegangenen Absätze zurück, so zeigt sich: Für das *Sicherheits*bedürfnis sind materielle Errungenschaften zwar nur ein Scheinerfolg, zu diesem Irrtum sind die neuzeitlichen Europäer aber wohl doch in besonderer Weise disponiert, obwohl damit letztlich nur eine tiefsitzende Unsicherheit aufrechterhalten wird. Daß eine »Gemeinsame Sicherheit« (Bahr 1982) der Selbst-Sicherheit, in der man durch eigene Stärke den andern angst macht und dadurch die eigene Unsicherheit verstärkt, bei weitem vorzuziehen ist, hat sich auch im militärischen Denken noch lange nicht durchgesetzt. *Selbstachtung* dadurch gewinnen zu wollen, daß man andern imponiert, und zwar ausgerechnet durch materielle Güter, ist ein noch deutlich abwegigerer Gedanke, durch die Faszination, welche in unserer Zeit wegen der Sicherheitsillusion von diesen Gütern ausgeht, aber doch immer noch ein verständlicher Irrtum. Gleichwohl setzt man sich damit nur auf ein endloses Tretrad zum Beweis der eigenen Kompetenz. Mit dem Sicherheitsbedürfnis mag es schließlich auch zusammenhängen, wenn *mitmenschliche Beziehungen* zugunsten materieller Güter vernachlässigt oder preisgegeben werden. Während aber bei den Bedürfnissen zur Sicherheit und Selbstachtung der Irrtum noch tendenziell nachvollziehbar ist, dafür durch materielle Güter einen Ersatz zu finden, fällt dies bei den mitmenschlichen Bedürfnissen doch bereits sehr schwer. Regelrecht unmöglich aber scheint es mir bei dem vierten Bedürfnis zu werden, das Kasser in seinem Verhältnis zur materialistischen Orientierung behandelt, dem der Authentizität.

*Authentizität, etwas intrinsisch motiviert*
*um seiner selbst willen zu tun*

Authentisch bei sich ist nur, wer – im Mitsein mit Anderen und Anderem – den in der eigenen Natur liegenden *Seins*bedürfnissen und keinen Ersatzbedürfnissen des *bloßen Habens* folgt, dies freilich auf allen Ebenen und nicht nur zur Selbstverwirklichung. Alles Tun ist dann von innen heraus, d. h. »intrinsisch« motiviert, wohingegen jede »extrinsische« Motivation von außen kommt und nur auf etwas Äußerliches oder ein Haben im weitesten Sinn gerichtet ist, das keinem intrinsischen Bedürfnis dient. Alle extrinsisch motivierten Bedürfnisse richten sich *entweder* auf Belohnungen, wie beispielsweise Geld und Wohlstand, Benotungen und Ansehen oder Illichs Passivitäten, uns unterhalten, unterrichten, bewegen oder gesund machen zu lassen, *oder* auf die Vermeidung von Strafen, z. B. wegen nicht eingehaltener Termine oder anderweitig nicht erreichter Ziele, statt selbst das Subjekt dieser Prozesse zu sein. Auch ein Wettbewerb kann um der Qualität eines Ergebnisses oder um eines Gewinns willen geführt werden. Wer etwas um einer Belohnung willen oder zur Vermeidung einer Strafe tut, tut es in einem doppelten Sinn nicht »um seiner selbst« willen, nämlich weder um der Sache selbst willen noch um der persönlichen Entwicklung willen. Demgegenüber ist man in allem intrinsisch motivierten Handeln einerseits ganz bei der jeweiligen Sache, d. h.

- in der Arbeit bei der Aufgabe, die zu lösen ist, also etwa einem Kranken zu helfen; ein Haus zu entwerfen, in dem der Architekt sich dadurch wiedererkennt, daß es auf seine Weise den Bedürfnissen der Bewohner entspricht; ein Gesetz, das einem selbst am Herzen liegt, in eine gerechte und praktikable Fassung zu bringen; ein an der allgemeinen Gesundheit und nicht nur am Wohl der Kranken orientiertes Gesundheitswesen zu entwerfen;
- in der Kunst bei dem Gegenstand, der malerisch, bildnerisch oder musikalisch seinen Ausdruck finden soll;
- in der körperlichen Bewegung bei den Elementen oder der Landschaft, durch die man wandert, läuft oder segelt,

andererseits auch ganz bei sich selber als derjenigen Individuation des Ganzen, durch die es in dieser doppelten Weise zu sich kommt. Dieses – weder egoistische noch altruistische – beiderseitige Etwas-um-seiner-selbst-willen-Tun ist ein sinnvolles Handeln sui generis, und es gibt nichts Gesünderes als ein sinnvolles Leben, das also den Bedürfnissen, nach denen man lebt, gerecht wird. Wer sich intrinsisch motiviert verhält, ist in wörtlicher Bedeutung schöpferisch, schöpft, bildet und verwirklicht nämlich etwas aus sich heraus, statt nur etwas mit sich machen oder sich von außen her motivieren zu lassen. Wie dringlich es für die Gesundheit ist, die eigenen Kreativitätsbedürfnisse – die jeder mehr oder weniger hat – auszuleben, war ein Hauptergebnis des dritten Kapitels.

Jede intrinsisch motivierte Tätigkeit geschieht aus Freiheit oder durch Selbstmotivation. Man ist daran aktiv interessiert und nicht nur passiv dazu motiviert worden. Dementsprechend enthält alle intrinsisch motivierte Arbeit ihren eigentlichen Lohn in sich selbst (Deci 1971). Daß auch ein Einkommen dazugehört, ist vor allem eine Frage der Gerechtigkeit, wenn die Kollegen es bekommen oder andere von der eigenen Arbeit einen Vorteil haben. Der intrinsische Lohn ist überdies nicht nur die subjektive

»Produktivität ..., daß der Mensch sich selbst als Verkörperung seiner Fähigkeiten und als Handelnder erlebt; daß er eins mit seinen Fähigkeiten ist und daß sie nicht vor ihm verborgen und ihm entfremdet sind.«

Dazu gehört vielmehr auch das Werk, das man objektiv geschaffen hat. Befriedigend ist nicht allein die persönliche Entfaltung, sondern damit etwas selbst zustande gebracht zu haben, wohingegen Fromm meinte: »*der wichtigste Gegenstand der Produktivität ist der Mensch selbst*« (Fromm 1947, 100/106). Wenn nichts dabei herauskommt, ist die schönste Produktivität auch persönlich nichts wert.

Demgegenüber tun die »Materialisten«, denen Kassers Buch gewidmet ist, das, was sie tun, weder um seiner noch um ihrer selbst willen, sondern um gelobt oder anderweitig belohnt, unterhalten oder »gesund gemacht« zu werden. Sie sind nicht intrinsisch motiviert und haben deshalb in ihrem Tun auch nicht die Glückserfahrung, die Mihály Csíkszentmihályi als »flow« bezeichnet hat (1993): wie bei einem Spiel so bei einer Aufgabe zu sein, daß man die Zeit vergißt. Ihnen fehlt das Erlebnis, daß sie am meisten sie selber sind, wenn sie sich selbst vergessen und ganz bei der Sache sind. Statt dessen machen sie sich Sorgen, was andere von ihnen halten, verpassen also sich selber, indem sie sich nicht vergessen können, also von außen auf sich blicken und dadurch immer noch außer sich sind. Sie bleiben, wie man sagt, »kontrollorientiert«, leben an sich selbst vorbei und neigen dementsprechend zu Depressionen. Im *Tod des Iwan Iljitsch* hat Leo Tolstoi dem nur extrinsisch motivierten Leben ein literarisches Denkmal gesetzt.

Die Extrinsik, vor allem das zu tun, wofür man belohnt bzw. bezahlt wird oder womit sich Andern zeigen läßt, wie tüchtig man ist, hat überdies die fatale Konsequenz, daß die intrinsischen Motivationen – die jeder Mensch ursprünglich hat, die aber gefördert werden müssen wie alle andern Fähigkeiten auch – allmählich unterdrückt werden und verkarsten, wenn sie nicht gebildet und ausgelebt werden. Belohnungen treten dann, wie Edward L. Deci in einer bahnbrechenden Arbeit gezeigt hat, dauerhaft an die Stelle von Freude und Interesse (1971; Deci u. a. 1999). Die Folge ist, daß man aus einer tiefsitzenden Unsicherheit nicht mehr herausfindet, von dem endlosen Tretrad zum Beweis der eigenen Kompetenz nicht mehr herunterkommt und mitmenschlich vereinsamt.

Decis Experiment bestand darin, daß er eine Gruppe von Studenten – den üblichen Versuchskaninchen der Psychologen – zunächst mit einem Geschicklichkeitsspiel beschäftigte und ihnen dazu sagte, man wolle gern wissen, wie lange intelligente Leute brauchten, um es zu beherrschen. Als alle soweit waren, wurden die Teilnehmer gebeten, noch ein Weilchen dazubleiben, weil die Versuchsleiter noch etwas überprüfen wollten. Tatsächlich saßen diese hinter einem halbdurchlässigen Schirm und beobachteten, was die Studenten in der Pause tun würden, nachdem sie ihre Aufgabe erfolgreich abgeschlossen zu haben glaubten. Einige blätterten in herumliegenden Illustrierten, andere taten gar nichts, wieder andere beschäftigten sich weiter mit dem Spiel, dessentwegen sie gekommen waren. Zu unterscheiden aber gab es nun zwei Gruppen, und dies war der eigentliche Sinn des Experiments. Die eine Hälfte der Versuchspersonen war nämlich für ihre Teilnahme bezahlt worden, die andere hingegen nicht, und durch das Experiment sollte festgestellt werden, ob die beiden Gruppen sich während der vermeintlichen Pause verschieden verhalten würden. Das Ergebnis war, daß unter denjenigen, die nicht nur ihre Aufgabe erfüllt hatten, sondern sich von sich aus, d. h. intrinsisch motiviert, weiter mit dem Spiel beschäftigten, weil sie Freude daran hatten oder es noch besser verstehen wollten, überproportional viele von denen waren, die nicht bezahlt wurden, wohingegen die durch ihre Bezahlung nur extrinsisch Motivierten sich für das Spiel nicht weiter interessierten. Wer auf extrinsische Motivationen eingefahren ist, sich durch Belohnungen vielleicht schon als Kind darauf hat sozialisieren lassen (Lepper/Greene 1973), hat also möglicherweise noch einen Phantomschmerz von einem authentischeren Leben, hat dies aber fast unwiederbringlich verloren.

Das Fatale an den extrinsischen Motivationen ist, daß man *motiviert wird*, also nicht von sich aus *motiviert ist*. Wer an die Passivität gewöhnt wird, sich unterhalten zu lassen (insbesondere durch das Fernsehen) oder beispielsweise kleine häusliche Hilfen nur gegen Belohnungen zu tun, kann irgendwann kaum noch zurück und wirft dann vielleicht sogar den eigenen Eltern oder Lehrern vor, von ihnen nicht genügend motiviert worden zu sein.

Demgegenüber sind die intrinsischen Motivationen aktiv, aber die Anlage dazu kann austrocknen, wenn sie nicht zur rechten Zeit auflebt und gebildet wird.

Mit dem Austrocknen der intrinsischen Motivationen verkarstet das eigentliche oder wahre Selbst des Menschen. An seine Stelle tritt ein »falsches Selbst«, das »auf der Grundlage von Gefügigkeit aufgebaut« ist, so wie sie durch die äußeren Belohnungen gebildet wird. Dem falschen Selbst fehlt die »kreative Originalität«. »Wenn das falsche Selbst in seiner Funktion erfolgreich ist, verbirgt es das wahre Selbst«, so daß dieses nur noch insoweit anzusprechen ist, wie jenes es zuläßt (Winnicott 1965, 173/199/193). Ein guter Therapeut kann diese Abschirmung durchdringen, aber zur Regeneration des wahren Selbst bedarf es möglicherweise einer längeren Behandlung.

Ob eine Belohnung schädlich ist, hängt allerdings von der Bedeutung ab, welche sie für den Empfänger hat. Wenn etwas um seiner selbst willen getan worden ist, kann sie allenfalls dadurch schaden, daß dieselbe Tätigkeit beim nächstenmal um des Lohns willen geschieht. Auch ein Wettbewerb schwächt die intrinsische Motivation nur dann, wenn man ihn gewinnen möchte, um einen Andern zu übertreffen, hingegen nicht, wenn man sich bemüht, einer besonderen Herausforderung möglichst gut gerecht zu werden. Decis Entdeckung erinnert an den Bankier, den Jakob von Uexküll als ein Beispiel dafür beschrieben hat, daß es selten gut geht, zuerst einmal viel Geld verdienen und danach erst richtig leben zu wollen, weil die Seele dann schon ganz verkarstet ist (1907, 660f.).

Intrinsisch motiviert kann auch etwas sein, das man eigentlich nicht gern tut, z.B. die Wohnung sauberzumachen, in einer Warteschlange zu stehen oder quengelnde Kinder zu beruhigen, wenn man nämlich ja dazu sagt und dabei nicht die Ruhe verliert.

»Selbstbestimmt handeln bedeutet nicht, dass man nur das tut, was einem Spaß macht. Auch eine lästige Arbeit kann selbstbestimmt sein, wenn man sie innerlich akzeptiert und sie in diesem Sinne aus eigenem Antrieb tut« (Dahm/Scherhorn 2008, 172).

Deci und Ryan sprechen in diesem Fall von einer »choiceful accommodation« (1985, 157), also von einer bejahenden Hinnahme von etwas, was man sich nicht ausgesucht haben würde, was man sich aber »gefallen läßt«, weil es in einen Kontext gehört, den man insgesamt bejaht.

Um einer intrinsischen Motivation willen kann man natürlich auch etwas *haben* wollen, obwohl sie an sich auf ein (Selbst-)Sein gerichtet ist. Denn dabei wird das Haben niemals ein Übergewicht über das Sein gewinnen. Das Habensgut ist in diesem Fall indirekt ein Seinsgut. Ein Beispiel ist der Füllfederhalter, mit dem ich das Manuskript dieses Buchs schreibe. Abhishek Srivastava, Edwin A. Locke und Kathryn M. Bartol sind der Frage nachgegangen, wie es hinsichtlich der Motivation mit dem Geldverdienen steht, und haben ebenfalls festgestellt, daß die negative Korrelation zwischen Geld und Glück nicht für alle Motivationen des Geldverdienens besteht (2001). Denn wer Geld verdienen geht, um dem kranken Vater helfen zu können, ist durch diese Motivation gegen den Materialismus gefeit.

*Fazit*

Wenn Sicherheit, Selbstachtung, mitmenschliche Beziehungen und die Authentizität des eigenen Lebens einmal geschwächt sind, können sie nur dadurch wiedergewonnen werden, daß die intrinsischen Motivationen (wieder)entdeckt und gepflegt werden. Dies wird um so schwerer, je länger ein Mensch sich materialistisch von extrinsischen Motivationen hat leiten lassen. Allerdings ist der materialistische Weg, den Bedürfnissen nur Surrogate zu bieten, der weitaus bequemere. Dies gilt sowohl für die Gesellschaft, die sich die nötige Hilfe spart, als auch für den Betroffenen, der durch die Hilfe zur Selbsttätigkeit angeregt werden sollte und sich davor vielleicht fürchtet. Der Preis dieser Bequemlichkeit aber ist ein ungelebtes Leben, also eine Krankheitsdisposition.

Philosophisch hängt der Materialismus im Verständnis der Verselbständigung des Habens gegenüber dem Selbstsein mit dem für unsere Zeit und insbesondere für die Medizin so charakteristischen Cartesianismus zusammen. Dabei ist das dazugehörige Menschenbild – Geist zu *sein* und einen Körper zu *haben* – selbst nicht materialistisch. Wenn aus diesem theoretischen Ansatz praktische, d.h. handlungsleitende Konsequenzen gezogen werden, gibt es jedoch zwei Möglichkeiten. Die eine ist der »Idealismus« im populären Verständnis, d.h. die Überschätzung des Bewußtseins in eins mit einer Abwertung jeglicher Habe bzw. der körperlichen und wirtschaftlichen Welt insgesamt. In diesem Fall fehlt es zumindest an einer Integration des Habens in das Selbstsein. Die andere Möglichkeit ist die Umkehr dieser Bewertung, indem der Geist abgewertet und die körperliche Welt als eine zu habende für das eigentlich Wirkliche gehalten wird, dem auch das Bewußtsein folgt. Dies ist der Materialismus als ein wieder auf die Füße gestellter Cartesianismus, nachdem man ihn zunächst (im »Idealismus«) auf den Kopf gestellt hatte. So oder so – auf den Kopf oder auf die Füße gestellt – aber wird die cartesianische Welt nicht lebendig, denn dazwischen fehlt der Leib.

## (2) Konsum und Steigerung

Was wird aus unserem Konsum, wenn intrinsische und extrinsische Motivationen unterschieden werden? Wirtschaftlich heißt alles Konsum, was alsbald verbraucht wird, also nicht der Produktion von Konsumgütern dient und dazu längerfristig nutzbar bleibt. Sollte man hier aber nicht doch einen Unterschied machen zwischen demjenigen Konsum, welcher der Erfüllung von authentischen Bedürfnissen dient, und dem, durch den nur Ersatzbedürfnisse befriedigt werden? Die vorangegangenen Überlegungen haben gezeigt, wie berechtigt diese Unterscheidung ist. Dabei war die Frage offengeblieben, wie sich von Fall zu Fall *beurteilen* läßt, ob ein Handeln den eigenen Bedürfnissen dient oder nicht. Die Antwort darauf muß in allgemeiner Form lauten: Über die eigenen Bedürfnisse sollte sich jeder selbst klarwerden, wobei das Gespräch mit Andern meistens hilfreich ist; Sicherheit wird es selten geben, aber die Entscheidung wird in der Regel besser, wenn man für sich oder mit Andern darüber nachgedacht hat. Damit ist aber noch nicht gesagt, wie man diese Beratung mit sich selbst und mit Andern am besten anstellt, um sich möglichst richtig für das zu entscheiden, was für das eigene Selbstsein im Mitsein gebraucht wird. Ich beziehe den Gegensatz der intrinsischen und authentischen zu den extrinsischen und Ersatzbedürfnissen deshalb noch auf eine zusätzliche und leichter zu treffende Unterscheidung. Dies ist die des bloß verbrauchenden von dem steigernden Konsum, in dem etwas »um seiner selbst willen« geschieht.

Ich habe im ersten Kapitel die leiblich gekonnte Mühelosigkeit von der bloß technisch konsumtiven unterschieden. Beispiele waren das Spielen eines Musikinstruments, nachdem man dies gelernt hat, gegenüber dem Betrieb eines Radios bzw. Plattenspielers durch bloßen Knopfdruck, oder das Segeln, das dem ungeordneten Miteinander von Wind und Wasser die gerichtete Fahrt des Schiffs abgewinnt, gegenüber dem kunstlosen Betrieb eines Motorschiffs, das nur mit Gewalt vorangetrieben wird. Beim Musikhören ist außer dem für sich selbst spielenden und dazu intrinsisch motivierten Musiker und dem sich eine bloß berieselnde Unterhaltung gönnenden, also extrinsisch motivierten Knopfdrücker noch der dritte Fall zu unterscheiden, daß jemand die Musik um seiner und ihrer selbst willen hört. Dies ist der gebildete Konzertbesucher oder der anderweitig schöpferische Mensch, der die Musik so hört, daß er selber mitgeht, dies aber nur vermag, indem er denen folgt, welche diesen Weg selber spielend gehen. Auch dieser Hörer ist intrinsisch motiviert.

Die beschriebenen Prozesse haben gemeinsam, daß in ihnen allen irgend etwas verbraucht wird (Körperkraft bzw. Nahrungsmittel, Elektrizität, Treibstoff, Abnutzung von technischen Einrichtungen), in einigen Fällen aber wird auch etwas geschaffen. Nur in diesen Fällen findet die naturgeschichtliche Steigerung zu Organismen in deren Leben als Steigerer eine Fortsetzung, in den andern hingegen nicht. Denn das Musizieren, das kreative Hören und das Segeln sind Beispiele dafür, wie »die allgemeine Natur unter der besonderen Form der menschlichen Natur produktiv handeln« kann (Goethe, HA XII 467). Das Musizieren und (in geringerem Maß) das kreative Hören sind ja energetisch gesehen eine Metamorphose der Nahrungsmittel, die dem Musiker die Kraft zum Spielen geben, vermöge der Materialeigenschaften von Holz und Saiten in Musik, und dazu käme es wohl nicht, wenn keine Menschen aus der Naturgeschichte hervorgegangen wären und Musikinstrumente bauen sowie spielen würden. Ebenso steht es mit dem Bau und der gerichteten Fahrt des Schiffs in der Unruhe von Wind und Wasser. Demgegenüber waren zwar auch der Bau der Musikanlage und der des Motorschiffs ursprünglich schöpferische Prozesse, also Steigerungen, ihr Betrieb auf Knopfdruck ist dies aber nicht, sondern ist als Wiederholung ein bloßer Verbrauchsprozeß. Im einen Fall wird dem Schicksal der Welt, das der Zweite Hauptsatz der Thermodynamik beschreibt, etwas entgegengesetzt, im andern nicht.

Wir können also die bloß *verbrauchenden* »Konsum«-Prozesse in Richtung des Zweiten Hauptsatzes von den kreativen und *steigernden* »Konsum«-Prozessen unterscheiden, die dem Zerfall entgegenwirken. Da dies ein wesentlicher Unterschied ist, sollte man vielleicht nicht beiderlei Vorgänge mit dem gleichen Begriff benennen. Dies wäre aber wohl nicht sinnvoll, nachdem der Begriff einmal eingeführt ist und sich in meinen Beispielen ohnehin der schöpferische *Gebrauch* der Dinge von ihrem bloßen *Verbrauch* unterscheiden läßt. Ich werde deshalb dem bloß verbrauchenden den kreativen oder steigernden Konsum entgegensetzen. Goethe hat im Fall des letzteren auch von Metamorphosen gesprochen. Zum bloßen Konsum gehört das Ideal der nicht gekonnten Mühelosigkeit auf Knopfdruck, zur Steigerung oder Metamorphose das der spielerisch gekonnten, zuvor aber mühevoll eingeübten Mühelosigkeit.

Der Unterschied von Konsum und Steigerung zeigt sich auch daran, daß das Wesen des zu Steigernden in die Steigerung eingeht, während der Konsum immer nur abwärts gerichtet ist. Beim Segeln sind dies die ursprünglich pflanzlichen Materialeigenschaften des Bootskörpers und der Segel in Verbindung mit Wind und Wasser, beim Musizieren die pflanzlichen und tierischen Eigenschaften von besonderen Hölzern, Saiten oder Knochen, für die Zenon sich interessiert hatte, in Verbindung mit der Akustik des Raums.

Sogar für die menschliche Ernährung, die neben der leiblichen Bewegung als das wohl wichtigste Element des gesunden Lebens anzusehen ist, lassen sich Konsum und Steigerung unterscheiden. Hier bedarf freilich die bloß medizinische Ernährungswissenschaft, die sich auf Kohlehydrate, Proteine, Vitamine und die sonstige Nahrungschemie versteht, derselben Erweiterung, die in den vorangegangenen Überlegungen für das Verständnis der Gesundheit entworfen worden ist. Die »Neue Ernährungswissenschaft« ist ein Ansatz in dieser Richtung (Leitzmann/Cannon 2005). Der entscheidende Gedanke ist, daß alle Ernährung eine Weise des kulturellen und natürlichen Mitseins ist, so daß auch die Bekömmlichkeit des Essens und Trinkens davon abhängt, wieweit dieses Mitsein gelingt. Eine Mahlzeit in guter Gesellschaft einzunehmen schmeckt nicht nur besser als allein, sondern ist auch gesünder, und dasselbe gilt für das natürliche Mitsein. Es fragt sich nämlich, was wir mit der Kraft anfangen, welche die gegessenen Tiere und Pflanzen uns gegeben haben. »A man is fed, not that he may be fed, but that he may work«, erklärte Ralph Waldo Emerson (1803–1882) zu Recht (1836, 12). Wer durch die Kraft, als die Fisch und Gemüse in uns sozusagen Mensch geworden sind, etwas zu wirken sich bemüht, wodurch die Welt – soweit Menschen dies vermögen – ein wenig schöner und besser wird als bisher, der *steigert* die gegessenen Lebewesen zu etwas, was sie von sich aus nicht hätten werden können. Wer aber mit der empfangenen Kraft weiter nichts anfängt oder durch Schädigung der Natur vielleicht sogar noch dazu beiträgt, daß es in Zukunft keine so guten Fische und Gemüse mehr geben wird, der *konsumiert* sein Essen nur und ist es eigentlich nicht wert (Meyer-Abich 1997[a], 426 ff.).

Wege aus der Konsumgesellschaft

Für diejenigen, die im Horizont des Ganzen der Natur und ihrer Gesellschaft ihrer Natur nach leben, gilt die klassische Regel der Naturheilkundigen: Ein gesunder Mensch, der also intrinsisch motiviert nach seinen Bedürfnissen und insoweit sinnvoll lebt, wird nicht krank. Die überwiegend extrinsische Motivation unserer Gesellschaft kommt uns also teuer zu stehen. Ihr Preis sind die viel zu hohen Kosten des heutigen Gesundheits- bzw. Krankheitswesens, welche diese Fehlentwicklung subventionieren. Wenn alle Menschen alle Dinge intrinsisch motiviert um ihrer selbst willen täten, persönlich wie um der Sache willen, und auch die gesellschaftlichen Verhältnisse darauf eingerichtet wären, so zu leben, gäbe es wohl nur noch relativ wenige Krankheiten. Zwar gehört es zur Offenheit der Zukunft, daß Menschen immer irgendwo etwas fehlen kann, und dies ist sogar eine Bedingung für die Möglichkeit des Gelingens, aber die meisten heutigen Krankheiten sind nicht dadurch bedingt, sondern durch Mißverhältnisse der Teile untereinander oder in bezug auf das Ganze. Daran etwas zu ändern ist keine Sache der Medizin, sondern ist institutionell eine politische und persönlich eine Bildungsaufgabe. Die Mediziner sollten hier ihre Unzuständigkeit erkennen und um so mehr darauf dringen, daß die gesellschaftliche Aufgabe politisch wahrgenommen wird.

Dies ist vor allem eine Bildungsaufgabe, welche aber durch Decis Entdeckung erschwert wird, daß die intrinsischen Motivationen allmählich austrocknen oder gar absterben, wenn Menschen sich allzulange nur passiv und extrinsisch motivieren lassen, also immer auf Belohnungen hin leben und nicht aus eigenem Antrieb handeln, so daß sie ihre authentischen Bedürfnisse vernachlässigen. Die gesundheitspolitische Bildungsaufgabe, die in allen Menschen mehr oder weniger vorhandenen Antriebe zu wecken, möglichst alles um seiner und ihrer selbst willen zu tun, ist also wohl ein ziemlich langfristiges Projekt. Dies gilt für die meisten Ziele, die zu erreichen im wesentlichen von Bildungsentwicklungen abhängt, denn hier geht es immer in erster Linie um die Kinder und die Heranwachsenden. Auch langfristige Ziele aber werden um so eher erreicht, je eher sie in Angriff genommen werden.

Die Hebräer sind, als sie das Land Kanaan bereits vor sich sahen, noch vierzig Jahre durch die Wüste gezogen, bevor sie sich trauten, den Kampf mit seinen Bewohnern aufzunehmen. Von der ersten Erkundung waren die meisten Kundschafter noch voller Angst zurückgekehrt (14 Mos 13), und Moses hat das »Heilige Land« nie erreicht, sondern war unterdessen gestorben. In der jüdischen Theologie ist diese Verzögerung dadurch erklärt worden, daß die Hebräer, die ja als ein Sklavenvolk durch Moses aus Ägypten hinausgeführt worden und nicht einmal aus eigenem Antrieb aufgebrochen waren, zwei Generationen gebraucht haben, um ihre Sklavenmentalität abzulegen und das für den Eroberungskampf nötige Selbstbewußtsein zu gewinnen. Vielleicht wird es auch bei uns vierzig Jahre dauern, bis die heutige »Konsumentenmentalität, die Unwilligkeit zur Teilhabe an Verantwortung« (Weizsäcker 1978, 76) wieder verschwindet. Gesundheitspolitisch werden wir also wohl noch eine ganze Weile damit leben müssen.

Chancen eines gesünderen Lebens aber gibt es auch für diejenigen, welche nur noch beschränkt aus intrinsischen Motivationen leben. Die Lebensstile der von Kasser untersuchten »Materialisten« sind nämlich in einer sich selbst verstärkenden Weise ungesund. Sie sind es ursprünglich wegen der Passivität oder Extrinsizität ihrer Antriebe, sie sind es aber noch obendrein durch die besondere Art der materiellen Güter, zu denen die Materialisten motiviert werden. Wenn diese Güter bei den jetzigen Lebensweisen nicht gerade Autos oder Fernseher wären, so daß die Menschen sich zu wenig bewegen, und ungesunde Mahlzeiten bzw. Nahrungsmittel, so daß sie noch zusätzlich zu dick werden, ließen sich manche Folgen abwenden, ohne die heutigen Lebensformen grundsätzlich zu ändern. Damit könnten wir also anfangen, um die Konsummentalität längerfristig loszuwerden.

Lebensstile sind relativ kohärente Verhaltensmuster, die auf regulativen Ideen, Wertsetzungen und Haltungen beruhen, wie zu leben sei. Als durch den Wiederaufbau in Europa nach dem Zweiten Weltkrieg die materiellen Grundlagen der Zivilisation wieder erneuert worden waren, sah es eine Zeitlang so aus, als ob nun eher »immaterielle« Werte in den Vordergrund treten würden (Inglehart 1971/1977). Im wesentlichen handelte es sich dabei aber doch nur um den Prozeß, den man sich als einen zeitlichen Aufbau der Maslow-Pyramide von unten nach oben vorstellen kann. So gab es in Deutschland nach den Bombardierungen im Krieg und dem Hunger in der Nachkriegszeit zuerst die »Freßwelle« und dann die »Wohnungswelle«, bis man schließlich den Kopf frei hatte, um auch wieder an die höheren Bedürfnisse zu denken, wobei die Studentenbewegung seit 1967 noch etwas nachgeholfen hat. Die materiellen Bedürfnisse haben also nicht nachgelassen, sondern sind nur in einer differenzierteren Weise geltend gemacht worden, wobei sich auch Gruppen von Lebensstilen ergeben haben, die in der Gesellschaft aneinandergrenzen, so wie verschiedene Teile einer Stadt ihren je besonderen Charakter haben können.

Die verschiedenen Lebensstile, die jetzt nebeneinander bestehen, sind keineswegs alle gleich materialistisch und ungesund, sondern hier besteht ein starkes Gefälle von den Gebildeten und Umweltbewußten über die zwar Gebildeten, die aber auf die natürliche

Mitwelt noch immer keine Rücksicht nehmen, sowie die bloß Wohlhabenden und die Kleinbürger bis hin zu den Unterschichten. Die Zugehörigkeiten zu den einzelnen Gruppen, mit deren Unterscheidung man sich besonders aus Marketing-Gründen viel Mühe gegeben hat, aber bilden Identitäten oder Selbstverständnisse. Man fühlt sich bestätigt und auf dem eingeschlagenen Lebensweg bestärkt, wenn diejenigen, zu denen man gehört oder gehören möchte, dasselbe tun und kaufen wie man selber. Jedes menschliche Handeln ist der Ausdruck eines Selbstverständnisses, und dies gilt auch für das Konsumverhalten, soweit das Selbstverständnis darauf beruht. Um gesünder zu leben, muß man deshalb nicht nur das eigene Verhalten ändern, sondern eigentlich sich selbst und die eigenen Zugehörigkeiten, dies aber ist immer nur begrenzt möglich.

Daß es im menschlichen Verhalten letztlich um das Selbstsein im Mitsein geht, ist wohl auch für die Kulturanthropologen eine akzeptable These. Anders als die intrinsisch Motivierten, welche ihre Güter so steigern, daß sie zu Seinsgütern werden, benötigen aber die extrinsisch Motivierten ein Übermaß an materiellen Gütern zur Selbstdarstellung (Douglas/Isherwood 1979).

»Bedürfnisse der Menschen nach selbstbestimmter Entfaltung, gesunder Lebensführung, menschlicher Zuwendung, sozialer Eingebundenheit, gemeinschaftsbezogenem Handeln werden von der Expansion der Marktgüter an den Rand gedrängt, weil der Stress der Berufsarbeit und die Fülle der gütergebundenen Beschäftigungen in der restlichen Zeit, allen voran das Fernsehen, immer weniger Raum für sie lassen« (Dahm/Scherhorn 2008, 22 f.).

Statt intrinsisch motiviert und dadurch authentisch zu handeln, ist es das »gesellschaftliche Leben der Dinge [social life of things]« (Appadurai 1986), durch das die meisten Menschen ihre Zugehörigkeit zur Welt gewinnen. Dies gilt sowohl für das menschliche Mitsein mit Andern, indem sie Halt an den Dingen suchen, als auch für ihr Selbstsein. Der materielle Konsum ist zwar immer »an ongoing enterprise of self-creation, ... a ›cultural project‹ ... the purpose of which is to complete the self« (McCracken 1988, 88), aber er dürfte sich nicht verselbständigen, denn dies geschieht zu Lasten der Gesundheit.

Obwohl das ungesunde Leben unsern Bedürfnissen nicht entspricht und insoweit ein Irrtum ist, erweist es sich nach alledem als sehr schwer, davon frei zu werden. Die geschilderten Hindernisse müssen nacheinander überwunden werden, wenn wir unser Leben ändern wollen.

– Zunächst war es das Austrocknen der intrinsischen Motivation durch die Gewöhnung daran, sich fremdbestimmt verlocken und belohnen zu lassen, also innerlich passiv und nur nach außen hin aktiv zu sein. Diese Konsummentalität wird wohl erst auf längere Sicht wieder vergehen.
– Langfristige Veränderungen aber dauern um so länger, je später sie beginnen, und die Chance auf einen baldigen Anfang liegt immerhin darin, daß nicht nur die extrinsische Motivation ungesund ist, sondern obendrein die Überbewertung der materiellen Güter, die uns verlocken. Wenn es nur noch diejenigen Konsumgüter gäbe, die auch aus einer intrinsischen Motivation heraus gebraucht werden könnten, würde es uns schon wesentlich bessergehen. Ein allmählicher Ausstieg aus der Sklavenmentalität könnte also vielleicht damit beginnen, daß wir – wie Inglehart schon zu sehen geglaubt hatte – allmählich zu eher »immateriellen« Gütern übergehen, wenn auch immer noch weitgehend aus einer extrinsischen Motivation.
– Dieser Hoffnung steht nun aber wiederum entgegen, daß die Menschen sich mit ihren materiellen Gütern identifizieren, so wie das Gefühl der heimatlichen Zugehörigkeit wohl immer schon auf den eigenen Lebensraum – und die Weise, wie man sich in ihm eingerichtet hat – gerichtet war. Noch schwerer als der Verzicht auf ein Auto fällt deshalb der Verzicht auf die Annahme, ein Auto zu haben sei es wert, dafür – auf die Gesamtkosten bezogen – ungefähr einen Tag in der Woche zu arbeiten.

Trotz alledem kann die Konsumorientierung auf materielle Güter das wirkliche Bedürfnis nach Selbstsein im Mitsein nicht erfüllen. Bleibt also nicht doch wenigstens ein Phantomschmerz des Entgangenen zu spüren, der die Glaubhaftigkeit des materiellen

Glücks in Frage stellt? Die zuvor zitierten Untersuchungen, daß dieses Glück allenfalls durch steigenden Konsum gerade noch zu halten ist, sonst also wohl allmählich abnehmen würde, sprechen dafür, daß es diesen Phantomschmerz tatsächlich gibt. Die menschliche Natur ist also wohl doch nicht so leicht zu täuschen, wie es in dem fordistischen Pakt der Konsumgesellschaft, auf den ich im folgenden zu sprechen komme, angenommen worden ist.

Einen tröstlichen Satz dazu habe ich bei Michel de Montaigne (1533–1592) gefunden:

»Wie die Natur uns mit Füßen zum Gehen versehen hat, so auch mit Weisheit zu unsrer Lebensführung«, mit einer Weisheit, die »gelöster, ruhiger und gedeihlicher« ist als die der scharfsinnigen Philosophen; »und was die andre nur im Munde führt, verrichtet diese [die Weisheit der Natur] handgreiflich bei jedem, dem das Glück beschieden ist, sich unbefangen und in wohlgeordneten Bahnen mit sich selbst befassen zu können – eben ganz der Natur gemäß« (1580/88, 541 f.).

Tatsächlich ist uns ja auch die Vernunft naturgeschichtlich zugewachsen und insoweit eine Gabe der Natur. Dabei stellte Montaigne die ruhige und gedeihliche Vernunft mit Recht in einen Gegensatz zu der des Scharfsinns oder derjenigen Rationalität, die er aus der scholastischen Philosophie kannte und deren Vernünftigkeit – wie in der Rationalität der heutigen Wissenschaft und Technik – sich auch verkehren kann.

Die gelöste, ruhige und gedeihliche Weisheit der Natur, von der Montaigne spricht, wird uns in gleichermaßen gelösten, ruhigen und gedeihlichen Tätigkeiten am ehesten bewußt. Die Gelöstheit und die Ruhe sind Gefühlsbestimmungen dieses Bewußtseins als eines Gefühlsbewußtseins. Die gedeihlichen Tätigkeiten, in denen dieses sich bildet und verstärkt, konkurrieren nicht mit denen, die das heutige Leben mit sich bringt, können sie aber in einer heilsamen Weise ergänzen. Wir haben ja relativ viel Zeit und könnten sie nutzen, um öfter spazierenzugehen, zu lesen, uns an etwas Politischem zu beteiligen, nachzudenken, zu schreiben, zu malen, zu musizieren oder etwas Handwerkliches zu tun. Demgegenüber gibt es für jede Art von vorgefertigter Unterhaltung lediglich extrinsische Motivationen. Man *vertreibt* sich damit nur die Zeit, wie es in unserer Sprache so treffend heißt, also auch das Leben, und das ist ungesund. Dementsprechend steigt das Risiko einer Demenzerkrankung mit der Zeit, die man vor dem Fernseher verbringt (Lindstrom u.a. 2005). »Unterhaltung braucht jemand, dem etwas fehlt« (Hüther 2009), aber sie ersetzt das Fehlende nicht, und davon kann man dann auch richtig krank werden.

Gesundheit muß Spaß machen, erklären unsere Politiker, eigentlich sogar Freude, und die erwähnten Mußetätigkeiten sind im weitesten Sinn gesund. Denn sie geben, wie man sagt, nicht nur unserm Leben Jahre, verlängern also die Lebenserwartung, sondern auch den Jahren Leben – den hinzukommenden wie den vorangehenden. Dies sagt uns die Stimme der Natur, die uns eine ruhigere, gelöstere und gedeihlichere Lebensweise immerhin schätzen läßt. Ich gebe dafür abschließend vier Beispiele.

*Bewegungsbedürfnisse*

Handwerker, Paketboten, Bauarbeiter und manche Hilfsarbeiter sind wohl mittlerweile die einzigen, deren berufliche Tätigkeit noch mit körperlicher Arbeit verbunden ist. Alle andern sind davon durch Maschinen entlastet, was natürlich nicht ausschließt, daß ihre Berufe trotzdem psychisch anstrengend sein können. Ebenso steht es im Privatleben, wenn die Menschen Rolltreppen und Fahrstühle benutzen, mit dem Auto zur Arbeit oder zum Einkaufen fahren, statt zu schwimmen nur noch planschen (»Wellness«) und sogar am Wochenende ins Auto steigen, um irgendwo eine halbe Stunde spazierenzugehen und sich anschließend in eine Gastwirtschaft zu begeben. Wenn dann auch noch die Kinder mit dem Auto zur Schule gefahren werden, wachsen gehfaule Kinder erst recht zu noch gehfauleren Erwachsenen heran. Sogar die Hundezüchter haben sich dieser Entwicklung angepaßt, denn die meisten Hundehalter kommen durch die Tiere zwar regelmäßig an die frische Luft, stehen dort aber im wesentlichen nur herum, weil auch viele Hunde sich nur noch wenig bewegen, wenn sie nicht mehr jung sind. Wie aber soll ein Mensch gesund bleiben, der das Leben, zu dem wir leiblich geschaffen sind, zu einem so wesentlichen Teil gar nicht lebt?

Für die USA hat eine neuere Studie ergeben, daß sich Neunjährige immerhin noch etwa drei Stunden täglich bewegen, Fünfzehnjährige aber nur noch rund 40 Minuten (Nader u.a. 2008). Insgesamt bewegt sich etwa ein Viertel der Bevölkerung so gut wie gar nicht. Zu diesem Viertel gehören aber 40 Prozent derer, die nicht einmal die Schule bis zu Ende besucht haben, und nur ein Siebtel der Absolventen eines College. Für Deutschland kenne ich keine entsprechenden Zahlen, glaube aber nicht, daß es bei uns viel besser zugeht.

Der Verkümmerung unseres Bewegungsverhaltens entspricht eine schleichende Degeneration des Wahrnehmungsvermögens, denn wir er-*fahren* die Welt im Bewegtsein, wir er-sitzen sie nicht. Kinder lernen etwa gleichzeitig, zu laufen und zu sprechen, d.h. die Welt zu be-*greifen*. Der relativ größte Teil der Worte, mit denen wir uns ausdrücken, hat einen Raum- bzw. Bewegungsbezug. In den drei vorangegangenen Sätzen waren es 17 von 52. Unser leibliches Verhältnis zur übrigen Welt also ist zutiefst auf Bewegung bezogen, d.h. auf *Wege*, die wir gehen.

Man könnte dagegenhalten wollen, das Er-fahren müsse doch gerade im Fahren, d.h. in der Eisenbahn oder im Auto, besonders gut möglich sein; dies aber trifft nicht zu, d.h., auf diese neue Form des Fahrens war die Weisheit unserer Sprache nicht vorbereitet. Dies zeigt sich an den im ersten Kapitel schon erwähnten Kätzchen, unter denen diejenigen, die das Labyrinth in eigener Bewegung wahrgenommen hatten, sich darin verhältnismäßig gut orientieren konnten, die Hindurchgetragenen, die aus ihren Körbchen nur herausguckten, ohne sich zu bewegen – sie wurden ja bewegt –, hingegen nicht.

Die Welt wirklich zu erleben setzt also wohl tatsächlich voraus, sich zur Wahrnehmung der Dinge auch körperlich zu be*we*gen. Wer meint, dazu keine Zeit zu haben, macht sich etwas vor. Rolltreppen und Fahrstühle sind in der Regel nicht schneller als das Treppensteigen, und dieses ist wesentlich gesünder. Auch das Autofahren spart keine Zeit, denn man muß dafür durchschnittlich etwa einen Tag pro Woche arbeiten, und es ist höchst ungesund. Und daß man sich beim Fernsehen nicht entspannt, durch einen Spaziergang hingegen wohl, kann auch jeder an sich selbst erleben. Es ist wieder nur der Cartesianismus oder die Unleibhaftigkeit des heutigen Bewußtseins, die uns auf Rolltreppen, Fahrstühle, Autos, Fernseher und die sonstigen Unbeweglichkeiten unserer Zeit hereinfallen läßt.

Für die Erfahrung der Raumstruktur eines Gebäudes ist es eine bekannte Regel, daß man sich darin bewegen soll, in bezug auf die natürliche Mitwelt wird sie meistens ignoriert. Im Bewegungsraum bedarf es dann freilich manchmal auch des Innehaltens, um sich in einen Gegenstand ganz hineinzuversetzen. Wenn dies aber kein Innehalten in der Bewegung ist, sieht man nur eine Abstraktion der lebendigen Welt. Diese – nicht physische, jedoch habituelle – Degeneration des Wahrnehmungsvermögens wird besonders gefährlich, wenn die lebendige Welt selbst derweil degeneriert, weil wir sie zerstören und dies gar nicht mehr merken. Tatsächlich regen wir uns über Naturzerstörungen immer erst dann wirklich auf, wenn sie schneller voranschreiten als die gleichlaufende Verkümmerung unserer Sinne.

*Es gibt kaum eine regelmäßige körperliche Bewegung, die der Gesundheit nicht mindestens so förderlich ist wie fast jedes Medikament.* Insbesondere hat »kein bisher erfundenes Medikament ... eine vergleichbar starke vorbeugende Wirkung wie der regelmäßige Ausdauersport mit einer Herzfrequenz von etwa 70 Prozent des Maximums« (Lauterbach 2009, 80), das nach einer Daumenregel bei 220 minus dem Lebensalter liegt. Dies gilt aber nicht nur zur wirklichen Prävention von Krankheiten, sondern weitgehend sogar für Kranke und natürlich für die Rehabilitation. Dabei verbindet sich in der Regel die Gesundheit der frischen Luft mit der der Bewegung, so daß beiderlei Wirkungen kaum zu trennen sind. Dies gilt besonders für das Wandern. Es ist nicht nur körperlich gesund, indem es die Risiken für Herz- und Kreislaufkrankheiten, Diabetes, Darmkrebs etc. vermindert, sondern es stärkt – wie in der zuvor beschriebenen Erfahrung der Wildnis – durch die intensive Wahrnehmung von Anderen und Anderem auch das Selbstgefühl und die Selbstachtung. Ich komme darauf im folgenden zurück. In der Traditionellen Chinesischen Medizin ist Bewegung ebenso wichtig wie Essen, Trinken und Schlafen, denn in der Bewegung öffnet man sich der Lebenswirklichkeit (enérgeia). Davon sind wir weit entfernt.

*Schlankheitsbedürfnis und Fettsucht*

Warum fürchten wir uns vor Schlangen und Spinnen mehr als vor Autos und Atomwaffen? Im Biophilie-Abschnitt des vorangegangenen Kapitels hat sich gezeigt, daß die menschlichen Bedürfnisse sich nicht nur kulturell relativ rasch verändern, sondern daß ihre Entwicklung immer auch naturgeschichtliche Züge trägt, die sehr lange erhalten bleiben. Unter diesen Umständen könnte man erwarten, daß eine so umfassende Änderung unserer Lebensweise, wie es die Abschaffung fast jeder körperlichen Anstrengung innerhalb weniger Jahrzehnte gewesen ist, noch viel schlimmere Folgen für unsere leibliche Beschaffenheit haben müßte, als sie bisher erkennbar geworden sind. Berücksichtigt man außerdem, daß sich die Ernährungsformen in den reichen Ländern gleichzeitig so entwickelt haben, als seien die körperlichen Anstrengungen nicht so gut wie verschwunden, sondern sogar vermehrt worden, so muß man sich eigentlich wundern, daß wir nicht alle so herumlaufen wie die Übergewichtigen (BMI > 25 kg/m$^2$) oder Adipösen (BMI > 30 kg/m$^2$) unter uns.

Dabei versteht man unter dem Body Mass Index (BMI) die Körpermasse pro Quadratmeter, die sich ergäbe, wenn der Körper auf ein Quadrat mit der Seitenlänge der Körpergröße gleichmäßig verteilt würde – etwa so, wie es nach dem unrühmlichen Ende von Max und Moritz mit diesen möglich gewesen wäre. Dies ist also ein ähnliches Maß wie die Regenmenge, die ja auch in Litern pro Quadratmeter gemessen wird. Ein BMI von 25 entspricht einer Schichtdicke von etwa 25 mm.

Die meisten Menschen haben also, zumindest was das Körpergewicht angeht, die große Umstellung erstaunlich gut überstanden. Daß dies nicht nur ein Zufall, sondern Ausdruck eines Bedürfnisses ist, zeigt sich an einer gewissen Geringschätzung der Dicken, unter denen diese manchmal zu leiden haben.

Gleichwohl gibt es in Deutschland – bei nur geringfügigen regionalen Unterschieden – eine Mehrheit von Übergewichtigen, nämlich die Hälfte der Frauen und zwei Drittel der Männer, wie die *Nationale Verzehrsstudie II* (2008) ergeben hat. Regelrecht adipös ist aber doch nur jeder fünfte. Ähnliche Verhältnisse herrschen in den USA. Beunruhigend ist allerdings, daß der Anteil der Dicken hier 1960–2000 – wie vermutlich auch bei uns – stark angestiegen ist: der der Übergewichtigen von ca. 40 auf ca. 60 Prozent bei den Männern bzw. von ca. 25 auf ca. 50 Prozent bei den Frauen und der der Adipösen von ca. 10 auf ca. 20 Prozent bei den Männern bzw. von ca. 15 auf ca. 25 Prozent bei den Frauen. In andern Ländern, vor allem in Frankreich und Italien, sieht es allerdings besser aus, was vermutlich mit der gesünderen mediterranen Ernährung zusammenhängt, denn hier bilden die Dicken keine Mehrheit. Übergewichtig oder adipös sind etwa die Hälfte der Männer und ein Drittel der Frauen.

Wie im Bewegungsverhalten besteht auch hinsichtlich des Übergewichts ein starkes Sozialgefälle. Je niedriger der Schulabschluß und das Einkommen, desto größer das Übergewicht. Beunruhigend sind die gesundheitlichen Folgen. Etwa ein Viertel aller Herzinfarkte und Schlaganfälle und 30–40 Prozent aller Krebsfälle werden auf Bewegungsmangel und ein zu hohes Körpergewicht zurückgeführt (Walter/Schwartz 2003, 193). Dabei sind dicke Bäuche (»Apfeltyp«) merkwürdigerweise riskanter als dicke Hüften und Beine (»Birnentyp«). Für Demenzerkrankungen, durch die Menschen, welche im mittleren Alter übergewichtig waren, ebenfalls besonders gefährdet sind, liegt dieser Unterschied zwischen dem doppelten (Hüftspeck) und dem drei- bis vierfachen (Bauchspeck) Risiko gegenüber dem Durchschnitt (Whitmer u.a. 2008).

Gleichermaßen beunruhigend sind die durch Übergewichtigkeit entstehenden Kosten. Man schätzt, daß bis zu einem Fünftel der Krankheitskosten in den Industrieländern durch Adipositas bedingt sind, also vermeidbar wären, wenn es diese nicht gäbe. Die umfassende Studie *European diet and public health* kommt zu dem Ergebnis, daß die medizinischen Folgekosten der falschen Ernährung und des Bewegungsmangels allemal die des Rauchens übersteigen (James/Luzzi 2001, 276).

Da nun – mit internationalen Unterschieden – in den reichen Ländern aber doch immerhin etwa jeder zweite die weitgehende Abschaffung der körperlichen Arbeit und Bewegung überstanden hat, ohne zu dick zu werden, sollte es auch für die andere Hälfte noch entsprechende Chancen geben. Diese hat sich durch das allzu schnelle Verschwinden der körperlichen Anforderungen, zu denen der Mensch geschaffen ist, offenbar überfordert gefühlt und reagiert darauf mit einem Suchtverhalten. Tatsächlich aktiviert unmäßiges Essen Belohnungswohlgefühle in denselben Hirnarealen wie Alkohol, Nikotin und Rauschgifte (Volkow/Wise 2005). Dementsprechend kann die Adipositas bzw. Fettsucht grundsätzlich aber auch genauso behandelt werden wie jede andere Sucht.

Eine zweite Möglichkeit zeigt sich, wenn man bedenkt, warum einige Menschen sich überfordert fühlten, ihr Eßverhalten der veränderten Lebensweise anzupassen, andere aber nicht. Der Grund werden in der Regel Regressionen sein, die sich im Sinn von Maslow und Alderfer durch Mängel in der Entfaltung der persönlichen Fähigkeiten oder in der Anerkennung durch Andere, durch mangelnde Liebe und Zuwendung oder schließlich aus Unsicherheiten ergeben. Diese Mängel haben die Übergewichtigen in der Regel nur teilweise sich selbst zuzurechnen, so daß die Mitmenschen dazu beitragen können, die Regressionen rückgängig zu machen. Auch nach der zuvor geschilderten Theorie von Rose sind die Dicken grundsätzlich als »unsere Dicken« anzusehen, d.h., die Gesellschaft ist für ihre Körperfülle mitverantwortlich.

Der dritte Weg ergibt sich aus dem starken Sozialgefälle der Übergewichtigkeit. Diesem Gefälle durch Bildung entgegenzuwirken ist vor allem langfristig möglich und insoweit die beste Möglichkeit, als es dann nur noch in einem viel geringeren Maß überhaupt zur Übergewichtigkeit käme. Auch diese langfristige Chance kann aber allenfalls dadurch wirklich werden, daß sie schon den heute Lebenden vermittelt wird, und zwar sowohl den Kindern als auch ihren Eltern und ihren Lehrern sowie den Lehrern der Lehrer.

Für dieses Projekt sind nun freilich die dicken Mütter, die ihren gleichermaßen dicken Kindern in England das gewohnte »junk food« in die Schule brachten, damit sie nicht der guten Küche von Jamie Oliver ausgesetzt würden, eine lehrreiche Erfahrung real existierender Präferenzen. Ich kann mir aber schlecht vorstellen, daß Kinder, denen in der Schule eine bessere Geschmacksbildung als zu Hause zuteil würde – und zwar auch durch ihre Lehrer, was wiederum eine entsprechende Geschmacksbildung bei diesen voraussetzt –, davon nicht zumindest teilweise geprägt würden. Allerdings käme es darauf an, in den Schulen neben dem kognitiven Lehrplan auch der Sinnenbildung, die bisher ganz vernachlässigt wird, einen leidlich angemessenen Rahmen zu geben. Dasselbe gilt natürlich für die Lehrerausbildung an den Hochschulen. Dies ist ein weites Feld, aber ein Nahziel wäre die Einsicht, daß eine gesunde Ernährung, wenn sie gut zubereitet ist und nicht ohne eine gewisse Geschmacksbildung verspeist wird, in der Regel besser schmeckt als eine ungesunde. In Deutschland geschieht dies noch selten, in Italien ist es (noch) ziemlich normal. Alles Weitere wäre dann nicht mehr so schwer zu vermitteln.

Die Geschmacksbildung der Erwachsenen wird dadurch erschwert, daß immer weniger Menschen selber kochen. Ohnehin kommt es aber ja vor allem auf die Multiplikatoren an, die auf die Kinder Einfluß nehmen, und hier könnte wohl sogar das Fernsehen Gutes wirken. Außerdem sind die Hersteller von Fertignahrung sowie die Großküchen immerhin durch Gesetze und Verordnungen zu erreichen. Im übrigen gibt es die Chance der Geselligkeit, also des Übens und Lernens in Gruppen, wobei auch betriebliche Wettbewerbe denkbar sind, wie ich sie für das Körpergewicht bereits beschrieben habe.

Nicht auszuschließen ist, daß sich wie im umweltgerechten Verhalten wiederum Kostenerhöhungen ergeben, wenn Menschen gesünder leben. Hier sollte man aber zunächst berücksichtigen, daß in den Nachkriegsjahrzehnten der mittlere Einkommensanteil, der für die Ernährung gebraucht wird, von etwa einem Drittel auf etwa ein Sechstel zurückgegangen ist und das freigewordene Sechstel nun die Autokosten deckt. Wenn in Zukunft gesünder gegessen werden soll, dürfte der Aufwand für das ungesunde Autofahren also getrost etwas reduziert werden. Auch abgesehen davon brauchten Kostenerhöhungen kein Hindernis zu sein, solange die Differenzen begrenzt bleiben und sich langsam steigern, denn in der Umweltpolitik hat sich gezeigt, daß moderate Mehrkosten des guten Zwecks wegen akzeptiert werden und weitergehende Preissteigerungen sich vor allem deshalb nicht durchsetzen, weil die Menschen es als ungerecht empfinden, wenn andere dieselbe Ware oder Dienstleistung erheblich billiger bekommen als sie. Der zweite Punkt – sich nicht als der Dumme fühlen zu mögen – ist in der Gesundheitsbildung weniger kritisch, weil die empfangene

Leistung – das bessere Essen, die geselligere Bewegung – auch mehr wert ist als zuvor, so daß man sich eher als der Klügere fühlt.

*Ent-Täuschungen*

John Stuart Mill hatte sich vorgestellt, daß die immer weitere Steigerung des Besitzes an materiellen Gütern irgendwann ihren Reiz verlieren würde und es dann zu einer Verlagerung auf immaterielle Güter wie beispielsweise die der Bildung käme (1848, 746–751). Er hat dabei die Möglichkeiten, durch technische Entwicklung immer wieder neue Wünsche zu wecken, stark unterschätzt. Daß aber die Steigerung des materiellen Wohlstands kaum noch mehr Glück und Zufriedenheit bringt, haben die früher schon zitierten Untersuchungen von Ed Diener und Shigehiro Oishi (2000) sowie von David G. Myers (2000) deutlich gezeigt. Und die von Tim Kasser (2002) zusammengefaßten Untersuchungen der Rochester-Schule bieten dafür eine befriedigende Erklärung. Man kann die eigenen Bedürfnisse begrenzt durch externe Belohnungen ersetzen, immer glücklicher aber wird man dabei nicht.

Dies zeigt sich auch im Hinblick auf einzelne Konsumgüter. Eine empirische Untersuchung von Christer Sanne (1998) hat beispielsweise ergeben, daß in Schweden 87 % der Bevölkerung über ein Auto verfügen, 14 % aber finden, daß sie es eigentlich nicht brauchen, und nur 47 % halten es für nötig. Ein ähnliches Ergebnis war, daß 53 % einen Geschirrspüler haben, 30 % davon aber auch ohne ihn gut zurechtkämen und nur 12 % ihn wirklich nötig finden. Im großen zeigt sich der abnehmende Zusatznutzen der Entwicklung des materiellen Wohlstands daran, daß der »Index of sustainable economic welfare«, der – anders als das Sozialprodukt – nicht den Aufwand summiert, sondern den Erfolg bewertet, noch bis in die 1970er Jahre parallel zum Sozialprodukt gestiegen, dann aber immer mehr dahinter zurückgeblieben ist (Nordhaus/Tobin 1972; Daly/Cobb 1989; Jackson/Marks 1999). Die Wirtschaftsleistung der reichen Länder hat also kaum noch zugenommen. Gestiegen ist nur der Aufwand für etwa dieselbe Leistung.

Die Selbstdarstellung durch materielle Güter ist und bleibt nun einmal eine Täuschung, denn was man *hat*, das *ist* man nicht. Andere mögen sich dadurch täuschen lassen, aber das genügt nicht, und man täuscht sich selber nicht so leicht. Zeitweise gelingt freilich auch dies, aber dann sitzt der Täuschung die Ent-Täuschung doch immer schon auf den Fersen, indem die innere Stimme spricht: Das bist du doch gar nicht. Alle diese Dinge kann sich jeder Tor kaufen, der das Geld dazu hat. Aus dir selber das zu machen, was in dir liegt – zu werden, der du bist –, aber ist etwas ganz anderes. Dazu darfst du dich nicht nur von andern gehen lassen, sondern mußt deinen Weg selber gehen, bis du möglichst mühelos du selber bist.

Die Ent-Täuschung über das Glücksversprechen der Konsumgesellschaft hat in den reichen Ländern erst begonnen. Der beste Gradmesser dafür ist die Verbreitung des Autos. Nur relativ wenige Menschen haben schon gemerkt, daß sie ohne ein Auto wesentlich besser – vor allem ruhiger – leben als damit, aber viele sind doch schon so weit wie die von Sanne Befragten, daß sie das Auto unter den gegebenen Verhältnissen zwar noch für nötig halten, es aber doch schon deutlich weniger benutzen als bisher. Allerdings mögen sie sich selber noch nicht zugeben, daß es die Arbeit nicht wert ist, die sie dafür leisten, denn ihnen fehlt ein besseres Ziel.

*Zunehmendes Interesse an immateriellen*
*und Gemeinschaftsgütern*

Unter den vier Gütergruppen der privaten materiellen Güter (Häuser und ihre Einrichtung, Dienstleistungen, Fahrräder, Autos), der privaten immateriellen Güter (Wohlbefinden, Glück, Schöpferkraft), der materiellen Gemeinschaftsgüter (Verkehrssysteme und andere Infrastrukturen, Bibliotheken, Haushaltsgeräte in gemeinsamer Nutzung) und der immateriellen Gemeinschaftsgüter (Umweltqualität, Schönheit und Atmosphäre einer Stadt, gemeinsame Nutzung öffentlicher Einrichtungen, politische Initiativen) hat das wirtschaftliche Interesse bisher im wesentlichen den materiellen Gütern gegolten, und zwar vorrangig den privaten, wohingegen die öffentlichen bis auf die Straßen stark vernachlässigt worden sind. Die immateriellen Güter sind nur teilweise eine wirtschaftliche und im wesentlichen eine politische Aufgabe, aber sie sind diejenigen, welche die Lebensqualität ausmachen und den materiellen Gütern einen Sinn geben, soweit das möglich ist. Es ist so wie beim Essen: Der Fisch und das Gemüse allein sind noch keine Mahlzeit, sondern dazu werden sie erst durch die Zubereitung, die Gemeinschaft mit andern und den Kontext eines sinnvollen Lebens; diese alle aber sind immateriell.

Nun hängt die Konzentration der Wirtschaft auf die privaten und materiellen Güter mit dem individualistischen Menschenbild des rationalen Egoisten (homo oeconomicus) zusammen, denn bereits die privaten immateriellen Güter kann man im wesentlichen nur im Mitsein mit andern haben. Das wirtschaftliche Menschenbild aber ist durch die bereits erwähnte Arbeit von Mancur Olson (1965) in einer sehr produktiven Weise auf die Probe gestellt worden. Der Grundgedanke war, daß sich eine kollektive Irrationalität ergeben müßte, wenn die Menschen tatsächlich rationale Egoisten wären, weil es zur Rationalität eines Egoisten gehört, sich wo möglich zu Lasten des Ganzen zu bereichern. Wohin dies führt, zeigt sich tendenziell in Italien, dort aber noch keineswegs in letzter Konsequenz. Die Tatsache, daß es in den meisten Ländern – und gerade in den wirtschaftlich erfolgreicheren – keine solchen Verhältnisse gibt, zeigt also, daß die Menschen keine rationalen Egoisten sind, und die Frage ist: Warum? Was sind die Beweggründe dafür, daß wir relativ weitgehend in einer vernünftigen Weise gemeinschaftlich handeln? Die Antwort lautet, kurz gesagt, daß das gemeinschaftliche Verhalten und die dazugehörige Verständigung nicht wirtschaftlich zu erklären sind, sondern persönliche und gesellschaftliche Gründe haben. Die Kooperation zwischen Menschen nimmt, wie sich zeigt, sogar dramatisch zu, wenn sie sich in gemeinsamen Schwierigkeiten über Auswege zu verständigen suchen (Udéhn 1993, 254).

Menschen bleiben also immer mehr oder weniger darauf ansprechbar, daß sie nur im Mitsein wirklich sie selber sind. Die Möglichkeit der Gesundheitserziehung, das Gefühl für den abnehmenden Zusatznutzen des materiellen Konsums und das zunehmende Interesse an immateriellen und Gemeinschaftsgütern zeigen, daß auch bei den Erwachsenen die Voraussetzungen dafür vorhanden sind, die in jeder neuen Generation wieder aufkeimenden intrinsischen Motivationen freier zuzulassen, als es den meisten von ihnen beschieden war. Auch dieser Zug durch die Wüste kann ein Ende finden.

## (3) Gesundheit und Krankheit in Raum und Zeit

Das Mitsein in Natur und Gesellschaft, dessen Charaktere Gesundheit und Krankheit sind, setzt ein Medium voraus, das dem Miteinander Raum gibt. Dieses Medium ist zunächst die Erdoberfläche, auf der die sich bewegenden Lebewesen einander und den Pflanzen sowie den Dingen der sogenannten unbelebten Natur begegnen können. Das räumliche Auseinander ist die Bedingung dafür, daß es vieles – Arten und Individuen – überhaupt geben kann. Wäre die Welt nur ein Punkt, so hätten darin – wie für eine Nadelspitze in scholastischen Disputen erörtert – allenfalls viele Engel Platz, aber keine leiblichen Wesen. Auf demselben Boden zu stehen bzw. sich zu bewegen, wenn auch nicht an derselben Stelle, ermöglicht zugleich eine Gemeinsamkeit, durch die das Auseinander zu einem räumlichen Mitsein wird.

Ein Auseinander wie ein Mitsein gibt es auch in der Zeit. Hier können mehrere Lebewesen oder Dinge – wie die mittelalterlichen Engel – sogar miteinander an derselben Stelle, nämlich zur selben Zeit, dasein, wohingegen das Auseinander immer ein Nacheinander ist. In der Zeit kann man sogar mit sich selbst auseinandersein, beispielsweise als Ich-von-gestern und Ich-von-heute. Möglich ist es aber auch, mit sich selbst oder mit einem andern Menschen in der Vergangenheit übereinzukommen, wenn man sich nämlich an einen Gedanken erinnert, den man selbst oder der Andere früher einmal gedacht hat.

So geht es mir im Hinblick auf unser Raum- und Zeitleben nun wieder mit René Descartes' Gedanken, daß der Geist *res cogitans* und die Sinnenwelt *res extensa* sei, reine Ausgedehntheit. Descartes war sich klar darüber, wie stark er hier von allen sinnlichen Qualitäten der Dinge – ihren Farben, Gerüchen, Lebendigkeiten – abstrahiert hatte, um den wesentlichen Unterschied von Körper und Geist zu benennen. Philosophische Behauptungen, daß etwas in gewisser Hinsicht so und so *sei*, werden aber manchmal zu handlungsleitenden Vorstellungen, daß etwas erst recht so *sein solle*. So hatte auch Descartes seine Abstraktion tendenziell bereits gemeint. Denn er glaubte entdeckt zu haben, daß die Gesetze der Natur dieselben seien wie die der mechanischen Ingenieurskunst, die Sinnenwelt also eigentlich selbst ein solches Ingenieursgebilde sei, und danach war gerade die Ausgedehntheit das Wesen aller Dinge. Descartes hatte durch die Abstraktion von der sinnlichen Lebensfülle also nicht nur eine verborgene Eigenschaft aller Dinge freigelegt, sondern bewertete diese als das eigentliche Sein hinter dem sinnlichen Schein.

Die ersten, die darunter zu leiden hatten, daß dieses »mechanistische Weltbild« handlungsleitend wurde, waren die Hunde. Denn wenn sie nur Maschinen waren, durfte man sie treten und schlagen, ohne ihre Schmerzenslaute für etwas anderes als deren Quietschen halten zu müssen. Daran haben sich die Cartesianer im 17. und 18. Jahrhundert ausgiebig ergötzt. Den Haustieren geht es inzwischen besser, aber auch die heutige Massentierhaltung wäre nicht möglich, wenn die Tiere als die Lebewesen, die sie wirklich sind, und als unsere naturgeschichtlich nächsten Verwandten wahrgenommen würden. In anderer Weise prägt die Interpretation der Sinnenwelt als res extensa die menschliche Naturwahrnehmung in Raum und Zeit, also unser Mitsein mit der übrigen Welt in Gesundheit und Krankheit, ebenfalls bis heute. Ich erinnere an die dadurch verdrängten Raum- und Zeiterfahrungen, soweit sie für unsere Gesundheit von Bedeutung sind.

## Heimatliche Wahrnehmung des Raums

Der Mensch braucht Zugehörigkeit, findet sie unter den heutigen Lebensverhältnissen im allgemeinen aber allenfalls bei andern Menschen und nicht im Naturzusammenhang des Lebens. Daß ihm dann etwas fehlt, was die Gesundheit betrifft und zu Krankheiten führen kann, hat sich im vorangegangenen Kapitel gezeigt. Wo aber erleben wir unsere Naturzugehörigkeit im Raum? Leiblich ist es allemal die Erdenschwere, die uns stets begleitet, aber wer nach dem dualistischen Menschenbild Geist zu *sein* und seinen Körper nur zu *haben* meint, wird sich ihrer möglichst zu entledigen suchen. So geschieht es in Fahrstühlen und auf Rolltreppen, beim Autofahren, beim Telephonieren und tendenziell auch in allen öffentlichen Verkehrsmitteln.

Ein besonders cartesianisches Verkehrsmittel ist das Flugzeug. Eigentlich ist es ja dem Geist vorbehalten, sich unbeschwert und plötzlich von einem Ort an einen andern versetzen zu können, aber wenn wir im wesentlichen Geist sind, sollte sich dies insoweit doch auch für uns machen lassen. Ideal wäre ein fliegender Teppich, und das Flugzeug kommt dem schon ziemlich nahe. Das Problem ist nur: Man ist – dem Flugzeug entstiegen – zwar auf einmal an einem ganz andern Ort, aber man ist gar nicht dorthin gekommen. Es hat im eigentlichen Sinn keine Be-Weg-ung stattgefunden, denn man hat keinen Weg zurückgelegt, sondern nur eine Entfernung überwunden und ist dadurch plötzlich woanders als vorher.

Beim Wandern kann das nicht passieren, denn hier ist Heraklits Feststellung »Der Weg hinauf und hinab – ein und derselbe« (Diels 1951, B 60) noch so paradox, wie sie gemeint war. Schwitzend oder schnaufend schleppt man sich hinauf, blickt vor die Füße auf den Weg und atmet jeden Schritt, von Stein zu Stein oder von Stufe zu Stufe – und dann geht's wieder abwärts, man blickt in die Weite und muß aufpassen, nicht zu stolpern, das Körpergefühl ist völlig verändert. Und das soll beide Male derselbe Weg gewesen sein?! In jedem motorisierten Verkehrsmittel ist die Paradoxie getilgt. Da kann man nur sagen: Ja, ja, natürlich ist das derselbe Weg, hier sind wir ja auch hergekommen. Darüber braucht man sich doch nicht weiter zu wundern.

Durch eine wirkliche Be-Weg-ung von einem Ort zum andern zu kommen wird schon durch Brücken unterbrochen. Natürlich soll'es Abkürzungen geben dürfen, wenn ein Weg immer wieder zurückzulegen ist. Beim erstenmal aber geht man besser durch die Schlucht oder den weiten Weg außen herum, um die Landschaft zu erkennen oder sie sich anzueignen, besser gesagt: um sich ihr anzueignen. Bei Flüssen geht das nicht, aber auch sie spürt man in einem Boot wesentlich besser als auf einer Brücke.

Alte Straßen und noch einige der ersten Autobahnen folgten der Topographie der Landschaft, ihren Erhebungen und Vertiefungen, Krümmungen und Gradheiten. Mittlerweile wird in der Regel nicht mehr die Straße der Landschaft angepaßt, sondern diese der Straße bzw. dem jeweiligen Stand der Verkehrstechnik. Auch dadurch be-wegt man sich nicht mehr von Ort zu Ort. Eine große Rolle spielt die Geschwindigkeit. Es gibt Geschwindigkeiten, bei denen man zu einem Teil der Landschaft bzw. des Meers wird. Dies gilt beim Wandern, Segeln und wohl auch beim Reiten. Das Fahrrad kann schon zu schnell sein, andererseits aber bieten auf alten Straßen – wo es sie noch gibt – selbst Autos und Motorräder eine sinnlich zu erlebende Bewegung. Auf dem Jakobsweg habe ich es umgekehrt erlebt, daß mir wegen der Intensität der Landschaft selbst das Wandern zu schnell ging, aber dann kann man meistens leicht innehalten.

Für den Cartesianer ist dies alles Unfug. Wie kann man sich so abhängig von der Natur machen, daß die Zugehörigkeit zu einem Erdenraum so wichtig wird?, könnte Rudolf Bultmann auch hier bemängelt haben. Die Globalisierung unserer Lebensformen – diese Woche geht's nach Japan, in der nächsten nach Amerika, und der Urlaub wird irgendwo im Süden verbracht, alles mit dem Flugzeug natürlich – wäre gar nicht auszuhalten, wenn man irgendwo eine Bodenberührung haben wollte. Wir leben auf der Erde, die überall so verschieden ist, daß man schon das Wandern zu schnell finden kann, um alle diese Unterschiede zu erleben, aber der Schnellreisende hebt sich darüber hinweg, als sei die Erde ein homogener Raum, res extensa, bloße Ausgedehntheit, so wie es Descartes abstrahieren zu dürfen geglaubt hatte, wie es aber nicht einmal die Wüste ist. Daß dies nicht gesund sein kann, steht nun außer Frage, aber die Medizin kompensiert ja fast jede Anpassung an Fehlentwicklungen, die der Leib nicht mitmacht.

Daß Landschaften ganz inhomogen sind, hat man bis vor wenigen hundert Jahren noch empfunden. Mittlerweile sind wir dafür nicht nur desensibilisiert, sondern die früheren Inhomogenitäten sind durch den sich vollbringenden Cartesianismus auch weitgehend getilgt worden, besonders durch die Trockenlegungen im Flachland. Dagegen gab es einmal heilige Haine, und Tempel oder Kirchen sind immer nur an besondere Orte gebaut worden. Vor allem in Griechenland ist dies auch heute noch zu spüren, wenn man sich dafür öffnet, wie ein Ort sich anfühlt. Auch in unserer Zeit gibt es Gegenreaktionen gegen die cartesianische Unachtsamkeit, vor allem die Anfänge einer Renaissance der Leiblichkeit. Ich meine damit nicht die Fitneß-Salons, denn diese dienen ja nur dazu, das falsche Leben besser auszuhalten, indem der Leib als Körper darauf trainiert wird, so zu sein, wie Descartes ihn sich vorgestellt und gewünscht hatte. Der Leib wird dabei desensibilisiert, zumal es keine frische Luft gibt, wohingegen die Renaissance, die ich zu sehen meine, gerade die Sensibilität zu stärken sucht.

Ich denke beispielsweise an die Traditionelle Chinesische Medizin, die ja hierzulande mittlerweile so anerkannt ist, daß viele Menschen bereits die Abkürzung TCM verstehen. Hier spielt die Bewegung eine ganz andere Rolle, als wenn ein westlicher Mediziner dazu rät, sich mehr zu bewegen. Ihr Sinn ist, im Raumerleben des Leibes und in der Konzentration auf den Atem den Ursprung der Lebenswirklichkeit (enérgeia) zu erspüren und sich dieser ganz zu öffnen. Bewegungen mit bestimmten Dingen können helfen, das eigene Gleichgewicht zu finden (Moyers/Eisenberg 1993, 261 ff.). Wenn dabei auch die Gedanken und die leiblichen Bewegungen mit der Kraft des Universums übereinkommen sollen, erinnert dies an Platons Leitvorstellung, im Angesicht des Himmels die Bewegungen der eigenen Seele auf die des Kosmos einzustimmen. So wie die chinesischen Heilkundigen hat auch Platon dabei den Leib nicht vergessen. Denn um des psychosomatischen Gleichgewichts willen empfahl er, daß geistig Tätige wie Philosophen oder Mathematiker eine Balance in der leiblichen Bewegung suchen, wohingegen Sportler oder Maurer sich kompensatorisch der Kunst oder der Philosophie widmen sollten.

Das Bewegungserleben, das in dieser Weise gepflegt wird, betrifft den eigenen Leib, und hier sollte die Abkehr vom Cartesianismus wohl auch beginnen. Man erlebt in der Bewegung, wie das persönliche Leibsein einen ihm mehr oder weniger gemäßen Ausdruck finden kann, indem der Raum selbst sich individuiert. Denn jeder Raum ist ein Raum der Dinge, die sich in ihm ausdrücken wie er in ihnen. Vielleicht lernen wir aus dem Gefühl für räumliche Atmosphären auch landschaftliche Inhomogenitäten wieder zuzulassen, wobei unsere Zugehörigkeit zum Raum weit über den Leib hinaus- bzw. dieser über sich selbst hinausgeht. Ich habe ja zuvor schon daran erinnert, daß man sich niemals nur auf dem knapp einen Quadratmeter befindet, den ein Mensch maximal – nämlich im Liegen – unter sich haben kann, sondern immer auch in der näheren und weiteren Umgebung (der Straße, dem Stadtteil, der Stadt) und letztlich auf der Erde selbst. Hier, wo ich gerade bin, ist sogar die ganze Erde, aber immer wieder anders. Deshalb ist jeder Mensch auch größer als er selbst oder als der eigene Leib, so daß immer eine ganze Welt stirbt, wenn ein Einzelner stirbt. Leibniz sagte also wohl zu Recht, jede Monade sei so groß wie die ganze Welt.

Im Mitsein der Dinge und der Lebewesen durchdringen sich die Raumbefindlichkeiten all derer, die füreinander zur gesellschaftlichen oder natürlichen Mitwelt gehören, also in einem Mitsein leben. Den homogenen Raum der res extensa, in dem alle Orte gleich und an jedem Ort immer nur eines sein kann, gibt es also gar nicht, jedenfalls nicht im wirklichen Leben. Dementsprechend durchdringen sich auch Uexkülls »Umwelten«, die ich Mitwelten nenne, so daß alle Dinge und Lebewesen der Natur in einer komplexen Weise miteinander verschränkt sind.

In diesen unübersichtlich verschränkten Welten – die wunderbarerweise als unser aller eine Welt zusammenhängen, aber nicht in einem homogenen Raum – befindet sich jeder Mensch nicht nur immer gerade an irgendeinem Ort, sondern gehört auch irgendwo hin. Dies ist der Ort, von dem aus der eigene Lebensraum sich entfaltet, also normalerweise die Wohnung oder das Haus, in dem man zu Hause ist. Im cartesianischen Weltbild ist dies Zuhause im wesentlichen nur ein Koordinatenpaar oder eine Adresse. Die verbreitete Kritik an der Gesichtslosigkeit oder Anonymität von Häusern und Wohnvierteln deutet aber darauf hin, daß wir Menschen auch das Umwelt- oder Revierbedürfnis mit unsern tierischen Verwandten gemeinsam haben. Eine bloße Adresse ist dafür zu wenig. Dementsprechend legen die meisten Menschen nicht nur den allergrößten Wert auf die möglichst persönliche Einrichtung ihrer Wohnung oder ihres Hauses, sondern suchen ihr oder ihm auch nach außen hin ein Gesicht zu geben, in dem sie sich wiedererkennen, also ihr Selbstsein im Mitsein finden. Haustüren spielen hier eine besondere Rolle, manchmal auch Balkons. Die dabei oft erkennbaren Defizite in der Geschmacksbildung lassen die Faktizität des Bedürfnisses nur um so mehr hervortreten.

Das Wort »Heimat« klingt den meisten Menschen im Deutschen entweder nach Heimattümelei oder nach der Blut-und-Boden-Ideologie der Nationalsozialisten, aber in andern Sprachen gibt es kein Äquivalent, das wir übernehmen könnten. Wir sind hier also eigentlich in der glücklichen Lage, etwas direkt ansprechen zu können, was sich in andern Sprachen nur umschreiben läßt, und sehen zugleich, daß mit dem Begriff etwas Wichtiges gesagt werden kann. Denn Heimat ist das, wozu man sich zugehörig fühlt, wohin man also gehört. Die enorme persönliche Bedeutung der eigenen Wohnung, deren Unverletzlichkeit sogar grundrechtlich gesichert ist (Art. 13 GG), läßt sich als der Kern eines Heimatbedürfnisses verstehen. Es geht auch hier aber nicht nur um die Wohnung, sondern die Straße bzw. der Stadtteil und die Stadt selbst bzw. die Landschaft, in der man auf dem Lande wohnt, stehen der Bedeutung der selbst eingerichteten Räume nicht viel nach. Es gibt also ein Heimatbedürfnis nach räumlicher Zugehörigkeit oder nach Selbstsein in einem räumlichen Mitsein. Um dieses Bedürfnis benennen zu können, sollten wir den Heimatbegriff vor seinen Mißdeutungen zu retten suchen.

In einem positiven Sinn der Zugehörigkeit werden unter der Heimat mittlerweile oft die Menschen verstanden, zu denen man gehört – persönlich, sprachlich und im kulturellen Verhalten. Wer dieser mitmenschlich reduzierten Rettung des Heimatbegriffs genauer nachgeht, merkt aber bald, daß unausdrücklich meistens auch städtische oder regionale Zugehörigkeiten mit gemeint sind.

Gesundheitlich ist das Heimatbedürfnis eine weitreichendere Art der Anerkennung, deren Mangel ich im dritten Kapitel als pathogen geschildert habe. Heimat zu haben umfaßt das private wie das berufliche Leben und verhält sich zu diesem Ganzen etwa so wie die Anerkennung zum Arbeitsleben. Ich nehme an, daß bei einer sozialmedizinischen Untersuchung von Untergruppen der Beschäftigungshierarchie wiederum die Wohlbeheimateten den Minderbeheimateten die bessere Gesundheit voraushätten, dies aber bliebe zu zeigen. Das nicht anerkannte Heimatbedürfnis gehört meines Erachtens zu den Phantomschmerzen unserer Zeit.

Eine besondere Form der Heimatlosigkeit trifft die in »Heimen« untergebrachten Alten und Pflegebedürftigen. Klaus Dörner hat als Leiter eines psychiatrischen

> »Großheims für 435 auf Lebenszeit ausgegrenzte, unsichtbar gemachte Bewohner, seit Jahrzehnten dort institutionalisiert, ein Drittel von ihnen auch mit gerontopsychiatrischen Diagnosen«,

gezeigt, daß ihre Reintegration in einen Sozialraum – zu dem auch die natürliche Mitwelt gehört – möglich, jedoch eine nach beiden Seiten gerichtete Anforderung ist.

»Nach siebzehn Jahren lebten sie so gut wie alle in eigenen Wohnungen oder Wohngruppen, 75 % von ihnen nur ambulant betreut. Das war nur dadurch möglich, dass wir einmal allen, die das wollten, Bedeutung für Andere durch Arbeit verschafften, was gerade den Alten unter ihnen besonders wichtig war. Zum anderen war das möglich, weil es den Bürgern erst der Stadt und dann des Landkreises gelungen ist, sich in hinreichendem Maße in tragebereite Nachbarn zu verwandeln« (2007, 10).

Gute Nachbarn zu haben ist ein »Sozialkapital«, wie ich es bereits beschrieben habe. Weil es daran fehlt, werden Heimbewohner ausgegrenzt, aber ihre Krankheiten oder Pflegebedürftigkeiten sind die der Gesellschaft. Ihre heimatliche Reintegration dient der allgemeinen Gesundheit.

Religionswissenschaftlich stütze ich meine Hypothese wiederum auf Überlegungen von Mircea Eliade (1957). In einem cartesianisch homogenen, entgeisteten und damit zugleich entheiligten Raum kann man, so meinte auch er, nicht gesund leben. Denn der Mensch brauche Wurzeln in einem heimatlichen Lebensraum, relativ zu dem es eine Fremde gibt, innerhalb dessen aber auch wechselseitig Grenzen gesetzt sind, so daß beispielsweise niemand die Schwelle eines andern Hauses ohne weiteres überschreitet. Eliade nennt diese Landnahme ein »kryptoreligiöses Verhalten«, um in einer »kosmisierten« Welt zu leben, denn »*die Niederlassung in einem Gebiet kommt einer Weltgründung gleich*« (25/30/44). Irgendwo ansässig zu werden ist ein Nachvollziehen der Entstehung der Welt! Der rituellen Vergegenwärtigung des Schöpfungsprozesses bedarf es auch im Krankheitsfall.

»Um den Kranken zu heilen, muß man ihn *noch einmal geboren werden* lassen, und das archetypische Modell der Geburt ist die Kosmogonie. Das Werk der Zeit muß aufgehoben, der morgendliche Augenblick, der der Schöpfung voranging, wiedergewonnen werden« (169).

Beheimatet zu sein also pflegt die Wurzeln, die im Krankheitsfall wieder durchlässiger für die Lebenskräfte der Natur werden müßten. Das ist wohl der eigentliche Grund dafür, daß Menschen diese

Zugehörigkeit brauchen. Natur ist für mich wie die Erde für die Blumen, sagte einmal ein zehnjähriges Mädchen.

## Wahrnehmung der Zeit

Wie verschieden Menschen sich auf die Zeitlichkeit unseres Daseins einstellen können, habe ich bereits im Anschluß an Benjamin Franklins Tugendkatalog geschildert. Man kann danach leben, daß alles seine Zeit hat, also daran teilzuhaben, daß »Es geschieht« (Erdmann 1997, 422), und im richtigen Augenblick das Seine dazu beizutragen suchen. Man kann aber auch das Subjekt alles dessen, was passiert, sein und möglichst nur das geschehen lassen wollen, was der eigenen Regie entspricht. Meyer Friedman und Ray H. Rosenman (1959) haben das letztere Verhalten als krankheitsträchtig identifiziert. Daraus folgt aber noch nicht, daß es notwendigerweise falsch ist, denn die bloße Statistik läßt offen, ob das für die neuzeitlich westliche Geschäftigkeit so charakteristische »Typ-A-Verhalten« so modifiziert werden könnte, daß es nicht mehr pathogen ist. Die Befunde des dritten Kapitels haben dazu vor allem die Einführung von Subsidiaritäten in den Hierarchien nahegelegt.

Ob derartige Modifikationen etwas helfen könnten, hängt von der menschlichen Natur und vom Wesen der Zeit ab. Wie also gehören wir in die Zeit? Die naturwissenschaftliche Medizin nimmt den Menschen, d.h. bisher vor allem den Kranken, in einer Zeit wahr, in der er nicht lebt, nämlich im absoluten oder unbeteiligten Zeitbewußtsein der klassischen Physik, das mit Descartes' Raumverständnis die Homogenität gemein hat. Dieses war das eigentlich Neue an der neuen Wissenschaft und versteht die Zeit letztlich als das, was immer noch weiterläuft, wenn sonst nichts mehr läuft, selbst dann, wenn vielleicht gar keine Welt mehr da wäre. Newton hielt diese »absolute« Zeit zusammen mit dem gleichermaßen »absoluten« Raum, in dem die Welt geschaffen sei, den es aber auch ohne sie geben würde, für eine Art Sensorium Gottes. Im alltäglichen Leben hat es eine solche absolute Zeit bis vor etwa 200 Jahren nicht gegeben, denn je zwei Orte hatten allenfalls dann dieselbe Zeit, wenn sie zufällig auf demselben Längengrad lagen, so daß es in ihnen mit dem höchsten Sonnenstand gleichzeitig

12 Uhr mittags war. Einen Eisenbahnfahrplan aber konnte man natürlich nicht so einrichten, daß ein Zug, wenn er eine Stunde lang bis zum nächsten Ort nach Osten fuhr, dort nicht gerade eine Stunde später ankam, sondern zusätzlich die paar Minuten, welche die dortige Ortszeit der des Abfahrtsorts voraushatte.

Als Eisenbahnzeit also hielt die absolute Zeit ihren Einzug in das menschliche Leben und dann natürlich insbesondere auch in den Fabrikalltag, so daß die Arbeiter in der Julirevolution 1830 zuerst auf die Uhren geschossen haben sollen. Die Annahme, daß die Zeit generell unabhängig von den jeweiligen Umständen sei, beherrscht unser Leben bis heute. Man stellt sich vor, jeder Tag habe 24 Stunden; daraus gelte es, möglichst viel zu machen, indem die Zeit zu allerlei Zwecken genutzt wird: zum Arbeiten bzw. Geld verdienen, zur Erholung davon und zu den Zielen, deretwegen das Geld verdient werden soll. Am Ende des Tages sind dann mancherlei Ziele erreicht, und die 24 Stunden sind nicht mehr da, d.h., sie sind sozusagen konsumiert worden, um damit etwas – normalerweise möglichst viel – anzufangen bzw. aus der verfügbaren Zeit etwas zu machen. Diese Zeit ist wie ein Stoffballen, der vor uns abrollt und aus dem wir dort, wo wir ihn gerade vor uns haben, soviel wie möglich herauszuschneiden suchen.

Die zu verbrauchende Zeit ist so homogen wie Descartes' Raum. In der wirtschaftlichen Nutzung wird ja jede Eigenart der Zeit systematisch getilgt. Technische Arrangements sind Zeitgestalten unseres Willens, etwas *jederzeit* anfangen lassen zu können, also ohne jede Rücksicht darauf, wann es dafür Zeit sein könnte. Darüber hinaus wäre die aus betriebswirtschaftlichen Gründen vielfach befürwortete »Flexibilisierung« der Arbeitszeiten – tendenziell also die Verfügbarkeit der Beschäftigten rund um die Uhr – die völlige Abschaffung aller noch bestehenden Zeitordnungen bzw. Rhythmen. Ich komme später darauf zurück, wie notwendig die Wahrung dieser Ordnung im Interesse der Gesundheit ist.

Was und wieviel man mit der »verfügbaren« Zeit anfängt, dient meistens auch dazu, das eigene Ansehen zu bestätigen. Viele Menschen sind deshalb stolz darauf, einen vollen Terminkalender zu haben, denn »›keine Zeit-zu-haben‹ verschafft Selbstwert und sozialen Status« (Reisch 1999, 146). Wer aus den 24 Stunden pro Tag, die jeder bekommt, mehr macht als andere, aus dem Stoffballen also mehr herausschneidet, ist ja offenbar der Tüchtigere und wird zum Vorbild. Nach dem Modell eines unbeschränkten Erwerbslebens stellen sich die Wirtschaftswissenschaften auch die zugehörige Freizeit vor. Der Erwerbsproduktivität (Einkommen pro Zeiteinheit) wird hier nämlich die Konsumproduktivität (Konsum pro Zeiteinheit) an die Seite gestellt und der Einfachheit halber nach dem Kaufpreis der konsumierten Güter bemessen. Eigentlich käme es statt dessen auf das Maß der Befriedigung oder des erlebten Glücks pro Zeiteinheit an, aber dies läßt sich eben nicht so leicht quantifizieren. Durch die Angleichung des Grenznutzens ergibt sich dann, daß der »ökonomische Mensch« mit steigendem Einkommen auch immer mehr konsumieren muß – genauso rastlos, wie er sein Erwerbsleben verbringt. Karl Marx hat von dieser Wirtschaft wohl zu Recht festgestellt: Alle Ökonomie ist Ökonomie der Zeit. Gemeint ist dabei die absolute Zeit, die als eine Ressource ständig an uns vorbeistreicht, so daß es darauf ankommt, möglichst viel davon zu erhaschen, um es für das eigene Leben zu nutzen.

*Die Zeitgestalt des Lebens*

Nun ist die Vorstellung der absoluten Zeit, »in« der wir stehen, in der Physik bereits vor mehr als einem Jahrhundert als unhaltbar erwiesen worden. Denn wie spät es irgendwo ist, hängt nach der Speziellen Relativitätstheorie auch von dem Bewegungszustand ab, in dem danach gefragt wird. Wir haben immer schon teil daran, daß »Es geschieht«, d.h., unser Handeln ist ein Teil dieses Geschehens. Ebenso hat sich später in der Quantentheorie gezeigt, daß wir es niemals nur mit den Objekten per se zu tun haben, sondern daß die von uns gesetzten Umstände, unter denen wir etwas beobachten, ein Teil der physikalischen oder »objektiven« Realität des Beobachteten sind. Wir gehören wirklich selbst zu der Natur, die wir wahrnehmen. Daraus folgt nicht, daß wir es eigentlich nur mit uns selbst zu tun haben, also sozusagen nur uns selbst vergegenständlichen, wie manche Konstruktivisten meinen. Daraus folgt aber, daß wir es auch nicht einfach nur mit der Natur an sich – sozusagen ohne uns – zu tun haben, sondern wir haben es *auch* mit uns zu tun. Insoweit haben die Konstruktivisten recht.

Die Physik ist nicht bloß subjektiv, aber sie ist auch nicht einfach nur objektiv, sondern sie ist beides. Wir haben es mit der Natur zu tun, zu der auch unser Tun gehört. Die Physik handelt von Tat-Sachen, und diese Taten sind die unseren, aber die Natur läßt nicht alles mit sich machen.

Die Grunderfahrung der Physik des 20. Jahrhunderts ist also, daß wir nicht einfach *die* Ordnung der Welt erkennen – so wie sie auch die Delphine erkennen würden, wenn sie dies könnten und sich dafür interessierten – und uns dann in unserm technischen Handeln danach richten, sondern daß wir diese Ordnung durch unsere Art des Interesses selbst mitbilden. Die moderne Naturwissenschaft ist ein Kanon von Regeln, nach denen Menschen, die selbst dazugehören, in der Sinnenwelt Ziele erreichen können. Naturgesetze sind Handlungsformen, drücken also auch die Interessen aus, denen das Handeln folgt. Die Ordnung der Natur erweist sich tatsächlich als eine normative Ordnung im Sinn des Anaximander. Die Delphine hätten vermutlich andere Interessen und deshalb eine andere Physik.

Die Entdeckung, daß die Naturordnung von uns nicht nur erkannt, sondern mitgebildet wird und sozusagen nach uns aussieht, kann uns an eine erheblich weiter gehende Feststellung erinnern, nämlich: *Schöpferische Prozesse sind dadurch ausgezeichnet, daß nicht nur ein Werk entsteht, sondern in eins damit eine neue Ordnung.* Beispielsweise wurden die Bilder der sogenannten Akademiemalerei nach bestimmten Regeln gemalt, deren Befolgung man ihnen natürlich ansah und sogar ansehen können sollte. Denn nach dem Ausweis dieser Regeln erwies sich ein Bild als »ordentlich« und zunftgemäß. Im Rückblick zeigt sich, daß durch diese Art der Malerei im wesentlichen mittelmäßige Bilder entstanden sind, manchmal auch gute, jedoch keine sehr guten. Demgegenüber ist einem großen Kunstwerk – wie den Bildern von Paul Cézanne oder Gustave Courbet, die in die Akademie-Ausstellungen nicht aufgenommen wurden – zwar auch eine Ordnung anzusehen, aber es ist nicht nach dieser Ordnung gemalt worden, sondern sie ist selbst mit entstanden. Für die Dichtung hat Giordano Bruno diese Erfahrung in die Worte gefaßt: »... die Poesie wird nicht aus den Regeln geboren – von unbedeutenden Ausnahmen abgesehen – sondern die Regeln werden aus der Poesie genommen« (1585, 27).

Daß die Ordnung mit dem Werk entsteht, folgt natürlich nicht aus den Erfahrungen der neueren Physik, aber die frühere »klassische« Physik war in ihrem Selbstverständnis der Erkenntnis von Ordnungen gewidmet, welche die Welt an sich – durch das Schöpfungshandeln Gottes – hat. Von da her waren Ordnungen in der Regel als die Strukturen verstanden worden, innerhalb deren das menschliche Handeln stattfindet, die ihrerseits aber vorgegeben sind und nicht zur Disposition stehen. Da dieses objektivistische Verständnis von Ordnung auch in der Physik nur noch eingeschränkt berechtigt ist, dürfen wir, wenn es um die viel weiter gehende Frage des menschlichen, insbesondere des kreativen Handelns in der Zeit geht, erst recht darüber hinausgehen.

Natürlich liegt die Ordnung des Weltgeschehens im Großen nicht in unserer Hand. Diejenige Ordnung aber, auf die hin jedes Leben seine individuelle Gestalt gewinnt, ist der »Sinn« dieses Lebens. Wenn ein Mensch dem eigenen Leben einen Sinn zu geben sucht, wird dabei die Freiheit erlebt, diesen Sinn, auf den hin sich das Leben ordnet, selber bilden zu können. Die Möglichkeiten dazu sind begrenzt, denn die individuell verschiedenen Anlagen, Talente und Neigungen drängen immer schon in eine bestimmte Richtung. Aber keinem Menschen ist der Sinn des eigenen Lebens sozusagen in einem verschlossenen Umschlag mitgegeben worden, so als stehe er eigentlich immer schon fest und sei nicht erst aus sich selbst zu entwickeln. Die Sinnerfahrung bildet sich, wenn das eigene Leben in einem Kontext gesehen wird, d.h., wenn man es als eine »Geschichte« erlebt. Darauf beruht die heilende Wirkung des Erzählens für den Patienten bzw. der Krankengeschichte für den Arzt. Der Sinn also, von dem alles abhängt, ist eigentlich die *Zeitgestalt des Lebens*. Hier kehren auch die Friedman/Rosenmanschen Typen A und B wieder. Man kann sein Leben entweder als eine erfolgreiche Kontrollgeschichte verstehen oder als ein In-die-Welt-gesetzt-Sein, um unter Bedingungen, die man nicht selbst gesetzt hat, zu rechter Zeit Gutes zu wirken.

Ich will damit nicht nur sagen, daß das Leben eine Zeitgestalt *hat*, sondern daß es eine solche Gestalt *ist*. Denn es ist ein schöpferischer Prozeß, durch den – wenn er gelingt – eine Ordnung entsteht, in der die gelebte Zeit eine Gestalt gewinnt, die Zeitgestalt als den Sinn dieses Lebens. Wir leben nicht nur *in* der Zeit, sondern wir leben geradezu *von* der Zeit, so wie von der Luft, die wir atmen. Wir haben also die Chance, durch unser Leben die Zeit nicht zu verbrauchen, sondern sie im Gegenteil zu steigern, wobei das Wesen des zu Steigernden in die Steigerung eingeht. Dafür gibt es verschiedene Möglichkeiten.

## Monochrone und polychrone Menschen, Synchronizitäten und die Zeitkultur der Mayas

Zu den vielen persönlichen Zeitgestalten, in denen Menschen leben, gehören Grundverhältnisse, die nicht nur persönlich sind. Edward T. Hall, der ein schönes Buch über die Zeitformen des menschlichen Lebens geschrieben hat (1983), sieht hier vor allem den Gegensatz zwischen »monochronen« und »polychronen« Menschen: *Monochrone* Menschen tun jeweils eins zur Zeit und alles nacheinander. In Geschäften stellen sie sich in eine Schlange und werden nacheinander bedient. Für sie gibt es »verlorene Zeit«. Sie leben weniger im Kontext und sind dadurch oft allein. *Polychrone* Menschen hingegen tun möglichst alles auf einmal. Sie bedienen z. B. mehrere Leute zugleich, leben voll im Kontext, kennen keine verlorene Zeit und sind selten allein. Dabei gibt es natürlich auch Konflikte. Wenn beispielsweise eine monochrone Frau zu einem polychronen Friseur geht, so kann er seiner Zeitkultur nach nicht anders, als eine Bekannte zwischendrin einzuschieben, so daß die monochrone Frau nicht pünktlich an die Reihe kommt.

Pünktlichkeit ist überhaupt eine Tugend der Monochronen. Bei ihnen gibt es allenfalls symbolische Rituale, wie lange jemand zu warten hat, um ihm zu demonstrieren, wie vielbeschäftigt und wichtig man ist. Demgegenüber verabredet man sich in polychronen Kulturen für »morgen nachmittag« oder »nächste Woche« und trifft sich, wenn man richtig aufeinander eingeschwungen ist, trotz dieser Unbestimmtheit – falls beide sich wirklich treffen wollten. Allerdings können polychrone Menschen außerstande sein, zu einer bestimmten Zeit etwas fertig zu haben, z. B. über Tag das zu tun, was nötig ist, um bis zum Abend eine Arbeit abzuschließen oder ein Essen auf den Tisch zu bringen. Ebenso schwer fällt es ihnen, Kinder so rechtzeitig zu wecken, daß sie nach dem

Frühstück den richtigen Bus erwischen und gemeinsam mit den Monochronen pünktlich in der Schule sind.

Menschen sind persönlich aber nicht immer nur das eine oder das andere. Beispielsweise leben wir, meint Hall, politisch und beruflich ziemlich monochron und zu Hause eher polychron. Vor allem Japaner seien beruflich extrem monochron und privat polychron, wohingegen Franzosen zwar monochron dächten, jedoch polychron lebten. Im allgemeinen seien allerdings Männer eher monochron und Frauen polychron.

Sehr interessant ist nach Hall der Unterschied zwischen monochronen und polychronen Bürokratien. Die letzteren sind nicht nach Entscheidungskompetenzen hierarchisch gegliedert und dadurch für uns schwer zu durchschauen. Sie sind auch in erster Linie auf sich selbst bezogen, so daß man jemand kennen muß, wenn man etwas von ihnen braucht. Dafür arbeiten die Mitarbeiter relativ selbständig, werden nicht gegängelt und fühlen sich als Glieder eines Ganzen. Bei monochronen Bürokratien ist dies nicht der Fall, sondern sie haben klar definierte Zuständigkeiten. Polychrone Bürokratien brauchen sehr talentierte Mitarbeiter, wenn sie einigermaßen funktionieren sollen, wohingegen monochrone Systeme ziemlich groß werden können und leichter zu betrügen sind, weil keiner den Überblick hat (Hall 1983, 44 ff.).

Hall war kein Bürokratieforscher und hat auch sicher nicht ausschließen wollen, daß es Mischformen gibt, in denen sich die Tugenden oder Untugenden beider Systeme verbinden. Recht hat er, soviel ich sehe, vor allem damit, daß die verschiedenen Zeitverhältnisse für die Qualität des Arbeitslebens entscheidend sind. In den Whitehall-Studien deuteten bereits die Selbstbestimmungsdefizite darauf hin. Wer nicht zumindest in bestimmten, durch die Aufgaben und die persönlichen Fähigkeiten gegebenen Grenzen die Zeitgestalt des eigenen Lebens selber bildet, kann nicht zufrieden und deshalb auf die Dauer auch nicht gesund sein. Ob von dieser Selbstbestimmung eher monochron oder polychron Gebrauch gemacht wird, ist dann zusätzlich von Belang.

Der wesentliche Unterschied zwischen den beiden Zeitverhältnissen, die ja Lebensformen sind, ist die Wahrnehmung des Kontextes. Hall veranschaulicht dies durch das Beispiel, daß Italiener oder Japaner manchmal nur im Kontext um etwas herumreden und meinen, man müsse doch merken, worauf sie hinauswollen. Für eine fachwissenschaftliche Publikation ist umgekehrt der Kontext das, was gerade nicht gesagt zu werden braucht, was der Arbeit aber ihren Sinn gibt. Die Polychronen also leben eher kontextorientiert und verpassen dabei schon mal den Einzelfall. Die Monochronen hingegen sind dem Einzelfall hingegeben und können darüber den Kontext oder den Zusammenhang vergessen.

Soweit dies Resümee zutrifft, haben beide Haltungen komplementäre, einander aber nur tendenziell ausschließende Stärken und Schwächen. In Goethes künstlerischem Ideal kommen die Stärken sogar zusammen:

»und der beste, wenn er *eins* tut, tut er alles, oder, um weniger paradox zu sein, in dem *einen*, was er recht tut, sieht er das Gleichnis von allem, was recht getan wird« (1829, HA VIII 37).

Unsere Gesellschaft neigt aber eher dazu, das Ganze und seine Zusammenhänge außer acht zu lassen, also – wie in der Medizin – das Richtige nicht zu wissen, und trotzdem alles im Detail möglichst richtig machen zu wollen. Dabei dominiert die Monochronie. Wir täten wohl gut daran, um unserer Gesundheit willen etwas polychroner zu leben, d.h., ein lebendigeres Zeitverhältnis zu gewinnen. Denn die Zeit läßt sich zwar monochron schnüren, würde aber das polychrone Leben nicht zulassen, wenn dies nicht ihre umfassendere Wirklichkeit wäre.

In C.G. Jungs Synchronizitäten – daß beispielsweise ein Mensch, dem man »verbunden« ist, gerade anruft, schreibt oder kommt, wenn man »zufällig« wieder an ihn denkt – lebt die polychrone Zeit. Es liegt in der Tendenz des naturwissenschaftlichen Denkens, hier zunächst die statistische Korrelation zu bezweifeln und dann, wenn sie doch besteht, eine »objektive« Wechselwirkung anzunehmen, um die »Gedankenübertragung« zu erklären. Rupert Sheldrakes »morphogenetische Felder« haben diesen Sinn, sollen also beispielsweise erklären, warum ein zu Hause an der Tür wartender Hund aufsteht, wenn sein Herr gerade das nahe gelegene Kino verläßt (Dürr/Gottwald 1997). Meines Erachtens bedarf es der Felder nicht, denn der Mensch ist nur im Mitsein und durch das Mitsein da, *die Zeit aber ist selbst das Mitsein*, in dem wir alle verbunden sind. In Sheldrakes Sprechweise könnte man auch sagen, die Zeit sei selbst das morphogenetische Feld, in dem wir alle leben und das jegliches Mitsein stiftet.

Natürlich sind es immer kulturell gebildete Formen, in denen Menschen dieses Zeitfeld wahrnehmen. Dies wird uns für fremde Kulturen, zu denen wir einen Abstand haben, leichter bewußt als in unserer eigenen. In einem für uns sehr fremdartigen Zeitfeld leben beispielsweise die Mayas im guatemaltekischen Hochland um Momostenango, nordwestlich von Guatemala City (Tedlock 1982). Sie richten sich gleichzeitig nach zwei Kalendern, dem Sonnenjahr mit 365 Tagen und einem sakralen Jahr mit 260 Tagen, so daß jeder Tag ein doppeltes Gesicht hat und nur alle 52 Sonnenjahre bzw. alle 73 sakralen Jahre, d. h. jeweils nach 18 980 Tagen, wieder einmal »derselbe« Tag ist. Weil unter diesen Umständen fast nie ein Tag gerade so gepaart wie ein anderer ist, in einem Leben mittlerer Länge also lauter von sich aus verschiedene Tage aufeinanderfolgen, läßt sich nur sehr schwer ermessen, welcher Tag der richtige für eine Reise, einen Besuch, einen Friedensschluß oder eine Hochzeit wäre. Unter den Mayas gibt es deshalb Zeitwarte, meistens Priester oder Schamanen, welche die Tage zu begrüßen, also zu erkennen verstehen und am besten beurteilen können, wann etwas seine Zeit hat. Natürlich spielt auch der Geburts-Tag eine entscheidende Rolle für das Schicksal bzw. die Bestimmung eines Menschen. Die Mayas aber *zeitigen sich*, statt mit »ihrer Zeit etwas anzufangen«, wie wir es versuchen.

Zeitwarte, Priester oder Schamanen können nur Menschen werden, die ein leibliches Gefühl dafür haben, wie bestimmte Handlungen zur zeitlichen Qualität eines Tages passen und wie Menschen in ihrer Zeit stehen. Um Tage in ein Verhältnis zu Handlungen zu setzen, fragt der Zeitwart bzw. Priester denjenigen, der etwas Bestimmtes vorhat und seinen Rat für die rechte Zeit sucht, worum es geht und vernimmt dazu die »Stimme seines Bluts«. Für das Sonnenjahr haben auch wir noch dieses Gefühl, wie ich zuvor erläutert habe. Das entsprechende Gefühl für die sakrale Zeit bei den Mayas hängt wohl damit zusammen, daß die 260 Tage des heiligen Jahrs ungefähr die Vegetationsperiode für die Landwirtschaft in Höhen oberhalb von ca. 2300 m sind – man pflanzt im Frühjahr und erntet zum Jahresende – und zugleich etwa die Dauer einer Schwangerschaft. Dieses Jahr ist also die Periode der irdischen Reifungskräfte, womit zugleich verständlich wird, daß den Schamanenpriestern die im Christentum übliche Trennung der göttlichen von den Naturkräften nicht nachvollziehbar ist.

Zu Krankheiten kommt es in dieser Zeitkultur durch Mißverhältnisse zu andern Menschen (z. B. Feindschaften), zu bestimmten Vorfahren, zu den Göttern und zur natürlichen Mitwelt. Um die Art der Krankheit und die Heilungschancen festzustellen, führt der Schamane durch seinen Daumen eine Art Dialog mit dem Puls des Patienten, d. h., die beiderseitigen Blutkreisläufe, Zeitgefühle oder »Stimmen des Bluts« kommunizieren miteinander. Dabei sind auch Verwandtschaften des Schamanen mit dem Patienten zu berücksichtigen. Der Zeitwart der eigenen Linie erkennt nur Konflikte innerhalb dieser als Krankheitsursachen, wohingegen der der anderen die Konflikte in bezug auf das Ganze mit Menschen oder der natürlichen Mitwelt wahrnehmen kann. Wenn das Mißverhältnis identifiziert ist, muß der Kranke es zur rechten Zeit wieder in Ordnung bringen, soweit dies an ihm liegt, um wieder gesund zu werden, und dazu eine Buße leisten. Natürlich kann der Schamane auch spüren, ob eine Krankheit tödlich ist. Soweit dies nicht der Fall ist und der Patient das Seine tut, wird er »cured by fundamental power and health of society, nature, and the cosmos« (137).

*Die Zeit des Ursprungs und die der rhythmischen Wiederholung*

Wir sind im allgemeinen sehr darauf fixiert, daß die Zeit immer wieder Neues bringt. Dies gilt paradoxerweise auch für die Journale, obwohl sie doch nach dem Tag benannt sind, also nach einem Grundelement aller Wiederholung. Trotzdem berichten die Zeitungen möglichst nicht das, was sich wiederholt. Die Fixierung auf das Neue ist wohl noch ein Relikt des Fortschrittsglaubens, so wie man ja immer noch irgendein Produkt bereits dadurch empfehlen zu können meint, daß es neu sei, obwohl das Neue mittlerweile nur noch selten besser ist als das Alte. Tatsächlich aber brauchen wir, um eine Zeitangabe zu machen, immer sozusagen eine Uhr und einen Abreißkalender, d. h. einen periodischen und einen nichtperiodischen Vorgang. Die Wiederholung gehört genauso zum Wesen der Zeit wie das Neue.

Im Fortgang immer wieder neu anzufangen ist die Grundstruktur des Rhythmus. Die rhythmische Struktur der Zeit zeigt sich in der elementarsten Grunderfahrung des Lebens: Alles fängt immer wieder neu an und wiederholt sich doch nie, aber das geschieht immer wieder – und dennoch gibt es Neues unter der Sonne. Mit jedem Kind beginnt das Leben wunderbarerweise immer wieder neu, aber auch jeden Morgen beginnt ein neuer Tag, und das ist jeden Morgen dasselbe, jedoch ist kein Tag wie der andere. Sie unterscheiden sich mindestens so wie die Herbstblätter im Herrenhäuser Park, unter denen zwei gleiche zu finden die Hannoverschen Hofdamen auf Anregung von Leibniz vergeblich versucht haben. Und mit jedem Sonnen- bzw. Erdumlauf beginnt ein neues Jahr mit seinen Jahreszeiten. Auch dies ist in eins immer wieder dasselbe und wiederholt sich dennoch nie, denn kein Jahr ist wie das andere. Das war wohl immer schon und immer wieder neu die Grundstruktur der menschlichen Zeiterfahrung.

Sogar unser Herz fängt mit jedem Schlag immer wieder neu an und wiederholt sich doch niemals in der Wiederkehr des Gleichen. Verfolgt man nämlich die Abfolge der mit dem Herzschlag verbundenen elektrischen Potentialdifferenzen in einem Elektrokardiogramm, so zeigt sich, daß kein Herzschlag genauso wie der andere verläuft. Zum Leben gehört ein »Hauch von Ungenauigkeit« (Grätzel 1997, 29), bei den Herbstblättern wie im Schlag des Herzens. Verschwindet diese leichte Unschärfe, in der das Leben spielt, so folgt der allzu ordentlichen Ordnung alsbald eine Katastrophe, sei es ein Infarkt oder – wenn die Gehirnströme streng periodisch werden – ein epileptischer Anfall (Lehnertz/Elger 1998).

Unabhängig von der rhythmischen Struktur der Zeit, ihren Unschärfen und Synchronizitäten haben Ernst und Christine von Weizsäcker (1972) das Gleichgewicht zwischen Erstmaligkeit und Bestätigung als eine Grundbedingung des Lebens beschrieben. Damit ist erstens gemeint, daß wir uns nirgends zurechtfinden würden, wenn wir es nicht immer wieder mit Verhältnissen zu tun hätten, die wir schon kennen. Beispielsweise können wir beim Gehen in der Regel erwarten, mit dem nächsten Schritt etwa ebenso gut Halt zu finden wie mit dem vorigen. Wenn sich aber immer nur alles bestätigen oder bloß wiederholen würde, könnten wir uns zwar überall mühelos zurechtfinden, brauchten dies aber eigentlich gar nicht, weil es überall nur dasselbe und nirgends etwas Neues gäbe. So wäre das Leben ziemlich langweilig. Es bietet uns aber außer den Bestätigungen zweitens auch ein gewisses Maß an Neuigkeit, Überraschung oder »Erstmaligkeit«, so daß wir nicht alles immer schon kennen. Zu einem landschaftlich guten Weg gehören deshalb Kurven, Steigungen, wechselnde Ausblicke und eigentlich auch verschiedene Bodenhaftungen. Ähnliches gilt für einen schönen Garten. Der Mensch ist ein *aufmerksames* Wesen und verkommt, wenn es nirgendwo mehr etwas aufzumerken gibt.

Alles hat seine Zeit, und manches hat immer wieder seine Zeit. Dies sind die Rhythmen von Schlafen und Wachen, Essen, Trinken und Verdauen, von Arbeit oder Kreativität und Muße, von Einatmen und Ausatmen, von Zunehmen und Abnehmen oder von Links und Rechts im Gehen. Wie die menschlichen Grundrhythmen denen der Erde und der Sonne folgen, habe ich bereits beschrieben. Hall meint, jeder Mensch, jede Stadt und wohl auch jede Kultur hätten ihren je eigenen Takt und die Menschheit lebe auf einem »Meer von Rhythmus«. Hat man in der Tiefe den eigenen Rhythmus verloren, erneuert er sich also nicht mehr aus seinem lebendigen Ursprung, so bleiben bloße Wiederholungen, und es kommt zu Depressionen oder andern Krankheiten (1983, 171/168). Wie beim Herzen führen die Entrhythmisierung wie die allzu große Starrheit gleichermaßen zum »Zeitinfarkt« (Held 1995, 180).

»Gesundheit«, sagte Richard Siebeck in einem Vortrag 1945, »ist die richtige Ordnung der Kräfte des Körpers, der Seele und des Geistes in der Rhythmik des Tages und der Jahre, im Werden von der Geburt bis zum Tode. Krankheit ist Störung der Ordnung, die bald zuerst im körperlichen, seelischen und geistigen Sein angreift, die aber mehr oder weniger mit dem einen die anderen mit sich zieht« (nach Matussek 1948, 4).

Dies ist ganz psychosomatisch gedacht und betont die gesundheitlich zentrale Rolle unserer Zeitkultur aus der Sicht eines guten Arztes.

Um gesund zu bleiben, soll man also regelmäßig, jedoch auch nicht zwanghaft oder allzu regelmäßig leben. Künstler darin waren von alters her die Juden, vermutlich nach babylonischer Tradition. Der Siebentagerhythmus und das Sabbatgebot, dem auch unsere Wocheneinteilung folgt, haben als drittes unter den Zehn Geboten einen erstaunlich hohen Rang. Zusätzlich interessant finde ich, daß die Juden den Tag abends beginnen ließen, so daß sich die Bewegung des Tages aus der Ruhe der Nacht entfaltete. Ob es statt der sieben Tage nicht auch fünf oder acht sein dürften, ist eine andere Frage. Vermutlich kommt es weniger auf die genaue Zahl als darauf an, daß überhaupt ein Rhythmus ungefähr dieser Frequenz gewahrt wird. An solchen Bräuchen auch im einzelnen festzuhalten ist jedoch meistens richtig, da sie leicht abzuschaffen und nur sehr schwer wieder einzuführen sind.

In Vergessenheit geraten ist das Sabbatgebot für das Land, daß es in jedem siebten Jahr nicht bewirtschaftet werden und mit dem, was es von alleine hervorbringt, für alle Menschen und Tiere dasein soll. Dieses Gebot hat einen sozialen Sinn – was von alleine wächst, soll vor allem den Armen gehören – und dient der Regeneration der natürlichen Mitwelt in einem Maß, wie die industrielle Wirtschaft es schon längst hätte beherzigen sollen. In der Langfassung (3 Mose 25,1–7) findet sich außerdem eine weitergehende Begründung, warum nicht nur alles periodisch immer wieder neu anfangen, sondern dazwischen ein Innehalten liegen soll. Der Sinn des Sabbatjahrs ist danach, daß auch das Land – mit denen, die es bebauen und davon leben – den Schöpfer feiern soll. Religiös ist dies die Erinnerung, daß das Land nicht den Menschen gehört, sondern Gottes ist. Darin liegt der Gedanke, es nicht als selbstverständlich hinzunehmen, daß alles immer wieder neu anfängt, sondern dafür dankbar zu sein und des Ursprungs zu gedenken, dem die rhythmische Erneuerung entspringt. Eine gesunde Ernährung setzt diese Dankbarkeit voraus.

Mit andern Worten: »Die Folge der Gestalten ordnet sich ... als Wiederkunft. ... die Gestalt aller Gestalten ist ... ihre Selbstbegegnung in ewiger Heimkehr zum Ursprung« (Weizsäcker 1939, IV 321). Wie dieser kreisende Fortgang das Leben selbst ist, hat Thomas Mann in der Josephs-Geschichte, die sich selbst erzählt, so dargestellt, daß es beispielsweise immer wieder einen Knecht

Eliezer gibt, auch wenn er bei Abraham, Isaak und Jakob nicht dieselbe Person ist. In ihm erneuert sich nicht nur der ursprüngliche Eliezer, sondern der Ursprung selbst.

Genaugenommen gibt es also zweierlei Zeit, die des Ursprungs und die der Wiederholung. Mircea Eliade unterscheidet die letztere als die profane Zeit von der ersteren als der heiligen Zeit. Die heilige Zeit – oder die Ewigkeit – ist diejenige, in der sich Schöpfung vollzieht. Sie ist die Zeit der Schöpfungsmythen, d. h. die des Ursprungs der ordnenden Kräfte in der Welt. Sie ist immer da wie die Weite des Anaximander und läuft nicht ab. Im Vorspann zur Joseph-Trilogie ist sie als die Tiefe des Brunnens der Vergangenheit von den sich wiederholenden Generationen unterschieden, deren Trennung sich in der Tiefe verliert. In ihr aber wird, wie es in der indischen Mythologie heißt, das Jahr als eine Zeit der Dinge errichtet: »*bevor ein Ding existiert, kann die ihm eigene Zeit auch nicht existieren*« (1957, 69). Die Zeit der Dinge ist die profane Zeit, die Zeit von etwas in der Welt: die der Arbeit, die der Vergnügungen, die alles dessen, was sich wiederholt. Platon nannte sie ein in Zahlen fortschreitendes ewiges Abbild der im Einen verharrenden Ewigkeit (*Timaios* 37d).

Die (profane) Zeit der Dinge wird also durch die (heilige) Zeit des Ursprungs ermöglicht. Es ist nicht sinnvoll zu fragen, was »vor« der Entstehung der Welt passiert ist, denn »vorher« ist nichts passiert, weil es noch nichts gab, mit dem etwas passieren konnte. Anders gesagt: Eine von den Dingen losgelöste, also »ab-solute« Zeit läßt sich nur annehmen, wenn man noch nicht weiß, daß die profane oder physikalische Zeit erst mit den Dingen gesetzt wird, d. h. keine absolute Zeit ist. In demselben Sinn gibt es nach der Allgemeinen Relativitätstheorie keinen leeren Raum. Zeit und Raum sind Weisen des Mitseins der Dinge.

Der Sinn der Rhythmen ist somit die Erinnerung daran, daß es nicht selbstverständlich immer so weitergeht, sondern daß die profane Zeit – die Alltagszeit des Lebens – von sich aus zu einem Ende kommt und auf Erneuerung angewiesen ist, so wie es jedes Jahr wieder eine neue Ernte gibt. In der Ruhe liegt der Ursprung der Bewegung, sagte Nikolaus von Kues, und dies ist immer wieder so. Neujahrstage und Geburtstage zu feiern hat danach einen weitergehenden Sinn, als die meisten Menschen sich klarmachen. Denn wer persönlich oder gemeinschaftlich den Beginn eines neuen Jahrs feiert, vergegenwärtigt sich, daß dies nicht selbstverständlich ist, sondern daß die Jahre denselben Ursprung haben wie die ganze Welt, uns also aus den in ihr lebenden schöpferischen Kräften zuwachsen und geschenkt werden. Jede Erneuerung der Zeit erfolgt aus einem ewigen Ursprung jenseits aller Zeiten. Demgegenüber ist der Fortschrittsgedanke eine Profanierung der heiligen Zeit.

Auch der »Kranke wird gesund, weil er sein Leben mit unangebrochenem Energievorrat noch einmal anfängt« (Eliade 1957, 93). Deshalb hilft, wenn der Patient ein religiöses Bewußtsein hat, »die rituelle Rezitation des Weltschöpfungsmythos ... bei Heilungen, denn hier wird die *Regeneration* des menschlichen Seins erstrebt«. Es geht um »eine Rückkehr zur Zeit des Ursprungs, deren therapeutisches Ziel darin besteht, die Existenz nochmals zu beginnen, (symbolisch) von neuem geboren zu werden« (74).

Zumindest darauf verstehen Schamanen sich besser als Mediziner.

*Gesundes Innehalten: Zeitwohlstand
und die Steigerung der Zeit*

Noch besser dran ist man natürlich, wenn es dieser Heilung gar nicht erst bedarf, weil man der Zeit und ihren Ursprüngen gemäß lebt. Dazu gehört zunächst, sich so nach den geltenden Rhythmen zu richten, wie es den eigenen Bedürfnissen entspricht. Zusätzlich zu den Tagen, Wochen und Jahren halte ich Sabbatjahre im Berufsleben für eine sehr gesunde Einrichtung. Unter diesen vier Rhythmen ist aber nur die Nachtruhe als ein Bedürfnis allgemein anerkannt, wenn auch keineswegs generell gewährleistet. Den Sonntag gibt es – jedenfalls in Europa – im allgemeinen noch, aber viele Menschen wissen nicht recht, was sie damit anfangen sollen. Auch der jährliche Urlaub könnte wohl (re)kreativer gestaltet werden, als es im Normalfall geschieht, wohingegen Sabbatjahre oft erträumt und auch konkret vorgestellt, jedoch nur selten verwirklicht werden.

»Wir neigen dazu, nur zwei Verhaltensmöglichkeiten in Erwägung zu ziehen: In einer Welt, die Streß erzeugt, aktiv zu handeln, oder in einer streßfreien Umwelt das Leben passiv an sich vorbeiziehen zu lassen. In Wahrheit ist das aber nicht die Alternative« (Moyers/Ornish 1993, 111).

Daß Freizeitpassivitäten kein rechter Ausgleich für die beruflichen Aktivitäten sind, hatte auch Ivan Illich betont. Statt dessen sollte man beruflich und in der übrigen Zeit – auch sonntags und im Urlaub – eine *gleichermaßen* ausgewogene Balance von Aktivität und Passivität finden, dabei jedoch Einseitigkeiten ausgleichen. Dazu gehören die zwischen körperlichen und geistigen oder die zwischen analytischen und künstlerischen Tätigkeiten.

Eine andere Einseitigkeit, der sich unter den gegenwärtigen Lebensverhältnissen kaum entgehen läßt, ist die allzu große Geschäftigkeit, häufig nicht nur im beruflichen, sondern auch im privaten Leben. Was dabei »allzu groß« ist, bemißt sich an der Selbstverlorenheit und Erinnerungslosigkeit unserer selbst, nämlich der Ursprünge unserer Lebenskraft und unseres Lebensmuts. Was man im eigentlichen Sinn Ruhe nennt, gilt dieser Erinnerung an den Ursprung, wobei ich wiederum Erinnerung und Gedächtnis unterscheide. Wir bedürfen ihrer von Zeit zu Zeit, um zu bedenken, ob wir noch auf dem richtigen Weg sind und das tun, was wir einmal gewollt haben, bzw. wirklich wollen, was wir jetzt tun. Ohne die rhythmische »Selbstbegegnung in ewiger Heimkehr zum Ursprung« (Weizsäcker 1939, IV 321) entsteht eine große Leere. Wenn sie nicht mehr durch Aktionismus zu überdecken ist, kommt es zum »Burnout«. Von der Erinnerung der Ursprünge unserer selbst werden wir durch die heutigen Lebensformen geradezu systematisch abgehalten, denn mittlerweile besiegen nicht mehr die Starken die Schwachen, sondern die Schnellen die Langsamen. Dieses »Recht des Schnelleren« führt immer wieder zur Anpassung an Fehlentwicklungen, wie es die gesamte Medizin belegt. In der Krankheitsmedizin hat sich gezeigt, daß sich auch die Krebszellen sozusagen nach dem Recht des Schnelleren vermehren. Denn sie haben den ineffizienteren Stoffwechsel (die Fermentation), der also gegenüber dem der gesunden Zellen eine geringere Ausbeute hat, dafür aber wesentlich schneller ist. Auch auf den Märkten setzen sich oft die schlechteren Produkte durch, weil sie zuerst da waren.

Was ist der Atemlosigkeit – in der man nicht mehr bekommt, was man am dringendsten braucht – entgegenzusetzen, wenn nicht die Ruhe, aus der sich wieder neuer Atem schöpfen läßt? Man muß von Zeit zu Zeit an einem siebten Tag innehalten, um zu sehen, ob es gut ist, was man getan hat. Eine andere Weise des Innehaltens, die von so unterschiedlichen Menschen wie Franz von Assisi und dem Ökonomen John Stuart Mill gleichermaßen empfohlen worden ist, läßt sich in dem Sinn als eine Art Sabbatgebot für die Grenzen von Handlungen verstehen, daß man raumzeitlich mit nichts zu weit gehen soll. »Nichts zuviel« war bereits eins der klassischen Gebote am Giebel des Tempels von Delphi. Bei Franziskus betraf es den Klostergarten, indem er Wert darauf legte, daß der Bruder Gärtner

»nie das ganze Erdreich bloß mit eßbaren Kräutern bepflanzen« möge, »sondern auch einen Teil des Bodens freilassen, daß da auch Gras Platz habe, damit zu jeder Jahreszeit unsere Schwestern, die Blumen, gedeihen könnten« (1975, 272).

Was hätte er zu den Äpfelplantagen im Alten Land an der Elbe und anderwärts gesagt, in denen die »Bäume« nur noch gerade so hoch werden dürfen, daß sie ohne Leiter abzuernten sind und so viele Früchte tragen, als seien sie nur dazu da? Und zu den Netzen über den Kirschbäumen, mit denen die Vögel großflächig daran gehindert werden, das Betriebsergebnis auch nur um eine einzige Kirsche zu vermindern? Ein Verstoß gegen das Delphische Gebot, mit nichts zu weit zu gehen, war bereits die fast vollständige Trockenlegung Norddeutschlands, das ja von Ostfriesland bis zum Oderbruch noch vor zwei bis drei Jahrhunderten ein großes Wasserland gewesen ist (Küster 1995).

In einem ähnlichen Sinn plädierte John Stuart Mill dafür, nicht die ganze Natur bewirtschaftend in Dienst zu nehmen, damit wir Menschen am Ende nicht nur unter uns seien (1848, 750f.). Wie bei Franziskus ist auch damit gesagt, daß wir niemals so weit gehen sollen, wie wir könnten. Im Sinn Jakob von Uexkülls heißt das, unserem Lebensraum bewußt Grenzen zu setzen, damit auch andere Lebensräume bestehen können. Unsere Umwelt ist eine von vielen, und es stimmt nicht, daß die ganze Erde nichts als unser Lebensraum sei. Wir sind nicht allein auf der Welt, und Mill fügt hinzu, wir sollten aufpassen, daß wir uns nicht irgendwann nur noch alleine wiederfinden. Wir brauchen das Mitsein nicht nur mit andern Menschen. In der Begrenzungskrise der Industriegesellschaft, die nun auch die Medizin erfaßt, droht es uns verlorenzugehen.

Was neuerdings *Zeitwohlstand* genannt wird, ist nicht so umfassend gemeint, wie es sich aus den vorangegangenen Überlegungen ergibt, ist aber gerade das richtige Gegengewicht gegen einen unnütz werdenden Güterwohlstand und bezieht sich unmittelbar auf das real existierende Verhältnis von Arbeit und Freizeit. Der Ausgangspunkt ist, daß die Ökonomie eine normative Wissenschaft ist und daß wir uns dieser Norm somit auch verweigern oder ihr andere Normen entgegensetzen können. Dies gilt sogar für den Einzelnen. Man muß nämlich nicht ein steigendes Einkommen anstreben und, wie zuvor erläutert, mit steigendem Konsum reagieren, um die Grenzproduktivitäten anzugleichen, sondern kann sich auch sagen: Beim jetzigen Stand unseres familiären Wohlstands könnten wir es uns leisten, statt einer Einkommenssteigerung weniger Zeit mit der Erwerbsarbeit hinzubringen. Eigentlich kämen wir sogar mit einem geringeren Einkommen aus, als es uns jetzt zur Verfügung steht, und könnten dann noch mehr aus unserem Leben machen, sei es durch eine Verkürzung der Wochen-, der Jahres- oder der Lebensarbeitszeit.

Gab es nicht einmal die Verheißung, daß Menschen in einer industrialisierten Wirtschaft nur noch erheblich weniger Erwerbsarbeit leisten müßten, als wir es heute tun, weil die »Energiesklaven« uns vermöge der Technik die meiste Arbeit abnehmen würden? Die derzeitige Wirtschaft hat uns zwar von fast aller körperlichen Arbeit entlastet, den einst verheißenen Zeitwohlstand aber weitgehend verfehlt und bedroht ihn heute sogar wieder, soweit er erreicht wurde (Rinderspacher 1985/1987). Deshalb erhält das Wirtschaftsziel »Vom bloßen Güterwohlstand zum Zeitwohlstand« eine zunehmende Bedeutung im »Ganzen der Güter« (Scherhorn 1995[b]/1997).

Dadurch »mehr Zeit zu haben«, daß man weniger Zeit mit der

Erwerbsarbeit zubringt, wird allerdings erst dann zu einem wirklichen Zeitwohlstand, wenn die gewonnene Zeit »wohl« verbracht bzw. zu einem Wohl gebildet wird. Wer damit nichts anzufangen weiß, sondern sie lediglich durch irgendeinen »Zeit- und Lebensvertreib« – wie es bei Thomas Mann so treffend heißt (1933, IV 248) – konsumiert oder sich anderweitig extrinsisch beschäftigen bzw. unterhalten läßt, gewinnt dadurch schwerlich mehr Lebenserfüllung als durch die vermiedene Erwerbsarbeit.

»Auf der einen Seite gibt es Menschen, die leben, arbeiten, kommunizieren, einkaufen, kochen und musizieren. Und dann gibt es die, die das Fernsehen für sich leben, arbeiten, kommunizieren, einkaufen, kochen und musizieren lassen«, hat einmal ein kluger Koch gesagt (SZ 22./23.12.2007).

Einer intrinsischen Motivation zu folgen fällt vielen Menschen aus den von Edward L. Deci festgestellten Gründen ziemlich schwer, wenn sie sich bisher im allgemeinen nur an äußeren Zielen orientiert und ihren persönlichen Bedürfnissen keinen Raum gegeben haben, so daß sie diese eigentlich gar nicht kennen. Jakob von Uexkülls Bankier ist ein extremes Beispiel, aber auch die Fertigreisen mancher Ruheständler verbinden sich wohl nur selten mit persönlicher Kreativität.

Ein guter Einstieg in eine selbstbestimmte Zeitkultur sind die zuvor beschriebenen Formen des Innehaltens, denn es kann die verschütteten intrinsischen Motivationen durch eine Art Erinnerungsarbeit wieder freilegen. Es kommt dann erneut zum Tun von etwas »um seiner selbst willen«, das im Doppelsinn dieser Bestimmung ganz einer Sache und zugleich der Selbstverwirklichung dient. Ob man sich um seiner selbst willen

- einer handwerklichen Aufgabe, z. B. einem Schiff, einem Haus oder einem Garten,
- einer politischen oder sozialen Aufgabe, z. B. im Verhältnis zu einem andern Land oder zur besseren Integration von Ausländern oder Jugendlichen in unsere Gesellschaft, oder
- ohne irgendeinen Erfolgsdruck einer geistigen oder künstlerischen Aufgabe

widmet oder noch etwas ganz anderes findet, was seine Zeit hat und wofür man gut sein kann, ist relativ belanglos. Es kommt nur darauf an, dem Leben durch die Steigerung von etwas einen persönlichen Sinn zu geben. Die vielen Bereiche, in denen die Erwerbsarbeit tendenziell unbezahlbar wird und sich dadurch sozusagen selber abschafft, bieten dazu immer mehr Gelegenheit.

Zur Einübung einer neuen Zeitkultur gehört auch die Gelassenheit, *sich* nicht zu ärgern (Williams 1993), auf etwas warten zu können, bis es soweit ist, jemand gehen lassen zu können, sich führen lassen zu können, wohin nicht der eigene Wille einen zieht, die Götter gewähren zu lassen, was man sich wünscht, und schließlich den Tod zuzulassen. Um dies alles zu können, muß man mindestens so wach, eigentlich sogar aufmerksamer sein als die Typ-A-Aktivisten, die selbst das Maß aller Dinge zu sein suchen. Sich durch irgendeine besondere Leistung einen Namen zu machen, soll natürlich nicht ausgeschlossen sein, das geht aber auch ohne Ehrgeiz. Es muß ja nicht immer gleich ein babylonischer Turm sein.

Ein Vorbild sind die Zen-Maler, die ja nicht einen Gegenstand malen, sondern durch sich hindurch diesen das Bild malen lassen. Auch Paul Cézanne hat so gemalt. Aus tiefster Seele kreativ sein kann nur, wer die Zeit vergißt wie sich selbst, wer also ganz in sie eingeht und aus ihr mit einem Werk oder einem guten Gedanken wieder auftaucht. Das Werk oder der Gedanke werden eigentlich aus der Zeit geboren – als Zeitgestalten des Lebens. Das Werk, das so entsteht, kommt aus der Tiefe des ursprünglich All-Gemeinen und ist auch durch dieses Emporholen eine Steigerung des Vorgefundenen. Aus sich etwas zu machen oder aus seiner Zeit, nämlich aus dem eigenen Leben, ist eigentlich dasselbe. So wird das Menschenleben selbst zu einer Steigerung der Zeit. Die Zeit ist der Stoff, aus dem das Leben ist.

## (4) Arbeit und prozessuale Gesundheit

Die schöpferische Tätigkeit, etwas um seiner selbst willen zu tun, ist im besten und weitesten Sinn die menschliche Arbeit. Der Sprachgebrauch hat sich aber so entwickelt, daß mit der Arbeit meistens nur die Erwerbstätigkeit gemeint ist, früher insbesondere die körperliche Arbeit. Der Erwerbssinn der Arbeit steht im Vordergrund, seitdem in der industriellen Revolution des 18. und 19. Jahrhunderts die erwerbslosen Landarbeiter in die Städte drängten, um dort »Arbeit« als einen Erwerb zu finden.

Daß nicht nur das ehemalige Proletariat, sondern letztlich fast alle Beschäftigten sich auf die Engführung der Arbeit eingelassen haben, die zu Beginn der Industrialisierung eher als abschreckend empfunden wurde, hat wohl daran gelegen, daß die so organisierte Wirtschaft den Beschäftigten Vorteile versprach, von denen man meinen konnte, daß sie die Nachteile wieder wettmachten. Sie konnte nämlich sowohl sichere Arbeitsplätze als auch steigende Einkommen – allerdings zu Lasten der Natur – bieten. Die Unselbständigkeit und Disziplinierung waren es ja vielleicht wert, sich dafür durch steigenden Konsum schadlos zu halten. Ob dies ein Pakt mit dem Teufel war, steht dahin, man nennt ihn aber jedenfalls nicht faustisch, sondern fordistisch. Denn bahnbrechend dafür war Henry Fords Einfall gegen Ende des 19. Jahrhunderts, seinen Arbeitern den doppelten Lohn zu zahlen, um die Fluktuation zu senken und die Produktivität so zu erhöhen, daß immer mehr Autos auch für die (nunmehr gutbezahlten) Arbeiter erschwinglich wurden.

Mangelnde Selbstbestimmung und Anerkennung in den Arbeitsverhältnissen sind, wie im dritten Kapitel belegt, eine gesundheitliche Belastung für die Beschäftigten. Der fordistische Pakt hatte also einen hohen Preis: Wir arbeiten zu Lasten der Natur und unserer Gesundheit. Beide Belastungen haben sich seit den 1980er Jahren dadurch noch erheblich verstärkt, daß die treibende Kraft der wirtschaftlichen Entwicklung durch die politisch gewollte Deregulierung vom Industriekapital auf das Finanzkapital übergegangen ist. Das erstere war an die langfristige Entwicklung der Unternehmen gebunden, also auch an sozialpolitischen Arrangements mit den Beschäftigten interessiert, wohingegen das letztere in seiner kurzfristigen Profitorientierung nunmehr die Unternehmen selbst einschließlich der Beschäftigten auszubeuten sucht.

»In der Entwicklung des kapitalistischen Weltsystems ... ist eine neue Stufe erreicht: Die Bereitschaft, entfremdete Arbeitsbedingungen ohne übermäßiges Widerstreben hinzunehmen, wird nicht mehr mit dem Versprechen von Lohnsteigerung und Beschäftigungssicherheit erkauft, sondern mit dem Drohpotential erzwungen, das aus zwei neuen Entwicklungen erwachsen ist, aus der Steigerung der Kapitalintensität durch *Digitalisierung* und aus der Abwanderung der Produktion in Niedriglohnländer im Gefolge der *Globalisierung*« (Dahm/Scherhorn 2008, 152).

Diese Entwicklung war nicht absehbar, als der fordistische Pakt geschlossen wurde. Während die Beschäftigten damals noch die Wahl hatten, in ihre Subsistenztätigkeiten zurückzukehren, sind die Alternativen jetzt sehr verändert.

Nach der Unterscheidung der intrinsischen von den extrinsischen Motivationen kann das eigentliche Übel des fordistischen Pakts als das Übergewicht der letzteren beschrieben werden. Würde die Medizin uns nicht so erfolgreich an die Fehlentwicklung anpassen, auf die wir uns eingelassen haben, hätten wir schon längst auch gesundheitlich gemerkt, daß das Austrocknen der intrinsischen Motivationen durch die Externalisierung der Leistungsanreize nicht durch Konsum und Privilegierung zu kompensieren ist, zumal diese durch die soziale Spaltung der Gesellschaft zunehmend gefährdet sind. Daraus bleibt nun aber nur die Konsequenz zu ziehen, daß wir zu den intrinsischen Motivationen zurückfinden müßten, die Engführung der Arbeit auf die bloße Erwerbsarbeit um eines Einkommens willen unser Handeln also persönlich und politisch nicht länger leiten dürfte.

Ungefähr so weit ist auch Karl Marx schon einmal gewesen, als er in jüngeren Jahren seine Philosophie der Arbeit entwickelte, an die ich erneut erinnern möchte. Damals lag es auf der Hand, daß die zugewanderten Landarbeiter in den neuen Fabriken und in den städtischen Massenquartieren keine menschenwürdigen Arbeits- und Lebensbedingungen fanden. Auch das verlorene Landleben aber war den neuen Verhältnissen nicht als eine bessere Alternative entgegenzusetzen. Ebensowenig konnten die bürgerlichen Beschäftigungsverhältnisse der Bessergestellten auf die ganze Gesellschaft verallgemeinert werden. Um so größer war die Herausforderung, eine klare Vorstellung davon zu entwickeln, unter welchen Bedingungen »menschenwürdig« zu leben und zu arbeiten sei. Dies aber war im wesentlichen die Frage, was die Arbeit mit der Menschenwürde zu tun hat.

Ich habe mich auf Marx' Antwort bereits im ersten Kapitel hinsichtlich des Leibseins und im dritten zur Kritik der industriegesellschaftlichen Beschäftigungsverhältnisse bezogen. Die nun genauer zu interpretierende These lautet: das »Werden der Natur für d[en] Menschen« durch die Weltgeschichte ist zugleich »die Erzeugung des Menschen durch die menschliche Arbeit« (1844, I 2, 398). Hier werden also zwei Entwicklungen unterschieden und dann gleichgesetzt. Die eine ist die Entstehung eines menschlichen Lebensraums im Ganzen der Natur, wobei es für Marx noch nicht nahelag, an die Bewahrung der Lebensräume anderer Arten neben dem menschlichen zu denken. Dies ist das »Werden der Natur für den Menschen«, das sich freilich nicht von alleine vollzieht, sondern dadurch, daß Menschen die natürliche Mitwelt ihren Bedürfnissen anverwandeln. Seit der neolithischen Revolution ist dies insbesondere durch die Anlage von Wohnstätten und Feldern sowie durch die Zucht von Haustieren geschehen. Was davor war, können wir uns nur teilweise vorstellen. Die andere Entwicklung ist die Menschwerdung selbst, die Marx etwas ökonomistisch eine »Erzeugung« nennt. Tatsächlich hat sich ja auch die Menschheit erst allmählich entwickelt, wobei die genetische von der kulturellen Entwicklung zu unterscheiden ist. Die neolithische Revolution war ein später und sehr wichtiger Schritt der letzteren.

Die Gleichsetzung der beiden Entwicklungen durch die Marxsche These besagt also, daß *der Mensch zu sich gekommen – er selbst geworden – ist, indem er zur Welt gekommen ist*, d.h. sich einen Lebensraum im Ganzen der Natur geschaffen hat. Zu dieser Feststellung könnte Marx durch Goethe angeregt worden sein. Denn dieser hatte die Selbsterkenntnis in ähnlicher Weise beschrieben, als er die weltabgewandte und manchmal selbstquälerische Beschäftigung mit dem eigenen Innenleben, die ihm bei den

Romantikern mißfiel, gerade nicht als Selbsterkenntnis im Sinn des Delphischen Gebots gelten ließ:

> »*Erkenne dich selbst* ... heißt ganz einfach: Gib einigermaßen acht auf dich selbst, ... damit du gewahr werdest, wie du zu deinesgleichen und der Welt zu stehen kommst. Hiezu bedarf es keiner psychologischen Quälereien; jeder tüchtige Mensch weiß und erfährt, was es heißen soll; ... Wie kann man sich selbst kennen lernen? Durch Betrachten niemals, wohl aber durch Handeln. Versuche deine Pflicht zu tun, und du weißt gleich, was an dir ist« (1829, HA VIII 466/283).

Sich selbst also erkennt man an dem, was man um seiner selbst willen getan hat – ohne dabei von außen her an sich zu denken und gerade deshalb am ehesten bei sich zu sein. Der Mensch erkennt sich in seinem eigenen Verhalten, und zwar auch als der, der er durch dieses Verhalten geworden ist. Dies ist schon beinahe der Marxsche Gedanke.

Unser Zu-sich-Kommen im Zur-Welt-Kommen geschieht nun – dies besagt die Marxsche These über die Selbsterkenntnis hinaus in einem beinahe unauffälligen Zusatz – »durch die menschliche Arbeit«. Die Erwerbsarbeit im heutigen Verständnis kann hier nicht gemeint gewesen sein und noch weniger diejenige Arbeit, welche die landflüchtigen Zuwanderer in den Städten fanden. Wir lesen den Zusatz deshalb am besten in dem Sinn: Und dies, das zuvor behauptete *Zu-sich-Kommen im Zur-Welt-Kommen, ist der eigentliche Sinn der menschlichen Arbeit.* Arbeit ist das wirkliche Dasein oder die »Wirklichkeit« des Menschen. Es »ist das unendliche Recht des Subjects, daß es sich selbst in seiner Thätigkeit und Arbeit befriedigt findet«, hieß es bei Hegel, an den Marx anschließt (1837, XI 50f.; vgl. 1805/06, 204ff./Schmidt am Busch 2002).

Zu der These, daß das Verhältnis zur Natur der Angelpunkt der Menschenbildung sei, paßt sehr gut, daß die Kreativität in der Arbeit vor allem in einem Lebensalter gebildet wird, in dem Menschen besonders sensibel für Naturerfahrungen sind (Cobb 1959). Der Marxsche Gedanke verbindet außerdem die innere Entwicklung mit der nach außen hin gerichteten Tätigkeit, so wie es für die intrinsische Motivation charakteristisch ist. Etwas aus sich heraus geschaffen zu haben ist der Sinn der Arbeit.

Friedrich Engels hat den Marxschen Gedanken in der *Dialektik der Natur* naturgeschichtlich erklärt. Am Anfang stand, so Engels, der aufrechte Gang, durch den unsere Vorfahren die Hände freibekamen, weil nun ja nur noch die Hinterbeine zum Laufen gebraucht wurden. Die Vorderbeine aber haben sich erst mit ihrer sich verändernden Bestimmung zu Händen entwickelt. »So ist die Hand nicht nur das Organ der Arbeit, *sie ist auch ihr Produkt.*« Mit der veränderten Lebensweise kamen »die werdenden Menschen« dann außerdem »dahin, daß sie einander *etwas zu sagen hatten*«. Engels' Erklärung der Sprache »aus und mit der Arbeit« mag die Kommunikationsbedürfnisse der Affen etwas unterschätzen, aber ein entscheidender Impuls war die Arbeit gewiß auch hier. »Mit der Fortbildung des Gehirns ... ging Hand in Hand die Fortbildung seiner nächsten Werkzeuge, der Sinnesorgane« (1895/ 96, I 26, 544 f.). Wenn man diesem Entwurf anthropologisch folgt, kommt letztlich heraus, daß es die Arbeit ist, durch die sich die Menschen spezifisch von den andern höheren Tieren unterscheiden. Zu arbeiten ist dann etwa dasselbe, wie Kultur in die Welt zu bringen, was ja mit dem gleichen Recht als das am ehesten spezifisch Menschliche angesehen werden kann.

Mit der Erinnerung an den eigentlichen Sinn und Wert der Arbeit wollte Marx seinen Zeitgenossen klarmachen, daß die den damaligen Fabrikarbeitern gegen (sehr wenig) Geld zugemutete Beschäftigung keine Arbeit im Sinn der Bestimmung des Menschen und deshalb nicht menschenwürdig sei. Dieselbe Erinnerung kann nun aber auch uns auf den Weg bringen, aus der inzwischen fast allen gemein gewordenen Verengung der Arbeit auf die bloße Erwerbsarbeit wieder herauszufinden. Wenn dabei Arbeit und Kultur nahe zusammenrücken, halte ich dies für angemessen und nicht für eine zu weit gehende Öffnung der bisherigen Enge.

In den vergangenen Jahrzehnten hat es bereits verschiedene Ansätze gegeben, den Lebensunterhalt von der Arbeit zu entkoppeln, also unter Arbeit nicht mehr nur die Erwerbsarbeit zu verstehen. Hier gibt es zunächst zwei Möglichkeiten: einerseits die Aufwertung derjenigen Tätigkeiten, die nicht mit einem Gelderwerb verbunden sind, andererseits die Lockerung der Erwerbsarbeit aus ihrer fordistischen Verschränkung mit dem Konsum. Beide Wege können parallel gegangen werden und in ein grundsätzlich neues Verständnis der Arbeit und ihrer Bedeutung für die Wahrung der Menschenwürde einmünden.

Was die Aufwertung der nicht erwerbsorientierten Tätigkeiten angeht, so haben Ernst und Christine von Weizsäcker im Anschluß an Ivan Illich »für die ursprüngliche Form der Arbeit« den Begriff »Eigenarbeit« eingeführt. Gemeint ist jegliche überschaubare Arbeit, die in einem mitmenschlichen Zusammenhang – zu Hause, in der Nachbarschaft oder im Bekanntenkreis – selbst ein sinnvolles Ziel hat, also nicht nur des Geldes wegen geschieht:

> »der Begriff Eigenarbeit soll über weite Strecken sowohl den Begriff ›Freizeit‹ wie den Begriff ›arbeitslos‹ ersetzen und in der Wortwahl andeuten, daß es ja nicht die Arbeit ist, die fehlt (sondern die Bezahlung)« (1979, 224).

Darin liegt die Botschaft, daß der Sinn der Arbeit nicht das Einkommen ist, so daß jegliche Haus- und Versorgungsarbeit der Erwerbsarbeit jedenfalls nicht nachsteht.

Wie richtig dies ist, bringt ein Gebet zum Ausdruck, das der heiligen Theresa von Avila zugeschrieben wird und in dem es heißt:

> »Herr der Töpfe und Pfannen, ... Mache mich zu einer Heiligen, indem ich Mahlzeiten zubereite und Teller abwasche. ... dass mein vollendet gedeckter Tisch ein Gebet werde. ... Erwärme die ganze Küche mit deiner Liebe« (nach Röhring 2007, 170f.).

Das »ora et labora« des heiligen Benedikt war ja wohl auch nicht so gemeint, daß man jeweils eine Stunde arbeiten und eine Stunde beten solle, sondern so, daß betend gearbeitet und arbeitend gebetet wird.

Man kann aber mit dem Begriff Eigenarbeit auch eine Legitimation der traditionellen Rolle der Frauen verbinden, ihn also mit einer reaktionären Tendenz belastet finden, die nicht den Sinn der Arbeit betrifft. Wieweit es sich lohnt, ihn dagegen in Schutz zu nehmen, ist insoweit unklar, als mit der *Eigen*arbeit im Grunde die *eigentliche* Arbeit gemeint ist, unabhängig von ihrer ökonomischen Verwertung als Ware, so daß das Attribut »Eigen« auch wieder weggelassen werden könnte.

Hinsichtlich der Qualität der Erwerbsarbeit, dem andern Ansatzpunkt, gibt es entgegengesetzte Entwicklungstendenzen. Einerseits werden in der Wirtschaft aus Kostengründen zunehmend spezialisierte Arbeiter eingesetzt, die zur Bedienung weitgehend automatisierter Produktionsanlagen schnell anzulernen sind und eigentlich nichts können. Ein Beispiel ist die Herstellung von Backwaren durch eine Maschine, in der lediglich von Zeit zu Zeit die Zutaten nachzufüllen und je nach Bedarf Einstellungen zu verändern sind, welche Ware produziert werden soll (Sennett 1998, 87 f.). Wer diese Maschine bedient, weiß nicht einmal, wie ein Brot- oder Kuchenteig sich anfühlt oder duftet, und ist sozusagen die äußerste Schwundstufe eines Bäckers bzw. – allgemeiner gesagt – eines gelernten Handwerkers oder Facharbeiters, denn diese verstehen sich auf ein bestimmtes Ganzes.

Während am unteren Ende von den Beschäftigten immer weniger erwartet wird, erhöhen sich natürlich die Anforderungen nach oben hin, d. h. bei den Konstrukteuren der Produktionsautomaten. Zugleich aber gibt es – und darin liegt vielleicht doch eine Chance zur allgemeinen Verbesserung – Erwartungen, daß die sogenannte Dienstleistungsgesellschaft ihrem Namen besser gerecht werden möge als bisher. Großunternehmen wie Bahn und Post beweisen, daß hier erstaunliche Wandlungen möglich sind, und man kann von daher den Eindruck haben, daß die Beschäftigten mit um so mehr *Freude* bei ihrer Sache sind, je flexibler und besser sie ihre Arbeit machen (dürfen). Diese Entwicklung verstärkt – anders als die zuvor beschriebene in der Industrie – nicht die Kluft zwischen oben und unten, denn

> »selbst die Reinigungskraft braucht, wenn sie ihre Arbeit gut machen will, eine ganze Reihe persönlicher Qualitäten: Sie soll diskret und absolut vertrauenswürdig sein, sie soll sich in die unsichtbare Struktur eines Haushalts hineinfühlen können, und am liebsten sieht man es, wenn sie ganz von selbst bemerkt, wo etwas fehlt oder etwas Zusätzliches zu tun ist. Die Dienstleistungsgesellschaft bringt die Persönlichkeit der Arbeitenden in

die Welt der Arbeit zurück – durch die Auflösung der starren Arbeitsteilung im Unternehmen, durch den Zuwachs von Eigenverantwortung – und durch das Wachstum der personennahen Dienstleistungen« (Simon 2000).

Wer es gerade mal wieder in irgendeinem Filialgeschäft mit Verkäufern zu tun gehabt hat, die von ihrer Sache nichts verstanden und sich für nichts interessierten, wird diesen gewerkschaftlichen Optimismus nicht ohne weiteres teilen. Tatsächlich aber kann man den Eindruck haben, daß es mit den Fachgeschäften wieder aufwärts geht. Auch Ralf Dahrendorfs Vision der allmählichen Verwandlung der (Erwerbs-)Arbeit in »Arbeitstätigkeit« (1983, 96) ist also wohl nicht nur ein Luftschloß.

In Wirtschaftsunternehmen wird manchmal geklagt, daß Berufsanfänger unpünktlich, nachlässig und unzuverlässig seien, also keine rechte Leistungsbereitschaft erkennen ließen (SZ 9./10.07.2005). Jugendstudien zeigen demgegenüber, daß den Heranwachsenden keineswegs alles egal ist, sie sich aber nur für das engagieren, was sie für sinnvoll halten können. Dagegen ist eigentlich nichts zu sagen. In der festgestellten Diskrepanz liegt also auch eine Chance für die Unternehmen, ihre Ziele und den Sinn der an die Beschäftigten gerichteten Erwartungen so selbstkritisch zu überprüfen, daß sie dafür überzeugender eintreten können. Denn die entscheidende Frage für jeden neuen Mitarbeiter dürfte lauten: Wo möchte ich mitwirken können? Dazu sollten die Betriebe eigentlich etwas zu bieten haben.

Vielleicht hängt uns die autoritäre Interpretation des biblischen Sündenfalls immer noch an, Arbeit gebe es zur Strafe für eine Verbotsübertretung, so daß sie schon deswegen keine Freude machen darf. Dabei ist die biblisch verordnete Arbeit nur eine relativ milde Strafe, da sowohl die Agri-Kultur als auch das Gebären gleichermaßen sinnvoll sind. Wie Arbeit wirklich zur Strafe werden kann, nämlich als ein sinnloses Auf- und Abbauen oder als eine sich immer wieder selbst zunichte machende Leistung, haben Fjodor Dostojewskij in seinen *Aufzeichnungen aus einem Totenhaus* (1862) und Albert Camus (1942) in seinem Sisyphos-Essay geschildert. Und doch könnte selbst Sisyphos ein glücklicher Mensch gewesen sein.

Marx hat gegen jegliche Abwertung der Arbeit mit vollem Recht erklärt, daß wir um unserer selbst willen arbeiten, und auch der Sündenfall kann in demselben Sinn als ein Emanzipationsprozeß verstanden werden, so wie es viele Autoren von Schiller (1790, IV 768f.) bis Erdmann (1997, 373) getan haben. Wenn Menschen erwachsen werden, gehören sie eben nicht mehr ins Paradies, wo alles umsonst zu haben ist wie heutzutage aus dem elterlichen Kühlschrank, sondern wollen auf eigene Füße kommen und selber für sich sorgen. Wenn das so ist, genügt es aber nicht, die Hausarbeit aufzuwerten und die Erwerbsarbeit teilweise zu personalisieren, sondern es sollte zu einer allgemeinen Aufwertung alles dessen, was zu tun ist, kommen, damit sowohl die Ergebnisse der Arbeit als auch diese selbst unsern gesunden Bedürfnissen entsprechen.

Etwas um seiner selbst willen zu tun, um der Sache wie der eigenen Selbstverwirklichung willen, würde dann für alles gelten, was getan wird, sei es freiwillig oder weil es sein muß. Alles geschähe aus einer intrinsischen Motivation, d.h., jeder könnte sich mit allem identifizieren, was zu tun ist. Das muß nicht heißen, daß man alles gern tut, zumindest nicht gleich gern. Sogar das immer wieder neuerliche Abwaschen, Müllsortieren und -wegschaffen, Schuheputzen, Aufräumen und Saubermachen im Haushalt oder die entsprechenden Tätigkeiten am Erwerbsarbeitsplatz aber können als sinnvoll und befreiend empfunden werden, weil sie dazu dienen, Ordnung aufrechtzuerhalten, und eine Form der notwendigen Selbstbehauptung gegen das Grundgesetz des Zweiten Hauptsatzes sind.

Nicht nur Künstler, Wissenschaftler und im gehobenen Sinn kreative Menschen haben eine befriedigende Arbeit, sondern auch für durchschnittliche Angestellte ist es eine Frage der persönlichen Einstellung, mit wieviel Freude sie bei ihrer Sache sind. Ich denke beispielsweise an die freundliche Busfahrerin, die schon im Anfahren war und doch noch einmal die Tür öffnete, um einen eiligen Fahrgast einzulassen, dafür Dankesworte empfängt und sich mit dem Fahrgast freut – im Gegensatz zu ihrem muffeligen Kollegen, der einfach weiterfährt und dem dies alles entgeht. Daß in unserer Gesellschaft nur 15 Prozent aller Beschäftigten ihre (Erwerbs-) Arbeit gern tun, 70 Prozent keine rechte Freude daran haben und

15 Prozent sogar nur widerwillig arbeiten, wie ich zuvor berichtet habe, beweist aber, daß unser Beschäftigungswesen in keinem guten Zustand ist. Denn die Werte sind nach den vorangegangenen Überlegungen so zu interpretieren, daß nur die ersten 15 Prozent intrinsisch motiviert sind, 70 Prozent im wesentlichen extrinsisch motiviert und die letzten 15 Prozent nicht einmal das. Daran zeigt sich nicht nur ein Mangel an Führungskultur, sondern ein Mangel an Wirtschaftskultur schlechthin.

Es ist nicht leicht, für alle die intrinsisch motivierten Tätigkeiten, die man gleichermaßen um seiner wie um ihrer selbst willen tut, einen passenden Ausdruck zu finden, der die Erwerbsarbeit grundsätzlich umfaßt und sie zugleich in einen neuen Sinnhorizont einbettet. Platonisch handelt es sich darum, *das Seine zu tun* – natürlich nicht nur für sich, sondern in dem gesellschaftlichen, kulturellen und politischen Sinnzusammenhang, in dem man sich selbst versteht. Anders gesagt: *Man tut das, wofür man gut ist.* Beide Erklärungen sind richtig, können aber ein so einfaches Wort wie Arbeit nicht ersetzen. Beispielsweise würde fast niemand statt: Wann fängst du morgens an zu arbeiten?, fragen mögen: Wann fängst du morgens an, das Deine zu tun? Eine andere Möglichkeit wäre, den Begriff Eigenarbeit doch noch beizubehalten, aber er klingt immer so, als würde die eigene Arbeit von einer andern unterschieden, die es auch geben muß, die aber nicht die eigene ist, und dieser Unterschied sollte ja gerade verschwinden.

Gerhard Scherhorn hat im Anschluß an Wilhelm Schmid den Begriff »Lebensarbeit« als eine Zusammenfassung alles dessen vorgeschlagen, was zu tun zum Leben gehört, also außer der Erwerbsarbeit die Familienarbeit, die Arbeit an Beziehungen, die Bürgerarbeit, die Arbeit an sich selbst und am Sinn des eigenen Lebens, wozu dann sogar noch eine Art Mußearbeit gehört. Hinzu kommen die Arbeiten der Selbstversorgung mit Gütern und Dienstleistungen, auch in der Nachbarschaftshilfe und im Ringtausch (2007, 102; vgl. 2000). In diese Aufzählung dessen, was zu tun im Leben wichtig ist, gehörten außerdem die Fortbildung der Kultur bzw. die geistige und künstlerische Arbeit und die Politik. Unabhängig von der Vollzähligkeit der Aufstellung aber klingt der Begriff »Lebensarbeit« danach, was jemand in seinem ganzen Leben bzw. in seiner Lebensarbeitszeit geleistet hat oder leisten möchte, so daß man niemals fragen würde: Welche Lebensarbeit hast du dir für morgen vormittag vorgenommen? Auch dieser Begriff ist also nicht recht alltagstauglich.

Letztlich ist es wohl doch immer noch die beste Lösung, von dem, was man tut, oder von den eigenen Tätigkeiten zu sprechen, soweit diese nicht einfach durch ihren jeweiligen Gegenstand beschrieben werden, z.B.: Was tust du morgen vormittag? Im übrigen kann man trotz der eingeschliffenen Fehlentwicklung einfach bei dem Begriff *Arbeit* bleiben. Auch die »Eigenarbeit« sollte ja nur die eigentliche, also die wirkliche Arbeit bezeichnen. Man muß dann aber zugleich für eine Neubestimmung der Arbeit in unserer Gesellschaft eintreten. Die vorangegangenen Überlegungen zur Erweiterung der Arbeit auf alles, was man um seiner selbst willen tut, laufen ja darauf hinaus, daß aus gesundheitspolitischen Gründen auch zur Veränderung des Beschäftigungswesens in unserer Gesellschaft etwas geschehen muß. Es kann nicht gesund sein, wenn nur ein kleiner Teil der Erwerbstätigen ihre Arbeit wirklich gern tut. Und es darf doch wohl nicht dabei bleiben, daß Menschen ausgerechnet dort erkranken, wo sie sich eigentlich selbst verwirklichen können sollten.

Die institutionellen Lösungen sowohl arbeits- als auch gesundheitspolitischer Art sind hier nicht mein Thema. Auf die Bedeutung der Teilzeitarbeit, von Sabbatjahren und andern Belebungen bin ich bereits eingegangen. Ich nenne nur noch drei weiter gehende Perspektiven, um daran zu demonstrieren, wie umfassend Gesundheitspolitik in Zukunft verstanden werden müßte.

(1) Das *Grundeinkommen*, das jedem Bürger nach einem Vorschlag von André Gorz (1997) garantiert sein sollte, wäre die einfachste Möglichkeit, den Lebensunterhalt von der Erwerbsarbeit zu entkoppeln. Diese ist bisher dadurch privilegiert, daß diejenigen, die keinen Arbeitsplatz haben, nur eine Arbeitslosenunterstützung oder Sozialleistungen beziehen. Vor allem die letzteren sind demütigend und sollen einen Druck ausüben, daß der (Erwerbs-)Arbeitslose wieder eine (Erwerbs-)Arbeit findet. Ein allgemeines Recht auf eine Grundsicherung, die (in Gestalt einer negativen Einkommensteuer) ein menschenwürdiges Dasein einfacher Art gewährleistet, würde die Privilegierung der Erwerbsarbeit auf-

heben und jedem die Freiheit geben, auch das zu tun, was nicht bezahlt wird. Eine reiche Gesellschaft, das ist der Grundgedanke, sollte sogar für »brotlose Künste« wenigstens so viel Brot übrig haben, daß diejenigen, die sich damit bescheiden, ein leidliches Auskommen haben. Die Leistungsorientierten wenden dagegen ein, daß dadurch ein allgemeiner Müßiggang subventioniert würde. Ich glaube das nicht generell, denn es ist ein menschliches Grundbedürfnis, etwas Sinnvolles zu tun. Dieses Bedürfnis verwirklichen zu können ist jedoch eine Bildungsfrage, und es hängt außerdem von der Atmosphäre, Integrität und Kultur einer Gesellschaft ab, wie kreativ jemand sein mag. In einer allgemein demoralisierten Stimmung ist damit viel weniger zu rechnen, als wenn die Menschen einander Mut machen. Brotlose Künste durch ein Grundeinkommen zu subventionieren fände ich höchst sinnvoll, das bloße Herumsitzen vor dem Fernseher hingegen nicht.

(2) Ein *Recht auf Arbeit* ist seit der Französischen Revolution immer wieder diskutiert worden und wird auch in der von den Vereinten Nationen 1948 beschlossenen Erklärung der allgemeinen Menschenrechte gefordert. Gäbe es dieses Recht, so wäre politisch dafür zu sorgen, daß das Beschäftigungssystem jedem eine Chance zur Arbeit gibt, nachdem die jeweils persönlichen Anlagen durch das Bildungswesen so gut wie möglich entfaltet worden sind. Das Beschäftigungssystem dürfte sich dann nicht – wie es jetzt geschieht – der real existierenden Beschäftigten nach oben hin entheben und sich sozusagen ein neues Volk suchen. Die meisten Menschen sind nun einmal eher für körperliche als für intellektuelle Arbeiten begabt. Internationale Konkurrenzverhältnisse können eine solche Anpassung erschweren. Dennoch ist es ein ökonomisches Prinzip, daß es dem Ganzen am besten geht, wenn jeder tut, was er am besten kann. Das Prinzip der komparativen Vorteile könnte ja auch einmal zum Vorteil der Beschäftigten ausgelegt werden. Joseph Beuys' klassische Feststellung »Jeder Mensch ist ein Künstler« ist sinnvollerweise so zu verstehen, daß jeder Mensch etwas gut – d. h. gekonnt und in diesem Sinn kunstgerecht – machen können möchte und dazu auch die Gelegenheit bekommen sollte. Ein Recht auf Arbeit würde dieses Ziel zumindest grundsätzlich unterstützen.

(3) Die bestehende *Eigentumsordnung* ist ein Ergebnis der bürgerlichen Revolution, spiegelt aber die frühere Ordnung darin, daß dem Bürger sein Eigentum etwa dasselbe gilt wie Frankreich dem Sonnenkönig. Die bürgerliche Eigentumsordnung – in der jeder, abgesehen von einigen Rücksichten auf die Mitmenschen – grundsätzlich mit seinem Eigentum machen kann, was er will, ist also – wie zuvor schon verschiedentlich festgestellt – eine Art Absolutismus des kleinen Mannes, vor allem gegenüber der natürlichen Mitwelt. Demgegenüber gab es in der früheren Eigentumsordnung – d. h. im Lehnswesen – im wesentlichen kein Alleineigentum. Insbesondere gehörte das Land grundsätzlich sowohl dem Bauern, der es bearbeitete, als auch dem Ritter, der die Bauern beschützte, als auch dem Herzog, dem König und gegebenenfalls dem Kaiser, die in verschiedenen Zuständigkeiten für die staatliche Ordnung sorgten, auf die auch die Bauern angewiesen waren, um das Land zu bewirtschaften. Insoweit diese – vielfach mißbrauchte – Idealkonstruktion Bestand hatte, wurden nicht nur alle, denen das Land auf den verschiedenen Ebenen gehörte, zu Recht an den Erträgen beteiligt, sondern sie alle hatten dafür in unterschiedlicher Weise auch das jeweils Ihre zu tun. Das Land *gehörte ihnen*, indem es sich *für sie gehörte*, dafür so oder so zu sorgen. Dies aber war zugleich eine Arbeitsteilung, in der niemand leer ausging. Durch das gemeinsame Eigentum also hatte jeder zugleich Arbeit, d. h., das Recht auf Arbeit war von alleine gewährleistet. Zum Problem wurde es erst, nachdem man das Alleineigentum zugelassen und mit dem gemeinsamen Eigentum auch die Gemeinsamkeit der Arbeit abgeschafft hatte. Wer sich diese Entwicklung vergegenwärtigt, wird – solange eine Änderung des bürgerlichen Eigentumsanspruchs politisch chancenlos ist – um so entschiedener für kompensatorische Lösungen wie das Recht auf Arbeit oder die Sozialpflichtigkeit des (Allein-)Eigentums eintreten.

## Gesundbleiben durch sinnvolle Arbeit

Ein junger Arzt verlegte seine Praxis in eine andere Stadt, weil er mit seinem bisherigen Wirkungskreis nicht recht zufrieden war und dort einen besseren erwartete. Drei Wochen vor der Eröffnung der neuen Praxis wurde bei ihm ein Hodenkrebs entdeckt –

für den die Überlebenswahrscheinlichkeit damals etwa bei 25 % lag – und sofort operiert. Er hat den Eröffnungstermin der neuen Praxis trotzdem eingehalten und von Anfang an voll gearbeitet. Die Chemotherapie lief nebenher, die regelmäßigen Blutkontrollen besorgte seine Frau. Die Mitarbeiter haben von alledem nichts erfahren, weil sie ihren Chef sonst bedauert und dadurch nervös gemacht haben würden. Der Arzt ist gesund geblieben und hat die Praxis nach mehreren Jahrzehnten einem Nachfolger übergeben. Was wäre wohl aus ihm geworden, wenn er nach der Diagnose erst einmal nur für seine Krankheit gelebt hätte?

Ein Wechselverhältnis von Arbeit und Gesundheit habe ich auch von Rainer Maria Rilke berichtet. Er war Anfang 1912 in einer tiefen Schaffenskrise, fühlte sich »wie etwa ein Gelähmter« (I 373) und hatte alle möglichen somatischen Symptome. Als er gerade soweit war, sich in eine psychoanalytische Behandlung zu begeben, war die Schaffenskraft auf einmal wieder da. Er schrieb die erste Duineser Elegie, hatte keine somatischen Beschwerden mehr und sagte die Analyse wieder ab. Auch früher schon hatte er empfunden, daß seine »Arbeit eigentlich nichts anderes ist als eine ... Selbstbehandlung« (I 381).

Beide Erfahrungen deuten darauf hin, daß Arbeit und Gesundheit miteinander verschränkt sind. Im Deutschen wird diese Einsicht dadurch erschwert, daß das Arbeiten prozessual und das Gesundsein als ein Zustand, d.h. stationär, verstanden werden. Im Griechischen aber gibt es – wie zuvor bereits erläutert – auch für das Gesundsein ein prozessuales Verb, so daß man sich vorstellen kann, gerade so lange in einem Gleichgewicht zu sein, wie man an der (Menschwerdung durch) Arbeit ist, die Pausen inbegriffen. Ich komme darauf im folgenden zurück.

Daß Arbeit und Gesundheit zusammengehören, ist eine alte Weisheit. Man kann zwar auch ohne entsprechende Arbeit ziemlich alt werden, aber Platon fand es sogar schmählich, bloß aus Faulheit oder wegen ungesunder Lebensweisen, d.h. wegen fahrlässig selbstverschuldeter Krankheiten, eines Arztes zu bedürfen. Seiner Meinung nach hatte der Heilgott Asklepios seine Jünger aus guten Gründen nicht gelehrt, mit derartigen Krankheiten umzugehen,

»weil er wußte, daß überall, wo man auf gute Ordnung hält, jedem ein Geschäft [érgon] aufgetragen ist im Staate, das er notwendig verrichten muß, mithin keiner Zeit hat, sein Leben lang krank zu sein und an sich heilen zu lassen, was wir ... bei gemeinen Arbeitern zwar merken, bei den Reichen aber ... nicht merken« (*Staat* 405d/406c).

Platon sah also durchaus, daß ungesunde Lebensweisen medizinisch kompensiert werden können, so wie es ja auch die moderne Medizin tut, hielt dies aber für einen Mißbrauch der Heilkunst, weil dabei keine Gesundheit guter Ordnung herauskommt. In unserer Zeit sind die meisten Menschen und alle Mediziner anderer Meinung, urteilen dabei aber genauso moralisch und politisch bewertend wie Platon. Wir sollten uns durch diese Diskrepanz zumindest vor die Frage gestellt sehen, ob die Ärzte nicht doch ein politisches Mandat haben, wenn auch vielleicht kein so weit gehendes wie die rechten Asklepiaden nach Platon.

Die Arbeit, an die Platon dachte, war keine Erwerbsarbeit im heutigen Sinn. Es gab in Athen aber auch keine Mußeklasse in unserm Verständnis, also Menschen, die nur davon lebten, daß andere für sie arbeiteten, und ihrerseits nichts zu tun brauchten, denn die Wohlhabenden hatten sich – wie bei uns früher die Adligen – um die Politik zu kümmern, d.h. um das Wohl des Ganzen. »Daß aber eines Menschen Existenz an sich einen Wert habe, welcher bloß lebt ..., um *zu genießen*, ...: das wird sich die Vernunft nie überreden lassen«, meinte später auch Kant (1790, B 12 f.).

Im Hinblick auf Gesundheit und Krankheit herrscht normalerweise das Verständnis, daß die Gesunden arbeiten und die Kranken nicht. Dies ist aber ein Irrtum, denn man kann auch arbeiten, um gesund zu werden, d.h., das Marxsche Prinzip gilt in vielen Fällen sogar für die Kranken. In der Ergotherapie wird davon ausdrücklich Gebrauch gemacht (Simon 1929/Reuster 2006). Dabei leiden die Kranken vielleicht weniger unter der pathogenen Verkopftheit des heutigen Beschäftigungssystems, weil ihnen bereits die Reintegration gut tut, und profitieren umgekehrt um so mehr von der körperlichen Arbeit, die ihnen therapeutisch geboten wird. Die Arbeitstherapeuten beschäftigen sich bisher wohl vorwiegend mit Geisteskranken und Behinderten, aber auch Weizsäkkers Situationstherapie, auf die ich im folgenden zurückkomme, war ursprünglich als Arbeitstherapie gemeint.

Soviel ich sehe, könnte die Arbeitstherapie sowohl für Behinderte als auch für Gesunde – sogar in ihrem normalen Arbeitsumfeld – noch erheblich weiter entwickelt werden. Ich nenne nur ein Beispiel der ersten Art: In der Nähe von Santiago de Chile gibt es ein kleines Gut, auf dem Godofredo Stutzin – einer der beiden Begründer des Gedankens der Rechte der Natur – zusammen mit vielen Tieren lebt, denen in der menschlichen Gesellschaft übel mitgespielt worden ist und denen er ein Asyl bietet. Stutzin versucht dort etwas von dem Unrecht wiedergutzumachen, das Menschen den Tieren antun. Menschliche Behinderte leben dort nicht. Wäre es aber nicht ein wunderbares und heilendes Umfeld auch für sie, in den Spuren Stutzins für ihre tierischen Verwandten, von denen einige durch Mißhandlungen ebenfalls stark behindert sind, zu sorgen?

Wenn Viktor von Weizsäcker um die Mitte des 20. Jahrhunderts betonte, daß Freude »in der Arbeit selbst entsteht, mit ihr gleichsam identisch ist«, war auch hier die Arbeit in dem umfassenden Verständnis des Tuns »um seiner selbst willen« gemeint: »jede gute Arbeit [ist] eine *kleine Ekstase*.« Weizsäcker setzte sich damit von dem »Kraft durch Freude«-Gedanken ab, daß im Urlaub und in der Freizeit die Freude geweckt und akkumuliert wird, aus der danach die Kraft zur weiteren Arbeit jeglicher Art entspringt. Die Freude ist der Arbeit also nicht nebengeordnet, sondern diese selbst soll Freude machen, jedenfalls im großen und ganzen, denn im Detail gibt es natürlich immer Mühen und Kümmernisse. In seiner ärztlichen Praxis stellte Weizsäcker aber auch fest, daß sogar Arbeiten, die hinter dem Ideal zurückbleiben, bereits gesundheitsförderlich sind, denn charakteristische Beschwerden von Hirnverletzten

> »verschwinden, indem der Hirnverletzte eine ihm gut gelingende und von Wertbewußtsein im Tun begleitete Arbeit tut. ... Das Ganze sieht jetzt aus, als ob die Arbeit Heilmittel sei« (1948, VIII 237/239/258).

Dies gilt natürlich nicht für jede Arbeit im Verhältnis zu jeder Krankheit, sondern der Arbeitsstil – insbesondere das Tempo und die Folgerichtigkeit der Arbeitsschritte – müssen sowohl der Krankheit als auch der Persönlichkeit des Patienten angemessen sein. Denn »derselbe körperliche Zustand ... wirkt sich ... in verschiedenen Arten der Arbeit ganz entgegengesetzt aus« (1930, VIII 37).

Eine allgemeine Erfahrung ist auch, daß Krankheiten besser zu behandeln sind, wenn der Patient seine gewohnte Arbeit, so gut es geht, beibehält. Wo dies nicht möglich ist, gilt es, die gesundheitsförderliche Wirkung der Arbeit spätestens bei der Rehabilitation wieder zu berücksichtigen. Eine Studie von Heiner Raspe u.a. hat gezeigt, daß der übliche Alltag mit Routineversorgung der medizinischen Rehabilitation deutlich überlegen sein kann (2006).

All diese Befunde bestätigen, daß Arbeit als Teil der Selbstverwirklichung ein menschliches Grundbedürfnis ist und somit der Gesundheit dient. So ergibt es sich auch aus den vorangegangenen Überlegungen, denn Arbeit im weitesten Sinn dient der Selbstverwirklichung und zugleich dem Selbstsein im Mitsein, der Grundform aller Bedürfnisse. Jeder Mensch ist ursprünglich intrinsisch motiviert, seine Sache gut zu machen, und dies zu tun dient der Gesundheit. Extrinsisch motiviert, d.h. aus Eigennutz zu arbeiten, wie die meisten Ökonomen seit Smith den Menschen unterstellen, ist ungesund. Darauf deuten neuerdings auch viele empirische Untersuchungen hin, aber diesen theoretischen Entwurf empirisch zu überprüfen ist nicht mein Metier. Ich kann den Sozialmedizinern und andern empirischen Sozialforschern, die dafür zuständig wären, lediglich begründete Hypothesen mit auf den Weg geben und abwarten, welche näheren Bestimmungen die empirischen Untersuchungen ergeben werden.

Ich nenne hier nur ein vorläufiges Ergebnis, das meine Hypothese tendenziell bestätigt. Man hat sich dafür interessiert, ob der Vorsprung, den die Frauen in ihrer Lebenserwartung vor den Männern haben, allmählich zurückgeht, wenn immer mehr Frauen nach Art der Männer berufstätig werden. Das Ergebnis war, »daß sich die Sterblichkeit von Frauen mit langjähriger Berufstätigkeit *nicht* der Sterblichkeit von Männern angenähert hat«. Wenn die Männer früher sterben, liegt das also nicht an ihrer Berufstätigkeit. Im Gegenteil, und dies betrifft nun nicht mehr den

Unterschied zwischen Männern und Frauen, es ergab sich sogar, daß die Sterblichkeit der Rentenversicherten – d.h. der erwerbstätigen Arbeiter und Angestellten – durchweg etwas *niedriger* ist als die der Gesamtbevölkerung. Der Unterschied ist nicht groß, aber in den Daten für die allgemeine Sterblichkeit sind die der Rentenversicherten – also weitaus der meisten Erwerbstätigen – ja noch einmal enthalten, was die beiden Kurven einander annähert. Aussagekräftiger als dieser Vergleich ist deshalb ein anderes Ergebnis:

»Die Lebenserwartungen von solchen Rentnern und – besonders deutlich – von Rentnerinnen, die eine lange Erwerbstätigkeit hinter sich hatten, liegen in *allen* Altern zwischen 65 und 90 Jahren ... noch über den Lebenserwartungen des Durchschnitts aller Rentner« (Müller/Rehfeld 1985, 151/158).

Grundsätzlich wird die Hypothese, daß Arbeit gesundhält, d.h. einem Bedürfnis entspricht, also auch durch die Untersuchung von Müller und Rehfeld bestätigt.

Natürlich gilt dieses Ergebnis zunächst nur für die Erwerbsarbeit, denn sie ist es ja, welche die Rentenversicherten gemein haben. Angesichts der zuvor geschilderten Pathogenität von Arbeitsverhältnissen ist es jedoch so zu interpretieren, daß es *sogar* für die Erwerbsarbeit gilt. Unklar bleibt allerdings, warum die allgemeine Sterblichkeit überhaupt – wenn auch nur unwesentlich – höher ist als die der Rentenversicherten. Denn die Arbeit der Beamten und Freiberufler – die nicht zu den Rentenversicherten gehören – sowie die vielen informellen Arbeiten, die gar keine Erwerbsarbeiten sind, können ja wohl nicht pathogener sein als die der Angestellten und Arbeiter. Ausschlaggebend für den Unterschied dürften also andere Bevölkerungsanteile sein.

Im Interesse weiterer empirischer Untersuchungen bliebe näher zu bestimmen, welche Beschäftigungen sozusagen das Gegenteil von Arbeit – im weiten Sinn oder als Erwerbsarbeit – sind. Ich sehe dieses Gegenteil in der *bloßen Unterhaltung* und denke dabei an die griechische Übersetzung »diatribé«, die wörtlich »zerreiben« bedeutet. Es ist aber nicht ganz leicht, die »bloße« Unterhaltung von der nicht »bloßen« zu unterscheiden. Ich meine mit der ersteren den reinen Zeitvertreib, Zeitkonsum oder das Totschlagen der Zeit, im eigentlichen Sinn also des Lebens, das man verpaßt, so daß am Ende nichts bleibt.

## Das prekäre Gleichgewicht der Gesundheit

Die Verschränkung von Gesundheit und Arbeit im weitesten Sinn – *durch* Tätigkeit und *zur* Tätigkeit gesund zu sein – macht verständlich, warum es ein falsches Ideal ist, »bei vollkommener Gesundheit« zu sein. Gegen die WHO-Proklamation des »vollkommenen Wohlbefindens« ist dies zu Recht immer wieder eingewandt worden. Gesund zu sein fühlt sich tatsächlich etwa so an, wie beim Radfahren auf einem Weg, der sich zur einen Seite in Krankheiten, zur anderen in gelegentlichen Situationen vollkommenen Wohlbefindens verliert, das Gleichgewicht zu halten. Etwas knapper könnte man auch sagen: Wir sind jederzeit halb krank und halb gesund. René Dubos hat in diesem Sinn erklärt, Gesundheit sei

> »a modus vivendi enabling imperfect men to achieve a rewarding and not too painful existence while they cope with an imperfect world« sei (1968, 67).

Auch Pickering und Antonovsky haben beschrieben und begründet, warum Menschen in der Regel nicht entweder gesund oder krank sind, sondern eine Balance dazwischen halten.

Die WHO hat diese Bedenken berücksichtigt, indem sie später nicht mehr erklärt hat, was Gesundheit *ist*, sondern wie sie immer wieder neu *entsteht*. So heißt es in der Ottawa-Charta zur Gesundheitsförderung:

> »Health is *created* and lived by people within the settings of their everyday life; where they learn, work, play and love. Health is *created* by caring for oneself and others, by being able to take decisions and have control over one's life circumstances, and by ensuring that the society one lives in creates conditions that allow the attainment of health by all its members« (Ottawa Charter for Health Promotion, 21. November 1986; Hervorhebungen hinzugefügt; vgl. Göpel 2004).

Gesundheit entsteht, indem sie gelebt wird, aber sie entsteht nicht so, daß man sie dann *hat*, sondern sie entsteht im gesunden Leben kontinuierlich immer wieder neu, so wie im griechischen Sinn des Sich-gesund-Haltens (hygiaínein). Gesundheit ist kein stationärer Zustand, in dem man sich längerfristig befindet, sondern sie ist ein Bewegungszustand, der wie ein prekäres Gleichgewicht schnell wieder vergehen kann. Deshalb läßt sich durch Vorsorgeuntersuchungen tatsächlich nicht feststellen, ob man gesund ist, sondern allenfalls, ob man krank ist oder krank zu werden droht.

Wie mit der Gesundheit geht es uns grundsätzlich auch bei allen Tätigkeiten. Solange man etwas *vor*hat, ist es nicht vollendet, geschieht also in die Zukunft hinein und kann anders ausgehen, als man dachte. Dies gilt sogar für Routinetätigkeiten, denn die Bedingungen können sich ändern, unter denen sie möglich sind. Wie ein Tun ausgeht, ist aber immer um so ungewisser, die Tätigkeit also umso prekärer, je kreativer es ist. Dies gilt beim Kochen oder im Handwerk nicht weniger als beim Schreiben eines Buchs oder bei der Arbeit an einem Kunstwerk. Ein prekäres Gleichgewicht ist außer der Gesundheit und allen Tätigkeiten auch der Frieden. Spinoza nahm sogar an, daß die Welt selber nur dadurch existiere, daß sie ständig neu entsteht.

Letztlich ist die Gesundheit wie das Leben selbst eine unerfüllte, immer wieder neu auf Erfüllung angelegte Möglichkeit (Jenkins 1981, xii). Was sein kann, kann aber auch nicht sein – das ist das Wesen der Möglichkeit im Gegensatz zur Wirklichkeit. Ich habe deshalb in den drei vorangegangenen Kapiteln dieses Buchs Gesundheit und Krankheit als Charaktere des Mitseins nie so beschrieben, daß Gesundheit allemal gut und Krankheit allemal schlecht sei. Für bestimmte Situationen ist Krankheit sogar ein Ausweg, der nicht verschlossen sein dürfte. Dies gilt besonders, wenn ein Mensch nicht mehr weiterweiß. Unter den Bedingungen der heutigen Zeitkultur kann eine Krankheit manchmal auch eine Art Sabbat bieten, zu dem man anders nicht käme, oder vielleicht nur eine Atempause, in tiefer Erschöpfung einmal ganz loszulassen. Außerdem ist eine temporäre Schwebe zwischen Krankheit und Gesundheit manchmal sogar – wie ich es für Rilkes »Selbstbehandlung« beschrieben habe – die Voraussetzung für ein bestimmtes Werk.

Relativ dazu, daß Krankheit zu einem Leben gehören und vielleicht sogar – wie für die Mukoviszidose-Kranke im zweiten Kapitel – etwas sein kann, das zum eigenen Leben gehört, entstammt das in unserer Gesellschaft herrschende Verständnis von Krankheit einem betriebswirtschaftlichen Denken. Denn hier gilt Krankheit als Störung und Gesundheit als Normalbetrieb:

»Gesundheit kann definiert werden als der Zustand optimaler *Leistungsfähigkeit* eines Individuums für die wirksame [effective] Erfüllung der Rollen und Aufgaben, für die es sozialisiert worden ist. ... Krankheit ist ... charakterisiert durch eine ... Störung der Leistungsfähigkeit des Individuums für die normalerweise erwartete Erfüllung von Aufgaben oder Rollen« (Parsons 1958, 71).

Gesundheit ist danach die Voraussetzung für die Effektivität, die von uns im Betrieb des Lebens erwartet wird. Relativ dazu ist Krankheit eine »Abweichung« von der »Konformität«, die aber unter der Voraussetzung geduldet wird, »daß der Kranke ›nichts dafür konnte‹«, daß er also nur unfreiwillig krank ist. Als Kranker von den normalen Verpflichtungen entlastet zu sein ist außerdem nur insoweit ein »bedingt *legitimierter* Zustand«, wie der Erkrankte anerkennt, »daß Kranksein inhärenterweise *unerwünscht* ist«, und alles tut, um so schnell wie möglich wieder gesund zu werden, sich insbesondere also medizinisch keinerlei Unbotmäßigkeiten zuschulden kommen läßt (67f./71).

Talcott Parsons war einer der bedeutenden Soziologen der Jahrzehnte nach dem Zweiten Weltkrieg. Seine »Definition von Gesundheit und Krankheit im Lichte der Wertbegriffe und der sozialen Struktur Amerikas« (gemeint sind die USA), der die Zitate entnommen sind, läßt sich wohl ohne besondere Einschränkungen auf Westeuropa übertragen. Beispielsweise hebt die Gesundheitsdefinition des Deutschen Ärztetags gleichermaßen auf die »Leistungsfähigkeit des Menschen« ab (Schwartz u.a. 2003, 26). In den osteuropäischen Ländern des »real existierenden Sozialismus« hat man auch nicht anders gedacht. Dieses Verständnis von Gesundheit und Krankheit entspricht dem technokratischen Kern aller modernen Gesellschaften in der wissenschaftlich-technischen

Welt. Das zeigt sich überdies daran, daß sich im – gleichermaßen technokratischen – Nationalsozialismus ganz ähnliche Formulierungen finden:

> »Gesund ist der Mensch, der ... im Vollbesitz seiner Gesundheit und Leistungsfähigkeit ist ... bis ins hohe Alter ... Ein solcher Mensch, ein gesundes Volk, wird nicht Almosenempfänger sein wollen und können, es wird aus seiner Stärke heraus geben, anstatt zu nehmen, sich sein Recht auf Arbeit, Leben und Lebensfreude von keiner Macht dieser Erde nehmen lassen« (Haubold/Heller 1936, 424 f.).

Parsons' Ideal ist die vollkommene Gesundheit, aber es ist eine erbarmungslose Vollkommenheit, die er für den ungestörten Betrieb der Industriegesellschaft proklamiert hat. Und es ist dieselbe Erbarmungslosigkeit, die von den Nationalsozialisten obendrein ganz offen herausgekehrt wurde. »Perfection is terrible, it cannot have children«, heißt es in einem späten Gedicht von Sylvia Plath (1963, 262). An Nietzsches »grosse Frage ..., ob nicht der alleinige Wille zur Gesundheit ... ein Stück feinster Barbarei und Rückständigkeit sei« (1882/87, III 477) habe ich bereits erinnert.

Sich selber perfektionieren zu wollen ist ein falsches Ziel. Wer ein Gedicht oder ein Buch schreibt, musiziert oder ein Kunstwerk schafft, einen Schrank oder ein Schiff baut, will nicht sich vervollkommnen, sondern ein Werk. Das gilt auch, wenn man an sich arbeitet, ein Musikstück spielen oder eine sportliche Leistung zustande bringen zu können. Sich hingegen selbst vervollkommnen zu wollen – z. B. im Sport durch Drogen – ist nur Faulheit, damit man sich mit dem Werk nicht soviel Mühe geben muß. Den Jugendlichen in der Wildnis, von denen die Kaplans berichteten, waren die Selbstvervollkommnungswünsche vergangen, als sie es zu schätzen gelernt hatten, trotz persönlicher Unvollkommenheiten eine Sache gut machen zu können. Ich wünsche allen denen, die im Geist von Robert Shapiro über die gentechnische Vervollkommnung des Menschen nachdenken, ähnliche Erfahrungen, denn die Verbesserung der Gesundheit durch medizinische Manipulation ist ein faules Ziel. Man denke nur an die Hunde, die aus Wölfen gezüchtet worden sind.

Es gibt nichts Schöneres, als etwas möglichst Vollkommenes zu leisten, dies aber trotz der eigenen Unvollkommenheit, denn auf die Vervollkommnung einer Leistungs*fähigkeit* hat es auch die Natur niemals angelegt. Beispielsweise ist es gut, wenn das Immunsystem gelegentlich sozusagen unvollkommenerweise auch einmal etwas Fremdes durchläßt, so daß der Leib es einmal wieder mit einer Krankheit zu tun bekommt und »Krankheitsarbeit« leisten kann (Weizsäcker 1948, VIII 253). Es ist schon vorgekommen, daß Menschen, die viele Jahre lang keinerlei Infekt hatten, weil das Immunsystem ständig vollkommen fehlerlos auf Hochtouren arbeitete und alles Fremde fernhielt, dann auf einmal – durch einen ganz kleinen Fehler des Systems – einen Krebs bekamen. Die allzu große Vollkommenheit ist dann sogar gefährlich. Gesundheit ist auch deshalb kein Selbstzweck, weil es gut ist, sich gelegentlich im Kranksein zu üben, wobei man freilich aufpassen muß, daß kein Mediziner daherkommt und einem die Krankheit gleich wieder wegnimmt.

Einen Hauch von Ungenauigkeit habe ich bereits am Beispiel des Herzschlags als einen Grundcharakter des Lebens geschildert. Es sind nicht Ruhe und Ordnung, die sich im Lebendigen verbinden, sondern Unruhe und Ordnung. Auch beim Herzschlag erweist sich die allzu vollkommene Ordnung als tödlich. Dies ist jedoch ein Charakter nicht nur der menschlichen Gesundheit, sondern der des Ganzen der Welt. Letztlich ist dies der Grund, warum wir nach dem Delphischen Gebot mit unserm Handeln »nicht zu weit gehen« dürfen, sondern auch der Unruhe und dem Chaos Raum geben müssen. Der in allen Kulturen lebendige Gedanke, daß die menschliche Gesundheit ein Übereinkommen mit dem Ganzen ist, hat also nicht nur einen normativen Sinn, sondern läßt sich von der Welterfahrung her nachvollziehen.

Paul Valéry hat einmal von dem köstlichen Augenblick zwischen Ordnung und Unordnung gesprochen, in dem Kultur auflebt. Dies ist von den menschlichen Gesellschaften gesagt, besonders von den Zeiten des Niedergangs. »... umzuschaffen das Geschaffne, / Damit sich's nicht zum Starren waffne, / Wirkt ewiges lebendiges Tun«, hielt Goethe den sich verfestigenden Vollkommenheiten entgegen, um nicht erst den Niedergang abzuwarten (1823, HA I 369). Sogar der Kosmos selbst aber wandelt sich, damit das jeweils Bestehende sich nicht »zum Starren waffne«.

Welche Rolle die ursprüngliche Unruhe dabei spielt, habe ich zuvor nach dem Zweiten Hauptsatz der Thermodynamik und seiner Interpretation durch Erwin Schrödinger erläutert. Die Naturgeschichte steigert sich zu den Lebewesen, indem diese aus dem Ungefähren sozusagen Ordnung aufsaugen und dann als Inseln der Ordnung aus einem Meer zunehmender Unordnung herausragen. Das ursprüngliche Chaos ist dabei das Reservoir, aus dem nicht nur diese Inseln entstehen, sondern auch ihre kulturellen Leistungen, wenn die Steigerungen selbst als Steigerer leben. Die ursprüngliche Unruhe wird darüber hinaus gebraucht, um die zufälligen Variationen hervorzubringen, ohne die es keine weitere Entwicklung geben würde. Obwohl die Rolle des Zufalls in der Naturgeschichte im allgemeinen weitaus überschätzt wird, ist sie hier wirklich eine Bedingung der naturgeschichtlichen Steigerung, ohne daß die Lebewesen dadurch Zufallsprodukte würden.

Trotz und sogar aus Unvollkommenheiten Vollkommenes zu schaffen ist also eine Grundstruktur der Natur – im Großen und Ganzen wie im Kleinen und Vereinzelten oder Individuierten. Daß das Herz vor dem Kollaps steht oder ein epileptischer Anfall bevorsteht, wenn seine Beständigkeit nicht mehr aus dem Ungefähren oder aus dem Chaos lebt, und daß die Naturgeschichte stehenbliebe, wenn dieses keine Zufälle mehr generieren würde, ist dieselbe Struktur im Großen wie im Kleinen. Auch die Schöpfungsordnung ist danach als eine Art Gesundheit zu erfahren, nämlich als eine aus dem Ungefähren stets gefährdete und immer wieder zu erneuernde Güte des Daseins, so wie es Spinoza angenommen hatte. Platon hat für seine Naturphilosophie im Dialog *Timaios* in bezug auf das Verhältnis von Ordnung und Chaos – oder Unruhe und Ordnung – denselben Ansatz gewählt und dementsprechend einen großen Teil des Dialogs (69 ff.) auch der menschlichen Gesundheit gewidmet.

Platon wird gewöhnlich so verstanden, als sei die Ordnung in der Welt nicht ein Projekt, sondern eine Tatsache, zu deren Einsicht uns die Ideen verhülfen. Diese Interpretation folgt aber einem konventionellen Schöpfungsverständnis, das Platon nicht unterstellt werden sollte. Liest man nach, wie er die Welt als

Schöpfung verstanden hat, so lautet ein Schlüsselwort, daß die Welt aus ihren inneren Zwängen allererst zur Ordnung »überredet« werden mußte (48a), was schon nicht darauf hindeutet, daß das Ordnungswerk vollständig oder gar ein für allemal gelungen sei oder gelingen könne. Dementsprechend heißt es später, daß der Gott den Dingen in ihrer Unordnung gemeinsame Maße und eine Analogie zum Ganzen gab, »soweit dies überhaupt möglich war« (69b). Gesund bleiben aber würde ein Lebewesen nur dann, wenn »Dasselbe zu Demselben in derselben Art und auf die gleiche Weise und im richtigen Verhältnis hinzutritt und sich von ihm entfernt« (82b). In diesem Verständnis muß auch die Ordnung in der Welt zumindest auf Erden nicht als eine Tatsache, sondern als ein Projekt verstanden werden, das prozessual immer wieder neu gelingen oder scheitern kann. Dabei zeigen uns die Ideen – vulgär als Beschönigungen des Mißratenen in der Welt verstanden –, daß wir an alledem nicht zu verzweifeln brauchen.

Dieser projektive Platonismus ist Weizsäckers Mißverständnis, daß die Griechen nur das Schöne, Gute und Vollkommene in der Welt hätten gelten lassen wollen (1926, V 148f.), historisch natürlich ganz entgegengesetzt, kommt ihm aber sehr entgegen, wenn es um die Wirklichkeit des Kranken im Gesunden geht. Gut platonisch beobachtet Weizsäcker auch die »beständige Entstehung des Gesunden aus der Abwehr des Kranken« und versteht »das ganze Leben als einen unablässigen Krieg mit der Krankheit« (1956, X 15). Platon könnte sich dazu mittlerweile noch auf den Zweiten Hauptsatz der Thermodynamik berufen, wonach die Welt insgesamt unter dem inneren Zwang einer zunehmenden Unordnung (Entropie) steht, dem entgegen jedoch teilweise und vorübergehend zu einer gesteigerten Ordnung sozusagen überredet werden kann.

Der Dialog *Timaios* handelt also davon, wie der Mensch sich in einer Welt findet, die im Mitsein von vielem auf Ordnung hin angelegt ist, diese Ordnung aber nicht durchgängig schon hat. Sie unterwirft sich den ordnenden Kräften, von denen der Dialog handelt, auch niemals ganz. Die Ordnung bleibt deshalb sozusagen immer in der Schwebe. Genauso ist es mit der menschlichen Gesundheit. Platon erklärte dazu, daß der Mensch – oder das Ganze der Welt – krank wird, wenn die Organe – oder die Teile des Ganzen – keine *Freude* mehr aneinander haben, denn die Liebe ist die zusammenhaltende Kraft der Welt. Sogar Himmel und Erde bestehen nur durch diese Gemeinschaft, und der Arzt soll dem Leib Liebe einflößen, damit das Entgegengesetzte einander wieder zugetan wird. Ich denke, Georg Groddeck hat dies ähnlich gesehen. Vielleicht ist aber auch das Verhältnis von Eros und Thanatos oder von Steigerung und Destruktion bei Freud etwa so zu verstehen wie bei Platon das von Ordnung und Chaos.

Der Prozeß der ständigen Selbsterneuerung ist wie das Kurshalten am Steuer eines Segelschiffs. Durch die Fahrt im Ungefähren der Wellen und des Winds kommt es ständig zu größeren oder kleineren Abweichungen, denen gegenzusteuern ist, wenn sie sich nicht von alleine wieder ausgleichen. Gerade diese Schwankungen aber sind es, die der immer wieder neuen Selbstfindung und Gesundheit im Sinn des Sich-gesund-Haltens Raum geben. Der Kurs, den man zu halten sucht, ist das, wofür ein Mensch als diejenige Individuation des Ganzen, zu der er Ich sagt, gut ist, also der Sinn des Lebens, so wie er ihn versteht. Platon hat das Gute in der Welt als die Vielheit der »Ideen« ausgelegt. Gesundheit also ist in diesem Verständnis die stets gefährdete und prozessual immer wieder neue Verfassung, dem Lauf der Welt angesichts der Ideen auf dem persönlichen Lebensweg im Ungefähren ein möglichst Gutes abgewinnen zu können. Kürzer gesagt: Gesundheit ist die Bewahrung des Selbstseins im Mitsein trotz ständiger Gefährdung aus dem Ungefähren.

## (5) Wie aus Medizinern wieder Ärzte werden könnten – Plädoyer für eine ärztlich erweiterte Medizin

Der Hippokratische Eid, zu dem sich ja auch die heutigen Mediziner noch bekennen, muß umfassender und ganzheitlicher ausgelegt werden, als es derzeit im allgemeinen geschieht. Denn der Arzt verpflichtet sich, dem Patienten nicht zu schaden; eine bloß somatische Behandlung aber kann schaden, wenn die eigentlichen Gründe der Krankheit nicht erkannt werden und die Therapie der bloßen Anpassung an eine Fehlentwicklung dient. Die heutige

Medizin ist das, was man in der Umweltpolitik eine End-of-the-pipe-Technik nennt, d.h., man kuriert an den Symptomen, den somatischen Krankheiten, und kümmert sich nicht um die psychischen, gesellschaftlichen und naturalen Bedingungen, die sich in ihnen ausdrücken. Natürlich bietet die Medizin oft wirksame Hilfen, wenn Menschen bereits krank geworden sind, und bei vielen chronischen Krankheiten auch kompensatorische Möglichkeiten, um mit ihnen relativ normal zu leben. Darüber hinaus aber gibt die Medizin in der Regel nur wenig Hilfe, insbesondere bei den Alltagskrankheiten (Atemwegs- oder Rückenbeschwerden, Kopfschmerzen etc.), und sowohl die chronischen als auch die akuten schweren Krankheiten würden wesentlich seltener auftreten, wenn nicht erst am Symptom kuriert würde. Unter diesen Umständen ergeben sich neue Ziele für eine ärztlich erweiterte Medizin. Ich beginne mit den Aufgaben im Krankheitsfall.

### Ärztliche Hilfe für Kranke: Fünf Regeln

*(1) Der Arzt muß lebensgeschichtlich verstehen, was dem Kranken im Horizont seiner menschlichen Ganzheit fehlt.*

Was dem Kranken fehlt und was er folglich braucht, ist in den seltensten Fällen nur eine körperliche Instandsetzung, denn Gesundheit und Krankheit sind Charaktere des Mitseins in seinen verschiedenen Horizonten. Ich habe diese in den drei vorangegangenen Kapiteln dieses Buchs immer umfassender in den Blick genommen:

– die psychosomatische Ganzheit des Individuums als den Horizont des seelischen Mitseins der Organe;
– das Ganze der Gesellschaft als den Horizont des gesellschaftlichen Mitseins der Individuen, insbesondere in den Arbeitsverhältnissen;
– das Ganze der Natur als den Horizont des natürlichen Mitseins der Individuen und der Gesellschaften.

Die verschiedenen Stufen seines Mitseins sind eine Gegenwart der Lebensgeschichte des Kranken. Um zu verstehen, was diesem wirklich oder im Ganzen fehlt, abgesehen von seinen somatischen

Symptomen, muß sich der Arzt also ein Gefühl dafür bilden, wo der Patient in seiner eigenen Lebensgeschichte steht, so wie es in der Psychotherapie immer schon erforderlich war.

Man könnte meinen, diese Aufgabe sei nur dann zu erfüllen, wenn Ärzte zugleich ausgebildete Psychotherapeuten wären. Dies ist aber nicht der Fall. Denn die Urteilskraft, ob es einem Patienten an seiner persönlichen Selbstverwirklichung, an seiner beruflichen bzw. familiären Rolle oder in seinem Verhältnis zur Natur an der Vollständigkeit seines Daseins fehlt, setzt nur eine »schwache« psychotherapeutische Kompetenz der diagnostischen Einsicht in Zusammenhänge voraus, nicht aber die, ihm lebensberatend, arbeitspsychologisch oder psychotherapeutisch helfend oder heilend zur Seite zu stehen. Was einem Menschen fehlt, sehen Außenstehende ohnehin oft besser als er selber, ohne doch etwas für ihn tun zu können oder zu wollen. Manchmal merkt es auch ein guter Freund, dessen Rat gehört würde, der von nahebei aber vielleicht ebensowenig einen Ausweg sieht wie der Kranke selbst.

Die therapeutische Kompetenz des Arztes soll im wesentlichen auf das somatische Geschehen gerichtet bleiben, aber er soll nicht meinen, daß sich unter alle dem, was er medizinisch gelernt hat, gerade das findet, was der Kranke wirklich braucht. Die heutigen Mediziner nehmen die somatischen Beschwerden ihrer Patienten »als eine Gelegenheit … die Kräfte ihres Individuums anzuwenden und ihr Handwerk zu üben«, und dies ist nicht besser, als wenn man die Naturphänomene »in Musik setzen oder in Verse bringen wollte, weil man Kapellmeister oder Dichter ist« (Goethe an Schiller, 13. Januar 1798; HAB II 325 f.). Das medizinische Können ist, wenn jemand krank ist, immer nur eine Teilkompetenz, und der Arzt braucht die Urteilskraft, was dem Kranken im Horizont seines Lebens fehlt und wieweit ihm teilweise auch medizinisch geholfen werden kann, sei es nur palliativ oder durch ein Kurieren am somatischen Symptom, weil es dieses nun schon einmal gibt. Ein Arzt sollte aber niemals medizinisch tätig werden, ohne sich ein Urteil gebildet und dies auch dem Patienten nahegelegt zu haben, wie sich die medizinische Hilfe hätte vermeiden lassen. Er braucht also diagnostisch eine wesentlich umfassendere Urteilskraft als die medizinische, braucht therapeutisch aber nur psychosomatisch über die medizinische Kompetenz hinauszugehen.

Mein Plädoyer für eine ärztlich umfassendere Medizin kommt psychosomatisch und bis zur Stufe der gesellschaftlichen Ganzheit mit demjenigen Viktor von Weizsäckers für den »Übergang von einer nur ätiologischen Betrachtung zu einer des biographischen Verlaufs« überein (1930, VIII 39). Genauso ernst zu nehmen wie die naturwissenschaftlich zu erklärenden Ordnungen sind danach in der Krankengeschichte

> »die Ordnungen von Haß und Liebe, Leidenschaft und Vernunft, Trieb und Intellekt, von Sitte und Geschichte, von Recht und Politik, Geld und Macht, von Institution und Gemeinschaft, von Wissen und von Glauben. Dies sind die wirklichen Ordnungen, in denen lebend Menschen hier oder dort, diesmal oder ein andermal ihre Bestimmung verfehlen, kämpfen, versagen und nun erkranken« (1934, VIII 146).

Die Aufmerksamkeit des Arztes soll sich also nicht nur den körperlichen Leiden, sondern auch denen zuwenden, »welche *den Menschen als Gemeinschaftswesen*, als Glied von Familie, Gesellschaft und Staat ergreifen« (147). Wie berechtigt diese Forderung ist, hat die sozialmedizinische Forschung inzwischen wesentlich genauer gezeigt, als Weizsäcker es wissen konnte. Hinzugekommen ist aber jenseits von »Familie, Gesellschaft und Staat« der noch umfassendere Horizont des Ganzen der Natur, der auch über die Sozialmedizin hinausgeht und dem das vierte Kapitel dieses Buchs gewidmet ist.

Die Ansprüche an einen guten Arzt werden durch diese Erweiterungen also nicht so hoch gehängt, daß sich jeder Praktiker leicht darunter hindurchbewegen kann, weil es nicht möglich ist, sowohl Mediziner, Psychotherapeut und Soziologe als auch Umweltpsychologe und Naturphilosoph zu sein. Denn kein Arzt braucht auf einem dieser Gebiete produktiv tätig zu sein. Er soll lediglich wissen bzw. ein Gefühl dafür haben, was diese andern Fachleute können, so daß er nicht meint, seinen Patienten fehle immer gerade das, worauf er sich als Mediziner versteht.

Auf welche ärztliche Erweiterung der medizinischen Kompetenz es ankommt, kann auch mit dem etwas ungebräuchlich gewordenen Begriff Güte ausgedrückt werden. In George Eliots Arztroman

*Middlemarch* heißt es einmal: »Viele von uns würden, durch die Jahre zurückblickend, sagen, der gütigste Mensch [the kindest man], den sie je gekannt, wäre ein Arzt gewesen« (1872, 910). Gütig ist jemand, der es mit einem Andern wirklich gut meint und der nicht nur so tut als ob, der ihm also, so wie er ist, d.h. seiner Natur nach, gerecht zu werden sucht. In bezug auf Menschen bedeutet das, sie nach ihren Bedürfnissen zu behandeln und nicht nach dem eigenen Bedürfnis, mit ihnen etwas anzufangen, worauf man sich versteht und was die technische Ausstattung der Praxis in Betrieb hält. Was einem Menschen fehlen kann, ist nun aber mal so umfassend wie die verschiedenen Horizonte seines Daseins und seiner Gesundheit.

*(2) Die medizinische Therapie muß zur ärztlichen Situationstherapie erweitert werden.*
Den über das Medizinische hinausgehenden ärztlichen Umgang mit Kranken hat Weizsäcker als »Situationstherapie« bezeichnet:

> »aus der statischen zur dynamischen Krankheitslehre übergehend wird die Medizin als entscheidend nicht nur causa und sedes morbi, sondern die Schicksalsbildung und -lenkung des Kranken in der Zeit begreifen. ... An die Stelle der Kausaltherapie rückt die sie einschließende *Situationstherapie*« (1930, VIII 39 f.; vgl. 1929, VIII 20).

Die Situationstherapie ist – wie die zuvor schon erwähnte Verhaltenstherapie – nicht nur umfassender als die naturwissenschaftliche Kausaltherapie, wobei Weizsäcker zunächst nur an das gesellschaftliche und noch nicht an das natürliche Mitsein dachte, sondern sie unterscheidet sich auch dadurch von dieser, daß der Arzt sich auf Konflikte mit dem Kranken einläßt. Soweit das medizinische Handeln sich naturwissenschaftlich begründen läßt, kann er für sich in Anspruch nehmen, daß das Gegenteil einer wissenschaftlichen Wahrheit falsch ist. Da gibt es nichts zu bestreiten, sondern der Mediziner ist die Autorität, die allein beurteilen kann, was der Patient braucht. In Lebensfragen aber gilt dies nicht.
Im Sinn der Platonischen Terminologie ist der *bloße* Mediziner also der »Sklavenarzt«, dem Platon den Freien Arzt gegenüber-

547

gestellt hat. Der Freie Arzt läßt sich auf das Gespräch sowohl mit dem Kranken als auch mit seinen Angehörigen ein und bedenkt dabei die Lebensgeschichte des Patienten sowie die Umstände der Krankheit in bezug auf die natürliche Mitwelt. Dies ist die Hippokratische Tradition, die nun als Situationstherapie wieder auflebt, wenn diese zusätzlich den Horizont des Ganzen der Natur berücksichtigt. Weizsäcker hat den Begriff Medizin in dem zitierten Satz auch für die umfassendere Therapie beibehalten. Ich halte es für weniger mißverständlich, nur denjenigen Bereich des ärztlichen Handelns, in dem der *naturwissenschaftliche Anspruch* gilt, weiterhin Medizin zu nennen, so daß Ärzte allemal Mediziner, Mediziner aber nicht unbedingt Ärzte sind.

Was den Arzt und den bloßen Mediziner unterscheidet, ist, daß der Arzt sich im Gespräch mit dem Patienten auf Lebensfragen einläßt, die nicht mit wissenschaftlicher Gewißheit zu beantworten sind, für die er also nicht der Fachmann oder die Autorität ist. Der Umgang des Arztes mit dem Patienten wird dann im wörtlichen Sinn des Umeinander-herum-Gehens zu einem *Umgang* für beide, in dem sich nicht nur der Patient bewegt (wie gegenüber dem Mediziner), sondern auch der Arzt. Der Unterschied der »objektiven«, bloß medizinischen, von der umfassenden ärztlichen Therapie liegt sogar darin, »daß in einer umfassenden Therapie der Arzt selbst sich vom Patienten verändern läßt« (Weizsäcker 1929, V 235). Als ein Beispiel dafür hat Weizsäcker einmal daran erinnert, daß Johann Christoph Blumhardt in Bad Boll eine Patientin, die Gottliebin Dittus, regelrecht in seine Familie aufgenommen, also um ihretwillen sein Leben verändert hat (1926, V 113 f.).

Im ersten Kapitel habe ich das mitwissenschaftliche vom medizinisch-objektivierenden Wissen dadurch unterschieden, daß in der Mit-Wissenschaft nur wissenswert ist, was sich im Mitsein zeigt. Das Wissen, das den »Umgang« des Arztes mit dem Patienten wie des Patienten mit dem Arzt leitet und durch diesen Umgang konkretisiert wird, ist ein mitwissenschaftliches in dem zuvor entwickelten Verständnis.

*(3) Der Arzt muß berücksichtigen, wieweit der Kranke überhaupt wieder gesund werden will.*

Krankheit ist prima facie ein so legitimes Bedürfnis wie alle andern auch. Selbst Parsons stellte die privilegierte Stellung des Kranken – man wird versorgt und braucht nichts dafür zu tun – nur unter die Bedingung, daß man die Krankheit nicht geradezu mutwillig verschuldet habe, jedenfalls aber wieder gesund werden möchte. Dieser Forderung hätte es nicht bedurft, wenn sie immer erfüllt wäre. Wenn jemand krank wird, fehlt es ihm irgendwo an etwas und ursprünglich in der Regel wohl nicht dort, wo die Krankheit auftritt, d. h. leiblich im Mitsein der Organe. Dies zeigt sich, dies will man unbewußt aber auch sich selber und den andern zeigen, wenn man krank wird. Im Kontext der Psychosomatik bin ich darauf bereits eingegangen.

Jesus Christus fragte ja sogar den Lahmen am Teich Betesda, ob er wirklich wieder gesund werden wolle. Wie konnte er dies bezweifeln, nachdem der arme Mann dort augenscheinlich jahrzehntelang darauf gewartet hatte, einmal als erster am Wasser zu sein, wenn dieses sich rührte? Wie aber sollte dies unter den vielen Wartenden ausgerechnet einem Lahmen je gelingen können? Wollte er also wirklich gesund werden? »Ein Kranker will krank sein, und er wehrt sich gegen die Genesung«, sagte Groddeck meines Erachtens zu Recht (1923/2004, 121). Warum wäre der Kranke krank, wenn er es nicht unbewußt leiblich wollte?

So wie jedes irgendwie geäußerte Bedürfnis ist allerdings auch das nach Krankheit nicht gegen Irrtümer gefeit. Beispielsweise wären die koronaren Herzkrankheiten in der Regel dadurch zu vermeiden, daß die Menschen es durch ihre Lebensweise nicht geradezu mutwillig darauf anlegen würden, sich diese Krankheiten zuzuziehen. Wenn es dann zu den entsprechenden Eingriffen kommt, sind die meisten von ihnen guten Willens, ihr Leben zu ändern, aber die guten Vorsätze haben nur eine Halbwertszeit von kaum zwei Wochen, weil die Patienten sich nach der Operation geheilt fühlen und nicht wissen oder nicht wahrhaben wollen, daß sie chronisch krank sind. Jens-Holger Krannich u. a. (2008[a]/[b]) haben gezeigt, daß die guten Vorsätze sich auch durch passende Motivationsprogramme kaum bewahren und in Änderungen der Lebensstile umsetzen lassen, was weitaus der preiswerteste Weg zur weiteren Behandlung der Krankheit wäre. Wenn keine tiefgreifenden Wandlungen erfolgen, geraten die Genesenden allmählich wieder unter Streß, futtern dagegen an und meinen, sie hätten keine Zeit, sich angemessen zu bewegen. Wollen also diese Menschen wieder krank werden? Sie wollen sich diese Möglichkeit zumindest offenhalten, denn sie gehen ja das Risiko ein. Der Wille zur Krankheit kann freilich verschiedene Motive haben, beispielsweise den latenten Protest gegen ein Leben, durch das man seelisch überfordert und leiblich unterfordert ist, aber es ist falsch, diesen Protest gegen sich selber zu richten.

Die meisten Patienten werden den Willen zur Krankheit wohl bestreiten, dafür aber die Schuld auf sich nehmen und sagen, sie seien eben zu schwach oder zu bequem, ihr Leben zu ändern. Der Arzt könnte also mit ihnen darüber reden, ob sie tatsächlich zu schwach oder ob die Umstände (z.B. die Hierarchie in der Firma oder Behörde; vgl. Marmot 2004) zu stark sind und worauf ihr Wille und ihre Bedürfnisse wirklich gehen. Ein guter Arzt sollte es sich nicht gefallen lassen, nur für die Anpassung an Fehlentwicklungen zu arbeiten, und einem Patienten spätestens nach einem Herzinfarkt einen Impuls geben können, sein Leben zu ändern.

Ein Wille zur Krankheit kann auch mit Mutlosigkeit zusammenhängen. Aus einer Herzklinik wurde mir von mehreren Menschen erzählt, die auf das Ende ihres Berufslebens zugingen, in abgestandenen Ehen lebten und dabei zwar nicht unter Schlaflosigkeit oder Depressionen litten, aber die Frage, ob sie gern sterben würden, geradezu offensiv bejahten. Ein Arzt sollte wohl imstande sein, in den Resignierten wieder ein Fünkchen Lebensfreude zu wecken, aber nicht jedem ist es gegeben, »mit den Müden zu rechter Zeit zu reden« (Jes 50,4).

Der Arzt muß auch akzeptieren können, wenn ein Mensch sterben will. Die Psychotherapeutin Elisabeth Wellendorf erzählt von einem noch jungen Mann, der immer kränklich war, keinen rechten Lebenswillen hatte und nur seinen Eltern zuliebe schließlich mit einer Lungentransplantation einverstanden war. Die Operation gelang medizinisch gut, aber der Patient merkte schon nach wenigen Wochen, daß er sie eigentlich nicht gewollt hatte, und kam dementsprechend nicht wieder zu Kräften. Als die Psychologin dafür Verständnis äußerte, entgegnete ein Mediziner beleidigt: »Wenn Psychologen nicht mit den Ärzten zusammen an der Compliance des Patienten arbeiten zu seinem Besten, weiß ich nicht, wozu sie gut sein sollten« (1997, 133).

Vor allem von alten Leuten gibt es viele ähnliche Berichte. Beispielsweise wurden einer 85jährigen Frau noch mehrere Bypässe gesetzt. Sie starb nach vier Tagen auf der Intensivstation. Ihre Familie hatte die Operation gewünscht, sie selber aber wohl eigentlich nicht. Vielleicht hatte auch die Familie nur nicht zu sagen gewagt, daß sie die Operation ebenfalls nicht für richtig hielt. Der oberste Grundsatz unserer Verfassung lautet: Die Würde des Menschen ist unantastbar. Der Satz brauchte dort nicht zu stehen, wenn sie es wirklich wäre. Mediziner können vielleicht nur Leben verlängern, aber Ärzte verletzen die Menschenwürde und ihren Hippokratischen Eid, wenn sie einen Patienten, der im Sterben liegt, nicht in Würde sterben lassen. Glücklicherweise gibt es immer noch Krankenhäuser, welche dies wissen und ermöglichen. Es ist eine gesellschaftliche Krankheit, den Tod nicht anerkennen zu können. Die Hospizbewegung hat sich dieser Krankheit angenommen (Hayek 2006; Napiwotzky/Student 2007). Trügt der Eindruck, daß außer vielen oder sogar den meisten Medizinern auch immer mehr alte Menschen den Tod nicht als ein gesundes Lebensende zuzulassen wissen, so daß sie nicht sterben, obwohl sie eigentlich gern sterben würden?

*(4) Der Kranke muß die Krankheit als seine eigene annehmen.*
Man *hat* keine Krankheit, sondern *ist* von sich aus krank. Eine Krankheit als die eigene anzunehmen impliziert nicht, für das Kranksein auch selbst verantwortlich oder gar selber daran schuld zu sein. Wer die Krankheit annimmt, braucht nicht einmal persönlich die volle Verantwortung zu übernehmen, denn Krankheiten sind niemals nur dem eigenen Verhalten, sondern immer auch den Verhältnissen geschuldet. Allerdings gibt es in der Regel eine *Mitverantwortung* für die eigenen Krankheiten, und schon diese wird in unserer Gesellschaft – um die Solidarität unter den Versicherten nicht zu gefährden – so stark tabuisiert, daß dadurch auch die Anerkennung verdrängt wird, selber krank zu sein und nicht nur eine Krankheit zu haben.

*(5) Wenn der Kranke gesund werden will, soll der Arzt ihm dabei helfen, indem er seine Selbstheilungskräfte unterstützt, darf ihm aber seine Krankheit nicht wegnehmen, d.h. ihn »gesund machen«.*

Eine Krankheit behält auch dann ihren Sinn, wenn der Kranke wieder gesund werden möchte, denn sie ist selbst der Gesundungsprozeß. Hat der Kranke die Krankheit als seine eigene akzeptiert, ist er nicht das Objekt dieses Prozesses, wie die Mediziner meinen, sondern das Subjekt. Nicht der Kranke ist es, der an dem Prozeß zu beteiligen ist, wie auch gute Mediziner mittlerweile erklären, sondern der Arzt ist es, der sich auf Wunsch des Patienten beteiligt. Insbesondere sind die Wahrnehmungen und Gefühle des Kranken entscheidend für seinen Gesundheitszustand.

Allerdings treten nicht Verfügungen des Patienten an die Stelle derer des Arztes, denn Verfügungen sind Akte der Autonomie, und hier geht es um einen freiheitlichen Umgang, nicht um Autonomie. In Freiheit kann man sich *helfen* lassen, und auf die Hilfe des Arztes ist der Patient in vielen Fällen angewiesen. Eine große Hilfe, nämlich zur Selbsthilfe, ist es freilich schon, wenn der Hausarzt – wie es etwa im britischen Gesundheitswesen geschieht – seinen potentiellen Patienten eine Liste in die Hand drückt, nach der sie sich bei Alltagsbeschwerden, wie Erkältungen, Rückenschmerzen und Zerrungen, Verstauchungen, Insektenbissen und -stichen, Nasenbluten, Verbrennungen und Verbrühungen, Kopfläusen sowie bei Durchfall und Erbrechen, erst mal selber helfen können, ohne ihn aufzusuchen. Sind es marktwirtschaftliche Gründe, deretwegen unsere Ärzte keine so vernünftigen Listen verteilen? Auch die Ambulanzen der Krankenhäuser – die hierzulande oft wegen Bagatellen aufgesucht werden und dann verpflichtet sind, allen Möglichkeiten nachzugehen – könnten sich das englische Beispiel zum Vorbild nehmen.

Natürlich ist es in unserer Einsamkeitsgesellschaft nicht damit getan, daß jeder sich selber helfen soll. Viele Arztbesuche haben ja auch oder vor allem den Grund, wieder einmal ein wenig Zuwendung zu erfahren. Friedrich Thieding, ein liberaler Sozialpolitiker, der dafür eintrat,

> »das Recht des kranken Menschen gegen kollektivistische Einflüsse zu sichern und das persönliche Arzt/Patient-Verhältnis von unnötigem Ballast zu befreien und zu vertiefen«, bemerkte doch auch, daß viele Menschen in die Krankheit »flüchten ..., weil sie dort umsorgt, umhegt und betreut werden. ... Der

Mensch ist einsam geworden, weil ihm die natürlichen Bindungen zur Familie, zur Heimat, zur Landschaft verloren gingen. ... Die Krankheitshäufigkeit kann nur dann wirksam bekämpft werden, wenn der Mensch wieder in seiner Gemeinschaft, seiner Familie und in seiner Umwelt echt verwurzelt ist« (1959, 12/24 f.).

Wir haben dafür das Vorbild vieler Länder der Dritten Welt, in denen die »Förderung einer gesunden Lebensweise innerhalb der Familien die wirksamste Methode [ist], um die Inanspruchnahme teuerer Medizin möglichst zu vermeiden« (Williams 2003, 126). Ähnliches gilt wohl auch noch für Südeuropa.

Kulturen sind nicht übertragbar. Besser bewußtmachen sollten wir uns aber doch, daß alle Krankheiten zum guten Teil kulturbedingt sind. Beispielsweise gibt es in Frankreich, Spanien und Italien etwa halb so viele Herzinfarkte wie in Deutschland und Skandinavien, nach Osten hingegen doppelt so viele und mehr. Manche Krankheiten sind überhaupt auf bestimmte Kulturen beschränkt oder gelten nur dort als Krankheiten. Ärzte und vor allem reine Mediziner meinen gern, Krankheiten seien immer die von einzelnen Menschen, so als seien die Individuen die eigentliche Wirklichkeit und das gesellschaftliche sowie das natürliche Mitsein kämen nur äußerlich hinzu. Tatsächlich aber gibt es auch Krankheiten von Gesellschaften oder Kulturen, die erst mittelbar Krankheiten von Individuen werden (Corin 1994, 101).

Für den Einzelnen ist die eigene Kultur im allgemeinen so unsichtbar wie die Luft, die er atmet. Sie ist als die Matrix, relativ zu der alles, was geschieht, seinen Sinn und seine Bedeutung gewinnt, auch gleichermaßen lebensnotwendig. Ich habe diese Rolle der Kultur bereits als die der Atmosphäre erklärt, von der sogar die Wirkung der Medikamente abhängt. Eine solche Atmosphäre bietet innerhalb unserer Kultur auch die naturwissenschaftlich fundierte Medizin, die den Patienten objektiviert, d.h. »zum Gegenstand« macht, wie Robert Volz 1870 weitsichtig bemerkte.

Nach den Überlegungen dieses Buchs werden Gesundheit und Krankheit aber nur in einer wesentlich umfassenderen Atmosphäre bzw. Kultur als der medizinischen angemessen wahrgenommen. Wenn ein Kranker in dieser erweiterten Kultur nicht mehr

»gesund gemacht« werden, sondern mit Hilfe des Arztes von sich aus wieder gesunden soll, liegt darin nun für unsere Gesellschaft auch die kulturelle Aufgabe, diesem Gesundungsprozeß eine zuträgliche Atmosphäre zu bieten. Dies wird zugleich diejenige sein, in der man möglichst gar nicht erst krank wird, in Deutschland allerdings vermutlich nicht wieder die des herkömmlichen familiären Zusammenhalts. Eine staatlich oder kommerziell organisierte Sozialfürsorge allein kann aber wohl auch nicht die Lösung sein, weil sie nicht die Wärme bietet, die uns abhanden zu kommen droht. Die Zukunft unseres Gesundheitswesens ist hier so offen wie die unserer Gesellschaft selbst.

### Gesundheitsberatung – Ärztliche Hilfe für Gesunde

Gute politische Vorschläge, die den bestehenden Verhältnissen entgegenlaufen, werden in der Regel dreistufig aufgenommen. Die erste Stufe der Rezeption lautet, besonders wenn es Außenseiter sind, die sich in einer verfahrenen Situation zu Wort melden: Das geht überhaupt nicht! In der zweiten Stufe heißt es dann: Ja, aber das machen wir doch schon!, und in der dritten: Ja, das haben wir immer schon gesagt, aber wegen der Rechtslage, wegen europäischer Vorschriften, aus Wettbewerbsgründen – und wie sonst die üblichen Verdächtigen heißen – nicht durchsetzen können. Der Vorschlag, unser medizinisches Krankheitswesen zum großen Teil durch ein beratendes und wirklich vorbeugendes, d.h. nicht nur die Krankheiten früh erkennendes Gesundheitswesen zu ersetzen, befindet sich einstweilen zwischen der ersten und der zweiten Stufe, aber noch ziemlich nahe an der ersten.

Immerhin gab es schon einmal den Entwurf eines *Gesetzes zur Stärkung der gesundheitlichen Prävention*, der Anfang des Jahrs 2005 vom Bundeskabinett beschlossen wurde. Dies ist die gute Nachricht. Nicht so gut ist, daß dafür an Mitteln nur weniger als ein Promille der Krankheitskosten vorgesehen war, daß die Prävention im Sinn des Gesetzes so gut wie keine Gesundheitsvorsorge im strengen Sinn war und daß das Gesetz im Bundestag nie behandelt, sondern alsbald wieder schubladisiert wurde (Deutscher Bundestag 2005).

Krankheitsorientiert sind auch die »Disease-Management«-

Programme chronischer Krankheiten durch einige Krankenkassen, können aber immerhin der besseren Versorgung bei Krankheiten wie Diabetes oder Asthma, mit denen man im wesentlichen wie ein Gesunder leben kann, in einer durchaus sinnvollen Weise dienen. Die darüber hinausgehenden Ankündigungen, auch dafür sorgen zu wollen, daß die Gesunden gar nicht erst krank werden, sind zwar gutgemeint, bei der derzeitigen Verfassung des Gesundheits- bzw. Krankheitswesens aber ganz unrealistisch. Ich komme im Epilog darauf zurück, wie ein Interesse an der Gesundheit marktwirtschaftlich organisiert werden könnte.

Daß dieses Interesse unter den derzeitigen Bedingungen nur gering ist, hat in Deutschland 1982–84 in Hamburg und in der Pfalz ein Modellversuch *Gesundheitsberatung durch Ärzte* gezeigt (Bengel u.a. 1988). Etwa 75 000 Versicherte wurden statistisch, also nicht nach Risikogruppen ausgewählt und von den beteiligten Ersatzkassen zur Gesundheitsberatung bei bestimmten – dazu eigens vorbereiteten – Ärzten eingeladen. Möglich waren bis zu drei Besuche von je etwa einer Dreiviertelstunde Dauer. Das Ziel war die Verminderung der Krankheitsrisiken durch Übergewicht, Rauchen, Bewegungsmangel, Streß und Bluthochdruck. Etwa 18 Prozent der Eingeladenen erschienen zu einer ersten Beratung, etwa 5 Prozent auch zu einer zweiten und nur noch etwa 2 Prozent zur dritten. Von denen, die nicht geantwortet hatten, erklärten viele abwehrend, sie seien durch ihren Hausarzt ohnehin gut beraten. Zur Gesundheitsberatung gehörte außer einer körperlichen Untersuchung vor allem ein Gespräch, durch das die Klienten im Sinn des Auftraggebers »auf gesundheitsschädigende Lebensgewohnheiten und Verhaltensweisen hingewiesen und zu einer risikomindernden Änderung ihres Gesundheitsverhaltens motiviert« (13) werden sollten.

Daß die beobachteten Veränderungen nicht sehr weit gingen und natürlich auch nicht bei allen Beteiligten gleichermaßen erfolgten, lag sicherlich zum Teil an der geringen Dauer von maximal vier Monaten (zwischen der ersten und der dritten Beratung), vor allem aber – worauf die Ärzte immer wieder hinwiesen – an der »mangelnde[n] Veränderungsmotivation der Versicherten« (13/245). Die meisten Leute scheinen also unter den gegebenen Verhältnissen an einem gesunden Leben nicht so interessiert zu sein, daß sie sich nicht gelegentlich gern in eine Krankheit zurückzögen. Da es keine Folgestudie gegeben hat, weiß man nicht einmal, wieweit die durch die Beratung ausgelösten Veränderungen von Dauer gewesen sind.

Der Stand des Wissens über die Möglichkeiten einer erfolgreichen Gesundheitsberatung – und Gesundheitserziehung an den Schulen – hält sich, soviel ich sehe, auch sonst in äußerst engen Grenzen. Konkrete Erfahrungen sollten vor allem in den Health Maintenance Organizations gemacht worden sein, deren Kosteneinsparungen – und geringere Versicherungsprämien – nicht zuletzt auf einer besseren Gesundheitsberatung ihrer Angehörigen beruhen sollten. Zu einer entsprechenden Evaluation ist es aber wohl noch nicht gekommen.

Demgegenüber ist die Frage: »*Haben wir die Gesundheitsfürsorge zugunsten der Medizin vernachlässigt?*« (Moyers/Anderson 1993, 55) in der gesundheits*politischen* Diskussion keineswegs neu.

»Wir investieren vor allem in die technische Perfektionierung bei der Behandlung lebensbedrohender Krankheiten. ... Was fehlt, ist ein Anreiz für ein Modell, das die Gesundheit in den Mittelpunkt stellt und nicht die medizinische Behandlung von Krankheit« (Moyers/Smith 1993, 63),

sagte ein gesundheitspolitischer Beamter in den USA schon vor beinahe zwanzig Jahren zu Recht, und er war damit sicher nicht der erste. In diesem Zusammenhang wird gern erzählt, daß die Ärzte im alten China ihr Honorar nur so lange erhalten hätten, wie der Klient gesund blieb. Dies scheint, wie meine Recherchen bei Fachleuten ergeben haben, eine ebenso unzutreffende, aber gleichermaßen glaubhafte Legende zu sein wie der Babyboom neun Monate nach einem allgemeinen Stromausfall in New York. Vielleicht hält sich die Legende deswegen so hartnäckig, weil darin gegenüber den heutigen Verhältnissen so viel Vernunft steckt, die wir uns zum Vorbild nehmen könnten.

Politisch gibt es auch schon praktische Erfolge. Besonders spektakulär war die Halbierung der Sterblichkeit an Herz-Kreislauf-Krankheiten in Finnland, die durch Aufklärungskampagnen und

Beratungsprogramme innerhalb weniger Jahrzehnte gelungen ist, allerdings von einem sehr hohen Ausgangswert aus. Entscheidend für den Erfolg dieses Programms war die kooperative Beteiligung von Schulen, Betrieben, Restaurants bzw. Kantinen und der Nahrungsmittelwirtschaft.

Ich erinnere unter diesen Umständen vor allem daran, daß ein Übergang vom jetzigen Krankheitswesen zu einem künftigen Gesundheitswesen nicht nur vom *Verhalten* der Einzelnen abhängt, auf das sich alle Beratungsprogramme richten, sondern auch von den *Verhältnissen*, an denen sie ihr Verhalten orientieren. Unsere Gesellschaft lebt in einer latenten Bereitschaft, krank zu werden oder sich krank werden zu lassen, und dies ist nicht nur ein je persönliches Problem. Ohne Änderungen der Verhältnisse – d.h. ohne gesundheitspolitische Reformen, die nicht nur die Mittelzuweisungen im Rahmen der bestehenden Krankenversorgung verschieben – wird es diesen Übergang nicht geben. Gerade für die Veränderung der Verhältnisse aber sind umgekehrt wegweisende individuelle Verhaltensänderungen entscheidend wichtig. Denn ein politischer Wille zu einem künftigen Gesundheitswesen statt des heutigen Krankheitswesens bildet sich nur, wenn die Individuen in eins mit ihrem Gesundheitsverhalten auch ihr *politisches* Verhalten ändern, indem sie dafür eintreten, daß gesündere Verhältnisse ein gesünderes Verhalten fördern.

Der Sachverständigenrat für die Konzertierte Aktion im Gesundheitswesen nimmt an, daß sich auf längere Sicht jedenfalls 25–30% der jetzigen Gesundheitsausgaben durch wirkliche Prävention vermeiden ließen, wenn einerseits die gesundheitlichen Belastungen durch Streß, seelische Erschöpfungszustände, schlechte Ernährung, Rauchen, Bewegungsmangel und soziale Isolierung deutlich vermindert würden und andererseits die Gesundheit der Individuen u.a. durch Anerkennung und Selbstbewußtsein, Bildung, Teilhabe an Entscheidungen, erweiterte Verhaltensspielräume und aktive Erholung bzw. Muße gestärkt würde.

»Prävention ist eine politische Querschnittsaufgabe, die weit über die etablierten Ansätze und Institutionen der Gesundheitssicherung und erst recht über das gewachsene System der Krankenversicherung und -versorgung hinausweist. Wesentliche Ansatzebenen der Krankheitsverhütung liegen außerhalb dessen, was bis heute üblicherweise als Gesundheitspolitik verstanden wird« (2000/01, Ziffern 18/14/25).

Andere Autoren halten sogar 70 % aller derzeitigen Krankheiten und Krankheitskosten für vermeidbar (Koop 1995). Beide Schätzungen sind miteinander verträglich, wenn man annimmt, daß das Vermeidungspotential grundsätzlich bei mehr als zwei Dritteln liegt, wenn wir uns unter wesentlich gesünderen Verhältnissen entsprechend gesünder verhielten, daß dieses Potential in absehbarer Zeit aber nur zu einem Drittel oder bis zur Hälfte realisiert werden kann. Ich nehme dies an und schlage – damit es so kommt – vor, auf dem Weg zu einem künftigen Gesundheitswesen weniger Mediziner und mehr Gesundheitsberater zu beschäftigen.

### Gesundheitsberater und Public-Health-Manager

Hinsichtlich der Grenzen der Medizin habe ich darauf hingewiesen, daß die Verbindung der marktwirtschaftlich organisierten Medizin mit dem heutigen Krankenversicherungswesen die Vorteile der Marktwirtschaft minimiert und ihre Nachteile maximiert. Eine Alternative wären die halböffentlichen Gesundheitsversorgungsunternehmen, die ich im Epilog vorschlagen werde. Diese hätten ein institutionelles Interesse am Gesundbleiben ihrer Mitglieder bzw. Klienten und würden ihnen günstigere Tarife anbieten, wenn sie sich durch Eigenleistungen beteiligten.

Ich denke vor allem an Eigenleistungen im persönlichen Verhalten, zu deren Wahrnehmung es einer gesundheitlichen Bildung bedarf. Diese sollte bei den Kinderärzten und in Elternschulen beginnen, sich durch das weitere Schul- und Hochschulwesen hinziehen und im Sinn der Überlegungen dieses Buchs weit über die medizinisch-somatische Gesundheitsfürsorge hinausgehen. Ich beschränke mich hier auf die besondere Rolle, welche ein neuer Berufsstand, der der Gesundheitsberater, dabei im Rahmen der Gesundheitsversorgungsunternehmen spielen könnte. Diese würden ja – im Gegensatz zu den heutigen medizinischen Einrichtungen – ein geschäftliches Interesse daran haben, daß ihre Klienten gar nicht erst krank werden.

Ein guter Gesundheitsberater hätte von seinen Klienten regelmäßig einen Eindruck zu gewinnen, ob ihnen an ihren Bedürfnissen in den verschiedenen Horizonten ihres Mitseins etwas abgeht, dessen Mangel zu einer Krankheit führen könnte. Wenn er einen Klienten schon kennt und beispielsweise merkt, daß dieser zwar viel zu tun hat, jedoch mit Freude bei seiner Arbeit ist, braucht er ihm möglicherweise nur zu sagen: Machen Sie nur so weiter, solange Sie gut schlafen und Ihre Ruhe behalten. In schwierigeren Fällen hat der Berater vielleicht den Eindruck, daß dem Klienten etwas fehlt, und mag aus der Distanz auch schon ahnen, woran es mangeln könnte. Einen solchen Verdacht zu äußern wäre aber nicht hilfreich, denn eine Krankheit ist nur dadurch zu verhüten, daß der Klient sich über das Fehlende – ein Leibgefühl, Eheliches, Kreativität und Anerkennung in der Arbeit, andere Zugehörigkeiten, Gelassenheit oder Selbstvertrauen – *selber* klar wird und daraus im Einklang mit den ihm Nächststehenden Konsequenzen zieht. Der Gesundheitsberater kann zu dieser Klärung dadurch beitragen, daß er im Gespräch mit dem Klienten und vielleicht auch mit Angehörigen oder Freunden nach dem Platonischen Vorbild die richtigen Fragen stellt. Der Klient sollte aber seine »Geschichte« als mündiger Bürger selbst erzählen und verstehen. Vielleicht sind auch vorangegangene Krankheiten und genetische Dispositionen zu berücksichtigen (Kollek/Lemke 2008). Dabei gilt es für den Berater Distanz zu wahren, um unbefangen urteilen und dem Klienten Anstöße geben zu können, damit sich keine Zonen ungelebten Lebens bilden. Im Arbeitsleben spielt das »Coaching« eine ähnliche Rolle, so daß man die Aufgabe der Gesundheitsberater auch damit vergleichen kann. Natürlich gehört eine Schweigepflicht zu den Voraussetzungen, unter denen sich das nötige Vertrauen entwickeln kann.

Die Berufsgruppe der Gesundheitsberater würde vielleicht mehr als alle anderen ein Gesamtbild der Lebensverhältnisse in unserer Gesellschaft gewinnen. Dabei kann man sich leicht vorstellen, daß auch andere als gesundheitliche Defizite mit wahrgenommen werden könnten. Manchen älteren Leuten würde das Erscheinen ihres Gesundheitsberaters vielleicht sogar eine willkommene Abwechslung in ihrer zunehmenden Einsamkeit sein. Sowohl bei den Älteren als auch in den sozial schwächeren Schichten könnte er außerdem frühzeitig gesundheitliche wie soziale Probleme bemerken, die sich zu entwickeln drohen, auch in der Versorgung der Kinder.

Die Kategorien, nach denen der Gesundheitsberater sich sein Urteil bilden kann, sollten die in den verschiedenen Horizonten des Ganz- oder Gesundseins entwickelten sein, die ich hier nicht noch einmal aufzuzählen brauche. Letztlich sind es die Bedürfnisse des Klienten, so wie sie seiner persönlichen, gesellschaftlichen und allgemeinen Natur entsprechen. Dabei dürfte die Zeitkultur eine besondere Rolle spielen, also insbesondere die Frage, ob der Klient Muße findet, bewußt mit seinem Leben zufrieden oder unzufrieden zu sein.

Die Aufgabe des idealen Gesundheitsberaters verbindet die des Arztes, des Psychotherapeuten, des Pädagogen und des Pfarrers zu verschiedenen Teilen. Dabei liegt der Schwerpunkt allenfalls dann bei der ärztlichen Kompetenz, wenn diese über das Medizinische deutlich hinausgeht, denn auf die medizinische Urteilskraft kommt es erst im Krankheitsfall an, und dieser soll ja gerade vermieden werden. Tatsächlich aber gibt es immer noch ziemlich viele Ärzte, die nicht nur Mediziner sind, und ihnen wird im heutigen Bewußtsein wohl auch das größte Vertrauen entgegengebracht, wenn es um die Gesundheit geht. Soweit sie sich im Sinn von Carl Gustav Carus auch auf das Erkennen des Krank*werdens* verstehen, also auf das der pathogenen Zustände und Verhältnisse, könnten sie gute Gesundheitsberater sein. Sie sind aber nicht die einzigen.

Unter den traditionellen Studiengängen kommt die Qualifikation des Psychologen oder Sozialpsychologen der des Gesundheitsberaters vermutlich am relativ nächsten, allerdings nur unter der – sogar in diesem Metier keineswegs selbstverständlichen – Voraussetzung, daß sich Fachkenntnisse mit Menschenkenntnis verbinden. Unter dieser Voraussetzung sind auch Pädagogen grundsätzlich geeignet, wenn passende Fachkenntnisse hinzukommen (Göpel 2004). Die Pädagogen sollten sich außerdem aber vor allem der Gesundheitsbildung in den Schulen zuwenden, der auf längere Sicht sowieso allerwichtigsten Aufgabe. Was schließlich die Theologen angeht, so wären sie die geborenen Gesundheitsberater für alle Lebensalter, wenn sich das Berufsbild des Pfarrers –

besonders in den evangelischen Kirchen – nicht so weit von dem des Schamanen wegbewegt hätte. Viele Pfarrer haben mittlerweile aber auch psychotherapeutische Qualifikationen, wodurch sich die Kluft schon wieder vermindert hat. Letztlich ist dies noch ein Beispiel dafür, daß die Fachbereiche an den Hochschulen keine Sachbereiche hinsichtlich der gesellschaftlich real existierenden Aufgaben sind.

Notwendig wäre es auch, der Gesundheit in der Ausbildung zu allen Berufen, die mit Lebensmitteln zu tun haben, eine größere Aufmerksamkeit zu widmen. Landwirte, Lebensmittelhändler oder Gast- und Kantinenwirte würden sich, wenn sie ihre Kunden besser zu beraten vermöchten, außerdem in ihrem eigenen Handlungsbereich – beispielsweise beim Einkauf, beim Kochen, beim Einsatz von Insektiziden und Pestiziden – gesundheitsbewußter verhalten. Darüber hinaus bedürften sie der Geschmacksbildung, daß gesündere Mahlzeiten, wenn sie richtig zubereitet werden, jedenfalls nicht schlechter schmecken als andere.

Wenn die Gesundheitsberater erfolgreich arbeiteten, würde der Bedarf an krankheitsmedizinischen Leistungen allmählich zurückgehen, längerfristig wohl tendenziell auf die Hälfte. Dadurch relativierte sich die von der WHO geübte Kritik, die medizinische Ausbildung sei »statt auf Krankheit und Gesundheit ausschließlich auf Krankheit ausgerichtet« (1999, 165), denn zur Behandlung von Krankheiten würden Mediziner ja weiterhin gebraucht. Allerdings sollten auch die Fachärzte ärztlich umfassender gebildet sein als jetzt.

Die WHO hat vorgeschlagen, »Public-Health-Manager« sollten durch ein »gesundheitswissenschaftliches Diplomstudium ... wissen, was verschiedene Sektoren und verschiedene Partner zur Lösung gesundheitlicher Probleme beitragen können, sie müssen in der Analyse bevölkerungsbezogener Gesundheitsprobleme geschult sein, in Konzepten zur Bewältigung von Problemen der Lebensweise verankert sein« (176f.).

Während die Gesundheitsberater, so wie ich sie mir vorstelle, sich im wesentlichen dem individuellen Verhalten widmen und dadurch zur gesundheitspolitischen Willensbildung beitragen würden, sollten sich also die Public-Health-Manager als Gesundheits-Politologen mit den zu verändernden Verhältnissen beschäftigen. Zu ihren Aufgaben würde es insbesondere gehören, Stadtplaner und Architekten, Verkehrs- und Umweltwissenschaftler, Volks- und Betriebswirte, Verwaltungs- und Finanzwissenschaftler sowie alle Bildungsplaner für die gesundheitspolitischen Konsequenzen ihres jeweiligen Handelns zu sensibilisieren. Dies setzt voraus, die fraglichen Konsequenzen zunächst einmal selbst herauszuarbeiten.

Nun gibt es natürlich viele Menschen, welche sich jegliche Einrede in ihre Lebensweisen verbitten. In dem Brief der Krankenkassen an die 75 000 Versicherten, denen das Hamburgisch-Pfälzische Modellprojekt gewidmet war, stand vermutlich auch nicht ausdrücklich, daß die »Beeinflussung der Lebensgewohnheiten der Versicherten« von seiten der Auftraggeber der Zweck der Übung war. Der Einladung zu einer Gesundheitsberatung ist aber immerhin jeder fünfte gefolgt, und andere haben erklärt, sie fühlten sich bereits hinreichend gut beraten. Es gibt also offensichtlich nicht nur keinen allgemeinen Widerstand gegen jegliche Gesundheitsberatung, sondern zumindest bei einer Minderheit sogar einen nachgewiesenen Bedarf.

# Epilog
# Politische Medizin

> *Gesundheit verlangen in ihren Gebeten die Menschen von den Göttern; daß sie aber die Kraft dazu in sich selbst haben, wissen sie nicht, sondern indem sie ihr durch ihre Unmäßigkeit entgegenwirken, werden sie selbst Verräter an der Gesundheit durch ihre Begehrlichkeit.*
>
> Demokrit, Diels 1951, B 234

Dieses Buch geht auf ein Erlebnis zurück, das ich einem Vortrag des Medizinsoziologen Johannes Siegrist auf der Jahrestagung 2000 der Viktor-von-Weizsäcker-Gesellschaft verdanke. Ich habe damals zum erstenmal von den Whitehall-Studien gehört, die im dritten Kapitel besprochen sind, und dachte daraufhin: Wenn das *so* ist – sollten wir dann nicht zuerst einmal etwas an den Arbeitsverhältnissen ändern, statt abzuwarten, bis die Leute krank werden, und sie dann medizinisch zu behandeln? Warum geschieht das nicht? Mir wurde klar, daß unser sogenanntes Gesundheitswesen sich zu einem reinen Krankheitswesen entwickelt hat. Ich dachte aber auch: Bietet die Kostenkrise, in welche die Krankheitsmedizin geraten ist, vielleicht eine Chance, aus dieser Verengung wieder herauszufinden?

Ein Gesundheitswesen, das seinen Namen verdient, sollte dafür sorgen, daß die Menschen möglichst gar nicht erst krank werden, jedenfalls aber nicht an pathogenen gesellschaftlichen Verhältnissen erkranken, sei es in den Arbeitsbedingungen oder im Verkehrswesen, durch mangelnde Bildung oder fehlende Wärme in der Fürsorge. Statt dessen versteht sich die Medizin fast nur auf Krankheiten, was sich auch an dem Mißverständnis der Prävention als deren bloßer Früherkennung zeigt. Sie weiß aber kaum etwas davon, wie zu leben sei, um gar nicht erst krank zu werden. Trotzdem meint man im allgemeinen, wenn viele Menschen an Krebs oder Herzkrankheiten sterben, müsse dagegen medizinisch etwas getan werden. Dies aber ist ein Irrtum, denn man sollte lieber dafür sorgen, daß es gar nicht erst soweit kommt. Wahrscheinlich sterben viel mehr Menschen an Einsamkeit als an dem Krebs, der schließlich dazukommt. *Haben wir etwa die Gesundheit zugunsten der Medizin vernachlässigt?* Die in diesem Buch vorangegangenen Überlegungen deuten darauf hin, daß es so ist. Ein wirkliches Gesundheitswesen ist im wesentlichen keine medizinische, sondern eine politische Aufgabe.

Dies hat bereits Rudolf Virchow so gesehen, nachdem er 1848 kurz vor der Märzrevolution als Mitglied einer kleinen Delegation der preußischen Regierung in Oberschlesien gewesen war, um sich ein Bild von der dort ausgebrochenen Typhusepidemie zu machen. Er kam zurück mit dem Befund: Diese Epidemie ist kein medizinisches, sondern ein politisches Problem, entstanden durch eine – vom preußischen Staat zu verantwortende – politisch-zivilisatorische Verwahrlosung dieses Gebiets. Hier vor allem eine medizinische Hilfe aufzubieten wäre *medizinisch richtig und politisch falsch* gewesen – so als wollte man in unserer Zeit den Hungernden in der Dritten Welt im wesentlichen durch Nahrungsmittelspenden helfen.

Virchow verdanken wir auch den Ausdruck »Politische Medizin«. Trotz der vielen Virchowstraßen in unseren Städten ist dieser Ansatz in der Praxis des heutigen Gesundheits- bzw. Krankheitswesens so gut wie vergessen. Uns seiner zu erinnern ist in der heutigen Krise der Medizin aber meines Erachtens der einzige Ausweg, denn auch unsere Krankheiten sind im wesentlichen kein medizinisches, sondern ein politisches Problem. Was Virchow im heutigen Bewußtsein zu unserer Situation gesagt haben könnte, ist der Gegenstand dieses Buchs.

Unsere gesundheitliche Situation unterscheidet sich weniger von der in Oberschlesien zu Virchows Zeit, als man angesichts des Wohlstandsunterschieds meinen könnte.

Denn die »derzeitige Epidemie von Übergewicht, Bewegungsmangel, erhöhten LDL-Cholesterin- und Blutdruckwerten … wird dafür sorgen, dass die jetzige Generation der Kinder auch in Deutschland die erste ist, die eine schlechtere Gesundheit als ihre Eltern zu erwarten hat« (Lauterbach 2009, 90 f.).

Dies gilt vor allem für die sozial schwächeren Schichten und ist wie 1848 eine Folge sozialer Verwahrlosung. Die Kostenexplosion in der Krankheitsmedizin liegt teils an der dadurch bedingten Zunahme der Zahl der Krankheiten, teils an kostensteigernden Verbesserungen der medizinischen Therapien durch den technischen Fortschritt. *Es gibt keinen andern Ausweg aus dieser Begrenzungskrise als die Verminderung der Zahl der Krankheiten durch eine neue Politische Medizin.*

## Solidarisch finanziert und unsolidarisch beansprucht – Die Grenzen des bisherigen Gesundheitswesens

In der derzeitigen Gesundheitspolitik ist Virchows Politische Medizin noch nicht wiederentdeckt worden. Statt dessen versucht man politisch oder von den Krankenkassen her die Krankheitskosten zu drücken oder zu verlagern, sei es bei den Medikamenten, bei den Medizinern, in den Krankenhäusern oder durch zusätzliche Belastungen der Patienten. Auch der Gesundheitsfonds ist eine solche Umverteilungsmaßnahme. Nachdem die anfänglich bestehenden Kostenreserven ausgeschöpft sind, führen die Einsparungen in einer bedrohlichen Weise zu steigenden Unzufriedenheiten aller Beteiligten und zur Verschlechterung der medizinischen Versorgung. So darf es nicht weitergehen.

Wieweit die Beteiligten die bisherigen Maßnahmen für Gesundheitspolitik halten, ist mir nicht deutlich. Die Bewertungen von Jörg-Dietrich Hoppe (2008) oder von Bert Rürup und Martin Albrecht (2008) klingen zumindest sehr unzufrieden. Zu Recht bemerkt auch der Sachverständigenrat:

»Das deutsche Gesundheitswesen leidet an einer mangelnden Orientierung im Hinblick auf explizite gesundheitliche Ziele, was fast zwangsläufig zu einer Überbetonung der Diskussion über die Ausgabenebene führt. ... Infolge dieser einseitigen Betrachtungsweise reduzierten sich die meisten ›Gesundheitsreformen‹ auf reine Kostendämpfungsmaßnahmen. Der Dominanz der Ausgabenbetrachtung könnte und sollte mit einer breiten und öffentlichen Zieldiskussion begegnet werden« (2000/01, Ziffer 1).

Ich kann der Empfehlung, eine breite und allgemeine Diskussion über die Ziele der Gesundheitspolitik zu führen, nur zustimmen und habe dieses Buch als einen Beitrag zu einem solchen öffentlichen Diskurs geschrieben. Eine dafür vorbildliche, qualifizierte und erfolgreiche politische Willensbildung in der Öffentlichkeit hat in den 1970er und 1980er Jahren über die Ziele der Energiepolitik stattgefunden (Ueberhorst 1985/1995). Zur damaligen Situation gibt es in der Gesundheitspolitik manche Parallelen. Auch in der Energiepolitik ist es zu einer Änderung des Selbstverständnisses der Nutzer und »zu einer Neubestimmung der Rollen der Akteure« (Sachverständigenrat 2000/01, Ziffer 11) gekommen, wie sie durch den Übergang vom jetzigen Krankheitswesen zu einem künftigen Gesundheitswesen gleichermaßen geboten wären.

Der Sachverständigenrat hat überdies darauf hingewiesen, daß Deutschland in den Gesundheits- bzw. Krankheitskosten beinahe an der Weltspitze liegt, in der Qualität der medizinischen Versorgung aber nur im Mittelfeld.

»Vorsichtig formuliert stützen die entsprechenden Ergebnisse in keiner Weise die hierzulande liebgewonnene These, dass Deutschland über ›das beste Gesundheitssystem der Welt‹ verfügt« (Ziffer 8).

Diesem unbefriedigenden Zustand wird weder durch Umverteilungen der Kosten noch durch bloße Effektivitätssteigerungen im Sinn der Evidence Based Medicine (EBM) nachhaltig abzuhelfen sein.

Soweit die Ziele der Gesundheitspolitik bereits öffentlich erörtert werden, steht der Gedanke im Mittelpunkt, erstens die Eigenverantwortlichkeit der Bürger für ihre Gesundheit zu stärken und zweitens die derzeitigen Akteure der medizinischen Versorgung – die niedergelassenen Mediziner, die Krankenhäuser und die Krankenkassen – einem erweiterten *Wettbewerb* auszusetzen. Damit soll erreicht werden, daß alle Beteiligten nicht mehr aus dem vollen der solidarischen Finanzierung wirtschaften. Ich halte beides für richtig, die dazu bisher gemachten Vorschläge aber nicht für hinreichend.

Was zunächst die persönliche Verantwortung der Bürger bzw.

Patienten angeht, so war es seit langem ein Ärgernis, daß die Leistungen der medizinischen Versorgung »zwar solidarisch finanziert, jedoch unsolidarisch beansprucht werden«. Der Arzt und Medizinpolitiker Horst Bourmer hat darauf verschiedentlich hingewiesen. Was hier fehlt, ist aber nicht erst die Eigenverantwortlichkeit für die entstehenden Kosten, sondern zuvor die für die eigene Gesundheit selbst. Denn wer sich für seine Gesundheit verantwortlich fühlt, wird möglichst gesund leben und dadurch Krankheitskosten vermeiden. Bourmer sieht die Wurzel des Übels deshalb darin, daß die Sorge für die Gesundheit hinter der kurativen Medizin zurückgeblieben bzw. »holistisches Denken ... vernachlässigt« worden ist.

»Ich sehe keinen anderen Weg als die langfristige Überwindung der Überspezialisierung in der Medizin und des Wiederzusammenfügens des ganzheitlichen Blickes des Arztes auf seinen Patienten. ... Nicht die Zelle, nicht das Organ, nicht das Körpersystem, sondern die soziale, psychische, seelisch-geistige und körperliche Entität des Menschen ist Ansatzpunkt des Arztes in der Prävention« (1995).

Bourmers Plädoyer für die selbstverantwortliche Prävention, also für das gesunde Leben im Gegensatz zur bloßen Früherkennung von Krankheiten, entspricht den Überlegungen dieses Buchs.
Demgegenüber richtet sich die gesundheitspolitische Diskussion derzeit nicht auf die Eigenverantwortlichkeit *für die Gesundheit*, sondern nur auf die Zurechnung bestimmter *Kosten des Krankseins*, soweit sie nicht durch eine allgemeine Grundversorgung abgedeckt sind. Zwar könnten die selbst zu tragenden Kosten die Patienten daran erinnern, daß sie bei gesünderer Lebensweise vielleicht gar nicht hätten krank zu werden brauchen, aber dies geschieht nicht, weil die Leute sich an das herrschende Krankheitswesen gewöhnt haben. Wie die Politiker denken auch sie nicht darüber nach, warum es überhaupt zu Krankheiten kommt. Charakteristisch für die allgemeine Verwechslung von Kostenzurechnung und Eigenverantwortung ist die folgende Empfehlung einer interdisziplinären Arbeitsgruppe zur Gesundheitspolitik:

Zwar ist »aus moralischer Sicht ... eine jedermann gewährte Grundversorgung zu fordern. Hingegen ist eine vollumfängliche Gesundheitsversorgung moralisch nicht geboten und nur eingeschränkt wünschenswert. Es geht dabei auch um eine Stärkung der Eigenverantwortung« (Gethmann u.a. 2005, 237).

Weil in dieser Bewertung der Fortbestand des bisherigen Krankheitswesens unterstellt wird, braucht man sich nicht darüber zu wundern, daß dabei wieder nur eine Umverteilung der Kosten herauskommt, ohne ihren weiteren Anstieg zu verhindern. Ausdrücklich bestätigt finde ich dies bei Friedrich Merz, der ebenfalls für eine stärkere Eigenverantwortlichkeit eintritt, in seiner Bewertung aber hinzufügt, wir müssten uns gleichwohl »darauf einstellen, dass der Anteil, der aus dem verfügbaren Einkommen für die Gesundheit bereitgestellt werden muss, zulasten anderer, vor allem konsumorientierter Ausgaben steigt« (2008, 3). Solange wir uns allenfalls für die Krankheitskosten, die hier als Gesundheitskosten gelten, aber nicht wirklich für unsere Gesundheit verantwortlich fühlen, dürfte also das herrschende Krankheitswesen weiterhin steigenden Ansprüchen ausgesetzt sein.

Dasselbe gilt für die bisherigen Ansätze zur Stärkung des Wettbewerbs. Unser Gesundheits- bzw. Krankheitswesen marktwirtschaftlich zu öffnen hat den weiteren Kostenanstieg der medizinischen Versorgung auf längere Sicht weder verhindert noch begrenzt, weil man die bisherige Rollenverteilung zwischen den Bürgern, den Versicherungen und den Einrichtungen der Krankenversorgung unverändert beibehalten hat. Denn ein Markt besteht – wie bereits im ersten Kapitel erläutert – nur dort, wo sich ein Kostenbewußtsein der Verbraucher bilden kann, unter konkurrierenden Angeboten dasjenige zu wählen, das seinen Preis am ehesten wert ist. Einen in diesem Verständnis wirklichen Markt gibt es bei der derzeitigen Rollenverteilung

– weder für die Bürger, denn sie hätten zwar die Möglichkeit, gesünder zu leben oder politisch für gesündere Lebensverhältnisse zu sorgen, interessieren sich aber kaum oder gar nicht für die Kosten ihrer Krankheiten, solange diese von den Versicherungen getragen werden. Ihnen fehlt das Gefühl der Eigenver-

antwortlichkeit für ihre Gesundheit, so daß sich kein Kostenbewußtsein bilden kann;
- noch für die Versicherungen (gesetzliche oder private), denn sie haben zwar ein Kostenbewußtsein, können damit aber allenfalls die Kosten der Krankenversorgung drücken, nachdem der Krankheitsfall bereits eingetreten ist, die für die Kosten entscheidende Alternative zwischen Gesundbleiben und Krankwerden also gar nicht mehr besteht.

Denjenigen also, die ein Kostenbewußtsein geltend machen könnten, fehlt dieses Bewußtsein, und diejenigen, die es haben, können es nur sehr eingeschränkt geltend machen.

Wo es unter den gegebenen Bedingungen im wesentlichen gar keinen Markt gibt, kann man ihn auch nicht erweitern. Daran scheitern die bisherigen Versuche, die Krankenversorgung marktwirtschaftlich zu öffnen, um die Kosten zu reduzieren. Die Alternative zum jetzigen System ist also nicht etwa ein staatliches Gesundheitswesen, sondern erst einmal die *Einführung eines Markts mit eigenverantwortlichen Teilnehmern, auf dem sich ein Kostenbewußtsein für das Kranksein bildet,* das dann auch die Kosten des herkömmlichen Krankheitswesens begrenzen kann. Eine solche Alternative ist der Übergang zu einem Gesundheitswesen im eigentlichen Sinn, so wie ich es im folgenden zur Diskussion stelle.

## Ein privatwirtschaftlich gemeinnütziges Gesundheitswesen

Wie könnten wir uns ein wirkliches Gesundheitswesen vorstellen, wenn wir noch einmal ganz von vorn anfangen dürften? Der Vorschlag, für den ich eintrete, folgt grundsätzlich den US-amerikanischen Health Maintenance Organizations in ihrer ursprünglichen Form (Miller/Miller 1981, 262 ff.) sowie deren schweizerischer Variante (Huber/Langbein 2004, 206 ff.), legt aber mehr Wert auf konkurrierende Angebote und gibt der Gesundheit auch institutionell die Priorität vor der medizinischen Versorgung. Demgegenüber ist das herrschende Krankheitswesen eine Anpassung an pathogene Lebensformen, also an eine Fehlentwicklung, die zu korrigieren ist.

Möglichst gesund zu bleiben, im Krankheitsfall aber mit dem Kostenrisiko nicht allein gelassen zu werden, sondern es in einer Solidarität mit Andern zu tragen, ist das persönliche Grundbedürfnis, an dem sich ein künftiges Gesundheitswesen zu bewähren hat. Von diesem Angelpunkt aus bedarf es zunächst keiner weiteren Annahmen über die Rolle des Staats, der Märkte oder des Kapitals, und man kann auch ganz offenlassen, ob es überhaupt Krankenkassen, kassenärztliche Vereinigungen, Ärztekammern oder einen Gesundheitsfonds zu geben braucht, um – soweit nötig – die Krankenversorgung zu organisieren.

Was wäre zu tun, wenn wir sowohl dem Bedürfnis, gesund zu bleiben, als auch dem nach Solidarität für den Krankheitsfall gerecht werden wollten? Ich beginne mit dem Krankheitsrisiko und werde dafür eine Lösung vorschlagen, die auch dem Gesundbleiben am ehesten dient. Daß der einzelne mit seinem Krankheitsrisiko nicht allein gelassen wird, ist grundsätzlich auf zweierlei Weise möglich. Entweder teilt ein ganzes Volk diese Risiken durch ein allgemeines Gesundheitswesen in staatlicher oder jedenfalls öffentlicher Regie, oder es bilden sich Gruppen, welche die persönlichen Krankheitsrisiken in sich *solidarisch* tragen. Dieser letztere Weg kann sowohl genossenschaftlich als auch marktwirtschaftlich oder in einer Kombination beider Möglichkeiten gegangen werden. Ich halte ihn für flexibler als die staatliche Lösung.

Solidarität bedeutet, daß sich alle und jeder für alle und jeden mitverantwortlich fühlen. Um dies zu gewährleisten, muß immer auch dafür gesorgt werden, daß Einzelne sie nicht zu Lasten derer, die mit ihnen solidarisch sind, ausnutzen (Olson 1965). Dazu bedarf es eines institutionellen und persönlichen Interesses, unnötige Kosten zu vermeiden, d.h. möglichst gar nicht erst krank zu werden oder – wenn dies doch geschieht – sich nicht unnötig teuer behandeln zu lassen. In einem öffentlichen Gesundheitswesen ist dieses Privatinteresse am allgemeinen Wohl nicht leicht zu gewährleisten. Auch in unserem derzeitigen Gesundheits- bzw. Krankheitswesen fehlt es daran, weil es die marktwirtschaftliche Verfassung zu Unrecht prätendiert, denn den Bürgern fehlt das Kostenbewußtsein für die medizinische Versorgung. Dieses Bewußtsein kann aber durch marktwirtschaftliche Lösungen gebildet werden, wenn sie richtig eingerichtet sind.

Für die beste Möglichkeit halte ich, daß *die Einrichtung, durch die man das persönliche Krankheitsrisiko gemeinsam mit andern trägt, die Krankenfürsorge selbst übernimmt*, also nicht nur eine Versicherung ist. So wie man sich bei einem Energieversorgungsunternehmen (EVU) anmeldet, um mit leitungsgebundener Energie versorgt zu werden, könnte man sich dann auch bei einem Krankenversorgungsunternehmen anmelden, um sich im Krankheitsfall ärztlich betreuen zu lassen. Dieser Vorschlag dient nicht nur der – von Bourmer seit Jahrzehnten befürworteten – besseren Verschränkung von ambulanter und stationärer medizinischer Versorgung, sondern geht durch die institutionelle Vereinigung von Versicherungen und medizinischer Versorgung auch über die Health Maintenance Organizations (HMO) hinaus.

Der Hauptvorteil der vorgeschlagenen Versorgung wäre aber zweitens, daß durch sie aus dem derzeitigen Krankheitswesen zugleich wieder ein richtiges Gesundheitswesen werden könnte, indem sie sich von vornherein als *Gesundheitsversorgungsunternehmen* (GVU) konstituierten. Die Bedürfnisse nach Gesundheit und nach Solidarität im Krankheitsfall würden also gleichzeitig gedeckt. Anders als die jetzigen Krankenversorgungsunternehmen, sowohl die freien Praxen als auch die Krankenhäuser, die sich nur in der Behandlung von Krankheiten und nicht auch durch deren Vermeidung wirtschaftlich bewähren, hätten die GVU nämlich ein grundsätzliches Interesse daran, daß ihre Klienten gar nicht erst krank werden. Ein solches Interesse haben jetzt nur die Krankenkassen bzw. Krankenversicherungen, können es gegenüber den Medizinern in der Krankenversorgung aber nicht angemessen geltend machen.

Die spätere Entwicklung der US-amerikanischen Health Maintenance Organizations zeigt allerdings, daß das grundsätzliche Interesse am Gesundbleiben der Mitglieder durch Profitinteressen pervertiert werden kann (Coombs 2005). Dies ist auch unter Konkurrenzbedingungen möglich, wenn das gemeinsame Interesse an möglichst hohen Umsätzen stärker ist als die gegenseitige Konkurrenz, denn hohe Umsätze sind am ehesten durch die medizinische Versorgung, d.h. durch ein Krankheitswesen heutiger Art, zu erwirtschaften. Es muß also institutionell dafür gesorgt werden, daß das gemeinsame Profitinteresse die Konkurrenz nicht unterläuft.

Non-profit-Unternehmen wie Stiftungen sind dafür eine von mehreren Möglichkeiten.

In einem GVU der vorgeschlagenen Art würden die Ärzte demgegenüber alles tun, damit ihre Klienten möglichst gesund bleiben und ihre Dienste nicht mehr als nötig in Anspruch nehmen. Denn dies ist für sie nicht nur ärztlich sinnvoll, sondern senkt auch die Kosten und stärkt die Konkurrenzfähigkeit des Unternehmens. Sie würden also – wie im fünften Kapitel beschrieben – den persönlichen Kontakt zu ihren Klienten suchen und vor allem lebensbegleitend als Gesundheitsberater oder als ein Gesundheits-Coach und möglichst wenig medizinisch tätig werden wollen. Die GVU kämen dadurch dem vermeintlich traditionell chinesischen System ziemlich nahe, daß der Arzt nur honoriert wird, solange der Klient nicht erkrankt. Dabei halte ich es auch um der Qualität der Versorgung willen für wichtig, daß möglichst überall verschiedene Versorger miteinander konkurrieren und daß die Mitglieder ihr GVU mühelos wechseln können.

Rechtlich könnten die GVU als regional konkurrierende Privatunternehmen mit besonderer öffentlicher Verantwortung konstituiert werden. Bei der jetzigen Gesetzeslage wären die Krankenversicherungen vielleicht der beste Ausgangspunkt für ihre Bildung, d.h., Versicherungen sollten mit Krankenhäusern und ambulanten Arztpraxen so fusionieren, daß die neuen Gesellschaften ihren Mitgliedern eine möglichst große und umfassende Kompetenz zur gesundheitlichen *und* medizinischen Versorgung bieten könnten.

Gesorgt werden muß aber auch dafür, daß die GVU-Mitglieder selbst ein persönliches und wirtschaftliches Interesse daran haben, möglichst nicht krank zu werden. Ein solches Interesse scheint den Mitgliedern der Health Maintenance Organizations nicht oder nicht hinreichend vermittelt worden zu sein. Die Hauptschwierigkeit dabei ist wohl, daß die gesundheitliche Eigenverantwortlichkeit der Bürger durch das Versicherungswesen degeneriert ist. Ich nehme an, daß es auch finanzieller Anreize bedarf, um daran etwas zu ändern.

Tarifpolitisch stelle ich mir vor, daß Selbstbeteiligungen der GVU-Mitglieder nicht nur finanzieller Art, sondern vor allem durch Verpflichtungen zur Einhaltung bestimmter, gelegentlich zu kontrollierender Grenzwerte (z. B. des Körpergewichts, der Blutwerte etc.) möglich sein sollten. Die Mitglieder der GVU hätten dadurch einen persönlichen Anreiz, die Gesundheitsberatung durch ihr GVU stärker als die medizinische Versorgung in Anspruch zu nehmen. Demgegenüber bieten die Health Maintenance Organizations im wesentlichen eine Krankenversorgung herkömmlicher Art und haben dadurch auch nur begrenzte Kostenvorteile gegenüber dem bisherigen System. Wer sich durch eine Selbstverpflichtung bevormundet fühlt, braucht sie nicht einzugehen und zahlt den höheren Tarif. Finanzielle Anreize werden aber wohl ohnehin erst dann wirklich attraktiv, wenn es zu einem gesundheitsorientierten Bewußtseinswandel kommt. Soweit es soziale Ungleichgewichte im Hinblick auf Risikopatienten gibt, finde ich es besser, diese sozialpolitisch und nicht gesundheitspolitisch auszugleichen.

## Sozialstaatliche Bewertung des Vorschlags

Einen »dritte[n] Weg in der Gesundheitspolitik« sucht auch Karl Lauterbach, um »die Vorteile des Marktes mit denen eines starken Sozialstaates« zu verbinden. Ich stimme diesem Ziel und auch seiner Diagnose des jetzigen Gesundheits- bzw. Krankheitswesens vor allem darin uneingeschränkt zu, »dass wir den Erhalt der Gesundheit ... zugunsten der Krankheitsbehandlung vollkommen vernachlässigen«, so daß man es in der Medizin ständig mit Krankheiten zu tun hat, »deren Entstehung oder deren Fortschreiten hätte vermieden werden können« (2009, 199/182/40). Dabei spielt eine große Rolle, daß die Forschungsergebnisse auf diesem Gebiet im wesentlichen aus den angelsächsischen Ländern stammen und die meisten Ärzte des Englischen nicht hinreichend mächtig sind. Zur Abhilfe gegen die jetzige Misere schlägt Lauterbach dann aber nur das Hausarztmodell, ein Ende der Zweiklassenmedizin durch eine Bürgerversicherung und eine bezahlte Fortbildung der Mediziner vor, damit sie fachlich besser und auch für die vorbeugende Gesundheitsberatung kompetent werden. Ich halte dies alles für richtig, jedoch noch nicht für hinreichend. Ohne einen weitergehenden Strukturwandel ist insbesondere der Markt im Gesundheitswesen nicht zu haben.

In der bisherigen gesundheitspolitischen Debatte war die Diskrepanz von Marktwirtschaft und Versicherungswesen kein Thema. Auch die Gesetzliche Krankenversicherung (GKV) wird in der Regel nicht in Frage gestellt, geschweige denn das ganze Versicherungswesen. Als »systemverändernde Vorschläge« gelten in der *Kieler Synopse* (Beske 2002, 22) der bisherigen Reformvorschläge für das Gesundheitswesen bereits die Erweiterung der GKV zu einer allgemeinen Bürgerversicherung, ihre Auflockerung zu einer bloßen Versicherungspflicht und der Übergang zu einem Kostenerstattungssystem, in dem also der Versicherte wenigstens merkt, was die jeweilige Behandlung kostet. Eine künftige Gesundheitspolitik sollte aber die jetzigen Strukturen nicht für unabänderlich halten. Die Situation ist so verfahren, daß auch eine »Neubestimmung der Rollen der Akteure« (Sachverständigenrat) nicht mehr ausgeschlossen werden darf. Dies bestätigt ein Rückblick auf die bisherige Entwicklung und ihre Leitbilder.

Von Seneca ist der Satz überliefert, König sei, wer nichts fürchtet, aber er hielt dies nicht für eine hinreichende Bedingung, um ein guter König zu sein. Vor einem Herrscher, der nichts fürchtet, müßte man sich ja im höchsten Maß fürchten, da er bedenkenlos zu jedem Unrecht imstande wäre. Seneca hat dementsprechend hinzugefügt, daß er nicht nur von Furcht, sondern auch von Habsucht und andern Untugenden frei sein solle (*Thyestes*, Vers 348 ff.). Auffällig ist, daß diese zusätzliche Bedingung sowohl in einem sozialpolitischen Lob des Versicherungswesens (Ewald 1986, 221 f.) unerwähnt bleibt, als auch in der entsprechenden Praxis nicht hinreichend zur Geltung kommt. Denn eine Versicherung soll ihren Mitgliedern doch nur insoweit die Furcht nehmen, wie dies nicht die Verantwortungslosigkeit fördert, und diese Bedingung ist im heutigen Gesundheits- bzw. Krankheitswesen keineswegs erfüllt.

Aus der Sozialgesetzgebung seit 1883, die zunächst sozialen Diskriminierungen begegnen sollte, ist mittlerweile der allgemeine Sozialstaat hervorgegangen. Dieser hat, als wir uns dies in den 1960er und 1970er Jahren wegen großer Produktivitätszuwächse vorübergehend leisten konnten, die Form eines Wohlfahrtsstaats angenommen, in dem möglichst niemand irgend etwas zu fürchten brauchte. Ob das gut war oder bereits durch den unsolidarischen

Gebrauch einer solidarischen Finanzierung gegen Senecas Zusatzbedingung verstoßen hat, ist jetzt nicht mehr die Frage. Inzwischen kommt es aber darauf an, die sozialstaatliche *Demokratie* auch unter weniger bequemen Bedingungen als denen der Aufbaujahre nach dem Zweiten Weltkrieg aufrechtzuerhalten. Und hier erweist sich der bloße Rückbau des Wohlfahrtsstaats politisch als eine Gefährdung unserer staatlichen und gesellschaftlichen Ordnung, vor allem unter den Bedingungen einer zunehmenden gesellschaftlichen Ungleichheit.

Die bisherige Gesundheitspolitik, welche die frühere Vollversorgung tendenziell auf eine Grundversorgung und zunehmende Kostenbeteiligungen des Patienten zurückzuführen sucht, die aber noch lange keine Eigenverantwortlichkeit nach sich ziehen, ist ein typisches Beispiel des bloßen Rückbaus bisheriger Besitzstände. Dagegen zeigt sich nun, daß die frühere Rundumversorgung ohnehin nicht die beste Lösung war, weil sie die persönliche Verantwortung für die eigene Gesundheit eingeschläfert und die *medizinische Versorgung zu Lasten der Gesundheit optimiert* hat. Die Gesundheitsversorgungsunternehmen wären auch *sozialstaatlich* eine wesentlich bessere Lösung als das wohlfahrtsstaatliche Krankheitswesen, in dem niemand eine Krankheit zu fürchten brauchte, so daß die Eigenverantwortlichkeit für die Gesundheit mehr und mehr verkümmerte. Ich gebe also ein Beispiel, wie an die Stelle des Wohlfahrtsstaats *ein besserer Sozialstaat* treten würde, wenn wir im Sinn des Sachverständigenrats zu einer Neubestimmung der Rollen der Akteure kämen. Mein Vorschlag dient im Sinn von Stephan Lessenich der *Neuerfindung des Sozialen* (2008), der es in unserer Zeit bedarf.

Dieser Neuerfindung bedarf es auch für das Gesundheitswesen, denn die Krankenversorgung ist tatsächlich solidarisch finanziert und unsolidarisch in Anspruch genommen worden. Die Solidargemeinschaft der Versicherten hat bisher eigentlich gar nicht existiert. In einem Gesundheitswesen, das seinen Namen verdient, aber könnte sie verwirklicht werden. Der kategorische Imperativ dazu würde lauten: *(1) Verhalte dich so, daß du die Hilfe der Solidargemeinschaft möglichst nicht in Anspruch zu nehmen brauchst. (2) Wo es unter den derzeitigen Verhältnissen kaum möglich ist, sich gesund zu verhalten, werde politisch aktiv, damit die Verhält-*

*nisse sich zugunsten eines gesünderen Lebens ändern. (3) Wenn du trotzdem krank wirst, hilft dir dein solidargemeinschaftliches GVU.*

Alternative: Der Gesundheitsstaat

Was bisher als Solidargemeinschaft bezeichnet wird, ist eigentlich nur ein Verband von Individualisten zur wechselseitigen Ausnutzung, die auf ihre Gesundheit wenig Rücksicht nehmen und die Krankheitskosten gleichermaßen rücksichtslos ihren Verbandsgenossen überlassen. Daß dies nicht gutgehen kann, liegt auf der Hand, wird dank des kostentreibenden medizinischen Fortschritts aber schneller absehbar, als es sonst zu erwarten gewesen wäre. Juli Zeh hat in einem Theaterstück, dem auch ein Roman (2009) gefolgt ist, geschildert, welch böses Ende es mit dem jetzigen Gesundheits- bzw. Krankheitswesen schon mittelfristig nehmen könnte.

Das Stück *Corpus delicti* wurde 2007 in Essen zuerst aufgeführt und spielt um die Mitte des 21. Jahrhunderts. Der Kontext ist eine Bruder-Schwester-Beziehung im Konflikt mit den in einer Art Gesundheitsstaat bestehenden politischen Verhältnissen. Nach den Vorbildern von Sophokles und Orwell hätte das Stück auch *Antigone 2048* heißen können. Vorausgesetzt wird, daß die rein somatische Medizin heutiger Art bis dahin beibehalten worden sein wird und sich auch die Kosten so weiterentwickelt haben werden wie bisher, so daß das herkömmliche Gesundheits- bzw. Krankheitswesen schließlich unbezahlbar geworden sein wird.

Der Befreiungsschlag, zu dem es dann gekommen ist, bestand darin, »Gesundheit als Prinzip staatlicher Legitimation« zu proklamieren und durchzusetzen. Überhaupt noch krank zu werden gilt im Gesundheitsstaat als geradezu unanständig. Krankheiten sind sogar ausdrücklich zu Verstößen gegen die herrschende Gesundheitsordnung erklärt worden. Man trinkt in der Regel nur noch heißes Wasser, der übliche Gruß lautet »Santé«, und daran hat man sich zu halten.

Grundsätzlich lebt man zwar so weiter wie jetzt, ist nun aber verpflichtet, für die Gesundheit alles das zu tun, was der somatischen Medizin dazu eingefallen ist, also insbesondere die Blutwerte, die Urinwerte und den Blutdruck zu kontrollieren sowie ein tägliches Pensum von soundsoviel Kilometeräquivalenten auf dem Heimtrainer zu absolvieren. Außerdem hat man sich regelmäßig zu präventiven amtsärztlichen Untersuchungen einzufinden, damit festgestellt wird, ob trotz alledem vielleicht doch eine Krankheit im Anzug sein könnte. Eugenik und Keimbahntherapie kommen hinzu. Wer die Regeln nicht einhält, wird zu einem behördlichen Klärungsgespräch eingeladen und gegebenenfalls zur Teilnahme an medizinischen und hygienischen Fortbildungsmaßnahmen verpflichtet. Das System funktioniert so gut, daß es kaum noch Krankheiten gibt.

In Juli Zehs Zukunftsentwurf entwickelte sich ein Widerstand gegen den Gesundheitstotalitarismus, dessen Ergebnis offenbleibt, der aber schwerlich zu dem individualistischen Ausnutzungsverband von heute zurückgeführt haben dürfte. Um so mehr sollten wir uns fragen, wie der bei weiter steigenden Kosten irgendwann wohl tatsächlich unvermeidbare Gesundheitsstaat, dessen Heraufziehen man ja auch in unserer Zeit schon spüren kann (Reye 1993), noch rechtzeitig abzuwenden wäre. Die Gesundheitsversorgungsunternehmen sind eine solche Möglichkeit. Auch hier dürften sich viele Menschen durch die Einreden eines Gesundheitsberaters, wie ich sie im fünften Kapitel angedeutet habe, in ihrer persönlichen Selbstbestimmung (Autonomie, nicht Freiheit) bevormundet fühlen. Tendenziell gesundheitsstaatlich wirkt außerdem die regelmäßige Erhebung der gesundheitsrelevanten Daten, die ich mit der Tarifermäßigung durch Selbstbeteiligung verbunden habe. Im Gegensatz zum Gesundheitsstaat *muß man* aber als Mitglied eines GVU keine Tarifermäßigung durch eine gesundheitliche Selbstbeteiligung in Anspruch nehmen. Wer so weiterleben will wie bisher, ist daran nicht gehindert, sondern kann sich in den höchstmöglichen Tarif einstufen lassen und dafür ein Krankheitswesen zu steigenden Kosten in Anspruch nehmen. Allerdings sollte zumindest denjenigen Patienten, die sich darauf versteifen, nur medizinisch behandelt zu werden, obwohl ihnen medizinisch nichts fehlt, um der ärztlichen Berufsehre willen häufiger als bisher gesagt werden: Was Sie eigentlich brauchen, bekommen Sie hier nicht.

Bewußtseinswandel

Dies alles sind Themen des öffentlichen Diskurses, der zur politischen Willensbildung über ein künftiges Gesundheitswesen, das seinen Namen verdient, geführt werden sollte. Der Angelpunkt dieser Willensbildung wären aber nicht erst die Sorge für die Gesundheit und die wirkliche Solidarität im Krankheitsfall, sondern die Einsicht, daß die heutigen Lebensformen ungesund geworden sind, weil wir unsere Leiblichkeit vernachlässigen. Ein Leibgefühl bildet sich durch die lebendige Erfahrung,

- daß wir pro Tag mehrere Stunden körperliche Bewegung im natürlichen Mitsein brauchen, um die allzu verkopfte Berufstätigkeit zu kompensieren, also insbesondere das Autofahren und das Fernsehen möglichst meiden sollten;
- daß nichts gesünder ist als ein sinnvolles Leben, in dem also das, was man tut, um seiner selbst willen getan wird, d.h. möglichst kreativ aus einer intrinsischen Motivation im Mitsein mit Andern. Dies gelingt nur, wenn alles seine Zeit hat und nichts unter Streß geschieht;
- daß Nahrungsmittel uns nur insoweit gut ernähren, wie dies in einem angemessenen Mitsein mit andern Menschen und der natürlichen Mitwelt geschieht.

Ein im persönlichen, gesellschaftlichen und natürlichen Mitsein gesunder Mensch wird nicht körperlich krank. Es bedarf der gesundheitlichen Bildung, um dies einzusehen, und zwar sowohl der kognitiven als auch der Gefühls- oder Gemütsbildung, weil das menschliche Erkennen und Verhalten von einem Gefühlsbewußtsein geleitet wird. Kinder sind für diese Bildung offener als Erwachsene, aber man kann sich der kindlichen Prägungen auch in späteren Jahren erinnern.

Zur politischen Willensbildung für ein künftiges Gesundheitswesen gehört die lebendige Erfahrung, daß Gesundheit und Krankheit Charaktere des persönlichen, gesellschaftlichen und natürlichen Mitseins sind, auch deshalb, weil wirtschaftliche Interessen uns davon abzuhalten suchen. Insbesondere die Auto-, die Nahrungsmittel- und die Fernsehindustrie leben und profitieren davon, daß wir uns viel zu wenig körperlich bewegen und uns ungesund ernähren. Den dazu aufgebotenen Verführungen entgeht man leichter gemeinsam als alleine. Auch die vorgeschlagenen tariflichen Anreize für ein gesünderes Leben dürften nur in Verbindung mit einem gewandelten Gefühlsbewußtsein stark genug sein, um den massiven Verlockungen durch die Mühelosigkeiten des Bewegt- und Unterhaltenwerdens sowie ihren Korrelaten in der Ernährung zu entgehen. Daß große Teile der Gesellschaft kaum noch Zigaretten rauchen, nachdem deren Schädlichkeit einer breiten Öffentlichkeit bewußt geworden war, ist ein gutes Vorbild, wie ein allgemeiner Bewußtseinswandel den persönlichen Widerstand erleichtern kann. Bloße Steuererhöhungen hätten diesen Wandel ebensowenig bewirkt wie rein persönliche Anreize anderer Art.

Die Einsicht, daß unsere Lebensformen leibfremd und dadurch ungesund geworden sind, hat politische und wirtschaftliche Konsequenzen für fast alle Lebensbereiche. Soweit durch nichtmedizinische Maßnahmen mittlerweile mehr für die Gesundheit getan werden kann als durch die medizinische Versorgung, sollte sich der gesundheitspolitische Diskurs also auch damit beschäftigen, wie insbesondere durch Bildungs-, Sozial-, Wirtschafts-, Beschäftigungs-, Verkehrs-, Städtebau- und Umweltpolitik umfassender als bisher für die allgemeine Gesundheit gesorgt werden könnte. Dabei dürften sich unerwartete Querverbindungen ergeben. Beispielsweise liegt eine Parallele zum Schulwesen darin, daß eine in ihren Grundfunktionen zunehmend versagende Gesellschaft wohl auch der medizinischen Versorgung Aufgaben zugeschoben hat, die anderweitig unerfüllt bleiben, für die ein Mediziner aber schwerlich kompetenter ist als ein Lehrer für das Nachholen der häuslichen Erziehung. Ich vermute, daß sich unsere Wirtschaft leichter an gesündere Bedürfnisse anpassen kann als die öffentlichen Einrichtungen.

Der öffentliche Diskurs über ein Gesundheitswesen würde wohl dazu beitragen, daß eine umfassende Gesundheitspolitik in absehbarer Zeit als eine Regierungsaufgabe wiederentdeckt und dabei die Alleinzuständigkeit des Gesundheitsministeriums für die Gesundheit aufgegeben wird. Da Querschnittsaufgaben durch unsere Regierungsorganisation nicht ohne weiteres wahrzunehmen sind, ist zunächst mit einer breiten Palette symbolischer Politik zu rechnen. Der steigende Kostendruck dürfte dann aber dafür sorgen, daß die Phase des Aktionismus in Gestalt von Forschungsprogrammen, Konferenzen, Ankündigungen und Verordnungen alsbald doch in eine effektive Politik übergeht.

Wirklich werden kann das in diesem Buch entworfene Gesundheitswesen wohl nur innerhalb von mindestens ein bis zwei Jahrzehnten. Ein Legislaturperioden-Politiker wird zu der von mir empfohlenen völligen Umstellung also vielleicht sagen: Das ist alles viel zu weit gespannt – man kann in der Politik immer nur kleine Schritte machen. Das letztere ist richtig, das erstere falsch. Denn wie will man die richtigen kleinen Schritte von den falschen unterscheiden, wenn kein längerfristiges Ziel verfolgt wird?

Politisch geltend zu machen sind die langfristigen Ziele aber tatsächlich nur, soweit die Öffentlichkeit sie zumindest tendenziell bejaht. Ich hoffe deshalb nicht in erster Linie darauf, daß Regierungen etwas tun, sondern auf den Wandel im allgemeinen Bewußtsein, der durch den gesundheitspolitischen Diskurs ausgelöst würde. Politiker können dem Bewußtsein der Öffentlichkeit in Demokratien – anders als Philosophen – immer nur sehr begrenzt vorausein, und einstweilen haben ja nur wenige Menschen überhaupt gemerkt, daß es in unserer Gesellschaft kein Gesundheitswesen im eigentlichen Sinn gibt. Der diskursive Wandel müßte vor allem mit sich bringen, daß wir über unsere Gesundheit und über unsere Krankheiten anders denken als bisher. Entscheidend ist, daß die Gesundheit und unsere Selbstverantwortung dafür uns in Zukunft mehr interessieren als die Krankheiten. Gesund zu sein bedeutet für Menschen in verschiedenen Lebensaltern, verschiedenen Regionen und verschiedenen Kulturen niemals dasselbe. Gerade unter sich wandelnden Bedingungen ist die Gesundheit vielmehr wie das Leben selbst eine immer wieder neu auf Erfüllung angelegte Möglichkeit, wie zu leben sei, damit die Teile einander zu einer Vollständigkeit des Daseins ergänzen.

Wie sich unsere Gesundheit in einer künftigen Industriegesellschaft neu erfüllen könnte, kann sich erst zeigen, wenn wir sie zunächst in unserm Lebensumfeld wiederentdecken: zu Hause, bei der Arbeit und jedenfalls im eigenen Leib. Von einer solchen Entdeckung des Nächstliegenden handelt eine der chassidischen Geschichten von Martin Buber:

Ein Mann hat von einem vergrabenen Schatz erfahren, und ihm ist auch bedeutet worden, wo er wohl zu finden sei. Er macht sich auf einen weiten Weg und gräbt an dem ihm gewiesenen Ort in der Ferne ein tiefes Loch, findet aber keinen Schatz. Ein anderer Mann, der herzukommt, fragt ihn, was er da mache, und er antwortet: Ich suche den und den Schatz. Oh, sagt der andere, da bist du hier nicht richtig, aber ich kann dir sagen, wo du den Schatz finden wirst. Daraufhin beschrieb er ihm den Weg, und der Angesprochene merkte, daß es sein Rückweg nach Hause war, den er gerade in der andern Richtung zurückgelegt hatte. Statt in der Ferne hätte er also lieber erst einmal zu Hause graben sollen.

So wie der hier gesuchte Schatz ist auch die Gesundheit nicht erst in einem Körper und in einer medizinischen Einrichtung außerhalb des eigenen Selbstseins zu finden. Falls ein Umweg zu dieser Einsicht beiträgt, ist der medizinische nun wohl schon lang genug gewesen, und es ist Zeit für die Umkehr zu einem neuen Gesundheitswesen. Arzt zu sein wird dann vielleicht wieder einmal ein schöner Beruf.

# Persönliches Nachwort

Ich bin Naturphilosoph und möchte verstehen, wie der Mensch zur Natur gehört. Naturwissenschaftlich ist dies eine Frage der Medizin, philosophisch also eine der Philosophie der Medizin. Da noch niemand eine solche Philosophie entworfen hat, mußte ich das Buch selber schreiben. Als gelernter Naturwissenschaftler hatte ich dabei auch mit der heutigen Medizin keine Schwierigkeiten.

Mit meinem philosophischen verbindet sich ein politisches Interesse, denn mein Arbeitsgebiet ist die Praktische und Politische Naturphilosophie. Mich bewegen die *philosophischen* Voraussetzungen, unter denen wir uns in der Natur *politisch* und industriewirtschaftlich richtig oder falsch verhalten. Wie zu erwarten war und wie sich auch in diesem Buch gezeigt hat, haben die Gründe, welche uns in die Naturkrise der Industriegesellschaft geführt haben, viel mit denen gemeinsam, deretwegen auch die Medizin in ihre jetzige Krise geraten ist. Dies sind ja nicht nur die Kostensteigerungen, sondern es geht hier wie dort um die menschliche Naturzugehörigkeit.

In ihrer *Krise* muß sich die Medizin natürlich auch *Kritik* gefallen lassen. Im wörtlichen Sinn ist damit gesagt, daß Unterschiede zu machen sind, d.h., man kann nicht zu allem ja sagen, man braucht aber auch nicht zu allem nein zu sagen. Die heutige Medizin einfach zu bejubeln wäre genauso unangemessen wie sie gänzlich zu verdammen. Ich möchte durch mein Ja- oder Neinsagen in diesem Buch vor allem Mut machen zu einer ärztlichen Erweiterung der bloß somatischen Medizin in den ganzheitlichen Horizonten des menschlichen Daseins. Dazu habe ich versucht, Wege aufzuzeigen, die zu einem künftigen Gesundheitswesen und zur Überwindung der Krise führen könnten.

Soweit es mir gelungen ist, durch die in einem solchen Projekt unvermeidlichen Bewertungen niemand zu verletzen, verdanke ich dies auch der Erinnerung an einige gute Ärzte, die mir in meinem Leben geholfen haben. Ich nenne vor allem drei, die auch in diesem Buch vorkommen: den Diabetologen Michael Berger (1944–

2002), der mir die für den Umgang mit meinem familiär bedingten Diabetes nötige Gelassenheit und seinen kritischen Blick für die medizinische Wissenschaft vermittelt hat; den Chirurgen Horst Bourmer (1920–2001), der auch mein Schwager war und der in der ärztlichen Standespolitik einiges Ansehen genossen hat; und den Essener Internisten Werner Schindelhauer (1916–2002), von dem der schöne Satz stammt: Solange Sie Ihre Ruhe behalten und gut schlafen, können Sie getrost so (vielbeschäftigt) weitermachen.

Gewidmet ist das Buch der Psychotherapeutin Zeyde-Margreth Erdmann (1922–2001), meiner Schwester, deren Praktische Psychosomatik mir auch persönlich immer wieder geholfen hat, mich den allem gemeinen Ursprüngen des Lebens wiederzuverbinden, so daß ich nicht oft krank geworden bin.

Auf dem Titelblatt eines Buchs steht immer nur derjenige als Autor, in dessen Bewußtsein die mitgeteilten Gedanken sich verdichtet haben. Sie alle sind aber ja nur insoweit die meinen, wie sie mir im Mitsein mit Andern gekommen sind, Lebenden und Toten, denn unser keiner lebt sich selber. Diese Andern sind nächst meinen Eltern, Lehrern, Freunden, Kollegen und Mitarbeitern die Autoren, mit deren Schriften ich mich in diesem Buch beschäftigt habe. Persönlich erwähnen möchte ich vor allem Marcela Ullmann, Gerhard Scherhorn, Georg Gfäller, Rainer-M. E. Jacobi, Lothar Schäfer, Ludwig Siep und Reinhard Ueberhorst, die längere Passagen des Manuskripts kritisch gelesen haben. In Einzelfragen sind mir auch von Dorothea Bühring (i. N. G.), Regina Dobbratz, Stephan Grätzel, Mechthilde Kütemeyer, Paul Gottlob Layer, Peter F. Matthießen, Alfred und Maria Miller, Walter Schindler, Lambert Schmithausen, Heinz Schott, Monika Ueberhorst, Harald Walach und Peter Wilrich hilfreiche Hinweise gegeben worden. Zahlreiche Anregungen, die in das Buch eingegangen sind, verdanke ich außerdem den Jahrestagungen der Viktor-von-Weizsäcker-Gesellschaft und der sorgfältigen Berichterstattung der Wissenschaftsredaktion der *Süddeutschen Zeitung*. Als eine hilfreiche Einstimmung kam die langjährige Mitarbeit in der Redaktion der Zeitschrift *Forschende Komplementärmedizin* auf Einladung von Marcela Ullmann und Malte Bühring hinzu. Und schließlich hat Tobias Heyl das Manuskript für den Druck so sorgfältig gelesen und empathisch lektoriert, daß ich seine Änderungsvorschläge fast durchweg als Verbesserungen übernehmen konnte. Ihnen allen ist dieses Buch mit zu verdanken.

Wenn allerdings diejenige mit auf dem Titelblatt stünde, die nach mir und mit mir die meiste Arbeit an diesem Buch geleistet hat, so wäre es meine Frau, Sibylle Schindler, die für den gesamten Quellenteil einschließlich der vielen, oft schwer zu verifizierenden Zitate verantwortlich gewesen ist und außerdem meine Manuskripte immer wieder in Typoskripte verwandelt hat. Sie war jederzeit sowohl meine erste Leserin als auch die entschiedenste Kritikerin, hat mir in Gesprächen wegweisende Impulse gegeben und »eigenmächtige Einfügungen« des Autors zuweilen heftig mißbilligt. Durch unser abendliches Vorlesen ist sie überdies an den literarischen Zutaten im Text beteiligt.

In dies Buch eingegangen ist aber auch das natürliche Mitsein, in dem es entstanden ist: Beim Laufen und Spazierengehen an der Elbe durch die Wahrnehmung von Erde und Wasser, Wolken, Luft und Winden, Tier und Blume, Baum und Stein, die mir immer wieder neue Kraft gegeben und den Kopf aufgeräumt hat. Und beim Lesen oder Schreiben durch den weiten Blick von meinem Arbeitsplatz auf die Wasserlandschaft des Flusses, das »Mühlenberger Loch« vor Blankenese, auf die sich mit Ebbe und Flut zeigenden oder wieder verbergenden Sandbänke und auf die hohen Himmel im Licht der Sonne. Ihnen allen verdanke ich die Ruhe, aus der die Bewegung dieses Buchs entstanden ist.

# Literatur

Alle Quellenangaben beziehen sich zunächst auf das Erscheinungsjahr des Erstdrucks, danach jedoch gegebenenfalls auf die Seitenzählung der im folgenden genannten späteren Ausgaben.

Ablaßmeier, Reinhard: Susto – eine psychosomatische Erkrankung? Ansichten der *quedada*, einer Erkrankung des »Susto-Komplexes«, mit der psychosomatischen Brille. Curare 15, 1992, 255–261.
Ader, Robert/Cohen, Nicholas: Behaviorally Conditioned Immunosuppression. *Psychosomatic Medicine* 37/4, 1975, 333–340.
Ader, Robert/Cohen, Nicholas: The Influence of Conditioning on Immune Responses. *Psychoneuroimmunology*. Hrsg. von R. Ader u.a. San Diego ²1991, 611–646.
Ader, Robert: The Role of Conditioning in Pharmacotherapy. *The Placebo Effect. An Interdisciplinary Exploration*. Hrsg. von Anne Harrington. Cambridge MA 1997, 138–165.
Adorno, Theodor W.: *Ästhetische Theorie* [1970]. *Gesammelte Schriften*. Hrsg. von Rolf Tiedemann, Bd. 7. Frankfurt am Main ⁵1990, 569 S.
Albrecht, Helmut: Medizinische Schmerzdiagnostik zwischen Mythos und Realität – chronische Rückenschmerzen als Krankheit des aufrechten Gangs. *Forschende Komplementärmedizin und Klassische Naturheilkunde* 8/5, 2001, 288–294.
Alderfer, Clayton P.: *Existence, Relatedness, and Growth. Human Needs in Organizational Settings*. New York/London 1972, x, 198 S.
Altner, Günter: *Naturvergessenheit. Grundlagen einer umfassenden Bioethik*. Darmstadt 1991, 319 S.
Altner, Günter: *Charles Darwin und die Instabilität der Natur. Ein genialer Forscher zwischen den Fronten*. Bad Homburg v.d.H. 2009, 116 S.
Amabile, Teresa M.: How to Kill Creativity. *Creative Management and Development* [1991]. Hrsg. von Jane Henry. London u.a. ³2006, 18–24.
Amabile, Teresa M./Mueller, Jennifer S.: Studying Creativity, Its Processes, and Its Antecedents. An Exploration of the Componential Theory of Creativity. *Handbook of Organizational Creativity*. Hrsg. von Jing Zhou und Christina E. Shalley. New York/London 2008, 33–64.
Anderson, Warwick P./Reid, Christopher M./Jennings, Garry L.: Pet Ownership and Risk Factors for Cardiovascular Disease. *The Medical Journal of Australia* 157, 1992, 298–301.
Angelus Silesius: *Cherubinischer Wandersmann* [1656]. Eingeleitet ... von Will-Erich Peukert. Bremen 1948, xxxvii, 253 S.

Antonovsky, Aaron: *Health, Stress, and Coping* [1979]. San Francisco u.a. 1980, xiv, 255 S.

Antonovsky, Aaron: *Unraveling the Mystery of Health. How People Manage Stress and Stay Well.* San Francisco u.a. 1987, xx, 218 S.

Appadurai, Arjun: *The Social Life of Things. Commodities in Cultural Perspective.* Cambridge u.a. 1986, xiv, 329 S.

Appels, A.: Coronary Heart Disease as a Cultural Disease. *Psychotherapy and Psychosomatics* 22, 1973, 320–324.

Armstrong, Elizabeth G.: Erst der Chip, dann das Skalpell. *Süddeutsche Zeitung* 18./19. Dezember 1999.

Augustinus, Aurelius: *Vom Gottesstaat. Buch 11–22.* Bd. II [1955]. Übersetzt von Wilhelm Thimme. Eingeleitet und erläutert von Carl Andresen. 2. vollständig überarbeitete Aufl. Zürich/München 1978, xxxii, 1018 S.; zitiert nach Buch und Kapitel.

Bacon, Francis: *The Works of Francis Bacon.* Hrsg. von James Spedding, Robert Leslie Ellis und Douglas Denon Heath. London 1859: Bd. III: Valerius Terminus or The Interpretation of Nature [ca. 1603], 215–252; The Advancement of Learning [1605], 253–491.

Bahr, Egon: Für unsere Sicherheit. *Physik, Philosophie und Politik. Festschrift für Carl Friedrich von Weizsäcker zum 70. Geburtstag.* Hrsg. von Klaus Michael Meyer-Abich. München 1982, 193–202.

Bakwin, Harry: Pseudolexia pediatrica. *The New England Journal of Medicine* 232, 1945, 691–697.

Balint, Michael: *Der Arzt, sein Patient und die Krankheit* [1964]. Stuttgart ⁶1984, 521 S.

Batthyany, Alexander/Biller, Karlheinz/Fizzotti, Eugenio: Viktor E. Frankl: Leben und Werk. *Viktor E. Frankl: Gesammelte Werke* Bd. I. Wien u.a. 2005, 25–39.

Bauer, Joachim: Psychobiologie der Alzheimer-Krankheit: Wirklichkeitskonstruktion und Beziehungsgestalt. *Integrierte Medizin. Modell und klinische Praxis.* Hrsg. von Thure von Uexküll, Werner Geigges und Reinhard Plassmann. Stuttgart/New York 2002, 157–175.

Beauchamp, Tom L./Childress, James F.: *Principles of Biomedical Ethics* [1979]. Oxford u.a. ⁵2001, xi, 454 S.

Beauchemin, Kathleen M./Hays, Peter: Sunny Hospital Rooms Expedite Recovery From Severe and Refractory Depressions. *Journal of Affective Disorder* 40, 1996, 49–51.

Bengel, Jürgen/Koch, Uwe/Brühne-Scharlau, Christine (Gesamtbearbeitung): *Gesundheitsberatung durch Ärzte. Ergebnisse eines Modellversuchs in Hamburg und in der Pfalz.* Köln 1988, 544 S.

Benn, Gottfried: Die Insel [1916]. *Gesammelte Werke in vier Bänden* hrsg. von Dieter Wellershoff. Bd. II: *Prosa und Szenen.* Wiesbaden 1958, 37–47.

Berger, Michael: The Era of Enlightenment Ends with the Golden Calf. Lecture given during The Škrabanek Foundation Colloquium »Medical Utopianism: A Threat to Health« held at the Royal College of Physicians, London, on April 25, 2002. *Medizinische Klinik* 97/10, 2002, 629–634.

Berger, Michael/Mühlhauser, Ingrid: Ernährungs- und Stoffwechselkrankheiten am Beispiel des Krankheitsbildes Diabetes mellitus. *Das Public Health Buch. Gesundheit und Gesundheitswesen.* Hrsg. von F. W. Schwartz. 2., völlig neu bearbeitete und erweiterte Aufl. München/Jena 2003, 576–591.

Berkman, Lisa F./Melchior, Maria: The shape of things to come. How social policy impacts social integration and family structure to produce population health. *Social Inequalities in Health. New Evidence and Policy Implications.* Hrsg. von Johannes Siegrist und Michael Marmot. Oxford u. a. 2006, 55–72.

Bertaux, Pierre: *Friedrich Hölderlin.* Frankfurt am Main 1978, 663 S.

Beske, Fritz: *Reformen im Gesundheitswesen. Aktuelle Vorschläge aus Politik, Wissenschaft und Gesellschaft – Kieler Synopse.* Köln 2002, 220 S.

Binswanger, Ludwig: *Erinnerungen an Sigmund Freud.* Bern 1956, 120 S.

Birnbacher, Dieter: *Bioethik zwischen Natur und Interesse.* Frankfurt am Main 2006, 395 S.

Black Report: *Inequalities in health: The Black Report* [1980]. Hrsg. von Peter Townsend und Nick Davidson. Harmondsworth 1983, 240 S.

Blane, David/Harding, S./Rosato, M.: Does Social Mobility Affect the Size of the Socioeconomic Mortality Differential?: Evidence from the Office for National Statistics Longitudinal Study. *Journal of the Royal Statistical Society*, Series A 162, 1999, 59–70.

Bleuler, Eugen: *Das autistisch-undisziplinierte Denken in der Medizin und seine Überwindung* [1919]. Vierter Neudruck der fünften Aufl. Berlin u. a. 1976, x, 169 S.

Bluntschli, Johann Kaspar: *Lehre vom modernen Staat.* Bd. 1: *Allgemeine Staatslehre* [1852]. 6. Aufl., durchgesehen von Edgar Loening. Stuttgart 1886, ND Aalen 1965, xx, 639 S.

Böhme, Gernot: Wie natürlich ist die natürliche Geburt. *Hippokrates* 39/17, 1968, 660–664.

Böhme, Gernot: *Natürlich Natur. Über Natur im Zeitalter ihrer technischen Reproduzierbarkeit.* Frankfurt am Main 1992, 200 S.

Böhme, Gernot: *Über unseren moralischen Umgang mit der eigenen Natur.* Frankfurt am Main 2008, 253 S.

Bonhoeffer, Dietrich: *Ethik* [1949]. Hrsg. von Ilse Tödt u. a. *Dietrich Bonhoeffer Werke* Bd. VI. München 1992, 556 S.

Bosma, Hans: Socio-Economic Differences in Health. Are Control Beliefs Fundamental Mediators? In: *Social Inequalities in Health. New Evidence and Policy Implications*. Hrsg. von Johannes Siegrist und Michael Marmot. Oxford 2006, 153–166.

Bourmer, Horst: Privileg Gesundheit? Gesundheitspolitische und gesundheitsökonomische Perspektiven. *WIAD Quarterly* [Wissenschaftliches Institut der Ärzte Deutschlands] 3/4, 1995, 1–4.

Bowles, Samuel: Group Competition, Reproductive Levelling, and the Evolution of Human Altruism. *Science* 314, 2006, 1569–1572.

Braudel, Fernand: *Die Dynamik des Kapitalismus* [1985]. Stuttgart 1986, 106 S.

*British Medical Journal*: Editorials, 324, 2002, 859–866: Moynihan, Ray/ Smith, Richard: Too much medicine? Sen, Amartya: Health: perception versus observation; Ebrahim, Shah: The medicalisation of old age; Melzer, David/Zimmern, Ron: Genetics and medicalisation; Freemantle, Nick/Hill, Suzanne: Medicalisation, limits to medicine, or never enough money to go around? Leibovici, Leonard/Lièvre, Michel: Medicalisation: peering from inside medicine.

Broch, Hermann: *Der Tod des Vergil*. New York 1945, 524 S.

Brody, Howard: *Stories of Sickness*. New Haven u. a. 1987, xiii, 210 S.

Brownell, Kelly D.: Public Health Approaches to Obesity and its Management. *Annual Review of Public Health* 7, 1986, 521–533.

Brundlandt-Bericht: *World Commission on Environment and Development (WCED): Our Common Future*. Oxford 1987, xv, 384 S.

Bruno, Giordano: *Von den heroischen Leidenschaften* [1585]. Übersetzt und hrsg. von Christiane Bacmeister. Hamburg 1989, xl, 233 S.

Buber, Martin: *Die Erzählungen der Chassidim*. Zürich 1949, 846 S.

Buber, Martin: *Nachlese* [1965]. Heidelberg ³1993, 267 S.: Von der Verseelung der Welt [1923], 134–143; Heilung aus der Begegnung [1951], 128–133.

Büchler, Markus: Nachgefragt: Sind vorgetäuschte Operationen vertretbar? *Süddeutsche Zeitung* 11. Febr. 2004.

Burkert, Walter: *Kulte des Altertums. Biologische Grundlagen der Religion* [1996]. München 1998, 279 S.

Burton, A. Kim u. a.: Psychosocial Predictors of Outcome in Acute and Subchronic Low Back Trouble. *Spine* 20/6, 1995, 722–728.

Carragee, Eugene J./Barcohana, Babak/Alamin, Todd/van den Haak, Erica: Prospective Controlled Study of the Development of Lower Back Pain in Previously Asymptomatic Subjects Undergoing Experimental Discography. *Spine* 29/10, 2004, 1112–1117.

Camus, Albert: Der Mythos des Sisyphos [1942]. *Der Mythos des Sisyphos*. Reinbek bei Hamburg 2000, 155–160.

Carus, Carl Gustav: *Psyche. Zur Entwicklungsgeschichte der Seele* [1860]. Darmstadt 1964, xxi, 544 S.

Cicero: *Cato maior de senectute – Cato der Ältere über das Alter*. Lateinisch/

deutsch. Übersetzt und hrsg. von Harald Merklin. Stuttgart 1998, 140 S.; zitiert nach §§.

Christakis, Nicholas A./Fowler, James H.: The Spread of Obesity in a Large Social Network over 32 Years. *The New England Journal of Medicine* 357/4, 2007, 370–379.

Clark, Margaret S./Mills, Judson: Interpersonal Attraction in Exchange and Communal Relationships. *Journal of Personality and Social Psychology* 37/1, 1979, 12–24.

Cobb, Edith: The Ecology of Imagination in Childhood. *Daedalus – Journal of the American Academy of Arts and Sciences* 88, 1959, 537–548.

Cohen, Mark Nathan: *Health and the Rise of Civilization.* New Haven/London 1989, x, 285 S.; vgl. dazu die Rezensionen von David Courtwright (*Journal of the History of Medicine and Allied Studies* 45/2, 1990, 237 ff.) und Henry Harpending (*American Ethnologist* 17/4, 1990, 799 f.).

Colwill, Jack M.: Where Have All the Primary Care Applicants Gone? *The New England Journal of Medicine* 326/6, 1992, 387–393.

Coombs, Jan Gregoire: *The Rise and Fall of HMOs. An American Health Care Revolution.* Madison WI u. a. 2005, xviii, 412 S.

Condorcet, Marie-Jean-Antoine-Nicolas Caritat, Marquis de: *Entwurf einer historischen Darstellung der Fortschritte des menschlichen Geistes* [1795]. Hrsg. von Wilhelm Alff. Frankfurt am Main 1976, 230 S.

Cooper, Richelle J. u. a.: Conflict of Interest Disclosure Policies and Practices in Peer-reviewed Biomedical Journals. *Journal of General Internal Medicine* 21, 2006, 1248–1252.

Corin, Ellen: The Social and Cultural Matrix of Health and Disease. In: Evans u. a. 1994, 93–132.

*Corpus Hippocraticum* siehe Hippokrates.

Coulter, Angela: [Editorial] Patient information and shared decision-making in cancer care. *British Journal of Cancer* 89, 2003, 15 f.

Cronin, Archibald Joseph: *Die Zitadelle* [1937]. Zürich 1949, 423 S.

Csikszentmihalyi, Mihaly: *Dem Sinn des Lebens eine Zukunft geben. Eine Psychologie für das 3. Jahrtausend* [1993]. Stuttgart 1995, 453 S.

Csordas, Thomas J.: The Rhetoric of Transformation in Ritual Healing. *Culture, Medicine, and Psychiatry* 7, 1983, 333–375.

Dahl, Espen u. a.: Welfare State Regimes and Health Inequalities. *Social Inequalities in Health. New Evidence and Policy Implications.* Hrsg. von Johannes Siegrist und Michael Marmot. Oxford 2006, 193–222.

Dahlmann, Friedrich Christoph: *Ein Wort über die Verfassung* [1815]. Mit einer Einleitung von Rudolph Oeschey. Leipzig [1919], 94 S.

Dahm, Daniel/Scherhorn, Gerhard: *Urbane Subsistenz. Die zweite Quelle des Wohlstands.* München 2008, 239 S.

Dahrendorf, Ralf: *Die Chancen der Krise. Über die Zukunft des Liberalismus.* Stuttgart 1983, 240 S.

DAK: *Gesundheitsreport 2009. Analyse der Arbeitsunfähigkeitsdaten. Schwerpunktthema Doping am Arbeitsplatz.* Hamburg 2009, 146 S.

Daly, Herman E./Cobb Jr., John B.: *For the Common Good – Redirecting the Economy toward Community, the Environment, and a Sustainable Future.* Boston 1989, viii, 482 S.

Danner, Deborah D./Snowdon, David A./Friesen, Wallace V.: Positive Emotions in Early Life and Longevity: Findings from the Nun Study. *Journal of Personality and Social Psychology* 80/5, 2001, 804–813.

Davidoff, Frank u. a.: Sponsorship, Authorship, and Accountability. *Journal of American Medical Association* 286/10, 2001, 1232–1234.

Davidson, Karina W./Rieckmann, Nina/Lespérance, François: Psychological Theories of Depression: Potential Application for the Prevention of Acute Coronary Syndrome Recurrence. *Psychosomatic Medicine* 66, 2004, 165–173.

Deaton, Angus: Health, Inequality, and Economic Development. *Journal of Economic Literature* 41, 2003, 113–158.

Deci, Edward L.: Effects of Externally Mediated Rewards on Intrinsic Motivation. *Journal of Personality and Social Psychology* 18/1, 1971, 105–115.

Deci, Edward L.: Intrinsic Motivation, Extrinsic Reinforcement, and Inequity. *Journal of Personality and Social Psychology* 22/1, 1972, 113–120.

Deci, Edward L. (mit Flaste, Richard): *Why We Do What We Do. The Dynamics of Personal Autonomy.* New York 1995, viii, 230 S.

Deci, Edward L./Koestner, Richard/Ryan, Richard M.: A Meta-Analytic Review of Experiments Examining the Effects of Extrinsic Rewards on Intrinsic Motivation. *Psychological Bulletin* 125/6, 1999, 627–668.

Deci, Edward L./Ryan, Richard M.: *Intrinsic Motivation and Self-Determination in Human Behavior.* New York/London 1985, xv, 371 S.

Del Mar, C.B./Glasziou, P.P./Spinks, A.B.: Antibiotics for sore throat (Review). *The Cochrane Library 2007*, Heft 4, 41 S.

Denollet, Johan/Brutsaert, Dirk L.: Reducing Emotional Distress Improves Prognosis in Coronary Heart Disease. *Circulation* 104, 2001, 2018–2023.

Descartes, René: *Über den Menschen* (1632) sowie *Beschreibung des menschlichen Körpers* (1648). Nach der ersten französischen Ausgabe von 1664 übersetzt und mit einer historischen Einleitung und Anmerkungen versehen von Karl E. Rothschuh. Heidelberg 1969, 202 S.

Descartes, René: *Abhandlung über die Methode* [1637]. Neu übersetzt und mit Einleitung und Anmerkungen hrsg. von Artur Buchenau. Leipzig 1911, xii, 70 S.; zitiert nach Paragraphen.

Descartes, René: *Meditationes de prima philosophia – Meditationen über die erste Philosophie* [1641]. Hrsg. von Erich Chr. Schröder. Hamburg 1956, xiii, 166 S.

Descartes, René: *Die Prinzipien der Philosophie* [1644]. Mit einem Anhang übers. und erläutert von Artur Buchenau. Hamburg ³1908, ND 1955, xlvii, 310 S.; zitiert nach Paragraphen.

Deutscher Bundestag: *Beschlußempfehlung und Bericht des Ausschusses für Forschung und Technologie (18. Ausschuß) zur Unterrichtung der Bundesregierung (Drucksache 11/3021 Nr. 2.11). Vorschlag der Kommission für eine Entscheidung des Rates über ein spezifisches Forschungsprogramm im Gesundheitsbereich: Prädiktive Medizin: Analyse des menschlichen Genoms (1989–1991)*. Bonn (Deutscher Bundestag: Drucksache 11/3555), 24. Nov. 1988, 23 S.

Deutscher Bundestag (Hrsg.): *Mobilität und Klima. Wege zu einer klimaverträglichen Verkehrspolitik. Zweiter Bericht der Enquête-Kommission »Schutz der Erdatmosphäre« des 12. Deutschen Bundestages.* Bonn 1994, xv, 390 S.

Deutscher Bundestag: *Entwurf eines Gesetzes zur Stärkung der gesundheitlichen Prävention.* Bonn (Deutscher Bundestag: Drucksache 15/4833), 15. Februar 2005, 64 S.

Deutscher Gewerkschaftsbund: *DGB-Index Gute Arbeit 2007 – Der Report.* Berlin 2007, 36 S.

Dickens, Charles: *Nikolas Nickleby* [1839]. Zürich 1982, 728 S.

Dickens, William, T./Flynn, James R.: Heritability Estimates Versus Large Environmental Effects: The IQ Paradox Resolved. *Psychological Review* 108/2, 2001, 346–369.

Diels, Hermann: *Die Fragmente der Vorsokratiker.* Griechisch und deutsch. 6. verbesserte Aufl. hrsg. von Walther Kranz. Bd. I. Berlin 1951, 504 S.; zitiert nach Fragmentnummern.

Diener, Ed/Oishi, Shigehiro: Money and Happiness: Income and Subjective Well-being across Nations. *Culture and Sujective Well-being.* Hrsg. von E. Diener und Eunkook M. Suh. Cambridge MA/London 2000, 185–218.

DIE ZEIT: 7. Okt. 2004: Die Seele kann nicht mehr (Elisabeth von Thadden).

Dörner, Klaus: Wiedervereinigung mit den Schwachen. *Frankfurter Allgemeine Zeitung,* 14. Juli 1999.

Dörner, Klaus: *Der gute Arzt. Lehrbuch der ärztlichen Grundhaltung.* Stuttgart/New York 2001, 334 S.

Dörner, Klaus: *Leben und sterben, wo ich hingehöre. Dritter Sozialraum und neues Hilfesystem.* Neumünster 2007, 220 S.

Dörr-Zegers, Otto: Das psychische Leiden des Genies: Der Fall Rainer Maria Rilke. *Die Wahrheit der Begegnung. Anthropologische Perspektiven der Neurologie. Festschrift für Dieter Janz.* Hrsg. von Rainer-M. E. Jacobi, Peter C. Claussen und Peter Wolf. Würzburg 2001, 431–448.

Domenighetti, Gianfranco u. a.: Revisiting the Most Informed Consumer of Surgical Services. The Physician-Patient. *International Journal of Technology Assessment in Health Care* 9/4, 1993, 505–513.

Dostojewskij, Fjodor M.: *Aufzeichnungen aus einem Totenhaus* [1862]. Frankfurt am Main 1972, 311 S.

Douglas, Mary/Isherwood, Baron: *The World of Goods*. New York/London 1979, xi, 228 S.

Dragano, Nico/Verde, Pablo Emilio/Siegrist, Johannes: Organisational Downsizing and Work Stress: Testing Synergistic Health Effects in Employed Men and Women. *Journal of Epidemiology and Community Health* 59, 2005, 694–699.

Drever, Frances/Whitehead, Margaret/Roden, Murray: Current patterns and trends in male mortality by Social Class (based on occupation). *Population Trends* 86, 1996, 15–20.

Dubos, René: *Man, Medicine, and Environment*. London 1968, 125 S.

Dürr, Hans-Peter/Gottwald, Franz-Theo (Hrsg.): *Rupert Sheldrake in der Diskussion. Das Wagnis einer neuen Wissenschaft des Lebens*. Bern u.a. 1997, 351 S.

Dunbar, Flanders: Unfälle, ihre Verursachung und psychodynamische Bedeutung. *Zeitschrift für Psycho-somatische Medizin* 6, 1959/60, 1–10.

Durkheim, Émile: *Der Selbstmord* [1897]. Frankfurt am Main $^6$1997, 484 S.

Ehrenberg, Alain: *Das erschöpfte Selbst. Depression und Gesellschaft in der Gegenwart* [1998]. Frankfurt am Main 2008, 335 S.

Eliade, Mircea: *Das Heilige und das Profane. Vom Wesen des Religiösen* [1957]. Frankfurt am Main 1998, 187 S.

Eliot, George: *Middlemarch* [1872]. Hrsg. von David Carroll. Oxford/New York 1997, xlviii, 849 S.; *Middlemarch*. Aus dem Englischen übersetzt von Ilse Leisi. Zürich 1962, 1145 S.

Emerson, Ralph Waldo: Nature [1836]. *The Collected Works of Ralph Waldo Emerson*. Vol. 1: *Nature, Adresses, and Lectures*. Introduction and Notes by Robert E. Spiller. Text established by Alfred R. Ferguson. Cambridge MA 1971, 7–45.

Engels, Friedrich: [Antheil der Arbeit an der Menschwerdung des Affen] Die Knechtung des Arbeiters [1896]. *Dialektik der Natur* (1873–1882). *Karl Marx Friedrich Engels Gesamtausgabe* (MEGA). Berlin 1985, Abt. I, Bd. 26, 88–99.

Erdmann, Zeyde-Margreth: Vom Baum der Erkenntnis zum Baum des Lebens. In: Meyer-Abich, Klaus Michael/Scherhorn, Gerhard u.a.: *Vom Baum der Erkenntnis zum Baum des Lebens. Ganzheitliches Denken der Natur in Wissenschaft und Wirtschaft*. München 1997, 357–422.

Eriksen, Hege R. u.a.: Prevalence of subjective health complaints in the Nordic European countries in 1993. *European Journal of Public Health* 8/4, 1998, 294–298.

Eriksen, Hege R./Ursin, Holger: Subjective health complaints, sensitization, and sustained cognitive activation (stress). *Journal of Psychosomatic Research* 56, 2004, 445–448.

Erikson, Robert: Why Do Graduates Live Longer? Education, Occupation, Family and Mortality During the 1990s. *Cradle to Grave: Life-course Change in Modern Sweden*. Hrsg. von Jan O. Jonsson und Colin Mills. Durham 2001, 211–227.

Escobar, J.I. u.a.: Somatisation disorder in primary care. *British Journal of Psychiatry* 173/3, 1998, 262–266.

Esping-Andersen, Gøsta: *The Three Worlds of Welfare Capitalism*. Oxford 1990, xi, 248 S.

Esping-Andersen, Gøsta: *Social Foundations of Postindustrial Economies* [1999]. Oxford 2000, ix, 207 S.

Evans, Robert G./Barer, Morris L./Marmor, Theodore R. (Hrsg.): *Why Are Some People Healthy and Others Not? The Determinants of Health of Populations*. New York 1994, xix, 378 S.: Evans, R.G.: Introduction, 3–26; Evans, R.G./Stoddart, Gregory L.: Producing Health, Consuming Health Care, 27–64; Evans, R.G./Hodge, Matthew/Pless, I. Barry: If Not Genetics, Then What? Biological Pathways and Population Health, 161–188.

Ewald, François: *Der Vorsorgestaat* [1986]. Frankfurt am Main 1993, 557 S.

Fehr, Ernst/Gächter, Simon: Altruistic Punishment in Humans. *Nature* 415, 2002, 137–140.

Fichte, Johann Gottlieb: *Die Bestimmung des Menschen* [1800]. *Ausgewählte Werke in sechs Bänden*. Hrsg. von Fritz Medicus. Darmstadt 1962, Bd. III, 261–415.

Fick, Jerker u.a.: Antiviral Oseltamivir Is not Removed or Degraded in Normal Sewage Water Treatment: Implications for Development of Resistance by Influenza A Virus. *Public Library of Sience One* [PLoS One] 10, 2007, e986.

Fischbach, Sonia/Hellhammer, Dirk H.: Inhalte und Ergebnisse salutogenetischer Forschungsansätze in der Psychobiologie. *Gesundheits- oder Krankheitstheorie? Saluto- versus pathogenetische Ansätze im Gesundheitswesen*. Hrsg. von Jürgen Markgraf, Johannes Siegrist und Simon Neumer. Berlin u.a. 1998, 75–84.

Flasch, Kurt: *Eva und Adam. Wandlungen eines Mythos*. München 2004, 119 S.

Fletcher, Joseph: *The Ethics of Genetic Control. Ending Reproductive Roulette* [1974]. With a New Introduction. Buffalo NY 1988, xxi, 215 S.

Fonagy, Peter: Patterns of Attachment, Interpersonal Relationships and Health. *Health and Social Organization. Towards a Health Policy for the Twenty-First Century*. Hrsg. von David Blane, Eric Brunner und Richard Wilkinson. London/New York 1996, 125–151.

Fosdick, Raymond B.: Medicine Includes Psychiatry. *The Rockefeller Foundation. Annual Report 1937*. New York 1937, 23–28.

Foucault, Michel: *Die Geburt der Klinik. Eine Archäologie des ärztlichen Blicks* [1963]. München 1973, 219 S.
Frank, Jerome D.: *Die Heiler. Wirkungsweisen psychotherapeutischer Beeinflussung. Vom Schamanismus bis zu den modernen Therapien* [1961]. Stuttgart 1981, 509 S.
Frank, Robert: *Choosing the Right Pond. Human behavior and the quest for status*. New York u.a. 1985, x, 306 S.
*Frankfurter Allgemeine Zeitung* [FAZ]: 30. April 2002: Eine Krankheit für jede Pille (Rainer Flöhl).
*Frankfurter Rundschau* [FR]: 7. August 2001: Glück macht alt (ap).
Frankl, Viktor E.: *Gesammelte Werke* Bd. I: *... trotzdem Ja zum Leben sagen [1946]. Und ausgewählte Briefe 1945–1949*. Hrsg. von Alexander Batthyany, Karlheinz Biller und Eugenio Fizzotti. Wien u.a. 2005, 206 S.
Frankl, Viktor E.: *Das Menschenbild der Seelenheilkunde. Drei Vorlesungen zur Kritik des dynamischen Psychologismus*. Stuttgart 1959, 123 S.
Franklin, Benjamin: Autobiography [1817/18]. *Autobiography and Other Pieces*. Hrsg. von Dennis Welland. London u.a. 1970, S. 1–163; *Autobiographie*. München 1983, 269 S.
Franz von Assisi: *Legenden und Laude*. Hrsg. und übersetzt von Otto Karrer. Zürich 1975, 557 S.
Fratiglioni, Laura u.a.: Influence of social network on occurrence of dementia: a community-based longitudinal study. *The Lancet* 355, 2000, 1315–1319.
Fratiglioni, Laura/Paillard-Borg, Stephanie/Winblad, Bengt: An active and socially integrated lifestyle in late life might protect against dementia. *The Lancet Neurology* 3, 2004, 343–353.
Frederickson, Laura M./Anderson, Dorothy H.: A Qualitative Exploration of the Wilderness Experience as a Source of Spiritual Inspiration. *Journal of Environmental Psychology* 19, 1999, 21–39.
Freud, Sigmund: *Gesammelte Werke*. Chronologisch geordnet. London: Bd. I, 1952: Quelques Considérations pour une Étude Comparative des Paralysies Motrices Organiques et Hystériques [1893], S. 37–55 (deutsche Übers.: Einige Betrachtungen zu einer vergleichenden Studie über organische und hysterische motorische Lähmungen. *Jahrbuch der Psychoanalyse* 38, 1997, 9–26); *Studien über Hysterie* (1895), S. 75–312; Bd. II/III, 1948: *Die Traumdeutung* [1900]. *Über den Traum* [1901], xv, 724 S.; Bd. XIV, 1948: *Die Zukunft einer Illusion* [1927], S. 323–380.
Fried, Johannes: *Das Mittelalter. Geschichte und Kultur*. München 2008, 606 S.
Friedman, Meyer/Rosenman, Ray H.: Association of Specific Overt Behaviour Pattern with Blood and Cardiovascular Findings. *Journal of the American Medical Association* 169/12, 1959, 1286–1296.

Fromm, Erich: *Psychoanalyse und Ethik* [1947]. Stuttgart/Konstanz 1954, 272 S.
Geertz, Clifford: Thick Description: Toward an Interpretive Theory of Culture. *The Interpretation of Cultures. Selected Essays*. New York 1973, 3–30.
Geigges, Werner: Hochdruckkrisen als Passungsstörung. *Integrierte Medizin. Model und klinische Praxis*. Hrsg. von Thure von Uexküll, W. Geigges und Reinhard Plassmann. Stuttgart/New York 2002, 209–219; Koronare Herzkrankheit: Der verwaltete Körper oder die Verwechslung von Autonomie und Autarkie, 220–237.
Gerhardt, Volker: *Individualität – Das Element der Welt*. München 2000, 242 S.
Gernhardt, Robert: Noch einmal: Mein Körper [1987]. *Gesammelte Gedichte 1954–2004*. Frankfurt am Main 2005, 223 f.
Gethmann, Carl Friedrich u.a.: *Gesundheit nach Maß? Eine transdisziplinäre Studie zu den Grundlagen eines dauerhaften Gesundheitssystems*. Berlin 2005, xii, 347 S.
Gethmann-Siefert, Annemarie: Beratung statt Vorschrift. Überlegungen zu einem Modell der Interaktion von Arzt und Patient. *Wissen und Verantwortung. Festschrift für Jan P. Beckmann*. Bd. II: *Studien zur medizinischen Ethik*. Hrsg. von A. Gethmann-Siefert, Klaus Gahl und Ulrike Henckel. Freiburg/München 2005, 149–178.
Gfäller, Georg: Welterfahrung und Ich-Entwicklung. Ein gruppenanalytischer Beitrag zur Weiterentwicklung der psychoanalytischen Theorie des Ichs. *Gruppenpsychotherapeutische Gruppendynamik* 22, 1986, 58–75.
Gfäller, Georg: *Die Wirkung des Verborgenen – Unbewusste Hintergründe kommunikativer Prozesse*. Stuttgart 2010 (im Druck).
Glickman, Seth W. u.a.: Ethical and Scientific Implications of the Globalization of Clinical Research. *The New England Journal of Medicine* 360/8, 2009, 816–823.
Goebel, Marion U. u.a.: Behavioral conditioning of immunosuppression is possible in humans. *The FASEB Journal* 16, 2002, 1869–1873.
Göpel, Eberhard (Hrsg.): *Gesundheit bewegt. Wie aus einem Krankheitswesen ein Gesundheitswesen entstehen kann*. Frankfurt am Main 2004, 255 S.
Goethe, Johann Wolfgang von: *Goethes Werke*. Hamburger Ausgabe [HA] in 14 Bänden. Hrsg. von Erich Trunz. München 1981: Bd. I: Eins und Alles [1823], 368 f.; Bd. VI: *Die Wahlverwandtschaften* [1809], 242–490; Bd. VIII: *Wilhelm Meisters Wanderjahre oder die Entsagenden* [1829]; Bd. IX: *Aus meinem Leben. Dichtung und Wahrheit* (1.–13. Buch) [1811–1814]; Bd. XII: Einfache Nachahmung der Natur, Manier, Stil [1789], 30–34; Winckelmann [1805], 96–130; *Maximen und Reflexionen*, 365–547; Bd. XIII: Anschauende Urteilskraft [1820], 30 f.; Die

Natur. Fragment (Aus dem »Tiefurter Journal« 1783), 45 ff.; *Zur Farbenlehre. Didaktischer Teil* [1810], 314–523; Bd. XIV: *Geschichte der Farbenlehre* [1810], 7–269.
Goethe, Johann Wolfgang von: *Goethes Briefe*. Hamburger Ausgabe in vier Bänden [HAB]. Hrsg. von Karl Robert Mandelkow. 2. Aufl. München 1976.
Goethe, Johann Wolfgang von: *Die Schriften zur Naturwissenschaft*. Vollständige mit Erläuterungen versehene Ausgabe hrsg. im Auftrage der Deutschen Akademie der Naturforscher (Leopoldina) zu Halle [LA]. Weimar: Bd. I 3, 1951: Übergang zur Streitfrage, A: Gegen Newton [entst. 1793?]. *Beiträge zur Optik und Anfänge der Farbenlehre 1790–1808*. Hrsg. von Rupprecht Matthaei, 152–209; Bd. I 8, 1962: Recht und Pflicht [1824]. *Naturwissenschaftliche Hefte*. Bearbeitet von Dorothea Kuhn, 388 f.
Gogarten, Friedrich: *Verhängnis und Hoffnung der Neuzeit. Die Säkularisierung als theologisches Problem* [1958]. München/Hamburg 1966, 229 S.
Goldstein, Kurt: *The Organism. A Holistic Approach to Biology Derived from Pathological Data in Man* [1934]. With a foreword by Oliver Sacks. New York 1995, 422 S.; *Der Aufbau des Organismus. Einführung in die Biologie unter besonderer Berücksichtigung der Erfahrungen am kranken Menschen* [1934]. Den Haag 1963, xvii, 363 S.
Gorz, André: *Arbeit zwischen Misere und Utopie* [1997]. Frankfurt am Main 2000, 207 S.
Gøtzsche, Peter C. u.a.: Ghost Authorship in Industry-Initiated Randomised Trials. *Public Library of Science [PLoS] Medicine* 4/1, 2007, e19, 47–52.
Grätzel, Stephan: *Die philosophische Entdeckung des Leibes*. Stuttgart 1989, 221 S.
Grätzel, Stephan: *Verstummen der Natur. Zur Autokratisierung des Wissens*. Würzburg 1997, 141 S.
Greifeld, Katarina: Medizinische Systeme Mittel- und Südamerikas. In: Pfleiderer, Beatrix u.a.: *Ritual und Heilung. Eine Einführung in die Ethnomedizin*. Zweite, vollständig überarbeitete und erweiterte Neuauflage des Werkes *Krankheit und Kultur*. Berlin 1995, 111–138.
Groddeck, Georg: *Hin zu Gottnatur* [1909]. Leipzig ³1912, 147 S.
Groddeck, Georg: *Psychoanalytische Schriften zur Psychosomatik*. Ausgewählt und hrsg. von Günter Clauser. Wiesbaden 1966: Psychische Bedingtheit und psychoanalytische Behandlung organischer Leiden [1917], 19–45; Das ES und die Psychoanalyse nebst allgemeinen Ausführungen zum damaligen (wie heutigen) Kongreßwesen [1925], 148–162 [= Arche I/10, 1–15]; Vom Unsinn der »Psychogenese« [1926], 162 ff. [= Arche II/1, 7 ff.].
Groddeck, Georg: *Das Buch vom Es. Psychoanalytische Briefe an eine*

Freundin. Eingeleitet von Lawrence Durrell [1923]. Wiesbaden 1961, 307 S.; darin: Keyserling: Nachruf für Georg Groddeck, 306 f.; *Das Buch vom ES. Psychoanalytische Briefe an eine Freundin* [1923]. Neu hrsg. von Helmut Siefert. Revidierte und ergänzte Ausgabe. Frankfurt am Main 1979, 300 S.; darin: Lawrence Durrell: Vorwort, 16 ff.; Hermann Graf Keyserling: Nachruf für Georg Groddeck, 283 f.; *Das Buch vom Es [1923]. Psychoanalytische Briefe an eine Freundin.* Hrsg. von Samuel Müller in Verbindung mit Wolfram Groddeck. Frankfurt am Main/Basel 2004, 340 S.; Bd. II: *Manuskriptedition Materialien und Briefe,* 599 S.

Groddeck, Georg: *Die Arche. Jahrgang I–III (1925–1927).* Hrsg. von Otto Jägersberg. Frankfurt am Main 2001, 3 Bde.

Groddeck, Georg: *Der Mensch und sein Es. Briefe, Aufsätze, Biographisches.* Hrsg. von Margaretha Honegger. Wiesbaden 1970, 462 S.; darin: Über Georg Groddeck. Von einem Arztfreund, 430–435.

Gronemeyer, Marianne: *Das Leben als letzte Gelegenheit. Sicherheitsbedürfnisse und Zeitknappheit.* Darmstadt 1993, viii, 171 S.

Grote, Louis R.: Die Bedeutungsanalyse der Krankheitserscheinungen als klinischer Forschungsweg. *Die natürliche Heilweise im Rahmen der Gesamtmedizin.* Hrsg. von Curt Adam. Jena 1938, 34–50.

Grundmann, Christoffer H.: Die Leibhaftigkeit des Heils bezeugen. Über Heilungen, die Verkündigung des Wortes und den ureigenen Auftrag der Kirche. *An Leib und Seele gesunden. Dimensionen der Heilung.* Hrsg. von Christof Gestrich und Thomas Wabel. Berlin 2007, 154–177.

Gurland, Barry u.a.: *The Mind and Mood of Aging. Mental Health Problems of the Community Elderly in New York and London.* New York 1983, xxiii, 192 S.

Hahn, Robert A.: The Nocebo Phenomenon: Scope and Foundations. *The Placebo Effect. An Interdisciplinary Exploration.* Hrsg. von Anne Harrington. Cambridge MA 1997, 56–76.

Hall, Edward T.: *The Dance of Life. The Other Dimension of Time.* New York u.a. 1983, 250 S.

Hamilton, M./Pickering, G.W. u.a.: The Aetiology of Essential Hypertension. 1. The Arterial Pressure in the General Population. *Clinical Science* 13, 1954, 11–35.

Hamm Jr., T.E. u.a.: Effects of Gender and Social Behavior on the Development of Coronary Artery Atherosclerosis in Cynomolgus Macaques. *Atherosclerosis* 48, 1983, 221–233.

Hartig, Terry/Mang, Marlis/Evans, Gary W.: Restorative Effects of Natural Environment Experiences. *Environment and Behavior* 23/1, 1991, 3–26.

Hartmann, Fritz: Das Problem des rechten Augenblicks im Handeln des Arztes. *Veröffentlichungen der Gesellschaft der Freunde der Medizinischen Hochschule Hannover* 4, 1968, 21–43.

Hartzband, Pamela/Groopman, Jerome: Money and the Changing Cul-

ture of Medicine. *The New England Journal of Medicine* 360/2, 2009, 101 ff.
Hathaway, Warren: A Case of Daylight Robbery. *Psychology Today* 27/2, 1994, 8.
Haubold, Hellmut/Heller, Rolf (Hrsg.): *Gesund sein Gesund bleiben. Ein volkstümliches Hausbuch für den gesunden und kranken Menschen*. Erster Teil [1936]. Berlin o. J., 468 S.
Hauser, Marc D.: *Wilde Intelligenz. Was Tiere wirklich denken* [2000]. München 2001, 378 S.
Hayek, Julia von: *Hybride Sterberäume in der reflexiven Moderne. Eine ethnographische Studie im ambulanten Hospizdienst*. Hamburg 2006, 292 S.
Headey, Bruce/Grabka, Markus M.: *The Relationship Between Pet Ownership and Health Outcomes: German Longitudinal Evidence*. Berlin 2004, 17 S.
Heck, Alexander: *Auf der Suche nach Anerkennung. Deutung, Bedeutung, Ziele und Kontexte von Anerkennung im gesellschaftstheoretischen Diskurs*. Münster u. a. 2003, vii, 428 S.
Heckman, James: [Interview] Chancen. *Süddeutsche Zeitung* 29./30. März 2008.
Heerwagen, Judith H./Orians, Gordon H.: Adaptations to Windowlessness. A Study of the Use of Visual Decor in Windowed and Windowless Offices. *Environment and Behavior* 18/5, 1986, 623–639.
Heerwagen, Judith H./Orians, Gordon H.: Humans, Habitats, and Aesthetics. *The Biophilia-Hypothesis*. Hrsg. von Stephen R. Kellert und Edward O. Wilson. Washington DC/Covelo CA 1993, 138–172.
Hegel, Georg Wilhelm Friedrich: *Sämtliche Werke*. Jubiläumsausgabe in zwanzig Bänden. Hrsg. von Hermann Glockner. Vierte Aufl. Stuttgart/ Bad Cannstatt: Bd. VII, 1964: *Grundlinien der Philosophie des Rechts oder Naturrecht und Staatswissenschaft im Grundrisse* [1821]. Mit einem Vorwort von Eduard Gans; Bd. IX, 1965: *System der Philosophie, Zweiter Teil: Die Naturphilosophie* [1830]. Mit einem Vorwort von Karl Ludwig Michelet; Bd. XI, 1961: *Vorlesungen über die Philosophie der Geschichte* [1837]. Mit einem Vorwort von Eduard Gans und Karl Hegel.
Hegel, Georg Wilhelm Friedrich: *Jenaer Systementwürfe III. Naturphilosophie und Philosophie des Geistes* [1805/06]. Neu hrsg. von Rolf-Peter Horstmann. Hamburg 1987, xxxvii, 318 S.
Heinroth, Johann Christian August: *Lehrbuch der Störungen des Seelenlebens oder der Seelenstörungen und ihrer Behandlung. Vom rationalen Standpunkt aus entworfen*. Erster oder theoretischer Theil. Leipzig 1818, xii, 396 S.; Zweyter oder praktischer Theil, vi, 385 S.
Held, Martin: Rhythmen und Eigenzeiten als angemessene Zeitmaße. *Von Rhythmen und Eigenzeiten – Perspektiven einer Ökologie der Zeit*. Hrsg. von M. Held und Karlheinz Geißler. Stuttgart 1995, 169–191.

Hellpach, Willy: *Die geopsychischen Erscheinungen. Wetter und Klima, Boden und Landschaft in ihrem Einfluß auf das Seelenleben* [1911]. Dritte, neubearbeitete Aufl. Leipzig 1923, xx, 530 S.
Helman, Cecil G.: Heart Disease and the Cultural Construction of Time: The Type A Behaviour Pattern as a Western Culture-Bound Syndrome. *Social Science & Medicine* 25/9, 1987, 969–979.
Henke, Klaus-Dirk/Hesse, Michael: Gesundheitswesen. Begriff und Ziele des Gesundheitswesens. *Handbuch der Wirtschaftsethik*. Bd. 4: *Ausgewählte Handlungsfelder*. Hrsg. im Auftrag der Görres-Gesellschaft von Wilhelm Korff u.a. Gütersloh 1999, 249–289.
Herder, Johann Gottfried: *Werke*. Hrsg. von Wolfgang Pross. München: Bd. II, 1987: Zum Sinn des Gefühls [entst. 1769], 241–250; Vom Erkennen und Empfinden in der menschlichen Seele (1774), 545–579; Vom Erkennen und Empfinden der menschlichen Seele 1778, 664–723; Bd. III/1, 2002: *Ideen zur Philosophie der Geschichte der Menschheit* [1784–91]; zitiert nach der Seitenzahl dieser Ausgabe und dem Abschnitt der Herderschen Einteilung.
Herrigel, Eugen: *Zen in der Kunst des Bogenschießens*. München-Planegg 1951, 100 S.
Herring, Herbert P.: *In Quest of a Universally Valid Ethic. The Pedro Arrupe Endowment Lectures*. Madras 1995, x, 116 S.
Hesiod: *Theogonie. Werke und Tage*. Griechisch-deutsch. Hrsg. und übersetzt von Albert von Schirnding. Düsseldorf/Zürich ²1997, 255 S.
Heyman, James/Ariely, Dan: Effort for Payment. A Tale of Two Markets. *Psychological Science* 15/11, 2004, 787–793.
Hildegard von Bingen: *Scivias. Wisse die Wege. Eine Schau von Gott und Mensch in Schöpfung und Zeit*. Übersetzt und hrsg. von Walburga Storch OSB. Augsburg 1997, xxiii, 613 S.
Himmel, Wolfgang u.a.: Comparing Women's Views on Family and Sexual Problems in Family and Gynecological Practices. *Journal of Psychosomatic Obstetrics and Gynecology* 20, 1999, 127–135.
Hippokrates: *Ausgewählte Schriften*. Hrsg. und übersetzt von Charlotte Schubert und Wolfgang Leschhorn. Düsseldorf/Zürich 2006, 470 S.: *Über die alte Medizin*, 271–307; zitiert nach §§; *Über die Umwelt (Über Winde, Wasser und Örtlichkeiten)* 8–67.
Hirsch, Fred: *Social Limits to Growth*. London/Henley 1977, xii, 208 S.
Hölderlin, Friedrich: Ganymed [1805]. *Hölderlin Werke und Briefe*. Hrsg. von Friedrich Beißner und Jochen Schmidt. Erster Band: *Gedichte. Hyperion*. Frankfurt am Main 1969, 97 f.
Hoffmann, Friedrich: *Gründliche Anweisung Wie ein Mensch Vor dem frühzeitigen Tod und allerhand Kranckheiten Durch ordentliche Lebens-Art sich verwahren könne*. Halle 1715, Teil I, 310 S.; Teil II, 315–646; Teil III, 647–946.

Holmes, Oliver Wendell: Currents and Counter-Currents in Medical Science [1860]. *The Works of Oliver Wendell Holmes.* Bd. IX: *Medical Essays 1860–1882.* Boston u.a. 1892, 173–208.

Holsboer, Florian: *Biologie für die Seele. Mein Weg zur personalisierten Medizin.* München 2009, 304 S.

Homer: *Ilias.* Neue Übertragung von Wolfgang Schadewaldt. Frankfurt am Main 1975, 432 S.; zitiert nach Gesang und Vers.

Honneth, Axel: *Kampf um Anerkennung. Zur moralischen Grammatik sozialer Konflikte* [1992]. Frankfurt am Main 1994, 301 S.

Hontschik, Bernd: Abdominalchirurgie – Chirurgischer Alltag und Integrierte Forschung am Beispiel der Appendektomie. *Psychosomatik in der Chirurgie. Integrierte Chirurgie – Theorie und Therapie.* Hrsg. von B. Hontschik und Thure von Uexküll. Stuttgart/New York 1999, 235–255.

Hontschik, Bernd: *Körper, Seele, Mensch. Versuch über die Kunst des Heilens.* Frankfurt am Main 2006, 142 S.

Hoppe, Jörg-Dietrich: Mit der Gesundheitsreform zur Zwei-Klassen-Medizin. *Wachstumsmotor Gesundheit. Die Zukunft unseres Gesundheitswesens.* Hrsg. von Friedrich Merz. München 2008, 181–210.

Houston, W.R.: The Doctor Himself as a Therapeutic Agent. *Annals of Internal Medicine* 11/8, 1938, 1416–1425.

Howard, John H. u.a.: Type A Behavior, Personality, and Sympathetic Response. *Behavioral Medicine* 16/4, 1990, 149–160.

Huber, Ellis/Langbein, Kurt: *Die Gesundheitsrevolution. Radikale Wege aus der Krise – was Patienten wissen müssen.* Berlin 2004, 303 S.

Hüppe, Angelika/Glaser-Möller, Nathalie/Raspe, Heiner: Trägerübergreifendes Projekt zur Früherkennung von Rehabilitationsbedarf bei Versicherten ... *Das Gesundheitswesen* 68, 2006, 347–356.

Hüther, Gerald: [Interview] Das Fernsehen ist am Ende der Möglichkeiten. *Süddeutsche Zeitung* 28. April 2009.

Hüther, Gerald/Sachsse, Ulrich: Angst- und stressbedingte Störungen. Auf dem Weg zu einer neurobiologisch fundierten Psychotherapie. *Psychotherapeut* 3, 2007, 166–179.

Hull IV, R. Bruce/Bishop, Ian D.: Scenic Impacts of Electricity Transmission Towers: The Influence of Landscape Type and Observer Distance. *Journal of Environmental Management* 27, 1988, 99–108.

Hull IV, R. Bruce/Revell, Grant R.B.: Cross-Cultural Comparison of Landscape Scenic Beauty Evaluations: A Case Study in Bali. *Journal of Environmental Psychology* 9, 1989, 177–191.

Humboldt, Alexander von: Die Lebenskraft oder der rhodische Genius [1795]. *Ansichten der Natur.* Hrsg. von Adolf Meyer-Abich. Stuttgart 1969, 112–117.

Humboldt, Alexander von: *Kosmos – Entwurf einer physischen Weltbeschrei-*

*bung.* 5 Bände. Stuttgart/Tübingen 1845–1862: Bd. I, 1845, xvi, 493 S.; Bd. II, 1847, 544 S.

Illich, Ivan: *Die Nemesis der Medizin. Die Kritik der Medikalisierung des Lebens* [1976]. 4., überarbeitete Aufl. München 1995, 318 S.; erste Aufl. unter dem Titel *Die Enteignung der Gesundheit* 1975.

Inglehart, Ronald: The Silent Revolution in Europe: Intergenerational Change in Post-Industrial Societies. *American Political Science Review* 65/4, 1971, 991–1017.

Inglehart, Ronald: *The Silent Revolution. Changing Values and Political Styles Among Western Publics.* Princeton NJ 1977, xii, 482 S.

Ingensiep, Hans Werner: *Geschichte der Pflanzenseele. Philosophische und biologische Entwürfe von der Antike bis zur Gegenwart.* Stuttgart 2001, x, 692 S.

Isen, Alice M.: The Influence of Positive and Negative Affect on Cognitive Organization: Some Implications for Development. *Psychological and Biological Approaches to Emotion.* Hrsg. von Nacy L. Stein, Bennett Leventhal und Tom Trabasso. Hillsdale NJ 1990, 75–94.

Jackson, Tim/Marks, Nic: Consumption, Sustainable Welfare, and Human Needs – with Reference to UK Expenditure Patterns Between 1954 and 1994. *Ecological Economics* 28/3, 1999, 421–441.

Jacob, Benno: *Das Buch Exodus* [1943]. Hrsg. im Auftrag des Leo Baeck Instituts von Shlomo Mayer. Stuttgart 1997, xxv, 1098 S.

Jacobi, Rainer-M.E.: Schmerz, Liebe und Tod. Zum Ethos der Medizinischen Anthropologie zwischen Metaphysik und Moderne. *Zur Aktualität Viktor von Weizsäckers.* Hrsg. von R.-M.E. Jacobi und Dieter Janz. Würzburg 2003, 247–284.

James, W.P.T. (Rapporteur)/Luzzi, Anna Ferro (Chair): European diet and public health: The continuing challenge. Working Party 1: Final Report. *Public Health Nutrition* 4/2A, 2001, 275–292.

Jankrift, Kay Peter: *Krankheit und Heilkunde im Mittelalter.* Darmstadt 2003, ix, 148 S.

Jankrift, Kay Peter: *Mit Gott und schwarzer Magie. Medizin im Mittelalter.* Darmstadt 2005, 173 S.

Janz, Dieter (Hrsg.): *Krankengeschichte. Biographie, Geschichte, Dokumentation.* Würzburg 1999, 191 S.

Janz, Dieter: »Der Anblick des Menschen von innen«. Interview mit Professor Dr. med. Dieter Janz. *Berliner Ärzte* 6, 2007, 29–32.

Janzen, John M.: The Comparative Study of Medical System as Changing Social Systems. *Social Science & Medicine. Part B: Medical Anthropology* 12, 1978, 121–129.

Jenkins, David: Foreword in being concerned both about medicine and about something more. In: James C. McGilvray: *The Quest for Health and Wholeness.* Tübingen 1981, ix–xiii.

Jens, Inge: *Unvollständige Erinnerungen.* Reinbek bei Hamburg 2009, 317 S.

Jores, Arthur: Magie und Zauber in der modernen Medizin. *Deutsche Medizinische Wochenschrift* 80/24, 1955, 915–920.

Jung, Carl Gustav: Seele und Erde [1927]. *Seelenprobleme der Gegenwart. Vorträge und Aufsätze, Psychologische Abhandlungen* Bd. III. Zürich ⁴1946, 176–210.

Kamke, Hans-Ulrich/Scholz, Rembrandt: Die Berliner Datenbank als Grundlage der Berechnung von Lebenserwartungen in Deutschland vom 17. Jahrhundert bis heute, mit besonderer Berücksichtigung der Alter über 60 Jahre. *Leben wir zu lange? Die Zunahme unserer Lebensspanne seit 300 Jahren – und die Folgen.* Hrsg. von Arthur E. Imhof. Köln u.a. 1992, 31–44.

Kant, Immanuel: *Werke in sechs Bänden.* Hrsg. von Wilhelm Weischedel. Darmstadt; zitiert nach der Seitenzahl der ersten (A) bzw. zweiten (B) Aufl.: Bd. I, 1960: *Allgemeine Naturgeschichte und Theorie des Himmels* [1755], 219–396; Bd. II, 1956: *Kritik der reinen Vernunft* [1781/²1787]; Bd. V, 1957: *Kritik der Urteilskraft* [1790/²1793], 233–620; Bd. VI, 1964: *Der Streit der Fakultäten* [1798], 261–393.

Kant, Immanuel: *Kant's gesammelte Schriften.* Hrsg. von der Preußischen Akademie der Wissenschaften [AA]. Berlin/Leipzig: Bd. XVI, 1924: *Kant's handschriftlicher Nachlaß*, Bd. III: *Logik*; Bd. XXI, 1936: *Opus postumum* – Erste Hälfte (Convolut I bis VI).

Kaplan, George A. u.a.: Inequality in Income and Mortality in the United States: Analysis of Mortality and Potential Pathways. *British Medical Journal* 312, 1996, 999–1003.

Kaplan, Jay R. u.a.: Social Status, Environment, and Atherosclerosis in Cynomolgus Monkeys. *Arteriosclerosis* 2/5, 1982, 359–368.

Kaplan, Rachel/Kaplan, Stephen: *The Experience of Nature. A Psychological Perspective* [1989]. Ann Arbor 1995, xii, 340 S.

Kaptchuk, Ted J.: The double-blind, randomized, placebo-controlled trial: Gold standard or golden calf? *Journal of Clinical Epidemiology* 54, 2001, 541–549.

Kaptchuk, Ted J. u.a.: Sham device v. inert pill: randomised controlled trial of two placebo treatments. *British Medical Journal* 332, 2006, 391–397.

Karasek Jr., Robert A.: Job Demand, Job Decision Latitude, and Mental Strain: Implications for Job Redesign. *Administrative Science Quarterly* 24, 1979, 285–307.

Karasek, Robert/Theorell, Töres: *Healthy Work. Stress, Productivity, and the Reconstruction of Working Life.* New York 1990, xii, 381 S.

Kasser, Tim: *The High Price of Materialism.* Cambridge MA/London 2002, xvi, 149 S.

Katcher, Aaron H. u.a.: Looking, Talking, and Blood Pressure: The Physiological Consequences of Interaction with the Living Environment. *New Perspectives on Our Lives with Companion Animals.* Hrsg. von Aaron Honori Katcher und Alan M. Beck. Philadelphia 1983, 351–359.

Katcher, Aaron/Segal, Herman/Beck, Alan: Comparison of Contemplation and Hypnosis for the Reduction of Anxiety and Discomfort During Dental Surgery. *American Journal of Clinical Hypnosis* 27/1, 1984, 14–21.

Katcher, Aaron/Wilkins, Gregory: Dialogue with Animals: Its Nature and Culture. *The Biophilia Hypothesis.* Hrsg. von Stephen R. Kellert und Edward O. Wilson. Washington DC/Covelo CA 1993, 173–197.

Kathan, Bernhard: *Das Elend der ärztlichen Kunst. Eine andere Geschichte der Medizin.* Berlin 2002, 269 S.

Kawachi, Ichiro u.a.: Social Capital, Income Inequality, and Mortality. *American Journal of Public Health* 87/9, 1997, 1491–1498.

Keel, Othmar/Uehlinger, Christoph: *Göttinnen, Götter und Gottessymbole. Neue Erkenntnisse zur Religionsgeschichte Kanaans und Israels aufgrund bislang unerschlossener ikonographischer Quellen* [1992]. 4., erweiterte Auflage. Freiburg u.a. 1998, xiv, 562 S.

Keep, Philip/James, Josephine/Inman, Michael: Windows in the intensive therapy unit. *Anaesthesia* 35, 1980, 257–262.

Keil, Annelie: *Wenn Körper und Seele streiken. Die Psychosomatik des Alltagslebens.* Kreuzlingen/München 2004, 216 S.

Kersting, Wolfgang: Gerechtigkeitsprobleme in der Gesundheitsversorgung. *Klinische Ökonomik. Effektivität & Effizienz von Gesundheitsleistungen.* Hrsg. von Franz Porzsolt, Arthur R. Williams und Robert M. Kaplan. Landsberg/Lech 2003, 83–98.

Kiecolt-Glaser, Janice K. u.a.: Hostile Marital Interactions, Proinflammatory Cytokine Production, and Wound Healing. *Archives of General Psychiatry* 62, 2005, 1377–1384.

Kierkegaard, Søren: *Briefe.* Frankfurt am Main 1983, 147 S.

Kirkley, Alexandra u.a.: A Randomized Trial of Arthroscopic Surgery for Osteoarthritis of the Knee. *The New England Journal of Medicine* 359/11, 2008, 1097–1107.

Kleinman, Arthur: *The Illness Narratives. Suffering, Healing, and the Human Condition.* New York 1988, 284 S.

Knoch, Daria u.a.: Diminishing Reciprocal Fairness by Disrupting the Right Prefrontal Cortex. *Science* 314, 2006, 829–832.

Kobasa, Darwyn u.a.: Aberrant Innate Immune Response in Lethal Infection of Macaques with the 1918 Influenza Virus. *Nature* 445, 2007, 319–323.

Koch, Richard: *Die ärztliche Diagnose. Beitrag zur Kenntnis des ärztlichen Denkens.* Wiesbaden 1920, xv, 206 S.

Kollek, Regine/Lemke, Thomas: *Der medizinische Blick in die Zukunft. Ge-*

sellschaftliche Implikationen prädiktiver Gentests. Frankfurt/New York 2008, 372 S.

Koop, C. Everett: [Editorial] A Personal Role in Health Care Reform. *American Journal of Public Health* 85/6, 1995, 759 f.

Koranyi, Erwin K.: [Rezension] Psychosomatic Medicine. Thure von Uexküll. *Psychosomatic Medicine* 61, 1999, 407 ff.

Kraepelin, Emil: *Psychiatrie. Ein Lehrbuch für Studierende und Ärzte* [1883]. Achte, vollständig umgearbeitete Aufl. Bd. III: *Klinische Psychiatrie*, II. Teil. Leipzig 1913, xiii, 667–1395.

Krammer, Peter H.: Einfache Siege gibt es nicht. Krebs wird ein komplizierter Feind bleiben ... *Süddeutsche Zeitung* 20./21. November 1999.

Krannich, Jens-Holger u. a.: The Effectiveness of a Motivation Programme for Lifestyle Change in the Course of Aortocoronary Bypass Graft Surgery. *Clinical Rehabilitation* 22, 2008[a], 3–13.

Krannich, Jens-Holger: Die kurz- und langfristigen motivationalen Effekte eines Patientenschulungsprogramms für Herzbypasspatienten. *Rehabilitation* 47, 2008[b], 219–225.

Kraus, Wolfgang: *Das erzählte Selbst. Die narrative Konstruktion von Identität in der Spätmoderne.* Pfaffenweiler 1996, xii, 264 S.

Krutschonych, Alexei: *Sieg über die Sonne.* Oper in 2 Akten und 6 Bildern [1913]. *Sieg über die Sonne. Aspekte russischer Kunst zu Beginn des 20. Jahrhunderts.* Ausstellung der Akademie der Künste, Berlin [Katalog]. Berlin 1983, 53–77.

Küller, Rikard: *Non-Visual Effects of Light and Colour. Annotated Bibliography.* Swedish Council for Building Research. Stockholm 1981, 239 S.

Küller, Rikard/Lindsten, Carin: Health and Behavior of Children in Classrooms with and Without Windows. *Journal of Environmental Psychology* 12, 1992, 305–317.

Küster, Hansjörg: *Geschichte der Landschaft in Mitteleuropa. Von der Eiszeit bis zur Gegenwart.* München 1995, 423 S.

Kütemeyer, Mechthilde: Die Sprache der Psychosomatik im Nationalsozialismus. *»Gift, das du unbewußt eintrinkst ...« Der Nationalsozialismus und die deutsche Sprache.* Hrsg. von Werner Bohleber und Jörg Drews. Bielefeld 1991, 61–82.

Kütemeyer, Mechthilde: Vergessene neurologische Quellen der Psychosomatik. *Pioniere der Psychosomatik. Beiträge zur Entwicklungsgeschichte ganzheitlicher Medizin.* Hrsg. von Adolf-Ernst Meyer und Ulrich Lamparter. Heidelberg 1994, 19–42.

Kütemeyer, Mechthilde: »Die Verbindung dieser Hand mit der Idee des Königs ...« Der vergessene neurologische Beitrag Freuds zur Hysterie. *Jahrbuch der Psychoanalyse* 39, 1998, 27–45.

Kütemeyer, Mechthilde u. a.: Wundheilungsstörung und seelisches Trauma.

*Psychosomatisches Kompendium der Chirurgie.* Hrsg. von Bernd Hontschik. München 2003, 237–247.

Kütemeyer, Mechthilde: Karzinomschmerz – ein dissoziatives Phänomen? *Psychotherapie im Alter* [PiA] 6/3, 2009, 325–337.

Kütemeyer, Wilhelm: *Die Krankheit Europas. Beiträge zu einer Morphologie.* Frankfurt am Main 1951, 302 S.

Kunert, Günter: Achtzeiler. *Fremd daheim.* München 1990, 58.

Kutter, Eckhard: Berliner Möglichkeiten der integrierten Verkehrsbewältigung. *Fahrrad und Stadt. Tagungsband zum Kongreß anläßlich des Festival des Peda.* Hrsg. vom Allgemeinen Deutschen Fahrrad-Club (ADFC). Berlin 1993, 47–65.

LaFleur, William R.: Saigyō and the Buddhist Value of Nature. Part II. *History of Religions* 13/3, 1974, 227–246.

LaFleur, William R.: Der Rezipient als Kannibale: Japanische Bedenken gegenüber der Organtransplantationsethik. *Menschenleben – Menschenwürde. Interdisziplinäres Symposium zur Bioethik.* Hrsg. von Walter Schweidler, Herbert A. Neumann und Eugen Brysch. Münster u.a. 2003, 329–341.

Lalonde, Marc: *A New Perspective on the Health of Canadians.* A Working Document (Ottawa, Government of Canada 1974). Minister of Supply and Services Canada 1978, 76 S.

Lange, Friedrich Albert: *Geschichte des Materialismus und Kritik seiner Bedeutung in der Gegenwart.* Zweites Buch: *Geschichte des Materialismus seit Kant* [$^2$1875]. Leipzig $^5$1896, lxxvi, 573 S.

Langewitz, Wolf: [Interview] Die Bedeutung von Pausen beim Überbringen schlechter Nachrichten. *Neue Zürcher Zeitung* 18. Januar 2006.

Langnäse, K./Mast, M./Müller, Manfred J.: Social Class Differences in Overweight of Prepubertal Children in Northwest Germany. *International Journal of Obesity* 26, 2002, 566–572.

Lao, Oscar u.a.: Correlation between Genetic and Geographic Structure in Europe. *Current Biology* 18/16, 2008, 1241–1248.

Lauterbach, Karl: *Gesund im kranken System. Ein Wegweiser.* Berlin 2009, 223 S.

Layer, Paul Gottlob: »Was ist Leben?« – Von Zellen und anderen Lebewesen zwischen Genkonstanz und Umweltvarianz. *Der etwas andere Blick auf die Schöpfung. Interdisziplinäre Versuche im Dialog zwischen Naturwissenschaft und Religion.* Hrsg. von Hermann Düringer, Hubert Meisinger und Wolf-Rüdiger Schmidt. Frankfurt am Main 2007, 102–116.

Legenda aurea: *Die Legenda aurea des Jacobus de Voragine.* Aus dem Lateinischen übersetzt von Richard Benz [1955]. Darmstadt $^{12}$1997, xl, 1027 S.

Lehmann, Wilhelm: Kunst als Jubel der Materie. Ansprache über das Wesen des Gedichts, gehalten beim Empfang des Hamburger Lessing-Preises

1953. *Dichtung als Dasein. Poetologische und kritische Schriften.* Hamburg 1956, 9–18.

Lehnertz, Klaus/Elger, Christian F.: Can Epileptic Seizures be Predicted? Evidence from Nonlinear Time Series Analysis of Brain Electrical Activity. *Physical Review Letters* 80/22, 1. Juni 1998, 5019–5022.

Leininger, Gerlind: Die Droge Arzt als Analgetikum – eine Kasuistik aus der internistischen Klinik. *Integrierte Medizin. Modell und klinische Praxis.* Hrsg. von Thure von Uexküll, Werner Geigges und Reinhard Plassmann. Stuttgart/New York 2002, 65–73.

Leitzmann, Claus/Cannon, Geoffrey (Hrsg.): The New Nutrition Science Project. A joint initiative of the International Union of Nutritional Sciences and the World Health Polity Forum. *Public Health Nutrition* 8/6(A), 2005, 667–804.

Lenthe, Frank J. von: Aggregate deprivation and effects on health. *Social inequalities in health. New evidence and policy implications.* Hrsg. von Johannes Siegrist und Michael Marmot. Oxford 2006, 167–192.

Lepper, Mark R./Greene, David: Undermining Children's Intrinsic Interest with Extrinsic Reward: A Test of the »Overjustification« Hypothesis. *Journal of Personality and Social Psychology* 28/1, 1973, 129–137.

Lessenich, Stephan: *Die Neuerfindung des Sozialen. Der Sozialstaat im flexiblen Kapitalismus.* Bielefeld 2008, 169 S.

Linde, Klaus u.a.: Acupuncture for Patients with Migraine. A Randomized Controlled Trial. *The Journal of the American Medical Association* 293/17, 2005, 2118–2125.

Lindstrom, Heather A. u.a.: The relationships between television viewing in midlife and the development of Alzheimer's disease in a case-control study. *Brain and Cognition* 58/2, 2005, 157–165.

Lock, Margaret: The Politics of Mid-Life and Menopause: Ideologies for the Second Sex in North America and Japan. *Knowledge, Power, and Practice: The Anthropology of Medicine and Everyday Life.* Hrsg. von Shirley Lindenbaum und Margaret Lock. Berkeley CA u.a. 1993, 330–363.

Locke, John: *Zweite Abhandlung über die Regierung* [1690]. Kommentar von Ludwig Siep. Frankfurt am Main 2007, 414 S.

Lomas, Jonathan/Contandriopoulos, André-Pierre: Regulating Limits to Medicine: Towards Harmony in Public- and Self-Regulation. In: Evans u.a. 1994, 253–283.

Lorenz, Konrad: *Das sogenannte Böse. Zur Naturgeschichte der Aggression.* Wien 1963, XV, 415 S.

Lorenzer, Alfred: Hermeneutik des Leibes. Über die Naturwissenschaftlichkeit der Psychoanalyse. *Merkur* 42, 1988, 838–852.

Lown, Bernard: *Die verlorene Kunst des Heilens. Anleitung zum Umdenken* [1996]. Stuttgart/New York 2002, XIX, 281 S.

Ludwig, Carl: *Lehrbuch der Physiologie des Menschen.* Band I: *Physiologie der Atome, der Aggregatzustände, der Nerven und Muskeln*. Heidelberg 1852, 460 S.; Bd. II: *Aufbau und Verfall der Säfte und Gewebe. Thierische Wärme*. 1856, x, 501 S.

Lütz, Manfred: *Lebenslust. Wider die Diät-Sadisten, den Gesundheitswahn und den Fitness-Kult*. München 2002, 208 S.

Lütz, Manfred: Die neue Religion heißt Gesundheit. *Süddeutsche Zeitung* 27. August 2004.

Luhmann, Niklas: *Vertrauen. Ein Mechanismus der Reduktion sozialer Komplexität*. Stuttgart 1968, v, 105 S.

Mackenbach, Johan P. u. a.: Widening socioeconomic inequalities in mortality in six Western European countries. *International Journal of Epidemiology* 32, 2003, 830–837.

Maercker, Andreas: Kohärenzsinn und persönliche Reifung als salutogenetische Variablen. *Gesundheits- oder Krankheitstheorie? Saluto- versus pathogenetische Ansätze im Gesundheitswesen*. Hrsg. von Jürgen Margraf, Johannes Siegrist und Simon Neumer. Berlin u. a. 1998, 187–199.

Maher, Brendan: Poll results: look who's doping. *Nature* 452, 2008, 674 f.

Malarkey, William B. u. a.: Behavior: The Endocrine-Immune Interface and Health Outcomes. *Everyday Biological Stress Mechanisms*. Hrsg. von T. Theorell. Basel u. a. 2001, 104–115.

Malhotra-Kumar, Surbhi u. a.: Effect of azithromycin and clarithromycin therapy on pharyngeal carriage of macrolide-resistant streptococci in healthy volunteers. *The Lancet* 369, 2007, 482–490.

Mann, Thomas: *Gesammelte Werke in zwölf Bänden*. Frankfurt am Main (Fischer) 1960: Bd. III: *Der Zauberberg* [1924]; Bd. IV/V: *Joseph und seine Brüder* [1933–1943].

Manzoni, Alessandro: *Die Brautleute. I Promessi Sposi* [1827]. München/Wien 2000, 914 S.

Marc Aurel: *Wege zu sich selbst*. Hrsg. und übertragen von Willy Theiler. Zürich 1951, 347 S.

Margetts, Edward L.: The Early History of the Word »Psychosomatic«. *Canadian Medical Association Journal* 63, 1950, 402 ff.

Markus, Hazel Rose/Kitayama, Shinobu: Culture and the Self: Implications for Cognition, Emotion, and Motivation. *Psychological Review* 98/2, 1991, 224–253.

Marlow, Neil u. a.: Neurologic and Development Disability at Six Years of Age after Extremely Preterm Birth. *The New England Journal of Medicine* 352/1, 2005, 9–18.

Marmor, Theodore R./Barer, Morris L./Evans, Robert G.: The Determinants of a Population's Health: What Can Be Done to Improve a Democratic Nation's Health Status? In: Evans u. a. 1994, 217–230.

Marmot, Michael: [Viewpoint] Improvement of social environment to improve health. *The Lancet* 351, 1998, 57–60.

Marmot, Michael: *Status Syndrome. How Your Social Standing Directly Affects Your Health and Life Expectancy* [2004]. London 2005, 311 S.

Marmot, Michael G./Adelstein, A. M./Robinson, Nicola/Rose, G. A.: Changing Social Class Distribution of Heart Disease. *British Medical Journal* Nr. 6145, 1978/2, 1109–1112.

Marmot, Michael G./Mustard, J. Fraser: Coronary Heart Disease from a Population Perspective. In: Evans u.a. 1994, 189–214.

Marmot, Michael G./Syme, S. Leonard: Acculturation and Coronary Heart Disease in Japanese-Americans. *American Journal of Epidemiology* 104/3, 1976, 225–247.

Marmot, Michael/Theorell, Tores/Siegrist, Johannes: Work and Coronary Heart Disease. *Stress and the Heart. Psychosocial Pathways to Coronary Heart Disease.* Hrsg. von Stephen Stansfeld und Michael Marmot. London 2002, 50–71.

Marmot, Michael G. u.a.: Health Inequalities Among British Civil Servants: the Whitehall II Study. *The Lancet* 337, 1991, 1387–1393.

Martynkewicz, Wolfgang: *Georg Groddeck. Eine Biographie.* Frankfurt am Main 1997, 382 S.

Marx, Karl: *Karl Marx-Friedrich Engels Gesamtausgabe* (MEGA). Berlin. Erste Abteilung – Text: Bd. 1: *Die Verhandlungen des 6. Rheinischen Landtags.* Erster Artikel: Debatten über Preßfreiheit und Publication der Landständischen Verhandlungen [1842], 1975, 121–169; Bd. 2: *Ökonomisch-philosophische Manuskripte III*: [Privateigentum und Kommunismus] [Ergänzungen zu Heft II, Seite XXXIX] [geschrieben 1844], 1982, 386–399.

Maslow, Abraham H.: A Theory of Human Motivation. *The Psychological Review* 50, 1943, 370–396.

Maslow, Abraham H.: *Motivation and Personality* [1954]. New York u.a. ²1970, xxx, 369 S.

Matthießen, Peter F.: Der Organismusbegriff und seine Bedeutung für die Onkologie. *Onkologie im Spannungsfeld konventioneller und ganzheitlicher Betrachtung. Theorie und Erkenntnisbildung in der Onkologie.* Hrsg. von P.F. Matthießen und Ch. Tautz. München u.a. 1988, 1–22.

Matthießen, Peter F.: Prinzipien der Heilung im Neuen Testament. *Hilft der Glaube? Heilung auf dem Schnittpunkt zwischen Theologie und Medizin.* Hrsg. von Brigitte Fuchs u.a. Münster 2002, 146–172.

Matthießen, Peter F.: Das Phänomen Komplementärmedizin: Verwilderung oder Bereicherung ärztlichen Handelns? *Zeitschrift für medizinische Ethik* 50/4, 2004, 351–363.

Matussek, Paul: *Metaphysische Probleme der Medizin. Ein Beitrag zur Prinzipienlehre der Psychotherapie* [1948]. Zweite, erweiterte Aufl. Berlin u.a. 1950, x, 161 S.

Matussek, Paul: *Analytische Psychosentherapie. 2 Anwendungen.* Berlin u.a. 1997, x, 117 S.
Matussek, Paul/Matussek, Peter/Marbach, Jan: *Hitler. Karriere eines Wahns.* München 2000, 303 S.
Matussek, Peter: *Goethe zur Einführung.* Hamburg 1998, 234 S.
Mauss, Marcel: *Soziologie und Anthropologie 2: Gabentausch. Soziologie und Psychologie. Todesvorstellungen. Körpertechniken. Begriff der Person.* Frankfurt am Main 1989: Die Gabe. Form und Funktion des Austauschs in archaischen Gesellschaften [1923/24], 9–144; Über die physische Wirkung der von der Gemeinschaft suggerierten Todesvorstellung auf das Individuum [1926], 176–195.
McColl, Shelley L./Veitch, Jennifer A.: Full-Spectrum Fluorescent Lighting: A Review of its Effects on Physiology and Health. *Psychological Medicine* 31, 2001, 949–964.
McCracken, Grant David: *Culture and Consumption. New Approaches to the Symbolic Character of Consumer Goods and Activities* [1988]. Bloomington/Indianapolis 1990, xv, 174 S.
McKeown, Thomas: *The Role of Medicine. Dream, Mirage, or Nemesis?* Princeton NJ 1979, xvi, 207 S.
McNamara, John M. u.a.: The Coevolution of Choosiness and Cooperation. *Nature* 451, 2008, 189–192.
Meinlschmidt, Gerhard/Brenner, M.H. (Hrsg.): *Sozialstrukturatlas Berlin 1999. Eine soziale Diagnose für Berlin.* Berlin 1999, 245 S.
Melville, Herman: *Bartleby, der Schreiber. Eine Geschichte aus der Wall-Street* [1853]. Frankfurt am Main 2004, 96 S.
Merz, Friedrich: Einleitung. *Wachstumsmotor Gesundheit. Die Zukunft unseres Gesundheitswesens.* Hrsg. von F. Merz. München 2008, 1–8.
Meyer-Abich, Adolf: *Naturphilosophie auf neuen Wegen.* Stuttgart 1948, 396 S.
Meyer-Abich, Adolf: Zur Logik der Unbestimmtheitsbeziehungen. *Die Ganzheit in Philosophie und Wissenschaft. Othmar Spann zum 70. Geburtstag.* Hrsg. von Walter Heinrich. Wien 1950, 47–76.
Meyer-Abich, Klaus Michael: *Wege zum Frieden mit der Natur – Praktische Naturphilosophie für die Umweltpolitik.* München 1984, 321 S.
Meyer-Abich, Klaus Michael: *Praktische Naturphilosophie. Erinnerung an einen vergessenen Traum.* München 1997[a], 520 S.
Meyer-Abich, Klaus Michael: Mit-Wissenschaft: Erkenntnisideal einer Wissenschaft für die Zukunft. In: Meyer-Abich/Scherhorn, Gerhard u.a.: *Vom Baum der Erkenntnis zum Baum des Lebens. Ganzheitliches Denken der Natur in Wissenschaft und Wirtschaft.* München 1997[b], 19–161.
Meyer-Abich, Klaus Michael: Die gesellschaftliche Menschenwürde des Embryos in der Naturgeschichte. *Zeitschrift für Rechtspolitik* 35/5, 2002, 219–223.

Meyer-Abich, Klaus Michael: Mitwahrnehmung Gottes in der Welt – Grundzüge eines christlichen Pan(en)theismus. *Gott – Natur – Freiheit. Theologische und naturwissenschaftliche Perspektiven.* Hrsg. von Johannes von Lüpke. Neukirchen-Vluyn 2008, 41–61.

Meyer-Abich, Klaus Michael/Eusterschulte, Anne: Theologen, Technologen und Erfinder – Religiöse Beweggründe der Technik. *Ein Grenzgänger der Wissenschaften. Aktiv für Natur und Mensch. Festschrift für Günter Altner zum 65. Geburtstag.* Hrsg. von Gerd Michelsen, Udo E. Simonis und Siegfried de Witt. Berlin 2001, 21–41.

Michalsen, Andreas: [Editorial] Die Komplementärmedizin und der »menschliche Faktor«. *Forschende Komplementärmedizin* 13/2, 2006, 68 f.

Mill, John Stuart: *Principles of Political Economy.* With Some of Their Applications to Social Philosophy [1848]. Hrsg. von Sir William Ashley [1909]. Fairfield NJ 1976, liii, 1013 S.

Miller, Alfred E./Miller, Maria G.: *Options for Health and Health Care. The Coming of Post-Clinical Medicine.* New York u.a. 1981, xviii, 478 S.

Moerman, Daniel E.: Anthropology of Symbolic Healing. *Current Anthropology* 20/1, 1979, 59–80.

Moerman, Daniel E.: *Meaning, Medicine, and the »Placebo-Effect«.* Cambridge u.a. 2002, xiii, 172 S.

Moltmann, Jürgen: *Gott in der Schöpfung. Ökologische Schöpfungslehre.* München 1985, 325 S.

Montaigne, Michel de: *Essais* [1580/88]. Erste moderne Gesamtübersetzung von Hans Stilett. Frankfurt am Main 1998, 573 S.

Moore, Ernest O.: A Prison Environment's Effect on Health Care Service Demands. *Journal of Environmental Systems* 11/1, 1981/82, 17–34.

Morris, David B.: *Krankheit und Kultur. Plädoyer für ein neues Körperverständnis* [1998]. München 2000, 391 S.

Morris, Jeremy N.: Are Health Services Important to the People's Health? *British Medical Journal* 280, 1980, 167 f.

Moseley, J. Bruce u.a.: A Controlled Trial of Arthroscopic Surgery for Osteoarthritis of the Knee. *The New England Journal of Medicine* 347/2, 2002, 81–88.

Moser, K.A./Fox, A.J./Jones, D.R.: Unemployment and Mortality in the OPCS Longitudinal Study. *The Lancet* 324, 1984, 1324–1329.

Moyers, Bill: *Die Kunst des Heilens. Vom Einfluß der Psyche auf die Gesundheit* [1993]. München 1996, 346 S.: Die Rolle von Arzt und Patient bei der Heilung – Thomas Delbanco, 21–36; Heilen und Umwelt – Ron Anderson, 37–56; Heilen im Lebensbereich des Patienten – David Smith, 57–71; Selbststeuerung und Konditionierung – Karen Olness, 81–91; Die Umstellung der Lebensführung – Dean Ornish, 92–118; Streßabbau – John Zawacki, 147–154; Emotionen und das Immunsystem – Margaret

Kemeny, 190–202; Das Gehirn und das Immunsystem – David Felten, 203–224; Konditionierte Reflexe – Robert Ader, 225–233; Medizin in einer Körper/Seele-Kultur – David Eisenberg, 243–297.

Müller, Horst-Wolf/Rehfeld, Uwe: Zur Rentnersterblichkeit unter besonderer Berücksichtigung langjährig berufstätiger Frauen und Männer. *Blätter der Deutschen Gesellschaft für Versicherungs- und Finanzmathematik* 17/2, 1985, 141–162.

Müller, Manfred: Sicherheit und Wirtschaftlichkeit – Erfahrungen aus der Luftfahrt. *Klinische Ökonomik. Effektivität & Effizienz von Gesundheitsleistungen.* Hrsg. von Franz Porzsolt, Arthur R. Williams und Robert M. Kaplan. Landsberg/Lech 2003, 111–125.

Mundy, Liza: *Everything Conceivable: How Assisted Reproduction is Changing Men, Women and the World.* New York 2007, xx, 406 S.

Myers, David G.: The Funds, Friends, and Faith of Happy People. *American Psychologist* 55/1, 2000, 56–67.

Nader, Philip R. u. a.: Moderate-to-Vigorous Physical Activity From Ages 9 to 15 Years. *Journal of the American Medical Association* 300/3, 2008, 295–305.

Napiwotzky, Annedore/Student, Johann-Christoph (Hrsg.): *Was braucht der Mensch am Lebensende? Ethisches Handeln und medizinische Machbarkeit.* Stuttgart 2007, 199 S.

Naska, Androniki u. a.: Siesta in Healthy Adults and Coronary Mortality in the General Population. *Archives of Internal Medicine* 167, 2007, 296–301.

*Nationale Verzehrsstudie II.* Die bundesweite Befragung zur Ernährung von Jugendlichen und Erwachsenen. Ergebnisbericht, Teil 1. Herausgeber Max-Rubner-Institut Bundesforschungsinstitut für Ernährung und Lebensmittel. Karlsruhe 2008, xxvi, 144 S.

Naunyn, Bernhard: *Gesammelte Abhandlungen. Zwei Bände 1862–1908.* Würzburg (Stürtz) 1909: Bd. II: Die Entwicklung der inneren Medizin mit Hygiene u. Bakteriologie im 19. Jahrhundert [1900], 1280–1292; Ärzte und Laien [1905], 1327–1355.

Nerem, Robert M./Levesque, Murina J./Cornhill, J. Frederick: Social Environment as a Factor in Diet-Induced Atherosclerosis. *Science* 208, 1980, 1475 f.

Newman-Toker, David E./Pronovost, Peter J.: Diagnostic Errors – The Next Frontier for Patient Safety. *Journal of the American Medical Association* 301/10, 2009, 1060 ff.

*New York Times, The* [NYT]: 13. Okt. 1998: Placebos Prove So Powerful Even Experts Are Surprised (Sandra Blakeslee).

Nietzsche, Friedrich: *Sämtliche Werke.* Kritische Studienausgabe in 15 Bänden. Hrsg. von Giorgio Colli und Mazzino Montinari. München/Berlin (dtv/de Gruyter) 1980: Bd. III: *Die fröhliche Wissenschaft* [1882/1887],

343–651; Bd. V: *Jenseits von Gut und Böse* [1886], 9–243; *Zur Genealogie der Moral* [1887], 245–412; Bd. X: Nachgelassene Fragmente 1882–1884; Bd. XIII: Nachgelassene Fragmente November 1887 – März 1888.

Nievo, Ippolito: *Bekenntnisse eines Italieners* [1867]. 2 Bde. Zürich 2005, 675/790 S.

Nikolaus von Kues: *Philosophisch-theologische Schriften*. Hrsg. und eingeführt von Leo Gabriel. Studien- und Jubiläumsausgabe. Lateinisch-deutsch. 3 Bände. Wien (Herder): Bd. I, 1964: *De docta ignorantia. Die wissende Unwissenheit Buch II* [1440], 311–417; Bd. III, 1967: *Idiota de mente. Der Laie über den Geist* [1450], 479–609; *De visione Dei. Die Gottesschau* [1453], 93–219.

Nordhaus, William/Tobin, James: Is Growth Obsolete? *Economic Growth. Fiftieth Anniversary Colloquium V.* New York/London 1972, 1–80.

Novembre, John u. a.: Genes mirror geography within Europe. *Nature* 456, 2008, 98–101.

Nowak, Martin A.: Five Rules for the Evolution of Cooperation. *Science* 314, 2006, 1560–1563.

Nüsslein-Volhard, Christiane: Determination of the embryonic axes of *Drosophila*. *Development Supplement* Nr. 1, 1991, 1–10.

Olson, Mancur: *The Logic of Collective Action. Public Goods and the Theory of Groups* [1965]. Cambridge MA 1982, x, 186 S.

Ornish, Dean u. a.: Can lifestyle changes reverse coronary heart disease? The Lifestyle Heart Trail. *The Lancet* 336, 1990, 129–133.

Ornish, Dean: *Die revolutionäre Therapie: Heilen mit Liebe. Krankheiten ohne Medikamente überwinden* [1998]. München 2001, 320 S.

Ornish, Dean u. a.: Changes in prostate gene expression in men undergoing an intensive nutrition and lifestyle intervention. *Proceedings of the National Academy of Sciences* [PNAS] 105/24, 2008, 8369–8374.

Osler, William: The Faith That Heals. *British Medical Journal* Nr. 2581, 1910/1, 1470 ff.

Oz, Amos: *Eine Geschichte von Liebe und Finsternis* [2002]. Frankfurt am Main 2004, 764 S.

Paracelsus (Theophrast von Hohenheim): *Sämtliche Werke*. Hrsg. von Karl Sudhoff. München/Berlin (Oldenbourg): Bd. I, 1929: *Von den fünf Entien, genannt Volumen medicinae Paramirum de medica industria*, um 1520, 163–239; Bd. VIII, 1924: *Vorrede und erste beide Bücher des Paragranum* [1530], 31–125.

Parsons, Talcott: Definition von Gesundheit und Krankheit im Lichte der Wertbegriffe und der sozialen Struktur Amerikas [1958]. *Der Kranke in der modernen Gesellschaft*. Hrsg. von Alexander Mitscherlich u. a. Köln/Berlin ³1970, 57–87.

Patrzek, Nikolaus: Das Motiv des Jungbrunnens in der deutschen Literatur des Mittelalters. *Lebendige Tradition. 400 Jahre Humanistisches Gymna-*

*sium in Würzburg*. Hrsg. von Ernst Günther Krenig und Otto Schönberger. Würzburg 1961, 227–242.

Pennebaker, James W.: *Sag, was dich bedrückt. Die befreiende Kraft des Redens* [1990]. Düsseldorf 1991, 262 S.

Pfleiderer, Beatrix: Medizinische Systeme Südasiens. In: B. Pfleiderer u.a.: *Ritual und Heilung. Eine Einführung in die Ethnomedizin*. Zweite, vollständig überarbeitete und erweiterte Neuauflage des Werkes *Krankheit und Kultur*. Berlin 1995, 67–110; Der Blick nach drinnen: zur kulturellen Konstruktion medizinischen Tuns und Wissens, 163–198.

Phillips, David P./Ruth, Todd E./Wagner, Lisa M.: Psychology and survival. *The Lancet* 342, 1993, 1142–1145.

Pincus, Tamar u. a.: A Systematic Review of Psychological Factors as Predictors of Chronicity/Disability in Prospective Cohorts of Low Back Pain. *Spine* 27/5, 2002, E109–E120.

Pico della Mirandola: *De hominis dignitate. Über die Würde des Menschen* [1486/87]. Lateinisch/deutsch. Hrsg. und übersetzt von Gerd von der Gönna. Stuttgart 1997, 124 S.

Plath, Sylvia: The Munich Mannequins [1963]. *Collected Poems*. Hrsg. von Ted Hudges. London/Boston 1981, 262 f.

Platon: *Werke in acht Bänden*. Griechisch und deutsch. Hrsg. von Gunther Eigler. Darmstadt 1970–1981; zitiert nach Stephanus-Zählung.

Platschek, Hans: *Joan Miró mit Selbstzeugnissen und Bilddokumenten*. Reinbek bei Hamburg 1993, 154 S.

Plessner, Helmuth: *Die Stufen des Organischen und der Mensch. Einleitung in die philosophische Anthropologie*. Berlin/Leipzig 1928, viii, 346 S.

Pohlenz, Max (Hrsg.): *Stoa und Stoiker. Die Gründer – Panaitios – Poseidonios*. Eingeleitet und übersetzt. Zürich 1950, xxix, 386 S.

Porter, Roy: *The Greatest Benefit to Mankind. A Medical History of Humanity* [1997]. New York/London 1999, xvi, 831 S.

Porzsolt, Franz: Klinische Ökonomie. Die ökonomische Bewertung von Gesundheitsleistungen aus der Sicht des Patienten. *Klinische Ökonomik. Effektivität & Effizienz von Gesundheitsleistungen*. Hrsg. von F. Porzsolt, Arthur R. Williams und Robert M. Kaplan. Landsberg/Lech 2003, 17–40.

Power, Christ/Kuh, Diana: Life Course Development of Unequal Health. *Social Inequalities in Health. New Evidence and Policy Implications*. Hrsg. von Johannes Siegrist und Michael Marmot. Oxford 2006, 27–53.

Proust, Marcel: *Essays, Chroniken und andere Schriften*. Werke I, Bd. 3. Frankfurter Ausgabe. Hrsg. von Luzius Keller. Frankfurt am Main 1992, 89–103.

*Pschyrembel Klinisches Wörterbuch mit klinischen Syndromen und Nomina Anatomica*. 255., völlig überarbeitete und stark erweiterte Auflage bearbeitet ... unter der Leitung von Christoph Zink. Berlin/New York 1986, xx, 1873 S.

Putnam, Hilary: *The Collapse of the Fact/Value Dichotomy and Other Essays*. Cambridge MA/London 2002, ix, 190 S.
Putnam, Robert D.: *Making Democracy Work. Civic Traditions in Modern Italy*. Princeton NJ 1993, xv, 258 S.
Raffalt, Reinhard: *Concerto Romano. Leben mit Rom*. München 1955, 464 S.
Rainer, Roland: *Die Welt als Garten – China*. Graz 1976, 213 S.
Raspe, Heiner siehe Hüppe, Angelika u.a. 2006.
Rebscher, Herbert: 2.2 Strukturelle Fragen. *Ethisches Denken in der Medizin. Ein Lehrbuch*. Hrsg. von Eberhard Amelung. Berlin u.a. 1992, 28–45.
Redelmeier, Donald A./Singh, Sheldon M.: Survival in Academy Award-Winning Actors and Actresses. *Annals of Internal Medicine* 134/10, 2001, 955–962.
Reisch, Lucia: *Status und Position. Kritische Analyse eines sozioökonomischen Leitbildes*. Wiesbaden 1995, xvi, 509 S.
Reisch, Lucia A.: Güterwohlstand und Zeitwohlstand. Zur Ökonomie und Ökologie der Zeit. *Zeitlandschaften. Perspektiven öko-sozialer Zeitpolitik*. Hrsg. von Sabine Hofmeister und Meike Spitzner. Stuttgart/Leipzig 1999, 131–157.
Resch, Karl-Ludwig: Länger leben mit Kochsalz? *Forschende Komplementärmedizin* 14/3, 2007, 184f., zu: Cohen, Hillel W. u.a.: Sodium Intake and Mortality in the NHANES II Follow-up Study. *The American Journal of Medicine* 119/3, 2006, 275.e7–275.e14.
Resch, Karl-Ludwig: DHEA: Luftschloss statt Jungbrunnen. *Forschende Komplementärmedizin* 14/3, 2007, 185f., zu: Nair, K.S. u.a.: DHEA in Elderly Women and DHEA or Testosterone in Elderly Men. *The New England Journal of Medicine* 355/16, 2006, 1647–1659.
Reuster, Thomas: *Effektivität der Ergotherapie im psychiatrischen Krankenhaus*. Darmstadt 2006, xi, 222 S.
Reye, Ingrid: Risikofaktor »Gesundheit«. *Psychosomatische Gesundheit. Versuch einer Abkehr vom Pathogenese-Konzept*. Hrsg. von Alexa Franke und Michael Broda. Tübingen 1993, 79–107.
Ridder, Michael de/Dissmann, Wolfgang: Notfall Medizin. *Süddeutsche Zeitung* 27./28. Mai 2000.
Riedel, Ulrike: Die Erfindung des gesunden Kranken. *Frankfurter Rundschau* 6. Okt. 2001.
Rilke, Rainer Maria: *Briefe in zwei Bänden. Erster Band 1896 bis 1919*. Hrsg. von Horst Nalewski. Frankfurt am Main 1991, 726 S.
Rinderspacher, Jürgen P.: *Gesellschaft ohne Zeit. Individuelle Zeitverwendung und soziale Organisation der Arbeit*. Frankfurt am Main/New York 1985, 327 S.
Rinderspacher, Jürgen P.: *Am Ende der Woche. Die soziale und kulturelle Bedeutung des Wochenendes*. Bonn 1987, 112 S.

Robert-Koch-Institut (Hrsg.): *Nosokomiale Infektionen*. Berlin 2002, 17 S.
Roberts, S. Craig u.a.: MHC-correlated odour preferences in humans and the use of oral contraceptives. *Proceedings of the Royal Society B* 275, 2008, 2715–2722.
Robinson, Joan: *Doktrinen der Wirtschaftswissenschaft. Eine Auseinandersetzung mit ihren Grundgedanken und Ideologien* [1962]. München 1965, 181 S.
Rockenbach, Bettina/Milinski, Manfred: The Efficient Interaction of Indirect Reciprocity and Costly Punishment. *Nature* 444, 2006, 718–723.
Röhring, Klaus: *Vernunft und alle Sinne. Eine theologisch-ästhetische Betrachtung der fünf Sinne*. München 2008, 306 S.
Roos, Noralou P./Roos, Leslie L.: Small Area Variations, Practice Style, and Quality of Care. In: Evans u.a. 1994, S. 231–252.
Rose, Geoffrey: *The Strategy of Preventive Medicine*. Oxford u.a. 1992, xii, 138 S.
Rosenthal, Norman E. u.a.: Seasonal Affective Disorder. A Description of the Syndrome and Preliminary Findings With Light Therapy. *Archives of General Psychiatry* 41, 1984, 72–80.
Rosenthal, Norman E.: Diagnosis and Treatment of Seasonal Affective Disorder. *Journal of American Medical Association* 270/22, 1993, 2717–2720.
Rürup, Bert/Albrecht, Martin: Das deutsche Gesundheitswesen nach den Reformen von 2007. *Wachstumsmotor Gesundheit. Die Zukunft unseres Gesundheitswesens*. Hrsg. von Friedrich Merz. München 2008, 122–147.
Sachverständigenrat für die Konzertierte Aktion im Gesundheitswesen: *Bedarfsgerechtigkeit und Wirtschaftlichkeit*. Gutachten 2000/2001 Kurzfassung. 96 S.; zitiert nach Ziffern.
Sachverständigenrat zur Begutachtung der Entwicklung im Gesundheitswesen: *Kooperation und Verantwortung. Voraussetzungen einer zielorientierten Gesundheitsversorgung*. Gutachten 2007, Kurzfassung.
Sacker, Amanda u.a.: Comparing Health Inequality in Men and Women: Prospective Study of Mortality 1986–96. *British Medical Journal* 320, 2000, 1303–1307.
Sackett, David L. u.a.: *Evidence-Based Medicine. How to Practice and Teach EBM* [1997]. Edinburgh u.a. 2000, xiv, 261 S.
Sanne, Christer: *The (Im)possibility of Sustainable Lifestyles – Can We Trust the Public Opinion and Plan for Reduced Consumption?* Canberra 1998, 23 S.
Sapolsky, Robert M.: Stress in the Wild. *Scientific American* 262/1, 1990, 106–113.
Saradeth, Tobias/Resch, Karl-Ludwig/Ernst, Edzard: Placebo Treatment for Varicosity: Don't Eat it, Rub it! *Phlebology* 9, 1994, 63–66.
Schadewaldt, Wolfgang: *Die Anfänge der Philosophie bei den Griechen. Die*

Vorsokratiker und ihre Voraussetzungen. Tübinger Vorlesungen Band I. Unter Mitwirkung von Maria Schadewaldt hrsg. von Ingeborg Schudoma. Frankfurt am Main ³1978, 520 S.

Schapp, Wilhelm: *In Geschichten verstrickt. Zum Sein von Mensch und Ding* [1953]. Frankfurt am Main ³1985, x, 210 S.

Scheler, Max: *Wesen und Formen der Sympathie* [1912]. Studienausgabe. Hrsg. von Manfred S. Frings. Bern/München 1972, 258 S.

Scherhorn, Gerhard: Das Vordringen der Ersatzbedürfnisse. Zur Relativierung des positivistischen Denkens in der Ökonomie. *Sozialwissenschaftliche Information* 24/4, 1995[a], 258–264.

Scherhorn, Gerhard: Güterwohlstand versus Zeitwohlstand. Über die Unvereinbarkeit des materiellen und des immateriellen Produktivitätsbegriffs. *Zeit in der Ökonomik*. Hrsg. von Bernd Biervert und Martin Held. Frankfurt am Main 1995[b], 147–168.

Scherhorn, Gerhard: Das Ganze der Güter. In: Meyer-Abich, Klaus Michael/Scherhorn, G. u. a.: *Vom Baum der Erkenntnis zum Baum des Lebens – Ganzheitliches Denken der Natur in Wissenschaft und Wirtschaft*. München 1997, 162–251.

Scherhorn, Gerhard: Die produktive Verwendung der freien Zeit. *Reflexive Lebensführung. Zu den sozialökologischen Folgen flexibler Arbeit*. Hrsg. von Eckart Hildebrandt. Berlin 2000, 344–377.

Scherhorn, Gerhard: Das Ganze der Arbeit. *Wiedervorlage dringend: Ansätze für eine Ökonomie der Nachhaltigkeit*. Hrsg. von Eva Lang, Christiane Busch-Lüty, Jürgen Kopfmüller. München 2007, 98–117.

Scherhorn, Gerhard: Das Finanzkapital zwischen Gier und Verantwortung. *Zeitschrift für Sozialwissenschaft* 45, 2008, 156./157. Folge, 3–13.

Schiller, Friedrich: *Sämtliche Werke*. Hrsg. von Gerhard Fricke und Herbert G. Göpfert. München: Bd. IV, 7., durchgesehene Auflage, 1988: Etwas über die erste Menschengesellschaft nach dem Leitfaden der Mosaischen Urkunde [1790], 767–783; Bd. V, 8., durchgesehene Aufl., 1989: *Über naive und sentimentalische Dichtung* [1795], 694–780.

Schleiermacher, Friedrich Daniel Ernst: *Der christliche Glaube nach den Grundsätzen der evangelischen Kirche im Zusammenhang dargestellt*. Zweite Auflage (1830/31). *Kritische Gesamtausgabe*, hrsg. von Hermann Fischer u. a. Erste Abt.: *Schriften und Entwürfe*, Bd. 13, Teilband 1 hrsg. von Rolf Schäfer. Berlin/New York 2003, lxxxiv, 529 S.

Schmid, Gary Bruno: *Tod durch Vorstellungskraft. Das Geheimnis psychogener Todesfälle*. Wien/New York 2000, xv, 277 S.

Schmidt am Busch, Hans-Christoph: *Hegels Begriff der Arbeit*. Berlin 2002, 166 S.

Schmidt, Jan C.: *Instabilität in Natur und Wissenschaft. Eine Wissenschaftsphilosophie der nachmodernen Physik*. Berlin/New York 2008, xi, 459 S.

Schöne, Albrecht: *Goethes Farbentheologie*. München 1987, 229 S.

Schöne-Seifert, Bettina: *Grundlagen der Medizinethik.* Stuttgart 2007, 227 S.

Schott, Heinz (Hrsg.): *Der sympathetische Arzt. Texte zur Medizin im 18. Jahrhundert.* München 1998, 396 S.

Schott, Heinz: Licht als Metapher einer medizinischen Naturphilosophie – von Paracelsus bis Mesmer. *Hegels Licht-Konzepte. Zur Verwendung eines metaphysischen Begriffs in Naturbetrachtungen.* Hrsg. von Wolfgang Neuser und Jens Kohne. Würzburg 2008, 27–45.

Schreber, Daniel Gottlieb Moritz: *Anthropos. Der Wunderbau des menschlichen Organismus, sein Leben und seine Gesundheitsgesetze. Ein allgemein fassliches Gesamtbild der menschlichen Natur für Lehrer, Schüler, sowie für Jedermann, der nach gründlicher Bildung und körperlich geistiger Gesundheit strebt.* Leipzig 1859, viii, 136 S.

Schrödinger, Erwin: *Was ist Leben? Die lebende Zelle mit den Augen des Physikers betrachtet* [1944]. München/Zürich 1989, 156 S.

Schubert, Christian/Schüssler, Gerhard: Psychoneuroimmunologie. I. Empirische Befunde. *Uexküll Psychosomatische Medizin.* Hrsg. von Rolf H. Adler u.a. 6., neu bearbeitete und erweiterte Aufl. München/Jena 2003, 145–160.

Schwartz, Friedrich Wilhelm u.a. (Hrsg.): *Das Public Health Buch. Gesundheit und Gesundheitswesen.* 2., völlig neu bearbeitet und erweiterte Aufl. München/Jena 2003, xxiv, 905 S.; darin: Schwartz, F.W. u.a.: Wer ist gesund? Wer ist krank? Wie gesund bzw. krank sind Bevölkerungen?, 23–47; Schwartz, F.W./Walter, Ulla: Altsein – Kranksein?, 163–180; Walter, Ulla/Schwartz, F.W.: Prävention, 189–210.

Schweitzer, Albert: *Kultur und Ethik. Kulturphilosophie Zweiter Teil.* Olaus Petri Vorlesungen an der Universität Upsala [1923]. *Gesammelte Werke in fünf Bänden.* Bd. II. München 1974, S. 95–420.

Scitovsky, Tibor: *The Joyless Economy. An Inquiry into Human Satisfaction and Consumer Dissatisfaction.* Oxford u.a. 1976, xxi, 310 S.

Seidler, Eduard: Das Dilemma der Medizin und der Umgang mit Ratlosigkeit. *Frankfurter Rundschau* 25. Oktober 1996.

Sen, Amartya: *Development as Freedom* [1999]. New Delhi 2008, xvi, 366 S.

Sennett, Richard: *Der flexible Mensch. Die Kultur des neuen Kapitalismus.* Berlin 1998, 223 S.

Severgnini, Beppe: *La testa degli Italiani* [2005]. Milano 2006, 248 S.

Shah, Sonia: *Am Menschen getestet! Wie die Pharmaindustrie die Ärmsten der Welt für Medikamententests missbraucht* [2006]. München 2008, 304 S.

Shapiro, Robert: *The Human Blueprint. The Race to Unlock the Secrets of Our Genetic Script.* New York 1991, xx, 412 S.

Shaw, Bernard: *The Doctor's Dilemma. A Tragedy* [1906]. *The Works of Bernard Shaw.* Bd. XII. London 1930, xi, 465 S.

Sheldrake, Rupert: *Das schöpferische Universum. Die Theorie des morphogenetischen Feldes* [1981]. Frankfurt am Main/Berlin ³1997, 230 S.

Siebeck, Richard: Über die Grundsätze der Beurteilung und Behandlung von Kranken [1945]. *Vom neuen Geist der Universität. Dokumente, Reden und Vorträge 1945/46.* Hrsg. von Karl Heinrich Bauer. Berlin/Heidelberg 1947, 26–41.

Siebeck, Richard: *Medizin in Bewegung. Klinische Erkenntnisse und ärztliche Aufgabe* [1949]. Zweite, verbesserte Aufl. Stuttgart 1953, xix, 493 S.

Siegel, Judith M.: Stressful Life Events and Use of Physician Services Among the Elderly: The Moderating Role of Pet Ownership. *Journal of Personality and Social Psychology* 58/6, 1990, 1081–1086.

Siegrist, Johannes: Adverse Health Effects of High-Effort/Low-Reward Conditions. *Journal of Occupational Health Psychology* 1/1, 1996, 27–41.

Siegrist, Johannes: Verletzte soziale Reziprozität macht krank: Ein medizinsoziologisches Forschungsmodell. *Forschende Komplementärmedizin und Klassische Naturheilkunde* 9/1, 2002, 31–36.

Siegrist, Johannes: Machen wir uns selbst krank? *Das Public Health Buch. Gesundheit und Gesundheitswesen.* Hrsg. von Friedrich Wilhelm Schwartz u. a. 2., völlig neu bearbeitete und erweiterte Aufl. München/Jena 2003, 139–162.

Siegrist, Johannes/Marmot, Michael (Hrsg.): *Social Inequalities in Health. New Evidence and Policy Implications.* Oxford 2006, x, 258 S.: Introduction, 1–25; Siegrist, J./Theorell, Töres: Socio-Economic Position and Health. The Role of Work and Employment, 73–100.

Siegrist, Johannes/Siegrist, Karin/Weber, Ingbert: Sociological Concepts in the Etiology of Chronic Disease: The Case of Ischemic Heart Disease. *Social Science and Medicine* 22/2, 1986, 247–253.

Siep, Ludwig: *Anerkennung als Prinzip der praktischen Philosophie. Untersuchungen zu Hegels Jenaer Philosophie des Geistes.* Freiburg/München 1979, 378 S.

Siep, Ludwig: *Konkrete Ethik. Grundlagen der Natur- und Kulturethik.* Frankfurt am Main 2004, 395 S.

Siep, Ludwig: Hegel und die Bioethik. *Geschichte der Bioethik.* Hrsg. von Tina Louise Fischer und Stefan Lorenz Sorgner. Paderborn ca. 2011 (im Druck).

Simmel, Georg: *Philosophie des Geldes* [1900]. *Gesammelte Werke*, Bd. 1. Berlin ⁷1977, xv, 585 S.

Simon, Gabriela: Arbeit als Last und als Medium der persönlichen Entfaltung. *Frankfurter Rundschau* 20. März 2000.

Simon, Hermann: *Aktivere Krankenbehandlung in der Irrenanstalt* [1929]. Bonn 1986, 167 S.

Smith, Adam: *Der Wohlstand der Nationen. Eine Untersuchung seiner Natur und seiner Ursachen* [1776]. Aus dem Englischen übertragen von Horst Claus Recktenwald. München 1983, lxxix, 855 S.

Solomon, George F./Moos, Rudolf H.: Emotions, Immunity, and Disease. A Speculative Theoretical Integration. *Archives of General Psychiatry* 11, 1964, 657–674.

Solomon, George F.: The Emerging Field of Psychoneuroimmunology. With a Special Note on Aids. *Advances. Institute for the Advancement of Health* 2/1, 1985, 6–19.

Sonntag, Jörg/Bauer, Jürgen: *Die Eingruppierung nach dem BAT. Leitfaden mit Bewertungsbeispielen* ... Neuwied ³1992, xxi, 436 S.

Spinoza, Baruch: *Ethica – Ethik* [1677]. Hrsg. von Konrad Blumenstock. *Opera – Werke*. Lateinisch und deutsch. Bd. II. Darmstadt 1980, S. 84–557; zitiert nach Buch und Lehrsatz.

Spittler, Johann Friedrich: *Gehirn. Tod und Menschenbild. Neuropsychiatrie, Neurophilosophie, Ethik und Metaphysik*. Stuttgart 2003, vii, 165 S.

Srivastava, Abhishek/Locke, Edwin A./Bartol, Kathryn M.: Money and Subjective Well-Being: It's Not the Money, It's the Motives. *Journal of Personality und Social Psychology* 80, 2001, 959–971.

Stahl, Friedrich Julius: *Die Philosophie des Rechts*. II. Band: *Rechts- und Staatslehre auf der Grundlage der christlichen Weltanschauung*. 1. Abt.: 1.–3. Buch: *Die Allgemeinen Lehren und das Privatrecht* [1833/⁵1878]. Darmstadt ⁶1963, xxxvi, 521 S.

Steineck, Christian: *Der Leib in der japanischen Bioethik. Mit einer Diskussion der Leibtheorie von Merleau-Ponty im Licht bioethischer Probleme*. Würzburg 2007, 305 S.

Sudbø, J.: Non-steroidal anti-inflammatory drugs and the risk of oral cancer: a nested case-control study. *The Lancet* 366, 2005, 1359–1366.

*Süddeutsche Zeitung* [SZ] und *New York Times in SZ* [SZ/NYT]: 5. Aug. 2003: Medizin ist Show (Christina Berndt); 4. März 2005: Seele auf Eis (Dagmar Deckstein); 9./10. Juli 2005: Es fehlt an Wertschätzung (Ingo Butters); 1./2. April 2006: Lächeln im Akkord (Jutta Pilgram); 11. Aug. 2006: Herzklappen als Ware (Christina Berndt); 22. Sept. 2006: »Wenn sie den Tod rochen, düsten sie los« (Nadeschda Scharfenberg); 23. Okt. 2006: Unärztliche Käuflichkeit (Rainer Erlinger); 23. Nov. 2006: Warten statt operieren (Werner Bartens); 28. Dez. 2006: Herr über das eigene Hirn (Christine Amrhein); 16. März 2007: Der Albtraum-Killer (Nora Eichinger); 27. März 2007: Die Bauchschmerzen im Kopf (Evelyn Hauenstein); 16. April 2007: For Athletes, Stem Cell Therapy Could Be a Fountain of Youth (Bill Pennington); 23. April 2007: Eternal Quest for Youth (Duff Wilson); 27. April 2007: Geistige Altersvorsorge (Martin Kotynek); 26. Juli 2007: Dicke Freunde machen dick (Werner Bartens); 1./2. Sept. 2007: Schmerzmittel im Grundwasser (Walter Willems); 8./9. Sept. 2007: Tod in der Arbeit (Michael Kläsgen); 22./23. Sept. 2007: 300 Gramm leichtes Frühgeborenes überlebt (Christina Berndt); 13./14. Okt. 2007: Humbug mit Nebenwirkungen (Christina Berndt); 17. Okt. 2007: Ein Herz und eine Seele (Werner Bartens); 25. Okt. 2007: Unfug im Kreißsaal (Wiebke Rögener); 22./23. Dez. 2007: Wo der Hase im Pfeffer liegt (Evelyn Roll); 24. Jan. 2008: Die besten Pillen der Welt (Felicitas Witte); 6. Febr. 2008: Die grausigen Methoden des Doktor Kumar (Oliver Meiler); 6. Febr. 2008: Gesunde Herzen im Südwesten (Werner Bartens); 9./10. Febr. 2008: Organhändler in Nepal gefasst; 10.–12. Mai 2008: Vermessene Mediziner (Werner Bartens); 19./20. Juli 2008: Heimat existiert (Gustav Seibt); 13. Aug. 2008: Durch die rosa Pille (Mark Hammer); 30. Sept. 2008: Sport statt Skalpell (Felicitas Witte); 16. Okt. 2008: Beweise statt Behauptungen (Martin Kotynek); 22. Dez. 2008: Trügerische Versprechen (Nina von Hardenberg); 13. März 2009: Sexualhormone im Mineralwasser (Tina Baier); 17. März 2009: Geboren, um den Bruder zu retten (Christina Berndt); 18./19. April 2009: Infarkt mit Nord-Süd-Gefälle (Christina Merkel); 25./26. Juli 2009: Ein Leben in fremden Händen (Karin Steinberger).

Swain, James E. u.a.: Maternal brain response to own baby-cry is affected by cesarean section delivery. *The Journal of Child Psychology and Psychiatry* 49/10, 2008, 1042–1052.

Syme, S. Leonhard: Strategies for Health Promotion. *Preventive Medicine* 15, 1986, 492–507.

Symonds, Tara L. u.a.: Absence Resulting from Low Back Trouble Can Be Reduced by Psychological Intervention at the Work Place. *Spine* 20/24, 1995, 2738–2745.

Tedlock, Barbara: *Time and the Highland Maya* [1982]. Revised edition. Albuquerque 1992, xv, 293 S.

Tellkamp, Uwe: *Der Turm. Geschichte aus einem versunkenen Land*. Frankfurt am Main 2008, 972 S.

Terzani, Tiziano: *Noch eine Runde auf dem Karussell. Vom Leben und Sterben* [2004]. Hamburg 2005, 731 S.

Thieding, Friedrich: *Der Mensch und die soziale Krankenversicherung. Gedanken zu einer sinnvollen Ordnung*. Stuttgart 1959, 162 S.

Thomä, Dieter: *Erzähle dich selbst. Lebensgeschichte als philosophisches Problem*. München 1998, 353 S.

Thomas, Lewis: *Die Meduse und die Schnecke. Gedanken eines Biologen über die Mysterien von Mensch und Natur* [1979]. Köln 1981, 167 S.

Thomas, Philipp: *Selbst-Natur-sein. Leibphänomenologie als Naturphilosophie*. Berlin 1996, 219 S.

Tolstoi, Leo: Der Tod des Iwan Iljitsch [1886]. *Die Kreutzersonate und andere Erzählungen*. Leipzig 1954, 124–193.

Tschuang-Tse: *Reden und Gleichnisse.* Deutsche Auswahl von Martin Buber. Zürich 1951, 243 S.

Türks, Paul: *Philipp Neri. Prophet der Freude.* München u.a. 1995, 239 S.

Udéhn, Lars: Twenty-five Years with *The Logic of Collective Action.* Acta Sociologica 36, 1993, 239–261.

Ueberhorst, Reinhard: Positionelle und diskursive Politik – Die Bewährung einer demokratischen Technologiepolitik an den Chancen kritischer Argumente zur Brütertechnik. *AUSgebrütet – Argumente zur Brutreaktorpolitik.* Hrsg. von Klaus M. Meyer-Abich und R. Ueberhorst. Basel u.a. 1985, 356–395.

Ueberhorst, Reinhard: Warum brauchen wir neue Politikformen? *Reform des Staates – Neue Formen kooperativer Politik.* Bonn 1995, 9–41.

Uexküll, Jakob von: Die Umrisse einer kommenden Weltanschauung. *Die Neue Rundschau* 18/1, 1907, 641–661.

Uexküll, Jakob von: *Umwelt und Innenwelt der Tiere* [1909]. Zweite, vermehrte und verbesserte Aufl. Berlin 1921, 224 S.

Uexküll, Jakob von: *Der unsterbliche Geist in der Natur. Gespräche.* Hamburg 1947, 98 S.

Uexküll, Jakob von/Kriszat, Georg: *Streifzüge durch die Umwelten von Tieren und Menschen. Ein Bilderbuch unsichtbarer Welten* [1934]. *Bedeutungslehre* [1940]. Mit einem Vorwort von Alfred Portmann. Hamburg 1956, 181 S.

Uexküll, Thure von/Wesiack, Wolfgang: *Theorie der Humanmedizin. Grundlagen ärztlichen Denkens und Handelns.* München u.a. 1988, xii, 700 S.

Uexküll, Thure von/Wesiack, Wolfgang: Integrierte Medizin als Gesamtkonzept der Heilkunde: ein bio-psycho-soziales Modell. *Uexküll Psychosomatische Medizin.* Hrsg. von Rolf H. Adler u.a. 6., neu bearbeitete und erweiterte Aufl. München/Jena 2003, 3–42.

Ullmann, Marcela: Was ist eigentlich Gesundheit? Fintelmann, Volker/Ullmann, M.: *Warnsignale des Körpers.* München 2006, 22–35.

Ulrich, Roger S.: Natural versus Urban Scenes. Some Psychophysiological Effects. *Environment and Behavior* 13/5, 1981, 523–556.

Ulrich, Roger S.: View Through a Window May Influence Recovery from Surgery. *Science* 224, 1984, 420f.

Ulrich, Roger S. u.a.: Stress Recovery during Exposure to Natural and Urban Environments. *Journal of Environmental Psychology* 11, 1991, 201–230.

Ulrich, Roger S.: Biophilia, Biophobia, and Natural Landscapes. *The Biophilia Hypothesis.* Hrsg. von Stephen R. Kellert und Edward O. Wilson. Washington DC/Covelo CA 1993, 73–137.

Urban, Martin: *Warum der Mensch glaubt. Von der Suche nach dem Sinn.* Berlin 2005, 254 S.

Virchow, Rudolf: Mitteilungen über die in Oberschlesien herrschende Typhus-Epidemie. *Archiv für pathologische Anatomie und Physiologie und für klinische Medizin*, Bd. 2, 1849, 143–322; ND in: *Die Not im Spessart. Mitteilungen über die in Oberschlesien herrschende Typhus-Epidemie.* Hildesheim 1968, 57–236.

Virchow, Rudolf: Zur Erinnerung. Blätter des Dankes für meine Freunde. *Archiv für pathologische Anatomie und Physiologie und für klinische Medicin* Band 167, Folge XVI, Bd. VII, 1902, 1–15.

Vohs, Kathleen D./Mead, Nicole L./Goode, Miranda R.: The Psychological Consequences of Money. *Science* 314, 2006, 1154 ff.

Volkow, Nora D./Wise, Roy A.: How can drug addiction help us understand obesity? *Nature Neuroscience* 8/5, 2005, 555–560.

Volney, Constantin François Comte de: Das natürliche Gesetz oder Katechismus des französischen Bürgers (1793). *Politische Katechismen. Volney, Kleist, Heß.* Hrsg. von Karl Markus Michel. Frankfurt am Main 1966, 21–58.

Volz, Robert Wilhelm: Der ärztliche Beruf. *Sammlung gemeinverständlicher wissenschaftlicher Vorträge*, hrsg. von Rudolf Virchow und Fr. von Heltzendorff, V. Serie, Heft 97–120. Berlin 1870, 47 S.

Voswinkel, Stephan: *Anerkennung und Reputation. Die Dramaturgie industrieller Beziehungen. Mit einer Fallstudie zum »Bündnis für Arbeit«.* Konstanz 2001, 387 S.

Wadsworth, M. E. J.: Serious Illness in Childhood and Its Association with Later-Life Achievement. *Class and Health. Research and Longitudinal Date.* Hrsg. von Richard G. Wilkinson. London/New York 1986, 50–74.

Walach, Harald: Ein Hoch dem Ritual – je mehr Aufwand, desto besser heilt's. *Forschende Komplementärmedizin* 13/3, 2006, 188 ff.

Walter, Ulla/Schwartz, Friedrich Wilhelm: Prävention. *Das Public Health Buch. Gesundheit und Gesundheitswesen.* 2., völlig neu bearbeitete und erweiterte Aufl. Hrsg. von F. W. Schwartz. München/Jena 2003, 189–214.

Wang, H.-X. u. a.: Personality and lifestyle in relation to dementia incidence. *Neurology* 72, 2009, 253–259.

Warner, Kenneth E.: Wellness at the Worksite. *Health Affairs* 9/2, 1990, 63–79.

Weichardt, Wolfgang: *Über Ermüdungsstoffe* [1910]. Zweite, umgearbeitete Auflage. Stuttgart 1912, 62 S.

Weippert, Manfred: Synkretismus und Monotheismus. Religionsinterne Konfliktbewältigung im alten Israel. *Kultur und Konflikt.* Hrsg. von Jan Assmann und Dietrich Harth. Frankfurt am Main 1990, 143–179.

Weizsäcker, Carl Friedrich von: Gestaltkreis und Komplementarität [1956]. *Zum Weltbild der Physik* [1958]. Stuttgart 1960, 332–366.

Weizsäcker, Carl Friedrich von: *Die Tragweite der Wissenschaft.* Erster Band: *Schöpfung und Weltentstehung. Die Geschichte zweier Begriffe.* Stuttgart 1964, xi, 243 S.
Weizsäcker, Carl Friedrich von: Gehen wir einer asketischen Weltkultur entgegen? *Deutlichkeit. Beiträge zu politischen und religiösen Gegenwartsfragen.* München 1978, 73–113.
Weizsäcker, Ernst und Christine von: Wiederaufnahme der begrifflichen Frage: Was ist Information? *Nova Acta Leopoldina* Neue Folge Nr. 206, Bd. 37/1, 1972, 535–555.
Weizsäcker, Ernst Ulrich und Christine: Recht auf Eigenarbeit statt Pflicht zum Wachstum. *Scheidewege* 9, 1979, 221–234.
Weizsäcker, Viktor von: *Gesammelte Schriften.* Hrsg. von Peter Achilles, Dieter Janz, Martin Schrenk, Carl Friedrich von Weizsäcker. Frankfurt am Main: Bd. I, 1986: Natur und Geist. Erinnerungen eines Arztes [1954], 9–190; Nach Freud [1949], 441–450; Bd. III, 1990: Klinische Vorstellungen [1941], 7–147; Bd. IV, 1997: *Der Gestaltkreis. Theorie der Einheit von Wahrnehmen und Bewegen* [1939/⁴1950], 77–337; Bd. V, 1987: Krankengeschichte [1928], 48–66; Seelenbehandlung und Seelenführung. Nach ihren biologischen und metaphysischen Grundlagen betrachtet [1926], 67–141; Bilden und Helfen (Hippokrates und Paracelsus) [1926], 143–160; Über medizinische Anthropologie [1927], 177–194; Kranker und Arzt. Eine Wirklichkeit der Gemeinschaft [1929], 221–244. Bd. VI, 1986: Über neurotischen Aufbau bei inneren Krankheiten [1926], 7–14; Körpergeschehen und Neurose [²1947], 119–238: darin Brief von Sigmund Freud (16. Okt. 1932), 121 ff.; Psychosomatische Medizin [1949], S. 451–464; Bd. VII, 1987: Anonyma [1946], 41–89; Der Begriff der Allgemeinen Medizin [1947], 135–196; Die Medizin im Streit der Fakultäten [1947], 197–211; Der Begriff sittlicher Wissenschaft [1948], 233–254; Grundfragen medizinischer Anthropologie [1948], 255–282; Bd. VIII, 1986: Über Rechtsneurosen [1929], 7–30; Soziale Krankheit und soziale Gesundung [1930], 31–95; Ärztliche Aufgaben [1934], 143–157; Zum Begriffe der Arbeit. Eine Habeas-Corpus-Akte der Medizin? [1948], 222–267; Bd. IX, 1988: *Fälle und Probleme. Anthropologische Vorlesungen in der Medizinischen Klinik* [1947], 7–309; *Der kranke Mensch. Eine Einführung in die Medizinische Anthropologie* [1951], 311–641; Bd. X, 2005: *Pathosophie* [1956], 646 S.
Wellendorf, Elisabeth: *Mit dem Herzen eines anderen leben. Die seelischen Folgen der Organtransplantation* [1993]. Zürich ²1998, 199 S.
Wellendorf, Elisabeth: *Man kann alles auch anders sehen. Schicksalsgeschichten.* Stuttgart/Berlin 1997, 141 S.
Weltgesundheitsorganisation (WHO): *Gesundheit21 – Gesundheit für alle im 21. Jahrhundert.* Das Rahmenkonzept »Gesundheit für alle« für die Europäische Region der WHO. Kopenhagen 1999, xii, 272 S.

West, Martin L. (Hrsg.): *Iambi et elegi Graeci ante Alexandrum cantati*. Bd. II: *Callinus, Mimnermus, Semonides, Solon, Tyrtaeus, minora Adespota*. Ed. altera aucta atque emendata. Oxford ²1992, 277 S.

White, Kerr L.: Foreword. In: Payer, Lynn: *Medicine & Culture. Varieties of Treatment in the United States, England, West Germany, and France*. New York 1988, 9–12.

Whitmer, Rachel A. u.a.: Central obesity and increased risk of dementia more than three decades later. *Neurology* 71, 2008, 1057–1064.

WHO siehe Weltgesundheitsorganisation

Whybrow, Peter C.: *American Mania: When More Is Not Enough*. New York/London 2005, xii, 338 S.

Wiebel-Fanderl, Oliva: *Herztransplantation als erzählte Erfahrung. Der Mensch zwischen kulturellen Traditionen und medizinisch-technischem Fortschritt*. Münster u.a. 2003, 514 S.

Wieland, Wolfgang: *Diagnose. Überlegungen zur Medizintheorie*. Berlin/New York 1975, x, 176 S.

Wieland, Wolfgang: *Strukturwandel der Medizin und ärztliche Ethik. Philosophische Überlegungen zu Grundfragen einer praktischen Wissenschaft*. Heidelberg 1986, 136 S.

Wilkinson, Richard G.: *Kranke Gesellschaften. Soziales Gleichgewicht und Gesundheit* [1996]. Wien/New York 2001, xxvi, 312 S.

Wilkinson, Richard G.: *Mind the Gap. Hierarchies, Health and Human Evolution*. London 2000, 70 S.

Willer, Cristen J. u.a: Timing of Birth and Risk of Multiple Sclerosis: Population Based Study. *British Medical Journal* 330/7483, 2005, 120–123.

Williams, Arthur R.: Kulturübergreifende Aspekte der Klinischen Ökonomik. *Klinische Ökonomik. Effektivität & Effizienz von Gesundheitsleistungen*. Hrsg. von Franz Porzsolt, A.R. Williams und Robert M. Kaplan. Landsberg/Lech 2003, 126–137.

Williams, Redford/Williams, Virginia: *Anger Kills. Seventeen Strategies for Controlling the Hostility That Can Harm Your Health*. New York/Toronto 1993, xix, 228 S.

Williams, Redford B./Feaganes, John/Barefoot, John C.: Hostility and Death Rates in Ten U.S. Cities. *Psychosomatic Medicine* 57, 1995, 94.

Wilson, Edward O.: *Biophilia*. Cambridge MA/London 1984, 157 S.

Wilson, Larkin M.: Intensive Care Delirium. The Effect of Outside Deprivation in a Windowless Unit. *Archiv of Internal Medicine* 130, 1972, 225f.

Winnicott, Donald W.: *Reifungsprozesse und fördernde Umwelt. Studien zur Theorie der emotionalen Entwicklung* [1965]. Frankfurt am Main 1984, 373 S.

Wirz-Justice, Anna u.a.: ›Natural‹ Light Treatment of Seasonal Affective Disorder. *Journal of Affective Disorder* 37, 1996, 109–120.

World Bank: *World Development Report 2003, Sustainable Development in a Dynamic World. Transforming Institutions, Growth, and Quality of Life.* New York 2003, xxi, 250 S.

Wright, Janice C./Weinstein, Milton C: Gains in Life Expectancy From Medical Interventions – Standardizing Data on Outcomes. *The New England Journal of Medicine* 339/6, 1998, 380–386.

Yi, Young Kyoung: *Affect and Cognition Interface in Aesthetics Experiences of Landscapes.* Diss. Texas A&M University, Department of Landscape Architecture and Urban Planning, 1992.

Zänker, Kurt S.: Psychoneuroimmunologie. II. Grundlagen. *Uexküll Psychosomatische Medizin.* Hrsg. von Rolf H. Adler u.a. 6., neu bearbeitete und erweiterte Aufl. München/Jena 2003, 161–173.

Zeh, Juli: *Corpus Delicti.* Uraufführung im Rahmen der RuhrTriennale am 15. September 2007 in Essen; *Corpus delicti. Ein Prozess* [Roman]. Frankfurt am Main 2009, 263 S.

Zinn, Karl Georg: *Kanonen und Pest. Über die Ursprünge der Neuzeit im 14. und 15. Jahrhundert.* Opladen 1989, 384 S.

# Register

Aberglaube 236–242, 414–418, 430, 439 f., 506 f.
Abschirmung, zivilisatorische 331, 344, 397 f.
Absolutismus des Kleinen Mannes 39, 60, 455, 464, 530
Ader, Robert 214, 216, 232
Adler, Alfred 143, 184, 380
Adorno, Theodor W. 116
Ärzte und Priester, Trennung 414, 435, 440 f.
Albers, Josef 354
Alderfer, Clayton P. 451–454, 460, 485
Allgemeinmedizin 170 f., 212
Alltagskrankheiten 78, 544, 552
Altner, Günter 336, 356
Amabile, Teresa 371 f.
Anaximander von Milet 58, 156, 329, 394, 421–427, 435, 501, 511
Anders, Günther 369
Anerkennung 294, 309 f., 319 ff., 337, 372, 403 f., 407, 426, 437, 448 ff., 496, 557
Angelus Silesius 330
Anthropozentrisches Weltbild 207, 344 f., 347, 353 f., 362, 393, 418, 442
Antonovsky, Aaron 386 f., 428, 536
Appadurai, Arjun 477
Appels, A. 177, 406
Arbeit, Recht auf 312
Arbeit, Sinn der 134 f., 294, 310 ff., 423, 519–530
Arbeitslosigkeit 294 f., 310 f., 315, 410

Aristoteles 156, 357
Arzt-Patient-Verhältnis 118 ff., 121 ff., 182, 202 ff., 225 ff., 547 f.
Astrologie 394
Atmosphäre 229–235, 250, 342, 429 f., 494, 553 f.
Augustinus, Aurelius 27 f., 128 f.
Ausdrucksgemeinschaft des Physischen und Psychischen 200, 214, 220; s. auch Korrespondenz
Autonomie und Freiheit 420, 552, 577

Bacon, Francis 33, 104, 130, 439
Bacon, Roger 439
Bäume 334, 339, 402, 410, 420, 514
Bakwin, Harry 91
Balint, Michael 112, 170 f., 225
Bauer, Joachim 179
Beauchamp, Tom L. 97
Bedeutungen 118 f., 123 ff., 174, 206, 230 f., 385 ff.
Bedürfnis nach Selbstsein im Mitsein 453 f.
Bedürfnis, Bedarf und Nachfrage 274, 445 f., 455
Bedürfnisbildung 134 f., 274 f., 455, 485 f., 495, 561
Bedürfnishierarchie 309 f., 447 ff.
Bedürfnisse 124, 138, 167, 309 ff., 443–489, 515 f., 526, 543, 547, 579
Bedürfnisse, gesunde und ungesunde 447, 451, 454
Bedürfnisse, materielle 456–471, 476

Behinderungen 69f., 533
Beichte, gesundheitliche Bedeutung 431f., 434
Bellini, Giovanni 334
Benedikt, heiliger 523
Bengel, Jürgen 555
Benn, Gottfried 382
Berger, Michael 84, 93, 256, 583
Berkman, Lisa F. 246, 248
Bertaux, Pierre 163, 169
Beske, Fritz 574
Betesda, Teich 183, 409, 549
Beuys, Joseph 116, 316
Bevölkerungszunahme 448f.
Bewegung 168f., 219, 260ff., 284ff., 289f., 365f., 399f., 447, 466, 476, 480ff., 492ff.
Bewegungsmangel 24, 29f., 130ff., 134, 169f., 253f., 311, 480, 483ff., 515, 549f., 555ff., 578f.
Bildung für die Gesundheit 272f., 290ff., 313, 316, 475, 485, 557f., 578
Binswanger, Ludwig 433
Biophilie 362ff., 395, 400, 427
Birnbacher, Dieter 103
Black, Sir Douglas 277
Bleuler, Eugen 78, 256
Blinddarmoperationen 14, 173
Blumhardt, Johann Christoph 204, 548
Böhme, Gernot 102, 351
Bohr, Niels 119, 330
Bonhoeffer, Dietrich 436
Bourmer, Horst 567, 571, 584
Braudel, Fernand 85
Broch, Hermann 360
Brody, Howard 385
Bruno, Giordano 501
Buber, Martin 203, 245, 580
Buddha, Gaotama 334
Buddhismus 56f., 211, 433

Bultmann, Rudolf 401, 493
Bundesangestelltentarif, seine Pathogenität 304ff.
Burkert, Walter 118, 137, 300, 370, 385, 412, 418–421, 423, 426, 430

Camus, Albert 525
Cannon, Geoffrey 474
Cartesianismus 23–47, 96ff., 127ff., 136f., 144f., 160, 212ff., 221f., 238, 305f., 366, 430ff., 441, 470f., 481f., 491ff., 497
Carus, Carl Gustav 136, 560
Cézanne, Paul 501, 517
Chancengleichheit, radikale 318f.
Charcot, Jean-Martin 185, 187, 214
Chardin, Jean Siméon 332
Childress, James F. 97
Cicero 245
Coaching 559, 572
Cobb, Edith 371, 487, 521
Cohen, Mark Nathan 42, 216, 232
Condorcet, Marquis de 73, 448f.
Control 295ff.
Coombs, Jan Gregoire 571
Corin, Ellen 172, 553
Courbet, Gustave 501
Cranach, Lucas, der Ältere 33
Cronin, Archibald Joseph 75, 105
Csíkszentmihályi, Mihály 467
Csordas, Thomas 432

Dahrendorf, Ralf 525
Daly, Herman E. 487
Darwinismus 355ff.
Deci, Edward L. 89, 303, 372, 466–470, 475, 516
Demenzerkrankungen 178, 218, 484
Demokrit 563
Depressionen 144–152, 170, 175,

216, 228, 235 ff., 398 ff., 457 ff., 467, 509
Descartes, René 27 f., 37, 51 f., 96, 111, 133, 135, 152, 159, 170, 174, 348, 351, 438, 441, 490 f., 493, 498 f.
Diabetes 40, 54, 63 ff., 76, 281, 482, 555
Dickens, Charles 311, 427
Diener, Ed 300, 487
Diskriminierung, gesundheitliche 276 ff., 319 f.
Dissmann, Wolfgang 94
Dörner, Klaus 69, 100, 120, 125, 375, 496
Doping am Arbeitsplatz 71 f.
Dostojewskij, Fjodor 525
Douglas, Mary 477
Dubos, René 536
Dünkel 138, 207
Durkheim, Émile 247 f., 325

Egoismus 424 ff., 489
Ehrenberg, Alain 150–152, 201, 248
Eigenarbeit 523 f.
Eigennutz 89, 534
Eigentum 36, 250, 276, 464, 530
Einsamkeit 24, 209, 218, 246 ff., 262, 266, 341, 552, 564
Eisenberg, David 220, 494
Eliade, Mircea 331, 420 f., 497, 511 f.
Eliot, George 105, 546 f.
Emerson, Ralph Waldo 474
Engels, Friedrich 134, 312, 522
Epiktet 231, 234
Erdmann, Zeyde-Margreth 129, 147, 192, 334, 420, 498, 526
Ergotherapie 532 f.
Erholung 365 ff., 370
Erinnerung und Gedächtnis 408, 420, 513

Erklären und Verstehen 126, 157
Ernährung 473 f., 486, 510, 578
Erwerbsarbeit 312 ff., 518–528
Erzählen, heilende Wirkung 385, 430, 433, 502, 559; s. Krankengeschichten
Esping-Andersen, Gøsta 286
Ethik, medizinische 96 ff.
Eusterschulte, Anne 130
Evans, Robert G. 79, 92, 172, 233, 243, 249, 270, 272, 277, 280, 297–299, 386, 407
Evidence Based Medicine 18 f., 79 f., 92, 566
Ewald, François 574

Fachärzte 53, 105, 142, 561
Fachwissenschaften 18, 447, 455, 546, 561
Fehlentwicklungen, Anpassung an 67 f., 260, 493, 513, 519, 532, 543 f., 550, 569
Fehler in Diagnose und Behandlung 80 ff., 84
Fehr, Ernst 425
Feindseligkeit 250 ff., 288, 297, 407
Felten, David 175, 218
Fensterlose Räume 338 f., 400 f.
Fettleibigkeit 252 ff., 258 f., 289, 450 f., 476, 483 ff., 555, 564
Fichte, Johann Gottlieb 28 f.
Fitneß-Salons 366, 493
Flasch, Kurt 128
Fletcher, Joseph 111
Fonagy, Peter 288
Ford, Henry 518
Fordistischer Pakt 518 ff., 523
Fosdick, Raymond B. 141 f.
Foucault, Michel 110
Fragen, falsche 98, 103 f., 159, 381
Frank, Jerome D. 238, 379
Frankl, Viktor E. 380 f., 386, 428

Franklin, Benjamin 402f., 405f., 498
Franz von Assisi 98, 514
Frauen und Männer 24, 29, 110, 153, 177, 218, 230, 253, 268, 281, 287, 299, 302, 312, 387, 397, 399, 459, 483f., 504, 534
Freie, das 331, 335f.
Freiheit, auch in der Natur 336f., 350, 371–375, 391, 405, 420, 444ff., 466, 502, 552
Freizeit-Passivitäten 314, 513
Fressen und Gefressenwerden 359f.
Freud, Sigmund 141–143, 147f., 151, 184–189, 196, 198f., 226, 380, 433, 543
Freude 26, 135f., 216, 306ff., 314ff., 318, 341, 349, 371, 375ff., 405, 421, 467, 524ff., 533, 543, 550, 559
Frieden mit der Natur 38, 136
Friedman, Meyer 177, 403–407, 498, 502
Frisch, Max 179
Fromm, Erich 467
Früherkennung von Krankheiten 16f., 49, 91f., 404, 537, 554, 563, 567, 577

Gächter, Simon 425
Galenus, Claudius 38, 89, 114
Ganzes, Unwissen des 329f., 393, 419
Ganzheit 15f., 56f., 117ff., 141f., 153ff., 205, 211ff., 323–331, 345ff., 393f., 419ff., 443, 505, 540, 544ff., 567
Gartenarbeit 111, 404f.
Gebärmutterentfernungen 78, 81, 100
Gebete 434
Gebsattel, Viktor Emil von 164
Geburt 101ff., 129, 397, 497, 512

Geburtstagsfeiern 511f.
Geertz, Clifford 428
Gefühle, ihre Bedeutung für die Gesundheit 216ff., 233, 370, 373, 421, 552, 578f.
Geigges, Werner 177, 209f.
Geldorientierung in der Medizin 87ff., 105
Geltungsbedürfnisse 298ff., 301ff., 313, 318, 450; s. auch Statusbedürfnis
Gentherapie 62ff.
geopsychische Erscheinungen 395ff.; s. Umweltpsychologie
Gerhardt, Volker 245
Gernhardt, Robert 31
Geschichtlichkeit 126, 351f., 354, 358, 383
Geschlechtlichkeit 28, 111, 128, 151, 191, 197, 202, 218, 358f., 393, 397, 448, 451ff., 458, 543
Gesellschaftliche Bedingtheit des Verhaltens 251ff.
Gestaltkreis 205, 330
Gesundheit durch Arbeit 530–536
Gesundheit und Krankheit, politische Verantwortung für 254f., 260ff., 275
Gesundheit, Bedeutung der 375–379, 388, 393f., 421, 443, 466, 497, 509, 536–543
Gesundheit, Interesse an der 555f.
Gesundheitsberatung 554–562
Gesundheitsministerien 50, 262, 579
Gesundheitspolitik 556ff., 562, 565–581
Gesundheitsversorgungsunternehmen 558, 571ff., 577
Gesundsein, prozessual 531, 537, 542f.
Gethmann, Carl Friedrich 568
Gethmann-Siefert, Annemarie 99

Gewaltbereitschaft 258 f.
Gezeiten 397, 585
Gfäller, Georg 124, 155, 165 f., 177, 367
Glaube 223 ff., 418
Gleichgewichte, prekäre 537 ff.
Göpel, Eberhard 536, 560
Goethe, Johann Wolfgang von 30, 105, 115–117, 120, 133, 162, 166, 169, 174, 197, 205, 207, 317, 319, 321, 323, 332, 347 f., 356, 358, 374, 378, 389–392, 401, 423, 448, 472 f., 505, 520, 540, 545
Gogarten, Friedrich 438
Goldstein, Kurt 103, 112, 123, 358, 392, 448, 452
Gorz, André 528
Grätzel, Stephan 133 f., 408, 508
Grenzen 205 f., 213, 391 f., 454, 497, 514 f.
Groddeck, Georg 108, 117, 119, 141 f., 147, 153, 182, 184, 188–201, 358, 393, 412, 444, 543, 549
Gronemeyer, Marianne 22, 408, 461
Grote, Louis R. 386
Grundmann, Christoffer 433
Grundverhältnis des Einzelnen zum Ganzen 153 ff.

Hall, Edward T. 406, 503 f., 509
Hartmann, Fritz 409
Harvey, William 104
Hathaway, Warren 400
Hausärzte 13, 255
Health Maintenance Organizations 341, 556, 569–573
Heerwagen, Judith H. 339, 363
Hegel, Goeorg Wilhelm Friedrich 29, 102, 134, 321, 323, 325, 521
Heidegger, Martin 351

Heimat 333, 342, 368 ff., 419, 495–498, 533
Heinroth, Johann Christian August 160
Held, Martin 509
Hellpach, Willy 395 f., 398, 401 f.
Heraklit 21, 123, 346, 360, 394, 422, 492
Herder, Johann Gottfried 28, 135, 138, 348, 350–252, 395
Herring, Herbert P. 156
Herz- und Kreislauferkrankungen 176 f., 402–409, 482 ff., 498, 502, 553, 556 f., 563
Hesiod 132, 334
Hierarchien, Pathogenität von 280 ff., 292 ff., 298–308, 312, 449, 498
Hildegard von Bingen 161 f., 166
Hippokratischer Eid 48 f., 98, 105, 543
Hirntod 55 ff.
Hirsch, Fred 449
Hölderlin, Friedrich 162 f., 166, 169
Hoffmann, Friedrich 324
Holismus 141, 155 f., 204, 208, 347 ff., 353, 567
Holmes, Oliver Wendell 75
Holsboer, Florian 83, 144–148
Homer 241, 417 f.
Homöopathie 223, 230
Honneth, Axel 295
Hontschik, Bernd 79, 173
Hoppe, Jörg-Dietrich 114, 565
Hospizbewegung 551
Huber, Ellis 569
Hüther, Gerald 161, 480
Humboldt, Alexander von 145, 336, 347–350, 352, 373
Hunde 72, 480, 539
Husserl, Edmund 351
Huxley, Aldous 70

Ideen, Platonische 382, 541 ff.
Illich, Ivan 273, 465, 513, 523
Immunsystem 75, 213–220, 241, 264, 331, 417, 540
Individualismus 35 ff., 150 ff., 191 f., 244 f., 247 ff., 324, 349, 378, 429, 455, 464, 489, 553, 576 f.
Informed consent 99 ff., 244, 375
Ingensiep, Hans Werner 158
Inglehart, Ronald 476, 478
Instabilitäten s. Unruhe und Ordnung
Integrität der Gesellschaft 276, 285 f., 311, 410, 497, 529, 575
Intelligentes Design 357
Intelligenzquotient 311
Interessen in der Natur 357, 422, 501
Interplanetarische Eroberer 369
Intrinsische Motivationen s. Motivationen

Jackson, Tim 487
Jacobi, Rainer-M. E. 204
James, W. P. T. 260, 484
Janet, Pierre 151
Jankrift, Kay Peter 434, 440
Janz, Dieter 212, 383 f.
Janzen, John M. 244
Jenkins, David 537
Jens, Inge 149, 240
Jores, Arthur 221
Jouvenel, Bertrand de 403
Jung, Carl Gustav 143, 184, 369, 394
Jungbrunnen 33 f., 60

Kant, Immanuel 28 f., 131, 133, 156, 207, 333, 350–352, 374, 388, 428, 532
Kaplan, Rachel und Stephen 367, 404, 539

Kaptchuk, Ted J. 222, 232
Karasek, Robert A. 293 f., 407
Kasser, Tim 456–462, 464 f., 467, 476, 487
Katcher, Aaron H. 341 f.
Kathan, Bernhard 48, 110, 391
Keel, Othmar 436
Keil, Annelie 174
Keimbahntherapie 40, 64 ff., 577
Kepler, Johannes 438
Kersting, Wolfgang 377
Keyserling, Hermann Graf 191
Kierkegaard, Søren 169
Kleinman, Arthur 385
Koch, Richard 114
Koch, Robert 43
Körpereigentum 36 f.
Körpergröße 287 ff., 404
Kollek, Regine 559
Kollektivkräfte 248 ff., 258
Komplementarität 119, 330, 500, 505
Konkretion, Bedeutung von 445
Konsum 454 ff., 471–480, 499 f., 515, 518 ff.
Korrespondenz, psychophysische 14, 147 ff., 158 ff., 168 ff., 176, 184, 188 f., 198 ff., 212, 214 ff., 220; s. auch Ausdrucksgemeinschaft
Kosten der medizinischen Versorgung 13, 84, 261 ff., 266, 270–275, 446, 474, 484, 549, 552 f., 557 f., 561 ff., 564 f., 568 f., 576 f., 580
Kraepelin, Emil 398
Krammer, Peter H. 40
Krankengeschichten 382 ff., 411; s. Erzählen
Krankenhäuser 80 f., 110, 551 f.
Krankenversicherungen 85 f., 555, 557 f., 566 ff., 570 ff., 574
Krankheit als Feind 39 ff., 542

Krankheit als unerwünschte Störung 17, 538 f.
Krankheit, Sinn der 16, 72 ff., 123 ff., 193 ff., 199, 239, 265, 537
Krankheit, unscharfe Abgrenzung zur Gesundheit 255 ff., 536 f.
Krankheiten als Symptome 73, 171, 263, 267
Krankheiten, genetisch bedingt 63 f., 181
Krankheiten, Mitverantwortung für 19, 181 f., 241 f., 254, 260 ff., 275, 405, 412 ff., 531 f., 549 ff., 563, 568 f.; s. auch Wille zur Krankheit
Krankheiten, Ursachen von 53, 76, 167
Krankheitserreger 41 ff.
Krannich, Jens-Holger 549
Kreativität 316 ff., 370 ff., 450, 466 ff., 501 f., 517, 521, 526, 537
Kreativitätsspielräume 293 f., 312 ff., 317 f.
Krebs 40, 60, 81 f., 165 ff., 175, 246, 411 ff., 484, 513, 530 f., 540, 563 f.
Krutschonych, Alexei J. 337
Küster, Hansjörg 514
Kütemeyer, Mechthilde 175, 178, 185–187, 200, 350
Kütemeyer, Wilhelm 201, 350
Kultur 102, 155, 177, 230 f., 235 ff., 241, 245 f., 249 ff., 335, 349, 353, 361 f., 389, 405, 427–437, 448 ff., 506 f., 522, 540, 553 f.
Kunert, Günter 385

La Mettrie, Julien Offray de 352
LaFleur, William R. 56, 391
Lalonde, Marc 269

Lange, Friedrich Albert 325
Lauterbach, Karl 83 f., 86, 151, 289, 482, 564, 573
Layer, Paul Gottlob 154
Lebenserwartung 77 f., 249 ff., 260, 267 ff., 278 f., 295, 302, 325, 480, 534 f.
Lebensstile 476 f.
Lehmann, Wilhelm 323
Leib 21, 26, 31, 96, 129, 133–139, 182, 193, 264, 343 f., 346 f., 351, 367 ff., 374 f., 378, 433, 471, 493 f., 506, 578 ff.
Leibniz, Gottfried Wilhelm 156, 329, 494, 508
Leininger, Gerlind 226, 228
Leitzmann, Claus 474
Leonardo da Vinci 334
Lesen 29 f., 169
Lessenich, Stephan 575
Liberalismus, politischer und wirtschaftlicher 319 ff.
Licht 336 ff., 358, 398 ff., 417 f.
Lichttherapie 399 f.
Linde, Klaus 232
Lindstrom, Heather A. 178, 480
Locke, John 36 f.
Lorenz, Konrad 427
Lorenzer, Alfred 350
Lorenzetti, Ambrogio 333
Lorenzetti, Pietro 334
Lown, Bernard 90, 111
Ludwig, Carl 52, 167
Lütz, Manfred 85, 377
Luhmann, Niklas 227

Machiavelli, Niccolò 254
Maercker, Andreas 387 f.
Magengeschwüre 177 f.
Magie 438
Malthus, Thomas 448 f.
Mann, Thomas 25, 299, 329, 351, 510, 516

Manzoni, Alessandro 42
Marc Aurel 182
Marktwirtschaft in der medizinischen Versorgung 85 ff., 558, 566, 568
Markus, Hazel Rose 324
Marmor, Theodore R. 92, 272
Marmot, Michael 49, 177, 246, 251 f., 278–283, 287, 290 f., 293, 295–299, 302, 311, 314, 319–321, 386, 406, 550
Marx, Karl 134, 306, 311 f., 315, 317, 500, 519–522, 526, 532
Maslow, Abraham H. 309, 311, 313, 315, 317, 367, 407, 447–449, 451–454, 460, 476, 485
Materialismus 456–471
Materie 21, 132 f., 159, 347–355, 358, 361, 456
Matthießen, Peter F. 119, 171, 183
Matussek, Paul 73, 143, 146, 226, 509
Matussek, Peter 162
Mauss, Marcel 235–238, 379, 423
Maxwell, James Clerk 396 f.
McCracken, Grant David 477
McKeown, Thomas 77, 268 f.
Mechanistisches Erkenntnisideal 51 ff., 490 f.
Medizin als Kunst 114–121, 390
Medizin, ärztliche Erweiterung 544–562
Medizin, anthropologische 160, 203
Medizin, Fortschritte der 53 ff., 62 ff., 86, 565, 576
Medizin, Hippokratische 116 f., 121 ff., 228, 323 ff., 346 f., 394, 408, 415, 447, 548
Medizin, Normativität der 114, 423
Medizin, Philosophie der 17 ff., 392 f., 583

Medizin, politische 17, 20, 261–292, 528 ff., 562–581
Medizin, totalitäre 74, 577
Medizin, Wirtschaftsform der 84–96, 256, 567–573
Medizin, Wissenschaftlichkeit der 75–83, 184, 201 f., 229 ff., 389–393, 422, 430 f.
Mediziner und Ärzte 16, 98, 104 ff., 376, 383, 409, 548, 551, 577
Melchior, Maria 246, 248
Melville, Herman 396
Merkwelt und Wirkwelt 206 ff., 391
Merz, Friedrich 568
Meyer-Abich, Adolf 155, 208
Meyer-Abich, Klaus Michael 42, 60, 115, 119, 121, 129 f., 155, 349, 362, 418, 431, 461, 474
Michalsen, Andreas 223
Mill, John Stuart 88, 325, 487, 514 f.
Miller, Alfred und Maria 569
Miró, Joan 163, 166
Mitsein 154 ff., 203 ff., 208 f., 213, 218, 235 ff., 243–251, 265, 323–331, 342 ff., 349 ff., 353 ff., 358, 362 f., 367 ff., 377 f., 392, 398 ff., 423, 434, 440, 448, 460, 474, 489 f., 495, 505 f., 511, 544
Mitsein mit Tieren 41 f., 44, 341 f., 491
Mit-Wissenschaft 121, 126 f., 390 f., 548
Moerman, Daniel E. 231, 332, 429 f.
Molière, Jean Baptiste 104, 227
Moltmann, Jürgen 46
Mondrian, Piet 392
Monochrone und polychrone Menschen 503 ff.
Monotheismus und Pluralität 436 ff.

Montaigne, Michel de 479
Moos, Rudolf H. 214
Morris, L. 262, 441
Moseley, J. Bruce 80, 232
Moser, K. A. 295, 311
Motivationen, intrinsische und extrinsische 88 f., 316 f., 371 f., 381, 454–471, 474 ff., 516, 519 ff., 526 f.
Moyers, Bill 73, 170, 175 f., 214, 216, 218, 220, 233 f., 421, 494, 513, 556
Müdigkeit 34 f.
Mühelosigkeit, technische und leibliche 131 ff., 175, 472 f., 579
Müller, Manfred 81
Mütterliches Ei 62, 102, 111, 152 ff., 329
Mukoviszidose 164
Multiple Sklerose 402
Myers, David G. 300, 487

Nachhaltigkeit 335, 357, 410
Natur der Dinge / Dinge der Natur 116, 158, 346, 391, 420
Naturbelastung durch Medikamente 441 f.
Naturgeschichte 137 f., 152, 155, 193, 197, 297 ff., 309 ff., 315 ff., 328 f., 346 ff., 355 ff., 360 ff., 381, 419, 428, 436, 522, 541
Naturverständnis 345 f., 354, 357, 422, 441
Naturwissenschaft 114, 117, 121, 202, 347, 374, 389 ff., 422, 429 ff., 438 ff., 498–502
Naturzugehörigkeit des Menschen 133, 196 ff., 324 ff., 328 f., 333 ff., 337 f., 343 ff., 352, 367 ff., 411, 419, 500
Naturzwang, niederer 28 f., 53
Naunyn, Bernhard 113–115

Neid der Götter 423
Neri, Filippo 98
Neumann, Salomon 37
Newton, Isaac 115, 146, 401, 498
Nietzsche, Friedrich 16, 74, 133–135, 182, 190, 351, 381, 407, 539
Nievo, Ippolito 443
Nikolaus von Kues 30, 123, 125, 156 f., 315, 353 f., 419, 431, 511
Nordhaus, William 487
Nordmann, Maria 337
Nüsslein-Volhard, Christiane 62, 154
Nutzen 447 f.

Objektivität 111 f., 500 ff., 548
Oishi, Shigehiro 300, 487
Olness, Karen 175, 233 f.
Olson, Mancur 424, 489
Opfer 423
Ordnung als Projekt (projektiver Platonismus) 541 ff.
Organerneuerungen 54 ff., 439
Orians, Gordon H. 339, 363
Ornish, Dean 45, 48, 67, 73, 176, 180, 239, 513
Orwell, George 576
Osler, William 214, 225
Oz, Amos 45

Pantheismus 129, 196, 334, 358 f., 382, 415, 418
Paracelsus 45, 47, 52, 104, 163, 409, 435
Parsons, Talcott 538 f., 549
Pasteur, Louis 45
Peirce, Charles Saunders 206
Pennebaker, James W. 385
Pest 42, 241
Pfleiderer, Beatrix 41, 228, 239
Phänomenologie 351
Pickering, George W. 256 f., 536

Pico della Mirandola 137, 361, 420, 427 f.
Placebos 220–235, 268, 440
Platon 13, 30, 100, 118, 121 f., 127, 168 f., 191, 211, 217, 310 f., 315, 317–319, 325, 378, 382, 393 f., 434 f., 494, 511, 531 f., 541–543, 547
Plessner, Helmuth 26, 213, 330
Politik 152, 450, 554, 580
Politische Verantwortung der Ärzte 376, 475, 532
Porter, Roy 42–44, 104, 110, 175, 226 f., 244, 414 f.
Porzsolt, Franz 79, 92
Prävention 557 ff., 567; s. auch Früherkennung
Proust, Marcel 332, 342
Psychiatrie 142 ff.
Psychoanalyse 136, 155, 164 ff., 185–190, 196, 209 f., 226, 350
Psychogene Krankheiten 200
Psychoneuroimmunologie 14, 214 ff., 222, 229 ff., 238 ff., 417
Psychosomatik 141–242, 382 ff., 545 f.
Psychotherapie 144, 148 f., 161, 176, 180, 212, 226, 238, 379 ff., 420, 433, 469, 545
Psychotherapie, Chemie in der 149, 152, 235
Public Health 266 ff.
Putnam, Hilary 113
Putnam, Robert D. 249

Raffael 345
Ramazzini, Bernardino 325
Randgruppen 258 f.
Raspe, Heiner 534
Rationalität, unvernünftige 14, 56, 400, 479
Raumbefindlichkeit 327 f., 342, 482, 491–498

Rebscher, Herbert 90
Recht des Schnelleren 513 f.
Rechtsgemeinschaft der Natur 421–426
Regressionen 449 ff., 460, 485
Reisch, Lucia 449, 499
Relativität der Erkenntnis 391
Religion 25, 46 f., 409, 411–421, 426, 431–441, 462, 510 ff., 546
Resch, Karl-Ludwig 80, 93
Reuster, Thomas 532
Reye, Ingrid 577
Rhythmen 508–512
Rickert, Heinrich 389
Ridder, Michael de 94
Riedel, Ulrike 68
Rilke, Rainer Maria 163 f., 166, 330, 531, 537
Rinderspacher, Jürgen P. 515
Robinson, Joan 447 f.
Roos, Leslie L. und Noralou P. 78 f.
Rose, Geoffrey 76, 256–258, 260, 262 f., 266, 281 f.
Rosenman, Ray H. 177, 403–407, 498, 502
Rosenthal, Norman E. 398 f.
Rousseau, Jean-Jacques 162, 324
Rückenbeschwerden 173 f., 261
Rürup, Bert 565
Ryan, Richard M. 462, 470

Sackett, David L. 79
Saigyō Hōshi 391
Saint-Exupéry, Antoine de 176
Salutogenese 386
Sanne, Christer 487 f.
Sapolsky, Robert M. 298
Schadewaldt, Wolfgang 346, 422
Schamanen 240, 429 ff., 512, 561
Schapp, Wilhelm 385
Scheler, Max 325
Schelling, Friedrich Wilhelm 29
Scherhorn, Gerhard 38, 276, 308,

313, 325, 451, 469, 477, 515, 519, 527
Schiller, Friedrich 129, 157, 209, 373, 526, 545
Schleiermacher, Friedrich 420
Schmerzen 174f., 383f.
Schmidt am Busch, Hans-Christoph 521
Schmidt, Jan C. 355
Schmitz, Hermann 351
Schöne-Seifert, Bettina 39, 59, 95, 97
Schönheit 332ff., 339f., 388, 428
Schopenhauer, Arthur 176
Schott, Heinz 339, 441
Schreber, Daniel Gottlieb 53
Schrödinger, Erwin 361, 388, 541
Schubert, Christian 215, 217, 220
Schüffel, Wolfgang 175
Schüssler, Gerhard 215, 217, 220
Schwartz, Friedrich Wilhelm 264, 269, 278, 297, 484, 538
Schweitzer, Albert 362
Scitovsky, Tibor 300, 308
Seele 118, 157–161, 167f., 211, 237, 263, 323, 344f., 351, 429, 439, 451, 469, 494
Sein und Sollen 422, 490
Selbstverständnis, menschliches 419, 477
Selbstverwirklichung 309ff., 315ff., 448f., 458, 516, 534
Semiotik 184, 206ff., 231
Semmelweis, Ignaz Philipp 77
Sen, Amartya 317, 319, 449
Seneca 574f.
Sennett, Richard 524
Servetus, Michael 439
Seßhaftigkeit 335, 412, 520
Shaw, Bernard 59, 103, 105
Sheldrake, Rupert 434, 505f.
Sicherheitsbedürfnis 52, 181, 210, 227ff., 295, 309f., 448ff., 458ff.
Siebeck, Richard 14, 509
Siegrist, Johannes 281, 288, 293f., 308, 314, 320, 407, 563
Siep, Ludwig 102f., 295, 329
Simmel, Georg 445
Simon, Hermann 532
Sinn der Arbeit s. Arbeit
Sinn des Daseins 329, 361, 378ff., 419, 454, 502f., 516f., 543
Sinntherapie 380ff., 433
Situationstherapie 533, 547f.
Smith, Adam 89, 375, 424f., 534
Sokrates 127
Solidarität 570
Solomon, George F. 214f.
Solon 422
Sonne 337f., 396ff.
Sophokles 576
Soziale Konflikte, ihre Pathogenität 237ff.
Sozialkapital 249ff., 497
Sozialmedizin 36, 255ff., 280, 546
Sozialstaat 413, 554, 574ff.
Sozialverträglichkeit von Techniken 61f., 67ff., 103
Spiegel der Wahrheit 125, 431
Spinoza, Baruch de 29, 159, 167, 198, 200, 348, 537, 541
Spiritualität und Gesundheit 419ff., 434
Spittler, Johann Friedrich 55f., 58
Stammzellen 60
Statusbedürfnis 449, 460; s. auch Geltungsbedürfnisse
Steigerungen 356, 360ff., 448, 452f., 471ff., 503, 517, 541
Stoddart, Gregory L. 79, 249, 270, 272, 280
Stolz 246
Stutzin, Godofredo 533
Sublimierungen 449f.

Sudbø, J. 227
Sündenfall 128 f., 333, 525 f.
Suizid 246 ff., 398
Syme, S. Leonhard 177, 264, 406
Symptome kurieren 53, 65 ff., 72, 76, 263, 267, 443, 544 f.

Tastsinn 48, 111, 391
Tatsachen 112 f., 225, 358 f., 392, 501
Taube, Traum der 131
Technik 34, 129 f.
Tedlock, Barbara 438, 506
Terzani, Tiziano 411
Thales von Milet 394, 418
Themistokles 245
Theorell, Töres 293 f., 407
Theresa von Avila 523
Thieding, Friedrich 552
Thomä, Dieter 385
Thomas, Lewis 44 f.
Thomas, Philipp 351, 354
Tillich, Paul 381
Tizian 334
Tobin, James 487
Tod und Sterben 54 ff., 98 ff., 236 ff., 397 f., 435, 461, 507, 517, 550 f.
Toleranz 319, 437
Tolstoi, Leo 467
Toynbee, Arnold 403
Transplantationen s. Organerneuerungen

Udéhn, Lars 424 f., 489
Udenotherapie 78
Ueberhorst, Reinhard 566
Überlastungen in der Arbeit 314 ff.
Übersetzen 205
Uexküll, Jakob von 153, 207 f., 353, 469, 514, 516
Uexküll, Thure von 103, 184, 189, 206–212, 231, 234, 353 f., 391, 469, 495, 514, 516
Ullmann, Marcela 125, 584
Ulrich, Roger S. 339 f., 363, 366 f., 370, 400
Umweltpsychologie 395 ff., 401
Unbewußtes 136, 141, 153, 160, 164, 176, 181 f., 191 ff., 198, 234, 412, 420, 438, 549
Unfälle 123 f., 147, 179 f., 195, 246
Unruhe und Ordnung im Lebendigen 355 ff., 508, 540 ff.
Unsterblichkeit der Seele 57 f.
Unterhaltung 460, 465, 468, 472, 479 f., 516, 535 f., 579
Urban, Martin 433

Valéry, Paul 540
Verständigung 425, 489
Verstorbene, ihre Gegenwart 58 f., 240
Vertrauen 226 f., 230, 249 f., 387 f.
Vervollkommnung, technische des Menschen 34 f., 70 f., 539
Vesalius, Andreas 104
Virchow, Rudolf 17, 19 f., 158, 211, 266 f., 269, 271, 324, 376, 564 f.
Vollkommenheit 330, 539 ff.
Volney, Constantin de 37
Voltaire 104
Volz, Robert Wilhelm 107 f., 110 f., 117, 225, 241, 553
Vorsorgeuntersuchungen s. Früherkennung
Voswinkel, Stephan 295

Wahrhaftigkeit 99 f., 226 ff.
Wahrnehmen und Bewegen, Verschränkung von 133, 366 f., 481, 492
Wahrnehmung, Degeneration der 481 f.

Wahrnehmungswelten 208
Walach, Harald 232
Walter, Ulla 264, 269, 484
Weber, Max 462
Weippert, Manfred 436
Weite, ursprüngliche 422, 435
Weizsäcker, Carl Friedrich von 120, 192, 440, 475
Weizsäcker, Ernst und Christine von 508, 523
Weizsäcker, Viktor von 15, 47, 53, 72, 103, 117, 120, 123–126, 136, 141, 147, 153, 160, 167, 179, 182, 184, 187, 189, 196, 199–206, 208, 211 f., 214, 330, 350, 382–384, 392 f., 426, 432 f., 510, 513, 533, 540, 542, 546–548
Wellendorf, Elisabeth 164, 550
Wettbewerb, extrinsisch oder intrinsisch motiviert 303, 372, 403, 465, 469
Whitehall-Studien 280 ff., 406 ff., 454, 563
WHO 50 f., 270
Whybrow, Peter C. 458
Wiebel-Fanderl, Oliva 57
Wieland, Wolfgang 53, 114
Wiener Modell 303, 315
Wildnis 342 f., 366 f., 482, 539
Wilkinson, Richard G. 277, 285 f., 342
Wille zur Krankheit 180 ff., 549 ff.
Willensbildung, öffentliche 565 f., 578 ff.
Willensfreiheit 30 f., 182
Williams, Arthur R. 429, 553
Williams, Redford 250, 517
Wilson, Edward O. 362 f., 424, 427
Windelband, Wilhelm 389
Wirtschaftliche Modulation wissenschaftlicher Arbeiten 82 f.
Wirtschaftsform der Medizin s. Medizin
Wundheilstörungen 178

Zänker, Kurt S. 214
Zawacki, John 175, 218, 421
Zeh, Juli 70, 377, 576 f.
Zeitkultur 101 f., 120, 402–409, 467, 473, 498–517, 537
Zeitwohlstand 515 f.
Zenon von Kition 361, 473
Zinn, Karl Georg 42
Zu weit gehen 96, 410, 514 f., 540
Zufall in der Naturgeschichte 355 ff., 541
Zufriedenheit 462 f.
Zufriedenheit, Abhängigkeit vom Einkommen 276, 284 ff., 300, 456 f., 487 f., 515
Zugehörigkeit 244 f., 309 ff., 332 ff., 343, 349, 367 ff., 373, 378, 388, 411 f., 419, 448, 458, 461, 477 f., 491 ff., 496 ff.
Zweiter Hauptsatz der Thermodynamik 360 f., 473, 526, 541 f.